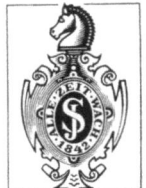

H. Knoche

Lehrbuch der
Histologie

Cytologie Histologie Mikroskopische Anatomie

Orientiert am
Gegenstandskatalog für die ärztliche Vorprüfung

Unter Mitarbeit von
K. Addicks H. Themann I. H. Pawlowitzki

178 Bildtafeln in 480 Einzeldarstellungen

Springer-Verlag
Berlin Heidelberg New York 1979

Professor Dr. med. HERMANN KNOCHE
Direktor des Anatomischen Institutes der Universität
Münster, Vesaliusweg 2–4, 4400 Münster/Westf.

Professor Dr. med. KLAUS ADDICKS
Anatomisches Institut der Universität Köln,
Abteilung für Elektronenmikroskopie, Josef-Steltzmann-Straße 7,
5000 Köln-Lindenthal (vormals Priv.-Doz. am Anatomischen Institut
Münster/Westf.)

Professor Dr. rer. nat. HERMANN THEMANN
Leiter des Lehrstuhles für med. Cytobiologie,
Universität Münster, Westring 3, 4400 Münster/Westf.

Professor Dr. med. IVAR HARRY PAWLOWITZKI
Institut für Humangenetik der Universität, Abt. für Cytogenetik,
Vesaliusweg 12–14, 4400 Münster/Westf.

ISBN-13: 978-3-642-67219-4   e-ISBN-13: 978-3-642-67218-7
DOI: 10.1007/978-3-642-67218-7

CIP-Kurztitelaufnahme der Deutschen Bibliothek.
Knoche, Hermann: Lehrbuch der Histologie: Cytologie, Histologie, Mikroskopische Anatomie/
H. Knoche. Unter Mitarbeit von K. Addicks...   Berlin, Heidelberg, New York: Springer, 1979.

Das Werk ist urheberrechtlich geschützt. Die dadurch begründeten Rechte, insbesondere die der
Übersetzung, des Nachdruckes, der Entnahme von Abbildungen, der Funksendung, der Wiedergabe auf
photomechanischem oder ähnlichem Wege und der Speicherung in Datenverarbeitungsanlagen bleiben,
auch bei nur auszugsweiser Verwertung vorbehalten.
Bei Vervielfältigungen für gewerbliche Zwecke ist gemäß § 54 UrhG eine Vergütung zu zahlen, deren
Höhe mit dem Verlag zu vereinbaren ist.
© by Springer-Verlag Berlin-Heidelberg 1979
Softcover reprint of the hardcover 1st edition 1979

Die Wiedergabe von Gebrauchsnamen, Handelsnamen, Warenbezeichnungen usw. in diesem Buch
berechtigt auch ohne besondere Kennzeichnung nicht zu der Annahme, daß solche Namen im Sinne der
Warenzeichen- und Markenschutz-Gesetzgebung als frei zu betrachten wären und daher von jedermann
benutzt werden dürften.

2124/3140-543210

Vorwort

Das vorliegende Lehrbuch der Histologie (Cytologie, Histologie, mikroskopische Anatomie) ist in erster Linie für den Gebrauch im theoretischen und praktischen Unterricht der Histologie und mikroskopischen Anatomie für Studierende der Medizin und Zahnmedizin gedacht. Auch für den Arzt, für Biologen und für die Tätigkeit in histologischen Laboratorien kann das Buch von Interesse sein. Stoffinhalt und Gliederung haben sich im wesentlichen am Gegenstandskatalog für die ärztliche Vorprüfung orientiert. So wurden auch die entsprechenden Kapitel mit den in eckige Klammern gesetzten Ziffern des Gegenstandskatalogs versehen. Damit ist eine schnelle und einfache Orientierung des Studierenden im mikroskopisch-anatomischen Kursus und in der Vorbereitung zur ärztlichen Vorprüfung gewährleistet. Wo es aus Gründen des besseren Verständnisses und der Erfordernis der Praxis notwendig erschien, wurden einige Kapitel ausführlicher behandelt.

Drucktypen und Anordnung des Textes sowie das Abbildungsmaterial gliedern das Buch 1. in ein ausführliches Lehrbuch der Histologie (unter Berücksichtigung des gesamten Textes); 2. in ein Kurzlehrbuch (unter Auslassen des „petit"-gedruckten), das direkt auf den zu erarbeitenden Wissensstand des Gegenstandskataloges bezogen ist, und 3. in ein als „Basiswissen" bezeichnetes Repetitorium (grau unterlegt) zur direkten Vorbereitung für Prüfungen, Kurse und Vorlesungen. 4. Die überwiegend zu Tafeln thematisch zusammengesetzten histologischen Darstellungen können als Atlas der Histologie benutzt werden. Die histologische Wiedergabe orientiert sich weitgehend am Originalbefund, ermöglicht durch leichte Vereinfachung in der Darstellung das Verständnis für das Fach Histologie.

Die Erstellung des vorliegenden Buches war nicht zuletzt durch die Unterstützung von Fachkollegen und Mitarbeitern möglich, denen unser Dank gebührt. Bei der redaktionellen Abfassung des Buches und der biochemischen Aspekte war Herr Dr. rer. nat. J. SCHINDELMEISER eine wertvolle Hilfe.

Für die sorgfältige, technische Ausführung für einen großen Teil der histologischen Zeichnungen danken wir Herrn H. BRANDT, E. VAN BRIEL, K. J. PFEIFFER und Frau U. WETZEL. Sie haben die Abbildungen nach Vorlagen des Autors mit großer Ausdauer und gutem Einfühlungsvermögen erstellt.

Herrn Prof. Dr. med. E.W. KIENECKER danken wir für die Überarbeitung des Abschnittes „Nervende- und -regeneration". Wertvolle

Hinweise bei der Abfassung des Kapitels Blutzellen und Entwicklung der Blutzellen verdanken wir Herrn Dr. H.-W. ADDICKS. Für die kritische Durchsicht des Manuskriptes danken wir Herrn Dr. L. WIESNER.

Für die ausdauernde Hilfe in der Bezeichnung der Abbildungen und der Reinschrift des Manuskriptes gilt unser Dank Frau U. LINNARZ, Frau L. WIESE, Frau J. KESSELER und Frau B. KERKHOFF.

Für die freundliche und entgegenkommende Zusammenarbeit sei Herrn Prof. W. F. ANGERMEIER, Frau M. KALOW, Herrn H. MATTHIES und Herrn H. SCHWANINGER vom Springer-Verlag, die den Wünschen der Autoren hinsichtlich der textlichen Gestaltung und Illustration stets aufgeschlossen gegenüberstanden, Dank gesagt.

Münster, im April 1979   H. KNOCHE

Inhaltsverzeichnis

Die Ziffern hinter den Überschriften verweisen auf den Gegenstandskatalog

1	*Aufbau der Zelle* [6.]	1
	Zellbegriff [6.1.]	1
1.1	Protoplasma [6.2.]	1
1.1.1	Grundplasma	1
	Cytoplasma [6.3.]	1
1.1.2	Zellorganellen	2
1.1.3	Metaplasma	2
1.1.4	Paraplasmatische Substanzen	2
1.1.5	Karyoplasma [6.4.]	4
1.2	Größe und Form von Zellen [6.5.]	4
1.3	Zellmembran (Plasmalemm) [6.6.]	6
1.3.1	Glykokalix	7
1.3.2	Stofftransport durch die Zellmembran [6.8.]	8
1.3.2.1	Transmembrantransport	8
1.3.2.2	Membranflußmechanismen	8
1.3.2.2.1	Pinocytose	8
1.3.2.2.2	Phagocytose	8
1.3.2.2.3	Cytopempsis	8
1.3.2.2.4	Exocytose oder Extrusion	9
1.3.3	Membranreceptoren [6.9.]	10
1.4	Zellkontakte [6.7.] (Zonula occludens, Zonula adhaerens, Macula adhaerens)	10
1.5	Lamina basalis	12
1.6	Zellorganellen (und cytoplasmatische Membransysteme) [6.10.]	12
1.6.1	Mitochondrien [6.10.5.]	12
1.6.1.1	Mitochondrien vom Cristaetyp	13
1.6.1.2	Mitochondrien vom Tubulustyp	15
1.6.1.3	Mitochondrien vom Sacculustyp	15
1.6.1.4	Mitochondrien vom Prismentyp	17
1.6.2	Endoplasmatisches Reticulum [6.10.1.]	17
1.6.2.1	Granuläres endoplasmatisches Reticulum	17
1.6.2.2	Glattwandiges, agranuläres endoplasmatisches Reticulum	18
1.6.3	Golgi-Apparat [6.10.2.]	18
1.6.4	Lysosomen [6.10.3.]	20
1.6.4.1	Primärlysosomen	21
1.6.4.2	Sekundärlysosomen	21
1.6.4.3	Telolysosomen	21
1.6.5	Mikrobodies (Peroxisomen) [6.10.4.]	22

1.6.6	Ribosomen [6.10.6.]	22
1.6.7	Centriol [6.10.7.]	23
1.6.8	Mikrotubuli und Mikrofilamente [6.10.8.]	23
1.7	Zelleinschlüsse (paraplasmatische Substanzen) [6.11.1.]	24
1.7.1	Glykogen	24
1.7.2	Lipide	24
1.7.3	Gespeicherte Proteinkristalle	24
1.7.4	Pigmente (endogene und exogene Pigmente)	24
1.7.4.1	Melanin	
1.7.4.2	Lipofuscin } endogene Pigmente	24
1.7.4.3	Hämosiderin	
1.7.4.4	Exogene Pigmente (Metall-, Kohle-, Ruß-, Staubteilchen)	25
1.7.4.5	Hyaliner Tropfen (Heterophagolysosom)	25
1.8	Oberflächendifferenzierungen von Zellen [6.12.]	26
1.8.1	Mikrovilli	26
1.8.2	Kinocilien oder Flimmerhärchen	28
1.8.3	Stereocilien	29
1.9	Zellkern (Nucleus) [6.13.]	29
1.9.1	Kernmembran [6.13.1.]	30
1.9.2	Chromosomen [6.13.2.]	31
1.9.3	Kernkörperchen (Nucleolus) [6.13.3.]	31
1.9.4	X-Chromosomen	32
1.9.5	Grundplasma des Zellkernes	32
1.10	Bewegungserscheinungen der Zelle (Kinetik)	33
1.10.1	Brownsche Molecularbewegung	33
1.10.2	Innere Plasmabewegung	33
1.10.3	Amöboide Eigenbewegung	33
1.10.4	Kinocilienschlag	28
1.11	Grundlagen des Stoffwechsels und Wachstums sowie der Vermehrung (Zellteilung) [7.1.–7.6.]	34
1.11.1	DNA als Schlüsselsubstanz [7.1.1.]	34
1.11.2	Primäre Genwirkung und Genaktivität [7.1.2.]	34
1.11.3	Proteinbiosynthese als Grundlage für Zellwachstum, Zellteilung und funktionelle Leistungen [7.2.]	34
1.11.4	Zelldifferenzierung	36
1.11.5	Zelltod	36
1.11.6	Circadianperiodik	37
	Basiswissen: Zelle	38
1.12	Zellteilung [7.3.–7.3.2.]	41
1.12.1	Interphase	41
1.12.1.1	G_0-Phase	41
1.12.1.2	G_1-Phase	43
1.12.1.3	S-Phase	43
1.12.1.4	G_2-Phase	43
1.12.2	Mitose [7.3.1.]	43
1.12.2.1	Prophase	44
1.12.2.2	Metaphase	44
1.12.2.3	Anaphase	45

1.12.2.4	Telophase	45
1.12.3	Cytokinese (Zellteilung) [7.3.2.]	45
1.12.4	Endomitose [7.4.]	45
1.12.5	Amitose (Kernwachstum, direkte Kernteilung) [7.5.]	46
1.12.6	Chromosomen höherer Organismen [7.6.]	47
1.12.7	Reifeteilung (Meiose) [1.1.]	49
	Basiswissen: Zellteilung	53
2	*Gewebe* [8.1.]	54
2.1	Zellkontakte	56
2.1.1	Zonula occludens	56
2.1.2	Zonula adhaerens	56
2.1.3	Macula adhaerens	56
2.2	Intercellularraum [8.1.3.]	56
3	*Epithelgewebe* [8.2.1.–8.2.4.]	58
3.1	Einschichtiges Plattenepithel	60
3.2	Einschichtiges, isoprismatisches oder kubisches Epithel	60
3.3	Einschichtiges prismatisches Epithel	61
3.4	Mehrschichtiges Plattenepithel	61
3.5	Mehrschichtiges hochprismatisches Epithel	62
3.6	Mehrreihiges Epithel	62
3.7	Zweireihige Epithelien	63
3.8	Übergangsepithel	63
	Basiswissen: Epithel	64
4	*Drüsengewebe* [10.5.]	65
4.1	Endoepitheliale Drüsen	67
4.2	Exoepitheliale und extramurale Drüsen	67
4.2.1	Unverzweigt: Tubulöse (schlauchförmige) Drüsen	69
4.2.2	Tubulo-alveoläre Drüsen	69
4.2.3	Verzweigt: Tubulo-verzweigte Drüsen	69
4.2.4	Verzweigt: Tubulo-acinöse (alveoläre) Drüsen	69
4.3	Abgabe des Sekretes	69
4.3.1	Ekkrine Drüsen (Ekkrine Extrusion)	70
4.3.2	Apokrine Drüsen (Apokrine Extrusion)	70
4.3.3	Holokrine Drüsen (Holokrine Extrusion)	70
4.4	Seröse und muköse Endkammern (Endstück)	71
4.4.1	Seröse Endkammer (Endstück, Acinus)	71
4.4.2	Muköse Drüsenendstücke	72
4.4.3	Gemischte Drüsen	72
4.5	Myoepithelzellen-Korbzellen	72

4.6	Ausführungsgangsystem der exokrinen Drüsen	73
4.6.1	Schaltstücke	73
4.6.2	Sekretrohre oder Streifenstücke	73
4.6.3	Ausführungsgänge	73
	Basiswissen: Drüsen	74
5 und 6	*Binde- und Stützgewebe* [8.3.–8.5.]	76
5	Bindegewebe	76
5.1	Bindegewebszellen	76
5.1.1	Fixe (ortsansässige) Bindegewebszellen [8.3.2.]	76
5.1.1.1	Mesenchymzellen	76
5.1.1.2	Reticulumzellen	77
5.1.1.3	Fettzellen	77
5.1.1.4	Fibroblasten, Fibrocyten	77
	Pigmentzellen	77
5.1.1.5	Oberflächenbildung (Mesothel, Synovialmembran) durch fixe Bindegewebszellen [8.3.3.]	79
5.1.2	Freie Bindegewebszellen [8.3.4.]	79
5.1.2.1	Histiocyten	79
5.1.2.2	Monocyten	79
5.1.2.3	Granulocyten	79
5.1.2.4	Lymphocyten	80
5.1.2.5	Plasmazellen (Plasmocyten)	81
5.1.2.6	Mastzellen (Mastocyten)	81
5.1.2.7	Spezifische Leistungen freier Bindegewebszellen [8.3.5.]	81
5.2	Intercellularsubstanz [8.3.6.]	82
5.2.1	Grundsubstanz	82
5.2.2	Bindegewebsfasern	83
5.2.2.1	Kollagene Fasern	83
5.2.2.2	Elastische Fasern	84
5.2.2.3	Reticulinfasern	84
5.3	Formen des Bindegewebes [8.3.8.]	85
5.3.1.1	Mesenchym	85
5.3.1.2	Gallertiges Bindegewebe	86
5.3.2	Reticuläres Bindegewebe	86
5.3.3	Lockeres (kollagenes) und straffes (kollagenes) Bindegewebe	86
5.3.4	Sehnengewebe	89
5.3.5	Spino-celluläres Bindegewebe	90
5.3.6	Fettgewebe	91
5.4	Morphologische Grundlagen der Abwehrleistung des Bindegewebes [8.3.9.7.]	93
5.4.1	Abwehrsystem RES und RHS [8.3.9.]	93
5.4.2	Spezifisches Immunsystem	93
	Basiswissen: Bindegewebe	94
6	*Stützgewebe*	96
6.1	Knorpelgewebe [8.4. und 8.4.1.]	96
6.1.1	Knorpelarten [8.4.2.]	96

6.1.1.1	Hyaliner Knorpel	96
6.1.1.2	Elastischer Knorpel	98
6.1.1.3	Faser- oder Bindegewebsknorpel	98
6.1.2	Knorpelwachstum [8.4.3.]	99
	Basiswissen: Knorpelgewebe	99
6.2	Knochengewebe [8.5.]	100
6.2.1	Grundstruktur des Knochengewebes [8.5.1.]	100
6.2.2	Geflechtartiges Knochengewebe	100
	Lamellenknochen	100
6.2.3	Bildung des Knochengewebes (Osteogenese) [8.5.3.]	103
6.2.3.1	Desmale Ossifikation	106
6.2.3.2	Chondrale Ossifikation	106
	Basiswissen: Knochengewebe	111
	Basiswissen: Osteogenese (Ossifikation)	111
7	*Muskelgewebe* [8.6.–8.6.3.]	113
7.1	Glattes Muskelgewebe	113
7.2	Quergestreiftes Skeletmuskelgewebe	115
7.3	Herzmuskelgewebe	122
	Basiswissen: Muskelgewebe	123
	Basiswissen: Herzmuskelgewebe	124
8	*Nervengewebe* [8.7.]	125
8.1	Unterschiedliche Nervenzellformen [8.7.1.]	125
8.1.1	Unipolare Nervenzellen	125
8.1.2	Bipolare Nervenzellen	127
8.1.3	Pseudounipolare Nervenzellen	127
8.1.4	Multipolare Nervenzellen	127
8.2	Das Neuron [8.7.2.]	127
8.2.1	Das Perikaryon	127
8.2.2	Zellfortsätze	130
8.2.3	Nervenfasern	132
8.2.3.1	Markhaltige Nervenfasern	132
8.2.3.2	Marklose Nervenfasern	135
8.2.3.3	Nackte Axone	135
8.3	Synapsen	135
8.3.1	Synaptische Verknüpfungen	137
8.3.1.1	Axo-dendritische Synapsen	137
8.3.1.2	Axo-somatische Synapsen	137
8.3.1.3	Axo-axonale Synapsen	137
8.3.2	Synaptische Verknüpfungen zwischen Nervenzellen und nicht nervösen Zellen (Effektorzellen)	137
8.3.2.1	Myoneurale Synapsen	137
8.3.2.2	Neuroglanduläre Synapsen	137
8.3.2.3	Neuroepitheliale Kontakte	137
8.3.2.4	Myoneurale Synapsen	137
8.3.2.5	Neuroendotheliale Kontakte	137

8.3.3	Synapsen zwischen Sinneszellen und Dendriten von bipolaren oder pseudounipolaren Nervenzellen	137
8.4	Neuronengliederung	143
8.4.1	Einteilung nach funktionellen Gesichtspunkten	143
8.4.1.1	Motorisches Neuron (multipolar)	143
8.4.1.2	Sensibles Neuron (bipolar oder pseudounipolar)	143
8.4.1.3	Sensorisches Neuron (bipolar oder pseudounipolar)	143
8.4.1.4	Vegetative Neurone	143
8.4.2	Einteilung nach der chemischen Beschaffenheit der Sekretionsprodukte	143
8.4.2.1	Cholinerge Neurone	143
8.4.2.2	Aminerge Neurone	143
8.4.2.3	GABA-erge und glycinerge Neurone	143
8.4.2.4	Purinerge Neurone	143
8.4.2.5	Peptiderge Neurone	143
8.5	Aufbau eines peripheren Nerven [10.7.4.]	145
8.6	Gliagewebe [8.7.3.]	145
8.6.1	Zentrale Glia	147
8.6.1.1	Astrocyten	147
8.6.1.2	Oligodendrogliazellen	148
8.6.1.3	Hortega`Zellen	148
8.6.1.4	Ependymgewebe	148
8.6.2	Periphere Glia	149
8.7	Receptorische Nervenendorgane	149
8.7.1	Nicht eingekapselte Endigungen (freie Endigungen)	151
8.7.1.1	Intraepitheliale Endigungen	151
8.7.1.2	Freie Nervenendigungen an den Haaren	151
8.7.1.3	Merkelsche Tastscheiben	151
8.7.1.4	Freie Nervenendigungen	151
8.7.2	Eingekapselte Endorgane	151
8.7.2.1	Meissnersche Tastkörperchen	153
8.7.2.2	Krausesche Endkolben	153
8.7.2.3	Ruffinische Endkörperchen	153
8.7.2.4	Vater-Pacinische Lamellenkörperchen	153
8.7.2.5	Muskelspindeln	154
8.7.2.6	Sehnenspindeln	154
	Basiswissen: Nervengewebe	154
8.8	Neurohistogenese [8.7.5.]	158
8.9	De- und Regeneration peripherer Nerven	158
9	*Blut- und Blutbildung* [10.4.]	162
9.1	Erythrocyten	162
9.2	Leukocyten	165
9.2.1	Granulocyten	165
9.2.1.1	Neutrophiler Granulocyt	165
9.2.1.2	Eosinophiler Granulocyt	167
9.2.1.3	Basophiler Granulocyt	168

9.2.2	Lymphocyt	168
9.2.3	Monocyt	168
9.3	Thrombocyten	169
9.4	Blutbildung	169
9.4.1	Megaloblastische (mesodermale) Phase	169
9.4.2	Hepato-lienale Phase	169
9.4.3	Medulläre Phase	169
9.4.3.1	Erythropoese	171
9.4.3.2	Granulocytopoese	172
9.4.3.3	Lymphocytopoese	172
9.4.3.4	Monocytopoese	173
9.4.3.5	Thrombocytopoese	174
9.5	Rotes Knochenmark [10.4.2.]	176
9.6	Gelbes Knochenmark	176
	Basiswissen: Blut	178
10	*Kreislaufsystem*	181
10.1	Herz [16.2.3.]	181
10.2	Blutgefäße [10.3.3.]	183
10.2.1	Capillaren	183
10.2.2	Arteriolen	186
10.2.3	Postcapillare Venen (Venolen)	186
10.2.4	Arterien	186
10.2.4.1	Arterien vom musculären Typ	187
10.2.4.2	Arterien vom elastischen Typ	187
10.2.5	Venen	190
10.2.6	Arterio-venöse Anastomosen	190
10.2.7	Lymphgefäße	192
	Basiswissen: Herz	194
	Basiswissen: Blutgefäße	194
10.3	Funktionelle Gliederung des Gefäßsystems [10.3.2.]	195
10.4	Chemo- und Pressoreceptorareale an der Gefäßbahn	195
10.4.1	Glomus (Paraganglion) caroticum (arterieller Chemoreceptor)	195
10.4.2	Pressoreceptoren an der Gefäßwand	197
11	*Lymphatische Organe*	200
11.1	Milz [17.2.12.]	200
11.2	Lymphknoten (Nodus lymphaticus) [10.3.6.]	203
11.3	Der Thymus (Bries) [16.1.2.]	206
11.4	Tonsilla palatina (Gaumenmandel) [13.4.12.]	208
11.4.1	Tonsilla lingualis	209
11.4.2	Tonsilla pharyngica	209
11.4.3	Tonsilla tubaria	209
	Basiswissen: Lymphatische Organe	

12	*Atmungsorgane*	211
12.1	Nasenhöhle und Nasennebenhöhlen	211
12.1.1	Die Regio respiratoria	211
12.1.2	Regio olfactoria	211
12.2	Kehlkopf (Larynx) [14.5.4.]	214
12.3	Luftröhre (Trachea) [16.1.3.]	214
12.4	Lunge (Pulmo) [16.4.2.]	215
	Basiswissen: Atmungsorgane	223
13	*Verdauungsorgane*	224
13.1	Abschnitte des Kopfdarmes	224
13.1.1	Mundhöhle	224
13.1.1.1	Lippe (Labium) [13.4.1.]	225
13.1.1.2	Wangen (Buccae)	225
13.1.1.3	Gaumen (Palatum)	225
13.1.1.4	Zäpfchen (Uvula)	225
13.1.1.5	Zunge (Lingua) [13.4.6.]	226
13.1.1.6	Tonsilla palatina	228
13.1.2	Mundspeicheldrüsen	228
13.1.2.1	Glandula parotis [10.5.2. und 13.4.2.]	228
13.1.2.2	Glandula submandibularis [10.5.2. und 13.4.5.]	230
13.1.2.3	Glandula sublingualis [10.5.2. und 13.4.5.]	230
13.1.3	Zähne (Dentes) [13.2.7.]	230
13.1.3.1	Hartsubstanzen	230
13.1.3.2	Weichsubstanzen	232
13.1.3.3	Zahnentwicklung	234
13.1.4	Pharynx (Schlund)	237
	Basiswissen: Kopfdarm	237
13.2	Rumpfdarmabschnitt	238
13.2.1	Vorderdarm	241
13.2.1.1	Oesophagus (Speiseröhre) [16.1.4.]	241
13.2.1.2	Magen (Ventriculus, Gaster) [17.2.2.]	242
13.2.2	Dünndarm (Intestinum tenue)	246
13.2.2.1	Duodenum [17.2.5.]	250
13.2.2.2	Jejunum [17.3.2.]	250
13.2.2.3	Ileum [17.3.2.]	252
13.2.3	Enddarm	252
13.2.3.1	Colon (Dickdarm) [17.3.3.]	252
13.2.3.2	Appendix (Processus vermiformis, Wurmfortsatz) [17.3.5.]	253
13.2.3.3	Rectum (Mastdarm)	255
	Basiswissen: Rumpfdarmabschnitte	255
13.3	Anhangsdrüsen des Magen-Darm-Kanals	256
13.3.1	Leber (Hepar) [17.2.7.]	256
	Basiswissen: Leber	263
13.3.2	Gallenblase (Vesica fellea) [17.2.8.]	263
	Basiswissen: Gallenblase	264
13.3.3	Pankreas (Bauchspeicheldrüse) [17.2.10.]	265
	Basiswissen: Pankreas	267

14	*Harnapparat*	268
14.1	Niere (Ren, Nephros) [17.4.4.]	268
14.1.1	Gefäßsystem der Niere	270
14.1.2	Baueinheiten des Nephron	270
14.1.2.1	Malpighisches Körperchen (Corpusculum)	272
14.1.2.2	System der Nierenkanälchen	275
14.1.3	Sammelrohr	276
14.2	Ableitende Harnwege [17.4.5.]	277
14.2.1	Nierenbecken (Pelvis renalis)	277
14.2.2	Harnleiter [17.4.6.]	277
14.2.3	Harnblase [17.6.2.]	277
	Basiswissen: Harnapparat	280
15	*Geschlechtsorgane*	281
15.1	Männliche Geschlechtsorgane	281
15.1.1	Hoden (Testis) [17.6.13.]	281
15.1.1.1	Bau der Wandung eines Tubulus seminiferus	281
15.1.1.2	Spermatogenese	283
15.1.1.3	Spermium	285
15.1.1.4	Sperma (Samenflüssigkeit) [17.6.20.]	285
15.1.1.5	Leydigsche Zwischenzellen	287
15.1.2	Ableitende Samenwege	287
15.1.2.1	Nebenhoden (Epididymis) [17.6.15.]	287
15.1.2.2	Ductus deferens	289
	Funiculus spermaticus	290
15.1.2.3	Glandula vesiculosa [17.6.17.]	290
15.1.2.4	Prostata	292
15.1.2.5	Glandula bulbo-urethralis [18.2.2.]	292
15.1.3	Penis [18.2.2.]	292
	Basiswissen: Männliche Geschlechtsorgane	298
15.2	Weibliche Geschlechtsorgane	299
15.2.1	Ovarium [9.1.2. und 17.6.5.]	299
15.2.2	Tuba uterina [17.6.7.]	305
15.2.3	Uterus [17.6.9.]	306
15.2.4	Vagina [17.6.11.]	311
15.2.5	Äußere weibliche Genitalorgane	313
	Basiswissen: Weibliche Genitalorgane	314
15.2.6	Placenta [9.3.2.]	315
	Basiswissen: Placenta	319
15.2.7	Funiculus umbilicalis	319
	Basiswissen: Nabelschnur	319
16	*Endokrine Drüsen*	320
16.1	Hypothalamus-Hypophysensystem	321
16.1.1	Hypophyse [19.7.6.]	321
16.1.1.1	Adenohypophyse	321
16.1.1.2	Pars infundibularis, Pars tuberalis, Trichterlappen	326

16.1.1.3	Pars intermedia, Zwischenlappen	326
16.1.1.4	Neurohypophyse	327
16.2	Epiphyse (Corpus pineale, Zirbeldrüse)	330
16.2.1	Pinealzellen	330
16.2.2	Interstitialzellen	332
16.2.3	Involution, Acervuli	332
16.3	Schilddrüse [14.6.1.]	332
16.4	Epithelkörperchen [14.6.2.]	335
16.5	Langerhanssche Inseln [17.2.10.]	335
16.6	Nebenniere (Glandula suprarenalis) [17.4.1.]	336
16.6.1	Nebennierenrinde	336
16.6.1.1	Zona glomerulosa	336
16.6.1.2	Zona fasciculata	337
16.6.1.3	Zona reticularis	338
16.6.2	Nebennierenmark (Medulla suprarenalis, NNM)	339
16.7	Paraganglien, chromaffines System	339
16.8	Enterochromaffines System	341
	Basiswissen: Endokrine Drüsen	342

17	*Zentrales Nervensystem*	344
17.1	Rückenmark [19.3., 19.3.1.]	344
17.1.1	Substantia grisea [19.3.2.]	344
17.1.1.1	Nervenzellen der grauen Substanz	346
17.1.1.2	Cornu anterius	346
17.1.1.3	Cornu posterius	346
17.1.1.4	Cornu laterale	347
17.1.2	Substantia alba	347
17.1.3	Spinalganglion (Ganglion spinale) [19.3.3.]	350
17.1.4	Sympathisches Ganglion [19.3.3.]	350
17.1.5	Formatio reticularis, Medulla oblongata, Mittelhirn, Zwischenhirn, Basalganglien	352
17.2	Gehirn	352
17.2.1	Großhirnrinde (Cortex) [19.8.3.]	352
17.2.2	Blut-Liquor-System	355
17.2.3	Ventrikel	356
17.2.4	Plexus chorioideus	356
17.2.5	Meningen	356
	Basiswissen: Zentrales Nervensystem	357
17.2.6	Kleinhirn [19.6.]	358
17.2.6.1	Stratum moleculare	358
17.2.6.2	Stratum gangliosum	359
17.2.6.3	Stratum granulosum	360
17.2.6.4	Markgewebe	362
	Basiswissen: Kleinhirn	364

18	*Sinnesorgane*	365
18.1	Sehorgan Auge [20.1.20.3.3.]	365
18.1.1	Tunica externa (Tunica fibrosa)	365
18.1.1.1	Sklera	367
18.1.1.2	Cornea, Hornhaut	367
18.1.2	Tunica media	368
18.1.2.1	Chorioidea	368
18.1.2.2	Corpus ciliare	369
18.1.2.3	Iris	369
18.1.3	Tunica interna, die innere Augenhaut, Retina, Netzhaut	370
18.1.4	Nervus opticus und Papilla n. optici	375
18.1.5.	Linse, Lens cristallina	375
18.1.6	Tränendrüse	376
18.1.7	Augenlid, Palpebra	376
18.2	Statoakustisches Organ [21.1.–21.3.3.]	377
18.2.1	Innenohr	377
18.2.1.1	Gleichgewichtsorgan	378
18.2.1.2	Gehörorgan	380
18.2.2	Mittelohr, Paukenhöhle	385
18.2.3	Äußeres Ohr	385
18.3	Geruchsorgan, Regio olfactoria [13.5.1.]	385
18.4	Geschmacksorgan, Geschmacksknospen [13.4.6.]	387
	Basiswissen: Sinnesorgane	389
19	*Haut* (Cutis) [10.8.1.]	391
19.1	Epidermis	391
19.2	Corium (Lederhaut)	394
19.3	Subcutis	395
19.4	Haare (Pili) [10.8.2.]	395
19.5	Nägel [10.8.3.]	398
19.6	Drüsen der Haut [10.8.4.]	398
19.6.1	Talgdrüsen	398
19.6.2	Schweißdrüsen mit ekkriner Extrusion	399
19.6.3	Große Schweißdrüsen oder Duftdrüsen	400
19.7	Milchdrüse [15.3.8.]	401
	Basiswissen: Haut	404
20	*Grundlagen der Mikroskopie und der histologischen Techniken* [8.8.4. und 8.8.5.]	405
20.1	Mikroskopie	405
20.2	Histologische und histochemische Technik [8.8. und 8.8.2.]	407

20.3	Grundmechanismen histochemischer Methoden [8.8.3.]	408
20.3.1	Perjodat-Leukofuchsinreaktion (PAS) und Feulgen-Reaktion	408
20.3.2	Nachweis von Enzymaktivität	408
20.3.3	Nachweis von Stoffeinbau durch Histoautoradiographie	409
20.3.4	Nachweis spezifischer Proteine (Eiweißkörper) durch Immunhistochemie	409
20.3.5	Histochemische Reaktion als Mittel zur Darstellung chemischer Bausteine	409
	Tabellen: Maßeinheiten und Färbungen	410
21	*Literaturangaben und Quellenverzeichnis*	412
22	*Sachverzeichnis*	413

1 Aufbau der Zelle [6.]

Zellbegriff [6.1.]: Die Gewebe und Organe des Organismus setzen sich aus Zellen und ihren Produkten, den Intercellularsubstanzen, zusammen. Unter Zellen hat man in sich abgeschlossene Einheiten, die durch eine Membran (Plasmalemm) von der Umgebung abgegrenzt werden, zu verstehen.

Die Zelle ist die kleinste, selbständige, vermehrungsfähige Elementareinheit im Organismus. Sie ist ein mit den Eigenschaften des Lebens begabtes Klümpchen Protoplasma (Cytoplasma und Zellkern), in dem sich alle wesentlichen Grundfunktionen des Lebens abspielen. Es handelt sich demnach um eine morphologische und funktionelle Einheit.

Alle Zellen zeigen im Prinzip den gleichen Bauplan und bestehen aus dem Cytoplasma (Zelleib) und einem Zellkern (Nucleus), der das Chromatin (Träger der Erbeigenschaften) und in den meisten Fällen ein oder mehrere Kernkörperchen (Nucleolus) enthält.

Zellen mit einem Zellkern werden als Eucyten der Eukaryonten bezeichnet, während die Prokaryonten als einzellige Organismen zwar schon über DNA als Kernäquivalent, aber nicht über einen gegen das Cytoplasma abgrenzbaren, mit Chromatin (bzw. Chromosomen) ausgestatteten Zellkern verfügen. Zu den Prokaryonten gehören die Bakterien und die Blaualgen. Unter Eucyten versteht man die Zellen der Eukaryonten mit Zellkern. Unter der Bezeichnung Protoplast faßt man das Cytoplasma und den Zellkern zusammen.

1.1 Protoplasma [6.2.]

Das Protoplasma ist gleichbedeutend mit Zellsubstanz, beinhaltet den Kern und umfaßt weiter:

1. das Grundplasma,
2. die Zellorganellen,
3. metaplasmatische Strukturen,
4. paraplasmatische Einschlüsse.

Nucleinsäuren und Proteine sind spezifische Stoffe des Protoplasmas.

1.1.1 *Das Grundplasma* (Hyaloplasma) ist der Teil des Protoplasmas, in dem die Zellorganellen gelagert sind, und stellt die Matrix des Cytoplasmas nach Abzug aller membranbegrenzten Strukturen, der metaplasmatischen und paraplasmatischen Anteile dar.

Das Grundplasma ist substanzarm, zeigt bei hoher elektronenmikroskopischer Vergrößerung eine granuläre, fädige, wabige oder netzartige Beschaffenheit und hat ein spezifisches Gewicht von 1,02–1,05. Man versteht unter Grundplasma definitionsgemäß denjenigen Teil des Cytoplasmas, in dem auch bei hoher elektronenmikroskopischer Vergrößerung keine stabilen Strukturen zu erkennen sind, die die Größe von Proteinmolekülen übersteigen. Es handelt sich um ein kolloidales Gemisch, das als zweiphasisches, disperses System vom Sol- in den Gelzustand in einem reversiblen Vorgang übergehen kann. Das im Grundplasma befindliche Wasser dient als freies Lösungsmittel vieler Stoffe und bildet um Moleküle und Molekülgruppen von Proteinen (z. B. auch Enzymen) einen Hydratationsmantel. Bei Entzug des Hydratationswassers um die Enzymproteine werden diese Enzyme inaktiviert. Die Wassermenge (Gewichtsprozent) in der Zelle beträgt etwa 60–90 %, im Extremfall sogar 98 %. Die Trockensubstanz setzt sich zu 40–50 % aus Proteinen, zu 2–3 % aus Lipiden, außerdem aus Kohlenhydraten und ionisierten anorganischen Stoffen zusammen. Von diesen stehen besonders die Kationen Calcium, Natrium, Kalium und Magnesium in einem fein abgestuften Verhältnis. Für das Grundplasma und für die Gesamtheit der wäßrigen Mischphasen der Zellen wird die Bezeichnung Cytosol gebraucht.

Das *Cytoplasma* (Zelleib) [6.3.] besteht aus Grundplasma und allen Zellorganellen. Der Zellkern und die das Cytoplasma begrenzende Zellmembran werden nicht zum Cytoplasma gerechnet.

1.1.2 *Zellorganellen* sind corpusculäre Bestandteile in der Zelle, die zum Teil die Fähigkeit zur Selbstreproduktion besitzen (z. B. Mitochondrien). Sie stellen für die Aufrechterhaltung der Zellaktivität, des Zellstoffwechsels und des Bestandes der Zelle unent-

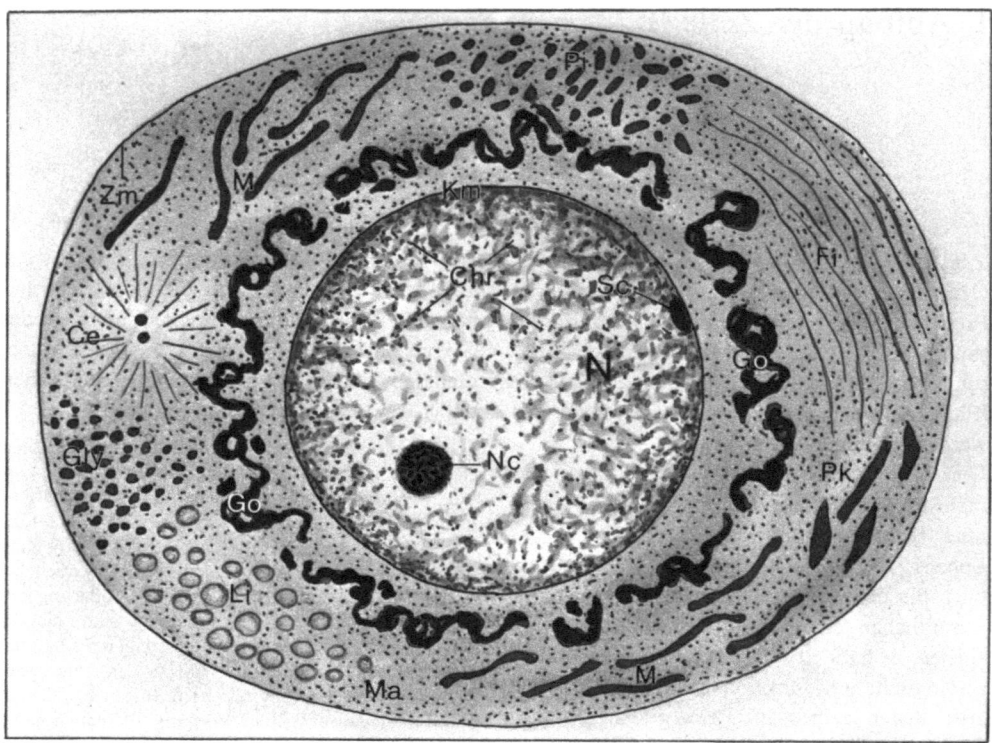

Abb. 1.1 Halbschematische Darstellung des lichtmikroskopischen (LM) Aufbaus einer menschlichen Zelle (zur Darstellung der wiedergegebenen Strukturen ist die Anwendung verschiedener Spezialtechniken erforderlich). N = Nucleus (Zellkern), Nc = Nucleolus, Chr = Chromatin, Km = Kernmembran, Sc = Sex-Chromatin, M = Mitochondrien, Go = Golgi-Apparat, Pi = Pigmente, Ce = Centriolen, Gly = Glykogen, Li = Lipidtröpfchen, Pk = Proteinkristalle, Fi = Fibrillen, Ma = Matrix, Zm = Zellmembran

behrliche Strukturen dar. Zu den Zellorganellen (s. S. 12) gehören Mitochondrien, der Golgiapparat, Centriolen, Ribosomen, Lysosomen und das endoplasmatische Reticulum.

1.1.3 Unter der Bezeichnung *Metaplasma* kann man solche Strukturen zusammenfassen, die die morphologische Grundlage für eine spezifische Leistung der Zelle verkörpern (s. S. 23), z. B. fädige Strukturen als Tonofibrillen (Abb. 1.7) zur Aufrechterhaltung der Zellform oder contractile Myofibrillen für die Zusammenziehung der Muskelzellen (Abb. 7.1 u. 7.2).

1.1.4 *Paraplasmatische Substanzen* sind Zelleinschlüsse, die als morphologisches Substrat des Zellstoffwechsels zu betrachten sind. Sie finden sich in unterschiedlicher Form und Beschaffenheit im Cytoplasma.

Zu den paraplasmatischen Substanzen zählt man reversible Einschlüsse wie Lipide, Pigmente, Glykogen und Proteinkristalloide (s. S. 24).
Lipide (s. auch S. 24) sind lichtmikroskopisch in Form unterschiedlich großer Tropfen zu erkennen, z. B. mit Scharlachrot nach Formalinfixierung in einem roten Farbton anfärbbar und treten elektronenmikroskopisch als dunkle, rundliche Tropfen auf.
Pigmente (Farbstoffträger der Zelle) treten in granulärer Form auf und sind wegen ihrer Eigenfarbe schon im ungefärbten Präparat zu erkennen (s. auch S. 24).
Glykogen (Abb. 1.8, s. S. 24) findet sich in Gestalt von Schollen oder Granula z. B. in Leber- oder Muskelzellen (Abb. 1.8), wird von der Zelle aus der ihr vom Blut angebotenen Glucose synthetisiert und läßt sich im lichtmikroskopischen Präparat mit der Best' Carminfärbung in einem leuchtend roten Farbton nachweisen. Der histochemische Nachweis von Gly-

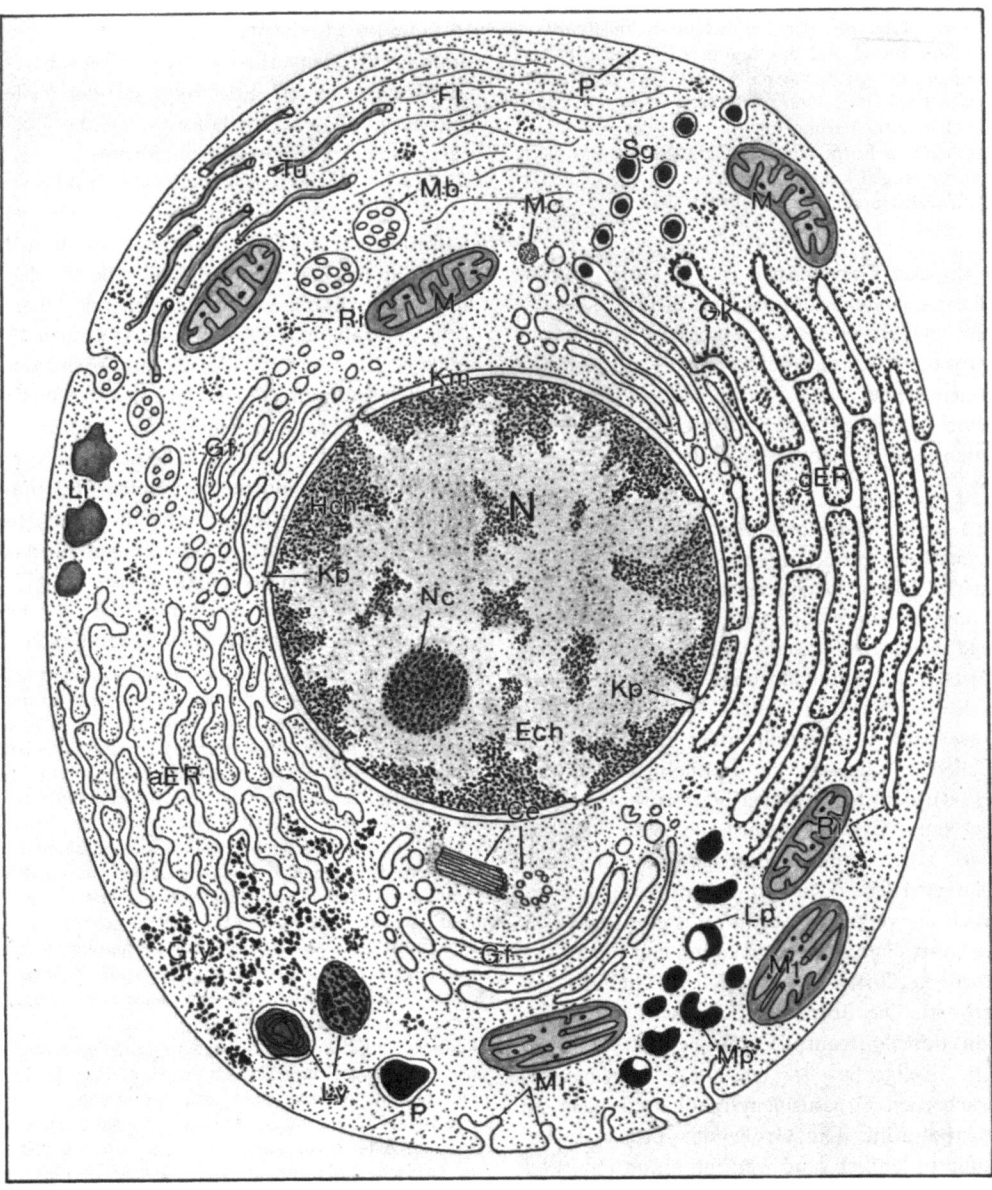

Abb. 1.2 Halbschematische Darstellung des elektronenmikroskopischen (ELM) Aufbaus einer menschlichen Zelle. N = Nucleus, Nc = Nucleolus, Kp = Kernpore mit Diaphragma, Hch = Heterochromatin, Ech = Euchromatin, Km = innere und äußere Kernmembran (= Kernhülle) begrenzen den perinucleären Raum, M = Mitochondrien vom Cristae-Typ, M_1 = Mitochondrien vom Tubulus-Typ, Gf = Golgi-Feld, gER = granuläres endoplasmatisches Reticulum, aER = agranuläres endoplasmatisches Reticulum, Ce = Centriolen, Fl = Filamente, Tu = Tubuli, Sg = Sekretgranula, Gly = Glykogen, Mb = multivesicular bodies, Ri = Ribosomen, Ly = Lysosomen, Mp = Melaninpigmente, Lp = Lipofuscinpigmente, Li = Lipidtröpfchen, P = Plasmalemm, Mi = Membraninvaginationen, Mc = Microbodies, Gk = Gerlscher Komplex

kogen erfolgt mit der Perjodsäure-Schiff-Reaktion (PAS-Färbung) und durch Jod (z. B. Jodprobe am Epithel der Portio vaginalis uteri). Bei elektronenmikroskopischen Untersuchungen wird Glykogen durch Kontrastierung mit Bleicitrat dargestellt und erscheint in Form von 20–40 nm großen Partikeln. Das Glykogen kann als Reservestoff sehr schnell in Stoffwechselprozessen mobilisiert werden.

1.1.5 *Das Karyoplasma* [6.4.]: Unter Karyoplasma versteht man die Kernsubstanz, bei der man den Kernsaft (Karyolymphe), Chromatinstrukturen, Kernkörperchen und Kernmembran unterscheidet. Die Kernmembran trennt als feines Häutchen den Kern mehr oder weniger intensiv vom Cytoplasma ab (s. S. 30).

1.2 Größe und Form von Zellen [6.5.]: Im menschlichen und tierischen Organismus kommen Zellen verschiedenster Form und Zusammensetzung vor (Abb. 1.3). So treten kugelige Zellen (z. B. weiße Blutzellen, Fettzellen, Eizelle) auf. Spindelförmige Zellen verkörpern die glatten Muskelzellen (z. B. in den Eingeweiden), prismatische oder isoprismatische Zellen erscheinen im Epithelverband (z. B. Haut). Zahlreiche Zellen besitzen unterschiedlich lange Cytoplasmaausläufer oder Fortsätze wie z. B. manche Bindegewebs- und die Nervenzellen. Zellen mit Fortsätzen werden auch als verzweigte oder verästelte Zellen bezeichnet. Durch die Ausbildung von Fortsätzen wird die Oberfläche der Zellen erheblich vergrößert. Die Form der Zelle wird durch ihre funktionelle Beanspruchung geprägt.

Die Zellgröße ist bei vielzelligen ausgewachsenen Organismen unabhängig von der Körpergröße. Die Größe der Zellen variiert außerordentlich und beträgt durchschnittlich etwa 10–100 µm. Sehr kleine Zellen sind die rundkernigen weißen Blutzellen (Lymphocyten, $\varnothing$ 6–9 µm), während Nervenzellen eine Größe von 150 µm erreichen können. Die Eizelle als größte Zelle des menschlichen Organismus hat einen mittleren Durchmesser von 0,25 mm und eine Lebensdauer von 4–24 Std.

Nervenzellen (z. B. motorische Vorderhornzelle, s. S. 126, Abb. 8.1) können sehr lange (etwa 1 m) Fortsätze aufweisen. Quergestreifte Muskelzellen können bis zu 120 mm lang werden.

Kern und Cytoplasma stehen in einem bestimmten Größenverhältnis (Kern-Plasma-Relation), das sich bei Erkrankungen der Zelle verändern und mögliche Hinweise auf das Vorliegen einer Erkrankung geben kann.

Größe und Form von Zellen sind funktionsspezifisch. Je größer eine Zelle ist, um so ungünstiger und größer wird das Verhältnis von Volumen zur Zelloberfläche. Die für den Stoffaustausch zur Verfügung stehende Oberfläche wird dann relativ kleiner. Demgemäß besitzen z. B. resorptiv tätige Zellen durch zahlreiche Ausstülpungen eine große Oberfläche (Abb. 1.14). Mit zunehmender funktionsspezifischer Differenzierung läßt sich eine Verschiebung der Volumen/Oberflächen-Relation zugunsten der Oberfläche beobachten (steigende Lebensdauer). Für das Zellvolumen gilt das Gesetz der konstanten Zellgröße. So hat z. B. die Leberzelle eines Säuglings die gleiche Größe wie die Leberzelle eines Erwachsenen.

Das den Zellen innewohnende Ordnungsprinzip hat sein morphologisches Äquivalent in der Struktur der Zellorganellen und des Zellkernes. Die Zellen entwickeln sich entsprechend ihrer später auszuübenden Funktion in den Geweben und Organen spezifisch (Form, Größe und innere und äußere Differenzierung). So muß z. B. eine Muskelzelle im Unterschied zu anderen Zellen über contractile Elemente verfügen, da sonst ihre Funktion einer Zusammenziehung und Erschlaffung nicht gewährleistet wäre. Eine dauernd arbeitende Zelle wie die Herzmuskelzelle muß viel mehr Energie zur Verfügung stellen und besitzt daher mehr energieliefernde Zellorganellen (Mitochondrien) als eine sehr viel weniger beanspruchte Skeletmuskelzelle.

Als Beispiel für die Anpassung von Zellen an mechanische Gegebenheiten können die Hautzellen gelten, die starken mechanischen Beanspruchungen ausgesetzt sind. Während der Entwicklung haben sich in den Hautzellen Strukturen ausgebildet, die ihnen eine mechanische Stabilität verleihen. Sie liegen in Gestalt von fädigen Strukturen, den elektronenmikroskopisch sichtbaren Tonofilamenten (Abb. 1.7), vor, die sich zu größeren Einheiten, den lichtmikroskopisch erkennbaren Tonofibrillen (Abb. 1.7) zusammenlagern und in Zugrichtung angeordnet sind. In Endothelzellen von Gefäßen kommen Mikrofibrillen (Abb. 10.1) vor, die wie tubuläre (schlauchförmige) Strukturen (Abb. 1.2) außer festigenden Eigenschaften auch contractile Fähigkeiten haben. In einer weiteren biologischen Anpassung einer Zelle an bestimmte Stoffwechselleistungen hat die Dünndarmepithelzelle an ihrem Spitzenabschnitt zahlreiche, sehr feine fingerförmige Ausstülpungen (Mikrovilli, Abb. 1.14) zur Oberflächenvergrößerung

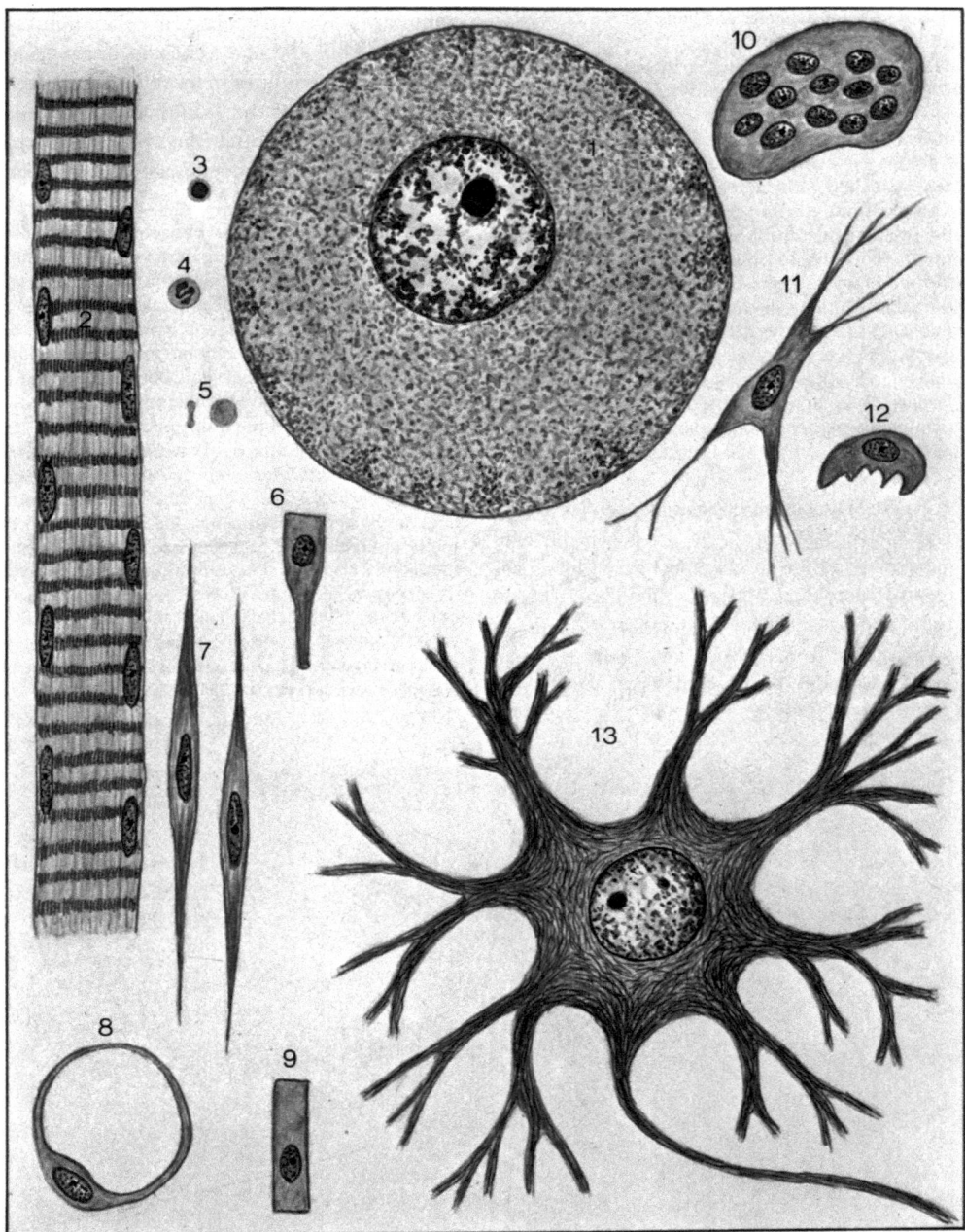

Abb. 1.3 Zusammenstellung von unterschiedlichen Zellformen und Zellgrößen. *1* = Eizelle als kugelige Zelle, *2* = Skeletmuskelzelle mit mehreren Zellkernen, *3* = rundkernige, weiße Blutzelle (Lymphocyt), *4* = segmentkernige, weiße Blutzelle, *5* = rote Blutkörperchen in der Profil- und Flächenansicht, *6* = Epithelzelle mit schmalem Fußstückchen, *7* = glatte Muskelzelle (spindelförmig), *8* = Fettzelle mit randständigem Zellkern (Siegelringform), *9* = Schnittbild einer prismatischen Epithelzelle, *10* = mehrkernige Zelle (z. B. Osteoclast), *11* = verästelte Bindegewebszelle, *12* = isolierte Epithelzelle aus der Hornhaut des Auges, *13* = Nervenzelle mit mehreren Fortsätzen. (In Anlehnung an STÖHR-MÖLLENDORF)

6 Aufbau der Zelle

entwickelt, um schneller und besser Stoffe aufnehmen zu können.

Die Nervenzelle entwickelt zahlreiche Zellfortsätze zur Vergrößerung der receptiven Oberfläche und zur Herstellung eines Kontaktes mit anderen Nervenzellen. Der Erythrocyt ist eine kernlose Zelle, die ihre Funktion im wesentlichen auf den Transport von Sauerstoff und Kohlendioxid beschränkt. Aus diesem Grund ist nur ein sehr geringer Zellstoffwechsel für die Erhaltung der Struktur nötig, der ohne Steuerung durch den Zellkern erfolgen kann. Die Drüsenzelle läßt in ihrem Bau eine Differenzierung in den Cytoplasmaabschnitten erkennen. So findet sich z. B. in den exokrinen Drüsenzellen eine polare Differenzierung des Cytoplasma, in dem die Sekret bereitenden Strukturen basal gelagert sind, dagegen die fertigen Sekretionsprodukte in dem der Drüsenlichtung angrenzenden apikalen Zellabschnitt zu finden sind.

1.3 Die Zellmembran (Plasmalemm) [6.6.]:

Das Cytoplasma der Zelle ist gegen das umgebende Medium durch eine sowohl licht- wie elektronenmikroskopisch erkennbare Membran abgegrenzt. Die Zellmembran kann als semipermeable Membran glatt oder unregelmäßig gestaltet sein, so daß oft enge Verzahnungen von benachbarten Zellen auftreten können (Abb. 1.4). Diese auch als Plasmalemm bezeichnete Membran grenzt die Zellen gegen die Umgebung ab und erfüllt lebenswichtige Funktionen. Sie ist durch eine selektive Durchlässigkeit für ein- oder austretende Stoffe charakterisiert.

Die Zellmembran bildet eine Barriere zwischen dem Innern der Zelle und dem umgebenden Medium. Eine solche Barrierefunktion ist erforderlich, weil sich im Cytoplasma der Zelle zahlreiche Stoffe in höherer Konzentration als in der Umgebung befinden. So stellt die Zellmembran eine Schranke dar, die ein Herausdiffundieren von Zellinhaltsstoffen in das umgebende Medium verhindern kann.

Durch die Zellmembran muß andererseits ein genügend rascher Stofftransport zwischen dem Inneren der Zelle und der Umgebung gewährleistet sein, um eine ausreichende Ernährung der Zelle sicherzustellen. Ein solcher Stofftransport durch die Membran hindurch kann auch gegen einen Konzentrationsgradienten erfolgen, d.h. durch aktive Leistung von Transportmechanismen (Membranpumpe, Carrier-System, s. Lehrbücher der Physiologie und Biochemie) können Stoffe, die außerhalb der Zelle in einer geringeren Konzentration als im Cytoplasma vorliegen, dennoch in die Zelle gelangen.

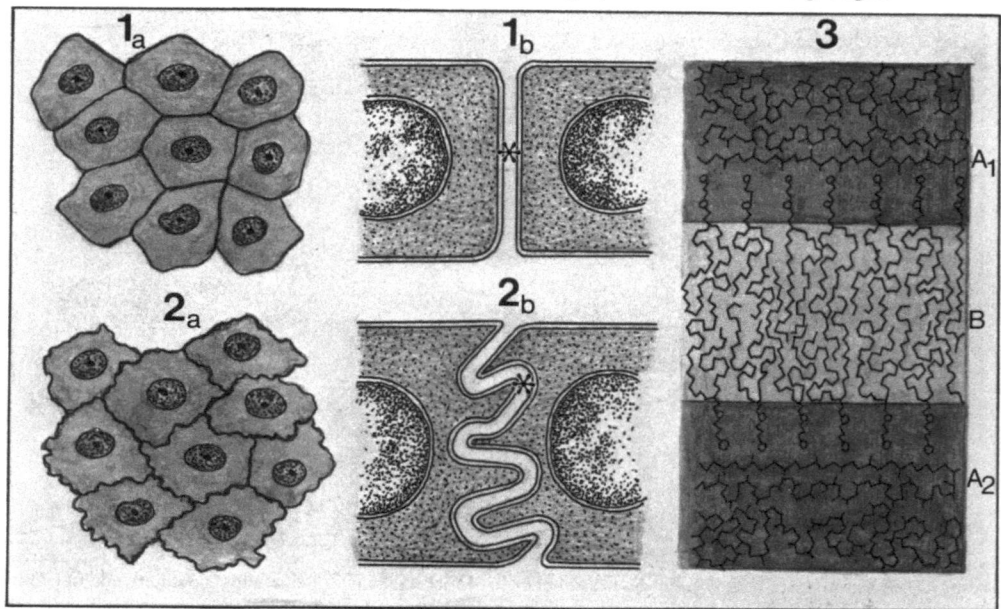

Abb. 1.4 Darstellung von Zellgrenzen, elektronenmikroskopischer und chemischer Bau der Zellmembran. *1* = Geradliniger Verlauf der Zellgrenzen [*1a* = LM, *1b* = ELM]. *2* = Unregelmäßiger, zum Teil wellenförmiger Verlauf der Zellgrenzen [*2a* = LM, *2b* = ELM]. In 1b) und 2b) wird der trilaminäre Bau (äußere und innere Proteinlamelle, mittlere Lipidzone) sichtbar. *3* = Molekularer Aufbau der Zellmembran als Elementarmembran. Trilaminärer Aufbau aus äußerer (A_1) und innerer (A_2) Proteinschicht (osmiophil) sowie dazwischenliegender (B) Lipidschicht (osmiophob). * = Intercellularraum. (In Anlehnung an BUCHER)

Im lichtmikroskopischen Präparat sieht man die Zellmembran als eine feine, die Zelloberfläche abgrenzende, homogene, meist dunkle Linie (Abb. 1.1), die allerdings bei zahlreichen Färbungen nicht immer deutlich hervortritt, so daß eine exakte Abgrenzung von Zellen im lichtmikroskopischen Präparat oft nicht möglich ist. Im elektronenmikroskopischen Bild erscheint das Plasmalemm regelmäßig als kontrastreiche Linie, die sich bei sehr hohen Vergrößerungen als eine aus drei Schichten aufgebaute Struktur (trilaminärer Bau) von einer durchschnittlichen Dicke von ca. 7–10 nm (70–100 Å) erweist. Innen und außen findet sich jeweils eine dunkel erscheinende, stark elektronendichte, 2,5 nm breite Schicht (Proteine). In der Mitte erstreckt sich eine helle, elektronendurchlässige, osmiophobe, etwa 3 nm breite Zone (Lipide). Das Plasmalemm wird auch als eine Doppelmembran bezeichnet, da die beiden Proteinschichten sehr elektronendicht und gut erkennbar sind (Abb. 1.4).

Die Zellmembran ist somit aus Protein- und Lipidschichten in folgender Weise aufgebaut: Außen und innen findet sich jeweils eine Proteinschicht und in der Mitte ein doppelter Lipidfilm. Dabei sind die hydrophilen Enden der Lipide zu den Proteinen hin lokalisiert, während die hydrophoben Enden lamellär in der Mitte der Membran angeordnet sind (Abb. 1.4).

Nicht nur die Zellmembran, sondern alle im Cytoplasma der Zelle befindlichen Membransysteme (z. B. Membranen der Mitochondrien, des endoplasmatischen Reticulum) zeigen diesen typischen dreischichtigen Aufbau. Dieses einheitliche morphologische Bild legt die Vermutung nahe, daß sämtliche Membransysteme gleichartig aufgebaut sind. Aus diesem Grunde wurde der Begriff "unit membrane" (Einheitsmembran, Elementarmembran) geprägt.

Seit einigen Jahren ist das Konzept der "unit membrane" aufgegeben worden, da es weder den dynamischen Zustand der Membran berücksichtigt, noch dem Umstand Rechnung trägt, daß auch abweichende Dickenunterschiede bestehen.

In neueren Membranmodellen werden neben hydrophilen auch hydrophobe Protein-Lipidinteraktionen angenommen. Je nach Art dieser Interaktion werden die Membranproteine eingeteilt. Die zusätzlichen peripheren Membranproteine (Innen- und Außenproteinlamelle) sind über hydrophile Bindungen der Innen- und der Außenseite der Membran angelagert. Sie lassen sich leicht von der Membran durch Chelatbildner oder Erhöhung der Salzkonzentration ablösen und sind bei neutralem pH gut wasserlöslich. Typische Beispiele sind das Cytochrom c der inneren Mitochondrienmembran und das Spectrin an der Innenseite der Erythrocytenmembran. Die integralen Membranproteine sind essentielle Bausteine der Membran. Sie tauchen in den Lipidfilm der Membran ein und erstrecken sich in Einzelfällen von der Außen- bis zur Innenseite der Membran und darüber hinaus. Außer hydrophilen Bindungen zu peripheren und benachbarten integrierten Membranproteinen und zu polaren Gruppen der Lipide gehen sie hydrophobe Interaktionen mit den aliphatischen Resten der Lipide ein. Der in der Membran gelegene Proteinabschnitt weist einen hohen Anteil von hydrophoben Aminosäuren auf. Die Proteine lassen sich nur unter relativ drastischen Bedingungen, z. B. durch Detergentien, und unter Denaturierung isolieren. Sie enthalten häufig Lipide und sind bei neutralem pH schlecht wasserlöslich. Die Analyse der Kettenkonformation ergab, daß die Ketten in der Membran bis zu 40 % in helicaler Konformation vorliegen. Es handelt sich um globuläre Proteine. Sie sind entweder statistisch über die Membran verteilt oder liegen in einer gerichteten Anordnung vor (Fluid-Mosaic-Modell).

Der flüssige Zustand der Membranlipide erlaubt Translationsbewegungen der Membranproteine. Die integralen Membranproteine lassen sich entweder der Membraninnenseite oder ihrer Außenseite zuordnen. Membranproteine, die sich durch die ganze Membranbreite hindurch erstrecken, besitzen einen definierten inneren und äußeren Abschnitt. Soweit es sich um Glykoproteine handelt, tragen sie ihre Kohlenhydratreste an dem an der Membranaußenseite befindlichen Abschnitt. Die Membraninnenseite ist frei von Kohlenhydratanteilen der Glykoproteine und Glykolipide.

1.3.1 *Glykokalix:* An zahlreichen Zellen (z. B. Epithelzellen, rote und weiße Blutzellen) läßt sich an der Außenfläche der Zellmembran elektronenmikroskopisch ein filzartiges, aus verzweigten, teilweise miteinander verflochtenen Filamenten ($\varnothing$ 2,5–5,0 nm) bestehendes Häutchen erkennen, das aus Glykoproteinen und Glykolipiden zusammengesetzt ist und als Glykokalix bezeichnet wird (Abb. 1.7). Sie läßt sich elektronenmikroskopisch mit Rutheniumrot deutlich hervorheben. Die Glykokalix hat die Wirkung von Antigenen (s. S. 177) und stellt das Erkennungszeichen (Erkennung anderer Zellen) dar. Durch die Änderung der Kohlenhydratmolekülkonfiguration der Glykokalix ergibt sich eine große Vielfalt, die Erkennungsmerkmale zu variieren. Die verschiedenen Blutgruppen basieren auf der Unterschiedlichkeit der chemischen Zusammensetzung der Glykokalix der Erythrocyten. Außerdem ist die Glykokalix Receptor und Ort der Fixierung von Viren an der Zelloberfläche. Die Zusammensetzung ist art- und immunospezifisch, wird genetisch kontrolliert, und die Glykokalix ist für die selektive Permeabilität der Zellmembran verantwortlich.

Auf dem Gebiet der Tumorbiologie wird die Glykokalix der Tumorzellen und ihre Zellmembran seit langem als bedeutungsvoll für die Kontrolle der unberechenbaren Zellvermehrung angesehen, nämlich durch Ausfall der immunologischen Kontrolle und Ansiedlung von Tumorzellen in anderen Geweben.

1.3.2 *Stofftransport durch die Zellmembran* [6.8.]: Ein Stofftransport durch die Zellmembran hindurch kann auf unterschiedliche Weise erfolgen:
1. durch Transmembrantransport,
2. durch Membranflußmechanismen.

Beim Transmembrantransport handelt es sich um einen Transport von Ionen und kleineren Molekülen. Durch Membranflußmechanismen werden größere Moleküle und particuläre Substanzen aufgenommen.

1.3.2.1 Beim *Transmembrantransport* sind zwei Vorgänge voneinander zu unterscheiden:
1. Der *passive Transport*: Es handelt sich um eine Diffusion von Ionen oder Molekülen durch die Zellmembran hindurch. Es kann jedoch nur eine Verschiebung von Substanzen in Richtung eines Konzentrationsgradienten bis zum Ausgleich der Konzentration zwischen dem Zellinneren und dem umgebenden Medium erfolgen.
2. *Aktiver Transportmechanismus*: Ein Transport von Stoffen durch die Zellmembran gegen einen Konzentrationsgradienten, wie er für die Aufrechterhaltung der Stoffwechselfunktion der Zelle unerläßlich ist, läuft über einen aktiven Transportmechanismus ab.

Für den genaueren molekularen Mechanismus der aktiven Stofftransporte durch die Zellmembran bestehen noch nicht völlig abgesicherte Vorstellungen. Nach dem Carrier-Konzept wird angenommen, daß sich das zu transportierende Substrat mit einem Membranbestandteil, dem Carrier, verbindet. Dabei reagiert das Substrat mit dem energiereichen Carrier. An der Membraninnenseite wird die Verbindung wieder gespalten, der Carrier wird unter Aufwendung von Energie (ATP-Verbrauch) regeneriert. Dieses Carrier-Konzept steht im Einklang mit dem Membranmodell von SINGER und NICOLSON, wobei als Trägermoleküle die in den Lipidschichten steckenden integralen Proteinmoleküle angenommen werden müssen.

Der aktive Stofftransport gegen einen Konzentrationsgradienten kann aufgrund thermodynamischer Gesetze nur unter Aufwendung von Energie ablaufen. Energie wird in der Zelle in erster Linie in den Mitochondrien gewonnen und in energiereichen Verbindungen gespeichert. Darunter versteht man chemische Verbindungen, bei deren Spaltung Energie frei wird. Eine solche energiereiche Verbindung der Zelle ist z. B. das Adenosintriphosphat (ATP). Durch die Wirkung von Enzymen, den ATPasen, kann von dem ATP ein Phosphatmolekül abgespalten werden, wodurch Adenosindiphosphat (ADP) entsteht. Bei dieser Reaktion wird Energie frei. Die Möglichkeit der Energiegewinnung kann von der Zellmembran genutzt werden, um so einen aktiven Stofftransport gegen einen Konzentrationsgradienten zu ermöglichen. Die Aktivität von ATPasen an der Zellmembran läßt sich elektronenmikroskopisch durch ein besonderes histochemisches Verfahren nachweisen.

1.3.2.2 *Membranflußmechanismen*: Große Moleküle und particuläre Substanzen werden nicht durch den Transmembrantransport, sondern durch die Membranflußmechanismen, sog. Cytosen, in die Zelle aufgenommen. Bei den Membranflußmechanismen schnürt die Zellmembran kleine Bläschen ab. Daher wurde der Vorgang auch als Membranvesiculation bezeichnet. Diese Bläschen schließen die zu transportierenden Partikel ein und wandern mit den eingeschlossenen Partikeln in das Cytoplasma der Zelle. Ein solcher Transport in das Cytoplasma wird auch als Endocytose bezeichnet. Durch Membranflußmechanismen können allerdings auch Partikel aus der Zelle ausgeschleust werden. In diesem Fall spricht man von Exocytose bzw. Extrusion z. B. bei Drüsen (s. S. 65).

Bei den Cytosen lassen sich je nach der Größe der Partikel (Abb. 1.5), die durch die Zellmembran transportiert werden, drei Vorgänge unterscheiden, die im Prinzip alle gleichartig ablaufen:

1. Pinocytose, 2. Phagocytose, 3. Cytopempsis.

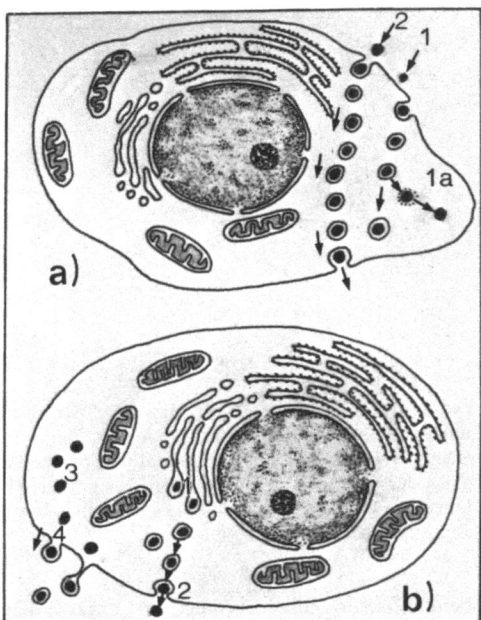

Abb. 1.5 a Halbschematische Darstellung der Pinocytose und Cytopempsis. *1* = Pinocytose (Aufnahme von Flüssigkeitströpfchen durch Membranumscheidung). Die Membran der Pinocytosevesikel kann sich auflösen (*1a*). *2* = Cytopempsis (Durchschleusung von Flüssigkeitströpfchen durch das Cytoplasma; beginnt mit Pinocytose, anschließend Durchschleusung des membranbegrenzten Materials durch das Cytoplasma, dann Ausschleusung durch umgekehrte Pinocytose). (In Anlehnung an LEONHARDT). **b** Halbschematische Darstellung der Exocytose (Extrusion). *1* = Produktion von membranbegrenzten Sekretgranula in Golgi-Säckchen und Ausschleusung durch ekkrine Extrusion (*2* = Krinocytose) mit Einbau der Granulamembran in die Zellmembran, *3*, *4* = Apokrine Extrusion, nicht membranbegrenzte Granula (*3*) erhalten eine Membran aus dem Plasmalemm (*4*) und werden durch Abnabelung ausgeschleust. (In Anlehnung an LEONHARDT)

1.3.2.2.1 Bei der *Pinocytose* (Abb. 1.5) handelt es sich um die Aufnahme von Flüssigkeitströpfchen. Dabei geht es nicht im wesentlichen um die Aufnahme der Tröpfchen selbst, sondern vielmehr um die Einschleusung der in der Flüssigkeit gelösten Substanzen. Dieser Vorgang ist lichtmikroskopisch, besser elektronenmikroskopisch nachweisbar. Die Aufnahme von Flüssigkeiten nach dem Prinzip der Pinocytose ist eine generelle Eigenschaft der Zelle. So lassen sich im elektronenmikroskopischen Bild an Stellen intensiven Stoffaustausches zahlreiche Pinocytosevesikel nachweisen (z. B. Endothelzelle der Blutgefäße, s. auch Abb. 10.1).

Außerdem kommen noch sog. Stachelsaumvesikel vor, die auch "coated vesicles" genannt werden. Diese Stachelsaumbläschen (Abb. 4.2) bilden sich u. a. auch bei der Pinocytose und besitzen an ihrer Außenfläche feine Härchen. Sie sollen möglicherweise contractile Eigenschaften haben und bei der Entleerung der Bläschen tätig werden (s. auch S. 67).

1.3.2.2.2 Die *Phagocytose* ist vom Prinzip her der Pinocytose nahe verwandt. Von Phagocytose spricht man dann, wenn größere corpusculäre Bestandteile in die Zelle aufgenommen werden. Die phagocytierten Bestandteile werden in sog. Verdauungsvacuolen, auch Phagosomen (s. S. 21) genannt, zunächst gelagert und dann enzymatisch abgebaut. Auf die weitere Verarbeitung der Phagosomen wird im Kapitel Lysosomen (s. S. 20) eingegangen. Der Nachweis phagocytierten Materials kann licht- und elektronenmikroskopisch erbracht werden. Der Vorgang selbst ist nur an lebenden Zellen zu beobachten. Phagocytoseeigenschaften zeigen die granulierten weißen Blutzellen und die Zellen des reticulo-endothelialen Systems (s. S. 93). Bei der Phagocytose umfließt die Zelle mit ihrem Plasma die Fremdkörper (z. B. Bakterien) und nimmt sie unter Einsenkung der Zellmembran und anschließender Abschnürung in sich auf (Abb. 1.6). Zellen, die vorwiegend Phagocytoseeigenschaften zeigen, werden Phagocyten genannt (z. B. Histiocyten).

1.3.2.2.3 Die *Cytopempsis* (Abb. 1.5) unterscheidet sich von der Phagocytose und Pinocytose dadurch, daß aufgenommene Stoffe in Vesikeln durch das Cytoplasma der Zelle hindurchwandern und auf der anderen Seite durch umgekehrte Pinocytose wieder ausgeschleust werden. Dabei verbindet sich die Membran des hindurchgeschleusten Materials mit der Zellmembran, wobei die Membran des Vesikels in die Zellmembran eingeht. Die Cytopempsis wird besonders in Endothelzellen von Gefäßen beobachtet.

1.3.2.2.4 Von einer *Exocytose* oder *Extrusion* (Abb. 1.5) spricht man, wenn Substanzen aus der Zelle herausgeschleust werden. Hierbei

10 Aufbau der Zelle

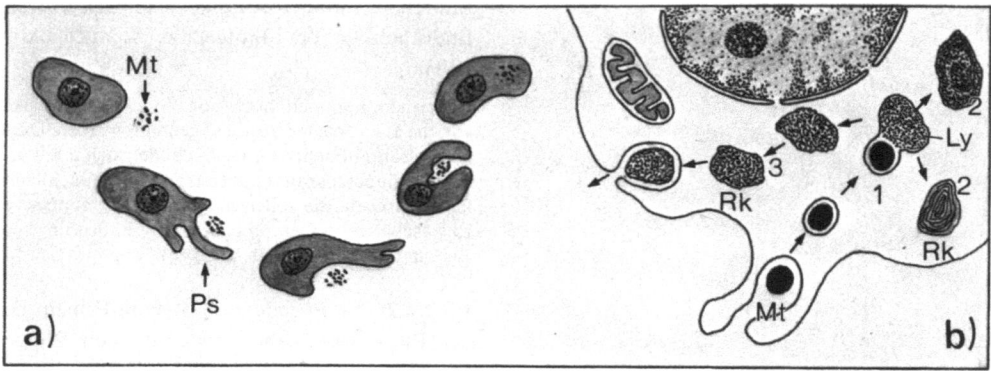

Abb. 1.6 a Zustandsbilder (LM) der amöboiden Eigenbewegung (Aus- und Rückbildung von Pseudopodien, *Ps*) und Phagocytose (Aufnahme größerer corpusculärer Bestandteile in das Cytoplasma). Mt = Material, das phagocytiert werden soll. b Zustandsbild (ELM) der Phagocytose. *1* = Material, das phagocytiert werden soll (Mt), wird mit einer Membran umscheidet, gelangt in das Plasma und verschmilzt mit einem Lysosom (Ly), *2* = Ein Verdauungsprozeß beginnt, der zu einem nicht verdaulichen Restkörper (Rk) führt, *3* = Dieser Restkörper kann ausgeschleust werden. (In Anlehnung an LEONHARDT)

unterscheidet man 1. eine *ekkrine Extrusion* (Krinocytose), wenn z. B. die Membran eines Sekretgranulum mit der Zellmembran im Sinne einer umgekehrten Pinocytose verschmilzt und sein Inhalt ohne Membran aus der Zelle heraustritt, 2. eine *apokrine Extrusion*, wenn eine Ausschleusung von Zellmaterial (z. B. Sekrettropfen) mit Abgabe einer Membran erfolgt (Abb. 1.5). Schließlich kommt eine Stoffaufnahme oder -abgabe und ein Stofftransport durch die Zelle mittels Permeation in Betracht.

1.3.3 [6.9.]: Es gibt zahlreiche experimentelle Hinweise, die die bes. Rolle der Zellmembran als Steuerungsstelle für Wachstum, Teilung, Entwicklung, Kommunikation und Zelltod belegen. Zahlreiche experimentelle Befunde aus der Endocrinologie und Neurophysiologie haben Anhaltspunkte erbracht, daß die Wirkung von chemischen Substanzen wie Hormonen und Neurotransmittern (s. S. 129) an die Existenz spezifischer, noch hypothetischer *Membranreceptoren* gebunden ist.

1.4 Zellkontakte [6.7., s. auch S. 56]:

Die einfachste Form eines Zellkontaktes ist die Annäherung benachbarter Zellen auf einen Abstand von 20 nm. Vorwölbungen und Einsenkungen der Zellmembranen (Vergrößerung der Oberfläche) können zu einer engen gegenseitigen Verzahnung (Abb. 1.4) führen und den Kontakt verstärken. Besonders enge Kontakte von Membranen im Sinne von Befestigungen benachbarter Zellen können in unterschiedlicher Form und Bauweise auftreten. Sie sind unter den Bezeichnungen Desmosomen (Macula adhaerens), Zonula occludens ("tight junction") und Zonula adhaerens bekannt und elektronenmikroskopisch gut nachweisbar.

Desmosomen lassen sich deutlich an den Fortsätzen der Epithelzellen des Stratum spinosum in der Epidermis erkennen (Abb. 1.7). An den Bezirken, an denen sich die fingerförmigen Fortsätze gegenüberstehen, wird das Plasmalemm von elektronendichtem, feinkörnigen, osmiophilen Material unterlagert, so daß die Zellmembran örtlich verdickt erscheint (Abb. 1.7) und als Haftplatte bezeichnet wird (10 nm dick). Zwei Haftplatten von benachbarten Zellen mit einer glykoproteidhaltigen, feingranulären Intercellularsubstanz nennt man zusammen Desmosom oder Macula adhaerens.

Fädige Strukturen, für die Festigkeit der Epithelzellen verantwortliche Tonofilamente (s. S. 24), schieben sich in die Fortsätze vor, sind an den Haftplatten befestigt oder können haarnadelförmig umbiegen (Abb. 1.7). Bündel von Tonofilamenten werden lichtmikroskopisch als Tonofibrillen (s. S. 24, Abb. 1.7) sichtbar. Im lichtmikroskopischen Präparat wird ein kontinuierliches Übergehen der Tonofibrillen von benachbarten Epithelzellen lediglich vorgetäuscht; die dunklere Anfärbung im Intercellularraum (Abb. 1.7) entspricht der desmosomalen Verknüpfung. Die sich gegenüberstehenden Fortsätze der Epithelzellen werden auch Intercellularbrücken genannt.

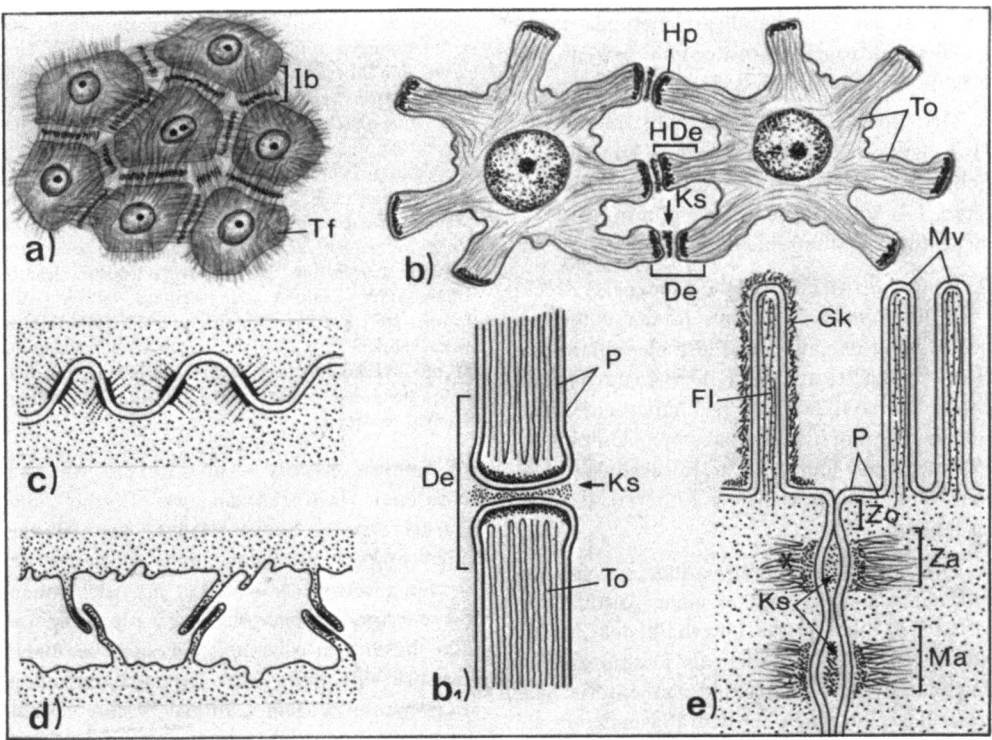

Abb. 1.7 Darstellung von Zellkontakten. **a** LM-Bild von sog. Intercellularbrücken zwischen Epithelzellen (mehrschichtiges Plattenepithel), *Ib* = Intercellularbrücke, *Tf* = Tonofibrillen (ein kontinuierliches Übergehen der Tonofibrillen von benachbarten Epithelzellen wird LM vorgetäuscht). **b** ELM-Darstellung von Desmosomen (De). An den Enden der Fortsätze von Epithelzellen bilden sich Haftplatten (Hp, körnig verdichtetes Plasmalemm). Zwischen den Haftplatten glykoproteidhaltige Kittsubstanz (Ks). *HDe* = Halbdesmosom, *To* = Tonofilamente. **b₁** ELM-Darstellung eines Desmosoms (De) unter Berücksichtigung des trilaminären Plasmalemm (P) und einstrahlender Tonofilamente (*To*). *Ks* = Kittsubstanz. (In Anlehnung an v. MAYERSBACH). **c, d** Formvarianten von Desmosomen. (In Anlehnung an BUCHER). **e** ELM-Darstellung von Zellkontakten zwischen benachbarten Epithelzellen. *Zo* = Zonula occludens ("tight junction"), Verschmelzung der äußeren Schichten benachbarter trilaminärer Plasmalemmata (P); *Za* = Zonula adhaerens; *Ma* = Macula adhaerens; *Ks* = Kittsubstanz (glykoproteidhaltig), * = unter dem Plasmalemm gelegenes, feinkörniges (glykoproteidhaltig) und filamentöses (proteinhaltig) Material, *Mv* = Mikrovilli, *Gk* = Glykokalix, *Fl* = Filamente

Unter *Hemidesmosomen* versteht man eine Desmosomenhälfte. Mitunter findet sich die Ausbildung von Halbdesmosomen nur an einem Zellpol. So sind z. B. die Basalzellen des Hautepithels durch Halbdesmosomen mit der Lamina basalis verknüpft (s. S. 391). Zwischen der Basallamina und der Zellmembran der Epithelzellen findet sich eine nur auf diesen Raum beschränkte membranartige Struktur. Die Lamina basalis andererseits hat Kontakt zu Kollagenfilamenten.

Die in Gewebekulturen nach bestimmter Zeit eintretende Hemmung von Zellbewegungen und Teilungen kann auf das zunehmende Auftreten von Zellkontakten zurückgeführt werden (Kontaktinhibition). Andererseits spielt der Verlust der Kontaktinhibition bei der Entstehung bösartiger Tumoren möglicherweise eine Rolle.

Im Verband prismatischer Epithelzellen (z. B. Dünndarmepithel, Abb. 1.14 u. 3.1) läßt sich bei Flachschnitten lichtmikroskopisch ein dunkel gefärbtes Gitter als sog. Schlußleistennetz erkennen. Bei Längsschnitten durch das Epithel werden die Leisten des Gitters als Punkte sichtbar. Dem lichtmikroskopisch sichtbaren Schlußleistennetz entsprechen, vom Spitzenabschnitt der Zelle basalwärts betrachtet, folgende elektronenmikroskopisch erkennbare Komponenten (s. auch S. 56):

1. Die *Zonula occludens* ("tight junction"): Hier tritt eine Verschmelzung der äußeren Schichten des trilaminären Plasmalemm ein (Abb. 1.7), so daß eine pentalaminäre Kontaktstelle entsteht (fünfschichtig).

2. Unterhalb der Zonula occludens erstreckt sich die *Zonula adhaerens*, in der eine Verschmelzung der äußeren Plasmalemmlamellen (Proteinschicht) ausbleibt. Der 25 nm (250 Å) breite Intercellularspalt beinhaltet eine feinkörnige osmiophile Kittsubstanz. Unter dem Plasmalemm findet sich intracellulär filamentöses und granuläres Material (Glykoproteine).

3. Die ähnlich der Zonula adhaerens gebaute *Macula adhaerens* liegt in einer Ausdehnung von 0,3–0,5 μm etwas unterhalb der Zonula adhaerens und wird auch als Desmosom bezeichnet. Feingranuläres und filamentöses Material liegt von innen her dem Plasmalemm an. Die Zonula occludens und die Zonula adhaerens umschlingen die Zellen in ihrem gesamten Umfang, während die Desmosomen (Macula adhaerens) knotenförmige, lokale Verbindungen darstellen.

Die genannten Strukturen sorgen für den Zusammenhalt der Zellen untereinander und begünstigen auch den Stoffaustausch sowie die Übertragung elektrischer Reize (elektrische Koppelung).

Gelegentlich werden zwischen benachbarten Dünndarmepithelzellen Kontaktstellen sichtbar, an denen die Zellmembranlamellen erhalten bleiben und sieben Zonen einschließlich des Intercellularraumes unterschieden werden können. Diese heptalamellären Abschnitte werden auch Zonulae adhaerentes und in einer anderen Nomenklatur Nexus ("gap junction") genannt. Mit "gap junctions" werden daher Membrankontakte bezeichnet, bei denen ein Spaltraum (ca. 2 nm breit) zwischen den Zellmembranen erhalten bleibt. Ein Konfluieren der Zellmembran wie bei den tight junctions (s. S. 56) findet hier nicht statt. Mit der Gefrierätztechnik konnten auf diesen Kontaktstellen Grübchen oder Partikel von einer Größe von 8–9 nm (80–90 Å), deren funktionelle Bedeutung bisher nicht bekannt ist, nachgewiesen werden. Im Bereich der "gap junctions" soll durch Kanäle das Grundplasma benachbarter Zellen zusammenhängen und ein Stofftransport sowie eine elektrische Übermittlung stattfinden (Nexus). Durch "gap junctions" kann eine Koordinierung der Tätigkeit benachbarter Zellen (z. B. glatte Muskelzelle) erreicht werden.

Die Glanzstreifen oder Disci intercalares der Herzmuskelzellen (s. S. 122 u. Abb. 7.6) sind geradlinig oder arkadenförmig verlaufende Zellkontakte. Die arkadenförmigen Zellverbindungen sind quer zur Muskelfaserrichtung gestellt, verkörpern Desmosomen oder Zonulae adhaerentes, während die parallel zum Faserverlauf orientierten Zellkontakte Nexusbereiche darstellen. Im Nexusbereich sollen die für die Muskelkontraktion erforderlichen Informationen von einer Zelle zur benachbarten Zelle weitergegeben werden.

1.5 Lamina basalis (Abb. 13.12): An verschiedenen Zellverbänden wie Epithel- und Muskelgewebe, Endothelzellen von Blutgefäßen und an Schwann- und Hüllzellen des Nervengewebes (Abb. 10.1) ist elektronenmikroskopisch eine etwa 50–80 nm dicke Lamina basalis zu erkennen, die sich aus einem Filzwerk von etwa 3 nm langen Filamenten zusammensetzt. Die Lamina basalis enthält Proteoglykane, soll Aufgaben beim Stoffaustausch zwischen Zellen und Blutgefäßen übernehmen und auch stabilisierende Eigenschaften für die Zellmembran besitzen.

Der Begriff Basalmembran umfaßt zusammen die Lamina basalis und ihr angelagerte Reticulinfasern.

1.6 Zellorganellen (und *cytoplasmatische Membransysteme*) [6.10.]:

Zellorganellen und cytoplasmatische Membransysteme sind als corpusculäre Bestandteile für die Aufrechterhaltung der Zellaktivität erforderliche Strukturen. Hierzu gehören die Mitochondrien, der Golgi-Apparat, das granuläre und agranuläre endoplasmatische Reticulum, Ribosomen, Lysosomen, Peroxisomen und Centriolen. Die Mitochondrien und Centriolen nehmen unter den Zellorganellen eine Sonderstellung ein. Sie können sich selbständig vermehren und werden daher als halbautonome Zellorganellen bezeichnet.

1.6.1 *Mitochondrien* [6.10.5.]: Mitochondrien (Energieproduzenten der Zelle) sind plumpe, rundliche bis stäbchenförmige, formveränderliche Gebilde, die sich in der lebenden Zelle in einer schlängelnden oder kreiselnden Bewegung befinden. Sie werden durch die Brownsche Molecularbewegung des Grundplasmas in Bewegung versetzt. Die Mitochondrien sind lichtmikroskopisch durch die Färbung mit Janusgrün B bei starker Vergrößerung nachweisbar (Abb. 1.1 u. 1.8) und haben eine mittlere Länge von 1–10 µm und eine Breite von etwa 0,5 bis 1 µm. Die Maße variieren in den einzelnen Organen erheblich. So konnten Mitochondrien bis zu einer Länge von 15 µm beobachtet werden.

Die Wand der Mitochondrien läßt sich elektronenmikroskopisch in eine Außen- und Innenmembran gliedern, die jeweils eine Dicke von 7–8 nm (70–80 Å) haben. Der Raum zwischen äußerer und innerer Membran ist 8–15 nm (80–150 Å) breit, wird als äußere Mitochondrienmatrix bezeichnet und ist elektronenmikroskopisch leer. Die Mitochondrienmembranen sind semipermeabel und für bestimmte Moleküle, z.B. Kohlenhydrate, Succinat, Natrium- und Kaliumionen, durchlässig.

Die Mitochondrienmembranen sind Einheitsmembranen und bestehen demnach aus zwei osmiophilen proteinhaltigen Lamellen, die eine mittlere osmiophobe lipidhaltige Zone begrenzen (Abb. 1.10).

Die innere Mitochondrienmembran entwickelt besondere Differenzierungen, die sich in Form von Leisten (Cristae), Tubuli, Sacculi oder Prismen in die innere Matrix (Innenraum der Mitochondrien) einsenken, in der wahrscheinlich u.a. die Enzyme des Citratcyclus, des Fettsäureabbaus und der Proteinsynthese enthalten sind. Nach der Binnenstruktur lassen sich vier verschiedene Mitochondrientypen unterscheiden:
1. Mitochondrien vom Cristaetyp
2. Mitochondrien vom Tubulustyp
3. Mitochondrien vom Sacculustyp
4. Mitochondrien vom Prismentyp.

1.6.1.1 *Mitochondrien* vom *Cristaetyp* (Abb. 1.9): Bei diesen am häufigsten vorkommenden Mitochondrien senken sich von der inneren Membran, meistens senkrecht zur Längsachse, der Mitochondrien unterschiedlich lange Leisten zur Oberflächenvergrößerung in die Innenmatrix. Es lassen sich lange und kurze Mitochondrien, lange und kurze Leisten unterscheiden; auch ist die Zahl der Leisten in einem Mitochondrium unterschiedlich.

Die innere Mitochondrienmatrix besteht aus einer homogenen, elektronenmikroskopisch feingranulierten Substanz, in der häufig intramitochondriale, elektronendichte Granula (Granula intramitochondrialia) mit einem maximalen Durchmesser von 50 nm (500 Å) auftreten. Sie setzen sich vorwiegend aus Lipiden zusammen, an die sich Calcium-, Magnesium-, Strontium- und Bariumionen anlagern können. Durch die in der inneren Mitochondrienmatrix vorhandene DNA, Filamente und Ribosomen (s. S. 22) können die Mitochondrien Proteine synthetisieren.

Die Mitochondrienmembranen bestehen zu 50–60% aus Proteinen, von denen die Hälfte als Strukturproteine, die andere Hälfte als Enzymproteine angesehen wird. Lipide machen etwa 40–50% der Mitochondrienmembranen aus.

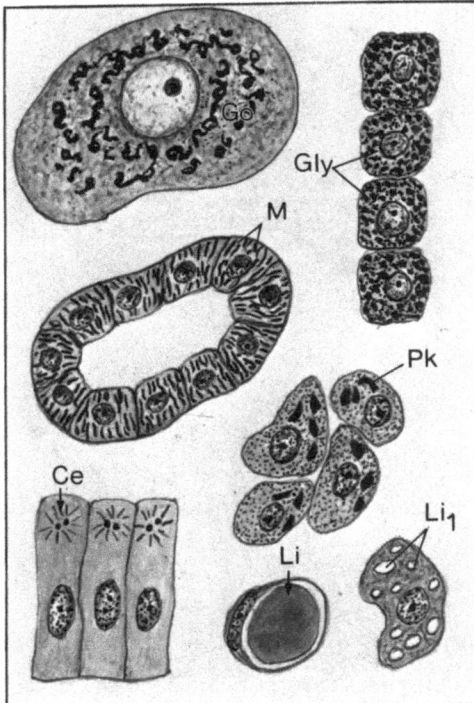

Abb 1.8 LM-Darstellung von Zellorganellen und Zelleinschlüssen. Go = Golgi-Apparat (in einer Nervenzelle), M = Mitochondrien (in den Epithelzellen eines Nierenkanälchens), Ce = Centriolen (Diplosom, im streifigen Centroplasma von Epithelzellen), Gly = Glykogengranula und -schollen (in Leberepithelzellen), Pk = Proteinkristalle (in Leydigschen Zwischenzellen), Li = Lipidtropfen (in einer Fettzelle), Li_1 = unterschiedlich große Lipidtröpfchen

14 Aufbau der Zelle

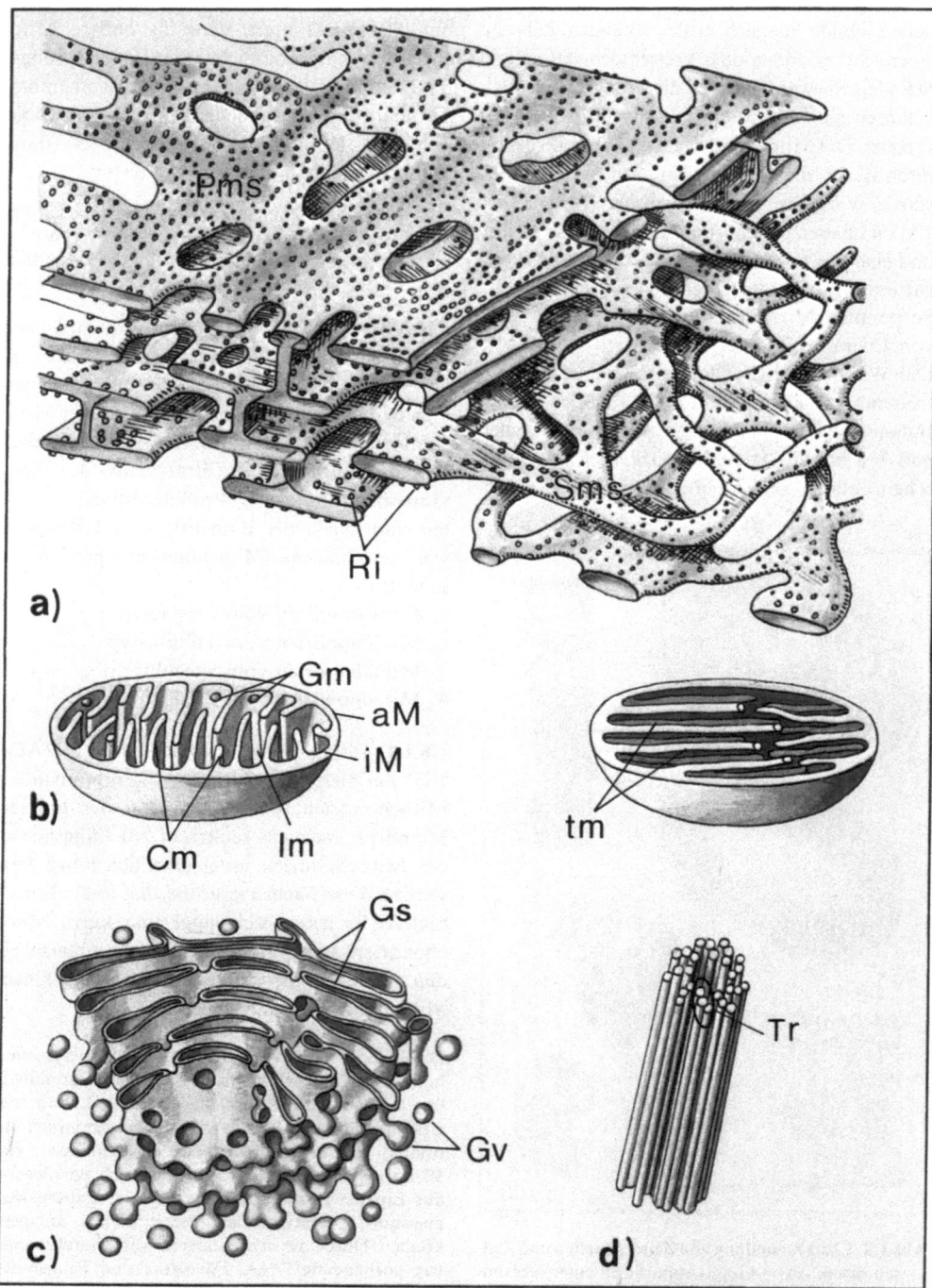

Abb. 1.9 a Halbschematische Darstellung (ELM) vom a) granulären endoplasmatischen Reticulum (*Pms* = plattenförmiges und *Sms* = schlauchförmiges Membransystem, *Ri* = Ribosomen; in Anlehnung an FAWCETT). **b** von Mitochondrien des Cristae- und Tubulus-Typs (*Cm* = Cristae mitochondriales, *aM* = äußere und *iM* = innere Mitochondrienmembran, *Gm* = Granula intramitochondriales, *Im* = innere Mitochondrienmatrix, *tm* = Tubuli mitochondriales). **c** eines Golgi-Feldes (Dictyosom; *Gs* = Golgi-Säckchen, *Gv* = Golgi-Vesikel) und **d** eines Centriols (*Tr* = Triplett: drei Hohlcylinder)

In der Mitochondrienmembran sind die Enzyme der Atmungskette (Cytochromoxidase, Cytochrome, Dehydrogenasen) und der oxidativen Phosphorylierung (ATP-Synthetase, Dehydrogenasen) lokalisiert. Es handelt sich um geordnete Multienzymsysteme. Die Mitochondrien sind infolge dieser Enzymausstattung für die intracelluläre Energiegewinnung verantwortlich. Sie sind die Energieträger der Zelle und können in der Gesamtheit als „Kraftwerk der Zelle" bezeichnet werden. Diejenigen Zellen, die sehr viel Energie und Stoffwechselleistungen aufbringen müssen (z. B. Herzmuskelzellen), sind mitochondrienreicher als solche Gewebe, in denen die genannten Prozesse in geringerem Maße (z. B. Epithelgewebe) ablaufen. Die Mitochondrien besitzen in energiereichen Zellen mehr Cristae als die von energiearmen Zellen. Die Mitochondrien einer Zelle werden in ihrer Gesamtheit als Chondriom bezeichnet.

Mit der Gefrierätztechnik lassen sich an der Oberfläche der Innenmembran der Cristae mitochondriales sog. ATPosomen (Abb. 1.10) nachweisen. In den Köpfen, die mit Stielen den Leisten aufliegen, wird ATP aus Adenosindiphosphat (ADP) und Phosphat synthetisiert (Atmungskettenphosphorylierung). Durch die Spaltung von ATP wird Energie für die Zelltätigkeit gewonnen. Der von den Blutcapillaren und Zellen angebotene Sauerstoff wird durch die Mitochondrien in bestimmten Stoffwechselprozessen verbraucht (Atmungskette).
In den Mitochondrien ist Desoxyribonucleinsäure lokalisiert. Diese ist im Gegensatz zur DNA der Zellkerne ringförmig konfiguriert und nicht an Histone gebunden. Außerdem enthalten die Mitochondrien Ribosomen, die den 80 S Ribosomen (s. S. 22) entsprechen. Eine DNA- und RNA-Polymerase konnten ebenfalls in den Mitochondrien nachgewiesen werden.
Mitochondrien können einen Teil ihrer Proteine selbst synthetisieren. Die Synthese der Enzyme der Mitochondrien erfolgt unter dem Einfluß der nucleären DNA.
Als weitere Mitochondrieneinschlüsse treten gelegentlich Glykogengranula auf.

Die Größe der Mitochondrien (im Mittel 1–10 µm lang, 0,5–1 µm breit) ist vom Funktionszustand der Zelle abhängig. Durch Applikation von Thyroxin (Hormon der Schilddrüse) kann eine erhebliche Vergrößerung der Mitochondrien erreicht werden. Lange, schmale Mitochondrien werden als besonders funktionsaktive Formen angesehen, während abgerundete Mitochondrien der morphologische Ausdruck einer Funktionsverminderung sind.
Während die Mitochondrien oft diffus über den Zelleib verstreut liegen, gibt es in manchen Zellen bestimmte Lagebeziehungen zu anderen Strukturen. In der Leberzelle liegen die Mitochondrien in enger Nachbarschaft zum granulären endoplasmatischen Reticulum (s. S. 17, perimitochondriales endoplasmatisches Reticulum), in den Herzmuskelzellen erstrecken sie sich geordnet zwischen den contractilen Myofibrillen. In Epithelzellen von bestimmten Nierenkanälchen (Abb. 1.14) sind sie zwischen tiefen Invaginationen des basalen Plasmalemm lokalisiert, an der Stelle, an der energieabhängige Austausch-, bzw. Transportprozesse ablaufen.
Die Mitochondrien können sich als halbautonome Zellorganellen vermehren; während der Zellteilung bleiben sie zum großen Teil (Mitosestabilität der Mitochondrien) erhalten. Für ihre Entstehung werden drei Mechanismen angenommen:
1. Eine Bildung der Mitochondrien aus anderen Membransystemen der Zelle (z. B. Zellmembranen, Cytomembranen des endoplasmatischen Reticulum.
2. In einer de novo-Synthese sollen sie aus Vorläufern der Mitochondrien entstehen.
3. Mitochondrien können aktiv wachsen und weisen eine Teilungsfähigkeit sowie Knospung auf.

Der gesamte Mitochondrienbestand (Chondriom) einer Zelle hat eine Halbwertzeit von etwa 5–10 Tagen, d.h. innerhalb dieser Zeit wird die Hälfte der Mitochondrien einer Zelle erneuert. Die Mitochondrien werden im lysosomalen System (s. S. 20) der Zellen abgebaut.

1.6.1.2 In der zweiten Form von Mitochondrien treten anstatt der Cristae tubuläre Strukturen (Tubulus = Röhrchen, Tubulustyp) auf. Die *Mitochondrien* vom *Tubulustyp* finden sich in Zellen, die Steroide synthetisieren (z. B. Zellen der Placenta, Thecazellen des Ovars, Zellen der Nebennierenrinde und Leydigsche Zwischenzellen des Hodens).

1.6.1.3 In den *Mitochondrien* vom *Sacculustyp* sind Bläschen vorhanden, die durch einen Stiel

16 Aufbau der Zelle

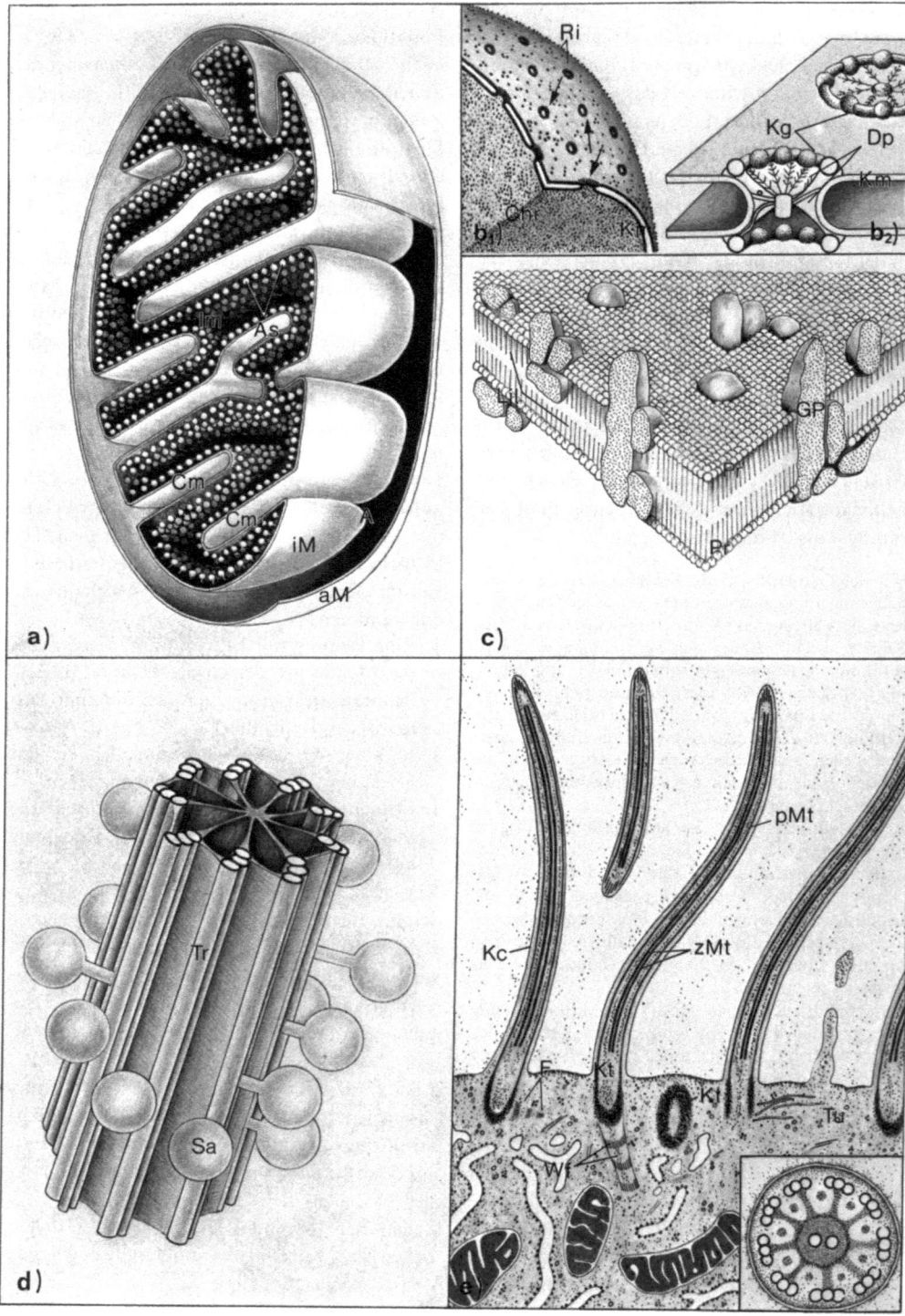

Abb. 1.10

an der Innenmembran der Mitochondrien befestigt sind. Sie treten ebenfalls in Zellen der Nebennierenrinde auf.

1.6.1.4 Die *Mitochondrien* vom *Prismentyp* sind durch den Gehalt von prismenartigen Röhrchen gekennzeichnet und kommen z. B. in Gliazellen des zentralen Nervensystems vor. Zwischen den im Querschnitt dreieckigen, hexagonal angeordneten Prismen werden gelegentlich Mikrofilamente sichtbar. In Mitochondrien vom Prismentyp können gleichzeitig Cristae und Prismen oder Tubuli und Prismen auftreten.

1.6.2 *Das endoplasmatische Reticulum* [6.10.1] (Abb. 1.9) stellt ein in fast allen Zellen nachweisbares dreidimensionales, membranbegrenztes Hohlraumsystem dar. Die Begrenzungen der Hohlräume in Gestalt von Spalträumen, Bläschen und Kanälchen, die meistens miteinander kommunizieren können, werden Cytomembranen oder Lamellen genannt. Form und Ausprägung des endoplasmatischen Reticulum (ER) sind sowohl innerhalb der Zellen der gleichen als auch in Zellen unterschiedlicher Gewebsarten verschieden und abhängig vom Funktionszustand der jeweiligen Zelle. Das endoplasmatische Reticulum ist von großer Plastizität und stellt ein dynamisches Gefüge dar. Das endoplasmatische Reticulum steht sowohl mit der äußeren Kernmembran, somit mit dem perinucleären Raum, wie mit dem Plasmalemm in Verbindung.

Man unterscheidet ein *granuläres* (rauhwandiges, Abb. 1.9) von einem *agranulären* (glattwandigen) *endoplasmatischen Reticulum* (Abb. 1.2). Während das rauhe endoplasmatische Reticulum durch die Anwesenheit von sehr feinen, nur elektronenmikroskopisch erkennbaren Körnchen mit einem Durchmesser von 10–15 nm (100–150 Å), den RNA-haltigen Ribosomen, an der äußeren Oberfläche der Cytomembranen gekennzeichnet ist, bleiben die Membranen des glatten endoplasmatischen Reticulum frei von Ribosomen. Beide Formen des endoplasmatischen Reticulum sind nur elektronenmikroskopisch nachweisbar. Beide Arten des Reticulum können in verschiedenen Zellen oder auch in ein und derselben Zelle vorhanden sein und miteinander in Verbindung stehen (z. B. in der Leberzelle).

1.6.2.1 Das *granuläre endoplasmatische Reticulum* kommt in unterschiedlicher Ausdehnung vor und ist in Drüsenzellen, die ein proteinreiches Sekret produzieren, am stärksten entwickelt. Pinocytotisch aufgenommenes Material und Stoffwechselprodukte können im endoplasmatischen Reticulum gespeichert, transportiert und durch Diffusion an das Cytoplasma abgegeben werden. Besonders typisch für das granuläre endoplasmatische Reticulum ist die paarweise Anordnung der Cytomembranen oder Lamellen (Doppellamelle) mit einer Gesamtbreite von etwa 50 nm (500 Å).

Die Hohlräume des granulären endoplasmatischen Reticulum können cisternenartig erweitert sein. Eine intensive Proteinbiosynthese führt zu einer solchen Erweiterung der Cister-

◀ **Abb. 1.10** Halbschematische Darstellung (ELM) von Zellorganellen, Zellkern, Zellmembran und Kinocilien. (In Anlehnung an CHEVREMONT und KRSTIC). **a** Schematische räumliche Darstellung eines durchgeschnittenen Mitochondriums vom Cristaetyp. *Cm* = Cristae mitochondriales, *aM* = äußere Mitochondrienmembran, *iM* = innere Mitochondrienmembran, *Im* = innere Mitochondrienmatrix, *Am* = äußere Mitochondrienmatrix, *As* = ATPosomen. **b₁** Dreidimensionale Wiedergabe der Kernhülle mit Kernporen (Pfeile weisen auf Kernporen hin). *Ri* = Ribosomen, *Chr* = Chromatin, *Km* = Kernmembranen (Kernhülle) mit perinucleärem Raum. **b₂** Strukturmodell von Kernporen. Die kugelförmigen Strukturen (Kg) bestehen aus Knäueln von fadenförmigen Molekülen und zeigen eine octogonale Anordnung. *Dp* = Diaphragma, *Km* = innere Kernmembran. **c** Modell der Zellmembran und vermutliche Molekularstruktur (trilaminärer Bau). *Pr* = Proteinlamellen, *Lil* = Lipidlamelle, *GP* = Gerüst- bzw. Enzymproteine (können durch alle Schichten hindurchgehen). (In Anlehnung an FOX, SINGER und NICOLSON). **d** Dreidimensionale Darstellung eines Centriols. Wandung bestehend aus Tripletts (Tr, Dreieranordnung von Tubuli) mit Satelliten (Sa). (In Anlehnung an KRSTIC). **e** ELM-Bild von Kinocilien mit Längs- und Querschnitt (Ausschnitt rechts unten). *Kc* = Kinocilium, *zMt* = zentrale Mikrotubuli, *pMt* = periphere Mikrotubuli, *Kt* = Kinetosom, *Wf* = Wurzelfüßchen, *Tu* = Tubuli, *F* = Fortsätze von Kinetosomen. Ausschnitt: Querschnitt der Binnenstruktur eines Kinociliums mit 9n +2 (n = 1, 2, 3) Mikrotubuli (9 periphere Gruppen von Mikrotubuli, 2 zentrale Mikrotubuli)

nen, in denen sich gelegentlich auch granuläre oder kristalline Proteinmassen nachweisen lassen. Ein gut entwickeltes, aus geordneten Membranen bestehendes granuläres endoplasmatisches Reticulum, wie z. B. in der aktiven exokrinen Pankreaszelle, wird auch als Ergastoplasma bezeichnet, das lichtmikroskopisch oft eine feine Streifung zeigt und durch den Reichtum an RNA basophiler Natur ist. Die Hauptfunktion des granulären endoplasmatischen Reticulum ist die Proteinbiosynthese, die an den Ribosomen abläuft. Das rauhe Reticulum ist stets in den Zellen sehr stark entwickelt, in denen eine hohe Proteinbiosynthese stattfindet, wie z. B. in Plasmazellen (Abb. 5.2), in Synthese begriffenen exokrinen Pankreaszellen (Abb. 13.24) und in stimulierten Schilddrüsenzellen. Auch die für Nervenzellen typischen, lichtmikroskopisch faßbaren basophilen Nissl-Schollen (Abb. 8.3) bestehen aus gut entwickelten Bezirken eines granulären endoplasmatischen Reticulum. Außerdem steht das endoplasmatische Reticulum im Dienst des intracellulären Transportes, hat enge Beziehungen zum Golgi-Apparat (s. S. 18) und hat als Membrandepot für andere membranöse Strukturen zu gelten.

Sogenannte Stachelsaumvesikel (Abb. 4.2), die einen feinen radiär angeordneten Stachelbesatz aufweisen, sollen sich als Transportvesikel mit Proteinen von den Membranen des granulären endoplasmatischen Reticulum ablösen und mit den Membranen der Golgifelder (s. S. 18) verschmelzen können.
Die lichtmikroskopisch durch Färbungen faßbare Basophilie von Zellen ist auf die Anwesenheit eines gut entwickelten endoplasmatischen Reticulum oder auf zahlreiche freie Ribosomen zurückzuführen.

1.6.2.2 Das *glattwandige* oder *agranuläre endoplasmatische Reticulum* (Abb. 1.2) findet sich in Form von unregelmäßig konfigurierten Schläuchen in Zellen mit einem hohen Lipid- und Steroidstoffwechsel. Es ist anzunehmen, daß die hierfür erforderlichen Enzyme (Acyltransferasen, Reductasen) im glatten endoplasmatischen Reticulum lokalisiert sind. Die Steroidsynthese läuft im Bereich des agranulären endoplasmatischen Reticulum ab, das auch wesentlich an der Glykogensynthese beteiligt ist. Die Enzyme der Gluconeogenese sind im glatten endoplasmatischen Reticulum lokalisiert.

Das in der Herz- und Skeletmuskelzelle besonders ausgebildete sarkoplasmatische Reticulum hat als Sonderform des endoplasmatischen Reticulum zu gelten, an dem man longitudinale und transversale Membransysteme unterscheiden kann (s. S. 122 und Abb. 7.4). Es dient im Zusammenhang mit der Muskelcontraction der Erregungsleitung.
Eine weitere Form des endoplasmatischen Reticulum ist in den sog. Annulatae lamellae zu erblicken. Es handelt sich um konzentrisch gelagerte oder gerade nebeneinander liegende Lamellen, die den Kernporen ähnliche Porenkomplexe mit angelagertem feinkörnigen osmiophilen Material aufweisen. Die Membranen der Annulatae können mit den Cytomembranen des granulären endoplasmatischen Reticulum in Verbindung stehen und sollen sich aus der Kernhülle entwickeln. Sie wurden besonders häufig z. B. in der Eizelle beobachtet. Ihre funktionelle Bedeutung ist unbekannt.

1.6.3 *Golgi-Apparat* [6.10.2.]: Der Golgi-Apparat kann lichtmikroskopisch durch Behandlung der Zellen mit Osmiumsäure sichtbar gemacht werden und zeigt sich dann in Gestalt von ringartigen oder welligen, fädigen, schwarz bis schwarzgrauen Strukturen oder in Form eines zusammenhängenden, mehrfach verschlungenen Kranzes (Abb. 1.1 u. 1.8). Aufgrund einer unterschiedlichen Verteilung seiner Lipide und Proteine kann lichtmikroskopisch eine durch Osmiumsäure schwärzbare äußere (Externum, Lipidkomponente) von einer inneren hellen Zone (Internum, Proteinkomponente) unterschieden werden (Abb. 1.1). Der Golgi-Apparat kann circulär um den Kern herumgelagert sein, in Drüsenzellen erstreckt er sich supranucleär zwischen Kern und den im Spitzenabschnitt der Zelle befindlichen reifen Sekretgranula, in resorbierenden Zellen nimmt er eine infranucleäre Lage ein.
Elektronenmikroskopisch erweist sich der Golgi-Apparat aus glatten Membranen zusammengesetzt, die zu einzelnen Golgi-Feldern oder Dictyosomen angeordnet sind (Abb. 1.2). Die funktionelle Einheit des Golgi-Apparates ist das Dictyosom (Abb. 1.9), das aus einem Stapel meist parallel gelagerter glattwandiger, membranbegrenzter Cisternen und Vesikeln besteht. Diese abgeflachten sog. Golgi-Cisternen bestehen aus einem zentralen scheibenartigen Abschnitt, dem Sacculus, der mit einem peripheren System von Vesikeln (⌀ 30–100 nm), gelegentlich auch von Tubuli, in Ver-

bindung steht. Alle Dictyosomen sind durch mehrere, von den Sacculi abzweigenden Tubuli untereinander verbunden, so daß der Golgi-Apparat in der Gesamtheit ein netzartiges Gefüge darstellt. Die Membranen der Golgi-Cisternen sind als Einheitsmembran aufzufassen.

Die Dictyosomen (Golgi-Felder) werden von einer differenzierten Cytoplasmaregion (Anschlußzone) umgeben und zeigen morphologische und funktionelle Unterschiede, die sich in progressiven Veränderungen an den Golgi-Membranen und in der räumlichen Beziehung zu anderen Zellbestandteilen äußert. Man unterscheidet eine Bildungsseite (Neubildung von Cisternen), die an die Kernmembran oder an das granuläre endoplasmatische Reticulum angrenzt und eine Sekretionsseite (Produktion von Sekreten) der Dictyosomen (Abb. 1.2 u. 1.9). Die Membranschnitte der Bildungsseite zeigen eine morphologische und histochemische Ähnlichkeit mit den Membranen des endoplasmatischen Reticulum, während die dickeren Membranabschnitte der Sekretionsseite einer Cisterne der Zellmembran ähnlich sind. An der Sekretionsseite entstehen durch Abschnürungsvorgänge die Sekretionsvesikel, deren Membranen eine weitere Dickenzunahme erfahren.

Die an den peripheren Bezirken der Cisternen eines Dictyosoms auftretenden Vesikel entstehen durch Knospung an den Rändern der Cisternen oder entsprechen Querschnitten von Tubuli, die die einzelnen Dictyosomen untereinander verbinden.

Von diesen Bläschen sind sog. "coated"- oder Stachelsaumvesikel zu unterscheiden, die oft am Rande eines Dictyosoms liegen und dem selektiven Transport von hydrolytischen Enzymen dienen sollen. In Drüsenzellen lösen sich die Transportvesikel von den Membranen des granulären endoplasmatischen Reticulum ab und leiten den Golgi-Cisternen Proteine zu, indem sie mit den Sacculi verschmelzen (s. auch S. 67 und Abb. 4.2).

Einzelne meist an der Bildungsseite eines Dictyosom gelegene Cisternen stehen durch Röhrchen mit dem granulären endoplasmatischen Reticulum als Gerl-Komplex in Verbindung. Unter einem Gerl-Komplex versteht man einmal die Verbindung von Golgi-Cisternen mit dem granulären endoplasmatischen Reticulum und auch eine fingerförmige Verzahnung von Tubuli des granulären endoplasmatischen Reticulum mit Poren in Golgi-Cisternen. Dazu zählt man ebenfalls eine Verknüpfung gleichartig gebauter benachbarter Golgi-Säckchen.

Die funktionelle Bedeutung des Golgi-Apparates ist in einem Transport und einer Konzentration von Sekretionsprodukten, in einer eigenen Synthese von proteinreichen Sekreten und in einer Lieferung von Membranen, z.B. für Sekretgranula und Lysosomen (s. S. 20), zu sehen. Der Golgi-Apparat ist in Drüsenzellen besonders gut ausgeprägt (s. S. 67). Die im Bereich des granulären endoplasmatischen Reticulum an den Ribosomen entstandenen Proteine gelangen in die Cisternen des Reticulum und werden von hier aus durch eine direkte Verbindung (Gerl-Komplex) oder durch sich vom granulären endoplasmatischen Reticulum abschnürende Transportvesikel (s. S. 67) den Golgi-Cisternen zugeführt, indem sie mit den Golgi-Membranen verschmelzen. Glykoproteinhaltige Sekrete erhalten im Golgi-Feld die Kohlenhydratkomponenten.

Das erste morphologische Substrat von Sekretionserscheinungen ist im Auftreten von feinkörnigem, elektronendichten Material in den Golgi-Cisternen an der Sekretionsseite zu erblicken. Durch Abschnürung von Teilen der Cisternen, in denen das Sekret angereichert wird, entstehen die membranbegrenzten Sekretgranula oder Sekretionsvesikel. Sie können untereinander oder mit unreifen Sekretgranula fusionieren, wobei das Sekret einer weiteren Kondensierung unterzogen wird. Die Ausschleusung der Sekretgranula erfolgt durch umgekehrte Pinocytose (Krinocytose).

Außerdem ist der Golgi-Apparat für die direkte Synthese einiger Sekrete mit Kohlenhydratkomponenten wie z. B. Glykoproteinen, Mucopolysacchariden und Glykolipiden (komplexe Kohlenhydrate) verantwortlich. Die komplexen Kohlenhydrate werden im Golgi-Apparat synthetisiert, indem hier den Vorstufen die Kohlenhydratanteile angefügt werden. Möglicherweise spielt der Golgi-Apparat auch bei Veränderungen der Tertiär- und Quartärstruktur der für den Export bestimmten Proteine eine Rolle. Die Funktion des glatten endoplasmatischen Reticulum bei der Bildung der Glykolipoproteine besteht wahrscheinlich in der Anhängung der Lipidkomponente an das Protein.

Die Membran von Primärlysosomen (s. S. 21) und anderen Zelleinschlüssen wird wahrscheinlich als Elementarmembran vom Golgi-Apparat gebildet. Eine wesentliche Aufgabe des Golgi-Apparates ist die Bereitstellung von Membranmaterial für die Zellmembran und eine dauernde Ergänzung, bzw. Erneuerung der Glykokalix. Besondere Bedeutung hat der Golgi-Apparat bei der Bildung des Akrosom in den Spermatocyten (s. S. 285).

Entstehung und Vermehrung der Golgi-Felder: Die Entstehung eines Golgi-Feldes (Dictyogenese) beginnt mit der Synthese einer einzelnen Cisterne, die durch Fusion von Vesikeln in Reihenstellung entsteht, die vom endoplasmatischen Reticulum oder von der Kernmembran abstammen. Nach Fertigstellung der ersten Cisterne scheinen sich die genannten

Prozesse zu wiederholen oder Teile des endoplasmatischen Reticulum mit ihr zu assoziieren und durch Vesikelbildung für die Produktion weiterer Golgi-Cisternen zu sorgen. Mit dem Beginn der Differenzierung des Golgi-Apparates gehen erhöhte Aktivitäten der Kernmembran einher. Die Vermehrung der Dictyosomen oder die Entwicklung eines größeren Golgi-Apparates kann mit einer Vergrößerung der Bildungsregion am endoplasmatischen Reticulum beginnen. Dies würde zur Ausbildung entsprechend größerer Cisternen führen. Eine Teilung der vergrößerten Bildungsregion hätte wieder die Entstehung kleiner Dictyosomen zur Folge. Nach der Lösung der letzten großen Golgi-Cisternen vom endoplasmatischen Reticulum ist die Dictyosomenreplikation abgeschlossen.

Zur Erhaltung des Cisternenstapels des Golgi-Apparates müssen die bei der Sekretion verlorengegangenen Cisternen durch neue ersetzt werden. Die Neubildung der Cisternen findet an der Bildungsseite (Nähe zur Kernmembran und zum granulären endoplasmatischen Reticulum) des Dictyosoms statt. Das zu ihrem Aufbau erforderliche Membranmaterial erhält das Dictyosom durch Vesikel, die von der einseitig mit Ribosomen besetzten Cisterne des granulären endoplasmatischen Reticulum in Nachbarschaft der Bildungsregion des Dictyosoms stammen. Die gebildeten Cisternen wandern allmählich von der Bildungs- zur Sekretionsseite und werden durch weitere neue Cisternen ersetzt. Schließlich werden ihre Membranen vollständig für die Produktion von membranbegrenzten Sekretgranula verwertet. Auf dem Weg von der Bildungs- zur Sekretionsseite kann sich außer einer Oberflächenvergrößerung eine deutliche Dickenzunahme der Cisternenmembran zeigen, so daß sie an der Sekretionsseite der Zellmembran morphologisch ähnlich wird. Die Dickenzunahme der Cisternenmembran wird mit der Aufnahme enzymatischer Partikel erklärt. Während ihrer Wanderung zur Sekretionsseite unterliegen die Cisternenmembranen einem Reifungsprozeß und liefern durch Abschnürung die Sekretionsvesikel. Der Cisternenverlust der Sekretionsseite durch Absonderung von membranbegrenzten Granula wird gleichzeitig durch Neubildung in der Bildungsseite kompensiert, so daß im "steady state" die Anzahl der Cisternen pro Dictyosom konstant bleibt.

Bei der Ausschleusung der Sekrete durch Verschmelzung der Membran der Sekretgranula mit der Zellmembran (Krinocytose) sollen hochspezifische biochemische Veränderungen ablaufen. Die Zellmembran muß sich dabei in irgendeiner Weise der topographischen Umordnung unterziehen, um die Inkorporation einer zusätzlichen, fremden Membran zu ermöglichen, da ihr trilaminärer Aufbau eine präzise Einfügung der einzelnen Schichten erfordert.

Durch Einbau von Golgi-Vesikeln in die Zellmembran kann es zur Vergrößerung der Zelle kommen (z. B. stimulierte exokrine Pankreaszelle). Bei Abnahme der Zellgröße erfolgt ein Abbau eines Teils der Zellmembran, ein Vorgang, der in Einzelheiten noch nicht geklärt ist.

Die chemische Zusammensetzung des Golgi-Apparates ist infolge seiner Sekretionsfunktion einem ständigen Wechsel unterworfen, charakteristisch ist jedoch der Aufbau seiner Membranen aus Lipoproteinen und das Vorhandensein einiger Enzyme wie z.B. saure Phosphatase. Der Golgi-Apparat ist nicht in der Lage, die Proteine, aus denen er aufgebaut ist (Lipoproteine der Membranen), und die Enzymproteine, die er für seine Sekretionstätigkeit benötigt, selber zu synthetisieren. Diese Proteine werden über direkte Verbindungen oder Vesikelströme vom rauhen endoplasmatischen Reticulum geliefert.

Die wichtigsten Funktionen des Golgi-Apparates sind die Sekretbildung in Talg-, Schweiß-, Milch- und Bauchspeichel-Drüsenzellen, Gallenbildung und Gallensekretion in den Leberparenchymzellen, Bildung von Vorstufen der Knorpelbildung und Synthese von Chondroitinsulfat sowie Anreicherung von Lipiden in Darmepithelzellen. Die Sekrete werden in Form von Golgi-Vesikeln mit Membranmaterial umgeben und exocytiert.

1.6.4 *Lysosomen* [6.10.3., Abb. 1.6 u. 1.13]: Lysosomen sind membranbegrenzte (Elementarmembran), runde, ovale oder unregelmäßig gestaltete corpusculäre Zellbestandteile mit homogenem, fein granuliertem, vesiculärem oder lamellärem Inhalt unterschiedlicher Elektronendichte. Aufgrund ihrer Variabilität der morphologischen Erscheinungsformen ist ihre strukturelle und funktionelle Erfassung erst histochemisch möglich. Sie kommen in fast allen Zellen des menschlichen und Säugetierorganismus, besonders häufig in Zellen mit sekretorischen oder phagocytotischen Funktionen (Histiocyten, granulierte weiße Blutzellen) in einer Größenordnung von 50–75 nm bis 0,2–0,6 µm vor und sind meist nur elektronenmikroskopisch nachweisbar. Lysosomen enthalten hydrolytische Enzyme (saure Hydrolasen) und wirken als intracellulärer Verdauungsapparat. Sie sind durch eine Lipoidmembran gegen das Cytoplasma abgegrenzt. Dadurch wird verhindert, daß ihre charakteristischen hydrolytischen Enzyme ihre abbauende Wirkung an anderen Zellstrukturen entfalten können. Die Lysosomen verschmelzen mit den durch Pino- oder Phagocytose in das Cytoplasma gelangten Bläschen, verdauen deren Inhalt und schleusen nicht zu metabolisierende Rückstände aus der Zelle wieder heraus. Als Substrat für die Lysosomen dienen auch aufgenommene Bestandteile zerstörter oder überalterter Zellen sowie Fremdkörper ("recycling"). Außerdem sind sie in der Lage, auch abgenutzte oder überalterte endogene, d.h. zelleigene Strukturen (z.B. Mitochondrien) in "autophagischen" Vacuolen abzubauen. Unter pathologischen Bedingungen treten Lysosomen in Zellen vermehrt auf, so daß sich durch ihr zahlreiches Auftreten Hinweise für krankhafte Prozesse ergeben.

Lysosomen treten während des intracellulären Verdauungscyclus als erheblich veränderliche Strukturen auf, die in Abhängigkeit vom Funktionszustand verschieden aussehen, unterschiedlich reagieren und auch verschieden bezeichnet werden. Beim Verdauungscyclus werden vier aufeinanderfolgende Funktionszustände der Lysosomen anhand morphologischer Kriterien unterschieden: Primärlysosomen – Sekundärlysosomen – Telolysosomen und residual bodies (Restkörper). Die einzelnen morphologischen Stadien gehen fließend ineinander über.

1.6.4.1 Das *Primärlysosom* ist eine membranumschlossene Vacuole mit gleichmäßig dichter Matrix, die eine große Anzahl (mehr als 100 Arten) verschiedener Enzyme, vornehmlich Hydrolasen enthält.

Für die histochemische Bestimmung der Lysosomen wird die saure Phosphatase, ein Leitenzym der Lysosomen, färberisch dargestellt. Elektronenmikroskopisch sind Primärlysosomen schwer von den im Bereich der Golgi-Felder lokalisierten Bläschen zu unterscheiden. Die Elementarmembran des Primärlysosoms ist ein Bestandteil des Gerl-Komplexes (s. S. 19) und wird vom Golgi-Apparat geliefert.

Die lysosomalen Enzyme werden am granulären endoplasmatischen Reticulum synthetisiert, gelangen in die Cisternen des Reticulum, von dort aus über Vesikel oder direkt in die Cisternen des Golgi-Apparates, aus denen sich membranbegrenzte Vesikel mit Enzymen als Primärlysosomen abschnüren. Das Primärlysosom ist der Übermittler der Enzyme vom Ort ihrer Entstehung bis zum Ort der aktiven Verdauung. Durch seine Verbindung mit dem zu verdauenden Substrat wird es zum Sekundärlysosom.

1.6.4.2 *Sekundärlysosom*: Der Verdauungsprozeß beginnt, wenn sich ein Primärlysosom mit einem im Cytoplasma befindlichen Auto- oder Heterophagosom verbindet. Unter einem Autophagosom (autophagische Vacuole) versteht man eine membranbegrenzte Vacuole, in der nur zelleigenes, abgenutztes oder überaltertes Material, wie z.B. Mitochondrienbestandteile oder Vesikel, eingeschlossen sind. Ein Heterophagosom (heterophagische Vacuole) beinhaltet durch Pino- oder Phagocytose in die Zelle aufgenommenes, z.T. bläschenförmiges Material und ist ebenfalls von einer Einheitsmembran umgeben. Die entsprechenden Vorgänge eines Einschlusses zelleigener Substanzen durch Membranen heißt Autophagie; die Umfassung von zellfremden Stoffen, ebenfalls durch Membranen, wird als Heterophagie bezeichnet. Bei der Autophagie können fast alle Zellorganellen, paraplasmatische Substanzen wie Glykogen und Fett kompartimentiert und einem Abbau unterworfen werden.

Das Primärlysosom verschmilzt z. B. mit einem Autophagosom zu einem Sekundärlysosom (Autolysosom). Die lysosomalen Enzyme werden dabei in das Autophagosom eingebracht und entfalten hier ihre hydrolytische Aktivität. Organische Verbindungen werden, soweit wie möglich, gespalten. Die niedermolekularen Reaktionsprodukte gelangen in das Cytoplasma, in dem sie von neuem für Synthesevorgänge zur Verfügung stehen. Bei der Heterophagie gelangen größere Partikel durch Phagocytose und gelöste Substanzen durch Pinocytose in die Zelle. Die z.B. von den Tubulusepithelzellen der Niere (Tubulus contortus I, s. S. 275) durch Pinocytose aufgenommenen Proteine werden zu Heterophagosomen, die frei von lysosomalen Enzymen sind. Sie verbinden sich mit Primärlysosomen zu Sekundärlysosomen, die auch als Heterolysosomen bezeichnet werden. Ein Primärlysosom verschmilzt ebenfalls mit dem Phagosom (membranbegrenztes, zelleigenes oder zellfremdes Material) und stellt als sekundäres Lysosom ein Phagolysosom dar (Heterolysosom), in dem ein enzymatischer Abbau eines Fremdmaterials (z.B. Bakterien) stattfindet. In ein- und demselben Sekundärlysosom kann gleichzeitig heterophagisches (z. B.) extracelluläres Ferritin) und autophagisches Material (z. B. Mitochondrienmembranen) vorkommen. Diese Sekundärlysosomem werden auch Ambilysosomen genannt.

1.6.4.3 *Telolysosomen*: Als Ergebnis lysosomaler Verdauung entsteht ein Telolysosom. Es kann noch relativ aktiv am Verdauungsvorgang teilnehmen, da seine Enzymausstattung noch voll funktionsfähig ist. Dieses Telolysosom kann solange z. B. mit einem Autophagosom in Verbindung treten, bis seine Enzyme zum größten Teil verbraucht und seine Verdauungskapazität damit erschöpft ist. Nach einer gewissen Zeit ist das Telolysosom maximal angefüllt und nicht mehr in der Lage, Substrat aufzunehmen und am Verdauungscyclus teilzunehmen. Sie werden jetzt als residual body (Restkörper) oder Postlysosom bezeichnet und liegen in Gestalt von unterschiedlich großen Vacuolen mit granulärem Material oder als lamellierte Körper vor, die wahrscheinlich als Reste von Phospholipiden zu betrachten sind. Telolysosomen und residual bodies können von der Zelle durch Extrusion ausgeschleust werden. Dabei verschmilzt die Membran der Lysosomen mit dem Plasmalemm.

Die im Herzmuskel und in Nervenzellen relativ frühzeitig auftretenden gelblichen Lipofuscingranula (Abnutzungspigmente) zählt man zu den residual bodies.
Bei der Tätigkeit der Lysosomen können die Endprodukte der Verdauung wie Aminosäuren, Nucleotide und Monosaccharide durch die Lysosomenmembran in das Cytoplasma gelangen und für neue Synthesevorgänge zur Verfügung stehen. Entsprechend den vielseitigen Aufgaben der Lysosomen findet man ein breites Spectrum hydrolytischer Enzyme, vor allem Proteasen und Peptidasen, die Proteine und Peptide sowie Proteinanteile der Glykoproteine hydrolysieren, Nucleasen und saure Phosphatase (Leitenzym der Lysosomen), die DNA und RNA abbauen, Lipasen, die Lipide spalten, und bestimmte Hydrolasen und Phosphorylasen, die Polysaccharide sowie den Kohlenhydratanteil der Glykoproteine und Glykolipide abbauen. Es ist allen Hydrolasen gemeinsam, daß das Maximum ihrer Tätigkeit im sauren Bereich liegt.

Sogenannte *multivesicular bodies* (Abb. 1.2) werden z.T. zu den Lysosomen gezählt und bestehen aus mehreren Vesikeln, die insgesamt von einer Membran umgeben werden (∅ bis 0,5 µm). Andererseits betrachtet man die multivesiculären Körper als Vorstufen von Lysosomen oder in manchen endokrinen Drüsenzellen als Hormonspeicher.

1.6.5 *Mikrobodies* (Peroxisomen) [6.10.4.]: Die Mikrobodies (Abb. 1.2) stellen kugelige oder ellipsoide, membranbegrenzte Gebilde mit einem Durchmesser von 0,2–0,6 µm dar und enthalten eine homogene, fein granuläre Matrix, in der bei einigen Tierarten und Geweben ein elektronendichter Innenkörper, das sog. Nucleoid, mit einer regelmäßigen Substruktur auftritt. Die enzymhaltigen Mikrobodies bilden sich aus sackförmigen Ausstülpungen des granulären endoplasmatischen Reticulum, in denen sich amorphes Material ansammelt. Die Vorwölbungen schnüren sich von den Membranen des rauhen Reticulum ab; manchmal bleibt eine Verbindung von Mikrobodies und endoplasmatischem Reticulum erhalten. Der Abbau der Mikrobodies oder Peroxisomen soll in autophagischen Vacuolen erfolgen.

Die Enzymausstattung der Mikrobodies ist von der jeweiligen Tierart abhängig und zeigt auch innerhalb einer Art gewebsspezifische Unterschiede. Die H_2O_2-spaltende Katalase ist das einzige in allen Mikrobodies nachweisbare Enzym. Außerdem enthalten die Mikrobodies die Enzyme D-Aminosäureoxidase, Carnitin-Acetyltransferase, NADH-Cytochrom c-Reductase, Isocitratdehydrogenase in ihrer fein granulierten Matrix, während die Uricase im Nucleoid lokalisiert ist.

Ihre funktionelle Bedeutung ist infolge ihres hohen Katalasegehaltes in einer Schutzfunktion gegen das Zellgift Wasserstoffperoxid zu sehen. Außerdem soll ihnen eine Teilnahme an spezifischen Stoffwechselschritten zukommen. Schließlich konnte ihre Mitwirkung an der Gluconeogenese, am Lipidstoffwechsel, an der Steroidsynthese und am Abbau von Zellmetaboliten nachgewiesen werden.

1.6.6 *Ribosomen* [6.10.6.]: Ribosomen (Abb. 1.2) sind elektronenmikroskopisch sichtbare, corpusculäre Elemente mit einem Durchmesser von 12–25 nm (120–250 Å). Sie kommen frei im Grundplasma (freie Ribosomen) oder gebunden an die Außenfläche der Membranen des endoplasmatischen Reticulum vor. Die Einheit von endoplasmatischem Reticulum und Ribosomenbesatz wird granuläres endoplasmatisches Reticulum genannt (s. S. 17 u. Abb. 1.2). Ribosomen sind auch im Zellkern und in Mitochondrien beobachtet worden. Im Grundplasma lagern sie sich während der Proteinsynthese an einem dünnen, aus Messenger-RNA (Boten-Ribonucleinsäure) bestehenden, Faden zu Rosetten oder Spiralen zusammen und werden dann Polysomen (Polyribosomen) genannt. Sie setzen sich aus Proteinen und Ribonucleinsäuren zusammen. Ribosomenreichtum der Zelle führt zur lichtmikroskopisch faßbaren Basophilie des Plasmas. Die Ribosomen sind der Ort der Proteinsynthese im Cytoplasma. An den freien Ribosomen werden zelleigene Strukturproteine und Enzyme, an den Ribosomen der Membranen des granulären endoplasmatischen Reticulum hauptsächlich solche Proteine synthetisiert, die ausgeschleust werden (Sekrete von Drüsenzellen). Die Zahl der Ribosomen ist dem Ausmaß der Proteinsynthese proportional. Daher findet man zahlreiche Ribosomen an Zellen mit hoher Wachstums- oder Teilungsgeschwindigkeit.

Zur Charakterisierung der Ribosomen benutzt man ihre Sinkgeschwindigkeit im Schwerefeld der Ultrazentrifuge. Durch den Sedimentationskoeffizienten, ausgedrückt in Svedberg-Einheiten (S), können die Ribosomen charakterisiert werden. Höher organisierte, kernhaltige Zellen (Eucyten) enthalten meist 80 S-Ribosomen, die in inaktive 40 S- und 60 S-Untereinheiten zerfallen können.
Die Ribosomensynthese beginnt mit der Bildung der ribosomalen Ribonucleinsäuren (rRNA), mit denen sich erst simultan, später successiv die einzelnen Proteinkomponenten in wahrscheinlich nicht enzymatischen Reaktionen verbinden. An der Biosynthese der Ribosomen in Eucyten ist der Zellkern, insbesondere sein Nucleolus, entscheidend beteiligt.

1.6.7 *Centriol* [6.10.7]: Unter Centriolen (Zentralkörperchen) versteht man zwei stets zusammenliegende, schon lichtmikroskopisch erkennbare Körnchen (mit Eisenalaunfärbung darstellbar), die in einem radiär streifig differenzierten Cytoplasmaabschnitt (Centroplasma, Centrosphäre) liegen und nur während der mitotischen Zellteilung als Diplosomen sichtbar werden (Abb. 1.1). Die Spindelfasern gehen während der Metaphase von polar entgegengesetzt lokalisierten Centriolen aus (s. auch S. 44).
Die in Kernnähe oder in Lagebeziehung zu Golgi-Feldern befindlichen Centriolen (Abb. 1.2) stellen elektronenmikroskopisch je einen Hohlcylinder (∅ 0,15 µm Länge 0,4–0,5 µm) dar, dessen Wandung aus neun in Dreiergruppen angeordneten Mikrotubuli besteht. Die Dreiergruppen werden auch als Tripletten bezeichnet. Auf der Außenseite einer Dreiergruppe finden sich kleine Granula, die man Satelliten nennt (Abb. 1.10). Die beiden zusammenliegenden Hohlzylinder stehen senkrecht zueinander (Abb. 1.2).
Infolge ihres Gehaltes an DNA sind die Centriolen bei der Zellteilung selbst teilungsfähig und werden auch als halbautonome Zellorganellen angesehen. Die Hauptfunktion der Centriolen wird in der Entwicklung und anschließenden Verkürzung der Mikrotubuli des Spindelapparates (s. S. 44) und in ihrer Beteiligung an der Ausbildung der Basalkörnchen von Flimmerhärchen (Kinocilien) gesehen.

1.6.8 *Mikrotubuli* und *Mikrofilamente* [6.10.8]: Unter Mikrotubuli (Abb. 1.2) versteht man nur elektronenmikroskopisch sichtbare, unverzweigte Schläuche oder Röhrchen von unterschiedlicher Länge und mit einem Durchmesser von 20–30 nm (200–300 Å). Ihre lichte Weite beträgt etwa 6 nm, ihre 7 nm dicke Wandung besteht meist aus 12 parallel angeordneten Protofilamenten, die aus globulären Proteinmolekülen, dem Tubulin, aufgebaut sind.
Man unterscheidet labile und stabile Mikrotubuli. Labile Tubuli sind solche, die bei der Zellteilung in Erscheinung treten und nach Abschluß des Teilungsprozesses wieder abgebaut werden. Diese instabilen Tubuli werden auch als Euplasma bezeichnet. Die labilen Mikrotubuli entstehen durch reversiblen Zusammenbau von Proteineinheiten und treten auch bei intracellulärer Cytoplasmabewegung und bei Änderung der Zellformen wie bei der amöboiden Eigenbewegung (s. S. 33) auf.
Die stabilen Tubuli sind ständig in der Zelle vorhanden, sind vornehmlich für die Aufrechterhaltung der Zellform verantwortlich und werden in der Gesamtheit als Cytoskelet bezeichnet. In Nervenzellen treten sie als Neurotubuli in Erscheinung (s. S. 129). Es wird angenommen, daß die stabilen Mikrotubuli auch dem intracellulären Transport dienen.
Filamente (Abb. 1.2) sind in zahlreichen Zellen auftretende fadenförmige Strukturen (Proteine), meist mit einem Durchmesser von 6 nm (60 Å). Die elektronenmikroskopisch erkennbaren Filamente können sich zu Bündeln zusammenlagern

(z. B. im Hautepithel) und werden dann lichtmikroskopisch als Tonofibrillen (Abb. 1.7) sichtbar. Die in manchen Epithelzellen für die Formerhaltung verantwortlichen Filamente heißen Tonofilamente; in Nervenzellen werden sie Neurofilamente, in Gliazellen Gliafilamente und in Muskelzellen Myofilamente genannt. Filamente sollen als Actinfilamente zum Cytoskelet gehören und sind besonders zahlreich in Halbdesmosomen und in Mikrovilli (Abb. 1.7) nachweisbar. In den Muskelzellen verkörpern 6 nm dicke Actin- und 12 nm dicke Myosinfilamente die morphologische Grundlage der Contractilität. Die Myofilamente bauen die lichtmikroskopisch erkennbaren Myofibrillen auf. In verschiedenen Zellen (z. B. Gliazellen des Zentralnervensystems, Makrophagen, Blutplättchen und Zellen bösartiger Geschwülste) konnte außerdem Myosin nachgewiesen werden. Actin- und Myosinfäden dürften in diesen Zellen in Analogie zu den Filamenten der Muskelzellen ein contractiles System darstellen (s. auch S. 113).

1.7 Zelleinschlüsse
(paraplasmatische Substanzen) [6.11.]

Zu den Zelleinschlüssen, die in unterschiedlicher Verteilung in den verschiedenen Zellen vorkommen, zählt man Glykogen, Lipide, Proteinkristalle, Pigmente (Farbstoffträger der Zelle) und hyaline Tropfen. Unter Paraplasma kann man das morphologische Substrat von Anfangs- und Endprodukten des Zellstoffwechsels ansehen.

1.7.1 *Glykogen* (s. auch S. 2) läßt sich lichtmikroskopisch in Form von Schollen und Granula mit der Carminfärbung nach Best in einem leuchtend roten Farbton nachweisen, ist ein ubiquitärer Bestandteil fast aller Zellen und kommt in größeren Mengen in der Leber- und Muskelzelle vor (Abb. 1.8). Das Glykogen ist die Speicherform der Glucose, als Reservestoff für den Energiehaushalt der Zelle von großer Bedeutung und kann in Stoffwechselprozessen schnell mobilisiert werden. Elektronenmikroskopisch ist Glykogen durch die Kontrastierung der Schnitte nachzuweisen und wird in Gestalt dichter, oft unregelmäßig begrenzter Glykogenpartikel in einer Größenordnung von 20–40 nm sichtbar (Abb. 1.2). Sie können sich, wie z. B. in der Leberzelle, rosettenförmig zusammenlagern (α-Glykogenpartikel) oder wie in Muskelzellen in der Matrix isoliert vorliegen (β-Glykogenpartikel).

1.7.2 *Lipide* (Abb. 1.1, 1.2, 1.8) kommen z. B. als kleine oder große Tropfen (Fettzellen), feine Körnchen, manchmal in kristalliner Form (Steroide der Nebennierenrinde) vor und lassen sich nach Formalinfixierung und Herstellung von Gefrierschnitten mit Sudanschwarz in einem schwarzen oder mit Scharlachrot in einem roten Farbton nachweisen (Abb. 1.8). In Paraffin- oder Celloidinschnitten sind die Lipidtropfen herausgelöst, so daß an ihrer Stelle Vacuolen oder Löcher erscheinen. Lipide sind in Form von Tropfen in den Zellen des Gelbkörpers (s. S. 304), der Talgdrüsen und Nebennierenrinde (Abb. 16.6), als unterschiedlich große Tropfen in den Fettzellen des plurivacuolären Fettgewebes (s. S. 92 u. Abb. 5.8) und als einheitlicher großer Tropfen in den Zellen des univacuolären Fettgewebes (Abb. 5.8) vorhanden.

1.7.3 Gespeicherte Proteinkristalle finden sich selten und treten in typischer Weise als Reinkesche Kristalle in den Leydigschen Zwischenzellen (Abb. 1.8) des Hodens auf (s. S. 287).

1.7.4 Bei den *Pigmenten*, den Farbstoffträgern der Zelle, (s. auch S. 2) unterscheidet man endogene (im Körper entstandene) und exogene (von außen in den Körper gebrachte) Pigmente. Die endogenen Pigmente umfassen das Melanin, Lipofuscin, das Hämosiderin und Ferritin und liegen als rundliche ovoide oder stäbchenförmige Partikel, auch Granula genannt, vor. Hämosiderin und Ferritin sind aus dem Blut stammende, sog. hämatogene Pigmente.

1.7.4.1 Die braunen bis schwarzen, schon im ungefärbten Präparat sichtbaren *Melaningranula* (Melanosomen) werden in Melanoblasten (melaninbildende Zellen, Abb. 1.11 und 19.2) und im Pigmentepithel der Netzhaut des Auges produziert und finden sich außerdem im Epithel der Haut, in Haaren, in Melanophoren und in den Nervenzellen des Nucl. niger im Mittelhirn (s. auch S. 352).

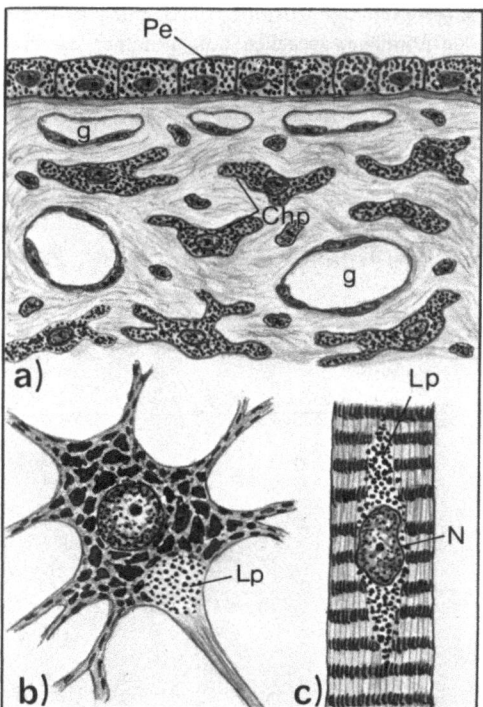

Abb. 1.11 Verteilung von Pigmenten in unterschiedlichen Zellen (*LM*). **a** Ausschnitt aus der Augenwand. *Pe* = Pigmentepithelzellen der Retina mit Melaninpigmenten, *Chp* = Chromatophoren (Zellen mit Pigmentkörnchen in der Chorioidea), *g* = Gefäß. **b** Lipofuscinpigmente (*Lp*) im Abgang des Fortsatzes (Neurit) einer Nervenzelle. **c** Herzmuskelzelle (kernhaltiger Abschnitt) mit perinucleär gelagerten Lipofuscinpigmenten (*Lp*); *N* = Nucleus

Melanoblasten entstammen als Bildner eines farblosen Propigmentes der Neuralleiste, wandern in die äußere Haut, mittlere Augenhaut und z. T. in die weiche Hirnhaut und werden dort zu den stark verzweigten Melanocyten, die aus dem Propigment das Melanin entstehen lassen. In der Haut geben die Melanocyten die Pigmentkörnchen an die Epithelzellen und an die Zellen der Haare ab.
Die Biosynthese des Melanins wird von einem einzigen Enzym, der Phenoloxidase, ausgehend von der Aminosäure Tyrosin, katalysiert. In zwei Schritten wird Tyrosin über Dopa (Dihydroxyphenylalanin) zum Dopachinon oxidiert. Der Ringschluß zum Indolsystem und die anschließende Polymerisation zum schwarz-braunen Melanin erfolgen spontan.

1.7.4.2 Die gelblichen bis braunen *Lipofuscingranula* (Abb. 1.11) enthalten eine Protein-Lipidverbindung, sind Endprodukte intracellulärer Verdauung und so auch als residual bodies (Autophagolysosom) zu bezeichnen (s. S. 21). Sie treten besonders häufig und relativ frühzeitig bei Nachlassen der Enzymaktivität in Herzmuskel- und Nervenzellen (Abb. 1.11) auf und werden auch als Abnutzungspigmente bezeichnet. Mit zunehmendem Alter kommt es zu ihrer starken Vermehrung und Verbreitung, so daß sie z. B. auch in Leberzellen, Drüsenzellen der Nebennierenrinde und den glatten Muskelzellen nachweisbar sind. Elektronenmikroskopisch zeigen die Lipofuscingranula eine unregelmäßige Oberfläche und im Innern einer dunklen Matrix unterschiedlich große Aufhellungen (Abb. 1.2 u. 1.12).

1.7.4.3 Das eisenhaltige *Hämosiderin* entsteht intracellulär aus Hämoglobin bei Blutungen und bei gesteigertem Abbau von Erythrocyten in den Endothel- und Reticulumzellen von Leber, Milz, Lymphknoten und Knochenmark sowie in Makrophagen (s. auch S. 93) und RES. Das Hämosiderin kann auch als Heterophagolysosom nach intracellulärer Verdauung (Lysosomensystem) von Hämoglobin oder Erythrocyten betrachtet werden.

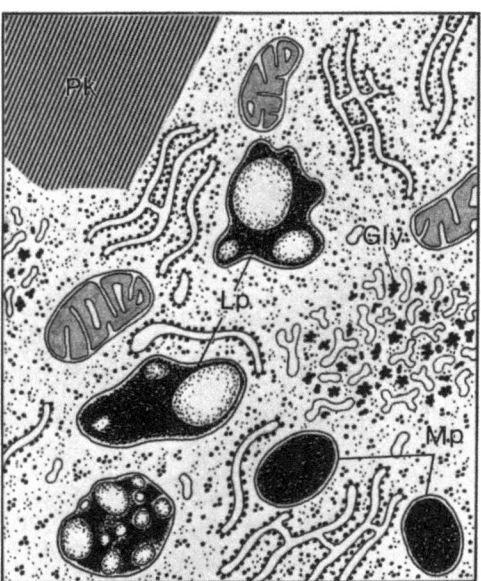

Abb. 1.12 ELM-Bild von paraplasmatischen Zelleinschlüssen. *Lp* = Lipofuscinpigmente, *Mp* = Melaninpigmente, *Gly* = Glykogen, *Pk* = Proteinkristall (Anschnitt)

26 Aufbau der Zelle

1.7.4.4 Unter *exogenen Pigmenten* hat man Metall-, Kohle-, Ruß- oder Staubteilchen zu verstehen, die mit der Atemluft in die Lungenbläschen gelangen, dort von Alveolarphagocyten (s. S. 221) phagocytiert, durch den Lymphstrom abtransportiert und an der Lungenoberfläche oder in regionären Lymphknoten abgelagert werden. Zu den exogenen Pigmenten gehören auch die mit der Nahrung aufgenommenen Lipochrome (s. S. 92), welche die gelbliche oder braune Farbe des Fettgewebes verursachen, und die bei Tätowierung in die Haut eingebrachten Farbstoffe, die von phagocytierenden Bindegewebszellen aufgenommen werden.

1.7.4.5 Nach Rückresorption von Proteinen aus dem Ultrafiltrat der Nierenkanälchen (Hauptstück) kommt es zur Einlagerung von hyalinen Tropfen (Heterophagolysosom) in das Cytoplasma, die elektronenmikroskopisch als membrangebundene, hell aussehende Granula zu erkennen sind und zu den Zelleinschlüssen gehören.

1.8 Oberflächendifferenzierungen von Zellen [6.12.]

Gleich oder unterschiedlich lange, fingerförmige Vorwölbungen der Zellmembran und des Cyto-

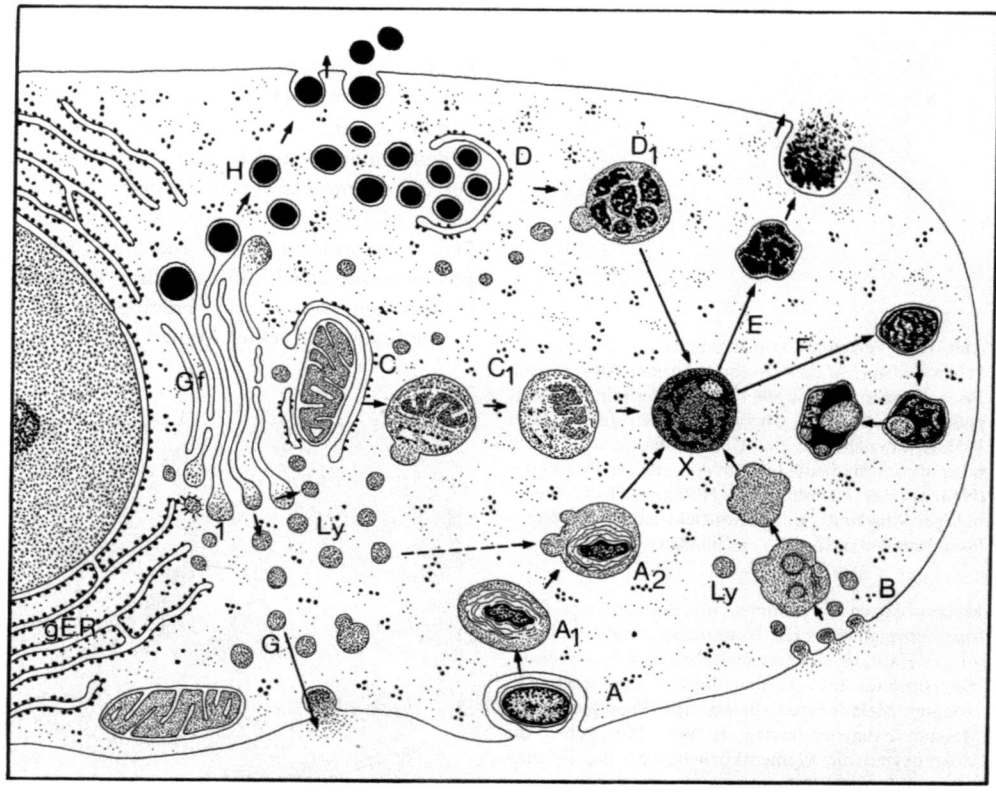

Abb. 1.13 ELM-Zustandsbilder einer lysosomalen Verdauung. Gf = Golgi-Feld, gER = granuläres endoplasmatisches Reticulum. 1 = Entstehung der Primärlysosomen aus Golgi-Säckchen. A = Phagocytose corpusculären Materials, A_1 = Heterophagosom, A_2 = Verschmelzung von Lysosomen mit dem Heterophagosom zum Sekundärlysosom (X). B = Mikropinocytose und Verschmelzung mit Lysosomen (Ly) ebenfalls zum Sekundärlysosom (X). C = Autophagischer Abbau eines Mitochondriums, C_1 = Verschmelzung des Autophagosoms mit Lysosomen zum Sekundärlysosom (X). D = Lysosomaler Abbau von überschüssigen Sekretgranula, D_1 = Verschmelzung der Sekretgranula mit Lysosomen über Autolysosom zum Sekundärlysosom (X). E = Umwandlung des Sekundärlysosoms in einen Restkörper und dessen Ausschleusung durch Krinocytose. F = Umwandlung des Sekundärlysosoms in einen Restkörper und Lipofuscingranula. G = Ausschleusung von lysosomalen Enzymen aus der Zelle, H = Krinocytose von Sekretgranula. Die Membranen von Autophagosomen stammen vom gER ab. (In Anlehnung an DE DUVE)

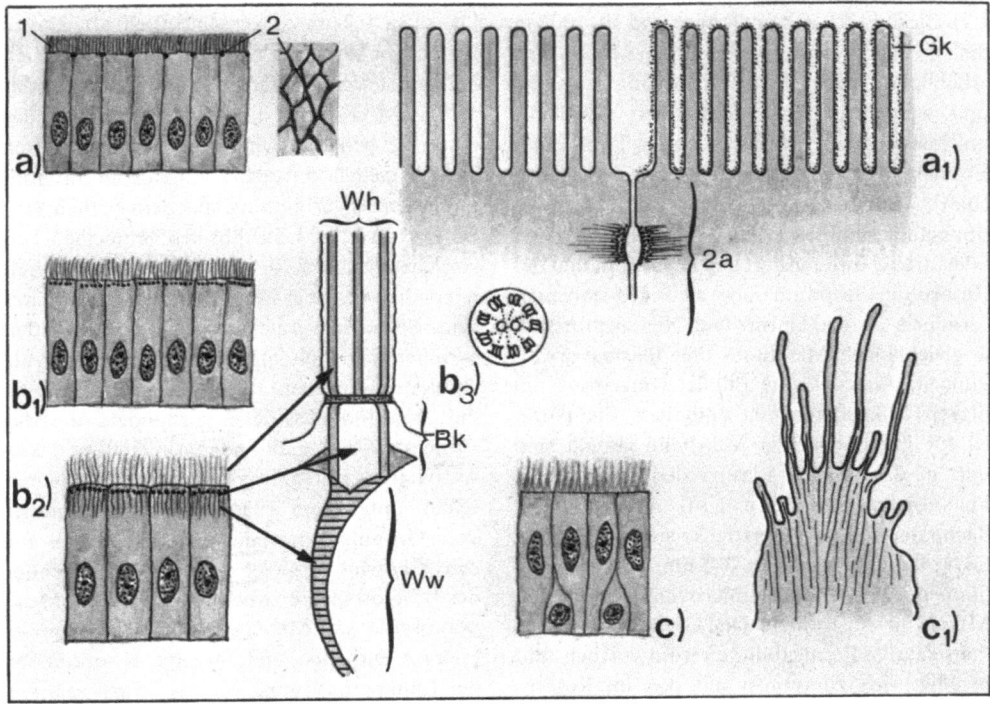

Abb. 1.14 LM- und ELM-Schema von Oberflächendifferenzierungen der Zellen. **a** Dünndarmepithel mit Cuticularsaum (*1*) und Schlußleistennetz (*2*), quer und flach geschnitten (*LM*). *2a* = ELM-Äquivalent des Schlußleistennetzes mit Zellkontakten (s. auch Abb. 1.7). **a_1** Mikrovilli als Vorstülpungen des Cytoplasmas (Oberflächenvergrößerung) mit längs gerichteten Filamenten. *Gk* = Glykokalix. **b** Epithel mit Kinocilien (Flimmerepithel). **b_1** Flimmerepithel im Routinepräparat (*LM*). **b_2** Flimmerepithel bei stärkster Vergrößerung (*LM*). **b_3** ELM-Schema eines Kinociliums mit Wimperhärchen (*Wh*), Basalkörnchen (*Bk*, Kinetosom) und Wimpernwurzeln (*Ww*). (In Anlehnung an LEONHARDT). **c** Stereocilientragendes Epithel, zweireihig (*LM*). **c_1** ELM ungleich lange Stereocilien. **d** Oberflächendifferenzierung einer resorbierenden Zelle (Hauptstück der Niere) (*ELM*). *Mv* = Mikrovilli, *Bl* = basales Labyrinth (Membraninvaginationen und Reihenstellung der Mitochondrien in den basalen Zellfortsätzen)

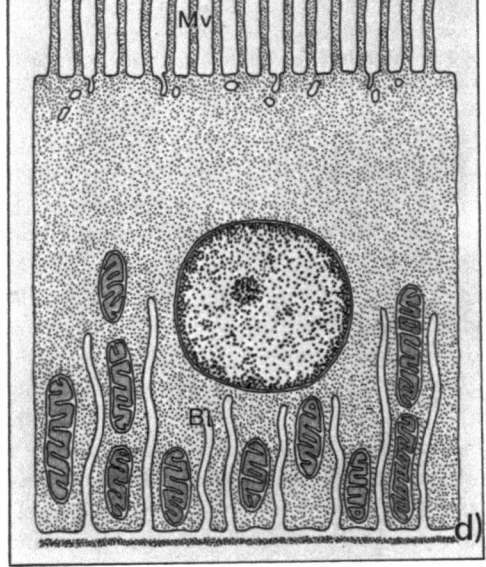

plasma stellen Differenzierungen der Oberfläche der Zelle dar und sind von unterschiedlicher funktioneller Bedeutung. Hierzu zählt man die Mikrovilli, Kinocilien oder Flimmerhärchen und Stereocilien.

1.8.1 Die *Mikrovilli* treten in unterschiedlicher Länge und unterschiedlicher Anzahl bei verschiedenen Zellen (z. B. Endothelzellen von Lymphcapillaren, Leberzellen, Darmepithel, Epithel von Nierenkanälchen) auf (Abb. 1.14 u.

1.7). Die etwa 0,6–0,8 µm langen und 50–100 nm dicken Mikrovilli (Abb. 13.12) bedeuten eine erhebliche Oberflächenvergrößerung der Zelle und werden in ihrer Gesamtheit (im lichtmikroskopischen Präparat durch H.E.- oder Eisenalaunfärbung darstellbar) als sog. Cuticular-, Bürsten-, Stäbchen- oder Resorptionssaum sichtbar (Abb. 1.14), der homogen oder streifig differenziert aussehen kann und der Resorption (Stoffaufnahme) dient. Die stäbchenförmigen, an der Darm- und Nierenepithelzelle gleichlangen Membran- und Plasmavorwölbungen können kleine Bündel von etwa 6 nm dicken Mikrofilamenten enthalten, die parallel zur Längsachse der Mikrovilli gestellt sind und in das apikale Plasma der Epithelzellen hineinragen (Abb. 1.7 u. 1.14). Auf der Oberfläche der Mikrovilli erstreckt sich häufig eine Glykokalix, in die etwa 3–5 nm dicke Mikrofilamente (Antennulae microvillares) aus den Mikrovilli einstrahlen. Die Glykokalix ist für die selektive Permeabilität verantwortlich und beteiligt sich zusammen mit den im Resorptionssaum befindlichen Enzymen (saure Phosphatase, ATPase und Esterasen) an der Resorption.

Rasterelektronenmikroskopische Vergrößerungen zeigen, daß zahlreiche Mikrovilli faltenförmige Vorwölbungen darstellen (Mikroplicae).

1.8.2 *Kinocilien* oder Flimmerhärchen (Abb. 1.14 u. 1.10) sind bewegliche, unterschiedlich lange Cilien und kommen besonders zahlreich am Epithel der Luftröhre vor. Lichtmikroskopisch sieht man die aus der Zelle herausragenden Flimmerhärchen, die mit einem in der Zellspitze befindlichen Basalkörnchen (Kinetosom) in Verbindung stehen. An die Kinetosomen schließen sich sog. Wimpernwurzeln an (Abb. 1.10 u. 1.14).

Elektronenmikroskopische Befunde ergeben folgende bauliche Einzelheiten: Ein Kinocilium ist eine fingerförmige Vorwölbung des Plasmalemm und des Cytoplasma, besitzt regelmäßig ein System charakteristisch angeordneter Tubuli (s. u.) und weist an der Basis ein Basalkörnchen oder Kinetosom auf, an das sich eine konisch zulaufende, sich in das Plasma fortsetzende, quergestreifte Wimpernwurzel mit einer Periodicität von 65 nm (650 Å) anschließt.

Die etwa 0,2 µm dicken und 3–20 µm langen Kinocilien weisen in ihrer ganzen Länge regelmäßig neun periphere, am Rande gelegene Paare von Mikrotubuli und ein Zentralpaar, das Dublette genannt wird, auf. Die peripheren Tubuli stehen mit dem Kinetosom in kontinuierlicher Verbindung, aus dem seitlich kleine Fortsätze zu benachbarten Kinocilien hervorgehen (Abb. 1.10). Ein Querschnitt durch Kinocilien zeigt ein Muster, das einem Rad mit neun Speichen vergleichbar ist. Zwischen den peripheren Tubuli und einer um die zentrale Dublette gelegenen, helicalen Zentralscheibe sind Verbindungsstücke vorhanden, die das Protein Dynein mit Adenosintriphosphatase-Aktivität enthalten. Das Kinetosom liegt unmittelbar unter dem Plasmalemm, wird außen von Granula umgeben und ist baulich mit dem Centriol vergleichbar. In der Umgebung der Kinetosomen erstrecken sich Vesikel, Membranprofile und Mikrotubuli, die Acetylcholinesterase enthalten und für eine Koordination der Flimmerbewegung verantwortlich sein sollen. Im basalen Anteil des Kinocilium, benachbart dem Kinetosom, liegen bei Fehlen der zentralen Tubuli Dreiergruppen (Tripletts) der peripheren Tubuli vor, im Spitzenabschnitt sind nur einzelne Tubuli vorhanden.

Die Flimmerhärchen schlagen auf einem Epithelverband alle in der Weise, indem ein schneller, meist körperauswärts gerichteter Schlag mit einer langsamen Rückholbewegung abwechselt. In einer koordinierten Bewegung läuft die Flimmerbewegung wellenförmig (metachron) über größere Zellareale organspezifisch und genetisch fixiert ab.

Die Cilienbewegung wird durch eine Reaktion zwischen Dynein und dem mikrotubulären Tubulin verursacht.

Die Übertragung der Impulse zu benachbarten Cilien soll durch die seitlichen Fortsätze der Kinetosomen erfolgen. Da in einem Flimmerepithel (Abb. 1.15) meist einzellige Drüsen, die Becherzellen, vorhanden sind, die ein Sekret an die Epitheloberfläche abgeben, entsteht durch den Flimmerschlag ein Flüssigkeitsstrom, mit dem Fremdpartikel fortbewegt werden können.

In den Schwanzfäden der Samenzellen (Abb. 15.3) sind ebenfalls die für die Contraction verantwortlichen Proteine Dynein und Tubulin nach-

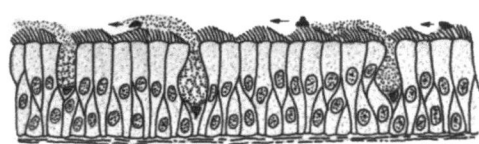

Abb. 1.15 Schematische Wiedergabe (*LM*) des Flimmerschlags mit Stofftransport. (Nach LEONHARDT)

gewiesen worden. Die hierfür erforderliche Energie in Form von ATP wird von den helicalen (schraubenförmig angeordneten) Mitochondrien bereitgestellt.
Als Kinocilienderivate sind auch die Außenglieder der Stäbchenzellen und die Riechhärchen im Riechepithel (Regio olfactoria) zu betrachten (Abb. 18.3 u. 18.7). Die Außen- und Innenglieder der Stäbchen sind durch einen Stiel miteinander verbunden, in dem bei fehlender zentraler Dublette neun periphere Paare von Mikrotubuli, Kinetosomen und Wurzelfüßchen nachweisbar sind.
Die von einem die Epitheloberfläche überragenden Riechkegel radiär abgehenden, 2–5 µm langen Riechhärchen der Sinneszellen enthalten ca. elf isoliert gelagerte Mikrotubuli (Singletten). An der Basis der Riechhärchen liegen Kinetosomen.

1.8.3 Unter *Stereocilien* (Abb. 1.14) hat man unterschiedlich, meist 5–7 µm lange fingerförmige Fortsätze am Spitzenabschnitt der Epithelzellen des Nebenhodenganges und des Samenleiters zu verstehen, die als unbewegliche, lichtmikroskopisch als häufig verklebte, härchenartige Oberflächendifferenzierungen sichtbar werden (Abb. 15.4). Elektronenmikroskopisch lassen sich in den Stereocilien gebündelte Filamente nachweisen (Abb. 1.14). Die von den Epithelzellen in den Raum zwischen den Stereocilien abgegebenen Sekretgranula sollen nach einer kurzen Verweildauer ihre endgültige Ausreifung erfahren.

Zu den Stereocilien zählt man auch die an der Spitze der Hörzellen des Cortischen Organs befindlichen Sinneshaare, die in stufenweiser höher werdenden Reihen angeordnet sind. Jedes Sinneshaar enthält einen elektronendichten, dünnen Faden, der sich mit einem Wurzelfüßchen in das apikale Cytoplasma vorschiebt, das aus einem feinen, filamentösen Material besteht.
Die im Dienste des Gleichgewichtes stehenden Sinneszellen der Maculae sacculi und utriculi (Abb. 18.4) besitzen am apikalen Zellpol Bündel von in Stufen angeordneten und länger werdenden Stereocilien und einer sehr langen Kinocilie. Die zwischen den Sinneszellen gelegenen Stützzellen tragen Mikrovilli (Abb. 18.4).

Als weitere Oberflächendifferenzierung sind auch Einsenkungen des Plasmalemms zur Vergrößerung der Zelloberfläche wie z. B. an den Zellen des Hauptstückes der Niere zu betrachten (Abb. 1.14).

1.9 Zellkern (Nucleus) [6.13.]

Der Zellkern ist ein obligater Bestandteil der Zellen und stellt die Koordinations- und Regulationszentrale dar. Kernlos sind die meist nur 100 Tage lebensfähigen Blutzellen höherer Wirbeltiere und des Menschen; ebenfalls können in verhornten Epithelzellen der Haut Kerne fehlen.
Der Kern einer in Teilung begriffenen Zelle läßt die Chromosomen als Träger der Erbsubstanz erkennen und heißt Teilungskern, während der Kern einer arbeitenden, sich nicht teilenden Zelle Chromatinstrukturen (ungeordnete Chromosomensubstanz) und mindestens ein Kernkörperchen (Nucleolus) zeigt und als Interphasenkern oder Arbeitskern bezeichnet wird.
Der Interphasenkern ist von unterschiedlicher Größe und Form (Abb. 1.16). Er kann z. B. in

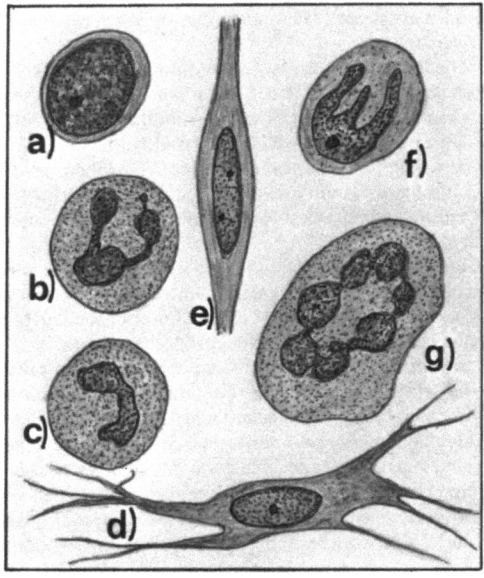

Abb. 1.16 LM-Erscheinungsbild von Kernformen. **a** Lymphocyt mit kugeligem Zellkern, **b** Granulocyt mit segmentiertem Zellkern, **c** Stabkerniger Granulocyt, **d** Bindegewebszelle mit scheibenförmigem Kern, **e** Muskelzelle mit länglichem Zellkern, **f** Stark zerklüfteter Kern aus der Zirbeldrüse (Destruktionsmerkmal?), **g** Knochenmarksriesenzelle mit kranzförmigem Kern

Nervenzellen oder Lymphocyten (Abb. 1.16) kugelig, in den spindelförmigen glatten Muskelzellen in einer Anpassung an die Zellform von länglicher Gestalt, in Skeletmuskelzellen oder in bestimmten Bindegewebszellen scheibenförmig, in den Zellen der Epiphyse stark zerklüftet oder in granulierten weißen Blutzellen gelappt oder segmentiert sein (Abb. 1.16). Die Grundform des Kernes ist die Kugelgestalt. Liegt die Fähigkeit einer Formveränderung der Zelle vor, so paßt sich auch der Kern der neuen Zellform an. Die Größe des Zellkernes ist sehr variabel, man findet in den meisten Fällen einen Durchmesser von etwa 4–30 μm. Zellkerne kommen in den einzelnen Organen und Geweben in recht unterschiedlicher Größe vor.

Bei statistischer Betrachtung erkennt man, daß manchmal nicht nur ein Häufigkeitsmaximum bei der Größenverteilung auftritt, sondern sich verschiedene Klassen von Kerngrößen nachweisen lassen. Dies ist auf ein bei Leistungsanstieg auftretendes, rhythmisches Anwachsen der Kerne zurückzuführen, deren Größen zueinander im Verhältnis 1:2:4:8... stehen (z. B. Lebercirrhose).

Bei Lebendbeobachtungen konnte eine schaukelnde oder rotierende Bewegung des Kernes beobachtet werden.

Die Durchmesser bzw. die Volumina der Zellkerne verändern sich in einer circadianen Rhythmik mit einem Maximum während der zweiten Nachthälfte. Untersuchungen, vor allen Dingen bei niederen Tieren und Pflanzen, ergaben eine Vergrößerung des Durchmessers um mehr als 50% und damit etwa eine Verdreifachung des Kernvolumens zur Zeit dieses Maximums.

Bei besonderer Aktivität der Zelle kann eine Vergrößerung des Zellkernes eintreten (funktionelle Kernschwellung). Von dieser funktionellen Kernschwellung ist eine Kernvergrößerung abzugrenzen, die auf eine Vermehrung des Chromosomensatzes (Polyploidie, Vermehrung der DNA) zurückzuführen ist. Polyploidie (vielfacher Chromosomensatz) entsteht oft durch Endomitose (s. S. 45) und bedeutet eine Steigerung der Zellaktivität. Die Knochenmarksriesenzellen (Megakaryocyten), aus denen die Blutplättchen hervorgehen, sind stets polyploid. Manche Zellen von besonders hoher Aktivität enthalten mehrere Zellkerne und werden als Plasmodium (z. B. Osteoclast, s. S. 106), bzw. Syncytien (Syncytiotrophoblast der Placenta, s. S. 316) bezeichnet.

Im lichtmikroskopischen Präparat zeigt der Kern mit seinem Inhalt infolge seines hohen DNA- und RNA-Gehaltes eine Basophilie und läßt weiter die den Kern zum Cytoplasma hin abgrenzende Kernmembran, das fädige oder körnige Chromatin und mindestens ein Kernkörperchen oder Nucleolus erkennen. Die genannten Strukturen breiten sich in der mikroskopisch nicht darstellbaren Karyolymphe aus. Chromatin und Nucleolus des Kernes sowie das granuläre endoplasmatische Reticulum im Cytoplasma verkörpern als funktionelle Einheit das Proteinsynthese-System.

1.9.1 *Kernmembran* [6.13.1.]: Die lichtmikroskopisch als feiner basophiler Saum zu erkennende Kernmembran zeigt sich elektronenmikroskopisch als eine Doppelmembran (Kernhülle). Zwischen einer äußeren und einer inneren Membran, jeweils von einer Dicke von 6–8 nm, liegt der etwa 10–15 nm (100–150 Å) breite, erweiterungsfähige, perinucleäre Raum (Abb. 1.2 u. 1.10). Die äußere Kernmembran ist oft mit Ribosomen besetzt, steht kontinuierlich mit dem endoplasmatischen Reticulum in Verbindung und wird auch als ein Teil dieses Reticulum betrachtet.

Der perinucleäre Raum kommuniziert dadurch mit den Cisternen des endoplasmatischen Reticulum. Zur Festigung der Kernhülle sollen quer gespannte Mikrofilamente zwischen äußerer und innerer Kernmembran enthalten sein.

Die gesamte Kernmembran ist bis zu etwa 25% mit ca. 30–60 nm (300–600 Å) großen Poren versehen, die als wahrscheinlich labile Strukturen einen Austausch selbst großer Moleküle zwischen Kern und Cytoplasma gestatten sollen. In diesen Nucleoporen (Kernporen) ist im Bereich des Überganges zwischen äußerer und innerer Kernmembran ein 5–10 nm (50–100 Å) dickes Häutchen, das Diaphragma, eingespannt, das in der Mitte eine etwa 10 nm (100 Å) große Verdichtung enthält. Das Heterochromatin des Kernes (s. S. 31) zeigt im Porenbereich stets Unterbrechungen (Abb. 1.2), vom Plasma her lagert sich körniges osmiophiles Material ringförmig dem Porenrand an der äußeren Kernmembran als Anulus an (bei Flachschnitten gut erkennbar).

In einer dreidimensionalen Modellvorstellung liegen am Rand der Poren 8 Knäuel (Ribonucleoproteide), die mit einem zentral befindlichen, an der Innenwand der inneren Kernmembran lokalisierten Knäuel verbunden sind (Abb. 1.10) und das elektronenmikroskopisch erkennbare osmiophile Material verursachen sollen.

Der Mechanismus des Transportes von im Kern synthetisierten Ribonucleinsäuren durch die Kernporen in das Cytoplasma und umgekehrt, z. B. auch von Aminosäuren und anderen Molekülen aus dem Plasma in den Kern ist noch nicht aufgeklärt.

Das im Kern gelegene DNA-haltige Chromatin läßt sich in das elektronendichte (dunkel), vorwiegend der Kernmembran und dem Nucleolus angelagerte Heterochromatin (aus 10–15 nm großen Granula und 5 nm dicken Filamenten bestehend), und in das nur schwach elektronendichte (hell), zwischen den Heterochromatinkondensationen gelegene, körnige Euchromatin (Interchromatin) unterscheiden. Das Euchromatin soll bei Stoffwechselleistungen besonders aktiv sein.

Bei starker elektronenmikroskopischer Vergrößerung wird zwischen Kernhülle und Chromatin eine schmalere helle Zone sichtbar, die aus 3–5 nm (30–50 Å) dicken Filamenten besteht, Lamina fibrosa oder Zonula limitans nuclei genannt wird und für die Formerhaltung des Kernes bedeutsam sein soll.

1.9.2 *Chromosomen* [6.13.2]: Die Chromosomen sind als Träger der Erbsubstanz mit dem Chromatin identisch und werden während der Zellteilung sichtbar. Unter den drei den eukaryotischen Zellkern aufbauenden Bestandteilen (Kernhülle, Chromosomen, Nucleolus) sind die Chromosomen die Träger der genetischen Information. Prokaryonten besitzen in der Regel nur ein Chromosom (es fehlen außerdem Kernhülle und Nucleolus), Eukaryonten dagegen mehrere.

Zahl und Länge der einzelnen eukaryotischen Chromosomen sind artspezifisch; so besitzt die diploide menschliche Zelle in der Regel 46 Chromosomen, wovon sich 22 Paare Autosomen (genetische Information für die Ausbildung des Organismus, Organstruktur u. a.) und ein Paar Heterosomen = Gonosomen (X- und Y-Chromosomen für die Differenzierung des männlichen und weiblichen Geschlechtes) unterscheiden lassen. Das Heterosomenpaar, das die Determination des menschlichen Geschlechtes festlegt, ist bei der Frau XX, beim Mann XY. Die zueinander gehörenden Chromosomenpaare weisen in der Regel gleiche Größe und Form auf. Die Länge der menschlichen Chromosomen bewegt sich in einer Größenordnung von etwa 1–6 µm.

Die Chromosomen ändern ihre Form im Verlaufe der Kernteilung, sie werden dadurch während der Mitose und Meiose auch im Lichtmikroskop sichtbar. Man kann dann ihren Aufbau aus zwei gleichen fädigen Einheiten erkennen, den Chromatiden. Diese liegen überkreuzt und werden durch die sog. Spindelansatzstellen des Centromer zusammengehalten und in zwei meist unterschiedlich lange Schenkel geteilt (Abb. 1.22). Im Verlauf der Mitose und Meiose ändern sich Länge und Dicke der Chromosomen. Diese Änderung ist auf den submikroskopischen Aufbau aus Spiralfäden (Chromonemen) zurückzuführen, da sich der Spiralisierungsgrad im Laufe der Zeit ändert. Bei zunehmender Spiralisierung der Chromonemen werden die Chromosomen als solche sichtbar. Sie treten als Chromatingerüst auf, wenn eine Entspiralisierung ihrer DNA-Proteinfäden (Chromonemen) stattfindet. Unter Chromomeren hat man Bereiche auf den Chromosomen zu verstehen, die sich infolge der dichteren Spiralisierung ihrer Chromonemen im histologischen Präparat stärker anfärben lassen und denen man vor allem Replikations- und Transkriptionsleistungen zuschreibt.

Chemisch bestehen die Chromosomen zu etwa 10–30 % aus DNA (die Menge ist artspezifisch konstant), 3–15 % aus RNA (chromosomale RNA sowie an der Proteinbiosynthese beteiligte RNA-Formen) und zu 40–75 % aus basischen (Histonen) und sauren Proteinen. Die fädige Struktur der Chromosomen beruht vor allem auf dem Aufbau von DNA-Protein (Histon)-Gerüsten.

Man kann sog. euchromatische und heterochromatische Bereiche auf den Chromosomen unterscheiden. Das Euchromatin läßt sich im stoffwechselinaktiven Teilungskern gut, im stoffwechselaktiven Interphasenkern wegen seines weit gestreckten, nicht spiralisierten, aufgelockerten Aufbaus schlecht anfärben. Es enthält fast alle Gene und mehr DNA als das Heterochromatin. Dessen Bedeutung ist noch relativ unklar, in heterochromatischen Bereichen findet sich z. B. das Geschlechtschromatin und die Centromeren. Es unterscheidet sich vom Euchromatin einmal durch den geringeren DNA-Gehalt, zum anderen dadurch, daß es auch im Interphasenkern (Ruhekern) färbbar bleibt. Die DNA-Protein-Komplexe lassen sich nach Fällung mit Fixierungsmitteln (z. B. Formalin) und anschließender Färbung, die einmal den metachromatischen Effekt gegenüber dem Cytoplasma (H. E.-Präparat, Azanfärbung) oder spezifische Kernfärbereaktionen ausnutzt (Feulgenreaktion), nachweisen.

Durch genetische Information, die der Kern an das Cytoplasma durch Transkription weitergibt, kontrolliert und reguliert er die Stoffwechsel-, Wachstums- und Entwicklungsabläufe im Zellplasma. Er gibt Informationen von Zelle zu Zelle durch Replikation der DNA weiter und ist von großer Bedeutung für die Kern- und Zellteilung. Der Kern kann als ein Regulations- und Koordinationszentrum angesehen werden.

1.9.3 *Kernkörperchen* (Nucleolus) [6.13.3.]: Die Kernkörperchen oder Nucleolen kommen in der Ein- oder Mehrzahl im Kern, meist in peripherer Lokalisation, vor, stellen im lichtmikroskopischen Präparat stark basophile, homogene oder granuliert aussehende Körperchen (Abb. 1.1) dar und werden aus speziellen Chromosomen entwickelt, die einen sog. Nucleolusorganisator besitzen. Sie haben keine eigene Membran und sind mit der Feulgenschen Nuclearreaktion nicht darstellbar, während die DNA der Chromosomen (Chromatin) in einem rötlich-violetten Farbton nachweisbar ist. Bei einer gleichzeitigen Gegenfärbung mit Lichtgrün tritt das Kernkörperchen in einem grünlichen Farbton in Erscheinung. In den Kernen von reifen granulierten weißen Blutzellen (Granulocyten) und der Spermien sind keine Nucleolen nachweisbar.

Das Kernkörperchen kann unterschiedlich große Bereiche des Kernes einnehmen. Der Durchmesser eines Kernkörperchens kann mehr als ein Viertel des Kerndurchmessers betragen, bei Zellkernen mit hoher Nucleolenzahl liegt der Durchmesser jedoch deutlich niedriger.

Im elektronenmikroskopischen Bild (Abb. 1.17) läßt das Kernkörperchen helle, aus 5 nm (50 Å) dicken Filamenten bestehende und aus 15 nm (150 Å) großen Granula zusammengesetzte Bereiche in netzartiger Anordnung erkennen. Die filamentösen helleren Abschnitte werden Pars fibrosa oder amorpha, die dunkleren, granulären netzartigen Bezirke Pars granulosa oder Nucleolonema genannt. Perinucleoläre dunkle Heterochromatinteile reichen bis in das Netzwerk der Pars granulosa. Die Nucleolen sind die Bildungsorte der Ribosomen.

Im Gegensatz zu den Chromosomen, die aus DNA bestehen, ist der Nucleolus der Produzent von Ribonucleinsäuren (RNA). Er besteht zu über 80–85% aus Proteinen, über 5–10% aus RNA (Ribonucleinproteingranula- und fibrillen) sowie aus wenig DNA, die als Matrize für die Synthese der RNA dient. Der Unterschied zwischen DNA und RNA kann wie folgt charakterisiert werden: RNA enthält Ribose, DNA Desoxyribose und die Basen Adenin, Guanin, Cytosin und Thymin, RNA an Stelle von Thymin die Base Uracil. DNA bildet einen Doppelstrang (Doppelhelix), RNA einen Einzelstrang (ausführlicher s. Lehrbücher der Biochemie). Der Nucleolus ist der Bildungsort der ribosomalen RNA (rRNA, Bestandteil der Ribosomen) sowie von Vorstufen der Ribosomen; auch die für die Proteinbiosynthese erforderliche Messenger-RNA (mRNA, Boten-RNA) kann z. T. über den Nucleolus ausgeschleust werden. Während der Kernteilung findet keine Proteinbiosynthese statt; in dieser Zeit ist auch der Nucleolus, der die wesentlichen Vorstufen für die bei der

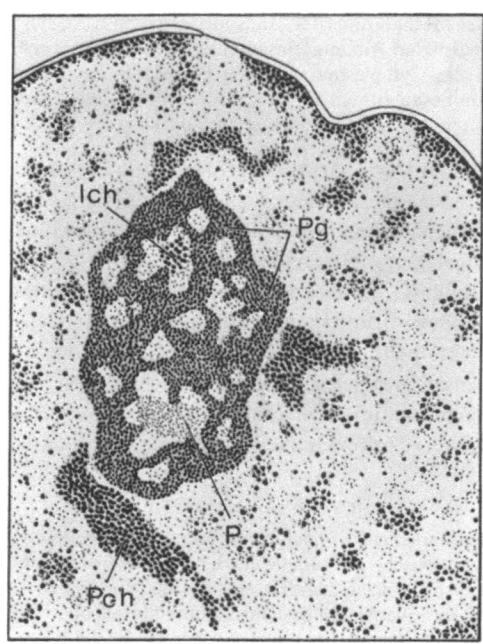

Abb. 1.17 ELM-Bild eines Kernkörperchens (Nucleolus). Pg = Pars granulosa, Pf = Pars fibrosa, Pch = perinucleoläres Chromatin, Ich = intranucleoläres Chromatin (in das Netzwerk der Pars granulosa vorgeschobenes Heterochromatin)

Proteinbiosynthese benötigten Ribosomen liefert, nicht sichtbar. Die Bildung der Nucleolen erfolgt an bestimmten Chromosomenabschnitten (Nucleolusorganisator).

1.9.4 In zahlreichen weiblichen Zellen entwickelt ein X-Chromosom ein besonderes, dem Kernkörperchen oder der Kernmembran von innen anliegendes Chromatinteilchen, das auch als Sex-Chromatin (Barrsches Körperchen, Abb. 1.1) bezeichnet wird und in granulierten weißen Blutzellen als trommelschlegelförmiger Anhang des segmentierten Kernes, als sog. "drumstick", auftritt (Abb. 1.16 u. 9.1).

1.9.5 Die Karyolymphe (Grundplasma des Zellkernes) ist hinsichtlich ihrer physikalischen und chemischen Eigenschaften und ihrer Feinstruktur dem Grundplasma der Zelle sehr ähnlich. Sie ist jedoch häufig dichter und stärker lichtbrechend und enthält zahlreiche Enzyme (Enzyme der Glykolyse, des Citratcyclus und der NAD-Synthese). Im Grundplasma des Zellkernes breiten sich das Chromatin (Chromosomen) und das bzw. die basophilen Kernkörperchen aus.

1.10 Bewegungserscheinungen der Zelle (Kinetik)

Bewegungserscheinungen der Zelle sind bei Lebendbeobachtungen, z. B. in Gewebekulturen unter Anwendung eines Phasenkontrast- oder Interferenzmikroskopes, auch mit Hilfe der Mikrokinematografie nachweisbar.

Gewebekulturen wachsen in einem künstlichen Nährmedium. Bei Beobachtung der Zellen im Phasenkontrastmikroskop werden die Zellen auf einen Objektträger gebracht, auf dem sich zusätzlich ein Medium befindet, das die Zellen nicht abtötet und außerdem einen Brechungsindex aufweist, der von dem der Zellen nicht erheblich abweichen darf. Durch Anwendung von Vitalfarbstoffen wie Neutralrot oder Acridinorange kann die Beobachtung lebender Zellen erleichtert werden.

Bei den Bewegungserscheinungen unterscheidet man:
1. die Brownsche Molecularbewegung,
2. eine sog. innere Plasmabewegung,
3. die amöboide Eigenbewegung,
4. die Bewegung der Kinocilien.

1.10.1 *Die Brownsche Molecularbewegung* ist ein physikalisches Phänomen und auf Zusammenstöße von Molekülen zurückzuführen, durch die gelöste Bestandteile des Grundplasmas in eine ungeordnete, zitternde Bewegung versetzt werden. Die Bewegung des Grundplasmas ihrerseits bewirkt eine Bewegung von paraplasmatischen Substanzen und Zellorganellen, die, wie z. B. die Mitochondrien, dadurch eine kreiselnde oder schlängelnde Bewegung ausführen. Auch ist durch diese Bewegung die Versorgung der Zellorganellen mit den für sie lebenswichtigen Substanzen gewährleistet. Die Brownsche Molecularbewegung kann sich beim Übergang des Grundplasmas vom Sol- in den Gelzustand in einem reversiblen Vorgang deutlich verlangsamen.

1.10.2 Bei der *inneren Plasmabewegung* erfolgt durch Strömung eine passive Verlagerung von z. B. Glykogen- oder Pigmentgranula und Fett-

tropfen im kolloidalen Grundplasma. Die innere Plasmabewegung tritt bei Abgabe von Sekretgranula aus Drüsenzellen oder bei der Zellteilung wesentlich stärker in Erscheinung. Auch der cellulifugal gerichtete Cytoplasmastrom in den Nervenzellen dürfte der inneren Plasmabewegung zuzuordnen sein. Für das Zustandekommen der inneren Plasmabewegung sollen Mikrotubuli verantwortlich sein.

1.10.3 Eine dritte Bewegungserscheinung ist in der sog. *amöboiden Eigenbewegung* (Abb. 1.6) zu erblicken, bei der es ähnlich wie bei Amöben zu einer Aus- und wieder Rückbildung von Cytoplasmafortsätzen (Pseudopodien) kommt. Ein ständiges Ausbilden von Cytoplasmaausläufern und ihre anschließende Einziehung führen zu einer Ortsveränderung der Zelle. Bei der Fortbewegung der Zelle im Gewebsverband paßt sie sich der jeweiligen Umgebung an. Bei der amöboiden Zellbewegung sind Mikrofibrillen in der Größenordnung von 2–6 nm beteiligt, die die Fähigkeit der Contraction, vergleichbar der der Myofibrillen der Muskelzellen, besitzen. Diese vornehmlich im Zellrandbereich befindlichen Mikrofibrillen enthalten wie die contractilen Elemente der Muskelzellen das Actin und das Myosin.

Temperatur, pH-Wert und Ionengehalt der Umgebung spielen bei der amöboiden Eigenbewegung eine Rolle. Als begünstigender Faktor für amöboide Bewegung ist auch die innere Plasmabewegung anzusehen. Die Ausbildung von Pseudopodien ist außerdem als eine aktive Leistung der inneren Plasmabewegung und der Zellmembran zu betrachten.

Die meisten embryonalen Zellen zeigen die Fähigkeit der amöboiden Eigenbewegung, die für die Gestaltung und Entwicklung des wachsenden Organismus bedeutsam ist. Im erwachsenen Organismus sind nur bestimmte Zellen wie Histiocyten (s. S. 79), Monocyten (s. S. 79), granulierte weiße Blutzellen (s. S. 79), Lymphocyten (s. S. 80) und Osteoclasten (s. S. 104) amöboid beweglich. Histio-, Granulo- und Monocyten wandern amöboid im Gewebe (Migration), um Fremdstoffe phagocytieren zu können (s. S. 165). Dabei können sie durch chemische Stoffe angelockt werden (Chemotaxis s. S. 165).

1.10.4 Eine weitere Bewegungserscheinung an den Zellen ist der *Kinocilienschlag* (s. S. 28).

1.11 Grundlagen des Stoffwechsels und Wachstums sowie der Vermehrung (Zellteilung) [7.1.–7.6.]

1.11.1 *DNA als Schlüsselsubstanz* [7.1.1.]: Als wesentlicher Bestandteil der Chromosomen ist die Desoxyribonucleinsäure (DNA) die Schlüsselsubstanz für die Erhaltung und Übertragung der genetischen Information.

Die DNA ist chemisch gesehen ein Kondensationsprodukt der einzelnen Nucleotide, die über Phosphodiesterbrücken miteinander verknüpft sind. Die Nucleotide der DNA sind aus Phosphatgruppen, Desoxyribose und den Basen Adenin, Guanin, Cytosin oder Thymin aufgebaut. Die Reihenfolge der Nucleotide, d. h. die Reihenfolge der Basen in der Kettenstruktur der DNA ist der Schlüssel für die genetische Information, vergleichbar mit Buchstaben, die in einer bestimmten Reihenfolge ein Wort, oder mit Wörtern, die einen Satz bilden.
Drei der aufeinanderfolgenden Nucleotide bzw. deren Basen, auch Triplett oder Codon genannt, bilden die Grundinformationseinheit der DNA.

In der DNA ist der Informationsgehalt für den Aufbau aller Proteine und damit direkt und indirekt für den Aufbau jeder Zelle gespeichert.

Ein Triplett, d. h. die Aneinanderreihung von drei Basen in der Sequenz, bestimmt dabei den Einbau einer ganz bestimmten Aminosäure in das Protein.

Der universelle Zusammenhang zwischen einer definierten Basensequenz in der DNA und dem Einbau einer definierten Aminosäure wird genetischer Code genannt.

Für die Synthese eines vollständigen Proteins finden sich auf der DNA hintereinander alle Tripletts, die für den Einbau aller erforderlichen Aminosäuren dieses Proteins in der richtigen Reihenfolge benötigt werden. Die Gesamtheit der Tripletts für ein Protein bildet einen Abschnitt auf der DNA, den man Gen nennt.

Der Ort des Gens auf dem Chromosom wird als Genlocus oder Locus bezeichnet. Es können auf der DNA hintereinander unterschiedliche oder auch gleiche Gene angeordnet sein.

In letzterem Fall spricht man von repetitiver DNA, die ein Bestandteil des Heterochromatins ist.

1.11.2 *Primäre Genwirkung und Genaktivität* [7.1.2.]: Die funktionelle Bedeutung der Gene besteht in der Proteinbiosynthese. Als primäre Wirkung der Gene wird die Übertragung der genetischen Information von der DNA-Doppelhelix auf die RNA bezeichnet. Bei diesem Transkription genannten Schritt dient die DNA als Matrize, von der die RNA-Polymerase (=DNA-abhängige RNA-Synthetase) nach dem Prinzip der Basenpaarung die Information für die sogenannte Messenger-RNA (mRNA, Boten-RNA) abliest und diese synthetisiert. Die mRNA, von der dann letztlich die Information für die Proteinbiosynthese abgelesen wird, dient also als Bote der DNA. Es wird nicht von allen Genen gleichzeitig Information abgelesen, d. h. nicht alle Gene sind ständig aktiv (nur 5–10%).

Es gibt einen Regulationsmechanismus, die sog. Genaktivierung, die u. a. Grundlage für die Entwicklung und Differenzierung in vielzelligen Organismen ist. Der molekulare Mechanismus dieser Genaktivierung ist in eukaryotischen Zellen teilweise noch ungeklärt, man nimmt jedoch an, daß gewisse Hormone eine aktivierende Wirkung ausüben können.
Es können Gene nicht nur aktiviert oder desaktiviert werden, sie können auch in ihrer Zahl vermehrt werden (Redundanz), falls ihre Produkte in großer Zahl gebraucht werden. Besonders häufig befinden sich die dabei entstehenden repetitiven DNA-Abschnitte auf dem Genlocus für die Bildung des Nucleolus.

1.11.3 *Proteinbiosynthese* als Grundlage für Zellwachstum, Zellteilung und funktionelle Leistungen [7.2.] (Abb. 1.18): Unter dem Begriff „Proteinbiosynthese" versteht man die Produktion zelleigener Proteine, die für die Aufrechterhaltung der cellulären Strukturen, für die Bildung von Enzymen und als Material für auszuschleusende Stoffe (z. B. Inkrete und Sekrete) benötigt werden. Diese Synthese vollzieht sich an den Ribosomen unter Steuerung durch die Nucleinsäuren (DNA, RNA).
An die Transkription (Übertragung der genetischen Information von der DNA auf die Messenger-RNA (s. S. 32) als ersten Schritt der Proteinbiosynthese schließt sich die Translation an, bei der mit der Information auf der mRNA die eigentliche Synthese der Proteine aus den Aminosäuren vollzogen wird.

Die Proteinbiosynthese ist an den Polysomen (s. S. 23) lokalisiert. Die für die Synthese eines Proteins benötigten Aminosäuren werden durch jeweils (pro Aminosäure eine) bestimmte Transfer-Ribonucleinsäuren (tRNA) aktiviert. An den Ribosomen wird die

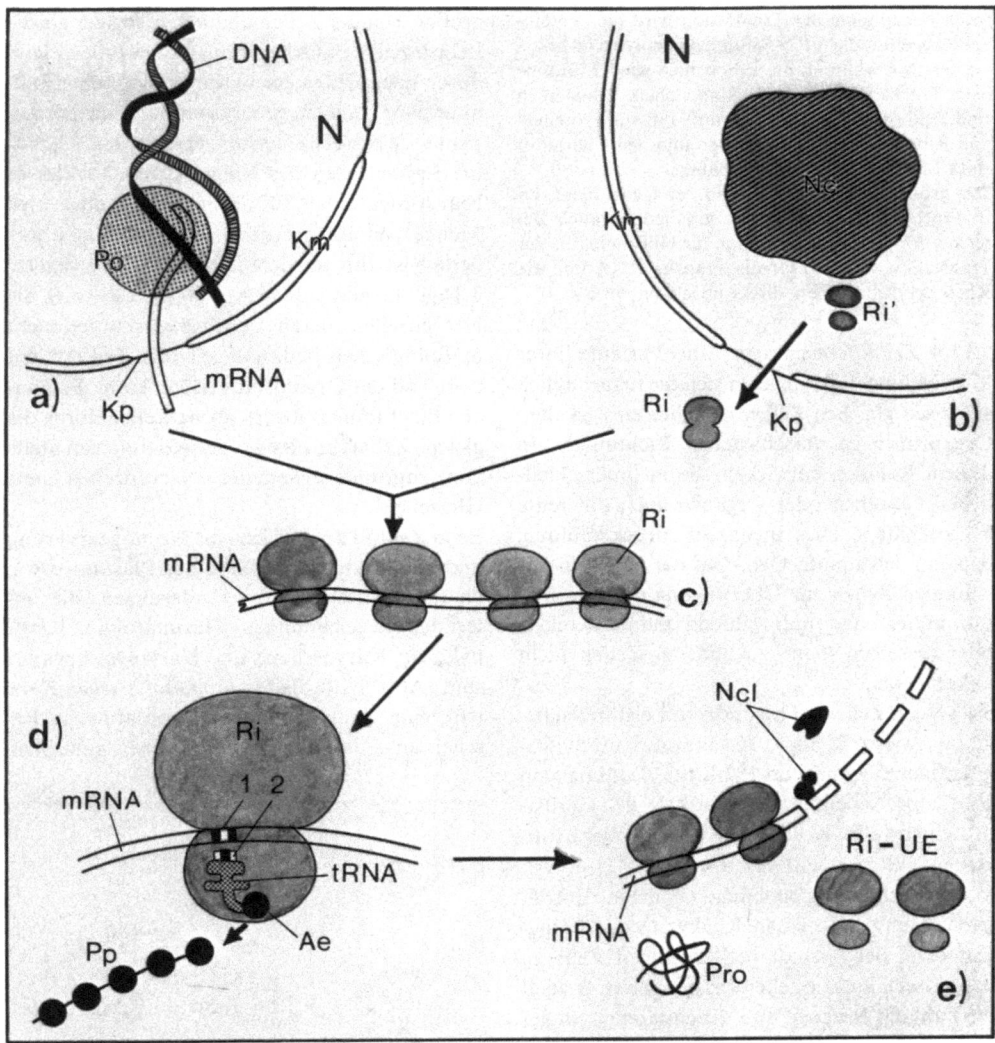

Abb. 1.18 Schema der Proteinbiosynthese (Entwurf Dr. J. SCHINDELMEISER). **a** Transkription (Übertragung der Information von der DNA auf die mRNA). Die RNA-Polymerase (*Po*) synthetisiert mRNA (DNA dient als Matrize). *N* = Nucleus, *Km* = Kernmembran, *Kp* = Kernporen. **b** Am Nucleolus (*Nc*) werden die Ribosomen (*Ri*) bzw. deren Vorstufen (*Ri'*) gebildet und dann ins Cytoplasma ausgeschleust. **c** Ribosomen (*Ri*) und mRNA lagern sich zu Polysomen zusammen, diese sind zur Proteinsynthese befähigt. **d** Zustandsbild der Verlängerung einer Peptidkette (*Pp*). Die tRNA aktiviert eine Aminosäure (*Ae*). Eine bestimmte RNA-Struktur (spezifisch für eine Aminosäure) auf der mRNA (1) bindet nach dem Prinzip der Basenpaarung die entsprechende Struktur (2) auf der tRNA. Anschließend wird die begonnene Peptidkette (*Pp*) um die Aminosäure (*Ae*) verlängert, für die die Information gerade von der mRNA abgelesen wird. (Zusatzfaktoren sind nicht dargestellt.) **e** Nach beendeter Proteinsynthese fallen die Ribosomen von der RNA ab in die inaktiven Untereinheiten (*Ri-UE*). Nucleasen (*Ncl*) bauen die freigewordene mRNA ab. Das fertige Protein (*Pro*) löst sich von den Ribosomen ab

Information von der mRNA abgelesen (jedes Triplett codiert für eine Aminosäure), und mit der entsprechenden Aminosäure in ihrer aktivierten Form die nach dem gleichen Prinzip begonnene Peptidkette verlängert. Die Energie für diesen gesamten Prozeß wird durch die Spaltung von Guanosintriphosphat (GTP) gewonnen. Die Signale für Beginn und Ende eines Proteins sind ebenfalls auf der mRNA in Form bestimmter Tripletts verschlüsselt.

Nach Beendigung der Translation wird die Proteinkette abgelöst, die mRNA durch nucleolytische Enzyme zerstört, während die Ribosomen wieder für eine neue Translation zur Verfügung stehen. Ribosomen sind Zellorganellen ($\varnothing$ 15–30 nm), die aus Proteinen und Ribonucleinsäuren bestehen und den Charakter eines Multienzymkomplexes haben.
Der größte Teil der DNA, also der Gene, dient der Biosynthese der Proteine. Es gibt jedoch auch Bereiche, von der die Information für Hilfsmoleküle der Translation, nämlich für die Transfer-RNA und die RNA der Ribosomen, direkt abgelesen wird.

1.11.4 *Zelldifferenzierung*: Im Verlaufe ihrer Entwicklung differenzieren sich die ursprünglich genetisch gleichen Zellen in höher entwickelten Organismen in verschiedenen Richtungen. In diesem Rahmen entwickeln sie in unterschiedlichen Geweben oder Organen auch differente Eigenschaften. Dies ist darauf zurückzuführen, daß nur bestimmte Gene auf der DNA in bestimmten Zellen zur Übertragung der Information in der Lage sind, während andere Bereiche oder dieselben Gene zu anderen Zeiten nicht ablesbar sind.
So werden Zellen zu besonderen Leistungen befähigt, wie z. B. die Produktion von hydrolytischen Enzymen im Pankreas, Bildung von Muskelproteinen in der Muskelzelle, Gerüstproteinen (z. B. Kollagen, Keratin) oder Antigenen (Blutgruppen).
Vor der Zellteilung beobachtet man eine Entdifferenzierung, also einen Rückgang der Fähigkeit oder Bereitschaft der jeweiligen Zelle zu besonderen funktionellen Leistungen (z. B. zeigt die Zahl der Mitosen im Drüsenparenchym der Nebenniere ein Maximum zu einer Zeit, wo die Corticosteroid-Produktion ein Minimum aufweist). Durch diesen Vorgang wird die Bereitschaft der Zelle zu ihrer Teilung deutlich.
Voraussetzung für die Zellteilung und den Ersatz von Zellen ist das Wachstum der Zellen, dessen Grundbedingung die Produktion, also die Biosynthese von zelleigenem Protein ist (s. auch S. 34).

1.11.5 *Zelltod*: Die Zellen eines Gewebes bzw. Organismus haben eine sehr unterschiedliche Lebenszeit, die nach ihrer Abnutzung oder Erschöpfung im Zelluntergang endet (physiologische Zellmauserung, z. B. Epithelzellen und rote Blutzellen). Diese Lebenszeit ist bei einem großen Teil der Zellen deutlich niedriger als die Lebenszeit des Organismus; sie werden dann durch neue Zellen ersetzt (physiologischer Zelluntergang und Regeneration). Durch permanente Stoffwechselleistungen werden täglich die Epithelzellen des Magen-Darm-Traktes so beansprucht, daß für ihren Ersatz etwa eine Menge von 100 g Epithelzellen pro Tag erforderlich ist. Ihre mittlere Lebensdauer beträgt ca. 3 Tage. Es gibt jedoch Ausnahmen wie z. B. die Nervenzellen, deren Lebensdauer unter nicht pathologischen Bedingungen zum Teil erst mit dem Tod des Organismus enden kann. Es können nicht immer abgestorbene Zellen durch die gleiche Zellart ersetzt werden (so treten an Stelle von zugrundegegangenen Nervenzellen stets Gliazellen).
Beim Zelltod zeigen sich eine Homogenisierung und verstärkte Acidophilie des Plasmas sowie charakteristische Kernveränderungen, die unter den Bezeichnungen Chromatolyse, Kernpyknose, Karyorrhexis und Karyolyse bekannt sind (Abb. 1.19). Beim *chromatolytischen Kern* tritt eine Auflösung des Chromatins in Erscheinung, das dadurch schwächer anfärbbar

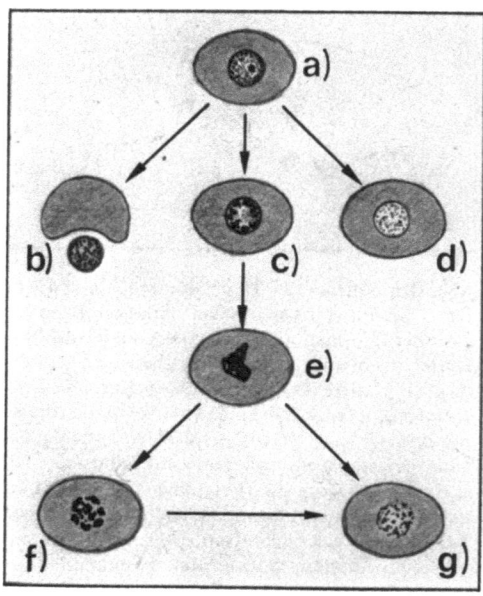

Abb. 1.19 Kernveränderungen (Degeneration, Zelltod). **a** Zelle mit intaktem Zellkern, **b** Kernausstoßung (Erythrocytenreifung), **c** Kernwandhyperchromatose, **d** Chromatolyse, **e** Kernpyknose, **f** Karyorrhexis, **g** Karyolyse

wird. Die *Kernpyknose* ist an einer Zusammenballung des Chromatins und an einem infolgedessen kompakten und stark eingefurchten Kern (geschrumpft aussehender Kern) zu erkennen. Ein pyknotischer Kern zeigt eine starke Basophilie. Tritt eine schollige Zersplitterung des Chromatins auf, so spricht man von einer *Karyorrhexis*. Die *Karyolyse*, die enzymatische Auflösung des Kernes, kann eine Folge von Chromatolyse, Kernpyknose oder Karyorrhexis sein oder unmittelbar eintreten. Die genannten Kernveränderungen führen zum Zelltod und treten bei erschöpften oder abgenutzten Zellen auf. Bei der Tätigkeit der Talgdrüse (holokrine Sekretion, s. S. 70) gehen nach Produktion der Talgtröpfchen die Drüsenzellen unter den Erscheinungen der Chromatolyse, Kernpyknose und Karyolyse zugrunde.

Zur Aufrechterhaltung der Zellstruktur und des Zellstoffwechsels ist eine permanente Bereitstellung von Energie erforderlich. Bei Reduzierung der allgemeinen Stoffwechsellage (Alter, Krankheit) kann die Energiebereitstellung so gering sein, daß sie für die Aufrechterhaltung der Zellstrukturen nicht mehr ausreicht. Unter Zerfall der membranösen Strukturen tritt so der Zelltod ein.

Ein Zelltod wird lichtmikroskopisch vorwiegend an den Kernveränderungen bzw. der atypischen Farbstoffaufnahme durch das Plasma erkennbar. Aufgrund elektronenmikroskopischer Befunde kann der Zelltod durch primäre Veränderungen von Zellorganellen (Mitochondrien, endoplasmatisches Reticulum) eintreten (z. B. trübe Schwellung, siehe Lehrbücher der Pathologie).

Unter einer *Nekrose* versteht man den unter pathologischen Bedingungen eintretenden lokalen Gewebstod, der unter anderem auch durch die geschilderten Kernveränderungen gekennzeichnet ist. Bei der Nekrose geht auch die selektive Durchlässigkeit der Zellmembran verloren, im Plasma können eine Verflüssigung, Vacuolisierung, Schwellung u. a. auftreten.

1.11.6 *Circadianperiodik:* Unter circadianer Periodik versteht man die Periodizität einer Reihe physiologischer, biochemischer und auch morphologischer Vorgänge, die Veränderungen des cellulären Aktivitätszustandes etwa im Tagesrhythmus (circa = ungefähr, dies = Tag) zeigen. Außerdem wird durch diesen Rhythmus die zeitliche Regelung der Zellteilung und der Zellarbeitsphase (Mitose, Interphase, s. S. 41) gesteuert. Dieser periodische Verlauf ist eine Eigenschaft der Zellen von höher organisierten Lebewesen (Eukaryonten).

Obwohl die Auswirkungen der circadianen Rhythmik auf eine Reihe von Vorgängen in den Zellen, Geweben oder Organismen und die Einflüsse von äußeren Faktoren auf diese periodischen Abläufe genauer untersucht wurden, ist über die eigentliche Ursache dieser Rhythmik kaum etwas bekannt. Es wird vermutet, daß diese „biologische Uhr" ihren Ursprung nicht endogen (also innerhalb der Zellen oder Organismen), sondern exogen, also außerhalb, hat. Rhythmische Veränderungen der geophysikalischen Umgebung, vor allem das magnetische und elektrostatische Feld, sollen – durch die Erdrotation bedingt – Ursache dieser circadianen Periodik sein. Dabei werden bei höher organisierten Lebewesen viele Zellen, Gewebe und Organe – häufig durch einen zentral-nervös lokalisierten Schrittmacher – (Augen, ZNS) zu einer Gesamtrhythmik des Organismus synchronisiert. Äußere Faktoren wie der Wechsel zwischen hell und dunkel oder veränderte Temperaturen können die Geschwindigkeit der physiologischen Phasen steuern oder beeinflussen, sind aber als Ursache der Periodik auszuschließen.

Diese biologische Uhr steuert einen Großteil der Vorgänge in höheren Organismen. So ist der Nucleinsäurestoffwechsel entscheidend von dieser Periodik beeinflußt. Die Zellteilung (Mitose) hat nachts ihr Maximum. Des weiteren findet man tagesperiodische Volumenschwankungen der Zellkerne, die nachts am größten sind, und Änderungen des Karyogramm, also der relativen Häufigkeit der verschiedenen morphologischen und funktionellen Zustandsformen der Kerne.

Eine Periodik ist auch im histologischen Bild der Leberzelle deutlich sichtbar, die sich morgens durch Glykogenreichtum, wenig endoplasmatisches Reticulum und durch im Elektronenmikroskop sichtbare elektronendichte Mitochondrien mit gut entwickelten Cristae auszeichnet. Demgegenüber nimmt der Glykogengehalt abends ab, während das ER zunimmt und die Matrix der Mitochondrien kontrastärmer wird (mit wenig Cristae). Besonders gut untersucht sind rhythmische Veränderungen bei der Produktion, Speicherung und Abgabe von Sekreten. Dies wirkt sich auch auf die morphologischen Zustandsbilder der Drüsen aus, deren Zellen zu Zeiten der höchsten Sekretproduktion mit Sekretkörnchen so ausgefüllt sind, daß z. B. die Kerne eingedellt erscheinen. Es können auch verschiedene Formen der Golgi-Komplexe und des ER, bedingt durch den rhythmischen Verlauf der Sekretproduktion, erscheinen.

Unter dem Einfluß der tageszeitlichen Lichtschwankungen und der synchron zu beobachtenden Konzentrationsdifferenz der Epiphysenhormone (s. S. 332) wird an eine übergeordnete Steuerung der endokrinen Drüsen und Gonadentätigkeit gedacht, so daß die Epiphyse als das zentralnervöse Koordinationszentrum anzusehen ist.

Als Beispiel für solche im circadianen Rhythmus schwankenden Hormon- bzw. Sekretproduktionen wäre der Nebennierencyclus zu nennen, der z. B. die Produktion von Nebennierenrindenhormonen (17-Ketosteroide) steuert, die wiederum antagonistisch auf die Zahl der im Blut kreisenden Eosinophilen wirken, sowie die Mitosetätigkeit in der Epidermis.

Auch die Hormonproduktion von Hypophyse (Gonadotropine, ACTH, TSH, Wachstumshormon) und Schilddrüse (Thyroxin) unterliegt etwa einem 24-Stunden-Rhythmus.

Wegen dieser Periodik muß z. B. eine Glucocorticoid-Medikation in Abstimmung mit der tageszeitlich schwankenden körpereigenen Steroidproduktion durchgeführt werden.

Außerdem werden auch einige physiologische und biochemische Faktoren von der circadianen Rhythmik beeinflußt, wie Körpertemperatur, Pulsfrequenz, Diureserhythmen, der Blutzuckergehalt, Gehalt bzw. Aktivität von Leberenzymen (es wechseln Perioden mit hohem Energieverbrauch durch erhöhte Galleproduktion, Glykogensynthese und Proteinsynthese mit niedrigem Energieverbrauch ab), Ausscheidung von Hormonen und Elektrolyten im Harn u. a.

Basiswissen Zelle

Die Zelle besteht aus Cytoplasma (Zelleib) und Zellkern (Nucleus) und besitzt eine zur Umgebung abgrenzende Membran (Plasmalemm).
Durchschnittliche Größe: 10–100 µm. Lymphocyten 6–9 µm. Nervenzellen bis 150 µm. Eizelle 0,25 mm.
Länge: Quergestreifte Muskelzelle bis 120 mm, ein Fortsatz von Nervenzellen bis 1 m lang.
Ein bestimmtes Größenverhältnis zwischen Cytoplasma und Kern ist die **Kern-Plasma-Relation**, die für jedes Gewebe und Organ spezifisch ist.
Mit zunehmender funktionsspezifischer Differenzierung zeigt sich eine Verschiebung der Volumen/Oberflächenrelation zugunsten der Oberfläche. Gesetz der konstanten Zellgröße. Spezifizierung der Zelle gemäß ihrer späteren Funktion.
Protoplasma ist Zellsubstanz mit Grundplasma, Zellorganellen, Metaplasma, Paraplasma und Kern. **Cytoplasma** umfaßt Grundplasma und die Zellorganellen.
Das Grundplasma (Cytosol) ist als substanzarme Matrix ein kolloidal-disperses System.
Metaplasmatische Strukturen stellen die stoffliche Grundlage für eine spezifische Leistung der Zelle dar, wie tubuläre und filamentöse Strukturen, die contractilen Myofibrillen der Muskelzellen.
Unter Paraplasma versteht man Einschlüsse der Zelle wie Lipidtröpfchen, Glykogen, Sekrettropfen und Pigmente.
Zellmembran (Plasmalemm) zeigt als Barriere die Eigenschaft einer selektiven Permeabilität. 7–10 nm dick, ELM (= elektronenmikroskopisch) aus einer äußeren und inneren elektronendichten Proteinlamelle und einer mittleren helleren Lipidlamelle (Einheitsmembran, Elementarmembran oder "unit membrane"). Zellmembran als Steuerungsstelle für Wachstum, Teilung, Entwicklung und Kommunikation. Anwesenheit spezifischer Membranreceptoren.

Der Stofftransport durch die Zellmembran erfolgt:
1. durch Transmembrantransport (Ionen und kleinere Moleküle). Man unterscheidet einen passiven Transport (Diffusion von Ionen und Molekülen oder Osmose) in Richtung eines Konzentrationsgradienten von einem aktiven Transport gegen einen Konzentrationsgradienten.
2. durch Membranflußmechanismen (sog. Cytosen). Hierbei schließt die Zellmembran kleine Bläschen mit den zu transportierenden Partikeln ab und bringt sie in die Zelle (Endocytose) oder schleust Substanzen aus (Exocytose).

Endocytosen: a) Pinocytose ist die Aufnahme feinster Flüssigkeitströpfchen mit gelösten Substanzen (ELM nachweisbar), die von einer dem Plasmalemm abstammenden Membran umgeben werden; b) Phagocytose ist die Aufnahme größerer corpusculärer Bestandteile ebenfalls unter Membranumscheidung durch das Plasmalemm. Das phagocytierte Material mit der Membran heißt Phagosom und wird durch Lyosomen abgebaut. LM (= lichtmikroskopisch) und ELM nachweisbar; c) Cytopempsis ist die Aufnahme, Durch- und Ausschleusung von membranbegrenzten Stoffen durch die Zelle.

Exocytosen (Extrusion): Ausschleusung von Substanzen aus der Zelle.
a) Ekkrine Extrusion (Krinocytose): Ausschleusung membranbegrenzten Materials unter Verschmelzung und Eingliederung der Membran in das Plasmalemm.
b) Apokrine Extrusion: Ausschleusung von Zellmaterial mit Abgabe einer Membran.
c) Holokrine Extrusion: Ausschleusung von Zellmaterial aus der Talgdrüse (intracelluläre Produktion von Lipiden, reaktiver Kern- und Zelluntergang).

Glykokalix als filzartiges, nur ELM erkennbares Häutchen an der Außenfläche der Zellmembran, aus Glykoproteinen und Glykolipiden. Glykokalix ist Träger der Blutgruppensubstanzen und hat die Wirkung von Antigenen.

Zellkontakte

1. Desmosomen (Maculae adhaerentes): Durch Anlagerung von elektronendichtem und feinkörnigem, filamentösen Material Zellmembran benachbarter Zellen örtlich verdickt. Zwischen den Membranen glykoproteidhaltige, feingranuläre Intercellularsubstanz. Desmosomen sind knotenförmige, lokale Zellkontakte. Hemidesmosom ist eine Desmosomenhälfte.

2. Zonula occludens: ("tight junction"): ELM nachweisbar. Zellkontakt mit Verschmelzung der äußeren Schichten von benachbarten trilaminären Plasmalemmata.

3. Zonula adhaerens: ELM erkennbar. Zellkontakt mit einem Intercellularspalt, der feinkörnige Kittsubstanz enthält. Unter dem Plasmalemm feinkörniges filamentöses elektronendichtes Material (Glykoproteine). Zonula occludens und adhaerens umschlingen die Zelle in ihrem Gesamtumfang.

Lamina basalis ist ein ELM erkennbares, dünnes Filzwerk von Filamenten, enthält Proteoglykane und findet sich an Epithel- und Muskelzellen, unter dem Endothel von Blutgefäßen und an Schwannschen Zellen des Nervengewebes.

Basalmembran besteht aus Lamina basalis und angelagerten Reticulinfasern.

Zellorganellen sind corpusculäre Bestandteile, die für die Aufrechterhaltung der Zellaktivität, des Zellstoffwechsels und des Zellbestandes erforderlich sind. Zellorganellen sind: Mitochondrien, Golgi-Apparat, Centriolen, Ribosomen, Lysosomen und endoplasmatisches Reticulum. Zellorganellen haben z. T. (z. B. Mitochondrien) die Fähigkeit der Selbstreproduktion.

1. Mitochondrien: LM rundliche bis stäbchenförmige, formveränderliche Gebilde mit einer durchschnittlichen Länge von 1–10 μm und einer Breite von 0,5–1,0 μm. ELM besteht ihre Wand aus einer Außen- und Innenmembran, jeweils 7–8 nm dick. Raum zwischen Außen- und Innenmembran heißt äußere Mitochondrienmatrix. Die Mitochondrieninnenmembran begrenzt die innere Mitochondrienmatrix. Die Innenmembran entwickelt Cristae (Mitoch. vom Cristaetyp), Tubuli (Mitoch. vom Tubulustyp), Säckchen (Mitoch. vom Sacculustyp) oder Prismen (Mitoch. vom Prismentyp), die sich in die innere Matrix einsenken. Cristaemitochondrien am häufigsten. In der Innenmatrix Granula intramitochondriales (Lipide). In der Mitochondrienmembran Lokalisation der Enzyme der Atmungskette und der oxidativen Phosphorylierung als geordnete Multienzymsysteme. Mitoch. verantwortlich für intracelluläre Energiegewinnung (Energieträger der Zelle), sie können sich als halbautonome Zellorganellen vermehren.

2. Endoplasmatisches Reticulum ist ein ELM sichtbares, dreidimensionales, membranbegrenztes Hohlraumsystem in Form von miteinander kommunizierenden Spalträumen, Kanälchen oder Bläschen. Quantitativ unterschiedliche Ausprägung.

2a. Granuläres (rauhes) endoplasmatisches Reticulum besitzt an der Außenfläche der Membranen RNA-haltige Ribosomen (∅ 10–15 nm). Gut entwickeltes gER führt zu einer LM faßbaren Basophilie. Verbindung des endoplasmatischen Reticulum mit der äußeren Kernmembran. An freien und an den am ER gelagerten Ribosomen läuft die Proteinbiosynthese ab. Weiterhin intracellulärer Transport, Membrandepot, Produktion lysosomaler Enzyme.

2b. Agranuläres (glattes) endoplasmatisches Reticulum: Unregelmäßig konfigurierte, membranbegrenzte Schläuche (Einheitsmembran). Ohne Ribosomenbesatz, Steroid-, Glykogensynthese.

3. Golgi-Apparat: LM darstellbare, ringartige oder fadenförmige, wellige Strukturen, meist in Kernnähe. ELM besteht der Golgi-Apparat aus mehreren Golgi-Feldern (Dictyosomen), die sich aus membranbegrenzten (Einheitsmembran) Säckchen und Vesikeln zusammensetzen und oft untereinander in Verbindung stehen. Am Dictyosom lassen sich eine Bildungsseite (Neubildung von Säckchen oder Cisternen) und eine Sekretionsseite (Produktion von Sekreten) unterscheiden. Funktionelle Bedeutung: Konzentration von Sekretionsprodukten. Synthese von proteinreichen Sekreten und Bereitstellung von Membranen, z. B. für Sekretgranula und Lysosomen.

4. Lysosomen sind membranbegrenzte, unregelmäßig gestaltete corpusculäre Bestandteile unterschiedlich strukturierten Inhaltes, enthalten hydrolytische Enzyme und verkörpern den intracellulären Verdauungsapparat. Zelleigenes Material (abgenutzte Mitochondrien) als Autophagosom oder zellfremde phagocytierte Substanzen als Heterophagosom werden von ihnen abgebaut. Primärlysosomen werden durch Verschmelzung mit Auto- oder Heterophagosomen zu Sekundärlysosomen, in denen der enzymatische Abbau von zelleigenem oder zellfremdem Material stattfindet. Aus Sekundärlysosomen entstehen Telolysosomen, die noch funktionstüchtig sind, sich zu residual bodies (Restkörper) umwandeln, die durch ekkrine Extrusion meist ausgeschleust werden.

Multivesicular bodies: beinhalten kleine Vesikel, sollen zu den Lysosomen gehören oder werden als Hormonspeicher gedeutet. Von Membran umgeben.

5. **Mikrobodies** (Peroxisomen): ELM erkennbare, kugelige oder ellipsoide, membranumgebene Gebilde (⌀ 0,2–0,6 µm) mit feingranulärer Matrix, sie enthalten die H_2O_2-spaltende Katalase.

6. **Ribosomen:** ELM sichtbare, RNA-haltige Körnchen (⌀ 12–25 nm), frei im Cytoplasma und an Außenflächen der Membranen des granulären endoplasmatischen Reticulum sowie in geringer Zahl im Kern und in Mitochondrien. Zu Rosetten oder Spiralen während der Proteinsynthese zusammengelagerte Ribosomen heißen Polysomen. Ribosomen sind der Ort der Proteinsynthese. Ribosomenreichtum führt zur LM Basophilie des Plasmas.

7. **Centriolen:** Zwei zusammenliegende, während der Zellteilung als Körnchen erkennbare Gebilde, die ELM als senkrecht zueinanderstehende Hohlcylinder sichtbar werden. Die Wand des Hohlcylinders (⌀ 0,15 µm, Länge 0,4–0,5 µm) besteht aus neun Dreiergruppen (Tripletten) von Mikrotubuli. Sie entwickeln die Tubuli des Spindelapparates während der Zellteilung.

8. **Mikrotubuli:** ELM sichtbare, unterschiedlich lange, unverzweigte Schläuche (⌀ 20–30 nm). Mikrofilamente sind fadenförmige Proteinstrukturen (⌀ 6 nm), gebündelt werden sie LM als Fibrillen sichtbar (z. B. Myo-, Neuro-, Glia- und Tonofilamente) für Contractilität oder Formerhaltung der Zelle.

Zelleinschlüsse
a) **Glykogen:** LM als Schollen oder Granula. ELM unregelmäßig begrenzte Glykogenpartikel (⌀ 20–40 nm): als Reservestoff.
b) **Lipide:** Unterschiedlich große Lipidtropfen, LM nachweisbar. Im Routinepräparat sind Fetttropfen herausgelöst (Vacuolen). Vorkommen: Zahlreich z. B. in Talgdrüsen, uni- und plurivacuolären Fettzellen.
c) **Pigmente**
α) *Endogene Pigmente:*
1. Die braunen Melaningranula (Melanosomen), die in Melanoblasten gebildet werden und z. B. in der Haut, in Haaren, im Pigmentepithel der Netzhaut des Auges und in manchen Nervenzellen (z. B. Nucl. niger; Nucleus = Ansammlungen von Nervenzellen) auftreten. 2. Gelbliche Lipofuscinpigmentgranula sind Endprodukte einer lysosomalen Verdauung. 3. Hämosiderin entsteht intracellulär aus Hämoglobin bei Blutungen.
β) *Exogene Pigmente:* z. B. eingeatmete Staub-, Ruß-, Kohle-, Metallteilchen, die von Phagocyten in das Zellplasma aufgenommen sind.

Oberflächendifferenzierungen: 1. ELM sichtbare **Mikrovilli** (Länge 0,6–0,8 µm, Dicke 50–100 nm), LM als Cuticular-, Resorptions- oder Stäbchensaum. An ihrer Oberfläche eine Glykokalix. Oberflächenvergrößerung an Spitzenabschnitten z. B. von Dünndarm- und Nierenepithelien.
2. **Kinocilien:** als 3–20 µm lange und 0,2 µm dicke LM erkennbare Flimmerhärchen, die am Basalkörnchen (Kinetosom, Kinetochor) im Plasma befestigt sind, an die sich eine quergestreifte Wimpernwurzel anschließt. Kinocilien enthalten zwei zentrale Mikrotubuli und neun Paare peripherer Tubuli, die mit Kinetosomen verbunden sind. Kinocilien z. B. an der Oberfläche der Epithelzellen der Luftröhre; Flimmerbewegung.
3. **Stereocilien:** sind unterschiedlich, meist 5–7 µm lange, fingerförmige, an der Spitze häufig verklebte Fortsätze. ELM und EM erkennbar, unbeweglich, am Spitzenabschnitt der Epithelzellen des Nebenhodenganges und des Samenleiters.

Zellkern (Nucleus): mit LM sichtbarem basophilem Chromatin (ungeordneter Chromosomensatz, Körperzellen 46 Chromosomen), stark basophilem Kernkörperchen (Nucleolus) und Karyolymphe. Kerngröße 4–30 µm. LM infolge hohen DNA- und RNA-Gehaltes deutliche Basophilie. Kernmembran als Abgrenzung zum Cytoplasma ist ELM eine Doppelmembran (Kernhülle). Zwischen äußerer und innerer Membran der perinucleäre Raum (Breite 10–15 nm), der durch äußere Kernmembran mit dem endoplasmatischen Reticulum in Verbindung steht. In der Kernmembran 30–60 nm große Poren mit Diaphragma. ELM läßt sich das elektronendichte Heterochromatin (aus Granula und Filamenten) und das hellere Eu- oder Interchromatin unterscheiden.

Chromosomen sind während der Mitose und Meiose LM sichtbar. Aufbau aus zwei Chromatiden, die durch Centromer zusammengehalten werden.

Nucleolus als LM homogenes oder granuliertes, infolge seines RNA-Gehaltes stark basophiles Kernkörperchen in Ein- oder Mehrzahl im Nucleus. ELM Unterscheidung von filamentöser Pars fibrosa und netzartiger granulärer Pars granulosa (Nucleolonema). Bildungsort der Ribosomen und Produzent der RNA.

In weiblichen Zellen am Nucleolus oder an der Innenwand der Kernmembran das Geschlechtschromatin (Sex-Chromatin).

Chromatin und Nucleolus liegen im Grundplasma des Zellkernes (Karyolymphe).

Bewegungserscheinungen der Zelle: 1. Brownsche Molecularbewegung. 2. Innere Plasmabewegung durch Mikrotubuli hervorgerufen, durch Strömung passive Verlagerung von paraplasmatischen Einschlüssen und anderen Zellsubstanzen. 3. Amöboide Eigenbewegung. Fortbewegung von Zellen durch Ausbildung und wieder Einziehung von Cytoplasmafortsätzen (Pseudopodien). Eigenbewegung z. B. der Histiocyten, Monocyten, granulierten weißen Blutzellen, Lymphocyten und der Mesenchymzellen. Migration = Wanderung im Gewebe. 4. Kinocilienschlag der Flimmerhärchen z. B. an Epithelzellen der Luftröhre. Koordinierte, wellenförmige Flimmerbewegung, organspezifisch und genetisch fixiert.

Kernveränderungen: 1. Chromatolyse = Auflösung des Chromatin (schwach anfärbbar). 2. Kernpyknose = Zusammenballung des Chromatin, stark eingefurchter Kern, starke Basophilie. 3. Karyorrhexis = schollige Zersplitterung des Chromatin. 4. Karyolyse = enzymatische Auflösung des Kerns.

DNA als Schlüsselsubstanz: DNA = Bestandteil der Chromosomen, Träger der genetischen Information für den Aufbau jeder Zelle, Gene = Abschnitte (Locus) auf dem Chromosom.

Primäre Genwirkung und Genaktivität: Proteinbiosynthese nach Übertragung der Information von DNA auf mRNA (Transkription). Genaktivierung als Grundlage von Entwicklung und Differenzierung.

Proteinbiosynthese: Produktion zelleigener Proteine (Strukturproteine, Enzyme, Sekrete). Proteinsynthese an Polysomen.

Circadianperiodik: Periodische Veränderungen physiologischer, biochemischer und morphologischer Vorgänge etwa im Tagesrhythmus. Zentral-nervös lokalisierter Schrittmacher (Augen, ZNS). Periodizität der Zellteilung (Maximum der Mitose nachts), des Zustandsbildes der Leberzelle und vor allem der Sekret- und Hormonausschüttung (Epiphyse, Hypophyse, Nebenniere u. a.).

1.12 Zellteilung [7.3.–7.3.2.]

Die Zelle ist als kleinste Bau- und Funktionseinheit in der Lage, sich durch Teilung zu vermehren, wobei eine *identische Reduplikation* stattfindet. Eine fortlaufende Teilung von Zellen führt zum *Wachstum von Geweben* und somit des *Organismus*. Zellen von kurzer Lebensdauer (wenige Tage bis wenige Wochen) können durch ständige Teilung während der Entwicklung und beim Erwachsenen wieder ersetzt werden (Ausnahme: Nervenzellen, Muskelzellen).

Man unterscheidet verschiedene Arten der Teilung:
1. Mitose,
2. Endomitose,
3. Amitose und
4. Meiose.

Die *Mitose* (Abb. 1.20) ist eine *indirekte Kernteilung*. Mitotische Kern- und Zellteilung sind für die Vermehrung von Körperzellen charakteristisch. Eine normale Mitose führt zur Ausbildung von zwei Tochterzellen, die quantitativ und qualitativ den gleichen Bestand an Chromosomen (DNA-haltiges genetisches Material) wie die Mutterzelle aufweisen (identische Reduplikation). Die Mitose beginnt mit einer erhöhten Proteinsynthese im Cytoplasma, im Kern erfolgt eine Verdopplung der DNA durch Replication (s. S. 31), der sich eine Längsspaltung der Chromosomen anschließt. Die Teilung des Zellkernes, die Karyokinese, geht der Zellteilung, der Cytokinese, voraus.

Die *Meiose* ist eine Zellteilung als Vorbereitung der Geschlechtszellen zur Befruchtung und zeigt als Resultat eine Reduzierung des Chromosomensatzes von 46 (dipoloider Satz) auf 23 (haploider Satz) Chromosomen (ausführlich s. S. 51).

1.12.1 Nach jeder Mitose tritt eine *Interphase* (Intermitose) bis zur nächsten indirekten Zellteilung ein. In der Interphase erfüllen die Zellen ihre Stoffwechselleistungen (Arbeitsfunktion), ihr Kern wird als Interphase- oder Arbeitskern (bzw. Ruhekern), bezogen auf die Zellteilung, bezeichnet. Die Interphase läßt sich in die G_0-, G_1-, S- und G_2-Phase gliedern.

Der sog. Zellcyclus beginnt mit einer abgeschlossenen Mitose und endet mit einer fertigen Zellteilung.

Intermitose-Cyclus (Interphase):

1.12.1.1 Unter der G_0-*Phase* (G = growth = Wachstum, gap = Spalt) versteht man die Phase, in der eine Zelle keine Vorbereitungen für die S-Phase (Synthesephase) trifft, obgleich die Zelle ihre Teilungsfähigkeit nicht verloren hat. Die G_0-Phase ist die eigentliche Arbeitsphase und ist der größte zeitliche Abschnitt der Interphase. Die Zellen vollbringen in dieser Zeit ihre organ- bzw. gewebsspezifischen Leistungen. Die G_0-Phase ist zeitlich sehr variabel, sie kann Stunden oder Monate dauern und hängt von zahlreichen Faktoren ab (Belichtungscyclen, Temperaturveränderungen usw.).

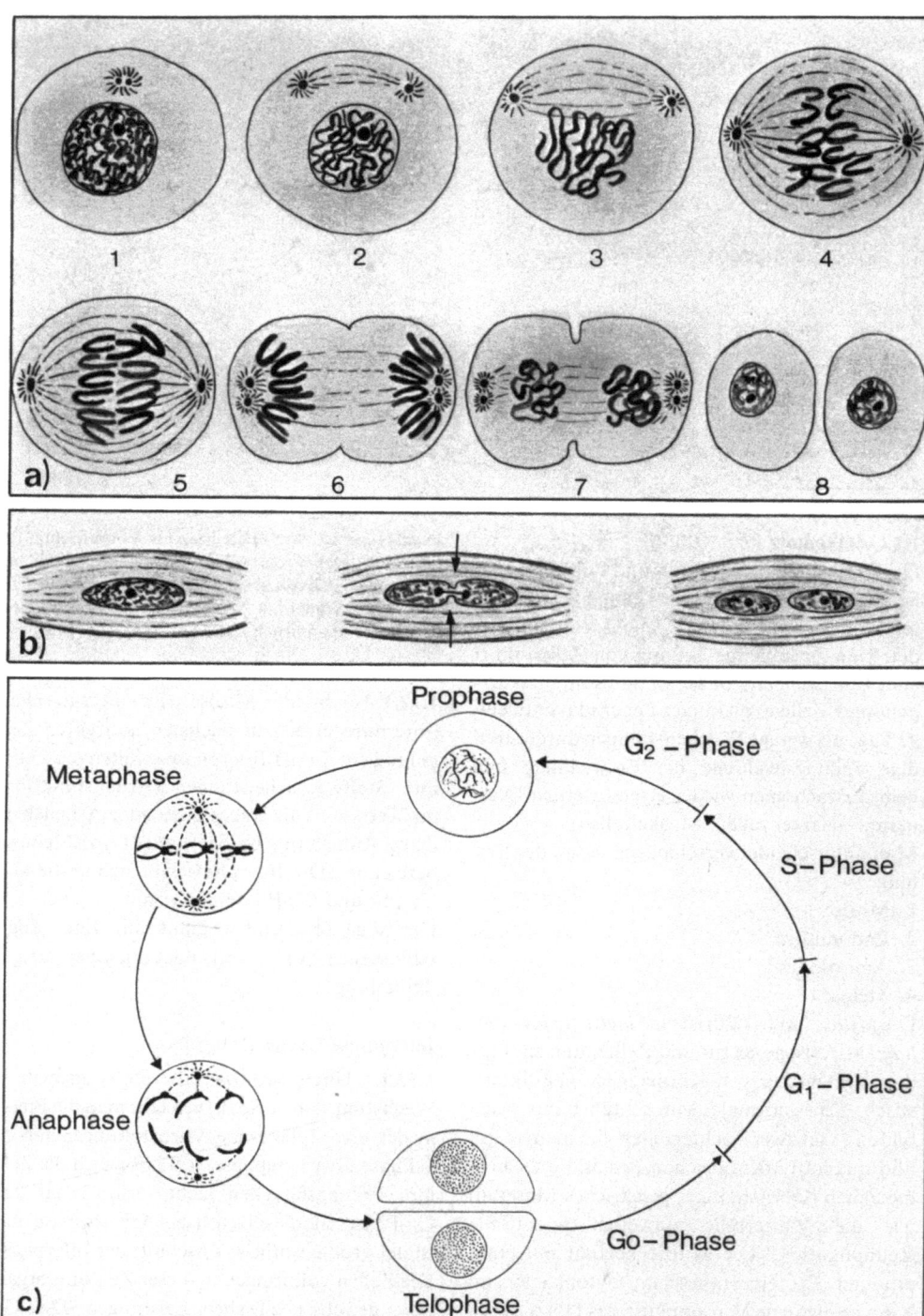

Abb. 1.20 a Mitose. 1–3 Prophase, 4 Metaphase, 5–6 Anaphase, 7–8 Telophase. **b** Amitose. Die *Pfeile* weisen auf die beginnende Kerndurchschnürung hin, Verdoppelung des Nucleolus. **c** Schematische Darstellung der einzelnen Phasen bei der Mitose

In der G_0-Phase läuft die Transkription für die mRNA weiter, diese wird jedoch im Cytoplasma an Proteine gebunden und als Nucleoproteinpartikel in inaktiver Form gespeichert.

1.12.1.2 Mit der anschließenden *G_1-Phase* setzen die Vorbereitungen für die Kern- und Zellteilung ein. Ihre Dauer variiert erheblich, während andere Zellcyclusstadien, insbesondere die der S-Phase, vergleichsweise konstant bleiben. Die G_1-Phase ist durch drei Vorgänge gekennzeichnet:

Erstens erfolgt eine Aktivierung der blockierten mRNA-Moleküle im Plasma, die sich mit Ribosomen zusammenschließen. Dadurch entsteht der aktive Protein-Syntheseapparat. Der zweite Vorgang besteht in einer Weitergabe der Information (Transkription, s. S. 34) für saure chromosomale Proteine durch die DNA an neugebildete mRNA. Die mRNA wird im Kern gebildet und in das Cytoplasma an den Proteinsyntheseapparat gebracht. Kurz vor Eintritt der S-Phase werden entsprechend die basischen Proteine (Histone) gebildet und zusammen mit den sauren Proteinen in den Kern transportiert.

Man nimmt an, daß in der Intermitose vor der S-Phase die Vermehrung der Centriolen und ein Aufbau von Spindelproteinen (Mikrotubuli) eintritt. Die beginnende Synthese der DNA der Chromosomen schließt die G_1-Phase ab und eröffnet die S-Phase (Synthesephase). Die Synthese der DNA läuft mit Hilfe von bestimmten DNA-synthetisierenden Enzymen (DNA-Polymerasen) ab, die vermutlich bestimmte mRNA- und Proteinfraktionen als Initiatoren (Auslösung der DNA-Synthese) benötigen.

1.12.1.3 An die G_1-Phase schließt sich die *S-Phase* (Synthesephase) an, ein Zeitabschnitt, in dem eine Verdoppelung (Replikation) der DNA im Kern abläuft.

Die DNA liegt als Doppelhelix (zweisträngig) vor; bei der Replikation entstehen durch Trennung der beiden Stränge der Doppelhelix Einzelstränge, an denen nach dem Prinzip der Basenpaarung je ein neuer DNA-Strang angelagert wird. Dadurch sind zwei neue Doppelhelices entstanden.

Während der S-Phase wird demnach das Erbgut durch Synthese identischer DNA-Moleküle kopiert. Am Ende der Synthesephase besteht jedes Chromosom aus zwei genetisch identischen Spalthälften, den Chromatiden.

Die Dauer der S-Phase ist im Vergleich mit der starken Variabilität der G_1-Dauer weitgehend konstant (etwa 8 Std.).

Versuche mit radioaktiv markierten DNA-Bausteinen haben gezeigt, daß manche Chromosomen früher in der S-Phase als andere Chromosomen replizieren. Demnach kann man früh- und spätreplizierende Chromosomen unterscheiden. Auch innerhalb ein und desselben Chromosoms erfolgt die DNA-Replikation weder überall gleichzeitig noch reißverschlußartig von einem zum anderen Ende hin; vielmehr replizieren einzelne Abschnitte autonom zu verschiedenen, aber festgelegten Zeiten innerhalb der S-Phase. Die DNA-Synthese erfolgt daher „asynchron", das „timing" ist genetisch festgelegt.

Verschiedene äußere Faktoren (z. B. Röntgen- und radioaktive Strahlung, UV-Licht und chemische Agentien) können chemische Veränderungen an der DNA verursachen. Diese Veränderungen würden bei der Replikation mit übertragen werden und könnten dadurch zur Schädigung oder Zerstörung von Zellen führen, wenn nicht Reparaturenzyme der Zelle diese Schäden an der DNA weitgehend ausglichen. Zum Beispiel schädigt die im Sonnenlicht vorhandene UV-Strahlung praktisch jede Einwirkung der DNA in den Hautzellen und würde bei Fehlen der Reparaturenzyme zur Entwicklung bösartiger Tumoren der Haut (Hautkrebs) führen. Besonders anfällig sind Personen, denen auf Grund eines erblichen Leidens (Xeroderma pigmentosum) diese Reparaturenzyme fehlen.

1.12.1.4 Die Zelle tritt mit der Beendigung der Replikation in der S-Phase in die *G_2-Phase* ein, unter der man eine relativ kurze Zeitspanne zwischen der abgeschlossenen S-Phase und Beginn der Teilungsvorgänge (Mitose) versteht. In der G_2-Phase ist die Zelle für die Mitose bereit, sie dauert etwa 3–4 Std.

Im G_2-Stadium des Zellcyclus sind manche Zellen z. B. empfindlich gegenüber experimentellen Temperaturschocks. Bei Temperaturerhöhung oder -niedrigung läuft der Zellcyclus weiter bis das temperatursensible G_2-Stadium erreicht ist und wird dann arretiert. Bei Normalisierung der Temperatur starten die arretierten Zellen nahezu gleichzeitig, der Zellcyclus ist „synchronisiert".

1.12.2 *Mitose* (Kern- und Zellteilung, Abb. 1.20) [7.3.1.]: Die Formen der Teilung lassen sich in eine Kernteilung (Mitose) und in eine nachfolgende Zellteilung (Cytokinese) gliedern. Der regelrechte Ablauf der mitotischen Kernteilung gewährleistet eine erbgleiche Aufteilung der in der S-Phase verdoppelten Chromosomen (diploider Satz). Die Mitose unterscheidet sich hierin von der Meiose, bei der erbungleiche Tochterzellen mit einfachem oder haploidem Chromosomensatz entstehen. Die Mitose wird in die Pro-, Meta-, Ana- und Telophase gegliedert, dauert ein bis mehrere Stunden und läuft vorwiegend nachts ab.

1.12.2.1 *Prophase*: Zu Beginn der Prophase zeigt sich infolge Wasseraufnahme aus dem Cytoplasma eine Abrundung des Kernes, das Chromatin entmischt sich und kondensiert zu größeren Arealen. Während an den meisten Zellorganellen im Laufe der Zellteilung Ab- und Aufbauvorgänge zu beobachten sind, bleiben die *Mitochondrien mitosestabil*. Im Kern liegt ein *Konvolut von 46 entspiralisierten, sehr langen, dünnen Chromosomenfäden*, bzw. 92 Spalthälften oder Chromatiden vor, die in engem Kontakt stehen und durch die Primäreinschnürung (Centromer) zusammengehalten werden. Die Chromosomenfäden werden durch zunehmende Spiralisierung (Kondensierung) kürzer und dicker und erreichen am Ende der Prophase eine kompakte Transportform. Die ursprünglich einsträngigen Chromosomen sind in der vorangegangenen Interphase durch identische Replikation zu zwei Chromatiden geworden, die eine identische genetische Information tragen.

Die im Cytoplasma gelegenen *Centriolen streben auseinander* und wandern zu gegenüberliegenden Zellpolen. Sie legen damit die Orientierung der späteren Metaphasen- oder Äquatorialplatte und dadurch die Teilungsrichtung der Zelle fest. Gegen Ende der Prophase lösen sich Kernmembran und Kernkörperchen auf.

1.12.2.2 *Metaphase*: In der Metaphase haben die *Centriolen* die entgegengesetzt lokalisierten *Zellpole* erreicht. Die Chromosomen liegen nach Auflösung der Kernhülle im Cytoplasma. Mit zunehmender Verkürzung bildet sich ein Längsspalt zwischen den Tochterchromatiden aus, die nur am Centromer miteinander zusammenhängen. Die auf eine Länge von 2–10 μm verkürzten, sog. *Metaphasenchromosomen* sehen nicht mehr fadenförmig aus, sondern haben die von *Karyogrammen* (Abb. 1.22) her bekannte *X-Form*. Die Chromosomen versammeln sich in einer Ebene, die senkrecht zu der durch die Centriolen festgelegten Polachse orientiert ist (Äquatorialebene) und bilden die *Äquatorialplatte*. Hier formieren sich die Chromosomen zum Mutterstern (Monaster), die Chromosomenarme richten sich parallel zur Längsachse aus. Die Ausbildung eines *Spindelapparates*, der sich zwischen den entgegengesetzt gelegenen

Centriolen erstreckt, ist zu diesem Zeitpunkt *maximal*. Die von Kern- und Plasmamaterial durch Aggregation des Spindelproteins gebildeten Spindelfasern erinnern in ihrer Gesamtheit an eine Spindel und bestehen aus parallelisierten Mikrotubuli. Man unterscheidet *Polfasern*, die von Centriol zu Centriol ziehen, von *Chromosomenfasern*, die vom Centriol ausgehen und am Centromer des Chromosom ansetzen.

Die Centriolen vermehren sich nicht durch Autoreduplikation. Man nimmt vielmehr an, daß das Muttercentriol in seiner unmittelbaren Umgebung die Bildung eines Tochtercentriols induziert. Dieses ist zunächst wesentlich kleiner als das Muttercentriol, wächst aber zur normalen Größe bis zum eigentlichen Beginn der Mitose heran. Diese Induktion soll während der S-Phase stattfinden. In der G_1-Phase (vor der S-Phase) sind zwei getrennte Centriolen vorhanden, in der G_2-Phase (nach der S-Phase) findet man vier Centriolen, die zu zwei Paaren angeordnet sind. Mit dem Beginn der Prophase haben Mutter- und Tochtercentriolen etwa die gleiche Größe erreicht.

Der Spindelapparat, der die Aufgabe hat, die Chromatiden zu den Zellpolen in Richtung auf die Centriolen zu bewegen, kann durch das Zellgift Colchicin außer Funktion gesetzt werden, indem durch seine Einwirkung eine Hemmung der Verkettung des Spindelproteins und eine Auflösung der Mikrotubuli eintritt. So werden bei der Technik der Chromosomenuntersuchung sog. C-Metaphasen (Colchicin-Metaphasen) mit Hilfe des Colchicins erzeugt. Um die Zahl der auswertbaren Metaphaseplatten zu erhöhen, errichtet man in Gewebekulturen einen Colchicinblock von 2 bis 4 stündiger Dauer, so daß zahlreiche Mitosen in Metaphase „auflaufen".

Die Chromosomen zeigen in der Metaphase ihre stärkste Contraction. Sogenannte Karyotypanalysen, d.h. Untersuchungen über Chromosomenzahl, -größe und -form werden vornehmlich während der Metaphase durchgeführt. Hierbei können beim Menschen alle Chromosomen nach ihrer Größe, nach Lage der Centromeren und nach anderen morphologischen Kriterien (siehe Bänderungsmuster) identifiziert werden (Abb. 1.23).

Durch exogene Schäden, z.B. Strahlen oder andere mutagene Schadstoffe kann ein Chromosom in zwei Teile zerbrechen (Chromosomen- bzw. Chromatidenbruch). Das Chromosomenbruchstück, das das Centromer enthält (centrisches Fragment) wird vom Spindelapparat wie jedes andere Chromosom behandelt. Das Chromosomenbruchstück, dem das Centromer fehlt (acentrisches Fragment), wird vom Spindelapparat nicht erfaßt. So können Chromosomenstückverluste (Deletionen) und erbungleiche Tochterzellen entstehen.

1.12.2.3 *Anaphase*: In der frühen Anaphase *teilt sich* das *Centromer in der Längsachse des Chromosoms*, so daß die *Trennung der Tochterchromatiden* nunmehr *vollständig* ist. Nach Trennung der Metaphasechromosomen werden diese durch den Spindelapparat innerhalb weniger Minuten von der Äquatorialebene in Richtung auf die Centriolen zu bewegt, so daß zwei sternförmige Figuren (Diaster = Tochtersterne) sichtbar werden. Der schon während der Metaphase erreichte maximale Contractionsgrad der Chromosomen bleibt in der Anaphase erhalten. Am Ende der Anaphase liegt *im Bereich der neu zu bildenden Kerne je ein diploider Chromosomensatz* vor. Es zeigt sich eine Kondensation der Chromosomen zu einer Kernvorstufe, der sich zunächst eine vermutlich vom endoplasmatischen Reticulum abstammende Membran z. T. kappenförmig anlagert.

1.12.2.4 *Telophase*: Die letzte Phase der Kernteilung ist durch die *Ausbildung einer vollständigen Kernhülle* um jeden der beiden gebildeten Tochterkerne sowie durch die Neuformation der Nucleoli gekennzeichnet. Die individuellen *Chromosomen* beginnen sich zu *entspiralisieren* (Abb. 1.20), so daß sie in die für den Interphasenkern typische aufgelockerte Funktionsform übergehen und lichtmikroskopisch nicht mehr zu erkennen sind. Gegen Ende der Telophase liegt auch wieder die artspezifische Zahl der Nucleolen im Kern vor, die an den Nucleolareinschnürungen der entsprechenden Chromosomen liegen. Die beiden am Ende der Telophase entstandenen *Tochterkerne* sind im Hinblick auf ihre *Chromosomenzahl* und ihre *genetische Information mit dem Kern der Mutterzelle identisch*.
Die Einteilung der Mitose in die geschilderten Phasen hat schematischen Charakter, da die einzelnen Stadien fließend ineinander übergehen.

1.12.3 *Cytokinese* (Zellteilung) [7.3.2.]: Unter *Cytokinese* versteht man die an die Chromosomenteilung sich anschließende *Durchschnürung des Cytoplasma*.
Die Kern- und Zellteilung überlappen sich zeitlich. Im Bereich des Zelläquators bildet sich eine kompaktere Zone aus Resten der aufgelösten Mikrotubuli und aus Dictyosomen (Phragmoplast). Eine Ringfurche tailliert wie ein Gürtel aus Fibrillen von Muskeleiweiß den Zelläquator und drängt den Zellinhalt in der Äquatorebene zusammen („Flemmingkörper"). Anders als die Kernbestandteile werden die Zellbestandteile ungleich verteilt (differentielle Teilung). Das zur Trennung der Zellen benötigte Wandmaterial ist in Bläschen (Vesikeln) vorgebildet, durch deren Verschmelzung die trennende Zellmembran entsteht.
Kern- und Zellteilungen sind nicht zwangsläufig miteinander gekoppelt.
Nach abgeschlossener Kernteilung kann die Zellteilung ganz oder teilweise unterbleiben. Unterbleibt die Durchschnürung des Cytoplasma ganz, so entsteht zunächst eine zweikernige, nach mehreren Kernteilungen eine mehrkernige „Riesenzelle", z. B. Osteoclasten des Knochens oder Fremdkörperriesenzellen. Auch Plasmodien, wie z. B. quergestreifte Muskelfasern, entstehen durch Kernteilung ohne Cytokinese. Eine Mehrkernigkeit ist jedoch vielfach auch auf Amitose (s. S. 46) zurückzuführen. Teilt sich das Cytoplasma unvollständig, so persistiert aus Resten des Flemmingkörpers eine Zellbrücke zwischen den Tochterzellen. So kann ein über dünne Zellbrücken miteinander kommunizierender Verband aus tausenden von Zellen entstehen.

Ein Beispiel sind Geschlechtszellen im Hodengewebe des Mannes (Spermatogonien). Die Zellbrücken vermitteln eine Synchronie der Teilungscyclen, so daß Mitosewellen („Mitosegradienten") eine synchrone Reifung von Samenzellen bewirken.

1.12.4 *Endomitose* [7.4.]: Unter Endomitose versteht man eine nicht abgeschlossene Form des Zellcyclus. Nach einer regelrechten G_1- und S-Phase, die zur *Verdoppelung aller Chromosomen führt*, unterbleibt die Spindelbildung, die Kernmembran löst sich nicht auf. Kernteilung (Mitose) und Zellteilung (Cytokinese) fallen aus. Die Verdoppelung des diploiden Chromosomensatzes ($2n = 46$) führt zur *Tetraploidie* ($4n = 92$ und dann zu höheren Polyploidiegraden ($8n$, $16n$ usw.). Die endomitotische Polyploidisierung bedingt eine Vergrößerung des Kern- und Zellvolumens. Eine Polyploidie findet sich z. B. bei Knochenmarksriesenzellen (s. S. 174, Abb. 9.5).

1.12.5 *Amitose* (Kernwachstum, direkte Kernteilung) [7.5.]: Unter einer Amitose (Abb. 1.20 u. 1.21) versteht man gewöhnlich eine *Kerndurchschnürung ohne Sichtbarwerden der Chromosomen*, ohne Auflösung der Kernmembran und ohne Ausbildung eines Spindelapparates. Da meistens eine *Zellteilung ausbleibt*, führt die direkte Kernteilung zu *zwei oder mehrkernigen Zellen*. Amitotische Kernteilungen lassen sich besonders häufig in der Leber, im Tubulusapparat der Niere, in der Nebenniere sowie an Muskelzellen und gelegentlich in sympathischen Nervenzellen beobachten. Die Entstehung mehrkerniger Zellen, z. B. von Fremdkörperriesenzellen, ist viel häufiger auf Amitosen als auf Mitosen mit Ausbleiben der Cytokinese zurückzuführen. Die Amitose bedeutet infolge einer Vergrößerung der Kernoberfläche eine Leistungssteigerung der Zelle. Eine Unterbrechung der spezifischen Arbeitsleistung der Zelle wie bei der Mitose scheint bei der Amitose nicht einzutreten.

Obwohl eine deutliche Gliederung der Amitose in einzelnen Phasen wie bei der Mitose einstweilen nicht möglich erscheint, so lassen sich doch bestimmte Schritte abgrenzen. Beim ersten Schritt wird der Kern in die Länge gezogen, das Kernkörperchen verdoppelt. Unter zunehmender Umgestaltung des verlängerten Kernes zur Hantelform zeigen sich in der 2. Phase schmale, längliche Einbuchtungen in der Längsachse des Kernes (Abb. 1.21), der an seiner zentralen Einengungsstelle durch ein dichtes Bündel von Filamenten im Cytoplasma (amitotischer Apparat) circulär umgeben ist. Die Golgi-Felder umgeben die Centriolen und erfahren durch ihre Vesikelvermehrung eine Auflockerung. Im 3. Schritt ordnen sich vom Diplosom ausgehende Mikrotubuli und Filamente zu einer um den Kernhals (zentrale

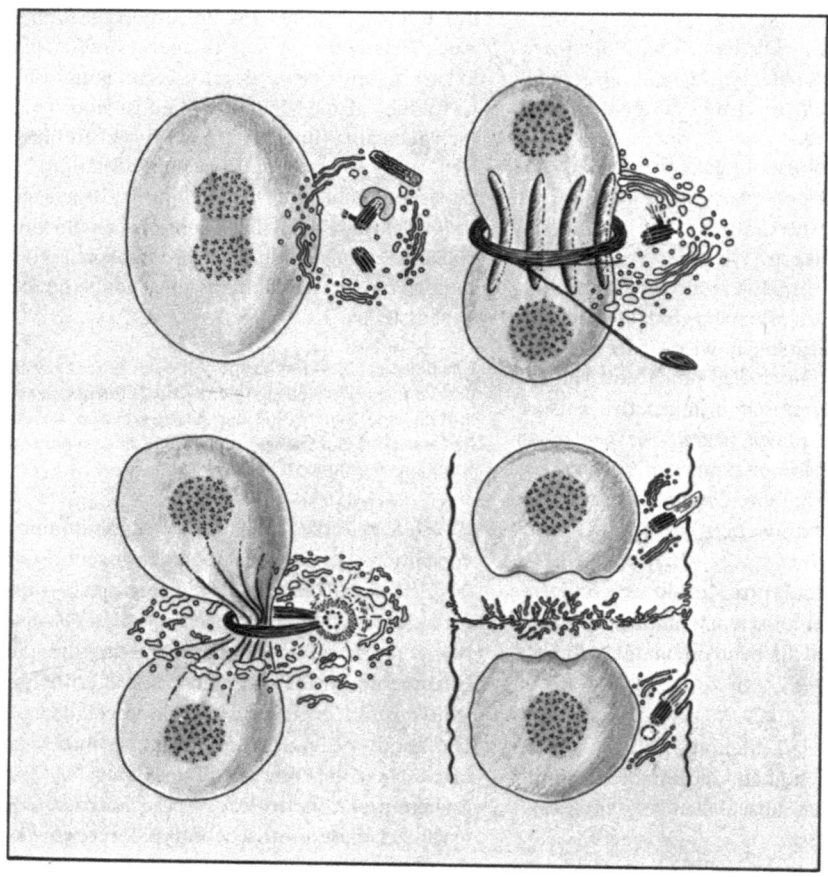

Abb. 1.21 Amitose (Beschreibung siehe Text. Abb. nach PEHLEMANN, Handbuch der allgemeinen Pathologie, 2. Band, 2. Teil, Springer 1971)

Einengungsstelle) gezogenen Schlinge an, während der amitotische Apparat verschwindet. Die vermehrten Golgi-Vesikel gruppieren sich in der Äquatorialebene. Nach Einknickung der den Centriolen abgewandten Kernhalsseite vollzieht sich unter Mitwirkung der Mikrotubulischlinge die Durchschnürung des Kernes. Der Verschluß der Kernhülle wird durch Membranmaterial, das vom endoplasmatischen Reticulum abstammt, ermöglicht. Das Chromosomenmaterial wird vor der Amitose vervielfältigt und verteilt. Daher haben die Tochterkerne amitotisch geteilter, polyploider Zellen gleiche Größe, besitzen den gleichen DNA-Gehalt und die gleiche Zahl von Sexchromatinkörperchen. Amitosen sind wahrscheinlich Ausdruck funktioneller Organbelastungen. An die Kernteilung kann sich eine Zellteilung anschließen.

1.12.6 *Chromosomen höherer Organismen* [7.6.]: Die Kenntnis der Struktur von Chromosomen ist u. a. durch Chromosomenuntersuchungen an Kurzzeit-Kulturen von Lymphocyten des strömenden Blutes, aus Knochenmarkszellen und Langzeitkulturen aus Zellen des Bindegewebes (Fibroblasten) ermöglicht worden.

Unter Kurzzeitkulturen (Dauer einige Stunden bis wenige Tage) versteht man Kulturen von Zellen mit einer hohen Mitoserate (Lymphocyten, Knochenmarkszellen); Langzeitkulturen (Dauer einige Wochen) sind bei Chromosomenuntersuchungen an Fibroblasten wegen des langsamen Stoffwechsels erforderlich, jedoch im Gegensatz zu Blutzellen auch post mortem noch möglich.

Die Zahl der Chromosomen der *Somazellen* (Körperzellen) des Menschen beträgt in der Regel *46 Chromosomen*, bzw. 23 Chromosomenpaare.

Abweichungen der Chromosomenzahl (ihre Reduzierung = Hypodiploidie, ihre Vermehrung = Hyperdiploidie) führen meist zu Krankheiten oder angeborenen Mißbildungen (numerische Chromosomenaberrationen).

Je zwei Chromosomen bilden ein *Chromosomenpaar* und entsprechen einander in Länge, Centromerposition (s. u.) sowie Zahl und Anordnung der Genorte (Genloci). Solche Chromosomen werden als *homologe Chromosomen* bezeichnet. Eines der beiden homologen Chromosomen ist jeweils väterlicher, das andere mütterlicher Herkunft. Die Homologie läßt sich auch durch ein übereinstimmendes *Bänderungsmuster* (s. u.) nachweisen (Abb. 1.23).

Die Chromosomenzahl einer *Keimzelle* (Geschlechtszellen: Samenzelle, Eizelle) ist als einfacher (haploider) Chromosomensatz definiert *(23 Chromosomen)*.

Die Vereinigung des haploiden Chromosomensatzes der Samenzelle mit dem haploiden Chromosomensatz einer Eizelle bei der Befruchtung führt zum doppelten (diploiden) Chromosomensatz der befruchteten Eizelle (Cygote, 46 Chromosomen). Aus der Cygote gehen durch mitotische Zellteilung alle anderen Körperzellen hervor, die demnach ebenfalls diploide Chromosomensätze enthalten (das Vorhandensein eines Zellkerns vorausgesetzt).

Wenn zwei Samenzellen gleichzeitig eine Eizelle befruchten, so entwickelt sich aus der Cygote ein Embryo mit verdreifachtem (triploiden) Chromosomensatz, also mit 69 Chromosomen in jedem Zellkern. Triploidie beim Menschen häufig (ca. 1% aller Cygoten), führt jedoch praktisch ausnahmslos zur Fehlgeburt, ist demnach beim Menschen ein Letalfaktor. Andere Anomalien bei der Befruchtung, z. B. das Ausbleiben der üblichen Polkörperbildung der Eizelle können zu Keimlingen mit tetraploiden Chromosomensätzen führen, beim Menschen ebenfalls ein Letalfaktor.

Autosomen und Gonosomen: Unter den 46 Chromosomen jedes Zellkerns werden zwei als Geschlechtschromosomen (=Gonosomen) bezeichnet, die 44 Nicht-Geschlechtschromosomen heißen Autosomen.

Während die absolute Größe der Chromosomen (s. S. 31) je nach Spiralisationsgrad der einzelnen Chromosomen der Metaphaseplatte sehr starken Schwankungen unterliegt, ist die relative Größe der Chromosomen untereinander im Metaphasezustand in gewissen Grenzen konstant und daher ein brauchbares Unterscheidungsmerkmal. Das erste Ordnungsprinzip im menschlichen Chromosomensatz ist daher die fallende relative Größe, ausgehend vom größten Chromosomenpaar (Nr. 1) bis zu den kleinsten Chromosomen (Nr. 21–22).

Die Lage der Spindelfaseransatzstelle (Centromer, s. S. 44) ist für jedes Chromosom unveränderlich und daher ein Kriterium zur Identifikation einiger Chromosomen. Bei Nr. 1 liegt das Centromer etwa in der Mitte des Chromosoms (metazentrisches Chromosom), bei Nr. 2 deutlich außerhalb der Mitte (submetazentrisches Chromosom). Andere Chromosomen haben nahezu endständige Centromere (akrozentrische Chromosomen), z. B. das für die Mongolismusentstehung wichtige Chromosom Nr. 21. Akrozentrisch sind außerdem die Chromosomen (Abb. 1.22) 13–15 und Nr. 22. Telozentrische Chromosomen, also Chromosomen mit endständiger Centromerposition, sind im Tierreich häufig, beim Menschen deuten sie auf eine Chromosomenstörung hin.

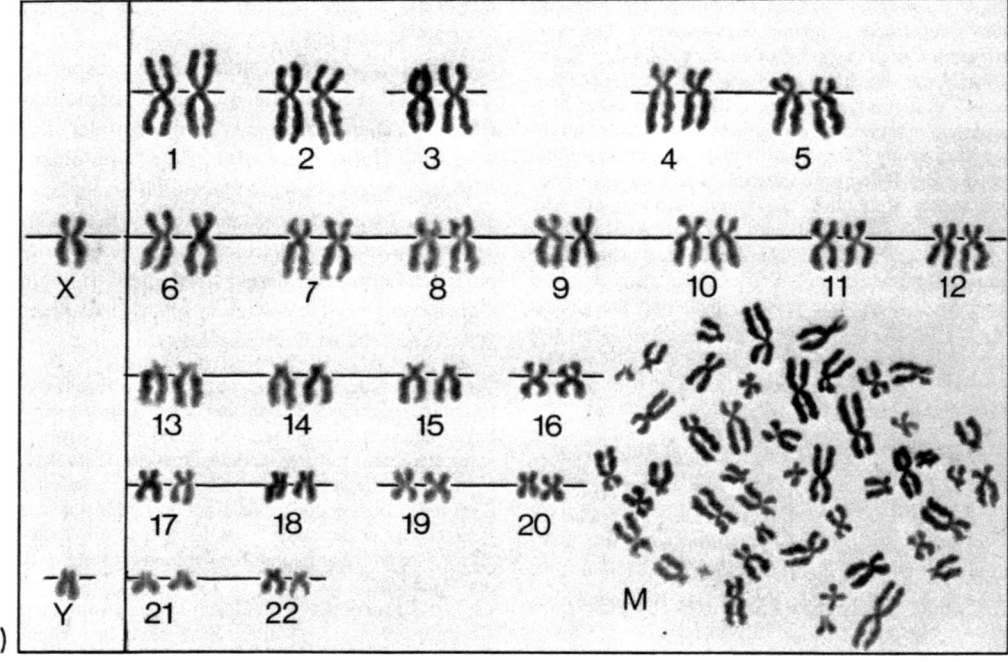

Abb. 1.22 a Regelrechter männlicher Chromosomensatz (46, XY). Metaphasenplatte (M) und Karyogramm (Konventionelle Darstellung, Orcein-Färbung). **b** Regelrechter weiblicher Chromosomensatz (46, XX). Metaphasenplatte und Karyogramm (Konventionelle Darstellung, Orcein-Färbung)

Umgekehrt weisen Veränderungen der üblichen Centromerposition auf Strukturveränderungen der Chromosomen mit Krankheitsfolge hin: Ein metazentrisches X-Chromosom (normal: submetazentrisch) führt u. a. zu Minderwuchs und sexueller Infantilität. Ein metazentrisches Y (normal: akrozentrisch) kann beim Mann die Unfähigkeit zur Samenzellbildung (Azoospermie) bedingen. Ein telozentrisches Nr. 18 führt neben Organfehlbildungen zur geistigen Retardierung.

Außer dem Centromer (primäre Einschnürung) besitzen ein oder mehrere Chromosomen des Zellkerns eine sekundäre Einschnürung. Diese trägt die genetische Information für die Nucleolusneubildung am Ende der Kernteilung und wird daher als Nucleolus-Organisator bezeichnet. Die Einschnürung verbindet das Satellit genannte, periphere Chromosomenstück mit dem übrigen Chromosom.

Bänderungsmuster: Spezifische Färbetechniken ermöglichen, an jedem Chromosomenpaar charakteristische und reproduzierbare Färbeeigenschaften nachzuweisen. Diese Eigenschaften bestehen aus einem Muster von hellen und dunklen Querstreifen („Banden"), die ein für jedes Chromosomenpaar spezifisches Bandenmuster aufweisen (Abb. 1.23).

Man unterscheidet sog. G-Banden (abgeleitet von dem Farbstoff Giemsa) und Q-Banden (abgeleitet von dem Fluorescenzfarbstoff Quinacrinedihydrochlorid). Für spezifische Fragestellungen wird die C- oder T-Bandentechnik eingesetzt. Hierbei färbt sich die Centromerbzw. die Telomerregion selektiv durch Farbstoffanreicherung an. R-Banden beruhen auf einer Technik, die ein dem G- und Q-Bandenmuster reziprokes Bandenmuster aufzeigt.

Geschlechtschromosomen (Gonosomen): Zellen männlicher und weiblicher Individuen unterscheiden sich durch die Geschlechtschromosomen: *Weibliche Zellen haben 2 X-Chromosomen, männliche Zellen ein X- und Y-Chromosom* (Abb. 1.22).

Die Bezeichnung X und Y für die Geschlechtschromosomen ist willkürlich und soll nicht etwa die Gestalt der Chromosomen beschreiben.

Lichtmikroskopisch unterscheiden sich X- und Y-Chromosomen durch folgende drei Kriterien: 1. Größe, 2. Position des Centromers und 3. Färbbarkeit.

1. Das X-Chromosom ist mittelgroß. Das Y-Chromosom gehört zu den kleinsten Chromosomen des menschlichen Genoms. Seine Länge variiert von Mann zu Mann beträchtlich.

Die Länge des Y-Chromosoms ist ein erbliches Merkmal. Es kann in Vaterschaftsprozessen zum Ausschluß der Vaterschaft dienen.
Der Größenunterschied zwischen X und Y deutet darauf hin, daß auf dem X-Chromosom mehr Strukturgene lokalisiert sind als auf dem Y.

2. Beim X-Chromosom liegt das Centromer außerhalb der Chromosomenmitte (submetazentrisches Chromosom), das Centromer des Y ist nahezu endständig.
Sieht man im Mikroskop ein X mit mittelständigem Centromer (metazentrisches X), so liegt eine krankhafte Veränderung der Chromosomengestalt vor (Strukturaberration, sog. X-Isochromosom), die krankhafte Auswirkungen, z. B. Minderwuchs und Sterilität zur Folge hat (Abb. 1.23).

3. Teile des Y-Chromosoms, und zwar die distalen Abschnitte der langen Arme, haben eine extrem hohe Affinität zu dem Farbstoff Quinacrinedihydrochlorid. Im Fluorescenzmikroskop leuchtet das Y hell auf, es ist durch diese Eigenschaft vom X und allen anderen Chromosomen eindeutig zu unterscheiden.
Die Fluorescenz der distalen Y-Abschnitte ist so intensiv, daß sie auch im Interphasezustand als hellfluorescierender Punkt im Zellkern zu erkennen ist (s. Y-Chromatin) und ermöglicht daher eine Geschlechtsdiagnose, z. B. an Interphasezellen der Mundschleimhaut, von Haarwurzeln usw.

1.12.7 *Reifeteilung* (Meiose) [1.1.]: Die *Meiose* ist eine hochspezialisierte Form der Zellteilung (Abb. 1.24). Sie kommt beim Menschen nur in Keimdrüsen (Eierstock, Hoden) vor und ist der wichtigste Abschnitt der Keimzellreifung: in der Meiose laufen die entscheidenden cytologischen Prozesse der geschlechtlichen Fortpflanzung ab und führen zur Bildung befruchtungsfähiger männlicher bzw. weiblicher Keimzellen.

Die Bezeichnung „Reifeteilung" soll veranschaulichen, daß nicht-befruchtungsfähige Zellstadien (Spermatogonien, Oogonien) zu befruchtungsfähigen Keimzellen (Spermatozoen, Eizellen) „heranreifen"; der Begriff „Reduktionsteilung" besagt, daß der *diploide Chromosomensatz* ($2n = 46$) der *Spermatogonien* und *Oogonien* auf den *haploiden Chromosomensatz* ($1n = 23$) reduziert wird. Die Halbierung der Chromosomenzahl erklärt den Begriff „Meiose" (griech. = Verminderung).

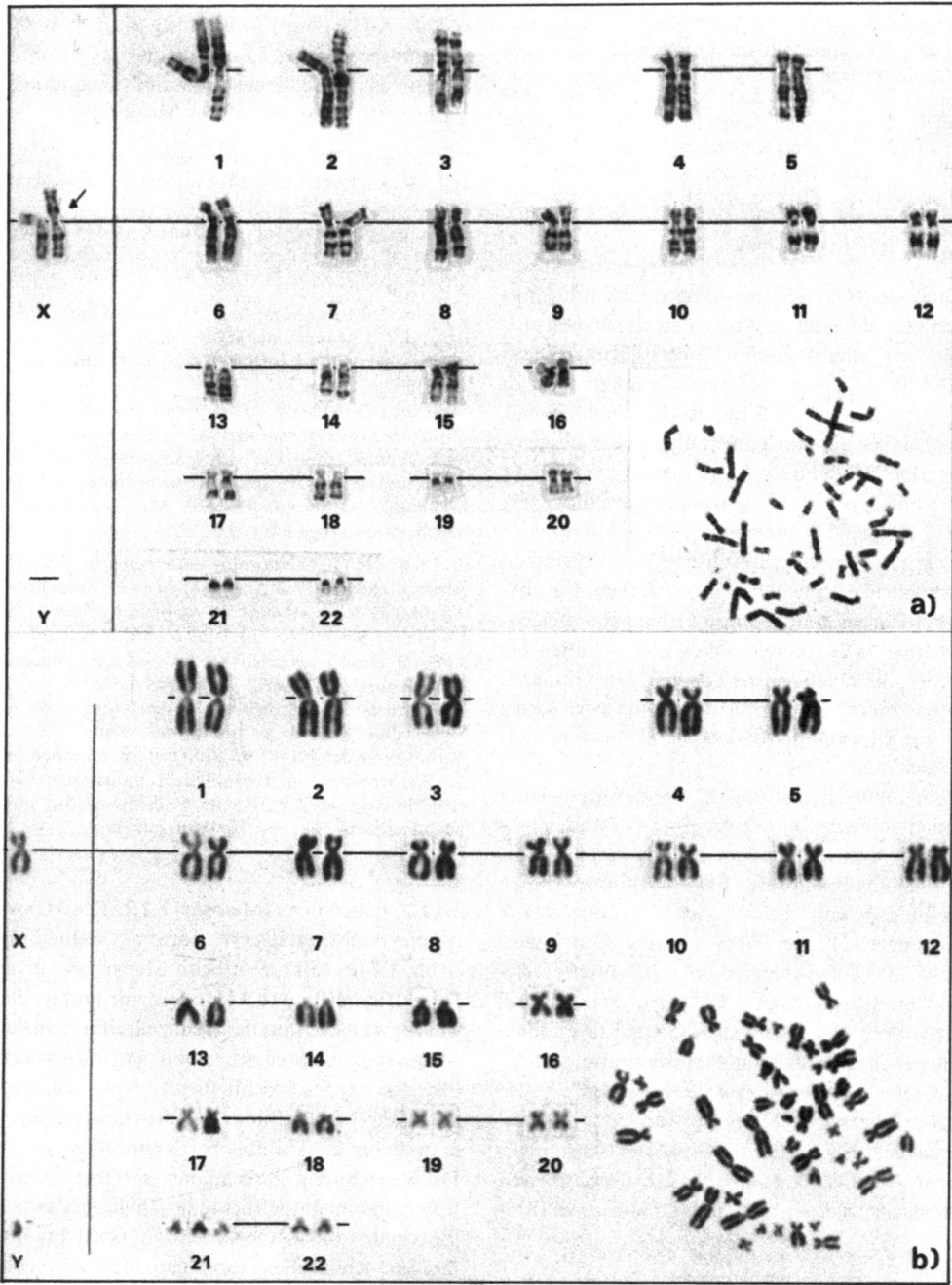

Abb. 1.23 a Metaphasenplatte (rechts unten), geordneter Karyotyp nach Bänderungsdarstellung (Giemsabanden). Der Pfeil deutet auf ein strukturell abnormes X-Chromosom (X-Isochromosom). **b** Metaphasenplatte (rechts unten) Karyotyp einer Zelle mit Trisomie 21, geordnet nach dem Denver-Nomenclatursystem. Die Chromosomen zeigen kein Bänderungsmuster, da eine Bänderungstechnik nicht angewandt wurde. Überlagerungen von zwei Chromosomen oder abgeknickte Chromosomen sind präparationsbedingt und haben keine krankhafte Bedeutung

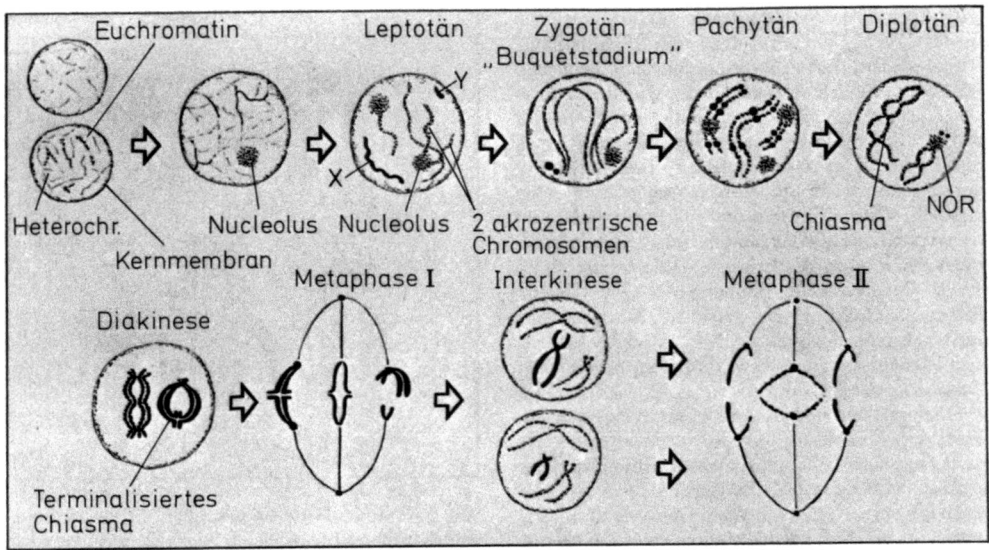

Abb. 1.24 Meiose (Beschreibung siehe Text S. 49, Abb. nach OHNO, Methods in Human Cytogenetics, Ed. by SCHWARZACHER and WOLF, Springer 1974)

Eine wesentliche Bedeutung der regelrechten Meiose beruht auf Mechanismen, die eine *Vermischung von väterlichem und mütterlichem Erbgut* gewährleisten. Dies ist einer der Gründe, warum sich Menschen genetisch unterscheiden. Regelwidrige Meiosen sind nicht selten und von medizinischer Bedeutung, da sie zu Chromosomenstörungen und damit zu körperlichen und/oder geistigen Schäden führen.

1. Reifeteilung: In den Keimdrüsen beider Geschlechter vermehren sich die Stammzellen (Spermatogonien, Oogonien) zunächst mehrfach mitotisch. Die beiden letzten Teilungen der Keimzellreifung heißen 1. und 2. Reifungsteilung, bei denen eine Reduzierung eines diploiden zu einem haploiden Chromosomensatz erfolgt. Sie stellen den eigentlichen Vorgang der Meiose dar.
Die erste Reifungsteilung und die Mitose (s. S. 43) haben gleiche Phasen, nämlich G_0-, G_1-, S-, G_2-, Pro-, Meta-, Ana- und Telophase, die entsprechend der zugehörigen Reifeteilung jeweils mit 1 oder 2 bezeichnet werden. Vor der ersten Reifungsteilung repliziert demnach in der S-Phase die gesamte spermatogoniale DNA, es liegen nach Abschluß der S-Phase zweimal 46 (= 92) Chromatiden vor. Erste Reifungsteilung und Mitose unterscheiden sich jedoch durch Dauer und Differenzierung ihrer Pro-Phasen: die mitotische Pro-phase ist kurz, die meiotische Prophase dauert Tage (beim Mann) bzw. Jahrzehnte (bei der Frau).
Während beim Mann die Spermien im Hoden bereits nach ihrer Ausreifung einen haploiden Chromosomensatz erreichen und somit ihre Reifeteilung bereits hinter sich haben, tritt der einfache Chromosomensatz der Eizelle erst nach ihrer Befruchtung auf. Hierdurch erklärt sich die unterschiedliche Dauer der meiotischen Pro-Phase von Mann und Frau. Die Prophase 1 wird entsprechend dem mikroskopischen Bild in folgende Teilstadien untergliedert: Leptotän, Zygotän, Pachytän und Diplotän (Abb. 1.24).

Leptotän: Aus der letzten prä-meiotischen Mitose von Spermato- bzw. Oogonien sind zwei Tochterzellen hervorgegangen. In beiden Zellen beginnt die Meiose mit einer Schwellung der Zellkerne, die auf einer Reduplikation der DNA (= Verdoppelung der Chromatidenzahl) beruht. Dünne, gewundene Fäden werden erkennbar. Sie bestehen aus je zwei Untereinheiten, den identisch reduplizierten Chromatiden, die allerdings zu diesem Zeitpunkt mikroskopisch noch nicht getrennt wahrnehmbar sind. Individuelle Autosomen sind mit Ausnahme des X und Y im männlichen Geschlecht nicht zu identifizieren. Die Geschlechtschromosomen sind stärker spiralisiert und daher intensiver anfärbbar (heteropyknotisch). Nucleoli sind noch vorhanden, meist in enger Nachbarschaft von Chromosomen mit Nucleolusorganisatoren.

Zygotän: Das Zygotän erstreckt sich vom Beginn bis zum vollständigen Abschluß der Chromosomenpaarung (Synapse). Unter Synapse versteht man in diesem Zusammenhang den intensiven Kontakt eines homologen Chromosomenpaares. So legen sich bei der Synapse (gr. = Zusammenlegen) das mütterliche und das väterliche homologe Chromosom paarweise der Länge nach aneinander, ein Prozeß, der an beiden Chromosomenenden (Telomeren) beginnt und zur Chromosomenmitte hin fortschreitet.

Nach Abschluß der Synapse liegen je 2 Chromosomen mit je 2 Spalthälften, also insgesamt 4 Spalthälften, nebeneinander (Tetraden). Im weiblichen Geschlecht sind beide X-Chromosomen nicht von den Autosomen zu unterscheiden. Im männlichen Geschlecht sind die Geschlechtschromosomen hingegen stark kondensiert, Y und X verschmelzen zu einem heterochromatischen Komplex. Die Synapse ist hochgradig spezifisch: Jedes Chromosom väterlicher Herkunft verpaart sich nur mit dem jeweils homologen mütterlichen Chromosom, und zwar so, daß einander funktionell entsprechende (homologe) Gene gegenüberliegen. Zwischen den gepaarten Chromatiden werden Segmente ausgetauscht (crossing over). Die Spezifität der Synapse bewirkt, daß Segmente gleicher Länge ausgetauscht werden.

Ein Meiosefehler beruht auf einer Synapse nicht homologer Abschnitte, dem ein regelwidriger Austausch ungleicher Chromosomensegmente folgt (ungleiches "crossing over"). Ungleiches crossing over innerhalb eines Gens führt zu Genveränderungen (Genmutation). Meiosefehler führen einerseits zu angeborenen Defekten, sind jedoch auch ein wichtiger Evolutionsmechanismus.

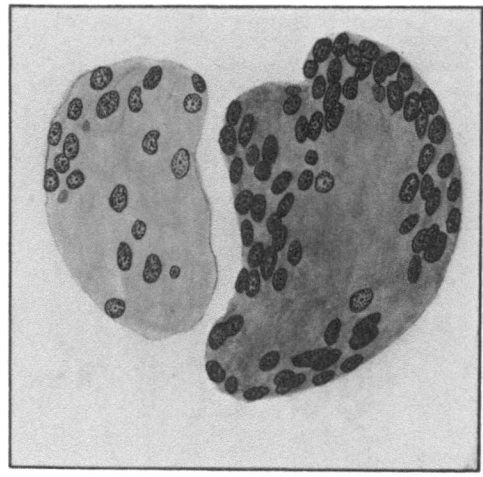

Abb. 1.25 Fremdkörperriesenzellen (Plasmodium, mehrkernig), z. B. aus einem Fadengranulom. (Nach einem Präparat von Prof. Dr. MÜLLER, Pathologisches Institut der Universität Münster)

Pachytän: Mit der fortschreitenden Verkürzung der vollständig verpaarten Tetraden (vier nebeneinanderliegende Spalthälften) erscheinen knotenförmige Verdichtungen (Chromomere), die man sich wie aufgefädelte Perlen verschiedener Dicke vorstellen kann. Die Dicke der einzelnen Chromomere und ihre Abstände untereinander stimmen auf beiden Homologen überein und ähneln dem Bänderungsmuster von Metaphasechromosomen in der Mitose (s. S. 44). Die Nucleolenorganisatoren (NOR = Nucleolus organizing region) der akrozentrischen Chromosomen (s. S. 47) bilden endständige, rRNA enthaltende Nucleoli. Häufig fusionieren Nucleoli, so daß sich 2 oder 3 akrozentrische Chromosomen einen gemeinsamen Nucleolus teilen. X und Y sind zu einem kleinen Bläschen (sex-vesicle) ohne lichtmikroskopische Strukturierung verschmolzen.

Strukturveränderungen von Chromosomen lassen sich im Pachytänstadium der männlichen Meiose gelegentlich besser identifizieren und klarer analysieren als bei der üblichen Untersuchung mitotischer Metaphasen.

Man vermutet, daß die Fusion von Nucleolusorganisatoren die Entstehung von Chromosomenaberrationen begünstigt. Auf derartigen Fusionen beruht z. B. die erbliche Form des sog. Mongolismus (Abb. 1.23).

Diplotän: Die Trennung der gepaarten Homologen beginnt im Diplotän, erstreckt sich über die Diakinese und endet in der Metaphase 1. Im Diplotän bestehen zwischen den auseinanderweichenden Homologen noch Verbindungen in Form von Chromatidüberkreuzungen (Chiasmata). Chiasmata entsprechen den in der Synapse ausgetauschten Chromatidabschnitten (crossing over). Die Chiasmata verlagern sich mit fortschreitender Trennung der Chromatiden zunehmend (Chromosomenende) telomerwärts. Daher ist aus der Lokalisation der Chiasmata nicht auf die Lokalisation des crossing over zu schließen. Die Zahl der Chiasmata schwankt zwischen 0–12 pro Chromosom in Abhängigkeit von der Chromosomenlänge. In der männlichen Meiose wurden 50–100 Chiasmata pro Zelle gezählt. Diese Zahlen veranschaulichen die intensive Durchmischung von väterlichem und mütterlichem Erbgut vor der Zeugung.

Die X- und Y-Chromosomen beginnen in dem "sex-vesicle" zu *desintegrieren,* d. h. in dem zuvor mikroskopisch strukturlosen Bläschen ist eine Verdichtung (Heterochromatisierung) zu beobachten, ohne daß jedoch X und Y unterscheidbar wären.

Diakinese: Die Spalthälften wandern weiter auseinander, die Zahl der Chiasmata wird durch Terminalisation (gerichtete Bewegung der Chiasmata zu den Chromosomenenden) vermindert, häufig ist nur noch ein Chiasma im Telomerbereich zu erkennen. Das Auseinanderstreben (Repulsion) der Homologen deutet auf die bevorstehende vollständige Trennung in der folgenden Metaphase der ersten meiotischen Teilung hin. Die X- und Y-Chromosomen haben eine endständige Stellung zueinander eingenommen, wobei sich ihre kurzen Arme berühren.

Die Kernmembran und die Nucleoli lösen sich auf, eine Kernspindel wird sichtbar, die Bivalente (Phase von homologen Chromosomen) ordnen sich in der Metaphaseplatte an. Es folgt die aus der Mitose bekannte Ana- und Telophase.

Interkinese: Das Übergangsstadium zwischen 1. und 2. Meioseteilung wird als Interkinese bezeichnet. Eine Kernmembran bildet sich, die Autosomen entspiralisieren sich, jedenfalls teilweise, während X und Y heteropyknotisch bleiben.

2. Reifungsteilung: Die 2. Reifungsteilung verläuft mitoseartig mit *Pro-, Meta-, Ana- und Telophase 2*, jedoch fehlt die Synthesephase, die einer mitotischen Phase sets vorangeht. Ein Zellkern mit 46 ($=2n$) Chromatiden wird also in 2 Tochterzellen mit je 23 ($=1n$) Chromatiden aufgeteilt. Der diploide Chromosomensatz wird auf den haploiden Chromosomensatz „reduziert". Durch eine Vereinigung von Ei- u. Samenzellen entsteht wieder der diploide Chromosomensatz.

Fehlverteilung der Chromosomen während der 1. und 2. meiotischen Teilung führen zu Keimzellen mit einem überzähligen bzw. mit einem fehlenden Chromosom. Derartige Meiosefehler entstehen, wenn Schwesterchromatiden, anstatt getrennt zu werden, gemeinsam in eine der beiden Tochterzellen gelangen (Nondisjunction). Dieser Meiosefehler führt u. a. zu den Trisomie-Syndromen, z. B. Trisomie 21 (Down-Syndrom = sog. Mongolismus), Trisomie 18 (Edwards-Syndrom), Trisomie 13 (Patau-Syndrom).

In der ersten Reifungsteilung trennen sich die mütterlichen von den väterlichen Chromatiden, in der 2. Reifungsteilung die identisch reduplizierten Spalthälften. Diese Darstellung ist nicht ganz korrekt, weil jede Chromatide durch vorangehendes "crossing over" Anteile beider Eltern enthält. Genauer ausgedrückt, trennen sich in der 2. Reduktionsteilung identisch replizierte Centromere nebst jenen centromernahen Anteilen, die zwischen dem Centromer und dem 1. Chiasma liegen.

Basiswissen Zellteilung

1. Mitose (indirekte Kernteilung): Zwischen zwei Mitosen ein Intermitosecyclus. Gewebsspezifische Leistungen in der G_0-Phase. Vorbereitung auf die Kern- und Zellteilung in der G_1-Phase. Synthesephase: Replikation der DNA. G_2-Phase: Vorbereitung der Teilungsvorgänge, Einleitung der Mitosephasen. Mitose = Kernteilung, Cytokinese = Zellteilung.

Prophase: Chromatinentmischung, Zusammenlagerung zum Convolut von 46 Chromosomen.

Metaphase: Wanderung der Centriolen zu den entgegengesetzten Polen mit Ausbildung des Spindelapparates. Ansatz von Spindelfasern an den Chromosomen (typische Metaphasen-X-Form), beginnende Längsspaltung der Chromosomen in die Chromatiden und Orientierung an der Äquatorialplatte (Monaster).

Anaphase: Vollständige Längsspaltung der Chromosomen in Tochterchromatiden und deren Verlagerung zu entgegengesetzten Zellpolen (Diaster). Beginnende Ausbildung einer Kernhülle um die Chromatidenhaufen.

Telophase: Ausbildung einer vollständigen Kernhülle um die beiden neugebildeten Tochterkerne, Neuformation der Nucleoli und Entspiralisierung der Chromosomen.

Tochterkerne haben die gleiche Chromosomenzahl und genetische Information wie der Kern der Mutterzelle.
Cytokinese: Durchschnürung des Cytoplasma in der Äquatorialplatte.

2. Endomitose: Verdopplung bzw. Vervielfachung des Chromosomensatzes ohne Kern- und Zellteilung.

3. Amitose: Direkte Kernteilung ohne Sichtbarwerdung der Chromosomen führt zu zwei- oder mehrkernigen Zellen.
Chromosomen höherer Organismen: Einteilung beim Menschen in 44 Autosomen (nicht Geschlechtschromosomen) und 2 Gonosomen (Geschlechtschromosomen, männlich: XY, weiblich: XX). Charakterisierung der Chromosomen durch ihr Bänderungsmuster (Querbänderung).

4. Meiose (Reifeteilung) läuft nur an den Keimzellen ab und führt zu einer Reduktion des diploiden Chromosomensatzes auf einen haploiden Chromosomensatz. Vermischung von mütterlichem und väterlichem Erbgut.

2 Gewebe [8.1.]

[8.1.1.] Unter einem *Gewebe* versteht man einen Verband überwiegend gleichartig differenzierter Zellen von etwa gleicher Funktion mit einer Intercellularsubstanz. Die Intercellularsubstanz kann fest (Knochengewebe), weich (gallertiges Bindegewebe) oder flüssig (Blut) sein, im geformten oder ungeformten Zustand vorliegen. Die ungeformte Intercellularsubstanz ist eine proteinhaltige Flüssigkeit, die auch die Aufgabe des Stofftransportes übernimmt. Die geformten Intercellularsubstanzen erscheinen in Form von Fasern, besonders im Bindegewebe (Abb. 2.1).

In manchen Gewebsarten können auch mehrkernige Zellen auftauchen, die man als Plasmodien oder Syncytien bezeichnet. Die Vielkernigkeit der *Plasmodien* kommt durch eine vielfache amitotische Kernteilung ohne nachfolgende Zellteilung zustande (z. B. Osteoclasten, die für den Abbau neugebildeten Knochengewebes sorgen). Mehrkernige *Syncytien* entstehen durch Verschmelzung benachbarter Zellgrenzen (Syncytiotrophoplast der Placenta). Die früher als Plasmodien bezeichneten mehrkernigen Skeletmuskelzellen entwickeln sich sehr wahrscheinlich durch Verschmelzung von jungen Muskelzellen (Myoblasten).

Als *Parenchym* betrachtet man die Einheit der spezifischen Zellen eines Organes, die für seine Funktion verantwortlich sind. Ein *Stroma* besteht meist aus kollagenem Bindegewebe und dient als Stützgerüst der Versorgung eines Organes mit Blutgefäßen und Nervenfasern.

Das *Wachstum von Zellen* ist auf eine gesteigerte Proteinsynthese, das Wachstum des Körpers und seiner Organe, auf ständig ablaufende mitotische Zellteilungen und Bildung von Zwischenzellsubstanzen zurückzuführen. Genetische und entwicklungsphysiologische Faktoren, Hormone der endokrinen Drüsen sowie exogene Faktoren (z. B. Ernährung, Vitamine, Einfluß des

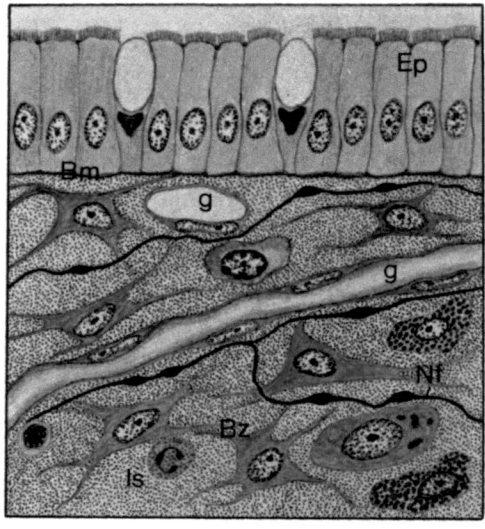

Abb. 2.1 Darstellung unterschiedlicher Gewebsarten (Zellen und Intercellularsubstanz, LM). *Ep* = Epithelgewebe (zahlreiche, dicht gelagerte Zellen). *Bz* = Bindegewebszellen (lockerer Verband von verzweigten Bindegewebszellen mit viel Intercellularsubstanz, *Is*); Blutgefäße (*g*) und Nervenfasern (*Nf*) zur Versorgung und Stoffwechselregulation des Gewebsverbandes. *Bm* = Basalmembran

Lichtes usw.) spielen bei dem in einzelnen Schüben ablaufenden Wachstum eine entscheidende Rolle.

So kann eine vermehrte Produktion von Wachstumshormonen bei Jugendlichen zu einem Riesenwuchs (Gigantismus) oder bei Erwachsenen zu einem Knochenwachstum der Spitzen (Acren) an Nase, Kinn und Fingern zu einer Acromegalie führen.

Während des Wachstums tritt sehr schnell eine *Differenzierung* von Zellen, Organen und ganzen Organsystemen ein. Die Zellen und Organe haben sich auf eine ganz bestimmte Aufgabe (Funktion) spezialisiert, die oft mit der Ausbildung von ganz spezifischen Zellstrukturen einhergeht. Aus gleichen Zellen werden ungleichartige Zellen.

So hat z. B. die Dünndarmepithelzelle die Hauptaufgabe der Resorption (Stoffaufnahme) und bildet hierzu zahlreiche Mikrovilli.

Omni- oder totipotente Zellen im embryonalen 2–8-Zellstadium haben „die allmächtige" Fähigkeit (Potenz), sich zu allen Zellarten zu entwickeln; mit Ausbildung der Keimblätter (Ektoderm, Mesoderm, Entoderm) können sie sich nur noch zu bestimmten Zellarten differenzieren, sie sind „pluripotent" geworden. Auch diese Fähigkeit erhält während der weiteren Entwicklung und Differenzierung eine erhebliche Einschränkung, so daß schließlich mit wenigen Ausnahmen (einige Epithel- und Bindegewebszellen) eine „Unipotenz", eine Entwicklung nur in einer Richtung, besteht.
Als eine Grundeigenschaft des Körpers ist seine Fähigkeit der *funktionellen Anpassung* zu sehen. So kann sich der Organismus einer erhöhten Belastung durch *Hyperplasie* und *Hypertrophie* und bei verminderter Belastung durch *Hypoplasie* funktionell anpassen. Unter einer *Hyperplasie* ist eine Vermehrung der Zellen zu verstehen, sie ist ein bedeutsamer Anpassungsvorgang an vermehrte Leistungsanforderungen. Nur Gewebe und Organe mit guter Regenerationsfähigkeit können sich durch zahlenmäßige Vermehrung der Zellen und Fasern anderen Umständen anpassen.

Man denke hierbei an die Vermehrung der Erythrocyten infolge relativen O_2-Mangels bei Aufenthalt in Höhen.

Die Abnahme der Zellzahl ist die *Hypoplasie* oder *Involution*. Abbauvorgänge im Alter führen zur Hypoplasie. Die im jugendlichen Alter physiologisch ablaufende Thymusrückbildung wird als „Thymusinvolution" bezeichnet. Die *Aplasie* kennzeichnet eine fehlende oder unvollkommene Entwicklung von Geweben oder Organen.
Die Größenzunahme von Zellen heißt *Hypertrophie*. Sie tritt normalerweise in Organen mit nur geringer oder keiner Regenerationsfähigkeit auf (Herzmuskel- oder Skeletmuskelzellen bei erhöhter Arbeitsbeanspruchung). Bei der Vergrößerung des schwangeren Uterus können physiologische Hyperplasie und Hypertrophie gemeinsam einhergehen. Die Massenzunahme länger trainierter Muskeln ist zunächst durch Hypertrophie bedingt, der sich später auch Hyperplasien anschließen können. Unter *Atrophie* versteht man die Volumenabnahme von Zellen, gelegentlich auch eine Kernverkleinerung, die z. B. durch ungünstige Gefäßversorgung, durch Inaktivität (Inaktivitätsatrophie der Muskeln) oder infolge von Nervenlähmung der zu versorgenden Skeletmuskulatur eintritt. Bei der Altersatrophie stehen katabole (abbauende) gegenüber anabolen (aufbauenden) Prozessen im Vordergrund.

Beim Zugrundegehen nicht regenerierender Gewebe erfolgt ein hyperplastischer Ersatz durch Binde- oder Fettgewebe. So werden die nach einem Herzinfarkt zugrundegehenden Herzmuskelzellen durch neu gebildetes Bindegewebe ersetzt (Herzschwiele). Diese Erscheinung nennt man „Ersatzhyperplasie" bzw. „Hypertrophie".

Die *Proliferation* ist eine Gewebswucherung, die auf einer Vermehrung von Zellen, von z. B. ganzen Drüsenendkammern, Capillaren oder Systemen (Osteon, Nephron, s. S. 270) zurückzuführen ist. Ein gutes Beispiel für die Proliferation ist auch die Wundheilung, die in 3 Phasen (exsudative, proliferative Phase, Narbenbildung) abläuft, und bei der verschiedene Zelltypen wie Fibroblasten, Histiocyten, Plasmazellen, Leukocyten, Mastzellen vermehrt auftreten.
Unter einer *Degeneration* versteht man eine krankhafte Veränderung der Zelle, die mit Alterationen (Abänderung der Zellstruktur) des Zellplasmas und/oder des Zellkernes einhergeht, und die zu einer Funktionseinbuße bis zum vollständigen Funktionsverlust führen kann. Degenerative Erscheinungen können reversibel sein.

Bei der *Regeneration* handelt es sich um den Ersatz verlorengegangenen Gewebes oder Zellen. Sie ist wie die Anpassung ebenfalls eine Grundeigenschaft des Organismus. So müssen schon normalerweise die nur etwa 100–120 Tage lebensfähigen Erythrocyten ständig erneuert werden. Auch abgenutzte und abgestoßene Epithelien der Haut und des Darmes werden dauernd ersetzt. Im allgemeinen verwendet der Organismus als Ersatz für ein zugrundegegangenes Gewebe die gleiche Gewebsart: Epithel wird stets durch Epithelgewebe, verlorengegangenes Bindegewebe durch Bindegewebe ersetzt. Während die Regenerationskraft der genannten Gewebsarten gut ist, zeigen Muskel- und Nervengewebe nur eine geringe Regenerationsfähigkeit. Bei einem Herzinfarkt entstehen an Stelle von zugrunde gegangenen Herzmuskelzellen neue bindegewebige Anteile (Narbe bzw. Schwiele).

Die nach Verletzung (Durchtrennung) des versorgenden Nerven langsam degenerierenden Muskelzellen (Inaktivitätsatrophie) können sich bei Reinnervation wieder voll ausbilden. Das hochdifferenzierte Nervengewebe hat die Fähigkeit zur Regeneration fast völlig verloren. Ein Ersatz degenerierender Nervenzellen scheint nicht möglich zu sein. An Stelle zugrundegegangener Nervenzellen breitet sich Gliagewebe aus. Die Regenerationskraft des Nervengewebes ist auf ein Neuriten- und Dendritenwachstum (Nervenfaserwachstum) beschränkt, so daß nach Verletzung von Nervenfasern bei Anlegung einer Nervennaht wieder Neuriten als periphere Nervenfasern aussprossen, die die alte Nervenbahn durchwachsen und das ehemalige Erfolgsgewebe, z. B. Skeletmuskulatur, unter Ausbildung von Nervenendigungen (Synapsen) erreichen. Dabei kann teilweise eine nahezu vollständige Funktionstüchtigkeit des betreffenden Muskels eintreten.

2.1 Zellkontakte [8.1.2.]

Verknüpfung von Zellen untereinander. Bei Flachschnitten durch die Spitzenabschnitte bestimmter Epithelzellen (z. B. Dünndarmepithel) erkennt man, besonders bei Eisenalaunfärbungen, ein dunkel gefärbtes Gitter, das in seiner Gesamtheit Schlußleistennetz heißt. Bei parallel zur Längsachse der prismatischen Zelle geführter Schnittrichtung werden die Querschnitte der Leisten des Netzes als dunkle Punktierungen sichtbar (Abb. 1.14). Diese lichtmikroskopisch nachweisbare Struktur kann durch folgende elektronenmikroskopische Einzelheiten hervorgerufen werden:

2.1.1 Zonula occludens:
(Abb. 1.7). In diesem Bereich kommt es zu einem Verschluß des Intercellularspaltes, indem die äußeren Schichten des dreischichtigen Plasmalemm benachbarter Epithelzellen miteinander verschmelzen ("tight junction").

2.1.2 Zonula adhaerens:
Beim Ausbleiben der Verschmelzung wie bei der Zonula occludens bleibt ein etwa 2–4 nm (20–40 Å) breiter Spalt, Nexus ("gap junction") erhalten. An diesem Ort besteht die Möglichkeit eines Übertrittes von größeren Molekülen und Ionen in den Intercellularspalt. Diese Nexen finden sich nicht nur an Epithel- sondern z. B. auch an Herzmuskelzellen und sollen auch für die Weiterleitung von Erregungen bedeutsam sein.

Die Zonula adhaerens liegt etwas unterhalb der Zonula occludens und bildet einen etwa 25 nm (250 Å) breiten Intercellularspalt, der eine feinkörnige, osmiophile Kittsubstanz beinhaltet. Die Plasmalemmata zeigen wieder eine Doppelkonturierung. In Annäherung an das Plasmalemm befindet sich intracellulär elektronendichtes filamentöses und granuläres Material (Glykoproteine).

2.1.3 Macula adhaerens:
Die in ähnlicher Weise gebauten Maculae adhaerentes liegen in geringer Entfernung unterhalb der Zonulae adhaerentes mit einer Ausdehnung von 0,3–0,5 µm. Sie werden auch als Desmosomen (Haftplatten) bezeichnet und finden sich besonders an den Fortsätzen der Zellen von mehrschichtigen Plattenepithelien. Ein Desmosom besteht aus Halbdesmosomen. An diesen enden intracelluläre Tonofilamente, die in Form von Bündeln lichtmikroskopisch als Tonofibrillen sichtbar werden (Abb. 1.7).

Zonulae adhaerentes und Desmosomen sorgen für den Zusammenhalt der Zellen und dienen auch dem Stoffaustausch zwischen den Zellen. Zellkontakte ohne spezifische Haftstrukturen sind Annäherungen von Zellen oder ihrer Fortsätze bis auf einen Abstand von 20 nm (200 Å), z. B. Kontakte der Fortsätze von Bindegewebszellen.

2.2 Intercellularraum [8.1.3.] (Abb. 1.4 u. 2.1):

Der zwischen den Zellen befindliche, von Intercellularsubstanz (s. S. 82) angefüllte Intercellularraum ist in den einzelnen Gewebsarten unterschiedlich breit und verschieden geformt. Während das Bindegewebe größere Intercellularräume mit Bindegewebsfasern und Grundsubstanz aufweist, ist der Intercellularraum im Epithelgewebe sehr schmal, oft nur 20 nm (200 Å) breit, kann im Bereich der "tight junctions" der Zonulae occludentes vollständig fehlen und ist frei von Fasern. Im Muskelgewebe breiten sich in den Intercellularräumen z. T. bindegewebige Anteile aus. Als Extracellularraum bezeichnet man das Gebiet unmittelbar an der Oberfläche der jeweiligen Zelle.

Man unterscheidet aus Gründen der Systematik vier Gewebsarten [8.2.]:

1. Epithelgewebe,
2. Binde- und Stützgewebe,
3. Muskelgewebe,
4. Nervengewebe.

Alle Gewebsarten stehen in funktioneller Abhängigkeit vom Gefäß- und vom Nervensystem. Beim Nervengewebe ist eine gegenseitige Beeinflussung von Nervenzellen untereinander im Sinne einer Modulation zu verzeichnen.

3 Das Epithelgewebe [8.2.1.–8.2.4.]

Das Epithelgewebe ist ein auf bindegewebiger Grundlage (Abb. 3.1) ruhender, aus zahlreichen, dicht beieinanderliegenden Zellen zusammengesetzter Komplex mit wenigen Intercellularsubstanzen.

Das Epithelgewebe kleidet als Deckschicht (Deckepithel) und plasmatische Schutzwand die inneren und äußeren Oberflächen des Organismus aus und findet sich demnach an der Haut, Mund- und Nasenhöhle, Speiseröhre, Schleimhaut des Magen-Darmkanals, in der Wand des Respirationsapparates, im Urogenitalapparat, an der Hornhaut des Auges sowie in den serösen Häuten und als Innenwand der Blut- und Lymphgefäße. Es schützt daher den Organismus gegen die Umwelt, nimmt jedoch andererseits durch die Anwesenheit von Sinneszellen (Riechschleimhaut, Geschmacksknospen in der Mundhöhle) und von den receptorischen Nervenendigungen (Epidermis, mehrschichtiges und mehrreihiges Schleimhautepithel) Kontakt mit der Umwelt auf.

Es schützt den Organismus außerdem vor Austrocknung und z. B. vor dem Eindringen von Bakterien. Weitere Aufgaben des Epithels sind in seiner Fähigkeit der Resorption, Sekretion und Exkretion zu sehen (s. S. 69). Andere Funktionen sollen bei der Besprechung der einzelnen Epithelarten erwähnt werden.

Zuordnung morphologischer Charakteristika zu Leistungen des Epithelgewebes: Die vorwiegend dem Schutz (Protektion) dienenden Epithelien sind meist mehrschichtig, z. B. in der Haut verhornt und besitzen in ihrem oder unter ihrem Zellverband nervöse Schutzeinrichtungen wie Temperatur-, Schmerz- und Mechanoreceptoren. Diejenigen Epithelzellen, die sich für die Resorption spezialisiert haben, besitzen einen an ihrem Spitzenabschnitt befindlichen, aus Mikrovilli bestehenden Cuticularsaum; Zellen, die Stoffe an die Blutbahn abgeben (wie z. B. Nierenepithelzellen des Tubulus contortus I,

s. S. 275) zeigen an ihrer Basis Membraninvaginationen ebenfalls zur Oberflächenvergrößerung. Morphologische Kriterien für Zellen, die sezernieren (s. S. 65), sind ein gut ausgebildetes granuläres endoplasmatisches Reticulum, zahlreiche Golgi-Felder und Sekretgranula.

Oberflächendifferenzierung: Zu den Oberflächendifferenzierungen des Epithelgewebes gehören der aus 1–2 µm langen Mikrovilli bestehende Bürsten- oder Cuticularsaum (Resorption), der aus kürzeren und dicht gestellten Mikrovilli zusammengesetzte Stäbchensaum, die Kinocilien oder Flimmerhärchen (s. S. 28), unbewegliche Stereocilien (s. S. 29), die sogenannte Crusta in den Deckzellen des Übergangsepithels als Plasmaverdichtung im Spitzenabschnitt der Zelle (Abb. 3.2) und eine Cuticula an der Oberfläche von Zellen, die man als gut abgrenzbare Abscheidung der entsprechenden Zellen anzusehen hat (z. B. Zahnschmelz).

Alle drei Keimblätter (Ektoderm, Mesoderm, Entoderm) sind zur Entwicklung von Epithelgewebe befähigt.

Das aus dem Mesoderm hervorgegangene Mesenchym vermag eine epithelartige Haut zu entwickeln, die die Innenwand der Blut- und Lymphgefäße als Angioepithel oder Endothel sowie die inneren Oberflächen von Gelenkkapseln, Sehnenscheiden und Schleimbeuteln als einschichtiges Plattenepithel auskleidet.

Das Epithel besitzt die Fähigkeit, bei veränderter Beanspruchung oder bei entzündlichen Prozessen sich der neuen Situation anzupassen. Unter bestimmten Bedingungen kann sich z. B. prismatisches Epithel in ein Plattenepithel umbilden. Diese Fähigkeit des Epithels einer Umdifferenzierung von einer differenzierten in eine andere differenzierte Form wird als *Metaplasie* bezeichnet. Diese Potenz zeigt auch das Binde- und Stützgewebe.

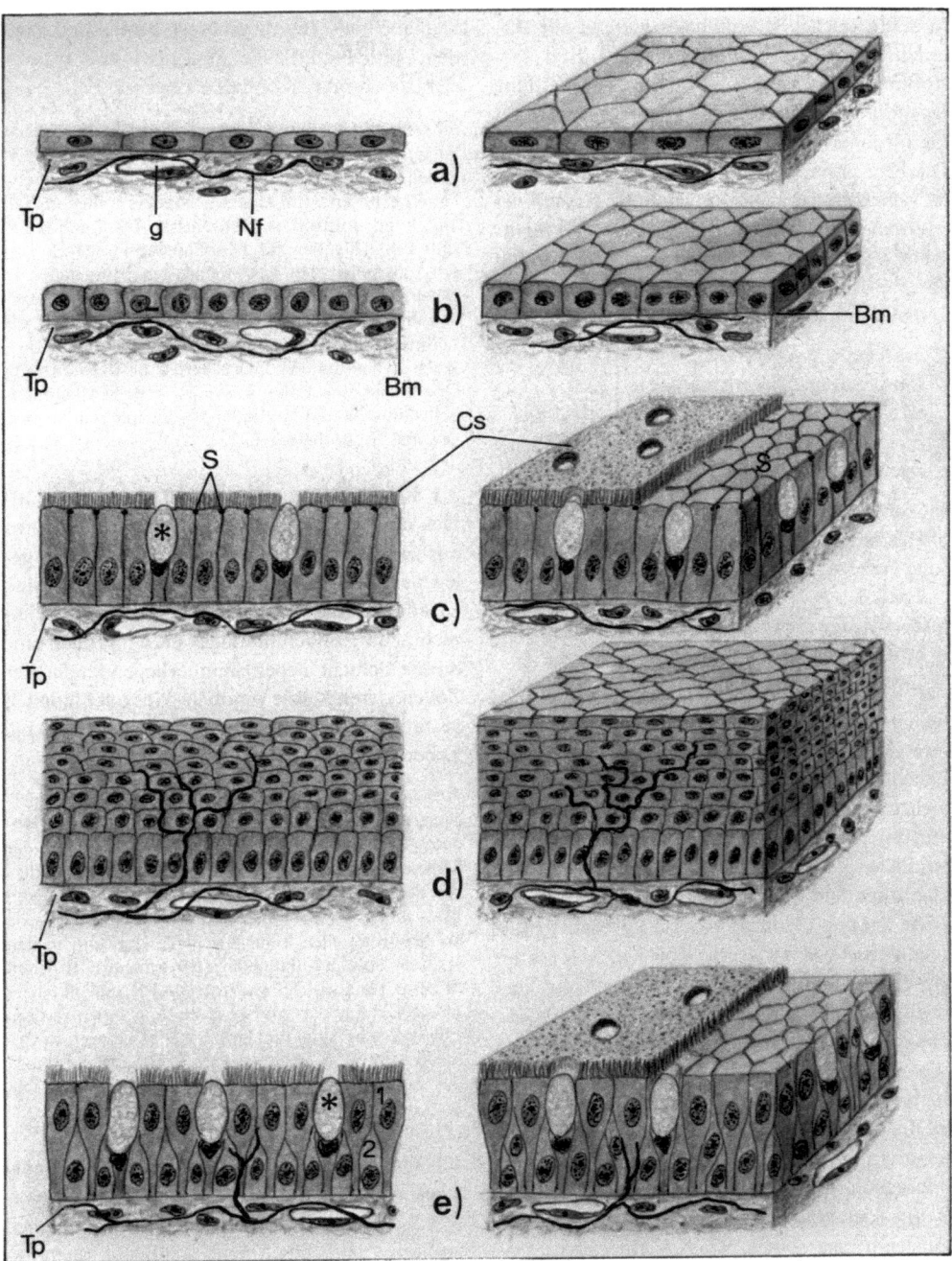

Abb. 3.1 Epithelarten (links Schnittbild, rechts dreidimensionale Rekonstruktion). **a** Einschichtiges Plattenepithel. **b** Einschichtiges isoprismatisches Epithel. **c** Einschichtiges hochprismatisches (Zylinder-) Epithel mit Becherzellen (∗) und Cuticularsaum (*Cs*), *S* = Schlußleistennetz. **d** Mehrschichtiges, unverhorntes Plattenepithel. **e** Mehrreihiges Flimmerepithel, bestehend aus *1* = Flimmerepithelzelle, *2* = Basalzellen, ∗ = Becherzellen. *Tp* = Bindegewebige Tunica propria mit Nerven (*Nf*) und Blutgefäßen (*g*), *Bm* = Basalmembran

In allen Epithelien kommt es laufend zur Abnutzung von Zellen und somit zu ihrer Abstoßung aus dem Zellverband. Die gute regenerative Fähigkeit des Epithels sorgt ständig für einen Zellersatz.

Die Bezeichnung der einzelnen Epithelien richtet sich nach der Zellform, nach der Anzahl der übereinanderliegenden Zellagen und bei mehrschichtigen Epithelien auch nach der Gestalt der oberflächlich gelegenen Zellen.
Danach unterscheidet man:

1. Einschichtiges Plattenepithel ⎫
2. Einschichtiges isoprismatisches ⎬ Einoder kubisches Epithel ⎪ schichtige
3. Einschichtiges hochprismatisches oder Zylinder-Epithel ⎭ Epithelien

4. Mehrschichtiges Platten- oder ⎫
   Pflasterepithel ⎪ Mehr-
5. Mehrschichtiges prismatisches ⎬ schichtige
   Epithel ⎪ und
6. Zwei- oder mehrreihiges ⎪ mehr-
   Epithel ⎪ reihige
7. Übergangsepithel ⎭ Epithelien

Bei einem mehrschichtigen Epithel liegen mehrere Zellreihen übereinander, nur die basalen Zellen sitzen der Lamina basalis auf. Bei einem mehrreihigen Epithel erreichen alle Zellen, oft nur durch schmale Fußstückchen, die Lamina basalis (s. S. 12).
Das unter dem Epithel befindliche Bindegewebe heißt Lamina (Tunica) propria und führt Blutgefäße und Nervenfasern. Von hier aus erfolgt die Ernährung des Epithels. Mit wenigen Ausnahmen (äußere Wand des Ductus cochlearis, Fossa navicularis der männlichen Urethra) sind alle Epithelien gefäßlos. Die wahrscheinlich auch dem Stofftransport dienenden Intercellularspalten enthalten eine sogenannte Kittsubstanz, die Mucopolysaccharide aufweist. Die Intercellularlücken sind im mehrschichtigen Epithel der Haut lichtmikroskopisch sichtbar, sonst nur elektronenoptisch nachweisbar. Unter jedem Epithel breitet sich eine 0,5–1,5 μm dicke Basalmembran aus. Sie ist lichtmikroskopisch faßbar und setzt sich aus einer Lamina basalis und Reticulinfasern zusammen, so daß die Lamina basalis als Bestandteil der Basalmembran anzusehen ist. Die etwa 50–80 nm (500–800 Å) dicke Lamina basalis (früher fälschlich auch als Basalmembran bezeichnet) liegt der Epithelunterfläche direkt an und ist nur elektronenmikroskopisch erkennbar.

Sie setzt sich aus einem Filzwerk von etwa 3 nm (30 Å) langen Filamenten zusammen. In ihr sind Proteoglykane (Mucopolysaccharide, zu den Glykosaminoglykanen gehörend, mit einem besonders hohen Gehalt an Chondroitinsulfat) nachweisbar. Die Lamina basalis soll Aufgaben beim Stoffaustausch (Stofftransport) zwischen den Zellen und den Blutgefäßen in gegenseitiger Richtung übernehmen. Schließlich werden ihr wichtige stabilisierende Eigenschaften für die Zellmembran der jeweiligen Zellen zugeschrieben.
Auch Zellen anderer Gewebsarten besitzen an ihrer Oberfläche eine Lamina basalis: z. B. Muskelzellen, Schwannsche und Hüllzellen des peripheren Nervengewebes, Endothelzellen.

3.1 Einschichtiges Plattenepithel (Abb. 3.1.a): Das einschichtige Plattenepithel setzt sich nur aus einer einzigen Lage dicht beieinandergelegener, flach gestellter, plattenförmiger Zellen zusammen. Bei vertikaler Schnittführung (senkrecht zur Epithelunterlage) erkennt man eine dünne Schicht nebeneinanderliegender flacher Zellen, deren Kerne rundlich-oval oder länglich gestaltet sein können. Vier- bis sechseckige Zellen kommen vor.

Vorkommen: Bowmansche Kapsel der Nierenkörperchen, Alveolarepithel der Lunge, Rete testis des Hodens, hinteres Hornhautepithel des Auges, in der Schleimhaut der Paukenhöhle und in den Schaltstücken der Drüsen, als Endothel oder Angioepithel von Blut- und Lymphgefäßen und der Herzräume sowie als Mesothelzellen bindegewebiger Herkunft in den serösen Häuten, Bauchfell (Peritoneum), Brustfell (Pleura), Herzbeutel (Pericard). Das Plattenepithel der serösen Häute ist zur Absonderung einer serösen Flüssigkeit befähigt und besitzt stellenweise einen Cuticularsaum (s. S. 28) für die Resorption. Beim Endothel der Gefäße können die Zellkerne den sehr flachen Zellkörper lumenwärts vorwölben.

3.2 Einschichtiges, isoprismatisches oder kubisches Epithel (Abb. 3.1.b). Diese Zellen zeigen sich von nahezu quadratischer Form bei einer senkrecht zur Oberfläche geführten Schnittrichtung; von der Oberfläche her betrachtet erscheinen die Zellen polygonal (isoprismatisches Epithel).

Vorkommen: Amnionepithel, Linsenepithel, kleine Gallengänge, Urogenitalapparat, Pigmentepithel der Retina, Plexus chorioideus und je nach Funktionszustand auch die Wand der Schilddrüsenfollikel, z. T.

Schaltstücke von Drüsen, Schleimhaut der Paukenhöhle.

3.3 Einschichtiges prismatisches Epithel (früher Zylinderepithel genannt) (Abb. 3.1.c): Das prismatische Epithel besteht aus hohen polygonalen Zellen, deren Längsachse wesentlich größer als der Querdurchmesser ist. Die Bezeichnung „Zylinder"-Epithel ist irreführend, da in diesem Epithel keine Zelle wie ein Zylinder geformt ist. Sie erwecken bei senkrechter Schnittführung lediglich den Eindruck eines Zylinders, zeigen jedoch in der Aufsicht und im Querschnitt 5–6eckige Gestalt. Die Kerne der Zellen sind rundlich bis oval. Einschichtige prismatische Epithelien sind mit den Aufgaben der Stoffaufnahme (Resorption) und der Stoffabgabe (Sekretion) betraut. In einer Spezialisierung für eine fortlaufende Resorption haben sie einen aus gleich langen Mikrovilli bestehenden Cuticularsaum entwickelt. An der Oberfläche der Mikrovilli ist regelmäßig eine aus Glykoproteiden bestehende Glykokalix vorhanden. Durch gelegentliche Ausbildung von Kinocilien dienen sie auch dem Abtransport kleiner Partikelchen.

Vorkommen: Magen; Dünn- und Dickdarm mit Mikrovilli als Resorptionszellen und einzellige Drüsen (z.B. Becherzellen), Gallenblase, verschiedene Drüsenausführungsgänge, Uterus (Gebärmutter) stellenweise mit Kinocilien oder Mikrovilli. Die im Darmepithel befindlichen kelchförmigen, schleimproduzierenden Becherzellen sind leicht an ihrer hellen Anfärbbarkeit und der wabenförmigen Struktur im Becher (Routinepräparat) zu erkennen. Durch Mucicarmin lassen sich die Mucingranula in den Becherzellen rot, durch die Azanfärbung blau darstellen. Becherzellen entwickeln sich aus Epithelzellen.

Die einschichtigen Epithelien enthalten im Zellverband keine Nervenfasern.

3.4 Mehrschichtiges Plattenepithel (Pflasterepithel, Abb. 3.1.d): Mehrschichtige Plattenepithelien weisen in ihrer Wand unterschiedliche Zellformen auf. Die basalen Zellen dieses Epithelverbandes haben eine isoprismatische oder hochprismatische Form, während die mehr oberflächlich lokalisierten Zellen allmählich an Höhe abnehmen und schließlich zu echten platten Epithelzellen (Stratum superficiale) werden. Die basalen Zellreihen sind als Regenerationsschicht (Stratum basale, Stratum germinativum) anzusehen. Von hier aus gelangen Zellen in die oberen Lagen des Epithels, um die oberflächlichen, abgenutzten und abgestoßenen Zellen zu ersetzen. In allen Regionen besitzen die Zellen Tonofibrillen, die in den oberflächlichen Zellagen an Zahl zunehmen und der Festigkeit des Epithels dienen. Diese Zellen haben kleine Fortsätze, die sich fingerförmig gegenüberstehen, und werden wegen ihres stacheligen Aussehens bei Isolation als Stachelzellen, in ihrer Gesamtheit als Stratum spinosum bezeichnet (Abb. 19.1). Die relativ weiten Intercellularspalten enthalten eine Gewebsflüssigkeit und dienen dem besseren Stoffaustausch. Zwischen den Fortsätzen benachbarter Zellen kommt es zu desmosomenartigen Verknüpfungen. Mit Abnahme der Zellhöhe zur Epitheloberfläche hin ändert sich die Kernform (von rundlich bis flach). Das mehrschichtige Plattenepithel kann im unverhornten oder im verhornten Zustand auftreten.

Vorkommen
a) Unverhornt: Mundhöhle, Pharynx, Analring, Vagina, Plica vocalis, Endabschnitt der weiblichen Urethra. Das Plattenepithel der Vorderwand der Cornea (vorderes Hornhautepithel) besteht meistens aus fünf übereinandergeschichteten Zellagen.
b) Verhornt: Epidermis (Haut), äußerer Gehörgang, Vestibulum nasi, Papillae filiformes der Zunge, Zahnfleisch.
Der Verhornungsprozeß beginnt in den obersten Schichten des Stratum spinosum, in dem basophile Keratohyalingranula auftreten, diese verbacken mit den Tonofilamenten. Nach Abscheidung einer dichten Intercellularsubstanz und Kernuntergang kommt es in den oberflächlichen Zellagen des Stratum superficiale zum stufenweisen Absterben von Zellen und Abstoßung von Hornschuppen. Beim Verhornungsprozeß treten zunächst im Stratum spinosum intracellulär lamellenartige, mitochondrienähnliche Gebilde als sogenannte Keratosomen auf, die im Stratum granulosum zahlenmäßig zunehmen. Im Stratum corneum liegen die Keratosomen intercellulär. Es wird angenommen, daß die Keratosomen in Verbindung mit den Hyalingranula für das Bild der homogenen Zellagen im Bereich des Stratum corneum verantwortlich sind. Diese sind gegen Säuren widerstandsfähig. Das verhornte mehrschichtige Plattenepithel stellt somit eine gute Schutzwand gegen mechanische, chemische und thermische Einflüsse dar.

Das mehrschichtige Plattenepithel weist an seiner Unterfläche regelmäßig oder unregelmäßig ausgebildete Vorwölbungen in die darunter gelegene bindegewebige Lamina propria auf. Zwischen diesen Epithelpapillen breiten sich Bindegewebspapillen aus, die in ihrer Gesamtheit als Stratum papillare bezeichnet werden (Abb. 19.1). Beide Papillenarten bedeuten eine erhebliche Oberflächenvergrößerung beider Gewebsarten. Hierdurch kann eine gute gegenseitige Verknüpfung von Epithel und Bindegewebe und ein besserer Stoffaustausch zwischen Epithel und Gefäßsystem stattfinden. Die ernährenden Blutgefäße bleiben in den Bindegewebspapillen, während marklose Nervenfasern, vielfach receptiver Art, als intraepitheliale Fasern in das Epithel eindringen.

Bei längeren mechanischen Einflüssen kann unverhorntes Pflasterepithel Verhornungserscheinungen unterliegen. Diese Metaplasien, hier auch Leukoplakien genannt, können Ausgangsorte für die Entstehung bösartiger Geschwülste (Plattenepithelcarcinome) darstellen.

Die Zusammensetzung des verhornten Pflasterepithels der Haut und die morphologischen Substrate des Verhornungsprozesses werden bei der Besprechung des Aufbaues der Haut näher erläutert (s. S. 394).

Zonen des mehrschichtigen Plattenepithels

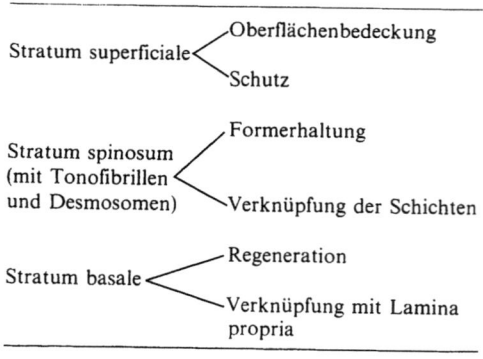

3.5 Mehrschichtiges hochprismatisches Epithel
breitet sich nur an wenigen Stellen aus: z.B. Fornix conjunctivae, Ductus parotidicus.

3.6 Mehrreihiges Epithel:
Dieses setzt sich aus Zellen zusammen, die im Gegensatz zu den Zellen des mehrschichtigen Epithels alle der Lamina basalis aufsitzen. Die Mehrreihigkeit wird durch eine unterschiedlich hohe Lagerung der Zellkerne in den verschiedenen Zellen lediglich vorgetäuscht (Abb. 3.1.e). Folgende verschiedene Zelltypen bauen das Epithel auf:

a) *Hochprismatische Zellen* mit Kinocilien. Ihr Kern liegt mehr am apikalen Zellbereich, so daß dadurch eine obere Kernreihe entsteht.

b) Schleimproduzierende *Becherzellen*, deren im Schnitt meist dreiseitige, dunkel anfärbbare Kerne eine mittlere Reihe verkörpern. Beide Zelltypen, hochprismatische- und Becherzellen, reichen mit schmalen Zellabschnitten bis zur Lamina basalis.

c) Sogenannte *Basalzellen* liegen der Lamina basalis breitflächig auf und erreichen nicht die Oberfläche des Epithels. Sie werden als Regenerationszellen angesehen. Ihre Kerne verkörpern eine basale Reihe.

In der letzten Zeit wurden außerdem indifferente, helle, strukturarme Zellen beschrieben, die von der Basalmembran bis zur Oberfläche des Epithels reichen. Sie tragen keine Kinocilien, sondern unregelmäßig kleine Fortsätze. Das mehrreihige Epithel wird wegen seines Besitzes an Kinocilien auch Flimmerepithel genannt.

Im mehrreihigen Flimmerepithel von Luftröhre und Bronchien tauchen außerdem im gewöhnlichen Kurspräparat hell erscheinende, mit einer Silberimprägnation schwärzlich dargestellte, argentaffine Zellen auf, die nach elektronenmikroskopischen Befunden Sekretgranula aufweisen. Sie sollen das Serotonin produzieren. Als ein weiterer Zelltyp in diesem Epithel ist eine hochprismatische, mit unregelmäßig dicht stehenden Mikrovilli versehene Zelle (Bürstenzelle) anzusehen. Sie stehen meist mit mitochondrienreichen Nervenendigungen receptiver Natur in Kontakt und werden als mögliche chemoreceptive Sinneszellen gedeutet. Eine besondere Leistung des Flimmerepithels ist der Partikeltransport durch Kinocilien (Abb. 1.15). Die Bewegung der Kinocilien an den Flimmerepithelzellen läßt sich in einen schnellen, körperauswärts gerichteten Schlag und in eine langsame Aufwärtsbewegung gliedern. Dadurch entsteht ein organspezifischer Flimmer- und Flüssigkeitsstrom.
Die Flimmerhärchen schlagen nicht alle einmal, sondern synchron nacheinander. Die Flimmerbewegung scheint vom Gefäß- und Nervensystem unabhängig zu verlaufen, da nach Durchtrennung von zuführenden Gefäßen und Nerven die Bewegung der Kinocilien erhalten bleibt. Daher mögen die im mehrreihigen Flimmerepithel nachweisbaren mitochondrienreichen Axone den Receptoren angehören.

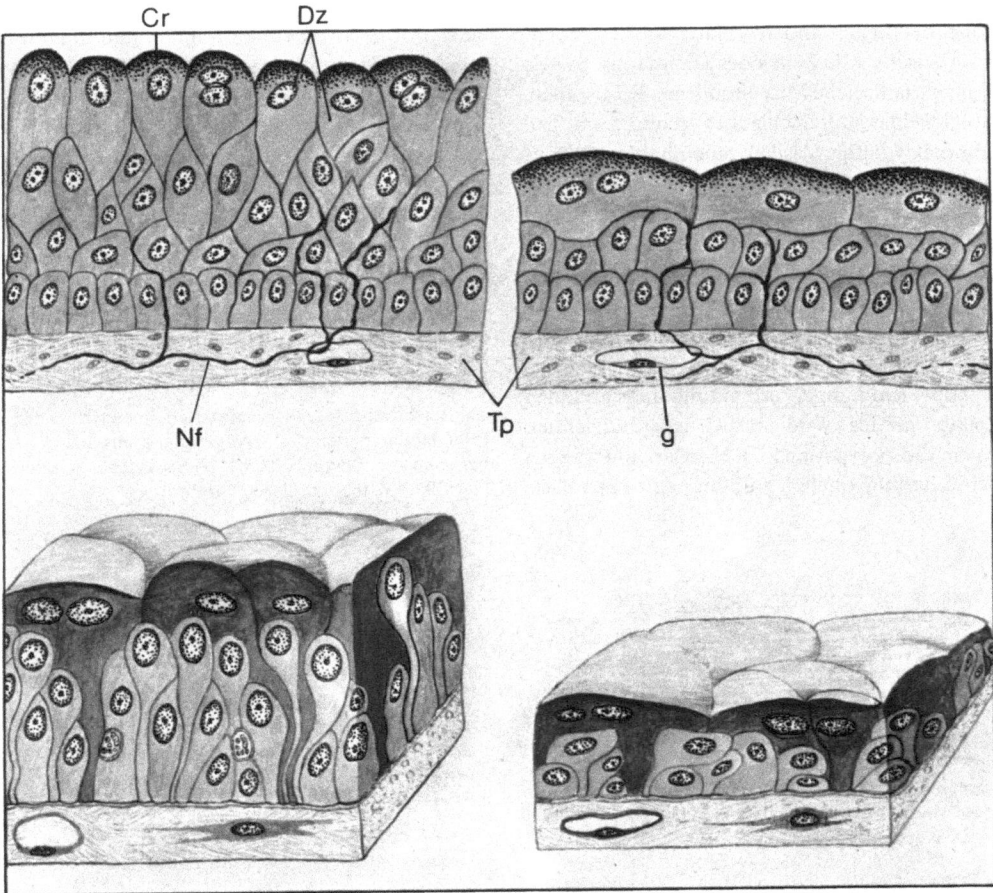

Abb. 3.2 Übergangsepithel (mehrreihiges Epithel). *Links:* ungedehnter, *rechts:* gedehnter Zustand; *oben:* LM-Schnittbild, *unten:* ELM-dreidimensionale Rekonstruktion. *Dz* = Deckzellen mit Crusta (*Cr*).

Crusta = oberflächliche Verdichtung und Ansammlung von Vesiculae und Filamenten. Alle Zellen erreichen die Basalmembran (ELM-Befund). *Nf* = Nervenfasern, *g* = Blutgefäße, *Tp* = Tunica propria

Vorkommen: Regio respiratoria der Nasenhöhle, Pars nasalis pharyngis, Kehlkopf, Trachea, Bronchien, Nasennebenhöhlen.

3.7 Zweireihige Epithelien (Abb. 15.4) bestehen aus Basalzellen und prismatischen Zellen und finden sich im Nebenhodengang (Ductus epididymidis) und dem Samenleiter (Ductus deferens). Ihre hohen prismatischen Zellen tragen Stereocilien und können Sekretgranula hervorbringen, die sie zwischen den Stereocilien an die Zelloberfläche abgeben. Die Stereocilien beinhalten Filamente (Abb. 1.14). Die Basalzellen sind als Regenerationszellen anzusehen. Den stereocilientragenden Zellen wird auch Phagocytosetätigkeit zugeschrieben.

3.8 Übergangsepithel: Das im lichtmikroskopischen Bild eine gewisse Ähnlichkeit mit dem Pflasterepithel aufweisende Übergangsepithel ist nach elektronenmikroskopischen Befunden ein mehrreihiges Epithel, d.h. alle Zellen erreichen durch Ausbildung dünner Fortsätze die Lamina basalis (Abb. 3.2). Die Möglichkeit seiner Zellen, je nach Füllungszustand der Harnblase von einer hohen in eine niedrige Form überzugehen, hat zu der Bezeichnung „Übergangsepithel" geführt. Im Dehnungszustand der Harnblasenwandung flachen sich die Zellen ab (gefüllte Harnblase) und das Epithel erscheint zwei- bis dreireihig, bei entleerter Harnblase mehrreihig. Hierbei kann sich die

Form der Zellen ändern (platt, kubisch, hochprismatisch). Alle Zellen des Übergangsepithels besitzen zahlreiche Mitochondrien, Ribosomen, Golgi-Felder, unterschiedlich große, zum Teil sehr dickwandige Vesikel, mucinhaltige Granula. Es zeigen sich in der Mitte des Epithels mannigfach gestaltete Zellen, während die untere Zellage einem prismatischen Epithel ähnlich sieht. An der Oberfläche des Übergangsepithels kommen charakteristische, ziemlich hell anfärbbare „Deckzellen" vor, die zum Teil durch Amitose zweikernig sein können. Eine körnige, glykoproteidhaltige Verdichtung ihres apikalen Zellabschnittes wird als Crusta bezeichnet. Auch die polyploiden Deckzellen unterliegen bei unterschiedlicher Füllung der Harnblase einer Formveränderung. In ihnen und in anderen Zellen des Epithels sind in unterschiedlichen Mengen Gykogen, Hyaluronsäure und Phosphate nachweisbar. Den Deckzellen wird die Produktion eines alkalischen Harnmucoids zugeschrieben, welches das Epithel von einer Zersetzung durch den hypertonischen Harn schützt. Die Deckzelle ist sehr breitflächig, kann mehrere darunterliegende Epithelzellen gleichzeitig bedecken und reicht mit schmalen Zellausläufern zwischen den anderen Epithelzellen bis zur Lamina basalis.

Zahlreiche marklose Nervenfasern dehnen sich in den Intercellularspalten des Übergangsepithels aus.
Vorkommen: Nierenbecken, Nierenkelche, Ureter, Harnblase, Anfangsteil der Urethra.

Basiswissen Epithel

Zahlreiche, dicht beieinanderliegende Zellen mit wenigen Intercellularsubstanzen bilden einen geschlossenen Verband, der einer aus der Lamina basalis und Reticulinfasern bestehenden Basalmembran aufliegt.
Unter dem Epithel erstreckt sich stets eine bindegewebige, gefäß- und zum größten Teil auch nervenführende Tunica (Lamina) propria.
Man unterscheidet:

1. Einschichtiges Plattenepithel: Bowmansche Kapsel der Nierenkörperchen, Alveolarepithel der Lunge, Rete testis des Hodens, hinteres Hornhautepithel des Auges, in Schaltstücken von Drüsen, als Mesothelzellen mesenchymaler Herkunft in Bauchfell, Brustfell, Herzbeutel und als Endothel in Blut- und Lymphgefäßen.

2. Einschichtiges, isoprismatisches oder kubisches Epithel aus polygonalen Zellen (Amnionepithel, Linsenepithel, kleine Gallengänge in der Leber, im Urogenitalapparat, Plexus chorioideus, Pigmentepithel der Retina, Schilddrüse).

3. Einschichtiges hochprismatisches Epithel (Zylinderepithel) im Magen, im Darm mit Mikrovilli (Resorption) und Becherzellen (Sekretion), in der Gallenblase, in der Gebärmutter mit Mikrovilli und Kinocilien).

4. Mehrschichtiges Plattenepithel: Im mehrschichtigen Epithel erreichen nur die basalen Zellen die Basalmembran, mehrere Zellagen sind übereinander geschichtet. Die basalen Zellen (Regeneration) des mehrschichtigen Verbandes sind isoprismatisch oder prismatisch; zur Oberfläche des Epithels nehmen die Zellen an Größe ab.

Vorkommen
a) unverhornt: Mundhöhle, Pharynx, Analring, Vagina (Scheide), Plica vocalis (Stimmfalte), vorderes Hornhautepithel des Auges, Endabschnitt der weiblichen Harnröhre, Fossa navicularis der männlichen Urethra.
b) verhornt: Haut, äußerer Gehörgang, Vestibulum nasi, Papillae filiformes der Zunge, Zahnfleisch.

5. Mehrschichtiges, hochprismatisches Epithel: Fornix conjunctivae, Ductus parotidicus.

6. Mehrreihiges Epithel: Alle Zellen erreichen die Basalmembran. Mehrreihigkeit durch die unterschiedlich hohe Lagerung der Kerne der verschiedenen Zellen hervorgerufen. Drei Zelltypen:
a) Hochprismatische Zellen mit Kinocilien und Kern in der Zellspitze (oberflächliche Kernreihe).
b) Schleimproduzierende Becherzellen mit im Schnitt dreiseitigem, dunkel anfärbbarem Kern (mittlere Kernreihe).
c) Basalzellen als Regenerationszellen (basale Kernreihe).
Vorkommen: Regio respiratoria der Nasenhöhle, Pars nasalis pharyngis, Kehlkopf, Trachea, Bronchien, Nasennebenhöhlen.

7. Zweireihiges Epithel aus basalen Zellen und prismatischen, stereocilientragenden Zellen im Nebenhodengang und im Samenleiter.

8. Übergangsepithel: Aus übereinandergelagerten Zellen, die mit ihrem Zelleib und zum Teil nur durch Fortsätze alle die Basalmembran erreichen. An der Oberfläche eine Lage von glykogenhaltigen Deckzellen. Im gedehnten Zustand flaches, im nicht gedehnten Zustand hohes Übergangsepithel in der Harnblase, Anfangsteil der Urethra, Harnleiter, Nierenkelche, Nierenbecken.

4 Das Drüsengewebe [10.5.]

[10.5.1. und 10.5.2.] Das Drüsengewebe ist vorwiegend ein Differenzierungsprodukt des Epithels und besteht somit meist aus Epithelzellen, die die Fähigkeit der Sekretion (Produktion und Absonderung von spezifischen Stoffen) erhalten haben. Als morphologischer Ausdruck der sekretorischen Tätigkeit erscheinen in der Drüsenzelle Sekretgranula bzw. deren Vorstufen. Unter Sekretion hat man die Produktion und Abgabe zellspezifischer, zur Ausschleusung synthetisierter Stoffe zu verstehen (E. Lindner).

Man unterscheidet je nach Abgabe der Sekretgranula an eine freie Oberfläche (z. B. Haut, Oberfläche der Magen-Darmschleimhaut) *exokrine Drüsen* oder an die Blutbahn, seltener an Lymphgefäße, *endokrine Drüsen*. Die Produkte exokriner Drüsen werden Sekrete, die von endokrinen (innersekretorischen) Drüsen Hormone oder Inkrete genannt. Exokrine Drüsen besitzen Drüsenendkammern bzw. Endstücke und einen Ausführungsgang, bzw. ein Ausführungsgangsystem. Endokrine Drüsen setzen sich aus massiven oder soliden Epithelzellhaufen oder Strängen zusammen, wobei eine Lichtung (Ausnahme: Schilddrüse) und ein Ausführungsgang fehlen.

Endo- und exokrine Drüsen entstehen durch Auswanderung von Epithelzellen aus dem Oberflächenepithel in das Bindegewebe hinein, in dem sie einen Drüsenkörper entwickeln. Die exokrinen Drüsen bleiben auf jeden Fall mit dem Oberflächenepithel (Deckepithel), aus dem sie ausgewachsen sind, durch einen Ausführungsgang verbunden. Die Einmündung des Ausführungsganges in das Deckepithel kennzeichnet den Ursprungsort der ausgewanderten und zu Drüsen gewordenen Epithelzellen. Bei den endokrinen Drüsen geht jede Verbindung zwischen der Drüse und dem Mutterepithel gewöhnlich verloren (Abb. 4.1). Drüsen entstammen dem ento- oder ektodermalen Keimblatt. Jede Drüse ist gut durchblutet, enthält demnach ein dichtes Capillarnetz und arteriovenöse Anastomosen. Die Drüsen sind durch Nervengeflechte gut nervös versorgt. Gelegentlich sind kleine Ansammlungen von Nervenzellen vorhanden.

Die Sekretbildung oder Abgabe kann kontinuierlich (Produktion von Magenschleim) oder diskontinuierlich erfolgen.

Man denke an eine erhöhte Adrenalinausschüttung aus dem Nebennierenmark oder an eine plötzliche und erhöhte Schweißsekretion bei Streßsituationen (Einfluß des Nervensystems und des Endokrinium).

Die endokrinen Drüsen sind aus dem Oberflächenepithel entstanden, haben jedoch ihre Verbindung mit dem Mutterepithel verloren (Abb. 4.1). Ihre Hormone werden über den Intercellularraum an die Blutbahn abgegeben und entfalten ihre Wirksamkeit meistens an anderen Stellen des Körpers.

Die endokrinen Zellen entnehmen die für die Produktion von Hormonen bedeutsamen Stoffe durch Pinocytose oder Diffusion den Capillaren, stellen im granulären endoplasmatischen Reticulum die Sekretproteine und im Golgi-Apparat die Sekretgranula her, die sie durch umgekehrte Pinocytose (Krinocytose) an die Blutbahn abgeben.

a) Den typischen Aufbau aus massiven Epithelzellhaufen, zahlreichen Capillaren und Nervenfasern zeigen:

Die Adenohypophyse (Vorderlappen der Hirnanhangsdrüse), Epithelkörperchen (Glandula parathyreoidea), Nebenniere (Corpus suprarenale), Langerhanssche Inseln in der exokrinen Bauchspeicheldrüse (Pankreas), Thekazellen der Follikel und die Zellen des Corpus luteum (Gelbkörper) im Ovarium (Eierstock).

b) Die ebenfalls endokrine Schilddrüse (Glandula thyreoidea) weicht durch Ausbildung von Follikeln (durch Epithel begrenzte Hohlräume) vom geschilderten Bauplan der endokrinen Drüsen ab.

Das Inkret gelangt zur Speicherung zunächst in die Lichtung der Follikel, um es bei Bedarf nach Durch-

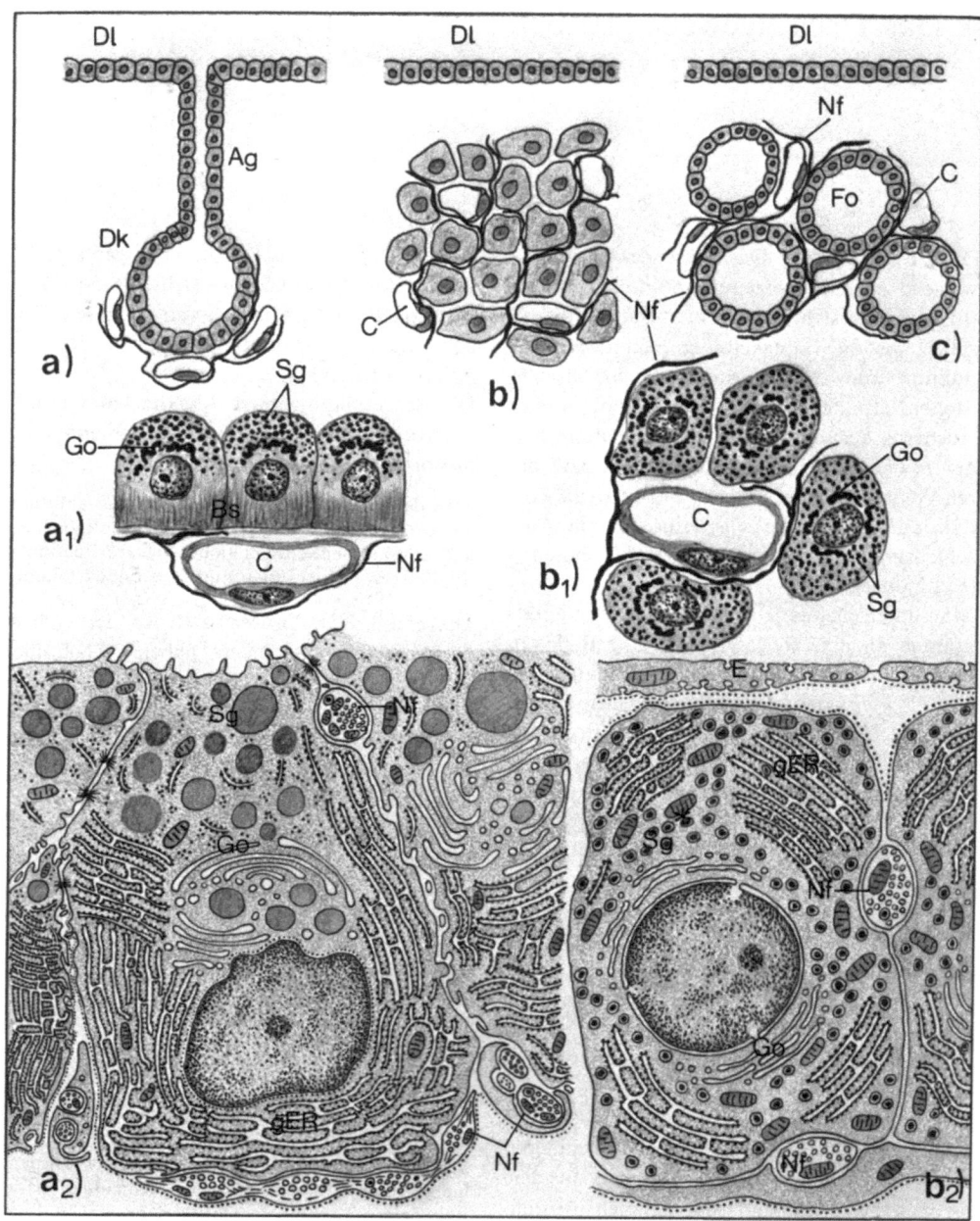

Abb. 4.1 Exo- und endokrines Drüsengewebe. **a** Exokrine Drüse, durch Ausführungsgang (*Ag*) mit Deckepithel (*Dl*) in Verbindung; *Dk* = Drüsenendkammer. **a₁** Exokrine Drüsenzellen mit polarer Differenzierung (*LM*). *Apikal*: Golgi-Apparat (*Go*) und Sekretgranula (*Sg*). **a₂** ELM-Bild von exokrinen Drüsenzellen. *gER* = granuläres endoplasmatisches Reticulum (ELM-Äquivalent für Basalstreifung). Man beachte die polare Differenzierung (*apikal*: Sekretgranula, Golgi-Apparat; *basal*: Ergastoplasma). **b** Endokrine Drüse (ohne Follikelbildung). Massive Epithelzellhaufen mit Capillaren (*C*). **b₁** Endokrine Drüsenzellen ohne polare Differenzierung (*LM*). **b₂** ELM-Bild von endokrinen Drüsenzellen. *Sg** = Sekretgranula (inkretorisch). **c** Endokrine Drüse (mit Follikelbildung). *E* = Endothel von Capillaren, *Fo* = Follikel, *C* = Capillare, *Nf* = Nervenfaser, *Bs* = Basalstreifung

schleusung durch die Drüsenzelle an die Gefäßbahn abzugeben.

c) Schließlich sind einzellige endokrine Drüsen zu nennen. Hierzu gehören z. B. enterochromaffine Zellen des Darmkanals und andere im Epithel des Magen-Darmkanals und im exokrinen Pankreas gelegene Zellen des sog. GEP-Systems ("Gasteroenteric-pancreatic system"). Siehe hierzu Kapitel „Endokrine Drüsen" und „Magen-Darm-Kanal" (epithelialer Herkunft).

d) Zu den endokrinen Drüsen zählt man auch die Leydigschen Zwischenzellen im Hoden und die Thecazellen im Ovar, die ebenfalls aus massiven Epithelzellhaufen und zahlreichen Capillaren bestehen, sich aber nicht wie die Drüsen unter a) und b) aus dem Ekto- oder Entoderm, sondern aus Mesenchymzellen entwickelt haben. Mesenchymaler Herkunft sind z. B. auch die nicht ortsbeständigen Mastzellen.

Die exokrinen Drüsenepithelzellen können als einzellige oder mehrzellige Drüsen im Deckepithel liegen (endoepitheliale Drüsen, z. B. Becherzellen im Dünn- und Dickdarmepithel) oder während der Entwicklung den Epithelverband (Muttergewebe) verlassen und sich in der Lamina propria ansiedeln (exoepitheliale Drüsen, z. B. Haupt- und Belegzellen des Magens). Sie können aber auch die Wandung des entsprechenden Organes verlassen und außerhalb davon einen Drüsenkörper entwickeln (extramurale Drüsen, z. B. große Mundspeicheldrüsen, Pankreas). Ein Drüsenschlauch oder Ausführungsgang verbindet exoepitheliale und extramurale Drüsen mit dem Oberflächenepithel und bringt das Sekret auf eine äußere oder innere Oberfläche.

Exokrine Drüsen sind: Kleine und große Schweißdrüsen, Talgdrüsen der Haut, Tränendrüse, Mundspeicheldrüsen, die Drüsen des Magen-Darm-Kanals, des Respirations-Apparates (Atemtrakt) und des Genitalsystems.

Die exokrinen Drüsenzellen zeigen z. T. eine deutliche morphologische und funktionelle polare Differenzierung. Im basalen Zellabschnitt sieht man häufig lichtmikroskopisch eine basophile Basalstreifung, während das apikale Zellplasma die meist acidophilen Sekretgranula enthält (Abb. 4.1a_1). Die basophile Basalstreifung wird durch ein geordnetes granuläres endoplasmatisches Reticulum hervorgerufen (siehe Pankreas). Der Golgi-Apparat befindet sich zumeist lumenwärts oberhalb des Zellkernes. Die erforderlichen Grundstoffe (z. B. Aminosäuren) werden der Drüsenzelle aus der Gefäßbahn zugeführt. Dabei müssen sie die Capillarwand, die Laminae basales der Capillare, der Drüsenzelle und das Intercellulargebiet zwischen Capillare und Drüsenzelle passieren (Abb. 4.2). Die Aufnahme der Grundstoffe erfolgt durch Diffusion und Pinocytose. Die in die Drüsenzelle eingedrungenen Pinocytosevesikel verschmelzen mit den Membranen des granulären endoplasmatischen Reticulum, wo die Proteinbiosynthese stattfindet. Die im endoplasmatischen Reticulum nachweisbaren Proteine werden durch Transportvesikel (Stachelsaumvesikel), die sich von den Membranen des endoplasmatischen Reticulum ablösen, den Golgi-Feldern zugeleitet, mit dessen Membranen sie verschmelzen (Abb. 4.2). Hier läuft die Kondensation des Sekretproduktes ab. Aus den Golgi-Feldern trennen sich Vesikel ab, die osmiophile Sekretionssubstanzen beinhalten. Auf dem Wege zur apikalen Zellmembran reift das Sekretionsprodukt aus. Die membranbegrenzten Sekretgranula gewinnen nunmehr Kontakt mit dem apikalen Plasmalemm, verschmelzen mit ihm und schleusen ihren Inhalt aus. Diese nach Art einer umgekehrten Pinocytose ablaufende Ausschleusung des membranfreien Sekrets wird auch Krinocytose genannt.

Bei dem Transport der Grundstoffe aus der Gefäßbahn in die Drüsenzelle und bei der Tätigkeit der Drüsenzelle selbst müssen den an der Capillarwand sowie an der Drüsenzelle stets vorhandenen Nervenendigungen des vegetativen Nervensystems eine wesentliche Mitarbeit zuerkannt werden (Abb. 4.2).

Die Zubereitung von proteinfreiem Sekret läuft vermutlich im Golgi-Apparat oder im agranulären endoplasmatischen Reticulum ab. Die Drüsensekrete von exo- und endokrinen Drüsen enthalten Proteine und Polysaccharide, wenn auch in unterschiedlichen Proportionen, so daß das endoplasmatische Reticulum wie der Golgi-Apparat an der Zubereitung des Sekretes beteiligt sein müssen.

Während der Stofftransport bei der Tätigkeit der endokrinen Drüsen in zwei entgegengesetzten Richtungen abläuft, weist der Stofftransport der exokrinen Drüsenzellen nur in eine Richtung.

68   Das Drüsengewebe

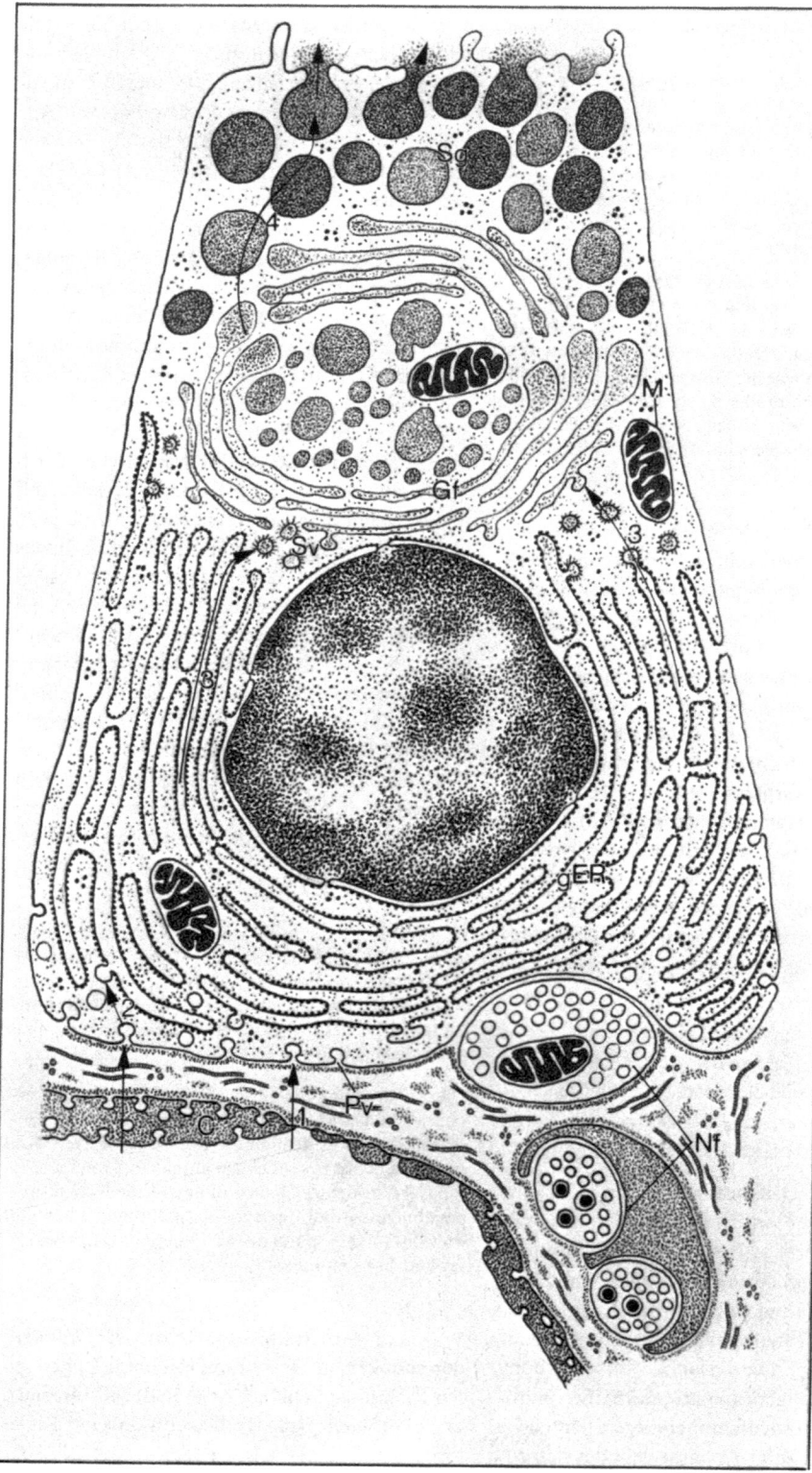

Abb. 4.2

4.1 Endoepitheliale Drüsen: Die Becherzelle (becherförmige Gestalt) ist eine intraepitheliale einzellige Drüse, die mit ihrem Cytoplasma die Ansammlung des Sekretes umfaßt und nur ein schmales Fußstückchen besitzt. An der Basis der Anhäufung des Sekretes liegt im Cytoplasma der dunkel anfärbbare, napfförmige Kern. Die Becherzellen befinden sich in größerer Zahl im Epithel des Darmes, des Respirationsapparates oder in Gruppen zusammengelagert im respiratorischen Epithel der Nasenhöhle. Bei Anwendung einer gewöhnlichen Kursfärbung (z. B. Hämatoxylin-Eosin) erscheinen sie durch mangelnde Darstellung hell und vacuolisiert. Hierbei sind die Schleimkörnchen durch die angewandte Technik entweder nicht fixiert, ungefärbt oder herausgelöst worden. Mit Mucicarmin oder der PAS-Färbung lassen sich die Schleimsubstanzen leuchtend rot, durch die Azanfärbung schwach blau färben. Das abgegebene Sekret dient als Transportschleim oder als Schutzfilm gegen chemische Einflüsse. Das lichtmikroskopische Bild der Becherzelle ist aus den Abb. 3.1c und 3.1e, das elektronenmikroskopische Abbild aus Abb. 13.12 ersichtlich. Ein Ausführungsgang ist nicht erforderlich.

4.2 Exoepitheliale und extramurale Drüsen: Nach Gestalt und Art der Verzweigungen der Drüsenendkammern bzw. Endstücke und auch ihres Ausführungsgangssystemes unterscheidet man folgende Formen (Abb. 4.3) exokriner, exoepithelialer und extramuraler Drüsen:

◀ Abb. 4.2 ELM-Schema der Sekretion exokriner Drüsenzellen. *1* = Aufnahme von Grundstoffen für die Sekretbereitung aus der Capillare in Form von Pinocytose. *2* = Transport und Verschmelzung von Pinocytosevesikeln (*Pv*) mit dem ER. *3* = Synthese im ER und Transport über Stachelsaumvesikel (*Sv*) von Sekretproteinen zu den Golgi-Feldern (*Gf*). *4* = Kondensation des Proteinmaterials in den Dictyosomen, anschließend Membranumscheidung, Ablösung von den Golgi-Feldern und Extrusion durch Krinocytose (Verschmelzung der Granulummembran mit der Zellmembran). Die Sekretion wird nervös gesteuert (*Nf* = Nervenfaser). *gER* = granuläres endoplasmatisches Reticulum, *M* = Mitochondrien, *Gf* = Golgi-Felder, *Sg* = Sekretgranula, *C* = Capillare (Wand). (In Anlehnung an KRSTIC)

4.2.1 *Unverzweigt: Tubulöse (schlauchförmige) Drüsen* (Abb. 4.3a). Corpus- und Fundusdrüsen des Magens, Colondrüsen, Uterusdrüsen, ekkrine (tubulös geknäuelt) und apokrine Schweißdrüsen (s. S. 70). Magen-Darm- und Uterusdrüsen haben keinen Ausführungsgang.

4.2.2 *Tubulo-alveoläre Drüsen* (Abb. 4.3e): Sie haben bläschenartig erweiterte Endkammern mit einem Ausführungsgang, z. B. die mehrschichtige (polyptyche) holokrine Talgdrüse. Reine alveoläre Drüsen sind z. B. die Talgdrüsen im Labium minus.

4.2.3 *Verzweigt: Tubulo-verzweigte Drüsen* (Abb. 4.3b): Cardia- und Pylorusdrüsen des Magens. Die in der Schleimhaut des Uterus vorhandenen Drüsen stellen meist unverzweigte tubulöse Drüsen dar.

4.2.4 *Verzweigt: Tubulo-acinöse (alveoläre) Drüsen* (Abb. 4.3f): Sie besitzen an einem schlauchförmigen Ausführungsgangsystem beerenförmige Endstücke (bzw. Endkammern) z. B. Mundspeicheldrüsen. Da sich ihr Ausführungsgangsystem stark verzweigt, werden sie auch als tubulo-acinös-verzweigte Drüsen bezeichnet. Die Drüsenendstücke sind der Ort der Sekretzubereitung und bestehen ausschließlich aus Drüsenzellen. Die Wandung der in das Deckepithel einmündenden tubulösen Drüsen setzt sich aus Epithelzellen zusammen. Tubulo-alveoläre und tubulo-acinöse Drüsen besitzen Drüsenendstücke und Ausführungsgänge bzw. ein Ausführungsgangsystem. Das Ausführungsgangsystem setzt sich, wie auf Seite 73 beschrieben, aus Schaltstücken, Sekretrohren und Ausführungsgängen zusammen (Abb. 4.6).

Diese Klassifizierung ist für die Histologie von untergeordneter Bedeutung. Die Verzweigungen des Ausführungsgangsystems lassen sich keineswegs in *einem* histologischen Schnitt, sondern durch Rekonstruktion nach Anfertigung von Serienschnitten oder durch Ausgußpräparate nachweisen.

4.3 Abgabe des Sekretes: Je nach Ausschleusungsart des Sekretes (Extrusion = Ausstoßung von Sekreten oder Zellabbauprodukten) lassen sich folgende Drüsenarten unterscheiden (Abb. 4.4):

70 Das Drüsengewebe

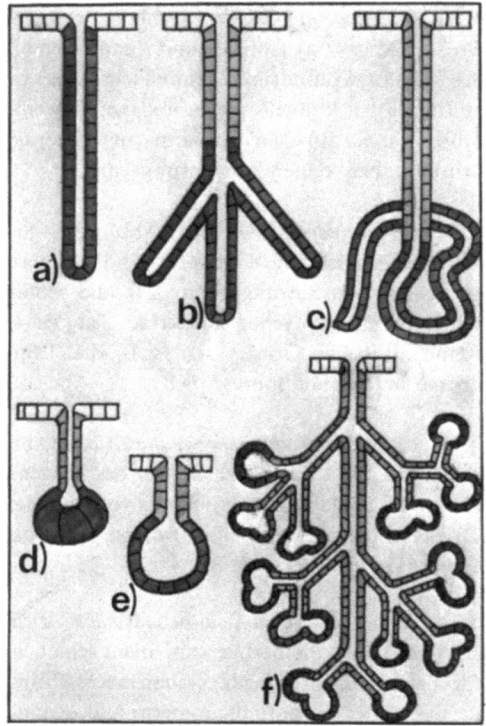

Abb. 4.3 Exokrine Drüsenformen. a tubulös, b tubulös-verzweigt, c tubulös-geknäuelt, d tubulo-acinös, e tubulo-alveolär, f verzweigt tubulo-alveolär. (*Deckepithel:* weiß, *Ausführungsgang:* grau, *Endkammern:* dunkelgrau)

4.3.1 *Ekkrine Drüsen* (Ekkrine Extrusion): Prosekret- (proteinreiche Vorstufen) und Sekretgranula sammeln sich im Spitzenabschnitt (Apex) der Zelle an und werden ohne Membranabscheidungen nach Art der Krinocytose ausgeschleust (Abb 4.4.a). Die dauernd sekretionsfähigen ekkrinen Drüsenzellen zeigen beim Sekretionsvorgang keine Volumenveränderung und können den Sekretionsvorgang periodisch und kontinuierlich wiederholen. Es tritt somit kein Substanzverlust und keine Änderung der Drüsenzellgröße ein. Die ekkrine Sekretionsart ist die häufigste und kann bei den Mundspeicheldrüsen, Drüsen des Magen-Darm-Kanals, Pankreas, des Atem- und Genitaltraktes, in der Tränendrüse, in kleinen Schweißdrüsen und in endokrinen Drüsen beobachtet werden. Diese Sekretionsart wurde früher auch als merokrine Sekretionsart bezeichnet.

4.3.2 *Apokrine Drüsen* (Apokrine Extrusion) (Abb. 4.4.b): Bei einer apokrinen Sekretion kommt es ähnlich wie bei ekkrinen Drüsen zunächst zu einer Ansammlung relativ großer Sekrettropfen im apikalen Zellabschnitt unter Heranwachsen der Zelle. Die Sekretgranula werden mit geringen Plasmaanteilen, vereinzelten Mitochondrien und Membranen in die Lichtung der Drüsenkammer abgestoßen. Nach Abgabe des Sekretes ist die Zelle kleiner geworden (apikaler Substanzverlust). Unter erneuter Sekretproduktion wächst die Zelle wieder heran. Somit kann man in *einem* Drüsenendstück gleichzeitig je nach Funktionszustand unterschiedlich hohe Drüsenzellen beobachten. Eine apokrine Arbeitsweise ist für die Milchdrüse (Abb. 19.8) charakteristisch. Sie sondert durch apokrine Extrusion Fettpartikel mit Membranen ab, während die Proteine und Caseinpartikel durch ekkrine Extrusion ausgeschleust werden. Die ebenfalls für die in der Haut der Achselhöhle, des Mons pubis und der großen Schamlippen sowie im Bereich der Brustwarze und der Analgegend befindlichen großen Schweißdrüsen (Duftdrüsen) bisher angenommene apokrine Sekretion soll nach neuesten Resultaten eher dem ekkrinen Typus zugeordnet werden. Nach einer spontanen Abgabe der im Spitzenabschnitt der Drüsenzelle angesammelten Sekrete wird die nunmehr erschöpfte Zelle viel kleiner. Durch Neubildung der Sekretgranula kommt es zu einem erneuten Wachstum der Zelle.

4.3.3 *Holokrine Drüsen* (Holokrine Extrusion) (Abb. 4.4.c): Die einzige exokrine Drüse mit holokriner Sekretion (holokrine Extrusion) ist die Talgdrüse, die sich aus einem mehrschichtigen Epithel (polyptyche Drüse) zusammensetzt. Abgesehen von der äußeren Zellzone entwickeln sich in den Drüsenzellen Fetttröpfchen. Bei Verschiebung der Zellen in Richtung auf das Lumen des Ausführungsganges machen sich unter zunehmender Produktion von Talgtröpfchen im Plasma Zeichen starker Kernveränderungen (Pyknose, Karyorrhexis, Karyolyse) bemerkbar. Mit dem Absterben des Kernes zeigt sich die Auflösung der Zellmembran und das Freiwerden der Talgtröpfchen. Somit gehen bei der holokrinen Se-

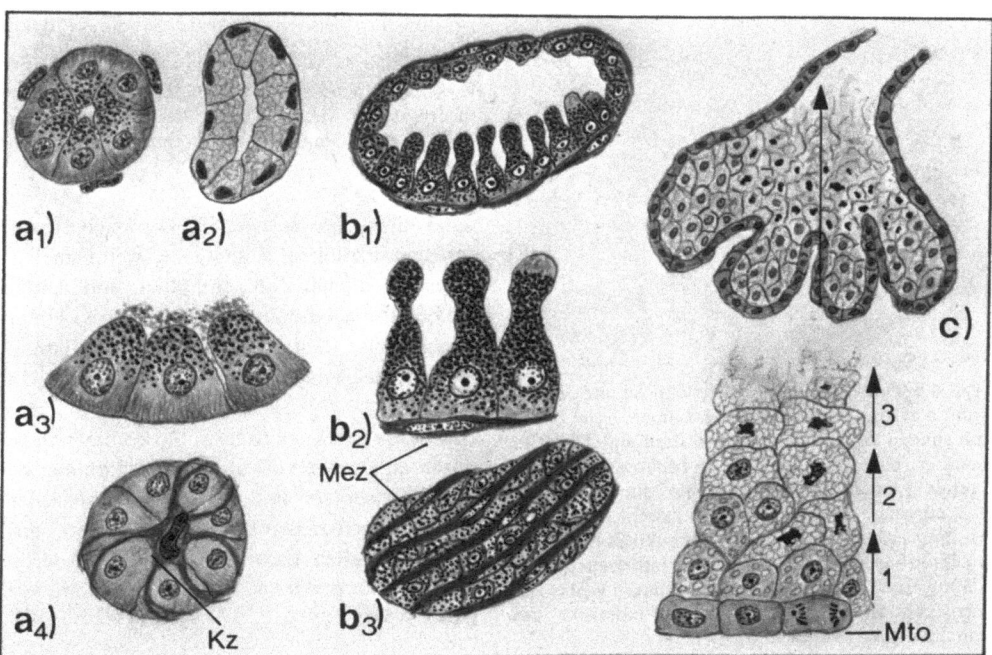

Abb. 4.4 Extrusionsformen. a Ekkrine Extrusion. a_1 Seröses Endstück mit Sekretgranula. a_2 Muköses Endstück ohne sichtbare Sekretgranula. a_3 Ausschleusungsvorgang. a_4 Korbzelle (Kz) an serösem Endstück für Entleerungsmechanismus. b Apokrine Extrusion. b_1 Endstück einer großen Schweißdrüse (Duftdrüse) mit verschiedenen Zustandsbildern der Sekretstapelung. b_2 Abschnürungsvorgang. b_3 Myoepithelzellen (Mez, Tangentialschnitt) an Endkammer einer Duftdrüse für Sekretausschleusung). c Holokrine Extrusion (Talgdrüse), 1 = Intracytoplastische Talgproduktion, 2 = Zellverschiebung und Kernveränderung, 3 = Auflösen der Zellmembran und Abstoßung der Talgtropfen. Mto = Mitose in der Ersatzzellschicht. Der Pfeil in c markiert den Zelltransport zum Ausführungsgang

kretion ganze Drüsenzellen zugrunde und stellen in ihrer Gesamtheit den Talg (Sebum) dar. Die bei der Sekretion absterbenden Zellen werden von der peripheren Zellschicht (Regenerationsschicht) durch Mitosen ersetzt. Bei der Herstellung üblicher Kurspräparate sind die Talgtröpfchen herausgelöst, woraus eine helle Anfärbung der ganzen Drüse und eine wabige (vacuoläre) Struktur der einzelnen Drüsenzellen resultieren. Bei geeigneter Technik lassen sich die Fetttröpfchen gut nachweisen (z. B. Sudanschwarz, Sudan III)!

Vorkommen: Als Haarbalgdrüsen und als freie Talgdrüsen, z.B. im Augenlid, äußerer Gehörgang, Labium minus.

4.4 Seröse und muköse Endkammern (*Endstück*)

4.4.1 *Seröse Endkammer* (Endstück, Acinus): Ein seröses Drüsenendstück wird von hohen, zur Lichtung hin konisch zulaufenden Zellen ausgekleidet und weist ein enges Lumen auf (Abb. 4.5). Die Drüsenzellen zeigen eine polare Differenzierung: Man erkennt im Spitzenabschnitt der Zelle die meist acidophilen Sekretgranula (rötlich bei der H.E.-Färbung, grau bis blauschwarz bei der Eisenalaunfärbung) und im basalen Bereich eine basophile Basalstreifung, die durch ein gut entwickeltes granuläres endoplasmatisches Reticulum und teilweise durch Invaginationen des basalen Plasmalemm hervorgerufen wird. Der relativ große Kern ist meist rundlich, hell anfärbbar und liegt im basalen Zellbereich. Gelegentlich erweitern sich nur die elektronenoptisch feststellbaren Intercellularspalten zu intercellulären Sekretcapillaren, die dann auch lichtmikroskopisch nachweisbar sind (Abb. 4.5). Die Drüsenzellen entwickeln ein wäßriges, proteinreiches, Enzyme enthaltendes Sekret. Glandula parotis (Ohrspeicheldrüse),

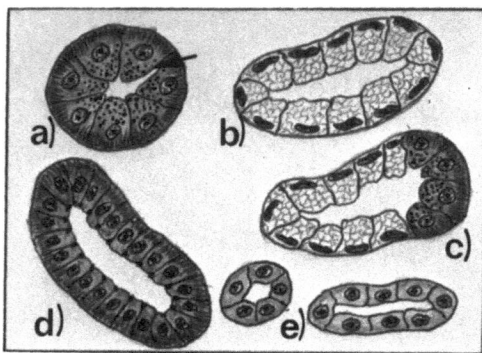

Abb. 4.5 Drüsenendstücke, Schaltstücke und Sekretrohr. **a** Seröses Endstück (enges Lumen, hohe Zellen mit runden Zellkernen und Basalstreifung). Der Pfeil markiert eine Sekretcapillare. **b** Muköses Endstück (weites Lumen, basal abgeflachte dunkle Kerne). **c** Gemischtes Endstück (sero-mukös), halbmondförmige seröse Anlagerung an ein muköses Endstück. **d** Sekretrohr; isoprismatische Epithelzellen mit Schlußleistennetz (einschichtig) begrenzen weites Lumen, mittelständiger Zellkern. **e** Schaltstücke aus einschichtigem Plattenepithel

Pankreas (Bauchspeicheldrüse), die Spüldrüsen des Geruchs- und Geschmacksorganes und die Tränendrüse sind rein seröse Drüsen.

4.4.2 *Muköse Drüsenendstücke* (Abb. 4.5.b): Sie haben im Vergleich zu den serösen Endkammern ein relativ weites Lumen. Ihre etwas flacheren Zellen erscheinen im Kurspräparat hell angefärbt, das Plasma ist nach Herauslösen der Schleimsubstanzen von wabiger Struktur. Mit Mucicarmin wird der Schleim (Mucin) in den Zellen rot, mit der PAS-Methode rotviolett gefärbt. Die der basalen Zellmembran angelagerten, meist abgeflachten Kerne färben sich dunkel an. Während der Sekretionsphase sind die Kerne abgeplattet, im Ruhestadium rundlicher. Es sind keine intercellulären Sekretcapillaren vorhanden. Die Schleimsubstanzen (saure Mucine) enthalten Mucopolysaccharide und Proteoglykane, bilden einen Schutz vor mechanischen Einwirkungen und vor einer Selbstverdauung durch körpereigene proteolytische Enzyme. Auch wird durch den abgegebenen Schleim die Gleitfähigkeit des entsprechenden Epithels erhöht.
Rein muköse Drüsen finden sich im Zungengrund und in der Gaumenschleimhaut. Mucoide Drüsen gehören zu den mukösen Drüsen, sie produzieren jedoch neutrale Mucine (Glykoproteide).

Vorkommen: Oesophagusdrüsen, Cardia- und Pylorusdrüsen des Magens, die Drüsen im Zwölffingerdarm und die Glandulae bulbo-urethrales des Genitaltraktes.

4.4.3 *Gemischte Drüsen*, die demnach sowohl seröse wie muköse Endstücke, wenn auch in unterschiedlicher Zahl, enthalten, sind: Unterkieferdrüse (Glandula submandibularis), Unterzungendrüse (Glandula sublingualis), Glandulae buccales, labiales, nasales und linguales anteriores.

Gemischte Drüsenendstücke: Sie kommen in gemischten Drüsen vor, und die Endkammer besteht aus serösen und mukösen Drüsenzellen. Hierbei liegen den mukösen Endkammern seröse Drüsenzellen halbmondförmig auf (Seröse oder Gianuzzi oder v. Ebnersche Halbmonde) (Abb. 4.5.c).

4.5 Myoepithelzellen-Korbzellen [10.5.3.]: Die Drüsenendstücke der Schweiß- und Duftdrüsen werden von spindelförmigen, muskelzellähnlichen Myoepithelzellen umgeben, die sich zwischen dem Drüsenepithel und der Lamina basalis ausbreiten. Sie sind durch die H.E.-Färbung in einem rötlichen Farbton, besonders deutlich aber durch die Eisenalaunfärbung schwarz-gräulich an Flachschnitten durch die Endkammern darzustellen (Abb. 4.4.b$_3$). Durch ihren Gehalt an contractilen Fibrillen (Actin- und Myosinfilamente) sind sie in der Lage, sich zu verkürzen und zur Auspressung des Sekretes aus dem Endstück beizutragen.

Schweißdrüsen und Myoepithelzellen gehen aus zweischichtigen Epithelschläuchen hervor, die sich während der Entwicklung zunächst als solide Zellstränge aus dem Hautepithel in das darunterliegende Bindegewebe vorschieben. Die Myoepithelzellen entstammen der äußeren Schicht der Zellschläuche, während sich die innere Zone zum Drüsenepithel umdifferenziert.

An den Endstücken der großen Speicheldrüsen dehnen sich verzweigte Zellen aus, die mit ihren Fortsätzen meist die serösen Endkammern korbartig umfassen, die deswegen als Korbzellen bezeichnet werden (Abb. 4.4.a$_4$). Zu ihrer Darstellung bedarf es der Anwendung spezieller

Methodiken. In ihrem Plasma lassen sich ebenfalls Myofibrillen nachweisen. Sie können daher, ähnlich wie die Myoepithelzellen, durch Contraction für die Auspressung des Sekretes aus dem Endstück sorgen.

4.6 Ausführungsgangsystem der exokrinen Drüsen: Die kleinen exokrinen Drüsen wie Schweiß- und Talgdrüsen, Glandulae labiales und Glandulae oesophagicae besitzen kleine, einfache, schlauchförmige Ausführungsgänge, während die großen Speicheldrüsen ein Ausführungsgangsystem aufweisen, über das ein Sekret auf eine freie Oberfläche geleitet wird. Demnach gelangt das Sekret aus der Drüsenendkammer über Schaltstücke in Sekretrohre (Streifenstücke), die in die Ausführungsgänge münden. Schaltstücke und Sekretrohre liegen stets im Drüsenläppchen, während sich die Drüsenausführungsgänge im interlobulären Bindegewebe ausbreiten.

4.6.1 *Schaltstücke* (Abb. 4.5.e und 4.6): Ihre Wandung besteht aus einem einschichtigen, schwach basophilen platten- oder gelegentlich isoprismatischen Epithel mit runden oder rundlich-ovalen Kernen. Sie nehmen das Sekret aus rein serösen oder gemischten Drüsenendstücken auf; an mukösen Endkammern sind sie kurz oder fehlen. Da nach Anwendung der PAS-Methodik in ihren Zellen feine Polysaccharidgranula nachweisbar sind, darf eine sekretorische Tätigkeit der verzweigten Schaltstücke angenommen werden.

4.6.2 *Sekretrohre oder Streifenstücke* (Abb. 4.5d und 4.6): Die Verbindung der Schaltstücke mit den Ausführungsgängen wird durch die ebenfalls verzweigten Sekretrohre hergestellt. Sie werden von einem einschichtigen isoprismatischen Epithel mit Acidophilie ausgekleidet. Die lichtmikroskopisch sichtbare Streifung wird durch elektronenmikroskopisch faßbare Invaginationen der basalen Zellmembran mit zahlreichen Mitochondrien (basales Labyrinth) verursacht. Bei Flachschnitten durch den Spitzenabschnitt der Epithelzellen wird ein deutliches Schlußleistennetz sichtbar. In den Streifenstücken sollen Speichelsalze entstehen (Entwicklung von Speichelsteinen bei Dysfunktion).

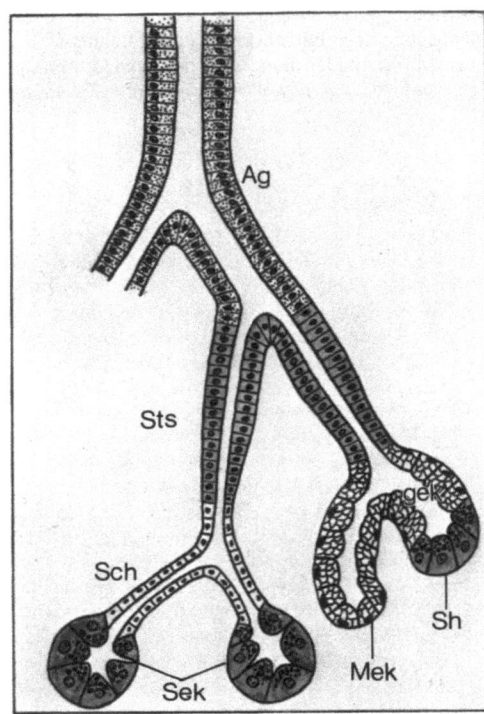

Abb. 4.6 Schematische Darstellung einer gemischten Drüse (Mundspeicheldrüse). *Sek* = seröses Endstück, *Sch* = Schaltstück, *Sts* = Streifenstück, *Ag* = Ausführungsgang, *Mek* = muköses Endstück, *gek* = gemischtes Endstück, *Sh* = seröser Halbmond

4.6.3 *Ausführungsgänge*: Kleinere, mit einem einschichtigen isoprismatischen Epithel ausgekleidete Ausführungsgänge vereinigen sich zu größeren Ausführungsgängen, die meistens ein zweischichtiges prismatisches Epithel zeigen (4.6). In der Nähe der stets interlobulär gelegenen Ausführungsgänge kommen im Bindegewebe vereinzelte Ansammlungen von vegetativen multipolaren Ganglienzellen vor. Extraglanduläre Ausführungsgänge (z.B. Ductus parotidicus, D. pancreaticus, D. choledochus) haben meist ein zwei- oder mehrschichtiges prismatisches Epithel.

Alle Endstücke, Schaltstücke, Streifenstücke und Ausführungsgänge werden vom anliegenden Bindegewebe durch eine Lamina basalis getrennt.

Die Regenerationsfähigkeit der Drüsen ist im Vergleich zu derjenigen der Oberflächenepithelien schlechter. Die regenerativen Leistungen werden dem

Ausführungsgangsystem zugesprochen, wobei durch Knospung neue Endstücke entstehen können.
In exokrinen und in manchen endokrinen Drüsen sind gelegentlich angeschwollene, acidophile Zellen mit hyperchromatischen und pyknotischen Kernen sichtbar. Die als „Oncocyten" bezeichneten Zellen werden als alternde, zugrundegehende und funktionsuntüchtige Drüsen bzw. Epithelzellen angesehen.

Basiswissen Drüsen

Sekretion ist die Herstellung und Abgabe zellspezifischer, zur Ausschleusung bestimmter synthetisierter Stoffe, die morphologisch in Form von Sekretkörnchen faßbar sind. Aufnahme von Grundstoffen durch die Drüsenzellen aus der Gefäßbahn mittels Diffusion oder Pinocytose. Verschmelzung der Pinocytosevesikel mit granulärem endoplasmatischen Reticulum und ihre Verschmelzung mit Golgi-Membranen (Endsynthese des Sekretes). Ablösung membranbegrenzter Granula aus Golgi-Feldern, Transport zur Zelloberfläche, Verschmelzung der Membran der Granula mit der Zellmembran und ihre Ausschleusung (Krinocytose).

Endokrine Drüse: Produktion von Hormonen und ihre Abgabe durch Krinocytose an die Gefäßbahn. Massive Epithelzellhaufen mit zahlreichen Blutgefäßen und vegetativen Nervenfasern. Vorderlappen der Hirnanhangsdrüse, Epithelkörperchen, Nebenniere, Langerhanssche Inseln in der Bauchspeicheldrüse. Thecazellen der Follikel und die Gelbkörperzellen im Eierstock (Ovarium), Leydigsche Zwischenzellen im Hoden mesenchymaler Herkunft. Schilddrüse epithelialer Herkunft mit Follikeln (durch Epithel begrenzte Hohlräume).

Exokrine Drüsen: Sekretsynthese (wie oben) und Abgabe des Sekretes an freie Oberfläche und Ausführungsgangsystem. Bestehen aus sekretproduzierenden Drüsenendkammern, deren Zellen oft eine polare Differenzierung zeigen (Spitzenabschnitt mit Sekretgranula und Basis mit basophiler Basalstreifung). Kleine und große Schweißdrüsen, Talgdrüsen, Tränendrüsen, Mundspeicheldrüsen, Milchdrüsen, die Drüsen und Anhangsdrüsen des Magen-Darm-Kanals, des Respirationsapparates und des Genitalsystems.

Drüsenformen:
1. Tubulöse, schlauchförmige Drüsen: Corpus- und Fundusdrüsen des Magens, Colondrüsen, Uterusdrüsen, ekkrine und apokrine Schweißdrüsen
2. Alveoläre Drüsen: Talgdrüsen im Labium minus
3. Tubulo-alveoläre Drüsen: Bläschenförmige Drüsenendkammer (Sekretproduktion) mit Ausführungsgang, Talgdrüse
4. Tubulo-acinöse Drüse: Schlauchförmiges Ausführungsgangsystem (aus Ausführungsgängen, Sekretrohren und Schaltstücken) mit acinösen (beerenförmigen) Endkammern, Mundspeicheldrüsen und Pankreas,

Einteilung der Drüsen nach der Arbeitsweise:

1. **Ekkrine Drüsen** (früher merokrin): Abgabe der Sekretgranula aus der Zellspitze durch Krinocytose, keine Zellvolumenveränderung, Sekretionsvorgang kann periodisch oder kontinuierlich wiederholt werden. Mundspeicheldrüsen, Drüsen des Magen-Darm-Kanals, des Atem- und Genitaltraktes, Tränendrüsen, kleine Schweißdrüsen, die meisten endokrinen Drüsen.

2. **Apokrine Drüsen:** Ansammlung der Sekretgranula im Zellapex, Abgabe der Sekretgranula mit Plasmaanteilen (Mitochondrien, Membranen) an Drüsenkammerlichtung. Nach Sekretabgabe ist die Drüsenzelle kleiner, die unter erneuter Sekretproduktion wieder heranwächst. Milchdrüse, vielleicht auch große Schweißdrüsen (Duftdrüsen).

3. **Holokrine Drüse:** Mehrschichtige Talgdrüse. Produktion von Talgtröpfchen in der Zelle, anschließend Pyknose, Karyorrhexis, Karyolyse und Aufplatzen der Zellmembran. Die ganze Drüsenzelle geht bei der Sekretabgabe zugrunde. Regeneration von der Drüsenperipherie aus.

Seröse Endkammer: Aus hohen, zur Lichtung konisch zulaufenden Epithelzellen mit rundlichen, hellen basalen Kernen, basophiler Basalstreifung (granuläres endoplasmatisches Reticulum) und acidophilen Sekretgranula im Spitzenabschnitt. Intercelluläre Sekretcapillaren. Ohrspeicheldrüse, Pankreas, Tränendrüse, Spüldrüse des Geruchs- und Geschmacksorgans.

Muköse Endkammer: Weitere Lichtung wird von hell anfärbbaren Zellen mit abgeflachten dunklen Kernen begrenzt, wabiges Plasma im H.E.-Präparat, rot violette Anfärbung des Schleimes in den Zellen durch PAS-Färbung. Muköse bzw. mucoide Drüsen im Zungengrund, Gaumenschleimhaut, Oesophagus, Cardia und Pylorus des Magens, Zwölffingerdarm, Glandulae bulbourethrales und Drüsen des Genitaltraktes, Gl. sublingualis.

Gemischte Drüsenendstücke: Hierbei liegen einer mukösen Drüsenendkammer seröse Drüsenzellen halbmondförmig auf (seröse Halbmonde). Gemischte Drüsen, seröse, muköse und gemischte Endstücke. Unterkieferdrüse, Unterzungendrüse, Glandulae buccales, labiales, nasales und linguales anteriores.

Myoepithelzellen: spindelförmige muskelzellähnliche contractile Myoepithelzellen an Endstücken von Schweiß- und Duftdrüsen sowie an Endkammern der Milchdrüse. Verzweigte Myoepithelzellen (Korbzellen) an Endstücken der großen Speicheldrüsen.

Ausführungsgangsystem: Abgabe des Sekretes aus Endstück in Schaltstück, englumig, einschichtiges plattes oder isoprismatisches Epithel (leicht basophil), von hier aus in ebenfalls verzweigte Sekretrohre oder Streifenstücke (einschichtiges isoprismatisches oder hochprismatisches acidophiles Epithel mit Basalstreifung) und dann in Ausführungsgänge mit einschichtigem, zwei- oder mehrschichtigem isoprismatischen oder prismatischen Epithel.
Endkammer, Schaltstücke und Sekretrohre liegen im Drüsenläppchen (Lobulus), die Ausführungsgänge im interlobulären Bindegewebe.

5 und 6 Binde- und Stützgewebe [8.3.–8.5.]

Das Binde- und Stützgewebe setzt sich aus Zellen und Intercellularsubstanzen zusammen. Während vergleichsweise im Epithel zahlreiche Zellen und nur wenige Intercellularsubstanzen vorhanden sind und dieses Gewebe einen geschlossenen Zellverband verkörpert, besteht das Bindegewebe aus relativ wenigen, weiter auseinanderliegenden Zellen und einer großen Masse von Intercellularsubstanzen.

Zur Intercellularsubstanz zählt man eine flüssige, weiche oder harte Grundsubstanz und unterschiedliche Bindegewebsfasern (kollagene Fasern, elastische Fasern, argyrophile Gitterfasern oder Reticulinfasern).

Das Binde- und Stützgewebe zeigt eine sehr starke Verbreitung, beträchtliche Mannigfaltigkeit seiner Form und funktioneller Bedeutung und kann als Bindematerial verschiedene Zellen, Gewebsarten, Organteile und Organe untereinander verbinden oder trennen sowie eine Stützfunktion (Organstroma) ausüben. Zahlreiche Zellen des Bindegewebes spielen eine entscheidende Rolle im Abwehrsystem des Organismus. Bestimmten Bindegewebsarten kommt die Aufgabe der Wasser- und Salzbindung zu. Zu den Stützgeweben rechnet man das Knorpel- und Knochengewebe. Alle Binde- und Stützgewebsarten entwickeln sich aus einem gemeinsamen multipotenten Muttergewebe, dem Mesenchym (Abb. 5.3 u. Tabelle s. S. 84), das aus dem mittleren Keimblatt, dem Mesoderm, hervorgeht. Während einerseits die Zellen gegenüber den Intercellularsubstanzen überwiegen (z. B. reticuläres Bindegewebe), stehen andererseits Bindegewebsfasern (z. B. lockeres oder straffes, faseriges Bindegewebe) im Vordergrund.

5 Bindegewebe

5.1 Bindegewebszellen

Die Bindegewebszellen werden in fixe, nicht ortsveränderliche Zellen [(Mesenchymzelle), Reticulumzelle, Fettzelle, Fibrocyten und Fibroblasten des lockeren und straffen Bindegewebes, Knochen- und Knorpelzellen] und in freie, ortsveränderliche, amöboid bewegliche Zellen (Mesenchymzelle, Histiocyten, Monocyten, Mastzellen, Plasmazellen, Granulocyten und Lymphocyten) unterteilt. Eine Einteilung der Bindegewebszellen in fixe (ortsständige) und freie Zellen hat schematischen Charakter, da
1. manche Bindegewebszellen beide Eigenschaften besitzen und
2. eine Umwandlung von fixen in freie Zellen und umgekehrt erfolgen kann.

5.1.1 Fixe (ortsansässige) Bindegewebszellen [8.3.2.]: Zu den fixen Bindegewebszellen gehören die (Mesenchym-), Reticulum- und Fettzellen sowie Fibrocyten und Fibroblasten.

5.1.1.1 Die relativ plasmaarmen *Mesenchymzellen* (Abb. 5.3) können als fixe, andererseits auch als freie, formveränderliche, aktiv bewegliche, verästelte, leicht basophile Zellen betrachtet werden, die durch ihre Zellfortsätze untereinander in desmosomalen Kontakt geraten können und ein dreidimensionales Zellgerüst darstellen. Sie sind als Mutterzellen für die Entwicklung aller übrigen Bindegewebszellen außerordentlich bedeutsame embryonale Zellen. Es finden sich außerdem im Bindegewebe des erwachsenen Organismus nicht ausdifferenzierte, verästelte Zellen mit pluripotenten Eigenschaften, die sich je nach Erfordernissen in andere Zellen (z. B. Knochen- und Knorpelzellen, Histiocyten und Muskelzellen) umbilden können. Weiter ist ihre Beteiligung am Immunsystem und damit ihre Umwandlung in Immunocyten anzunehmen. (s. auch S. 80).

5.1.1.2 *Reticulumzellen* (Abb. 5.3.c) sind mit einem intensiven Stoffwechsel ebenfalls verzweigte Zellen und verkörpern in der Gesamtheit einen dreidimensionalen Zellverband. Sie können einmal als fixe Zellen vorkommen, jedoch als Makrophagen auch die Fähigkeit der amöboiden Eigenbewegung (s. S. 33), der Phagocytose (s. S. 9) und der Verarbeitung der phagocytierten Stoffe aufweisen und sich an der Produktion von Antikörpern beteiligen. Makrophagen sind Zellen, die zur Phagocytose größerer Partikel befähigt sind. Den Reticulumzellen wird die Fähigkeit der Speicherung von Stoffen (wie z. B. Abraummaterial) zugesprochen. Reticulumzellen finden sich z. B. in Milz, Lymphknoten, Knochenmark und im lockeren Bindegewebe und können sich zu Fettzellen umbilden (s. auch S. 92).

5.1.1.3 Die ausgereiften, mit etwa 40–120 μm auffällig großen *Fettzellen* (Abb. 5.7.c) sind von kugeliger oder polyedrischer Form und beinhalten einen großen Fetttropfen, der mit Scharlachrot oder Sudanschwarz dargestellt wird. Im üblichen Routinepräparat (H.E.-, van Gieson, Azanfärbung) ist der Fetttropfen herausgelöst (Abb. 5.7.b), so daß die Zelle optisch leer erscheint und nur einen schmalen Cytoplasmasaum mit einem randständigen Kern (Siegelringform) besitzt.

Mitochondrien, vereinzelt endoplasmatisches Reticulum, Ribosomen und Anteile des Golgi-Apparates sind besonders in der Nähe des Kernes auffindbar.

5.1.1.4 Als *Fibroblasten* (Abb. 5.1.a u. 5.2) bezeichnet man mit langen Fortsätzen versehene, platte, gelegentlich 30 μm lange, ergastoplasmareiche, infolgedessen basophile Zellen, denen die Aufgabe der Synthese von Baumaterial für den Aufbau von Kollagenfasern zukommt. Sie besitzen einen rundlich-ovalen, abgeflachten, hell anfärbbaren Kern, der in der Profilansicht schmal und in der Aufsicht von elliptoider Form ist. Im Ruhezustand, wenn kein Kollagen pro-

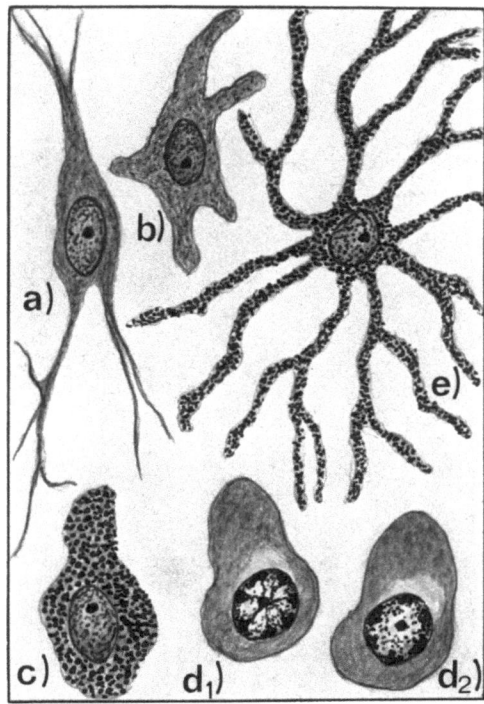

Abb. 5.1 Zellformen des Bindegewebes (*LM*). **a** Fibrocyt (fixe Zelle). **b** Histiocyt (freie Zelle). **c** Gewebsmastzelle (mit metachromatischen Granula). **d$_1$** Plasmazelle mit typischer Radspeichenstruktur des Kerns. **d$_2$** Plasmazelle mit randständigem Chromatin im Kern. **e** Stark verzweigte Pigmentzelle (Chromatophore) mit Melaningranula

duziert wird, ist er ergastoplasmaarm, besitzt weniger Mitochondrien, ist nicht mehr basophil und wird *Fibrocyt* genannt. Die Bezeichnungen Fibrocyt und Fibroblast kommen jedoch meist synonym zur Anwendung. Fibrocyten können mittels ihrer Fortsätze in Kontakt geraten und an den Kontaktstellen Zonulae occludentes entwickeln. Das Plasma der Fibrocyten und Fibroblasten ist lichtmikroskopisch nur mit Spezialtechniken darstellbar, in üblichen Routinepräparaten nur schwer oder gar nicht sichtbar, so daß man von ihnen nur den hellen, 1–2 Nucleolen enthaltenden Kern erkennt. Ein ruhender Fibrocyt vermag sich in einen aktiven Fibroblasten umzuwandeln.
Ebenfalls verzweigte, mit Melaninpigmenten beladene, den Bindegewebszellen ähnliche Zellen kommen als Pigmentzellen, z. B. in der Iris vor. Die meisten verästelten *Pigmentzellen*

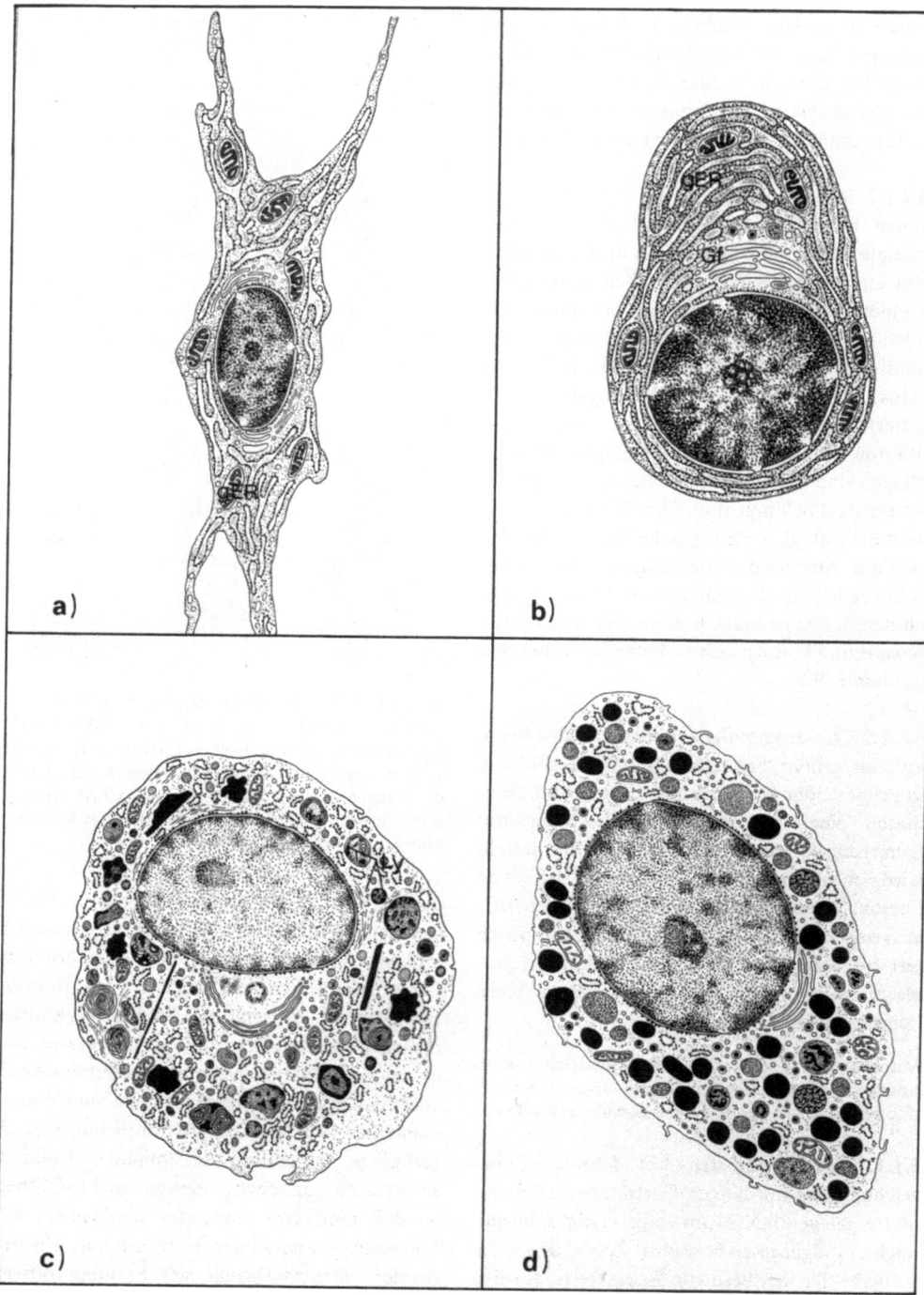

Abb. 5.2 ELM-Bild einiger Zellformen des Bindegewebes. **a** Fibrocyt (gER = granuläres endoplasmatisches Reticulum). **b** Plasmazelle mit gut entwickeltem gER (*LM*: Basophile) (*Gf* = Golgi-Feld) **c** Makrophage mit phagocytiertem Material (Ly = Lysosomen) (aus Lentz). **d** Mastzelle mit unterschiedlich dichten Granula

(Melanocyten) entstammen der ektodermalen Neuralleiste und weisen in ihrem Plasma und in ihren Fortsätzen die gelblich-braunen Melaninpigmente auf, die sich aus einem farblosen Propigment entwickeln und als Granula über den ganzen Zelleib verteilt sein können (Abb. 5.1e). Melanocyten finden sich in basalen Zonen des Epithels und im Bindegewebe der Haut, in der Subcutis, in der Iris und Choriocapillaris (Bindegewebshäute des Auges) und zum Teil auch in der Pia mater. In der Haut werden Melaninpigmente aus den Fortsätzen der Melanocyten an die Epithelzellen abgegeben. Besonders gut pigmentiert sind Scrotal- und Circumanalhaut und Muttermale, aus denen bösartige, pigmentierte Tumoren hervorgehen können.

5.1.1.5 *Oberflächenbildung* (Mesothel, Synovialmembran) *durch fixe Bindegewebszellen* [8.3.3.]: Im Bereich seröser Häute (Bauchfell, Brustfell, Herzbeutel, s. auch S. 240) haben sich Bindegewebszellen zu einem einschichtigen geschlossenen Zellverband angeordnet, den man als Mesothel bezeichnet. An der Innenseite von Gelenkflächen bilden Bindegewebszellen eine ein- bis mehrschichtige, endothelartige (s. S. 90, Abb. 6.7), stellenweise lückenhafte Zellage, die Synovialmembran (Membrana synovialis) genannt wird.
Die Leistungen der fixen Zellen sind in der Fibrillogenese (s. S. 83) durch Fibroblasten, in einem regulierenden Einfluß auf die Bildung von Grundsubstanz durch Fibrocyten, in der Fähigkeit der Phagocytose und Speicherung durch Reticulumzellen und der Oberflächenbildung (Mesothel und Membrana synovialis) zu erblicken.

5.1.2 *Freie Bindegewebszellen* [8.3.4.]: Freie Bindegewebszellen sind Histiocyten, Monocyten, Makrophagen, Granulocyten, Lymphocyten, Plasmazellen und Mastzellen sowie Mesenchymzellen (s. S. 76).

5.1.2.1 *Histiocyten* (ruhende Wanderzellen, Abb. 5.1b): Die formveränderlichen, mit plumpen kurzen Fortsätzen versehenen Histiocyten ($\emptyset$ 15-20 µm) besitzen einen kleinen, dunkel anfärbbaren Kern und erstrecken sich im lockeren, faserigen (Kollagen) und teilweise im retikulären Bindegewebe. Da sie sich oft in der Adventitia (Bindegewebsschicht) kleinerer Gefäße ausbreiten, werden sie auch Adventitiazellen (Abb. 10.1) genannt. Ihr Cytoplasma ist im Routinepräparat nur schwach basophil oder gar nicht angefärbt. Die Histiocyten besitzen die Fähigkeit der amöboiden Eigenbewegung, der Phagocytose und der Speicherung, Eigenschaften, die sie erst bei ihrer Reizung (z. B. Antigenkontakt) aufzeigen. Sie werden zum reticulo-endothelialen System (s. S. 93) gerechnet und sollen zum Teil aus Fibrocyten hervorgehen.

5.1.2.2 *Monocyten* (Abb. 9.1): Die aus dem Knochenmark stammenden Zellen durchdringen die Capillarwand, können sich im Bindegewebe, vor allen Dingen in lymphatischen Organen ansiedeln und besitzen einen bohnen- oder nierenförmigen Kern in einem basophilen Cytoplasma. Die 12-20 µm großen Monocyten phagocytieren und werden auch als Makrophagen bezeichnet. Nach ihrem Austritt aus der Blutbahn (Diapedese) können die enzymreichen Zellen unter Formveränderung im Gewebe wandern (amöboide Eigenbewegung). Nach der Diapedese in das anliegende Gewebe sollen sie sich in Histiocyten, Fibroblasten und glatte Muskelzellen umwandeln können (s. auch Kapitel Blutzellen).

Unter Makrophagen versteht man die Histio- und Monocyten, die größere Partikel bzw. ganze Zellen phagocytieren können. Sie enthalten Lysosomen und Peroxisomen.

5.1.2.3 *Granulocyten*: Unter den Granulocyten (granuliertes Plasma) unterscheidet man infolge ihrer verschiedenen Anfärbbarkeit der unterschiedlich großen Granula neutrophile, eosinophile und basophile Granulocyten, die alle der Blutbahn entstammen und im Knochenmark gebildet werden (Abb. 9.1 u. s. S. 165). Sie besitzen ein schwach acidophiles Plasma.
Die rundlichen neutrophilen Granulocyten ($\emptyset$ 11-13 µm, Abb. 9.1) besitzen sehr feine Granula, die sowohl mit basischen als auch mit sauren Farbstoffen darstellbar sind, und einen segmentierten Kern. Sie reagieren somit neutral (daher neutrophiler Granulocyt). Im Bereich

kleinerer Gefäße (Capillaren und postcapillare Venen, s. S. 183) können sie durch die Gefäßwand hindurchtreten (Diapedese), sich mittels ihrer Fähigkeit der amöboiden Eigenbewegung im Gewebe fortbewegen (Migration), phagocytieren und durch die lytischen Enzyme ihrer Lysosomen und durch Peroxisomen aufgenommene Fremdkörperchen abbauen (s. S. 22).
Bei den Granula handelt es sich weiter um Vacuolen mit Lysozym, Proteinen und Lactoferrin (eisenhaltiges bactericides Protein).
Die ebenfalls aus der Blutbahn stammenden eosinophilen Granulocyten rundlicher Form (Abb. 9.1 u. s. S. 167) lassen sich besonders häufig in der Darmschleimhaut, in der Submucosa des Magens und im Thymus auffinden. Sie besitzen einen plumpen, gelappten und, wenn sie im Bindegewebe liegen, auch einen rundlichen Kern und in ihrem Plasma grobe acidophile Granula (Lysosomen). Außer ihrer Diapedese- und Migrationsfähigkeit wird ihnen der Abbau von Antigen-Antikörperkomplexen zugeschrieben (s. auch S. 167).
Die kleineren, ebenfalls rundlichen basophilen Granulocyten (Abb. 9.1) fallen durch ihren Gehalt an groben, metachromatischen Granula auf, die den gelappten Kern teilweise verdecken. Die basophilen Granulocyten verlassen die Blutbahn und sollen, da sie in den Granula Heparin und Histamin besitzen, bei Entzündungsvorgängen eine Rolle spielen. Amöboide Eigenbewegung und Phagocytoseeigenschaften sind schlecht ausgeprägt.
Unter Mikrophagen hat man sich die neutrophilen Granulocyten vorzustellen, die kleine Partikel aufnehmen.

5.1.2.4 *Lymphocyten:* Die kugeligen Lymphocyten (Abb. 9.1) entstehen im Knochenmark und besitzen einen runden, relativ großen, dunkel anfärbbaren Kern und einen schmalen, leicht basophilen Cytoplasmasaum. Man unterscheidet die zahlreichen kleinen ($\varnothing$ 6–9 µm) und die selteneren großen ($\varnothing$ 10–15 µm) Lymphocyten. Sie sind Zellbestandteile des Blutes und erscheinen regelmäßig und in großer Zahl im lymphatischen System (z. B. Milz, Lymphknoten, Thymus und Tonsillen u. a., s. S. 248) und im Knochenmark, während sie im lockeren, kollagenen Bindegewebe normalerweise seltener zu finden sind. Sie besitzen die Fähigkeit der Diapedese (Durchtritt durch die Capillarwand zwischen den Endothelzellen) und der amöboiden Eigenbewegung. Elektronenmikroskopisch lassen sich Pinocytoseerscheinungen nachweisen, eine Phagocytosebereitschaft liegt nicht vor.
Lymphocyten (Abb. 9.1) entstehen im roten Knochenmark und in lymphatischen Organen, wie z. B. Milz und Lymphknoten, und gelangen aus ihren Bildungsstätten in die Blut- bzw. Lymphbahn. Lymphocyten sind immunkompetente Zellen, bilden und transportieren Antikörper.
Die von der pluripotenten Knochenmarkszelle über eine Zwischenstufe, der lymphopoetischen Stammzelle, abstammenden Lymphocyten erreichen als zunächst immuninkompetente Zellen über die Blutbahn zu einem Teil den Thymus (s. S. 206), zu einem anderen Teil das sogenannte Bursaäquivalent (Tonsillen, Peyersche Plaques des Ileum, lymphatisches Gewebe des Appendix vermiformis, s. S. 253) und erhalten in den genannten Organen ihre spezifische immunologische Prägung (Abb. 9.6). Sie heißen dann T-Lymphocyten (thymusabhängige Lymphocyten) oder B-Lymphocyten (bursaabhängige Lymphocyten) und vermehren sich stark. Sie gelangen über die Blutbahn in Milz und Lymphknoten und siedeln sich dort in verschiedenen Regionen an (s. S. 205, B-Lymphocytenregionen = Lymphfollikel, T-Lymphocytenregionen = subcorticale Zone im Lymphknoten, periarterielle T-Region in der Milz). Hier vermehren sich beide Lymphocytenarten, die Tochterzellen verfügen über die gleiche immunologische Prägung wie die Mutterzelle. Über die Blutgefäße der Milz und die abführenden Lymphgefäße der Lymphknoten treten sie in den Kreislauf ein und können im Bereich der terminalen Strombahn (s. S. 183) durch Diapedese in das anliegende Gewebe eindringen. Nach direktem Antigenkontakt (z. B. Bakterien, Viren und fremde Proteine) oder Meldung durch einen Makrophagen erfolgt eine Sensibilisierung der sich teilenden Lymphocyten und Produktion von Antikörpern (Proteine). Sie werden in diesem Stadium auch als Immunocyten bezeichnet. Das granuläre endoplasmatische Reticulum vermehrt sich als Anti-

körper produzierendes System, die Zelle wird größer. Die Antikörper vernichten die eingedrungenen Antigene. Nach der Antigen-Antikörper-Reaktion (nach 1–2 Tagen, Spätreaktion) bildet sich das Ergastoplasma teilweise zurück, die Struktur des Antigens bleibt den Lymphocyten jedoch haften, sie werden wieder klein. Bei erneuter Auseinandersetzung mit dem gleichen Antigen können sich die Zellen an den ehemaligen Kontakt erinnern (Gedächtniszellen, "memory cells") und wieder sehr schnell spezifische Antikörper produzieren. Die T-Lymphocyten liefern zellständige Antikörper, die B-Lymphocyten bilden sich zu Plasmazellen um, die humorale Antikörper abgeben. Dabei bleibt stets ein Stamm von B- und T-Lymphocyten erhalten (Abb. 9.6).

Nach der Mutationstheorie von Burnett soll jeder Mensch 10^6–10^7 verschiedene T-Lymphocyten besitzen. Diese unterschiedlichen T-Lymphocyten produzieren die für sie charakteristischen Antikörper.

5.1.2.5 *Plasmazellen* (Plasmocyten, Abb. 5.1d u. 5.2): Die etwa 10–20 µm großen Plasmazellen sind von kugeliger oder birnenförmiger Gestalt und besitzen ein ergastoplasmareiches, infolgedessen basophiles Cytoplasma mit einem oft exzentrisch gelagerten rundlichen Kern (Abb. 5.1d). Größere Chromatinmassen liegen der Kernmembran von innen an, zum Teil ziehen sich dünne Chromatinfäden in radiärer Anordnung von der Kernmembran zum Kernzentrum hin, so daß das Bild eines „Radspeichenkernes" entsteht. In einem dem Kern benachbarten, heller anfärbbaren Areal liegen die Centriolen und Golgi-Felder. Das gut entwickelte, granuläre endoplasmatische Reticulum beteiligt sich an der Synthese humoraler Antikörper (γ-Globuline) und füllt in nahezu konzentrischem Verlauf seiner Cisternen um den Kern das Plasma aus. Die von sogenannten B-Lymphocyten abstammenden Plasmazellen (s. S. 173) sind wahrscheinlich amöboid beweglich und finden sich in lymphatischen Organen, im Knochenmark, in der Lamina propria des Magen-Darm-Kanals und des Uterus sowie im Bereich von Drüsenendstücken. Nach einer Lebensdauer von etwa 10–30 Tagen unterliegen sie einer Degeneration und werden von Histiocyten phagocytiert.

Diese regelmäßig im Bereich von Drüsenendstücken der Speicheldrüsen und respiratorischen Schleimhaut befindlichen Plasmazellen geben das von ihnen produzierte Immunglobulin A (IgA) an die Drüsenzellen ab. Hier wird es mit einem weiteren, ebenfalls von Plasmazellen stammenden IgA-Molekül zusammengefügt, an die von der Drüsenzelle gebildeten Glykoproteine gekoppelt und durch Ausführungsgänge an die Oberfläche z. B. Schleimhaut des Respirationstraktes abgegeben, an der es als Schutzfilm gegen Viren und andere pathogene Keime wirksam sein kann.

Unter Russelschen Körpern versteht man größere acidophile, glykoproteinhaltige, in manchen Plasmazellen bei chronischer Entzündung auftretende Kügelchen, die bei der Degeneration der Zellen frei werden.

5.1.2.6 *Mastzelle (Mastocyt)*: Die rundlich-ovalen, manchmal mit wenigen plumpen Fortsätzen ausgestatteten, gelegentlich 20 µm großen Mastzellen (Abb. 5.1c u. 5.2) treten einzeln oder in Gruppen vornehmlich in der Adventitia kleinerer Gefäße auf. Die mit einem kleinen rundlichen Kern versehenen Zellen zeigen amöboide Bewegungserscheinungen und sind dicht mit metachromatischen Granula angefüllt.

Unter Metachromasie versteht man die Eigenschaft, daß Zellen oder Zellbestandteile einen anderen, von dem der Farblösung abweichenden Farbton annehmen, z. B. färben sich die Mastzellgranula mit Toluidinblau rot-violett an.

Die Metachromasie erklärt sich durch die Anwesenheit von Mucoitinsulfat in den Granula, in denen die Gewebshormone Heparin (gerinnungshemmend) und Histamin, bei Ratten und Mäusen auch Serotonin, nachweisbar sind. Die Abgabe von Histamin, besonders im entzündeten Gewebe, verursacht eine Vasodilatation und erhöht die Permeabilität der Capillarwand.

Die basophilen Granulocyten bezeichnet man auch als Blutmastzellen.

5.1.2.7 *Spezifische Leistungen freier Bindegewebszellen* [8.3.5.]: Allen freien Bindegewebszellen ist die Eigenschaft der amöboiden Eigenbewegung gemeinsam. Die Fähigkeit des Durchzwängens zwischen Endothelzellen von Capilaren und postcapillaren Venen ist den Monocyten, Granulo- und Lymphocyten zu eigen. Histio- und Monocyten und neutrophile sowie eosinophile Granulocyten können phagocytieren und das in die Zelle gelangte exogene Material durch Lysosomen abbauen. Neutrophile und eosinophile Granulocyten treten gehäuft an Orten der Entzündung auf, von denen ein Reiz ausgeht, der die Granulocyten anlockt. Dieses einem solchen Reiz folgende Verhalten heißt Taxis, die durch chemische Stoffe, Polysaccharide und Antigen-Antikörperkomplexe hervorgerufen und somit auch als Chemotaxis bezeichnet wird (s. auch S. 165). Die Antikörperbildung wird von T-Lymphocyten und Plasmazellen übernommen.

5.2 Intercellularsubstanz [8.3.6.]

Die Intercellularsubstanz umfaßt die Grundsubstanz (ungeformte Intercellularsubstanz) und die Bindegewebsfasern (geformte Intercellularsubstanz).

5.2.1 *Grundsubstanz*: Da die Grundsubstanz nicht sehr massendicht ist, wird sie lichtmikroskopisch sehr schwer darstellbar und zeigt zum Teil eine feinkörnige, manchmal auch homogene Beschaffenheit und Basophilie oder Metachromasie (s. S. 408). Elektronenmikroskopisch erscheint die Grundsubstanz als wolkige, feingranuläre Masse in unterschiedlicher elektronenmikroskopischer Dichte. Sie befindet sich zwischen den Zellen und Bindegewebsfasern und ist somit ein wesentlicher Bestandteil des Intercellularraumes. Die Grundsubstanz enthält Proteoglykane, die an einen Proteinkern gebundene Glykosaminoglykane enthalten (z.B. saure Mucopolysaccharide wie Chondroitinsulfat, Mucoitinsulfat, Hyaluronsäure), Glykoproteine und Proteine und ist zum Teil ein Produkt der Fibrocyten oder entstammt dem Blutplasma. Die Grundsubstanz vermag Wasser und Salze zu binden, dient als Reservoir für extracelluläre Flüssigkeit und spielt somit für den Wasser- und Salzhaushalt eine bedeutsame Rolle. Außerdem sind Hormone, Vitamine, Elektrolyte, Enzyme und Antikörper in der Grundsubstanz nachweisbar.

Da der Transport von Nährstoffen und Sauerstoff aus der Blutbahn zu den Zellen und umgekehrt die Abgabe von Zellabbauprodukten in das Gefäßsystem durch die Grundsubstanz erfolgt, kommt ihr eine erhebliche funktionelle Bedeutung beim gegenseitigen Stoffaustausch zwischen Blut und Zellen zu (Transitstrecke) (Abb. 2.1).

In den Stützgeweben (Knorpel-, Knochengewebe) und in dem durch Einlagerung von Kalksalzen gefestigten Knochengewebe, Zahnbein und Zement zeigt sich ihre mechanische Bedeutung. Die Lymphbahn beginnt in der Grundsubstanz (Abb. 2.1).

Die Grundsubstanz zeigt durch die Anwesenheit von Proteoglykanen als saure Mucopolysaccharide eine Basophilie. Beim Vorkommen von sulfatierten Proteoglykanen tritt bei der Färbung eine Metachromasie ein. Proteoglykane sind PAS-negativ.

Die Proteoglykane der Grundsubstanz sind für die Viskosität bzw. Festigkeit der Grundsubstanz und für die Verformbarkeit des Bindegewebes verantwortlich und geben z.B. dem Knorpel und der Hornhaut des Auges eine elastische Formkonstanz. Auch ist die Durchsichtigkeit der Hornhaut und des Glaskörpers des Auges von der Masse der Proteoglykane abhängig. Weiter sind ihr Wasser- und Calciumbindungsvermögen (Knochengewebe) und ihre anteilmäßige Organspezifität zu nennen. Im Alter tritt eine Vermehrung von Proteoglykanen auf.

Unter "spreading effect" versteht man die erhöhte Durchlässigkeit der Grundsubstanz, die durch den Abbau von Hyaluronsäure unter der Einwirkung von Hyaluronidase hervorgerufen wird (Injektion).

Die Glykoproteine bauen die elektronenmikroskopisch sichtbare, in Form eines Filmes auftretende Glykokalix (Abb. 1.7) an der Zelloberfläche auf und kommen außerdem in der Lamina basalis vor, die sich an der Basis von Epithelien, an Schwannschen Zellen (s. S. 149), an glatten und quergestreiften Muskelzellen (s. S. 115) sowie an Gefäßendothelien erstreckt (s. S. 183).

Die nur elektronenmikroskopisch sichtbare, etwa 50–80 nm dicke Lamina basalis baut zusammen mit einem Reticulinfaserfilz die lichtmikroskopisch faßbare Basalmembran auf und kann wahrscheinlich als ein Produkt der Zellen aufgefaßt werden, denen sie anlagert.

Glykoproteine sind Kohlenhydrat-Proteinverbindungen und charakteristisch für sezernierte Proteine (zahlreiche Enzyme, Proteohormone, Plasmaproteine, Antikörper, Komplementfaktoren, Blutgruppen und Schleimsubstanzen und viele Membranproteine). Den Glykoproteinen wird eine Schmier- und Schutzfunktion (z.B. Synovialflüssigkeit in Gelenkhöhle, seröse Flüssigkeit im Interpleuralraum und im Herzbeutel) zugeschrieben, sie verkörpern eine Stofftransportbarriere und beteiligen sich an der Stoffverteilung zwischen Interstitium und den benachbarten Zellen.

5.2.2 *Die Bindegewebsfasern:* Unter den Bindegewebsfasern unterscheidet man
die kollagenen Fasern,
die elastischen Fasern und
die Reticulinfasern (argyrophile Gitterfasern, mit Silbernitrat schwarz-braun imprägnierbar).

5.2.2.1 Die sehr zugfesten, wenig dehnbaren (bis zu etwa 5%) *kollagenen Fasern* (Abb. 5.3 u. 5.4) verlaufen stets in Bündeln und lassen sich mit der Azanfärbung leuchtend blau, mit der van Gieson-Färbung leuchtend rot und mit Hämatoxylin-Eosin rosa anfärben. Die etwa 1–12 µm dicken Kollagenfasern bestehen aus noch lichtmikroskopisch sichtbaren, sich nicht verzweigenden Kollagenfibrillen (⌀ 0,1–0,5 µm), die sich wiederum aus Bündeln von Mikrofibrillen [⌀ 10–100 nm (100–1000 Å)] zusammensetzen. Die elektronenmikroskopisch erkennbaren Mikrofibrillen zeigen eine Querstreifung mit einer Periodizität von etwa 64 nm (640 Å), wobei dunklere, elektronendichte mit helleren Abschnitten abwechseln (Abb. 5.4c u. d). Die Mikrofibrillen gliedern sich in feine, fädige Einheiten, in die etwa 5 nm (50 Å) dicken Protofibrillen, die ihrerseits aus geordneten Tropokollagenmolekülen bestehen.

In den Kollagenfasern ist eine aus Mucopolysacchariden zusammengesetzte, in Kalkwasser lösliche Kittsubstanz nachweisbar. Kollagenfasern werden in ihrer Gesamtheit vielfach auch kurz Kollagen genannt. Durch Kochen von Kollagen läßt sich daraus Leim gewinnen (griech. Kolla = Leim). Kollagenfasern können geflecht- oder scherengitterartig angeordnet sein.

Das Kollagen tritt in verschiedenen, in ihrer Molekülstruktur unterschiedlichen Formen auf. Bisher konnten in dem Intercellularraum des Bindegewebes drei Typen unterschieden werden (Typ I–III): Kollagentyp I verkörpert die typischen kollagenen Fasern, die z. B. in der Haut, Sehne und im Knochengewebe vorkommen und ein gutes Querstreifungsmuster mit einer Periodizität von 64 nm (640 Å) aufweisen. Beim Typ II (im Knorpel) ist die Kaliberdicke der Fibrillen viel geringer, der Zuckergehalt viel höher. Unter Kollagentyp III hat man möglicherweise die sogenannten Reticulinfasern zu vermuten. Weitere kollagene Komponenten werden als Bestandteile der Basalmembran beschrieben.

Kollagene Fasern sind regelmäßige Bestandteile der meisten Binde- und Stützgewebsarten und finden sich außerdem z. B. zwischen Muskelzellen und Nervenfasern, in der Haut, in der Darmwandung, in der Hornhaut und der Sklera des Auges, in Fascien, Sehnen, im Knorpel- und Knochengewebe, beteiligen sich am Aufbau von Nerven und Muskeln, von Gelenkkapseln und verkörpern das Stroma mancher Organe wie z. B. Leber, Milz, Hoden usw. (s. auch S. 54). Die Kollagenfibrillen werden durch die Ausbildung von intermolekularen Quervernetzungen stabilisiert. Diese werden aus enzymatisch modifizierten Lysinresten gebildet.

Kollagenese (Fibrillogenese, Kollagensynthese) [8.3.3.]: Unter Kollagenese versteht man die Entwicklung von kollagenen Bindegewebsfasern (Abb. 5.5). Die kollagenen Fasern zählen zur geformten Intercellularsubstanz und lassen sich mit der Azanfärbung blau, mit der van Gieson-Färbung leuchtend rot und mit der H.E.-Technik schwach rot anfärben. Die Kollagenese beginnt mit einer aktiven Leistung der ergastoplasmareichen Fibroblasten, indem diese die Vorstufen des Kollagens (Tropokollagen = Proteine und Mucopolysaccharide) synthetisieren und sie im Bereich des Perikaryon ausschleusen. Extracellulär erfolgt eine Polymerisation zu Mikrofibrillen, die eine abwechselnde Gliederung in hellere und dunklere Querstreifen aufweisen [(Querstreifung, Periodizität von 64 nm (640 Å)].

Nach der Synthese der Polypeptidketten an den Ribosomen wird in den Schläuchen des granulären endoplasmatischen Reticulum ein Teil der Prolinreste zu Hydroxyprolin umgewandelt und aus jeweils drei Polypeptidketten ein Protokollagenmolekül (nur mit Mitteln der Biochemie und der Röntgenanalyse darstellbar) gebildet. Im mittleren Bereich des Moleküls bilden drei spiralartig umeinander gewundene Polypeptidketten eine Tripelhelix [Länge: 300 nm]. Der Transport des nun Tropokollagen genannten Moleküls aus der Zelle heraus erfolgt über die Golgi-Felder durch Krinocytose. Der größte Teil der nichttripelhelicalen Bereiche des Moleküls wird abgespalten. Die fertigen Tropokollagenmoleküle lagern sich zu 5 nm (50 Å) dicken, elektronenmikroskopisch sichtbaren Protofibrillen und diese wiederum zu Mikrofibrillen (elektronenmikroskopisch erkennbar) mit einem Durchmesser von 10–100 nm (100–1000 Å) zusammen. Bündel von Mikrofibrillen bilden die etwa 0,1–0,5 µm dicken Kollagenfibrillen, die bei stärkster lichtmikroskopischer Vergrößerung sichtbar werden und sich etwa zu 1–12 µm dicken Kollagenfasern (lichtmikroskopisch sichtbar) anordnen. Kollagenfasern verlaufen gebündelt. Nach der Polymerisation kann man in den Mikrofibrillen elektronenmikroskopisch aufgrund der Affinität zu Osmiumsäure oder anderen Kontrastierungsmitteln und durch die Lagerung der Moleküle einen Kontrastwechsel und somit eine Periodizität der Bestandteile erkennen, die 64 nm (640 Å) einnimmt und vielfach als Querstreifung bezeichnet wird. Auch glatte Muskelzellen der Gefäßwand beteiligen sich an der Kollagenese. Für die Aggregation und Ausrichtung der Fibrillen ist die Grundsubstanz von Bedeutung, die bereits vor der Ausbildung von Bindegewebsfasern entstanden ist.

5.2.2.2 Elastische Fasern: Im Gegensatz zu den gebündelten und sich nicht verzweigenden kollagenen Fasern verlaufen die unterschiedlich dicken (⌀ 1–4 μm) elastischen Fasern (Abb. 5.3 u. 5.4) oft einzeln, verzweigen sich und bilden Netze. Sie sind lichtmikroskopisch mit der Resorcin-Fuchsinfärbung blau-violett, mit der Orceinfärbung braun-rot darstellbar. Sie zeigen eine etwa 100–150 %ige Dehnbarkeit mit völliger Rückkehr in die Ausgangsposition. Die Elastizität der Fasern nimmt im Alter ab. Im elektronenmikroskopischen Schnitt erscheinen die elastischen Fasern vorwiegend homogen, in ihren Randgebieten finden sich kleine Filamente. Sie bestehen aus einem spezifischen Protein, dem Elastin, dessen lösliche Vorstufe, das Tropoelastin, von den Fibroblasten gebildet wird.

In der Embryonalentwicklung erscheinen neben den Fibroblasten etwa 10 nm dicke Protofibrillen und feine Elastingranula, die sich perlschnurartig zusammenlagern und durch weitere seitliche Aggregation zur Bildung von elastischen Fasern führen.

Elastische Fasern treten meistens nur zusammen mit kollagenen Bindegewebsfasern auf und finden sich z. B. im Corium der Haut, in der Darmwand, in der Gefäß-, besonders häufig in der Arterienwand und in der Lunge.

Die gelb aussehenden Ligamenta flava und das Ligamentum nuchae bestehen vornehmlich aus längs gerichteten gebündelten, elastischen Fasern, die jedoch netzartig untereinander verknüpft sind, und aus wenigen Kollagen- und Gitterfasern sowie aus Fibroblasten und kleinen Gefäßen bestehen.

5.2.2.3 Reticulinfasern (Abb. 5.3 u. 10.1) sind mit Silbernitrat ($AgNO_3$) imprägnierbar und

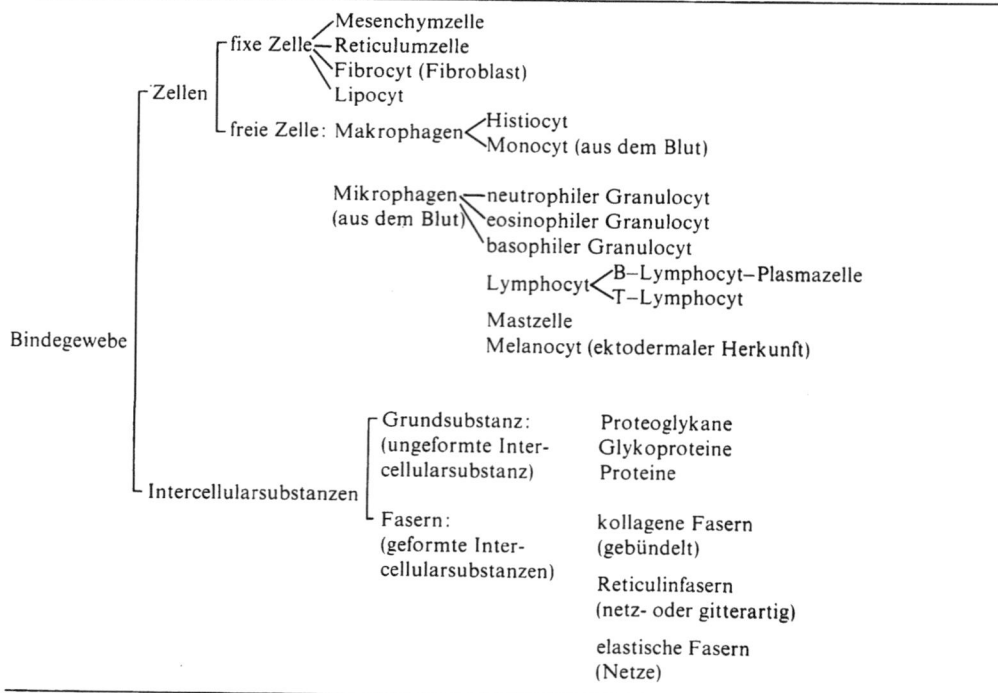

Bindegewebe

heißen daher auch argyrophile Fasern. Die aus Mikrofibrillen bestehenden Fasern (∅ 0,2–0,1 µm) verzweigen sich und entwickeln dreidimensionale Netzwerke und Gitter (Reticulin- oder Gitterfasern). Im Gegensatz zu kollagenen Fibrillen sind sie geringfügig dehnbar und ergeben beim Kochen keinen Leim. Vielfach wird eine Umwandlung von Gitterfasern in Kollagenfasern festgestellt, so daß sie auch als praekollagene Fasern bezeichnet werden. Elektronenoptisch läßt sich an ihnen die typische Kollagenperiodizität erkennen. Gitter aus Reticulinfasern finden sich um Capillaren (Abb. 10.1), Milzsinus (Abb. 11.1), an Muskelzellen (Abb. 7.1), Nervenfasern, Fettzellen und verkörpern einen Teil der Basalmembran verschiedener Epithelien (z. B. Drüsenendstücke, Nierenepithelien). Die Reticulinfasern sind ein charakteristischer Bestandteil des retikulären Bindegewebes (siehe Tabelle, S. 84).

5.3 Formen des Bindegewebes [8.3.8.]
1a. Mesenchym,
1b. Gallertiges Bindegewebe,
2. Retikuläres Bindegewebe,
3. Lockeres (kollagenes) und straffes (kollagenes) Bindegewebe ⟨geflechtartig / parallelfaserig
4. Sehnengewebe (parallelfaserig),
5. Spino-celluläres Bindegewebe,
6. Uni- und plurivacuoläres Fettgewebe.

5.3.1.1 Mesenchym: Das mesenchymale Bindegewebe (Abb. 5.3a) setzt sich aus einem locke-

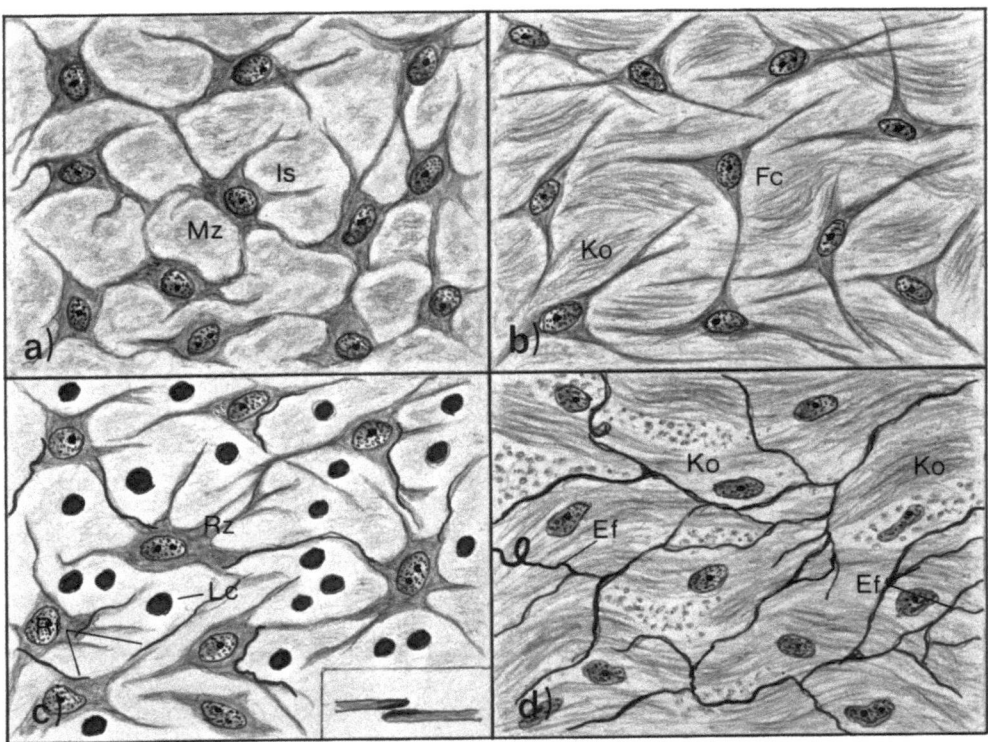

Abb. 5.3 Bindegewebsarten (LM) (Vergr. etwa 450fach). **a** Mesenchymales Bindegewebe aus Mesenchymzellen (*Mz*) mit Fortsatzkontakten und ungeformter Intercellularsubstanz (*Is*). **b** Gallertiges Bindegewebe aus verzweigten Fibrocyten (*Fc*, Fibroblasten) und locker gelagerten Kollagenfasern (*Ko*) als geformter Intercellularsubstanz. **c** Retikuläres (lymphoretikuläres) Bindegewebe mit verästelten Reticulumzellen (*Rz*), dazwischen gelagert Lymphocyten (*Lc*) und Reticulinfasern (*Rf*). Der Ausschnitt zeigt den desmosomalen Fortsatzkontakt benachbarter Reticulumzellen. **d** Kollagenes Bindegewebe (*Ko* = kollagene Faserbündel) mit elastischen Fasern (*Ef*), die sich verzweigen und Netze bilden

ren, dreidimensionalen Gefüge von verzweigten Mesenchymzellen (s. auch S. 76), die gelegentlich desmosomenähnliche Kontakte ihrer Fortsätze aufweisen, und aus einer protein- und polysaccharidarmen Intercellularflüssigkeit zusammen. Das relativ zellreiche Mesenchym ist das wichtigste embryonale Bindegewebe und liefert als pluripotentes Muttergewebe alle übrigen Binde- und Stützgewebsarten, Muskelzellen und Blutzellen. Die sehr teilungsfähigen Mesenchymzellen mit einem gut anfärbbaren Kern sind orts- und formveränderlich. Ihre schwache Basophilie wird durch gruppenweise angeordnete Ribosomen hervorgerufen.

5.3.1.2 *Gallertiges Bindegewebe:* Das gallertige Bindegewebe der Nabelschnur (Wharton' Sulze) (Abb. 5.3b), der Haut in der fetalen und postfetalen Periode und der Pulpahöhle des Zahnes besteht aus sternförmig verzweigten Zellen und einer gallertigen, mucinhaltigen Intercellularsubstanz, in die Bündel kollagener Fasern eingelagert sind. Die mittels ihrer Fortsätze zu einem dreidimensionalen Gitter zusammengefügten Zellen stellen Fibroblasten dar, die aus Mesenchymzellen hervorgegangen sind. Das gallertige Bindegewebe ist zugfest, formbeständig und druckelastisch.

5.3.2 *Retikuläres Bindegewebe* (Abb. 5.3c): Die zu einem dreidimensionalen, weit- oder engmaschigen, netzförmigen Verband angeordneten, verästelten Reticulumzellen (s. auch S. 77) besitzen einen großen, rundlich-ovalen, hell anfärbbaren Kern. Sie verkörpern das parenchymatöse Gerüst von Knochenmark, Milz, Lymphknoten und Tunica propria des Dünn- und Dickdarmes sowie der Solitärfollikel und Peyerschen Plaques der Darmwand. Da im Maschenwerk der Reticulumzellen meist Lymphocyten eingelagert sind, wird diese Bindegewebsart vielfach auch als lympho-retikuläres oder retikulär-lymphatisches Bindegewebe bezeichnet. Der Oberfläche der Reticulumzelle, besonders häufig im Bereich der Fortsätze, lagern sich Reticulinfasern (argyrophile Fasern) an (s. auch S. 85).

Diejenigen Reticulumzellen, die wahrscheinlich Reticulinfasern bilden, werden als fibroblastische (fibrocytäre) Reticulumzellen bezeichnet und sind an einem dichten Cytoplasma mit einem rundlich-ovalen Kern, der ein großes Kernkörperchen enthält, zu erkennen. Sie sind elektronenmikroskopisch durch ein gut entwickeltes granuläres endoplasmatisches Reticulum gekennzeichnet und besitzen alkalische Phosphatase.

Als ein weiterer, ebenfalls in allen Regionen lymphatischer Organe ausgebreiteter Reticulumzelltyp ist die histiocytäre Reticulumzelle zu nennen, die als phagocytierende Zelle Lysosomen, Sekundär- und Telolysosomen besitzt.

Sogenannte dendritische, mit langen verzweigten Fortsätzen versehene Reticulumzellen sind desmosomal miteinander verknüpft und typisch für die sogenannten B-Regionen (Follikel, s. S. 202) lymphatischer Organe.

Die vierte Art der Reticulumzelle ist die interdigitierende Reticulumzelle (durch fingerförmige Fortsätze untereinander verzahnt), die in den sogenannten T-Regionen (periarterielle Lymphscheiden in der Milz, paracorticale Zone der Lymphknoten) vorkommt. Die dendritischen und interdigitierenden Reticulumzellen sollen den ihnen angelagerten B- und T-Lymphocyten eine immunologische Prägung geben (s. hierzu auch Kapitel lymphatische Organe).

Außer Lymphocyten tauchen zwischen den Reticulumzellen auch Makrophagen (Histiocyten), Granulocyten und Plasmazellen (s. auch S. 81) auf. Die stoffwechselintensiven Reticulumzellen können phagocytieren, gealterte Erythrocyten abbauen (Milz), Stoffe, besonders Lipide, speichern, Antikörper bilden und sind im roten Knochenmark für die Entwicklung der Blutzellen verantwortlich. Auch wird ihnen die Fähigkeit der amöboiden Bewegung zugesprochen. Retikuläres Bindegewebe kann sich in Fettgewebe umdifferenzieren.

5.3.3 *Lockeres (kollagenes) und straffes (kollagenes) Bindegewebe:* Diese Bindegewebsarten bestehen aus gebündelt verlaufenden kollagenen Fasern, denen verzweigte elastische Fasern in unterschiedlicher Menge beigefügt sein können (s. auch S. 84), weiterhin aus zahlreichen fixen Fibrocyten (s. auch S. 77) und – je nach Lokalisation und funktioneller Bedeutung – aus freien Bindegewebszellen wie Histiocyten, Mastzellen, Plasmazellen, neutrophilen und eosinophilen Granulocyten und Lymphocyten und manchmal auch Pigmentzellen (s. auch S. 77). Aufgrund des Vorkommens von kollagenen Fasern heißt das lockere und straffe Bindegewebe auch kollagenes, wenn gleichzeitig zahlreiche elastische Fasern auftreten, kollagen-elastisches

Binde- und Stützgewebsarten

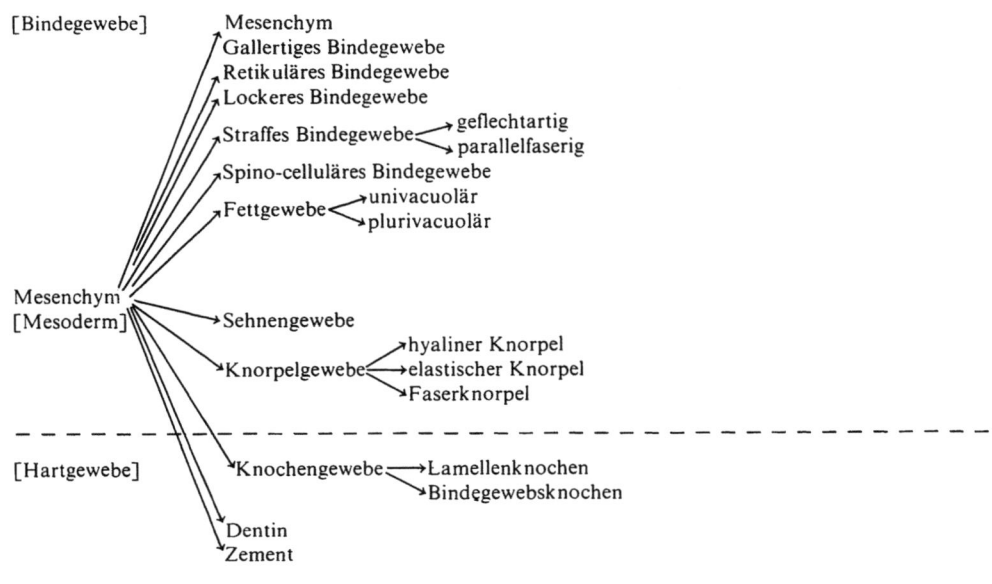

Bindegewebe. Das lockere kollagene Bindegewebe ist relativ faserarm, das straffe definitionsgemäß reicher an Kollagenfasern. Das straffe Bindegewebe wird in geflechtartiges und in ein parallelfaseriges Bindegewebe unterteilt.

Das lockere kollagene Bindegewebe (Abb. 5.3d) enthält im Routinepräparat nur am Kern zu erkennende Fibrocyten, die genannten freien Zellen und liegt als sogenanntes interstitielles Bindegewebe in Organen (z.B. als Verschiebeschicht in der Submucosa des Magen-Darmkanals) vor. Es verkörpert das Stroma (bindegewebiges Organgerüst) mancher Organe (z. B. Leber, Niere, Hoden, Drüsen), findet sich in Muskeln und Nerven und begleitet als sogenannte Adventitia die Blutgefäße. Die verschieden anfärbbaren (mit van Gieson = rot, Azan = blau, H.E. = schwach rot), gebündelten, kollagenen, z. T. wellig verlaufenden Fasern können infolge verschiedener Anordnung im histologischen Präparat quer oder längs geschnitten sein und liegen eingebettet in der Grundsubstanz (Glykoproteine, Proteoglykane und Proteine).

Auch die bindegewebige Unterlage der serösen Häute (Pleura, Peritoneum) ist ein lockeres Bindegewebe (membranöses Bindegewebe). Mit seinen Fibroblasten und den freien, zum Abwehrsystem gehörenden Zellen ist seine Funktion für Regenerations- und Abwehrvorgänge von großer Bedeutung.

Wenn z. B. Herzmuskelzellen nach einem Infarkt zugrunde gegangen sind, entwickelt das intracardiale kollagene Bindegewebe eine Bindegewebsnarbe (Herzschwiele). Narbenbildung ist als ein überschießender bindegewebiger Ersatz von Parenchym zu betrachten, so daß allgemein zugrundegegangene Parenchymzellen im überwiegenden Maße einen bindegewebigen Ersatz erhalten können (z. B. Lebercirrhose).

Beim straffen, relativ zellarmen, geflechtartigen Bindegewebe liegen Geflechte gebündelter, parallel verlaufender Kollagenfasern vor. Es findet sich in der Lederhaut (Stratum reticulare des Corium) der Haut, in der äußeren Augenhaut (Sklera), als Kapsel von Organen (z. B. Niere, Milz, Hoden, Leber) und in der harten Hirnhaut (Dura mater) (Abb. 5.4a).

Das straffe, parallelfaserige Bindegewebe findet sich in Form von Sehnen und Aponeurosen (flächenhafte Sehnen).

88 Binde- und Stützgewebe

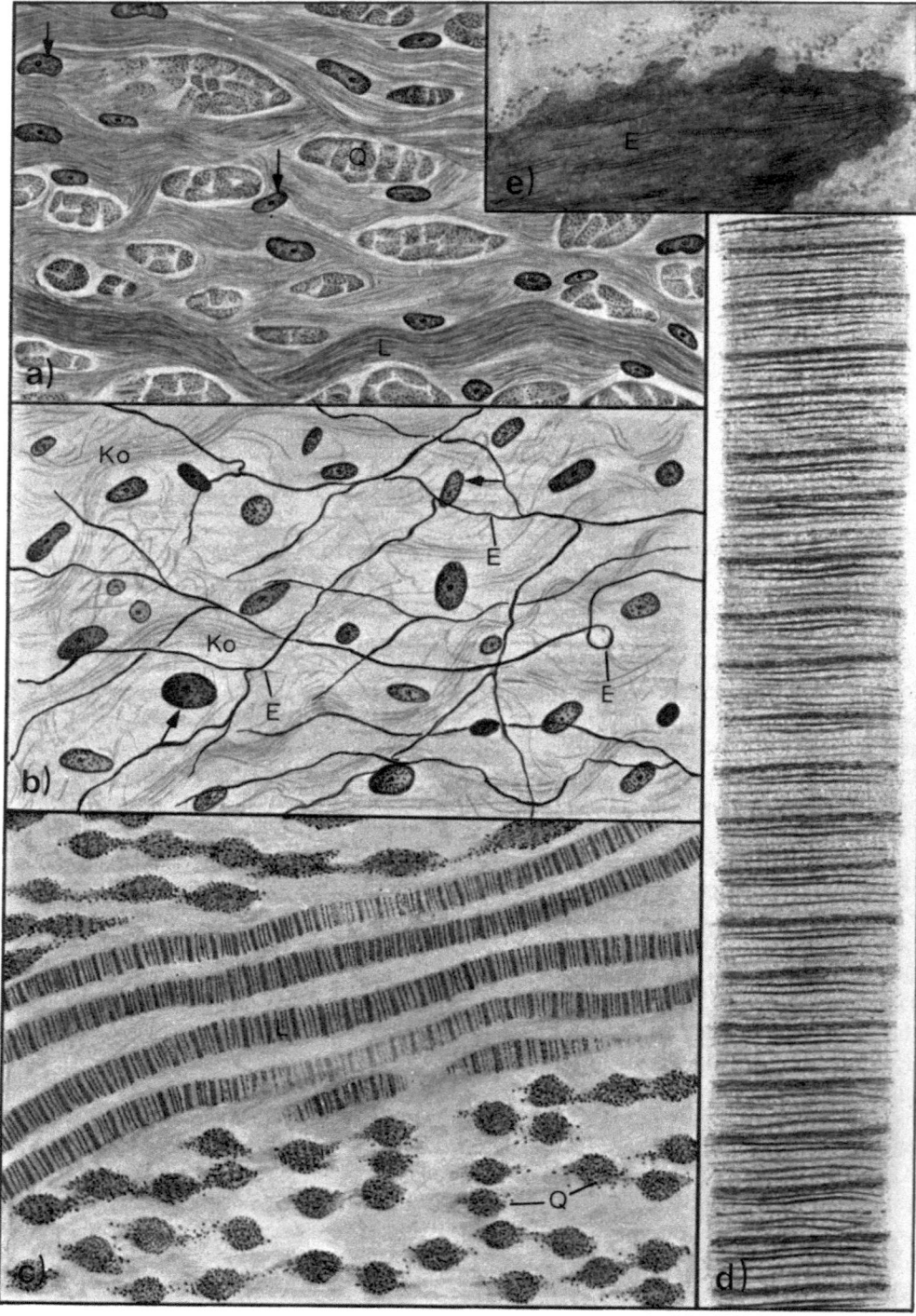

Abb. 5.4

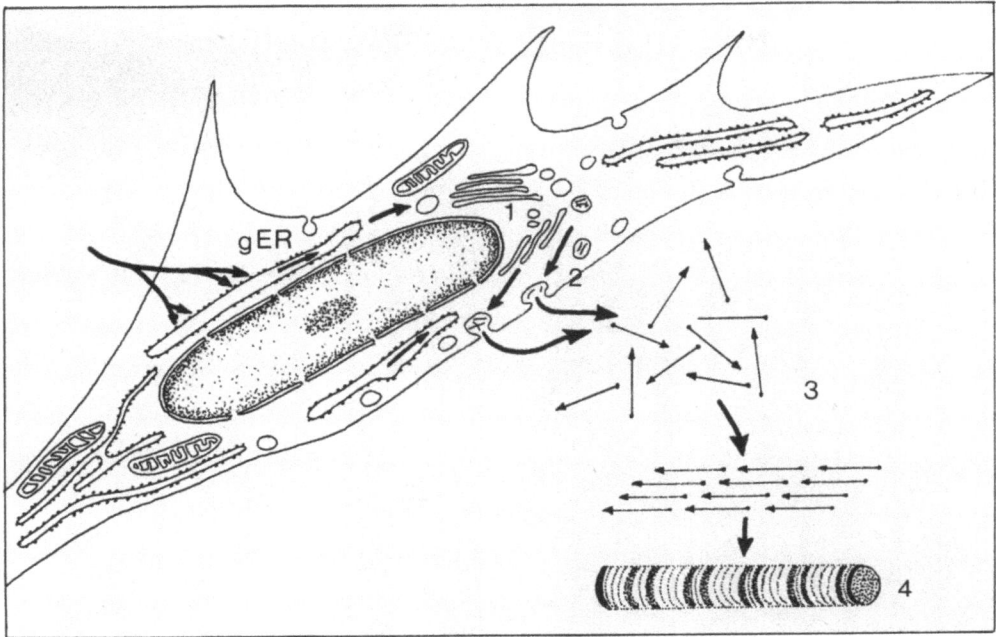

Abb. 5.5 Kollagenese. Synthese der Bausteine des Kollagens im granulären endoplasmatischen Reticulum (*gER*) und im Golgi-Feld (*1*) sowie ihre Ausschleusung durch Krinocytose (*2*). Extracelluläre gerichtete Polymerisation der Bausteine (*3*). Protofibrille (*4*). (Nach GROSS, aus FERNER und STAUBESAND)

5.3.4 Sehnengewebe: Das Sehnengewebe (Abb. 5.6) ist ein straffes, parallelfaseriges, gerichtetes Bindegewebe, besteht aus zugfesten, gerichteten, im histologischen Präparat leicht wellig verlaufenden Kollagenfasern und von Fibrocyten abgeleiteten Sehnenzellen.

Bei schwacher lichtmikroskopischer Vergrößerung erkennt man an einem Querschnitt (Abb. 5.6) an der Sehnenoberfläche das aus geflechtartigem Bindegewebe zusammengesetzte, die Sehnen umgebende Peritendineum externum,

◀ **Abb. 5.4** LM- und ELM-Bild kollagener und elastischer Fasern. **a** Bündel kollagener Fasern längs (*L*) und quer (*Q*) geschnitten (*LM*, Vergr. etwa 250fach). Die Pfeile weisen auf Kerne von Bindegewebszellen hin. (Fasertextur des Stratum reticulare der Haut.) **b** Kollagene (*Ko*) und elastische (*E*) Fasern (*LM*, Vergr. etwa 250fach). Die Pfeile weisen auf Kerne von Bindegewebszellen hin. **c** Längs- (*L*) und Querschnitte (*Q*) durch Kollagenfibrillen (*ELM*, Vergr. etwa 12000fach). Man beachte die Periodicität von dunklen und hellen Querstreifen. **d** Längsschnitt durch eine Kollagenfibrille (*ELM*, Vergr. etwa 35000fach). **e** Anschnitt einer elastischen Faser (*E*) mit feinen filamentösen Strukturen (*ELM*)

von dem sich ein lockeres, kollagenes, gefäß- und nervenhaltiges Bindegewebe in das Innere der Sehne vorschiebt und sie als Peritendineum internum in Sekundärbündel unterteilt. Vom Peritendineum internum abgehende Kollagenfasern unterteilen die Sekundärbündel in Primärbündel (Abb. 5.6).

Bei Sehnenrissen tritt eine Regeneration durch das Peritendineum internum ein, das sich in der Längsachse der sich ausdehnenden Kollagenfasern in die Rißstelle schiebt.

Die langgestreckten Sehnenzellen zeigen in einem Längsschnitt (Abb. 5.6) eine deutliche Reihenstellung parallel zu den Sehnenfasern, lassen bei guter Anfärbung stellenweise eine Linie in ihrer Längsachse erkennen, die sich nach Rekonstruktion der Zelle anhand von Serienschnitten als ein Fortsatz der Sehnenzelle erweist. Die vom Zelleib ausgehenden flügelartigen Fortsätze (Sehnenzelle=Flügelzelle) erstrecken sich zwischen den Sehnenfasern und weisen an ihrer Oberfläche elektronenmikroskopisch sichtbare, dünne, gezackte Plasmalamellen auf. Im Querschnitt erscheint die Seh-

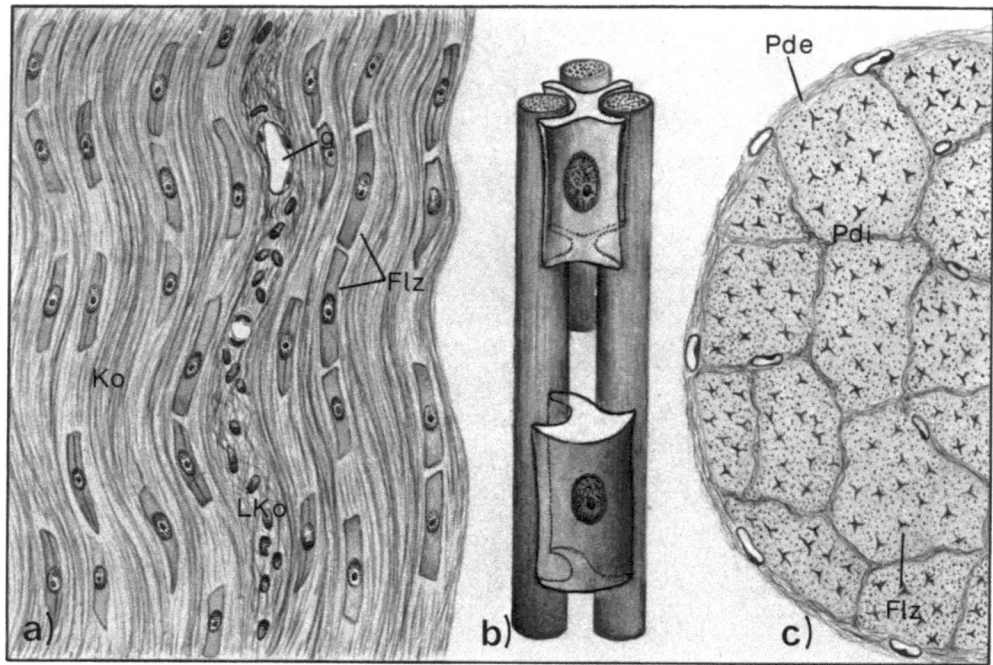

Abb. 5.6 Sehnengewebe (LM). **a** Längsschnitt durch Teil einer Sehne. Man beachte den parallelen, meist welligen Verlauf der zugfesten Kollagenfasern (Ko, Sehnenfasern) und die Reihenstellung von Flügelzellen (Flz, Sehnenzellen). g = Blutgefäß, Lko = lockeres kollagenes Bindegewebe (Vergr. etwa 650 fach). **b** Anordnung der Sehnenfasern (Schema) zu den Sehnenzellen (Flügelzellen). **c** Sehnenquerschnitt. Pde = Peritendineum externum, Pdi = Peritendineum internum, Flz = Flügelzellen (Vergr. etwa 25 fach)

nenzelle verästelt und meist von dreieckiger Gestalt.

Als Fascien bezeichnet man sehnenartige Hüllen von Skeletmuskeln und ihrer flächenhaften sehnigen Endgebiete (Aponeurose). In Fascien kann auch ein geflechtartiges oder parallelfaseriges Bindegewebe vorliegen.

Unter Sehnenscheiden (Vaginae synoviales) hat man doppelwandige, aus einem äußeren schergitterartigen Kollagengerüst (Lamina fibrosa) und einem inneren, aus Bindegewebszellen entwickelten endothelartigen Zellverband (Lamina synovialis) bestehende Röhren zu verstehen. Inneres (viscerales) und äußeres (parietales) Blatt können an einer Umschlagfalte (Mesotendineum) ineinander übergehen oder vollständig voneinander getrennt sein. Die Lamina synovialis produziert eine glykoproteinhaltige, schlüpfrige Flüssigkeit, die Synovia, die in das Rohrinnere abgegeben wird, und ist durch ihr viscerales Blatt mit der Sehne verbunden. Sehnenscheiden sind reich an Schmerzrezeptoren.

Eine Gelenkkapsel (Capsula articularis, Abb. 6.7.) schließt die Gelenkhöhle gegen die Umgebung ab und besteht ebenfalls aus einem äußeren, kollagenen Stratum fibrosum (Membrana fibrosa) und einem inneren Stratum synoviale (Membrana synovialis), das sich aus einem von Bindegewebszellen gebildeten, ein- oder mehrschichtigen Endothelbelag und einer gefäß- und nervenreichen kollagenen Tunica propria zusammensetzt. Das Synovialendothel produziert die glykoproteinhaltige Synovialflüssigkeit und zeigt auch resorbierende Eigenschaften. Gefäßreiche Zotten (Villi synoviales) sowie fettreiche Falten (Plicae adiposae) ragen als Vorwölbungen der Membrana synovialis in die Gelenkhöhle. Schleimbeutel haben eine ähnliche Wandbeschaffenheit wie die Gelenkkapsel (Abb. 6.7).

5.3.5 *Spino-celluläres Bindegewebe*: Das aus zahlreichen, dicht gelagerten, spindelförmigen Zellen und wenigen Intercellularsubstanzen bestehende Bindegewebe findet sich in der Rindensubstanz des Eierstockes (Ovar) und in der Schleimhaut der Gebärmutter (Uterus). Manche Autoren vergleichen das Bindegewebe der Uterusschleimhaut auf Grund des Verhältnisses von Zellen und Intercellularsubstanz mit dem lympho-retikulären Bindegewebe, da wenig geformte

Intercellularsubstanzen und zahlreiche Zellen auftreten. Im Ovar entwickeln sie sich teilweise zu hormonproduzierenden Thecazellen (s. S. 302), im Uterus werden sie bei Eintritt einer Schwangerschaft zu den sogenannten Deciduazellen (s. S. 311).

5.3.6 *Fettgewebe*: Man unterscheidet uni- und plurivacuoläres Fettgewebe. Beim plurivacuolären Fettgewebe (Abb. 5.7) weisen die Fettzellen (Lipocyten) mehrere unterschiedlich große, beim univacuolären Fett nur einen einzigen großen, kugeligen Fetttropfen auf. Mit spezifischen Fettfärbungen (z. B. Scharlachrot oder Sudanschwarz) lassen sich die Fetttropfen nach vorheriger Formalinfixierung und Herstellung von Gefrierschnitten in entsprechendem Farbton nachweisen, während z.B. beim Paraffinschnitt mit anschließender H.E.-, Azan- oder van Gieson-Färbung die Fetttropfen heraus-

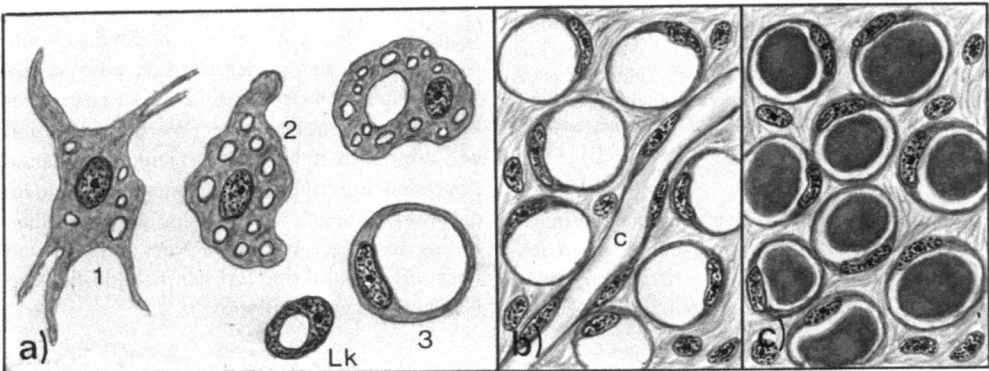

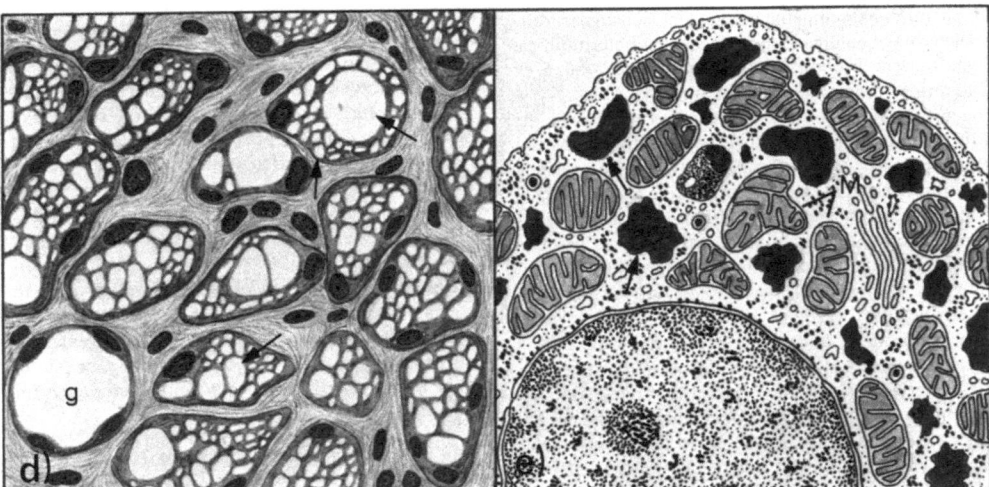

Abb. 5.7 Fettgewebe. **a** Verschiedene Stadien der Fettspeicherung. *(1)* Bindegewebszelle mit beginnender Fetteinlagerung. *(2)* Vermehrte Einlagerung unterschiedlich großer Fetttropfen (plurivacuoläre Fettzelle). *(3)* Kondensation der Fetttropfen zu einer Fett-„Vacuole" (Fetttropfen), (univacuoläre Fettzelle, Siegelringform). *Lk* = Lochkern. **b** Fettgewebe (univacuoläres Fettgewebe, gelbes Fett). Der Fetttropfen ist im Routinepräparat aus der Fettzelle herausgelöst (*c* = Capillare). (Vergr. etwa 350fach). **c** Bei Spezialfärbungen wird der Fetttropfen in den Fettzellen dargestellt (Vergr. etwa 350fach). **d** Plurivacuoläre Fettzellen (*LM*, Vergr. etwa 350fach). Die Fettzellen enthalten unterschiedlich große Vacuolen (Herauslösung der Lipidtröpfchen durch die histol. Technik). *g* = Gefäß. Die Pfeile markieren Fetttröpfchen. **e** Ausschnitt aus einer plurivacuolären Fettzelle (*ELM*, braunes Fettgewebe). Charakteristisch sind zahlreiche Mitochondrien (*M*) und unterschiedlich große Fetttröpfchen (Pfeile)

gelöst werden, wodurch plurivacuoläre Fettzellen mehrere Löcher (Vacuolen) und die univacuoläre Fettzelle eine große Vacuole aufweisen. Fettgewebe zeigt meist eine Läppchengliederung, die durch kollagenes, gefäß- und nervenführendes Bindegewebe hervorgerufen wird (Abb. 19.4).

Fettzellen (s. auch S. 77) können sich aus verästelten Mesenchym- oder Reticulumzellen sowie Fibrocyten entwickeln (Aufnahme von Fett aus der Blutbahn durch Mikropinocytose oder Fettbildung aus Kohlenhydraten oder glucoplastischen Aminosäuren). Zunächst lassen sich mehrere kleine, dann unterschiedlich große Fetttropfen (oder Vacuolen) in den genannten Zellen nachweisen (plurivacuoläre Fettzelle, Abb. 5.7), die unter Verdrängung des Plasmas und des Kernes an den Rand zu einem großen Fetttropfen zusammenfließen (univacuolärer Lipocyt).

Die univacuoläre Fettzelle ist durch einen randständigen Kern und durch einen schmalen Cytoplasmasaum, der den Fetttropfen (oder Vacuole) umgibt, gekennzeichnet (Siegelringform, Abb. 5.7 und s. S. 77).

Unter einem Lochkern einer Fettzelle versteht man einen durch Fett eingebuchteten oder sich an der Fettspeicherung beteiligenden Kern, dessen Fett durch die histologische Technik herausgelöst wurde (Abb. 5.7). Das morphologische Substrat für eine Abgabe von freien Fettsäuren (Fettmobilisierung, Lipolyse) an die Blutbahn und für eine Aufnahme von Stoffen aus den Blutcapillaren ist im Auftreten von zahlreichen Membranvesiculationen zu erblicken. Die kugeligen Lipocyten werden von einer Lamina basalis und einem Gerüst von Reticulinfasern umgeben. Zwischen den Fettzellen erstreckt sich ein dichtes Netz von Capillaren, die von zahlreichen vegetativen Nervenfasern begleitet werden.

Die funktionelle Bedeutung des Fettgewebes ist in mechanischen Aufgaben (z.B. Druckelastizität, Polstermaterial für Organe, Lageerhaltung, z. B. Niere), in einem Schutz vor Kälteeinflüssen, als Energiespeicher und in seiner bedeutsamen Rolle im Wasser- und Wärmehaushalt zu sehen. Die Fettspeicherung hängt von der Zufuhr von Nahrungsstoffen ab und unterliegt einer regulatorischen Arbeitsweise des vegetativen Nervensystems.

Weißes und braunes Fett: Das weiße (oder gelbe) Fettgewebe setzt sich aus univacuolären, kugeligen oder polygonalen Fettzellen mit einem Durchmesser von 40–120 µm zusammen und wird von einem dichten, von vegetativen Nerven begleiteten Capillarnetz durchzogen.

In den Fettzellen lassen sich Neutralfette, freie Fettsäuren, Kalksalze und die die Farbe des Fettes verursachenden Lipochrome nachweisen. Die Mobilisierung von Fetten (Lipolyse) steht in Abhängigkeit vom Hormonhaushalt und vom vegetativen Nervensystem. Vorkommen: z.B. Unterhautfettgewebe, gelbes Knochenmark.

Im braunen Fettgewebe treten vorwiegend polygonale, plurivacuoläre, etwa 30–40 µm große Fettzellen auf, die zahlreiche Lipochrome und Mitochondrien enthalten. Es findet sich hauptsächlich in der Achselhöhle, im Mediastinum, Mesenterium und in der Capsula adiposa der Niere. Außer seiner Bedeutung als Fettspeicher konnte die Funktion einer Wärmeproduktion bei Winterschlaf haltenden Tieren von Seiten des braunen Fettgewebes nachgewiesen werden, die wahrscheinlich wie die Lipolyse des gelben Fettes durch das vegetative Nervensystem und hormonell (endokrine Drüsen, Schilddrüse und Nebenniere) gesteuert wird.

Nach physiologischen Kriterien lassen sich Speicher- oder Reservefettgewebe und Baufettgewebe unterscheiden. Das in Läppchen gegliederte, subcutane Fettgewebe (Abb. 19.4) ist als wichtigstes Fettdepot anzusehen, das im Bedarfsfall mobilisiert und entspeichert werden kann. Die Entspeicherung führt zum Auftreten plurivacuolärer Fettzellen, die bei weiterer Abmagerung die ursprüngliche Gestalt der verzweigten Reticulumzellen annehmen. Dieser Vorgang ist reversibel, da die entspeicherten Zellen wieder Fett aufnehmen können. Im Fettgewebe läuft eine dauernde Entspeicherung und Einlagerung von Fettsubstanzen ab.

Die in der Kindheit entwickelten Fettzellen sollen für das ganze Leben die Potenz der Fettspeicherung behalten. Einlagerung von Fetten in den einzelnen Körperregionen zeigt geschlechtsgebundene Unterschiede und unterliegt einer hormonellen Steuerung.

Das Baufett entwickelt sich im Fetus aus gut erkennbaren, als Primitivorgane bezeichneten Mesenchyminseln, erstreckt sich in der Orbita, als Wangenpfropf an Gelenken, in Hohlhand, Ferse, Fußsohle sowie im Gesäß und übt eine polsternde und lageerhaltende Funktion aus. Es wird erst bei stärkster Abmagerung abgebaut. Anstelle von rückgebildeten Organen (z.B. Thymus) und Geweben (z.B. rotes Knochenmark oder zugrundegegangene Muskeln) tritt Fettgewebe auf.

5.4 Morphologische Grundlagen der Abwehrleistungen des Bindegewebes [8.3.9.]

Im menschlichen Organismus lassen sich
1. das spezifische,
2. das unspezifische Abwehrsystem unterscheiden. Zum unspezifischen Abwehrsystem rechnet man die Mikrophagen und die Gruppe der Makrophagen. Sie besitzen die Fähigkeit der Phagocytose von kleinsten (Mikrophagen) und größeren Partikeln (Makrophagen) und des enzymatischen Abbaues des aufgenommenen Materials. Als Mikrophagen werden die neutrophilen Granulocyten (s. S. 165) bezeichnet, die nach Diapedese im Bereich von Capillaren in das Bindegewebe gelangen und durch Zellabbauprodukte und Krankheitserreger chemotaktisch (s. S. 165) angelockt werden. Die Mikrophagen verfetten nach der Phagocytose von Fremdkörpern und geben unter Zerfall ein proteolytisches Enzym ab, das einen Gewebsabbau verursacht. Die zerfallenen neutrophilen Granulocyten stellen mit dem untergegangenen Gewebe den Eiter dar.

5.4.1 *Abwehrsystem RES und RHS* [8.3.9.]: Die Makrophagen des Bindegewebes umfassen die sogenannten histiocytären Reticulumzellen in Milz und Lymphknoten (s. S. 203), die von Kupfferschen Sternzellen in der Wandung der Lebersinusoide (s. S. 257), die Endothel- oder Uferzellen in den Sinus von Milz, Lymphknoten und Knochenmark. Die genannten Zellen werden zum sogenannten „reticulo-endothelialen System" (RES), einer Funktionseinheit verschiedenartiger Zellen, zusammengefaßt, zu dem auch noch die Sinusendothelien von Hypophysenvorderlappen und Nebenniere gehören. Auch im Bereich der Capillarwand findet eine Kontrolle der durchtretenden Stoffe und eine Abwehrleistung statt, so daß man dieses Gebiet auch zum RES rechnen kann. Unter der Bezeichnung reticulo-histiocytäres System (RHS) faßt man die Zellen des RES und Histiocyten als Gewebsmakrophagen sowie phagocytierende Mesogliazellen (Hortega' Zellen, s. S. 148) im Nervensystem zusammen. Auch Monocyten, Makrophagen im Bereich der terminalen Strombahn und im weiteren Sinne das Epithel der Lungenbläschen sowie das Mesothel von Brust- und Bauchfell werden zum RHS gezählt. Außerdem umfaßt das unspezifische Abwehrsystem das lympho-retikuläre Bindegewebe der Darmwand und der Tonsillen.

Makrophagen sind außerdem in der Lage, Antigene (z. B. Krankheitserreger, körperfremde Proteine) zu phagocytieren, bei ihrem Abbau eine antigene Information (informative RNA) hervorzubringen und sie an die Lymphocyten abzugeben (Makrophagenreceptor).

5.4.2 Die Zellen des *spezifischen Immunsystems* können nicht phagocytieren, sondern entwickeln Antikörper, die Antigene unschädlich machen. Man unterscheidet
a) die T-Lymphocyten und ihre Abkömmlinge, die Immunocyten, und
b) die B-Lymphocyten mit ihren Differenzierungsformen, den Plasmazellen.

Man unterscheidet funktionell T-Lymphocyten (thymusabhängige Lymphocyten, s. S. 173) und B-Lymphocyten (bursaabhängige Lymphocyten, s. S. 173), die sich im Routinepräparat nicht voneinander abgrenzen lassen. Rasterelektronenmikroskopisch lassen sich an der Oberfläche der B-Lymphocyten Cytoplasmavorwölbungen (Villi) zeigen, während die T-Lymphocyten eine relativ glatte Zellmembran aufweisen (s. S. 173). Bei Antigenkontakt werden sie infolge einer Vermehrung des antikörperproduzierenden Apparates (granuliertes endoplasmatisches Reticulum) zu großen Lymphocyten, die man auch als Immunoblasten bezeichnet. Die von T-Lymphocyten stammenden Immunoblasten differenzieren sich durch Zellteilung zu T-Immunocyten, die zellständige Antikörper (celluläre Immunität) hervorbringen. Die B-Lymphocyten erhalten durch Makrophagen, die mit einem Antigen in Berührung gekommen sind, eine antigene Information und werden über Immunoblasten zu Plasmazellen, die Antikörper an die Säfte des Körpers (Blut, Lymphe, flüssige Intercellularsubstanzen) abgeben (humorale Immunität).

Das Immunsystem erkennt und vernichtet nicht nur z. B. Krankheitserreger, sondern auch Änderungen des genetischen Materials, die zur Bildung fehlerhafter körpereigener Stoffe führen.

Lymphocyten können durch Antikörper (Proteine), die an die Zellmembran gebunden sind, oder durch das Plasmalemm selbst das Antigen direkt erkennen (Lymphocytenreceptor).

Abwehrsysteme des Organismus sind:
1. Epithel und Hilfseinrichtungen als Oberflächenschutz.
2. Unspezifisches Abwehrsystem der Makro- und Mikrophagen.
3. Spezifisches Abwehrsystem der T- und B-Lymphocyten (Plasmazellen).

Basiswissen Bindegewebe
(Zellen und Inercellularsubstanzen)

Bindegewebe besteht aus relativ wenigen, weiter voneinander entfernt gelagerten Zellen und viel Intercellularsubstanz (Grundsubstanz und Bindegewebsfasern).

Bindegewebszellen

1. *Überwiegend fixe (ortsansässige) Bindegewebszellen sind:*

a) Die pluripotenten, verästelten Mesenchymzellen, aus denen die übrigen Zellen des Binde- und Stützgewebes hervorgehen.

b) Die verzweigte Reticulumzelle mit hellem, rundlich-ovalen Kern. Funktion: Phagocytose, Speicherung, Antikörperbildung, amöboide Eigenbewegung.

c) Die 50–120 µm großen univacuolären Fettzellen mit randständigem Kern (Siegelringform) umschließen Fetttropfen (Fettvacuolen). Plurivacuoläre Fettzellen mit mehreren unterschiedlich großen Fetttropfen (Fettvacuolen).

d) Die verzweigten, ergastoplasmareichen, basophilen Fibroblasten mit abgeflachtem, hellen Kern synthetisieren die Protokollagenmoleküle für die Kollagensynthese. Sie werden im Ruhezustand als Fibrocyten bezeichnet.

e) Verästelte, mit Melaninpigmenten beladene Melanocyten sind Lichtschutzzellen und entstammen dem äußeren Keimblatt (Ektoderm). Fibrocyten regulieren die Bildung der Grundsubstanz (Proteoglykane, Glykoproteine), Reticulumzellen phagocytieren und speichern. Fixe Bindegewebszellen zeigen Oberflächenbildung, z.B. Mesothel (Bauchfell, Brustfell, Herzbeutel).

2. *Freie (form- und ortsveränderliche) Bindegewebszellen sind:*

a) Histiocyten (amöboide Eigenbewegung, Phagocyten, Makrophage).

b) Monocyten: Rundliche Zelle mit bohnenförmigem Kern und basophilem Cytoplasma. Sie phagocytieren größere Partikel, werden daher auch als Makrophagen bezeichnet und entstammen dem roten Knochenmark.

c) Granulocyten aus dem Knochenmark.
α) Rundliche neutrophile, fein granulierte segmentkernige Granulocyten phagocytieren kleine Partikel (Mikrophagen).
β) Rundliche acidophile (eosinophile), grobkörnige Granulocyten mit gelapptem Kern bauen Antigen-Antikörperkomplexe ab.
γ) Kleinere basophile Granulocyten besitzen metachromatische, heparin- und histaminhaltige grobe Granula.

d) Lymphocyten mit relativ großem dunklen Kern und schmalem basophilen Cytoplasmasaum entstehen im Knochenmark, gelangen über die Blutbahn in den Thymus oder in das Bursa-äquivalent (Tonsillen, Peyersche Plaques, Appendix vermiformis), erhalten dort eine spezifische immunologische Prägung und werden dann T-Lymphocyten (thymusabhängige Lymphocyten) oder B-Lymphocyten (bursaabhängige Lymphocyten) genannt; B-Lymphocyten auch von "bone marrow" = Knochenmark abgeleitet, können zu Plasmazellen werden und produzieren humorale Antikörper, T-Lymphocyten liefern zellständige Antikörper. "Memory cells" sind Gedächtnislymphocyten, die sich an bereits erfolgten Antigenkontakt „erinnern". Weitere Bildungsstätten von Lymphocyten s.S. 173.

e) Plasmazellen von birnenförmiger Gestalt mit basophilem Plasma und typischem, excentrisch gelagerten Radspeichenkern produzieren γ-Globuline. Cytoplasma dicht mit konzentrisch verlaufenden Cisternen des granulären endoplasmatischen Reticulum.

f) Mastzellen mit metachromatischen Granula, die die Gewebshormone Heparin und Histamin enthalten.

g) Mesenchymzellen
Die freien Bindegewebszellen sind ortsveränderlich. Mono-, Granulo- und Lymphocyten diapedieren (Durchtritt durch das Endothel von Capillaren).
Die Intercellularsubstanz besteht aus Grundsubstanz (Proteoglykane, Glykoproteine) und kollagenen, elastischen und Retikulinfasern.
Kollagenfasern ($\varnothing$ 1–12 µm) sind im Azanpräparat blau, im H.E.-Präparat rosa und im van Gieson' Schnitt leuchtend rot gefärbt, sie sind zugfest, verlaufen in Bündeln und verzweigen sich nicht. Elektronenmikroskopisch deutliche Querstreifung, abwechselnd dunkle und helle Querstreifen.

Vorkommen: Corium der Haut, Submucosa vom Magen-Darm-Kanal, Sklera und Hornhaut des Auges, Knorpel- und Knochengewebe, Stroma der Organe.
Kollagensynthese (Entwicklung der kollagenen Fasern) beginnt mit der Herstellung und Ausschleusung der Tropokollagenmoleküle durch die Fibroblasten. Extracellulär lagern sich die Tropokollagenmoleküle zu 5 nm (50 Å) dicken, elektronenmikroskopisch sichtbaren Protofibrillen und diese zu elektronenmikroskopisch erkennbaren Mikrofibrillen [$\varnothing$ 10–100 nm (100–1000 Å)] zusammen. Bündel von Mikrofibrillen bilden die 0,1–0,5 µm dicken Kollagenfibrillen (lichtmikroskopisch erkennbar), die sich zu 1–12 µm dicken Kollagenfasern (lichtmikroskopisch sichtbar) an-

ordnen. Nach der Polymerisation zeigt sich an den Mikrofibrillen eine Periodizität von kontrastreichen und -armen Querbändern (elektronenmikroskopisch sichtbare Querstreifung).

Elastische Fasern (Ø 1–4 µm) verlaufen einzeln, verzweigen sich und entwickeln Netze (mit Resorcin-Fuchsin blau-violett, mit Orcein braun-rot anfärbbar) und treten meist zusammen mit kollagenen Fasern auf. Elektronenmikroskopisch zeigen sich in den elastischen Fasern dünne Filamente. Elektronenmikroskopisch keine Querstreifung.

Vorkommen: Corium der Haut, in der Darmwand, häufig in der Arterienwand, in der Lunge. Reticulinfasern treten netz- oder gitterartig (argyrophile Gitterfasern) und als Bestandteil der Basalmembran, z.B. an Capillarwänden, Drüsenendstücken und Muskelzellen auf.

Basiswissen Formen des Bindegewebes

1a. Mesenchym (im Embryo) aus pluripotenten verästelten Zellen, aus dem alle übrigen Zellen des Binde- und Stützgewebes, Muskelzellen und Blutzellen hervorgehen.

1b. Gallertiges Bindegewebe aus verzweigten Fibroblasten und gallertiger, mucinhaltiger Grundsubstanz mit kollagenen Fasern. Nabelschnur, Bindegewebe der fetalen Haut, Pulpahöhle des Zahnes.

2. Retikuläres Bindegewebe aus verzweigten Reticulumzellen mit großen, rundlich-ovalen, hellen Kernen, die einen netzförmigen Verband entwickeln.
Vorkommen: Rotes Knochenmark, Milz, Lymphknoten, Tunica propria des Darmes, Tonsillen. Auch als lympho-retikuläres oder reticulo-lymphatisches Bindegewebe bezeichnet, da zwischen den Maschen der Reticulumzellen zahlreiche Lymphocyten auftreten.

3. Lockeres (kollagenes) Bindegewebe aus locker angeordneten Kollagenfasern, Fibrocyten und freien Bindegewebszellen bestehend, arm an kollagenen Fasern.
Vorkommen: Submucosa des Magen-Darm-Kanals, Stroma der Leber, Niere, Hoden, Drüsen. Straffes (kollagenes) Bindegewebe: Zellarm, faserreich. Corium der Haut, Sklera, als Kapsel von Organen, in der harten Hirnhaut.

Straffes, parallelfaseriges Bindegewebe in Sehnen und Aponeurosen.

4. Sehnengewebe: Gerichtetes, straffes, parallelfaseriges Gewebe aus zugfesten Kollagenfasern (Sehnenfasern) und verzweigten Sehnenzellen (flügelartige Fortsätze, Flügelzellen). Querschnitt durch Sehne: Bündelung. Außen Peritendineum externum (Kollagen). Gefäß- und nervenhaltiges Peritendineum internum unterteilt Sehne in Sekundärbündel, die durch kollagenes Bindegewebe in Primärbündel gegliedert werden.

5. Fettgewebe: a) Plurivacuoläres Fett, Gewebe aus Zellen mit mehreren unterschiedlich großen Fetttropfen (mit Scharlachrot oder Sudanschwarz entsprechend anfärbbar, im Routineschnitt mit Vacuolen), als braunes Fettgewebe, z.B. in der Achselhöhle, Capsula adiposa der Niere, im Mesenterium und Mediastinum.
b) Univacuoläres Fettgewebe aus kugeligen oder polygonalen Fettzellen, die einen randständigen Kern besitzen und mit einem schmalen Cytoplasmasaum einen Fetttropfen umgeben (Siegelringform). Subcutanes Fettgewebe, gelbes Knochenmark.
Fettgewebe zeigt Läppchengliederung durch kollagenes Bindegewebe. Weißes oder gelbes Fett aus univacuolären Fettzellen, braunes Fett aus plurivacuolären Fettzellen (zahlreiche Lipochrome) als Fettspeicher und Wärmeproduzent bei Winterschlaf haltenden Tieren. Reservefett, z.B. subcutanes Fettgewebe, Baufett in der Orbita, Wangenpfropf, Hohlhand, Ferse, Fußsohle, Gesäß.

1. Unspezifisches Abwehrsystem: Mikrophagen (neutrophile Granulocyten) und Makrophagen (histiocytäre Reticulumzelle in Milz und Lymphknoten, von Kupffersche Sternzelle in der Leber, Sinusendothelien von Lymphknoten, Knochenmark und Milz), Phagocytose,
RES (reticulo-endotheliales System): Makrophagen und Sinusendothelien von Hypophysenvorderlappen und Nebennierenrinde und Endothelbereich der Capillaren. RHS (reticulohistiocytäres System) aus Zellen des RES und Histiocyten, Mesogliazellen, Epithel der Lungenbläschen, Mesothel, Phagocytose.

2. Spezifisches Abwehrsystem: T- und B-Lymphocyten. Plasmazellen phagocytieren nicht, sondern entwickeln Antikörper, die T-Lymphocyten zellständige, die B-Lymphocyten über Plasmazellen humorale Antikörper

6 Stützgewebe

Zum Stützgewebe gehören das druckelastische Knorpelgewebe und das durch Einlagerung von Kalksalzen druckfest gewordene Knochengewebe.

6.1 Knorpelgewebe [8.4. u. 8.4.1.]

Das aus dem Mesenchym hervorgegangene Knorpelgewebe setzt sich aus den Knorpelzellen (Chondrocyten) und aus einer an kollagenen Fasern und Proteoglykanen reichen, zum Teil aus elastischen Fasern bestehenden Intercellularsubstanz zusammen. Die rundlich-ovalen, ellipsoiden oder manchmal platten Chondrocyten mit Mitochondrien, Ergastoplasma, Glykogen, Lipidtröpfchen und unregelmäßigen Mikrovilli erstrecken sich in der Ein- und Mehrzahl in glattwandigen Höhlen (Lacunen), die sie in lebensfrischen Präparaten oder bei geeigneter Technik vollständig ausfüllen. Die Anwendung gängiger Fixierungmittel führt zur Schrumpfung der wasserreichen Zellen, so daß im Routinepräparat eine Verästelung der meist einkernigen Chondrocyten vorgetäuscht wird und ein Schrumpfraum zwischen Knorpelzellen und Lacunenwand besteht. Dadurch wird eine Knorpelhöhle lediglich vorgetäuscht.

Die Oberfläche der Lacune wird von einer Knorpelkapsel begrenzt (Abb. 6.1). Unter einer Knorpelkapsel versteht man eine an Chondroitinsulfat besonders reiche, infolgedessen stark basophile, dünne, die Knorpelhöhle abgrenzende Schicht, die von einem etwas schwächer basophilen Zell- oder Knorpelhof umgeben wird. Der Knorpelhof kann eine Zelle oder in Gruppen zusammengelagerte Chondrocyten umfassen. Einzelne oder mehrere beieinander liegende und von einem Knorpelhof eingerahmte Knorpelzellen werden Chondrone oder Territorien genannt (Abb. 6.1), zwischen denen sich die schwächer basophile interterritoriale Substanz oder das Interterritorium ausbreitet. Die Territorien sind als druckelastische Einheiten aufzufassen.

Die Knorpelgrundsubstanz enthält 2/3 Wasser und 1/3 Glykoproteine und Proteoglykane (letztere bestehen im wesentlichen aus sauren Mucopolysacchariden, den Chondroitinsulfaten). Außerdem finden sich in kleineren Mengen wasserunlösliche Proteine und Mineralien.

Der ausdifferenzierte Knorpel ist in der Regel gefäßfrei. Sein bradytropher Stoffwechsel wird durch Diffusion der benötigten Stoffe aus Blutgefäßen unterhalten, die in einer den Knorpel bedeckenden Bindegewebshaut, dem Perichondrium, verlaufen. Das Perichondrium besteht aus kollagenem Bindegewebe mit typischen Fibroblasten, führt außer Gefäßen auch vegetative und sensible Nervenfasern und steht mit dem kollagenen System des Knorpels in Verbindung. Das Perichondrium sorgt durch seine Blutgefäße für die Ernährung, durch seine sensiblen Nervenendigungen für die Schmerzempfindlichkeit des Knorpels und ist für das appositionelle Wachstum und für die Regeneration des Knorpels verantwortlich. Hierbei vollzieht sich eine Abrundung der Fibroblasten zu Chondrocyten unter gleichzeitiger Entwicklung von Kollagenfasern und Grundsubstanz.

6.1.1 Knorpelarten [8.4.2.]

Man unterscheidet hyalinen (glasigen), elastischen und Faser- oder Bindegewebsknorpel. Die drei Knorpelarten unterscheiden sich durch ihren Gehalt an Bindegewebsfasern und Knorpelgrundsubstanz sowie der Lagebeziehung der Knorpelzellen untereinander.

6.1.1.1 Hyaliner Knorpel (Abb. 6.1):

Der hyaline Knorpel ist im frischen Zustand von milchigbläulicher Farbe, durchscheinender, glasiger (gr.: hyalinos = gläsern, durchscheinend) Beschaffenheit, zeigt eine hohe Druckfestigkeit und Widerstandsfähigkeit gegen Zug und ist nur geringfügig formveränderlich. Das außen gelegene Perichondrium geht ohne scharfe Grenze kontinuierlich in das Knorpelgewebe über. In einer dem Perichondrium unterlagerten äußeren, sogenannten subperichondrialen Zone (auch oxiphile oder acidophile Zone im Gegensatz zu der inneren basophilen Zone genannt) sind die Chondrocyten abgeplattet und erstrecken sich mit ihrer Längsachse parallel zur Knorpeloberfläche.

In den zentralen Partien des meist gefäßfreien ausdifferenzierten Knorpels, in der basophilen Zone, nehmen die Chondrocyten und Terri-

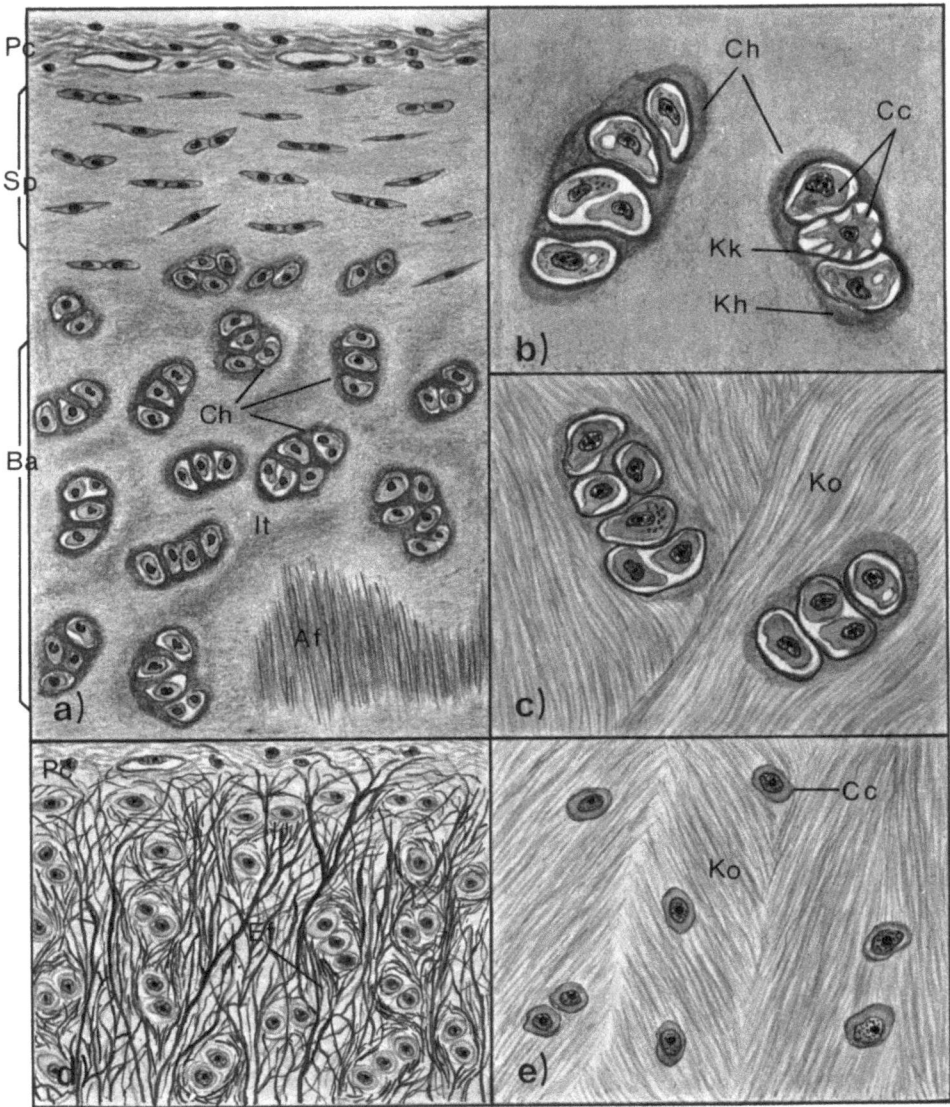

Abb. 6.1 LM-Bild der verschiedenen Knorpelarten. **a** Ausschnitt aus hyalinem Knorpel (Routinepräparat). (Vergr. etwa 250fach). **b** Stärkere Vergrößerung (etwa 800fach) von Chondronen aus der basophilen Zone des hyalinen Knorpels. **c** Stärkere Vergrößerung (etwa 750fach) aus der basophilen Zone des hyalinen Knorpels, der vorher in Kalkwasser gelegt wurde (Demaskierung der kollagenen Fasern durch Reaktion des Chondroitinsulfats mit dem Kalkwasser). **d** Ausschnitt aus einem elastischen Knorpel (Vergrößerung etwa 220fach). **e** Ausschnitt aus einem Faserknorpel (Vergr. etwa 550fach). *Pc* = Perichondrium, *Sp* = subperichondrale Zone (oxyphile Zone), *Ba* = basophile Zone, *Ch* = Chondrone (Territorien), *It* = Interterritorium, *Af* = Asbestfasern, *Kk* = Knorpelkapsel, *Kh* = Knorpelhof, *Cc* = Chondrocyten, *Ko* = kollagene Fasern, *Ef* = elastische Fasern

torien an Umfang zu und ihre gegenseitigen Abstände werden größer. Die Intercellularsubstanz umfaßt zu etwa gleichen Teilen (je 40–42%) kollagene Fasern und Chondroitinsulfat, ca. 6–7% wasserunlösliche Proteine (Albuminoid) und Mineralien. Die kollagenen Fasern sind in gewöhnlichen Routinepräparaten nicht sichtbar, da das Kollagen und das Chondroitinsulfat das gleiche Lichtbrechungsvermögen aufweisen, d. h. die kollagenen Fasern werden durch Chondroitinsulfat „maskiert". Da aufgrund der Maskierung die kollagenen Fasern im Routinepräparat nicht erscheinen, wird vielfach fälschlich angenommen, daß der hyaline Knorpel faserfrei sei.

Die Kollagenfasern sind in Form von Kraftlinien oder sogenannten Trajektorien angeordnet. Man unterscheidet tangentiale Faserzüge des Perichondriums und sogenannte interterritoriale Fasern, die im Interterritorium s-förmig verlaufen und mit den perichondrialen Tangentialfasern zusammenhängen.

Nach Vorbehandlung des Knorpels (z. B. durch Einlegen in Kalk oder Barytwasser) mit dem Ziel, das Chondroitinsulfat herauszulösen, werden die kollagenen Anteile sichtbar, sie sind „demaskiert". Je mehr Chondroitinsulfat vorhanden ist, um so stärker ist die Intensität der Basophilie. Die subperichondriale Zone enthält weniger Chondroitinsulfat, kann daher leicht acidophil sein (oxiphile, eosinophile Zone) und kollagene Fasern können sichtbar werden. Kollagene Fasern im hyalinen Knorpel sind auch bei Anwendung des polarisierten Lichtes zu erkennen.

Im Bereich der Chondrone im Inneren des Knorpels können Zellteilung und Bildung von Intercellularsubstanzen nach allen Seiten hin ablaufen, was man als interstitielles (intussusceptionelles) Wachstum bezeichnet.

Im Alter nimmt der Gehalt an Wasser und Chondroitinsulfat ab, während die Kollagenfasern zunehmen. Die Abnahme des Chondroitinsulfatgehaltes und die Einlagerung von Kalksalzen führen zu einer stellenweisen „Demaskierung" der Kollagenfasern, die nun im gewöhnlichen Routinepräparat als stark lichtbrechende, sogenannte „Asbestfasern" (wegen ihres asbestartigen Glanzes so bezeichnet) sichtbar werden. Als Alterserscheinung ist auch die Ablagerung von Kalksalzen in der Intercellularsubstanz anzusehen. Hyalines Knorpelgewebe läßt sich als gefäßloses Gewebe gut transplantieren.

Vorkommen: Als Gelenkknorpel ohne Perichondrium (hyaliner Gelenküberzug der artikulierenden Knochenteile), Nasenknorpel, Rippenknorpel, Schildknorpel, Ringknorpel, Hauptbestandteil des Stellknorpels vom Kehlkopf. Knorpelspangen der Luftröhre, der großen extrapulmonalen Bronchien, in den Wachstumsfugen (Epiphysenfugen).

6.1.1.2 *Elastischer Knorpel* (Abb. 6.1): Der elastische Knorpel ist durch die Anwesenheit von elastischem Material in frischem Zustand von gelblichem Aussehen, besteht ebenfalls aus einer aus maskierten kollagenen Fasern und Proteoglykanen (weniger Chondroitinsulfat) zusammengesetzten Intercellularsubstanz, in die ein dichtes Netz mit spezifischen Elasticafärbungen (Resorcin-Fuchsin = blau-violett; Orcein = braun-rot) darstellbarer, sich verzweigender elastischer Fasern eingewoben ist. Die elastischen Fasernetze stehen mit dem Perichondrium in Verbindung. Die Chondrocyten kommen meist isoliert vor und bilden selten mehrzellige Chondrone (Abgrenzung zum hyalinen Knorpel). In der Regel zeigen sich im elastischen Knorpel keine Asbestfasern, keine Verkalkungs- oder Verknöcherungserscheinungen.

Vorkommen: Ohrmuschel und Wand des äußeren Gehörganges, der Tuba auditiva, im Kehldeckel (Epiglottis), Proc. vocalis des Arytaenoidknorpels, Cartilago corniculata und cuneiformis des Kehlkopfes und in kleineren Bronchialknorpeln innerhalb der Lunge.

6.1.1.3 *Faser- oder Bindegewebsknorpel* (Abb. 6.1): Der ebenfalls gefäßfreie Faserknorpel setzt sich aus einer großen Masse infolge geringen Chondroitinsulfatgehaltes demaskierter, schon ohne Vorbehandlung des Knorpels sichtbarer Kollagenfasern und aus einer geringen Anzahl von weit auseinander liegenden Knorpelzellen zusammen. Diese liegen im Gegensatz zu den Territorien des hyalinen Knorpels vorwiegend einzeln und sind gelegentlich von einem schmalen basophilen Knorpelhof umgeben. Der Faserknorpel ist infolge seines hohen Kollagengehaltes sehr widerstandsfähig gegen Zug und Druck und von weißlich-grauer Farbe.

Vorkommen: Zwischenwirbelscheiben, Symphysenknorpel (Discus interpubis), Hauptbestandteil der Disci und Menisci der Gelenke.

In den Randgebieten der Disci intervertebrales kommt es vielfach zur Überkreuzung der Kollagenfaserbündel (Abb. 6.1), zum Teil auch zu konzentrischer Schichtung der kollagenen Fasern. Im Innern einer Zwischenwirbelscheibe zeigt sich eine faserarme, weiche, wasserhaltige und gallertige Substanz des Nucl. pulposus (Wassergehalt 80%) mit Resten der Chorda dorsalis. Bei Neugeborenen und Jugendlichen können kleine blasige Zellhaufen ebenfalls als Reste der Chorda dorsalis im Discus intervertebralis erhalten bleiben.

Chordagewebe: Die in Form eines embryonalen primitiven Achsenstabes vor dem Neuralrohr gelegene Chorda dorsalis besteht aus einem epithelartigen Verband dicht gelagerter blasiger Zellen, die desmosomenartig verknüpft sein können. Die Chorda dorsalis wird von einer aus kollagen-elastischen Fasern zusammengesetzten Chordascheide umgeben, die an ihrer Innenfläche eine Zone kleiner Zellen mit einem halbflüssigen, Tonofilamente und Glykogen enthaltenden Plasma besitzt. Bei manchen Organismen sind die Chordazellen plattenartig angeordnet. Beim Menschen tritt schon während der Entwicklung eine Rückbildung der Chorda dorsalis ein, die nur aus wenigen Zellen besteht.

6.1.2 *Knorpelwachstum* (Chondrogenese) [8.4.3.]: Zur Entwicklung des Knorpels zeigt sich zunächst eine lokale Mesenchymverdichtung, in der zahlreiche mitotische Zellteilungen ablaufen. Dieser kompakte Mesenchymzellhaufen wird Skleroblastem genannt und besteht aus glykogenreichen, zunächst noch indifferenten, dicht gelagerten Fibroblasten. Im weiteren Verlauf der Entwicklung scheiden die nun als Chondroblasten (Vorknorpelzellen) zu bezeichnenden Zellen die Knorpelgrundsubstanz (Proteoglykane und Glykoproteine = Chondroid) und Tropokollagenmoleküle ab, die hier zu Kollagen polymerisiert werden. Durch den Prozeß der Produktion der Intercellularsubstanz wird der kompakte Zellverband auseinandergedrängt, aufgelockert und jetzt als Vorknorpel bezeichnet. Unter weiteren Zellteilungen breitet sich das Wachstum (interstitielles oder intussusceptionelles Wachstum) unter fortlaufender Produktion von Intercellarsubstanz durch die neugebildeten Zellen nach allen Seiten hin aus. An der Oberfläche des entwickelten Knorpels bleibt junges mesenchymales Blastemgewebe erhalten, das zum Perichondrium wird. Vom Perichondrium aus erfolgt ein appositionelles Wachstum. Seine Fibroblasten scheiden um sich herum Intercellularsubstanzen ab und lagern somit als Chondroblasten von außen her Knorpelgewebe an den Knorpelkern an. Das interstitielle Wachstum erfolgt von innen nach außen, wobei die zunächst noch mit der Mutterzelle zusammenliegenden Tochterzellen auseinander rücken. Das appositionelle Wachstum läuft dagegen durch das Perichondrium von außen nach innen ab. Am Ende der Knorpelbildung liegen die Chondrocyten einzeln oder in Gruppen (Chondrone, Territorien) in Knorpelhöhlen.

Basiswissen Knorpelgewebe

Knorpelgewebe besteht aus rundlichen oder platten Chondrocyten (Knorpelzellen, in der Ein- oder Mehrzahl in Lacunen gelagert) und einer an Proteoglykanen, kollagenen und zum Teil auch an elastischen Fasern reichen Intercellularsubstanz. Knorpelkapsel ist eine basophile, die Knorpelhöhle abgrenzende Schicht, reich an Chondroitinsulfat. Chondrone oder Territorien sind einzeln oder in Gruppen liegende Chondrocyten, vom Knorpelhof umgeben. Zwischen den Territorien = interterritoriale Zone. Gefäß- und nervenführendes, kollagen-elastisches Perichondrium an Knorpeloberfläche zur Ernährung des gefäßfreien Knorpels, verantwortlich für Regeneration und appositionelles Wachstum.
Knorpelarten:
1. Hyaliner Knorpel,
2. Elastischer Knorpel,
3. Faserknorpel.

1. Hyaliner Knorpel von außen nach innen: a) Perichondrium (kollagene und elastische Fasern).
b) Schmale subperichondriale Zone mit abgeplatteten Chondrocyten, maskierten kollagenen Fasern und wenig Chondroitinsulfat, daher leicht acidophil (früher auch oxiphile Zone genannt).
c) Im Innern breitere basophile Zone mit mehrzelligen Territorien, durch viel Chondroitinsulfat maskierte kollagene Fasern. „Asbestfasern" sind sichtbar gewordene, durch Ablagerung von Kalksalzen oder Abnahme von Chondroitinsulfat „demaskierte" Kollagenfasern.
Vorkommen: Nasenknorpel, Rippenknorpel, Schild- und Ringknorpel, Stellknorpel, Knorpel der Luftröhre und der extrapulmonalen Bronchien, Gelenkknorpel ohne Perichondrium.

2. Elastischer Knorpel: Außen Perichondrium, aus durch Chondroitinsulfat maskierten Kollagenfasern und sich verzweigenden und Netze bildenden elastischen Fasern und einzelligen Chondronen bestehend. Keine Asbestfasern, keine Verkalkungserscheinung.
Vorkommen: Ohrmuschel, Kehldeckel, Proc. vocalis des Arytaenoidknorpels, kleine Kehlkopfknorpel, kleine Knorpelplatten in der Wand intrapulmonaler Bronchien.

3. Faser- oder Bindegewebsknorpel: Wenige einzeln liegende Chondrocyten, zahlreiche demaskierte Kollagenfasern (wenig Chondroitinsulfat).
Vorkommen: Disci intervertebrales, Symphysis pubica, Disci und Menisci der Gelenke.

6.2 Knochengewebe [8.5.]

6.2.1 Grundstruktur des Knochengewebes
[8.5.1.]: Das Knochengewebe ist als Hartsubstanz das Stützgerüst des Organismus, bildet den größten Mineralspeicher (Salze, Elektrolyte, Spurenelemente) und setzt sich aus etwa 2/3 anorganischem und 1/3 organischem Material zusammen. Das Knochengewebe besteht aus den in Knochenhöhlen (Lacunen) befindlichen, mit zahlreichen Fortsätzen versehenen Knochenzellen (Abb. 6.2), den Osteocyten, und aus einer aus kollagenen Fasern und zahlreiche Proteoglykane enthaltenden, mineralisierten Grundsubstanz (eingelagerte Kalksalze) bestehenden Intercellularsubstanz. Die Fortsätze der Osteocyten liegen in sehr feinen Kanälchen (Primitivkanälchen oder Canaliculi), die von den Knochenhöhlen ausgehen und benachbarte Lacunen untereinander verbinden, so daß Osteocyten durch ihre Fortsätze in Kontakt geraten und somit ein besserer Stofftransport gewährleistet ist (Abb. 6.2).

Das ausdifferenzierte Knochengewebe ist zusammen mit dem Zahnschmelz und Zahnbein das härteste Stützgewebe des menschlichen Organismus. Als Trockensubstanz enthält das Knochengewebe etwa 25% organische (vorwiegend kollage Fibrillen zu 95%, Osteocyten, Gefäße und Nerven) und 50% anorganische Bestandteile. Die anorganischen Kalksalze liegen als Hydroxylapatitkristalle vor und umfassen zu 85% Calciumphosphat, 10% Calciumcarbonat, 1,5% Magnesiumphosphat, 0,2% Calciumchlorid und ca. 2% Alkalisalze und Spurenelemente. 25% Wasser sind an die organische Matrix und an die Mineralkristalle gebunden.

[8.5.2.] Um ein Routinepräparat zu erhalten, müssen die fixierten Knochenstückchen zunächst durch Säuren oder Ultraschall entkalkt werden, um das Knochengewebe schneidbar zu machen.

6.2.2
Man unterscheidet geflechtartiges (Faserknochen) und lamelläres Knochengewebe (Lamellenknochen). Beim Geflechtknochen sind die kollagenen Fasern zu Geflechten, im Lamellenknochen zu Lamellen angeordnet. Beide Arten der Knochenentwicklung, die desmale und chondrale Ossifikation, führen zur Entwicklung eines Faserknochens.

Geflechtartiges Knochengewebe kommt beim Embryo vor und wird schon pränatal (schon vor der Geburt), spätestens im 2. bis 5. Lebensjahr in Lamellenknochen umgebaut. Verzweigte Osteocyten liegen in Knochenhöhlen, die Intercellularsubstanz enthält Geflechte kollagener Fasern. Beim Erwachsenen findet sich derartiges Knochengewebe in der knöchernen Labyrinthkapsel, im knöchernen äußeren Gehörgang und in den Nahträndern der Schädelknochen.

Lamellenknochen: Am Lamellenknochen (Abb. 6.2) lassen sich, wie z. B. an der Diaphyse eines Röhrenknochens, eine Substantia compacta und, vorwiegend in den Epiphysen und in kurzen Knochen, eine aus Knochenbälkchen bestehende Spongiosa unterscheiden. Zwischen den Knochenbälkchen der Substantia spongiosa und in der Markhöhle der Diaphyse erstreckt sich das Knochenmark (s. S. 176). Charakteristisch für die Lamellenknochen ist

Abb. 6.2 a Querschnitt durch die Substantia compacta eines Röhrenknochens (*LM*) mit äußeren Grundlamellen (*Agl*), inneren Grundlamellen (*Igl*), Speziallamellen (*Spl*, Haverssche Lamellen) und Schaltlamellen (*Sl*). Die Speziallamellen (*Spl*) lagern sich konzentrisch um ein Blutgefäß im Haversschen Kanälchen (*Hk*). Speziallamellen und Haverssche Kanälchen = Haverssches Osteon. *Vk* = Volkmannsches Kanälchen als Querverbindung zwischen Haversschen Kanälchen. Periost (*Pt*) liegt außen und Endost (*En*) innen der Zona compacta an. Das gefäß- und nervenführende Periost ist durch Sharpeysche Fasern (*Shp*) mit der Zona compacta verankert. *Kt* = Kittlinien. **b** Darstellung eines Osteons mit einem Haversschen Kanälchen (*Hk*), das Blutgefäße (*g*) enthält. *L* = konzentrisch gelagerte Lamellen (Speziallamellen), *Kn* = Knochenzelle. *Fk* = Fortsätze der Knochenzellen. **c** Längs (*Ll*) und quer (*Lq*) angeschnittene Lamellen, aus kollagenen Fasern bestehend. *Kö* = Knochenhöhle. **d** Knochenzellen mit ihren Zellfortsätzen (Profilansicht). **e** Knochenzellen (Osteocyten) in Knochenhöhlen, ihre Fortsätze liegen in Primitivkanälchen. *Kns* = Knochensubstanz. Die Pfeile weisen auf Primitivkanälchen hin, die benachbarte Knochenhöhlen miteinander verbinden. **f** Schematischer Aufbau des Lamellenknochens (aus BENNINGHOFF, ergänzt). *Pt* = Periost, *Agl* = äußere Grundlamellen, *Os* = Osteon (dreidimensionale Wiedergabe zur Sichtbarmachung des Verlaufes der Kollagenfasern in den einzelnen Lamellen bei Os und Agl), *Shp* = Sharpeysche Fasern; Blutgefäße (*g*) mit marklosen Nerven dringen in das Kanälchensystem der Substantia compacta ein. *Sus* = Substantia spongiosa (Knochenbälkchen). *Sc* = Substantia compacta

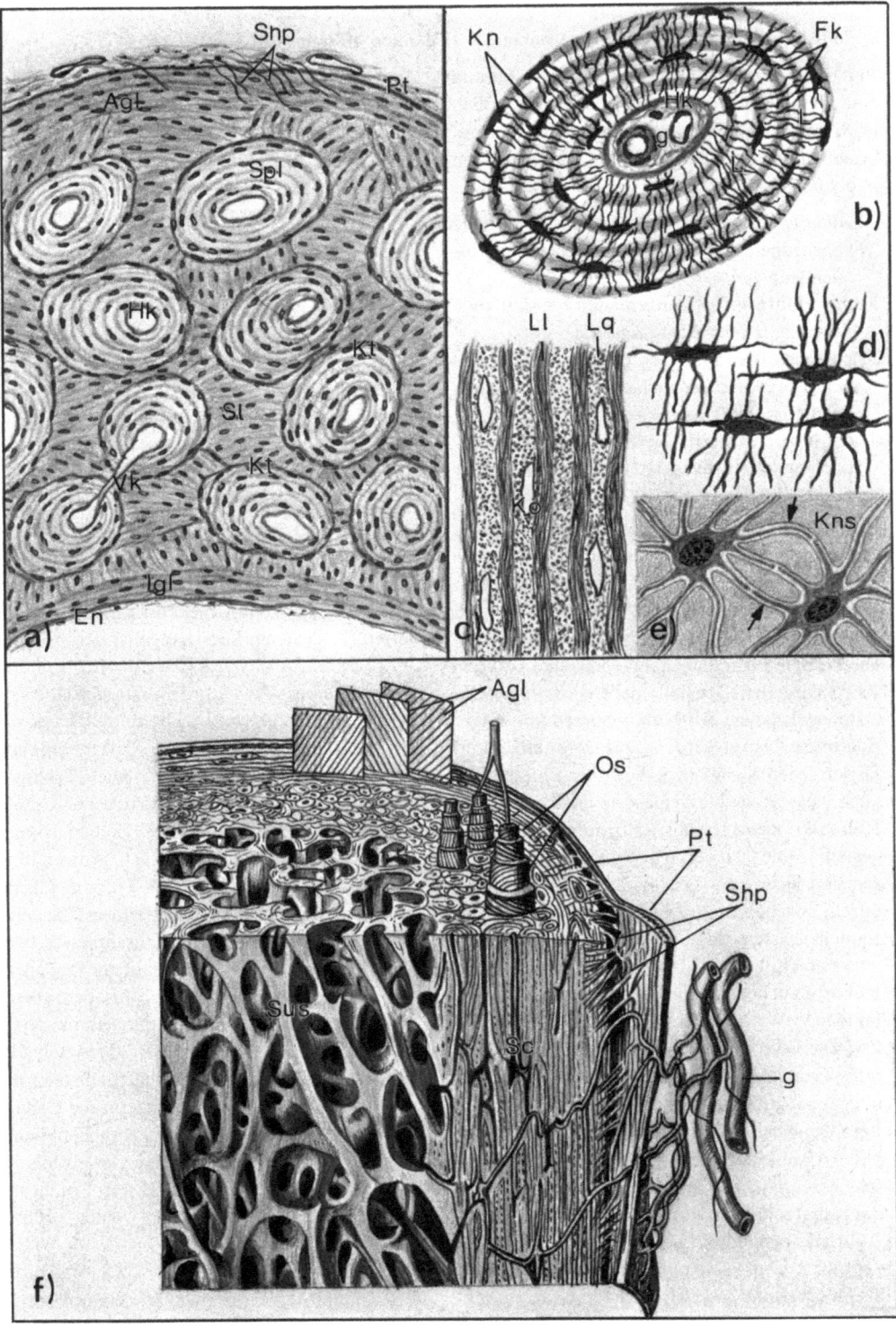

Abb. 6.2

die Anordnung der Kollagenfibrillen zu unterschiedlich verlaufenden Lamellensystemen.

Bei einem Querschnitt durch die Substantia compacta (Abb. 6.2a) lassen sich von außen nach innen folgende, aus kollagenen Fasern bestehende Lamellensysteme unterscheiden (Abb. 6.2):

1. *Äußere*, der Knochenoberfläche parallel angeordnete *Grundlamellen* (äußere Generallamellen),
2. um Blutgefäße konzentrisch verlaufende *Haverssche* oder *Speziallamellen*,
3. zwischen den Systemen der Speziallamellen gelegene *Zwischenlamellen* (interstitielle oder Schaltlamellen),
4. der inneren Oberfläche oder Substantia compacta parallel gelagerte *innere Grund-* oder *Generallamellen*.

Der Hauptbestandteil der Substantia compacta (Substantia corticalis) wird durch *Osteone* (Abb. 6.2b) verkörpert, die aus gefäßführenden *Haversschen Kanälchen* ($\varnothing$ 30–300 µm) und aus etwa 5–20 konzentrisch oder auch exzentrisch um die Kanälchen angeordneten Haversschen Lamellen (Speziallamellen) bestehen. Die Osteone können 5–10 mm, manchmal einige Zentimeter lang werden und sind mit ihren Haversschen Kanälchen, die außer Blutgefäßen auch vegetative Nervenfasern führen, z. B. in Röhrenknochen, parallel zu ihrer Längsachse gestellt. Die Haversschen Kanälchen verzweigen sich zum Teil spitzwinklig und sind durch sogenannte, nicht von einem eigenen Lamellensystem umgebene Volkmannsche Kanäle (rechtwinklig zur Längsachse eines Röhrenknochens) quer untereinander verbunden.

Zwischen den Osteonen breiten sich die Schalt- oder Zwischenlamellen aus, die Reste von älteren, abgebauten Lamellensystemen darstellen. Beim Querschnitt durch die Substantia compacta (Routinepräparat) werden die Haversschen Kanälchen mit ihren Speziallamellen quer angeschnitten, da sie zum Teil in langen Röhrenknochen parallel zu ihrer Längsachse verlaufen. *Die Volkmannschen Kanäle* werden als Querverbindung zwischen Haversschen Kanälen längs angetroffen. Aneinander angrenzende Lamellensysteme werden von fibrillenfreien, mit Hämatoxylin gut anfärbbaren Kittlinien getrennt (Abb. 6.2a).

Der Verlauf der kollagenen Fasern in den Lamellen entspricht örtlichen, funktionellen Gegebenheiten. Die Speziallamellen zeigen dabei einen schraubenförmigen Verlauf, der in zwei aufeinanderfolgenden etwa 5–10 µm dicken Lamellen sowohl Rechts- wie Linksspiraltouren erkennen läßt. Je nach Anschnitt lassen sich in geeigneten Präparaten demnach quer (punktiert) oder längs (gestreift) getroffene kollagene Fasern in den Lamellen erkennen (Abb. 6.2.c). Benachbarte Lamellen können miteinander kommunizieren.

Im Bereich der Knochenbälkchen der Zona spongiosa finden sich weniger regelmäßig ausgebildete Osteone. Die lamelläre Bauweise bleibt erhalten. Die klare Abgrenzung von Haversschen und Volkmannschen Kanälchen ist nur noch unzureichend möglich.

Außer den gefäß- und nervenführenden Haversschen und Volkmannschen Kanälchen enthält das Knochengewebe noch ein System feinster ($\varnothing$ unter 1 µm), von den, zwischen oder in den etwa 5–10 µm dicken Lamellen lokalisierten Knochenhöhlen ausgehenden *Canaliculi (Primitivkanälchen)*. Die Canaliculi sind in einem Osteon vorwiegend radiär gestellt, verzweigen sich und stehen untereinander sowie mit den Haversschen bzw. Volkmannschen Kanälchen in Verbindung. Die Primitivkanälchen enthalten die Fortsätze der Osteocyten und werden schon im einfachen Hämatoxylinpräparat, besonders nach Anwendung von Spezialmethoden (Fbg. mit Thionin-Pikrinsäure) sichtbar. Die Knochenhöhlen (Lacunae, Abb. 6.2) mit einem Längsdurchmesser von 30 µm orientieren sich am Verlauf der Kollagenlamellen, besitzen eine dünne, aus besonderer Grundsubstanz bestehende, mit Hämatoxylin gut anfärbbare Knochenkapsel (Grenzscheide) und sind durch die stark verzweigten Osteocyten voll ausgefüllt, die ihre Fortsätze in die Canaliculi senden. Das System der Knochenhöhlen und Knochenkanälchen, die eine Gewebsflüssigkeit enthalten, bewirkt eine bessere Ernährung auch der von der Gefäßbahn weiter entfernt liegenden Osteocyten.

Die Knochenzellen (Abb. 6.2) sind infolge der Anwesenheit eines granulären endoplasmatischen Reticulum schwach basophil und enthalten zum Teil Glykogen und Lipidtröpfchen.

Knochenhöhlen und Zellen sind gestaltlich mit einem Zwetschgenkern (Pflaumenkern) vergleichbar und ergeben daher, je nach Schnittrichtung, schmale oder flächenhafte Anschnitte (Abb. 6.2).

Wie die Knorpelhöhle ist der Begriff Knochenhöhle so zu verstehen, daß eine Lacune durch Herauslösung der Osteocyten sichtbar wird. Die Höhlenbildung ist auf die Bildung von Knochengrundsubstanz durch die Osteocyten zurückzuführen, die an der Zelloberfläche abgeschieden wird und somit den Raum, den die Zelle selbst einnimmt, nicht ausfüllen kann. In ähnlicher Weise ist die Entwicklung der Primitivkanälchen (Canaliculi) an den Fortsätzen der Knochenzelle zu verstehen.

In den Gelenkköpfen der Röhrenknochen, besonders deutlich in der proximalen Epiphyse des Femur und seines Halses, sind die Knochenbälkchen in Form von Kraftlinien oder Trajektorien angeordnet, die sich infolge der mechanischen Beanspruchung des Skelettes in der Weise formieren und somit Zug- und Druckspannung entgegen wirken können (Abb. 6.3). Ein Querschnitt durch die Epiphyse läßt sonst überwiegend eine knöcherne, wabige Grundstruktur erkennen. Die Ausbildung einer Markhöhle wie in der Diaphyse läßt sich hier nicht beobachten.

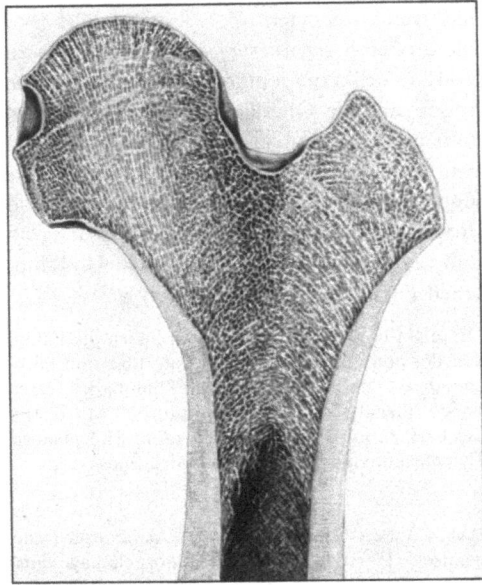

Abb. 6.3 Sagittalschnitt durch die proximale Epiphyse des Femur. Man beachte die Spongiosa-Architektur (Trajectorien = Kraftlinien)

Periost (Abb. 6.2): Dem Knochengewebe liegt außen die Knochenhaut oder das Periost an, das sich aus Fibroblasten (-cyten), kollagenen und elastischen Fasern zusammensetzt. Das Periost ist durch schräg in die Substantia compacta einstrahlende Fasern (Sharpeysche Fasern) mit dem Knochengewebe verknüpft und dient über Sehnen dem Ursprung und Ansatz von Muskeln. Das Periost ist die gefäß- und nervenführende Haut, die sowohl Blutgefäße wie vegetative Nervenfasern durch Foramina nutritia über das System der Haversschen und Volkmannschen Kanälchen leitet. Die Schmerzempfindlichkeit des Knochens ist durch die zusätzliche Anwesenheit von sensiblen Nervenendigungen im Periost gewährleistet. So kommen als sensible Endorgane Lamellenkörperchen (s. S. 153) vor. Das Periost ist als Regenerationsschicht im Sinne eines appositionellen Wachstums des Knochens aufzufassen. Von hier aus entwickeln die Zellen, die als Osteoblasten die Grundsubstanz abscheiden (s. S. 82), das Knochengewebe.

Bei einem Knochenbruch (Fraktur) geht die Knochenneubildung vom Periost aus (Callusbildung), wobei man jetzt eine zell- und gefäßreiche innere Schicht (Cambiumschicht) von einer äußeren kollagenen Faserschicht (Stratum fibrosum) unterscheiden kann. In der Cambiumschicht haben sich knochenbildende Zellen, die Osteoblasten, entwickelt, die nach Heilung der Frakturstelle und auch nach Beendigung des Skeletwachstums nicht mehr zu erkennen sind. Auch mononucleäre Rundzellen (wahrscheinlich Lymphocyten) sollen bei der Callusbildung von Bedeutung sein. Unter Callus versteht man ein gefäß- und zellreiches Keimgewebe, in das sich faserige Intercellularsubstanz einlagert, und das im Laufe der Bruchheilung durch Einlagerung von Kalksalzen zu Knochensubstanz umgewandelt wird. Bei der Callusbildung entsteht ein sogenannter provisorischer Callus als typischer Faserknochen, der im Laufe von mehreren Monaten oder Jahren durch lamellären Knochen ersetzt wird. Nach neuesten Befunden soll sich das Endost noch intensiver als das Periost an der Knochenneubildung beteiligen.

6.2.3 *Bildung des Knochengewebes (Osteogenese)* [8.5.3.]: Für die Bildung des Knochengewebes entwickelt der Organismus während der Embryogenese Mesenchymverdichtungen, die entweder zu bindegewebigen (s. Desmale Ossifikation) oder knorpeligen (s. Chondrale Ossifikation) Matrizen werden. Im ausgewachsenen Organismus findet ein dauernder Kno-

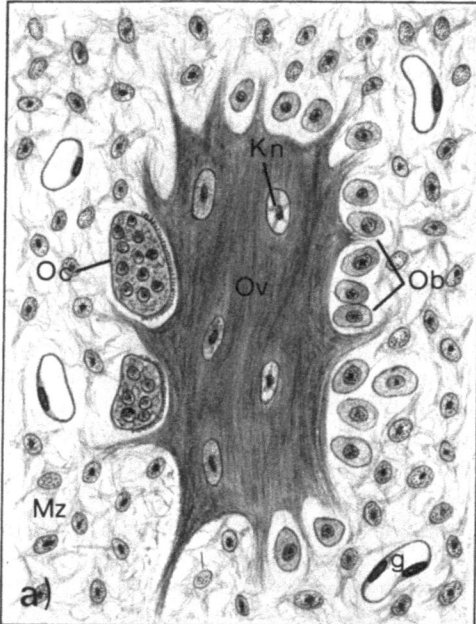

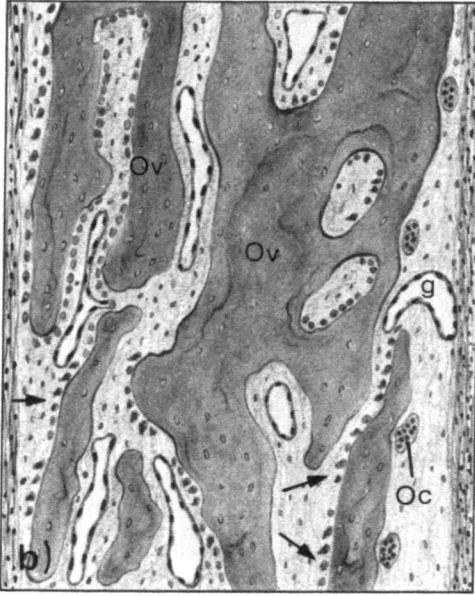

Abb. 6.4 a Zustandsbild der desmalen Ossifikation. *Ov* = verkalktes Osteoid (Kollagenfasern + Grundsubstanz), *Kn* = Knochenzelle, *Ob* = Osteoblasten, *Oc* = Osteoclasten (mehrkernig), *Mz* = Mesenchymzellen, *g* = Gefäß. (Vergr. etwa 600fach). b Zustandsbild der fortgeschrittenen desmalen Ossifikation (Scheitelbein). *Ov* = verkalktes Osteoid, *Oc* = Osteoclasten, *g* = Gefäße. Die Pfeile weisen auf Reihenstellung von Osteoblasten hin. *Links*: Schädelaußenseite, *rechts*: Schädelinnenseite (appositionelles Wachstum). (Vergr. etwa 150fach)

chenumbau im Sinne eines appositionellen Wachstums durch das Periost und gleichzeitig ein Abbau des Knochengewebes durch *Osteoclasten* von innen her statt.

Bei der Knochenentwicklung oder Bildung wird dauernd Knochengewebe durch die aus dem Mesenchym hervorgegangenen, einkernigen, glykogenreichen *Osteoblasten* (Abb. 6.4) neu aufgebaut und durch die ebenfalls den pluripotenten Mesenchymzellen entstammenden mehrkernigen, 40–100 μm großen Osteoclasten zum Teil wieder abgebaut. So findet eine permanente Substanzveränderung des Knochengewebes statt.

Die knochenbildenden *basophilen Osteoblasten* sind von isoprismatischer bis prismatischer Gestalt, weisen Fortsätze auf, bilden die Grundsubstanz und liefern die Bausteine (Tropokollagenmoleküle) für den extracellulär ablaufenden Vorgang der Kollagensynthese im Knochen. Die Osteoblasten entwickeln 20–100 nm dicke Granula, die man als Calcosphäriten bezeichnet. Sie produzieren das aus Grundsubstanz (Proteoglykane, Glykoproteine) und Kollagenfibrillen bestehende, nicht verkalkte Osteoid. Indem eine Rundumabscheidung von Osteoid durch die Osteoblasten erfolgt, mauern sich diese aktiven Zellen ein und werden zu inaktiven Osteocyten.

Die größeren, *mehrkernigen*, manchmal bis zu 50–100 Zellkerne enthaltenden *Osteoclasten* weisen an der Oberfläche, mit der sie dem Knochengewebe anliegen, einen dichten Besatz von Mikrovilli auf (Resorption), bauen das Knochengewebe durch Enzyme (vorwiegend Proteasen und Phosphatasen) muldenartig ab und liegen dann oft in sogenannten Howshipschen Lacunen (Abb. 6.5).

Die leicht basophilen Osteoclasten haben die Fähigkeit der amöboiden Eigenbewegung und sind mitochondrien- und ribosomenreich. Sie haben einen hohen Gehalt an Ribonucleinsäuren, Mucopolysacchariden und Enzymen (z. B. saure Phosphatase, Cytochromoxidase, Succinatdehydrogenase u. a.).

Abb. 6.5 Peri- und enchondrale Ossifikation (schematische Darstellung). a *1* = Knorpelanlage eines Röhrenknochens mit Blasenknorpel in der Diaphyse. *2* = Bildung einer perichondralen Knochenmanschette (*Kms*) an der Diaphyse, ausgehend vom Periost (*Pt*) bzw. Perichondrium

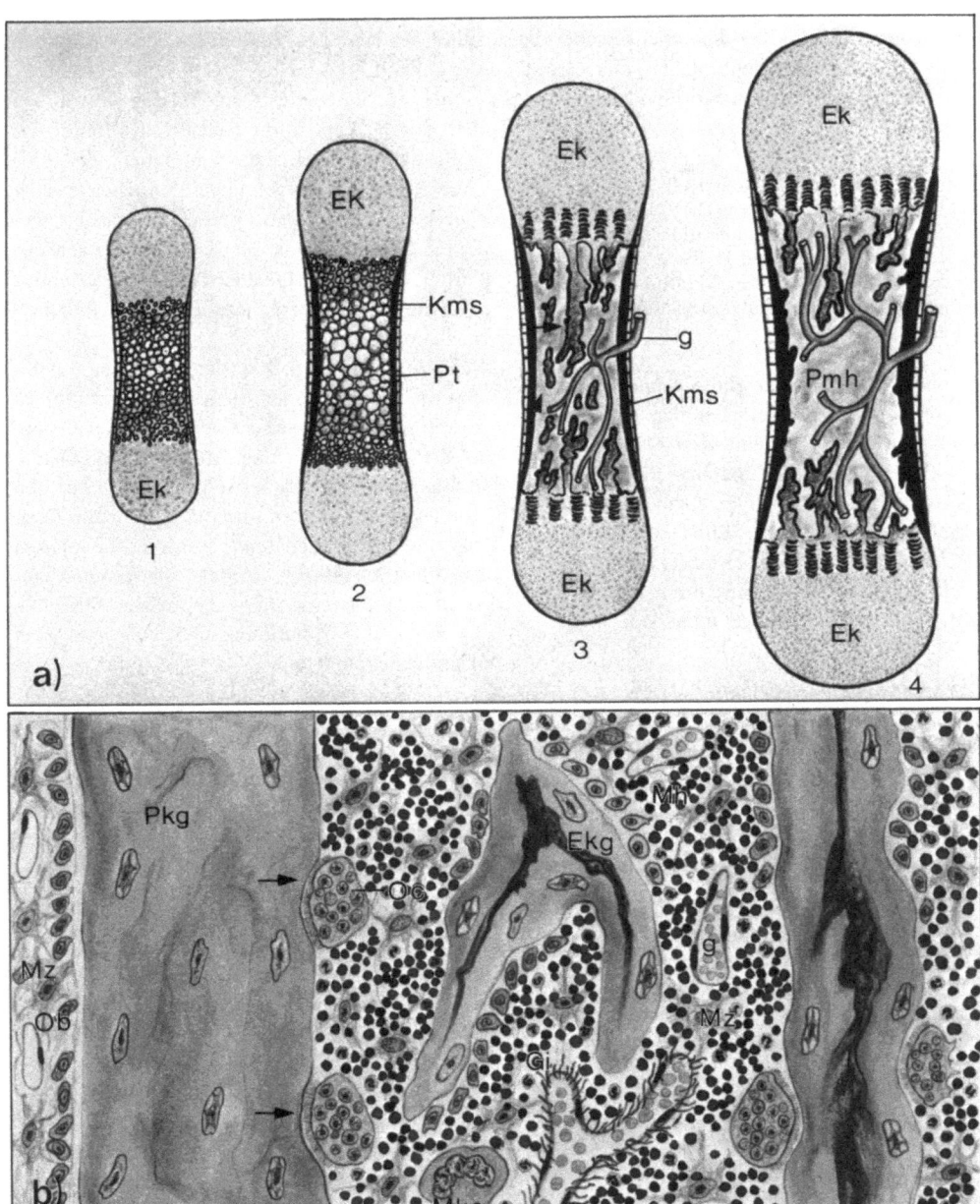

Abb. 6.5 a *3* = Einsprossen von Blutgefäßen (*g*) und beginnende enchondrale Ossifikation (Anlagerung von Knochensubstanz an Knorpelreste; die Pfeile weisen auf Knochenbälkchen, enchondrales Knochengewebe, hin). Beachte die beginnende Bildung des Säulenknorpels in der Epiphysenfuge. *Kms* = perichondrale Knochenmanschette. *4* = Fortgeschrittenes Stadium mit Ausbildung der primären Markhöhle (*Pmh*) durch Abbau des enchondralen Knochengewebes. *EK* = hyaliner Knorpel der Epiphysen. **b** Peri- und enchondrales Knochengewebe (Ausschnitt). *Pkg* = perichondrales Knochengewebe, *Ekg* = enchondrales Knochengewebe mit Resten verkalkter Knorpelgrundsubstanz. Mesenchymzellen (*Mz*), Osteoblasten (*Ob*), Osteoclasten (*Oc*, Resorption) mit Cuticularsaum in Howshipschen Lacunen (Pfeile). *Mkc* = Megakaryocyt (Knochenmarksriesenzelle). Markhöhle (*Mh*) mit Blutgefäßen (*g*) und mit Blutzellen bzw. deren Vorstufen. *Gi* = Gitterfasern an einem Sinus. (Vergr. etwa 350fach). (**a** In Anlehnung an BLOOM und FAWCETT, ergänzt)

106 Binde- und Stützgewebe

Die Mineralisation des Knochengewebes beginnt nach der Entwicklung des aus Grundsubstanz und kollagenen Fibrillen bestehenden Osteoid.

Die Mineralisation geht vom Kollagen aus, an das sich Calciumionen anlagern. Die Calciumkomplexe bilden sogenannte Kristallisationskerne für die gerichtete Anlagerung von Hydroxylapatitkristallen an die kollagenen Fibrillen. Die Mineralisation unterliegt der Steuerung durch die Stoffwechselaktivität der Osteocyten.

Desmale und chondrale Knochenbildung (Ossifikation – Osteogenese): Bei der Knochenentwicklung lassen sich eine desmale (auf bindegewebiger Grundlage) und eine chondrale Ossifikation (auf knorpeliger Grundlage) unterscheiden, die beide zur Entstehung eines Geflechtknochens führen, der schon vor der Geburt und in den ersten Lebensjahren zum größten Teil in Lamellenknochen umgebaut wird.

6.2.3.1 *Desmale Ossifikation* (Abb. 6.4): Die desmale Ossifikation ist eine Knochenentwicklung auf mesenchymaler Grundlage und führt zur Ausbildung eines Bindegewebs- oder Geflechtknochens (direkte Ossifikation).
Nach einer lokalen Vermehrung von Mesenchymzellen und starker Vascularisierung (Blutgefäßbildung) entwickeln sich die Mesenchymzellen zu Osteoblasten, die Osteoid (glykoprotein- und proteoglykanhaltige Grundsubstanz und Kollagen) produzieren. Bei der weiteren Entwicklung mauern sich die ergastoplasma- und enzymreichen Osteoblasten durch eine Rundumabscheidung von Osteoid ein und werden dann zu Osteocyten. Die anschließende gerichtete Einlagerung von Kalksalzen (Mineralisation) in Form von Hydroxylapatitkristallen an das Kollagen ergibt eine Verkalkung des Osteoids in Form von Kristallisationskernen. Infolge ständiger Neubildung von Knochengewebe durch die einkernigen Osteoblasten und Ab- bzw. Umbau des Knochengewebes durch die mehrkernigen Osteoclasten entsteht ein System von Knochenbälkchen (Abb. 6.4), zwischen denen sich Blutgefäße und das aus dem Mesenchym hervorgegangene primäre Knochenmark erstrecken. Das primäre Knochenmark differenziert sich anschließend zum retikulären Bindegewebe des blutbildenden, sekundären Knochenmarks um. Weiteres Knochengewebe wird von Seiten der Osteoblasten von außen her durch Apposition geliefert, während, wie z. B. am Schädeldach, von innen her eine Resorption des neugebildeten Knochengewebes durch die kurzlebigen Osteoclasten erfolgt, wodurch das Wachstum der Schädelhöhle gewährleistet ist. Durch Flächenwachstum verbinden sich die Knochenbälkchen zu größeren knöchernen Anteilen.

Das histologische Bild der desmalen Ossifikation (primäre oder direkte Ossifikation) ist durch eine reihenweise Anordnung der Osteoblasten und durch das Auftreten der Osteoclasten gekennzeichnet (Abb. 6.4). Zu den Bindegewebsknochen, die durch desmale Ossifikation entstanden sind, gehören die platten Schädelknochen (Os frontale, Os parietale, Os occipitale, Os temporale), die meisten Gesichtsknochen, die Mandibula, Clavicula und zum Teil die Scapula.

Der Bindegewebsknochen wird schon vor der Geburt und in den ersten Lebensjahren bis auf wenige Reste (z. B. Nahtränder der Schädelknochen, z. T. Scapula) durch den Lamellenknochen ersetzt, der durch seinen höheren Gehalt an Kalksalzen von größerer biologischer und mechanischer Wertigkeit ist.

6.2.3.2 *Chondrale Ossifikation* (Abb. 6.5 u. 6.7): Bei der chondralen Knochenentwicklung wird ein aus dem Mesenchym entstandenes, hyalines Knorpelmodell der späteren Knochenform durch Knochengewebe mit anschließendem Längen- und Dickenwachstum ersetzt. Der angelegte Knorpel wird unter gleichzeitiger Knochenneubildung bis auf geringe Reste, wie z. B. am Gelenkknorpel, abgebaut.

Die chondrale Knochenbildung beginnt später als die desmale Ossifikation in der 6. bis 7. Embryonalwoche und äußert sich im Innern des Knorpelmodells durch Auftreten von sogenannten Ossifikationspunkten (Verkalkungspunkte, Verknöcherungspunkte), die sich röntgenologisch, z. B. zur Altersbestimmung, feststellen lassen.

Die chondrale Ossifikation (Abb. 6.5) läßt sich in zwei Schritte gliedern:
1. In die *perichondrale Ossifikation*, die außen an der knorpeligen Diaphyse abläuft und

2. in die *enchondrale Ossifikation*, die im Innern des Knorpelskelets (in der Dia- und Epiphyse) beginnt.

Die perichondrale Ossifikation der Diaphyse läuft grundsätzlich so wie eine desmale Ossifikation ab, indem die im Perichondrium befindlichen, aus Mesenchymzellen entstandenen Osteoblasten eine Manschette eines Bindegewebsknochens um die knorpelige Diaphyse entwickeln, sich selbst einmauern und somit zu Osteocyten werden. Das ehemalige Perichondrium wird jetzt als Periost bezeichnet. Die perichondrale Knochenmanschette (Abb. 6.5 u. 6.7) ist als ein Stützgerüst für den knorpelig angelegten Knochen anzusehen und erlaubt nunmehr den Beginn einer enchondralen Ossifikation. Vom perichondralen Knochengewebe geht durch Apposition (Differenzierung von weiteren Osteoblasten im Periost mit Knochenbildung) ein Dickenwachstum aus. Die Knochenmanschette wächst auch in die Länge in Richtung auf die knorpelige Epiphyse, die sie vor sich herschiebt. Durch die von der periostalen Manschette ausgehende Knochenentwicklung (Diaphysenbereich) wird dem Dickenwachstum des Knochens in diesem Abschnitt ein Widerstand entgegengesetzt. In den Bereichen (Epiphyse), an denen keine periostale und perichondrale Bedeckung des Knorpels erfolgt, kann der Knorpel ohne mechanischen Widerstand (keine Verknöcherung von außen) auch in die Breite wachsen. Hierdurch wird das voluminöse Wachstum der Epiphysen verständlich, während der Knochenschaft (Diaphyse) aufgrund des limitierenden Faktors der weniger nachgiebigen perichondralen Knochenmanschette relativ dünner bleibt. Die Wachstumsimpulse der Diaphyse werden dadurch in ein Längenwachstum umgeleitet.

Die jetzt im Innern der Diaphyse beginnende enchondrale Ossifikation zeichnet sich zunächst durch eine blasige Auftreibung der jetzt sehr glykogen-, phosphatase- und phosphorylasereichen Knorpelzellen und Knorpelhöhlen (Blasenknorpel) auf Kosten der Intercellularsubstanz und durch Einlagerung von Kalksalzen in die Intercellularsubstanz aus. Durch die hiermit erschwerte Ernährung der Knorpelzellen sind die Chondrocyten (Blasenknorpelzellen) gegenüber Abbauvorgängen leichter anfällig. Diese schon makroskopisch erkennbaren, gelblich aussehenden Areale heißen Verkalkungs- oder Ossifikationspunkte.

Die enchondrale Ossifikation nimmt ihren Fortgang, indem sich vom mesenchymalen Periost aus mehrkernige Osteoclasten zusammen mit Mesenchymzellen, Blutgefäßen und Nervenfasern einen Weg durch das perichondrale Knochengewebe bahnen (spätere Foramina nutritia) und den Blasenknorpel erreichen. Hier beginnt ein Abbau der blasigen Knorpelzellen durch die eingewanderten mehrkernigen, auch als Chondroclasten (die histologisch nicht von Osteoclasten zu unterscheiden sind) zu bezeichnenden Zellen, wobei zwei bis drei benachbarte Knorpelhöhlen eröffnet werden. Anschließend schieben sich Blutgefäße und Mesenchymzellen in die aufgebrochenen Lacunen vor. Die aus den eingewanderten Mesenchymzellen hervorgegangenen isoprismatischen oder prismatischen Osteoblasten lagern an die Reste der verkalkten Knorpelgrundsubstanz durch eigene Einmauerung, Osteoidbildung und Beteiligung an der Kollagensynthese Knochengewebe an. Das so entstandene, mit Eosin rot anfärbbare, enchondrale Knochengewebe weist somit im Innern mit Hämatoxylin blau anfärbbare, gezackte Reste verkalkter Knorpelgrundsubstanz auf. Perichondrales Knochengewebe zeigt keine verkalkte Knorpelgrundsubstanz. Der Nachschub von Osteoblasten und Osteoclasten geht vom Mesenchym aus.

Während von außen her dauernd neues perichondrales Knochengewebe an die Diaphyse angelagert wird (*Apposition, Dickenwachstum*), ist durch die resorptive Tätigkeit der Osteoclasten (Abbau des perichondralen Knochengewebes) von innen her die Entstehung einer größeren Markhöhle gewährleistet. Das enchondrale Bälkchenwerk mit dazwischen gelegenen, primären Markräumen (ehemalige Knorpelhöhlen) steht mit der perichondralen Knochenmanschette in Verbindung. Die primären Markräume werden infolge weiteren Abbaus des enchondralen Knochengewebes durch Osteoclasten vergrößert und enthalten Blutgefäße und Mesenchym. Mit Eintritt der Bildung von Blutzellen aus dem Mesenchym im 5. Fetalmonat heißen diese Räume sekundäre

108 Binde- und Stützgewebe

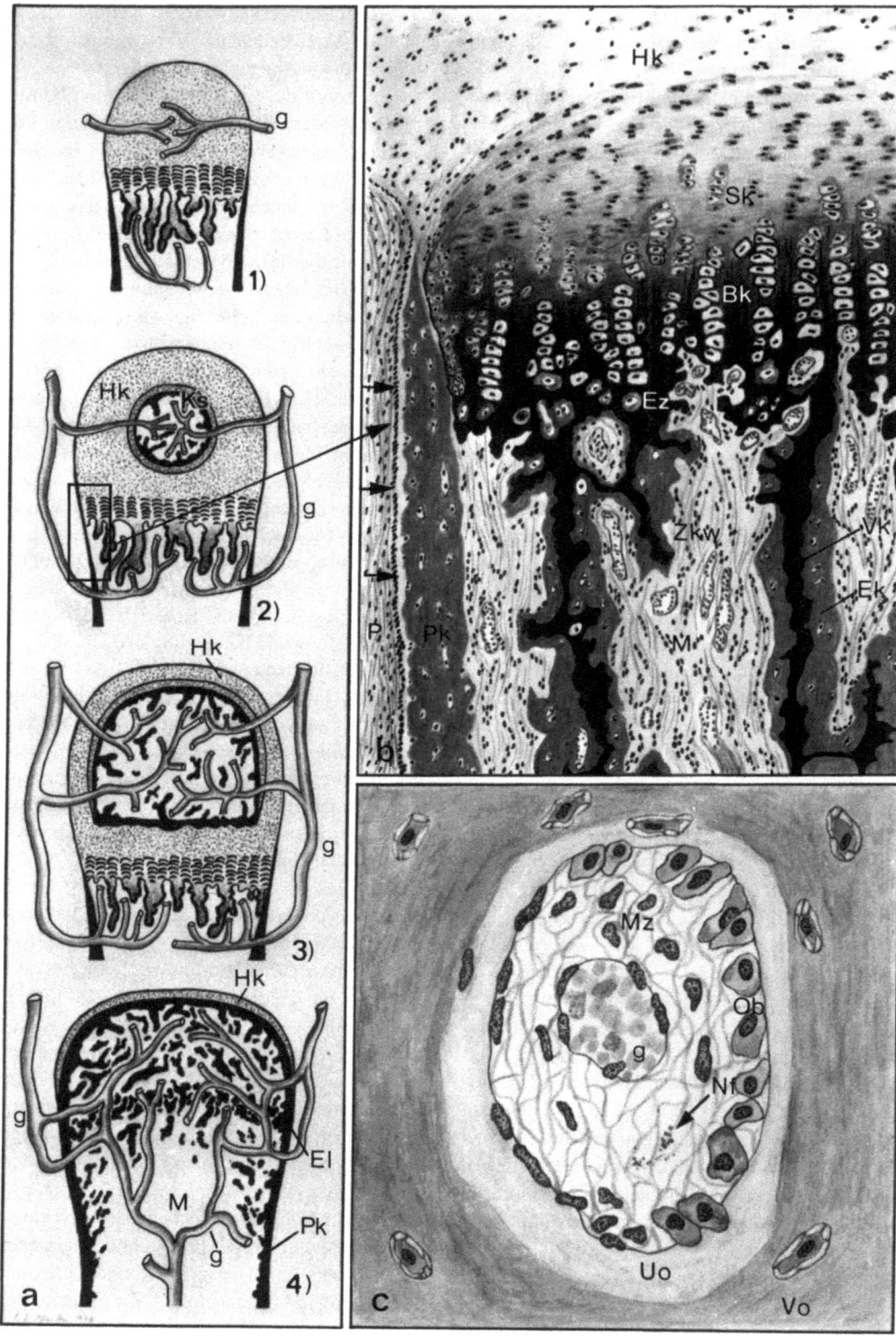

Abb. 6.6

Markhöhlen oder Räume mit sekundärem Knochenmark.

Das Knochenmark der platten Knochen ist eine Blutbildungsstätte (s. S. 176), dasjenige der Röhrenknochen entwickelt sich in der Diaphyse zu gelbem Fettmark, in den Epiphysen zu rotem blutbildenden Knochenmark (ausführlich s. S. 176).

Verknöcherung der Epiphyse: Während das hyaline Knorpelgewebe der Epiphyse erst später, meist erst nach der Geburt einer enchondralen Ossifikation unterliegt (sogenannter ruhender Knorpel), lassen sich an der Dia- und Epiphysengrenze charakteristische Zonen unterscheiden (Abb. 6.6):

1. In der dem ruhenden Knorpel benachbarten Zone des *Säulenknorpels* zeigt sich eine deutliche Reihenstellung der parallel zueinander und zur Längsachse des Röhrenknochens angeordneten Knorpelsäulen. Durch ständige Proliferation, Vergrößerung und Abplattung der Knorpelzellen vollzieht sich hier das Längenwachstum des Röhrenknochens.
2. In der anschließenden Zone des *Blasenknorpels* läßt sich eine erhebliche Vergrößerung der in blasig aufgetriebenen Knorpelhöhlen gelegenen Knorpelzellen und eine Verkalkung der Grundsubstanz beobachten.

◀ **Abb. 6.6** Zustandsbilder der enchondralen Ossifikation. **a** Verknöcherung der Epiphyse und der Epiphysenlinie. *1* = Eindringen von Gefäßen (*g*) in das Zentrum der Epiphyse, *2* = Bildung des Knochenkerns in der Epiphyse (enchondral), *3* = peripherwärts fortschreitendes Stadium der Verknöcherung, *4* = verknöcherte Epiphyse mit knorpeliger Gelenkfläche (hyaliner Knorpel, *Hk*) und verknöcherte Epiphysenlinie (Postpubertät). *Pk* = perichondrales Knochengewebe, *M* = Markhöhle, *El* = Epiphysenlinie, *Ks* = Knochensubstanz. **b** Knorpel-Knochen-Grenze (Zustandsbild der enchondralen Verknöcherung) mit hyalinem Knorpel (*Hk*). *Sk* = Zone des Säulenknorpels, *Bk* = Zone des Blasenknorpels, *Ez* = Eröffnungszone, *Zkw* = Knochenanbauzone, *Vk* = verkalkte Knorpelgrundsubstanz, *Ek* = enchondrales Knochengewebe, *Pk* = perichondrales Knochengewebe, *M* = Knochenmark, *P* = Periost. Die Pfeile weisen auf Reihenstellung von Osteoblasten hin. (In Anlehnung an CLARA, HERSCHEL, FERNER). **c** Haverssche Kanälchen mit Bildung von Knochensubstanz. *Ob* = Osteoblasten, *g* = Gefäß, *Nf* = Nervenfasern (marklos), *Mz* = Mesenchymzelle, *Uo* = unverkalktes Osteoid, *Vo* = verkalktes Osteoid. (In Anlehnung an STÖHR)

Zahlreiche Golgi-Felder und Mitochondrien lassen eine erhöhte Aktivität der Knorpelzellen vermuten.

3. Unter dem Blasenknorpel erstreckt sich eine sogenannte *„Eröffnungszone"*, in der ein Abbau des Knorpelgewebes stattfindet und die deshalb Zone des Knorpelabbaues genannt wird. Sie ist außerdem durch eine starke Capillarisierung gekennzeichnet.
4. Die dem Knochenmark in der Diaphyse direkt benachbarte Region besteht aus enchondralen Knochenbälkchen (Faserknochen mit basophiler, verkalkter Knorpelgrundsubstanz) und wird als *Knochenanbauzone* bezeichnet.

Die Epiphyse verknöchert nur enchondral, indem ein Blutgefäß mit begleitendem Mesenchym (Differenzierungsprodukte sind: Chondroclasten, Osteoclasten, Osteoblasten und Knochenmarkszellen) in das kugelförmige Ende eindringt und einen Ossifikationspunkt aufbaut. Die Knorpelzellen sind radiär um den Ossifikationspunkt gestellt, der sich peripherwärts ausbreitet. Die Epiphyse besteht dann aus einem System von Knochenbälkchen, die sich aus basophiler, verkalkter Knorpelgrundsubstanz mit angelagerten, acidophilen Faserknochen zusammensetzt. Nach weiter peripherwärts fortschreitender Verknöcherung bleibt nur an der Oberfläche der Epiphyse hyalines Knorpelgewebe als Gelenkknorpel und an der Diaphyse-Epiphysengrenze (Epiphysenlinie) als Wachstums- oder Epiphysenfuge bestehen. Von der Epiphysenfuge geht das Längenwachstum aus, indem eine Neubildung von Knorpel, sein Abbau und von der Diaphysenseite her eine Ossifikation eintritt, die bei Einstellung der Knorpelbildung und fortschreitender Ossifikation von der Diaphysenseite her etwa in der Zeit vom 16. bis 23. Lebensjahr aufhört (Röntgenologische Altersbestimmung). Lediglich in der distalen Femur- und oft auch in der proximalen Tibiaepiphyse tritt im letzten fetalen Monat ein Ossifikationspunkt (Epiphysenkern) auf, der beim Neugeborenen als Reifezeichen zu bewerten ist. Die Epiphysen der übrigen Knochen verknöchern postnatal oft erst nach einigen Jahren.

Knochenumbau: Der während der Osteogenese entstandene Faserknochen wird z. T. schon vor

110 Binde- und Stützgewebe

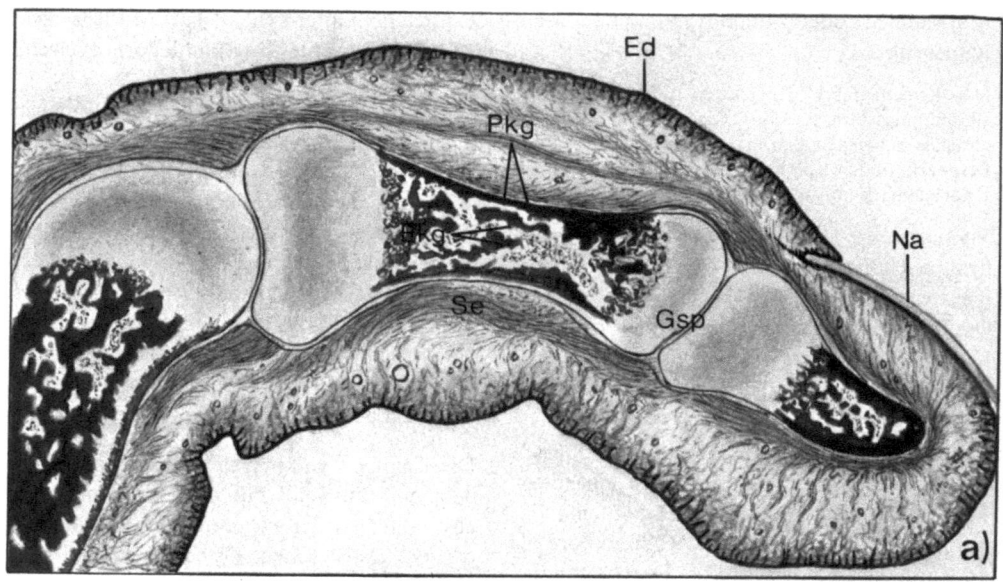

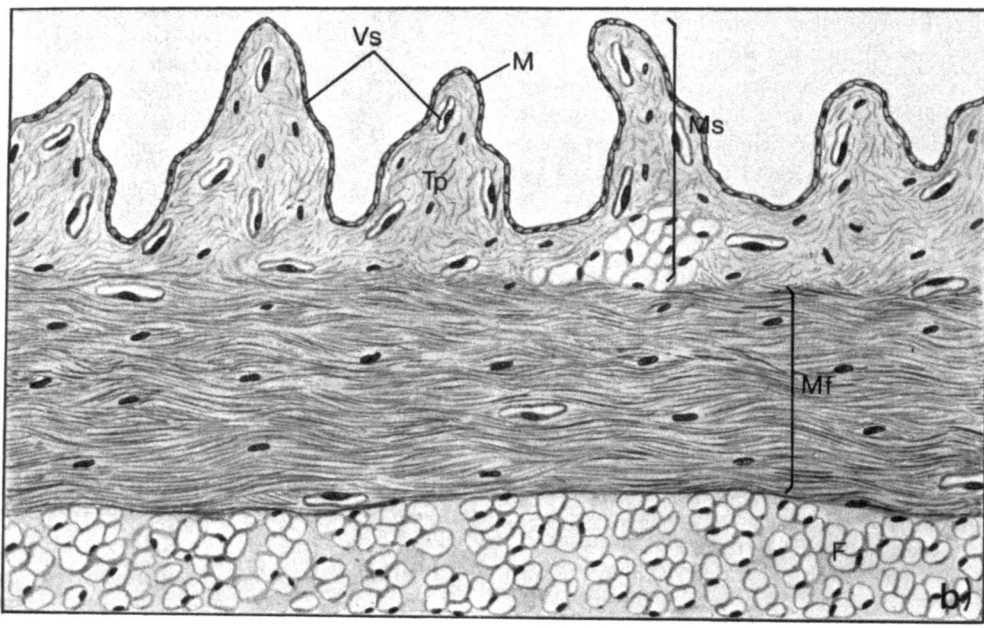

Abb. 6.7 a Längsschnitt durch den Finger eines Neugeborenen. *Pkg* = perichondrales Knochengewebe, *Ekg* = enchondrales Knochengewebe, *Gsp* = Gelenkspalt, *Se* = Sehne, *Ed* = Epidermis, *Na* = Nagel. **b** Gelenkkapsel. *Ms* = Membrana synovialis, *Mf* = Membrana fibrosa aus straffem kollagenen Bindegewebe mit vereinzelten Blutgefäßen *Vs* = Villi synoviales, *M* = Mesothel, *Tp* = gefäß- und nervenreiche Tunica propria, *F* = Fettgewebe als Auflage der Kapsel

der Geburt, besonders intensiv in den ersten Lebensjahren, durch Osteoclasten zum größten Teil abgebaut und infolge der Tätigkeit der Osteoblasten durch Lamellenknochen ersetzt, der mehr verkalkte Grundsubstanz und weniger kollagene Fibrillen als der Bindegewebsknochen aufweist. Während des ganzen Lebens lassen sich Aufbau- und Abbauvorgänge des Knochengewebes als funktionelle Anpassung unter hormoneller Steuerung beobachten. So findet sich während des ganzen Lebens eine Aktivität von Osteoblasten und Osteoclasten.

Basiswissen Knochengewebe

Knochengewebe besteht aus verzweigten Osteocyten in Knochenhöhlen (Lacunen) und aus einer Grundsubstanz mit kollagenen Fibrillen, Proteoglykanen, Glykoproteinen und eingelagerten Kalksalzen aus Hydroxylapatitkristallen. Die zahlreichen Fortsätze der Knochenzellen liegen in Canaliculi (Primitivkanälchen ⌀ unter 1 µm), die von den Knochenhöhlen ausgehen und benachbarte Lacunen verbinden. Im geflechtartigen Knochengewebe (Faserknochen) sind die kollagenen Fibrillen zu Geflechten, im lamellären Knochen in Lamellen angeordnet.

Geflechtartiges Knochengewebe des Embryos wird pränatal und in den ersten Lebensjahren in Lamellenknochen umgebaut. Ausnahmen: Nahtränder der Schädelknochen, knöcherner äußerer Gehörgang, z. T. Scapula.

Aufbau der Substantia compacta (Lamellenknochen):

1. äußere Grundlamellen,
2. Haverssche Lamellen (Speziallamellen) und Haverssche Kanälchen mit Blutgefäßen,
3. Zwischenlamellen (Schaltlamellen) als Reste älterer abgebauter Lamellen zwischen den Systemen der Speziallamellen,
4. innere Grundlamellen.

Osteon aus 15–20 Speziallamellen und einem Haversschen Kanälchen, das zentral oder exzentrisch im Lamellensystem liegt. Volkmannsche Kanäle sind lamellenlose Querverbindungen zwischen benachbarten, sich spitzwinklig aufzweigenden Haversschen Kanälchen. Die Knochenhöhlen richten sich in ihrer Orientierung nach der Lage der Lamellen aus. Zwetschgenkernförmige Gestalt der Knochenzellen und -höhlen.

Periost oder die gefäß- und nervenführende Knochenhaut (aus Fibroblasten, kollagenen und elastischen Fasern) liegt der äußeren Oberfläche des Knochens an, ist mit ihm durch Kollagenfasern (Sharpeysche Fasern) verknüpft, dient dem Ansatz von Sehnen, dem Knochenwachstum und der Regeneration (Callusbildung) nach Frakturen, wobei eine äußere fibröse (Str. fibrosum) und eine innere zellreiche (Osteoblasten) Schicht (Cambiumschicht) zu unterscheiden sind. Das das Knochengewebe zur Markhöhle abgrenzende Endost beteiligt sich ebenfalls erheblich an der Callusbildung. Gefäß- und Nervenbahnen von Periost durch Foramina nutritia über Haverssche und Volkmannsche Kanäle bis ins Knochenmark.

Basiswissen Osteogenese (Ossifikation)

Osteoblasten (aus Mesenchymzellen entstandene Knochenbildner) bilden das aus Grundsubstanz (Proteoglykane, Glykoproteine) und Kollagen bestehende Osteoid und mauern sich durch Rundumabscheidung von Grundsubstanz ein (Transformation zu Osteocyten). Für den dauernden Umbau des Knochengewebes während der Entwicklung ist der Abbau durch resorptive Tätigkeit mehrkerniger Osteoclasten mit Mikrovilli erforderlich.

Desmale Ossifikation: Desmale (direkte) Ossifikation ist eine Knochenentwicklung auf bindegewebiger Grundlage, die zur Ausbildung eines Bindegewebsknochens führt. Sich lokal vermehrende Mesenchymzellen enthalten Osteoblasteneigenschaften, entwickeln Osteoid, mauern sich durch Rundumabscheidung des Osteoid ein und werden zu Osteocyten. Anschließende Verkalkung des Osteoid durch Einlagerung von Kalksalzen. Ständiger Knochenaufbau durch Osteoblasten (Apposition) und Abbau durch Osteoclasten (Resorption) ergibt ein System von Knochenbälkchen, zwischen dem sich Knochenmark erstreckt. Desmale Ossifikation bei platten Schädelknochen, den meisten Gesichtsknochen, Scapula und Clavicula. Prä- und postnataler Umbau des Geflechtknochens in Lamellenknochen.

Chondrale Ossifikation: Knochenentwicklung auf knorpeliger Grundlage.

1. Anbau einer perichondralen Knochenmanschette (Bindegewebsknochen) an die massive, hyalinknorpelig vorgebildete Diaphyse eines Röhrenknochenmodells durch desmale Ossifikation aus dem Perichondrium (perichondrale Ossifikation). Blasige Umwandlung der Knorpelzellen (Blasenknorpel) im Innern der Diaphyse.
2. Einwachsen von Osteoclasten und Blutgefäßen aus dem Periost der Knochenmanschette durch das perichondrale Knochengewebe bis zum Blasenknorpel. Eröffnung der Knorpelhöhlen und

Abbau der Knorpelzellen durch Chondroclasten (ehemalige Osteoclasten oder aus eingewanderten Mesenchymzellen differenziert). Einwachsen von Mesenchym in die blasigen Knorpelhöhlen. Anlagerung eines enchondralen Knochengewebes an die Reste verkalkter Knorpelgrundsubstanz durch Osteoblasten in Reihenstellung, die sich aus Mesenchymzellen entwickeln (enchondrale Ossifikation). Enchondrales Knochengewebe: Im Innern Reste von blau anfärbbarer, verkalkter Knorpelgrundsubstanz, außen mit Eosin rot darstellbares, faseriges Knochengewebe. Perichondrales Knochengewebe besitzt keine verkalkte Knorpelgrundsubstanz. Dickenwachstum durch dauernde Anlagerung von Knochengewebe von außen her (Apposition) und Abbau von innen her (Resorption) durch Osteoclasten von der Diaphyse ausgehend. Dadurch und durch Abbau des enchondralen Knochengewebes in der Diaphyse Entstehung einer Markhöhle mit Knochenmark. Die Epiphyse verknöchert nur enchondral, hyaliner Knorpel bleibt an der Gelenkfläche und in der Epiphysen- bzw. Wachstumsfuge erhalten. Längenwachstum von der Epiphysenfuge ausgehend. Blutgefäße mit begleitendem Mesenchym und Osteoclasten wachsen in die Epiphyse ein und entwickeln zentralen Ossifikationspunkt, der sich peripherwärts ausbreitet. Ossifikationspunkt (Epiphysenkern) als Reifezeichen. Bei der Geburt nur in der distalen Femurepiphyse ein Epiphysenkern. Folgende Zonen lassen sich von der Epiphysenfuge an diaphysenwärts unterteilen:

1. Zone des Säulenknorpels mit deutlicher Reihenstellung der Knorpelzellen in Längsachse eines Röhrenknochens, ständige Proliferation, Längenwachstum.
2. Zone des Blasenknorpels: vergrößerte Knorpelzellen und -höhlen, verkalkte Knorpelgrundsubstanz.
3. Eröffnungszone oder Knorpelabbauzone: Abbau des Knorpels.
4. Knochenanbauzone: Enchondrales Bälkchenwerk eines Faserknochens mit basophiler, verkalkter Knorpelgrundsubstanz.

7 Muskelgewebe [8.6.]

[8.6.1.–8.6.3.] Das Muskelgewebe hat die Fähigkeit der Contraction. Das morphologische Substrat für die Contractilität der Muskelzellen (Myocyten) ist in der Anwesenheit von fädigen Proteinstrukturen, den lichtmikroskopisch erkennbaren Myofibrillen, zu sehen, die sich aus elektronenmikroskopisch sichtbaren Myofilamenten (Actin und Myosin) zusammensetzen. Die Contraction der quergestreiften und glatten Muskelzellen soll prinzipiell durch Gleiten von Filamenten in gleicher Weise erfolgen. Das Plasma der Muskelzellen wird Sarkoplasma genannt.

Beim Muskelgewebe unterscheidet man 1. *glattes Muskelgewebe*, 2. *quergestreiftes Muskelgewebe* und 3. *quergestreiftes Herzmuskelgewebe*.

Die Muskulatur entstammt mit wenigen Ausnahmen (z.B. M. dilatator und sphincter pupillae, Myoepithelzellen der Drüsen) dem Mesoderm.

7.1 Glattes Muskelgewebe (Abb. 7.1)

Glattes Muskelgewebe findet sich in der Wandung des Magen-Darmkanals, der Gallenblase, der Luftröhre und Bronchien, der harnableitenden Wege, der Blutgefäße, in den Geschlechtsorganen, im Auge als M. dilatator und sphincter pupillae und M. ciliaris (Augeninnenmuskulatur) und zum Teil in Organkapseln.

Die glatte Muskelzelle ist vorwiegend von spindelförmiger Gestalt, besitzt einen länglichen, mittelständigen Zellkern und weist eine Länge von 20–250 µm, eine Dicke von etwa 4–10 µm auf. Selten treten verzweigte Muskelzellen (Abb. 7.1c), so z.B. in der Wand der Harnblase, neben spindelförmigen Zellen in Erscheinung. Im graviden Uterus können die Muskelzellen eine Länge von etwa 500–900 µm erreichen. Bei der Contraction (Verkürzung und Verdickung) der glatten Muskelzellen kann der Kern eine korkenzieherartige Form annehmen (Abb. 7.1c). Der Muskeltonus von Hohlorganen (Darm) oder Gefäßen wird durch eine Teilcontraction von Myocyten hervorgerufen. Die im Sarkoplasma befindlichen Myofibrillen sind im Routinepräparat schwer oder gar nicht erkennbar. Jede glatte Muskelzelle ist von einer Lamina basalis umgeben (Abb. 7.1d), der sich von außen Reticulinfasern anlagern (Abb. 7.1a). In der Gefäßwand sind die glatten Muskelzellen mit elastischem Material und im Haarbalgmuskel (Abb. 19.4) mit elastischen Sehnen verknüpft.

Glatte Muskulatur reagiert auf eine Überbeanspruchung sehr schnell mit einer Hypertrophie, ihr Regenerationsvermögen ist gering. Sogenannte Contractionsknoten der Myocyten sind sehr wahrscheinlich fixationsbedingt.

Glatte Muskelzellen kommen meist parallel zueinander gebündelt oder, wie z.B. in der Darmwand, in Form von Schichten (innere Ring-, äußere Längsmuskelschicht) vor. Querschnitte durch Myocyten ergeben infolge ihrer spindelförmigen Gestalt verschieden dicke, teils kernhaltige, teils kernlose Anschnitte (Abb. 7.1b). Elektronenmikroskopisch lassen sich außer einem gering ausgebildeten, perinucleär gelegenen Golgi-Apparat, einigen Mitochondrien, wenigen Anteilen des granulären endoplasmatischen Reticulums und Tubuli in großer Zahl parallel zur Längsachse der glatten Muskelzellen ausgerichtete, contractile Proteinfäden, die Myofilamente, erkennen, unter denen man die dicken Myosinfilamente ($\varnothing$ 12–16 nm, Länge etwa 1 µm) und die zahlreichen dünneren Actinfilamente ($\varnothing$ 5–10 nm) unterscheidet. Die Actinfilamente sind zum großen Teil in regelmäßiger Anordnung zu finden und lassen daher einen Vergleich mit den I-Streifen der quergestreiften Muskelzellen zu (s. S. 115). Zahlreiche Filamente ergeben das lichtmikroskopische Bild der Myofibrille.

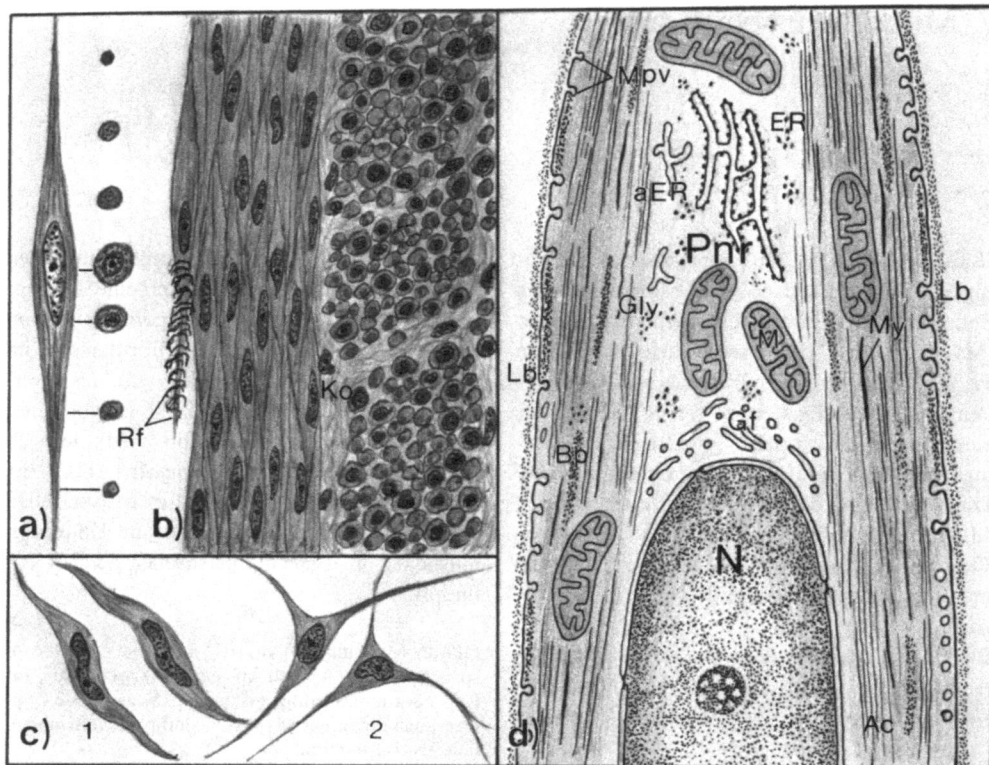

Abb. 7.1 Glatte Muskelzellen. **a** Isolierte, glatte Muskelzelle (*LM*). Links: Längsschnitt, rechts: Querschnitte in verschiedenen Höhen. Im Cytoplasma erkennt man fädige Strukturen (Myofibrillen). **b** Muskelzellagen (*LM*), z. B. Tunica muscularis vom Magen-Darm-Kanal. *Links:* Längsschnitt, *rechts:* Querschnitt. *Rf* = Reticulinfasern, *Ko* = Bündelung der glatten Muskelzellen durch kollagene Fasern. **c** *1* = Glatte Muskelzellen im Contractionszustand (Korkenzieherkern), *2* = Verzweigte Muskelzellen. **d** Kernhaltiger Abschnitt einer glatten Muskelzelle (*ELM*). *N* = Nucleus, *Pnr* = perinucleärer Raum mit Mitochondrien (*M*) und granulärem (*ER*) und agranulärem (*aER*) endoplasmatischen Reticulum, *Gly* = Glykogen, *Gf* = Golgi-Feld, *My* = Myosinfilamente, *Ac* = Actinfilamente, *Bp* = Befestigungsplatten (Verknüpfungszonen der Actinfilamente), *Mpv* = Mikropinocytosevesikel, *Lb* = Lamina basalis

Außer den genannten Filamenten werden noch sog. intermediäre Filamente mit einem ⌀ von 10 nm beschrieben, die aus einem bislang nicht strukturell geklärten Protein bestehen. Ihre funktionelle Bedeutung ist nicht bekannt.

Als weiteres Charakteristikum der glatten Muskelzellen sind ihre unter dem Plasmalemm in Reihen angeordneten Membranvesiculationen zu nennen, die auch als Caveolae intracellulares (⌀70–130 nm) bezeichnet werden. Sie werden einerseits als morphologischer Ausdruck mikropinocytotischer Vorgänge, andererseits als Äquivalent des sog. T-Systems (s. S. 118) der Herzmuskelzelle interpretiert. Elektronendichte, dem Plasmalemm anliegende und zwischen den Filamenten befindliche Verdichtungen sollen Ansatzstellen von Actinfilamenten verkörpern. Das Sarkoplasma enthält in den myofilamentfreien Zonen in Kernnähe Glykogen. Glatte Muskelzellen stehen durch "gap junctions" untereinander in Verbindung.

Die glatten Muskelzellen unterstehen dem Einfluß des vegetativen Nervensystems, das dichte Geflechte zwischen den Muskelzellen entwickelt. Die marklosen Axone bilden mit synaptischen Vesikeln angefüllte intercaläre und terminale Transmittersegmente. Es erfolgt eine Innervation in „Bausch und Bogen" (s. S. 142), die Erregung pflanzt sich von Muskelzelle zu Muskelzelle durch Kontakte (Nexus) fort. Echte neuromuskuläre synaptische Kontakte [(synaptischer Abstand zwischen Axon und Muskelzelle beträgt 20 nm (200 Å)] wurden im Ductus deferens und im M. ciliaris nachgewiesen.

7.2 Quergestreiftes Skeletmuskelgewebe

Das quergestreifte Skeletmuskelgewebe wird durch mehrkernige, quergestreifte Muskelzellen verkörpert, die wegen ihrer Länge (bis zu 150 mm) auch Muskelfasern genannt werden und an den Enden stumpf zulaufen. Die zahlreichen längs-ovalen oder stäbchenförmigen, etwa 8–10 µm langen Kerne sind im Gegensatz zu jenen der glatten Muskelzellen und Herzmuskelzellen randständig gelegen. Die Zellmembran (Plasmalemm) wird als Sarkolemm bezeichnet, dem sich eine Lamina basalis und ein Gerüst von argyrophilen Gitterfasern (zusammen als Myolemm bezeichnet) anlagert. Im frischen, isolierten Zustand ist die einzelne Muskelfaser von gelblich-grüner Farbe. Der Durchmesser der meist parallel gelagerten Muskelzellen liegt zwischen 10 und 100 µm.

Dünne Muskelzellen sind z. B. in der äußeren Augenmuskulatur, dicke z. B. in der Gesäßmuskulatur vorhanden. Verzweigte quergestreifte Muskelzellen sind selten und z. T. in der Kehlkopfmuskulatur und in der Muskelwand des oberen Drittel der Speiseröhre nachweisbar.

Bei einem Längsschnitt durch eine Muskelfaser zeigt sich, besonders nach Anwendung einer Eisenhämatoxylin-Färbung, das typische Bild der Querstreifung (Abb. 7.2), das durch periodisch wechselnde helle und dunkle Streifen hervorgerufen wird. Dabei lassen sich dunklere substanzdichtere *A-Streifen* (anisotrope Zone, im Polarisationsmikroskop stark lichtbrechend) von helleren substanzärmeren *I-Streifen* (isotrope Zone, im Polarisationsmikroskop weniger lichtbrechend) unterscheiden. Stärkste lichtmikroskopische Vergrößerung läßt außerdem folgende weitere Untergliederung zu: Innerhalb des hellen I-Streifens macht sich eine dünne, dunklere, ebenfalls quer verlaufende Linie, der *Z-Streifen* (Zwischenscheibe, Telophragma), bemerkbar. Inmitten des dunklen A-Streifens erscheint eine hellere, quere Zone, die *H-Zone* (helle oder Hensensche Zone), in der sich ein feiner dunkler *M-Streifen* (Mittelstreifen, Mesophragma) erstreckt. Die genannten Streifen wiederholen sich periodisch und werden durch die in der Muskelzelle parallel zur Längsachse angeordneten, 0,5–1,5 µm dicken Myofibrillen hervorgerufen. Die Strecke von einem Z-Streifen zum nächsten wird als *Sarkomer* (funktionelle Einheit) bezeichnet, das bei Erschlaffung des Muskels eine Länge von etwa 2,5 µm aufweist.

Das Querschnittsbild der Muskelfasern und ihrer Fibrillen ist durch die rundliche oder polygonale Gestalt mit abgerundeten Kanten unterschiedlich dicker Muskelzellen mit randständigen, unter dem Sarkolemm lokalisierten Zellkernen gekennzeichnet. Die Myofibrillen erscheinen in Form punktförmiger Querschnitte. Eine lichtmikroskopisch erkennbare, als Cohnheimsche Felderung bezeichnete Fibrillenfelderung ist vermutlich auf die Fixierung zurückzuführen (Abb. 7.7b).

Im Querschnitt, besonders im elektronenmikroskopischen Schnitt, lassen sich auch sog. Satellitenzellen beobachten, die mit ihrem schmalen Cytoplasmaleib den Muskelzellen zwischen Sarkolemm und Lamina basalis als Myoblasten dicht anliegen und als Regenerationszellen zu betrachten sind, da sie bei kompensatorischer Muskelhypertrophie vermehrt auftreten. Elektronenmikroskopisch lassen sich an den 100 µm langen Zellen verzweigte Fortsätze nachweisen.

Elektronenmikroskopische Befunde (Abb. 7.2c) zeigen anhand von Längsschnitten, daß die Myofibrillen aus feinen fädigen, contractilen Proteinstrukturen, den Myofilamenten (Elementarfibrillen), zusammengesetzt sind, unter denen man die 10 nm (100 Å) dicken Myosin- und die etwa 5–6 nm (50–60 Å) dicken Actinfilamente unterscheidet. In paralleler, genau geordneter Stellung in einem Abstand von 45 nm bauen die dicken, etwa 1,5 µm langen Myosinfilamente den dunklen A-Streifen der Myofibrillen auf, während der hellere I-Streifen durch nebeneinander gestellte, 2 µm lange, etwa 5 nm dünne Actinfilamente verkörpert wird. Die Actinfilamente von zwei dem A-Streifen angrenzenden I-Streifen ragen in die A-Zone eine Strecke lang hinein (Überlappung der Myosin- und Actinfilamente), berühren sich jedoch nicht, so daß dadurch der im A-Streifen befindliche hellere H-Streifen entsteht. In der Mitte des helleren H-Streifens erfolgt eine gitterartige Proteinverknüpfung der Myosinfilamente mit jeweils benachbarten Myosinfilamenten, wodurch sich im H-Streifen ein schmaler, etwas dunklerer, querer M-Streifen ergibt. Die Actinfilamente benachbarter Sarkomeren sind im Z-Streifen derart durch Tropomyosinfilamente (Z-Filamente) miteinander verknüpft, daß die Actinfilamente des einen Sarkomers stets mit mehreren Filamenten des anderen Sarkomers in Verbindung stehen. Die Myofilamente lassen in Querschnitten eine deutliche hexagonale Anordnung erkennen (Abb. 7.2). Die geschilderte Morphologie der Muskelzelle gilt für die nicht contrahierte Muskelfaser.

Bei der Muskelcontraction bleibt der A-Streifen in voller Ausdehnung erhalten und wird wahrscheinlich durch eine Netzbildung der Actin- und Myosinfilamente zu Actomyosin weniger lichtbrechend. Nach der Filamentgleithypothese gleiten die Actinfilamente zwischen die Myosinfilamente hinein, wodurch der H-Streifen nicht mehr sichtbar ist, während der M-Strei-

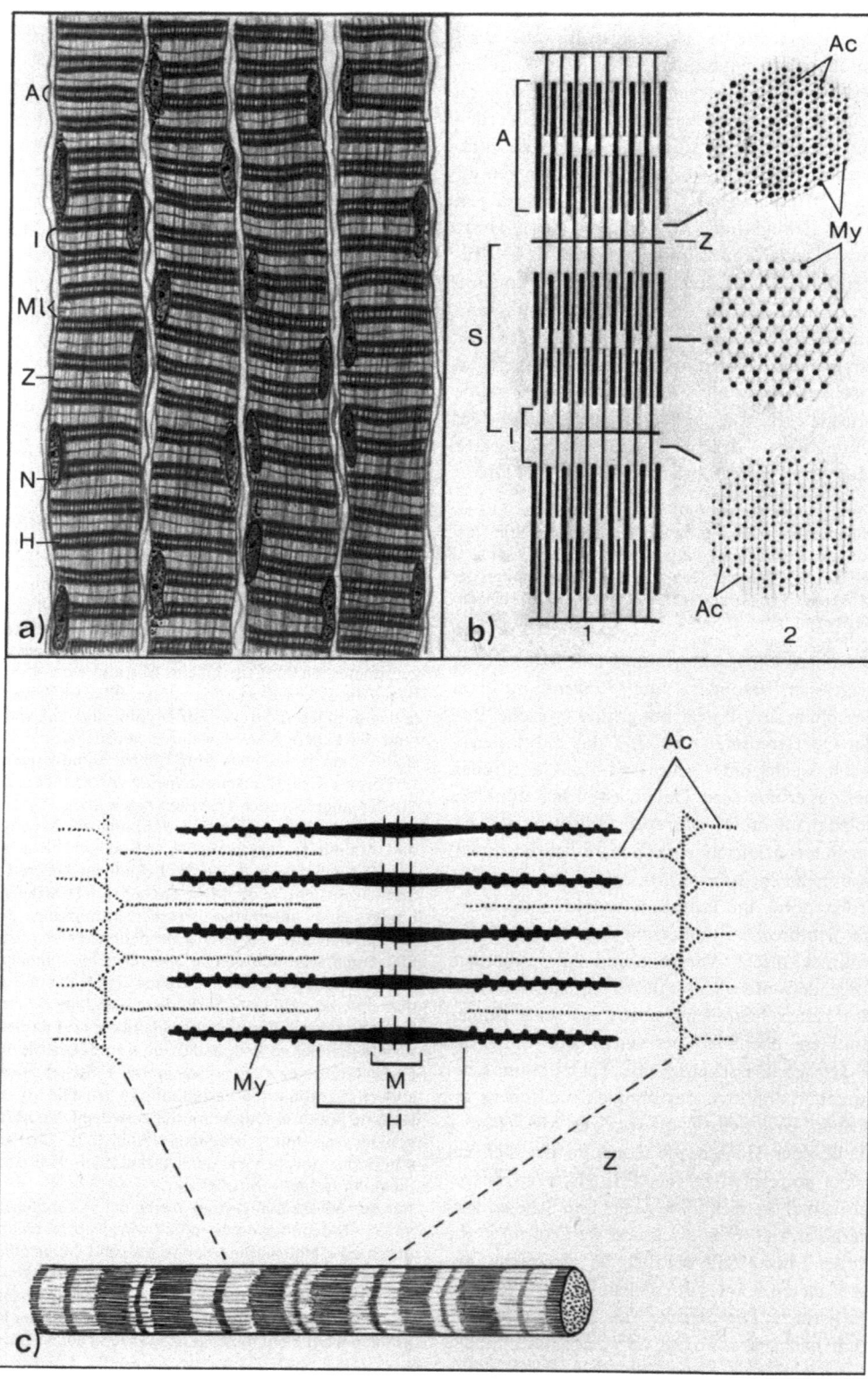

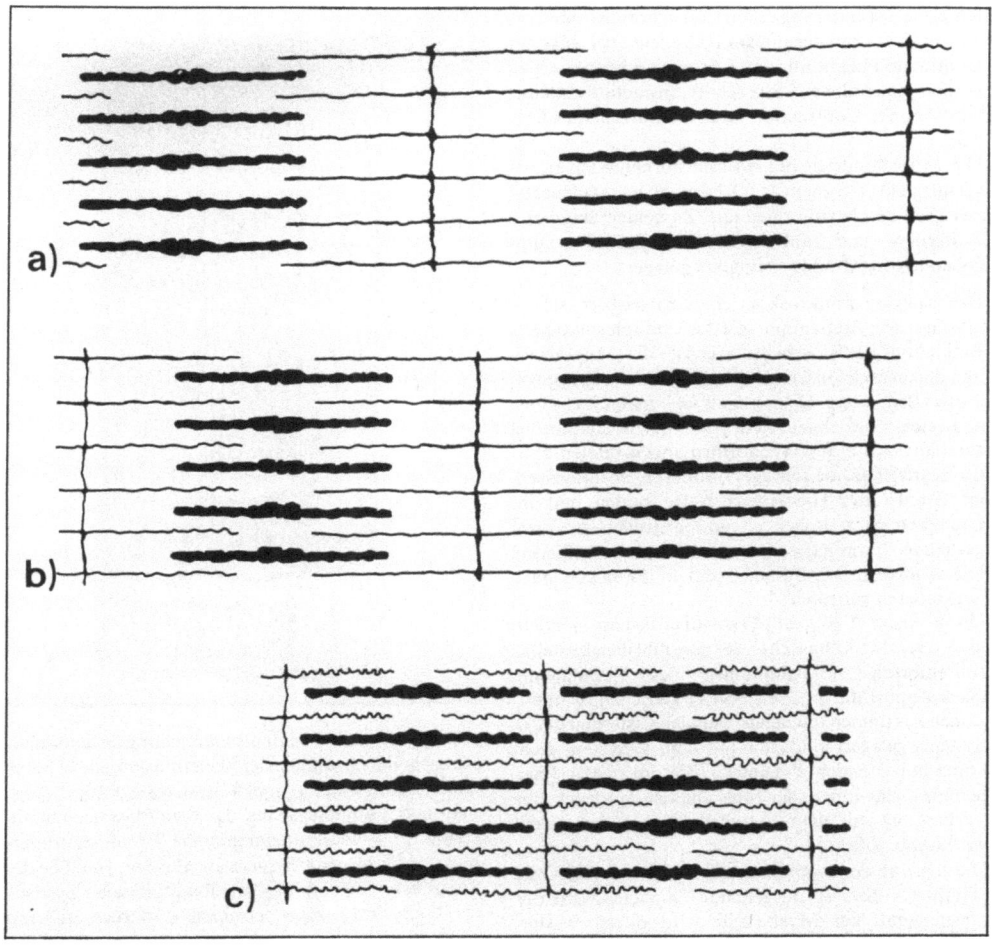

Abb. 7.3 Anordnung der Myofilamente bei verschiedenen Aktionszuständen. **a** gedehnter Zustand, **b** Ruhezustand. **c** Contractionszustand am Beispiel eines Sarkomers. (In Anlehnung an HANSON und HUXLEY, 1960)

◀ **Abb. 7.2.** Quergestreiftes Muskelgewebe (Skeletmuskel). **a** Quergestreifte Muskelzellen (LM) mit randständigen Zellkernen (N) und typischer Querstreifung, bestehend aus: anisotroper Zone (A-Streifen), isotroper Zone (I-Streifen), Zwischenscheibe oder Telophragma (Z-Streifen) sowie der hellen oder Hensenschen Zone (H-Streifen). Ein Sarkomer ist die Strecke von einem Z-Streifen zum nächsten. Ml = Myolemm (Lamina basalis mit Reticulinfasern). (Vergr. etwa 1000fach). **b** Schema der Anordnung von Myofilamenten in der Skeletmuskelzelle. 1 = Längsschnitt. Die dicken Myosinfilamente bilden in der Summation die A-Zone (A), in die sich die dünnen Actinfilamente aus der I-Zone (I) hineinschieben. Im Zentrum der I-Zone (I) befindet sich die Verknüpfung der Actinfilamente benachbarter Sarkomere (S) zum Z-Streifen (Z). Die dunklen Bereiche der A-Zone entstehen durch Überlappung der Myosin- und Actinfilamente. Der helle Bereich in der Mitte (Hensensche Zone) ist frei von Actinfilamenten. 2 = Querschnitt. My = Myosinfilamente, Ac = Actinfilamente. In den Querschnittsbildern wird die hexagonale Anordnung der Filamente erkennbar. (Aus BUCHER, in Anlehnung an HUXLEY). **c** Schema der Filamentanordnung eines Sarkomers. My = Myosinfilamente, Ac = Actinfilamente. Der M-Streifen (M, Mesophragma) in der Hensenschen Zone (H) entsteht durch gitterartige Proteinverknüpfung der Myosinfilamente (My). Der Z-Streifen (Z, Telophragma) stellt die Quervernetzungs- und Verknüpfungszone der Actinfilamente (Ac) dar. (In Anlehnung an BLOOM und FAWCETT)

118 Muskelgewebe

fen keine Veränderung erfährt. Gleichzeitig kommt es zu einer Verschmälerung des I-Streifens; bei stärkster Contraction bleibt nur der Z-Streifen erkennbar. Der schmal gewordene I-Streifen (Contractionsscheibe) wird bei der Contraction stark lichtbrechend (Abb. 7.3).

Die Mitochondrien breiten sich vornehmlich transversal, dem T-System (s.u.) benachbart, säulenartig zwischen den Myofibrillen aus. Zu beiden Seiten des Z-Streifens sind zahlreiche, die Myofibrillen umfassende Mitochondriensysteme gelagert.

Das elektronenmikroskopisch nachweisbare sarkoplasmatische Reticulum (glattes endoplasmatisches Reticulum) ist für den Stoffwechsel der Muskelzelle und den energiefordernden Contractionsvorgang von großer Bedeutung. Das auch als *longitudinales System* (L-System) bezeichnete Reticulum besteht aus parallel zur Längsachse der Myofibrillen angeordneten dünnen Kanälchen, die schräge Verbindungen aufweisen, im Bereich des H-Streifens Netze bilden und im Grenzbereich zwischen A- und I-Streifen zu quergestellten „terminalen Cisternen" zusammenfließen. Die Anteile des L-Systems sind in Einheiten nach Sarkomeren geordnet.

Unter einem *T-System* (Transversalsystem) versteht man quer zur Längsachse der Myofibrillen gestellte, röhrenförmige Einstülpungen des Plasmalemm (Sarkolemm), die im Grenzbereich zwischen A- und I-Zonen zusammen mit den terminalen Cisternen des L-Systems gelagert sind. Die mit dem L-System nicht kommunizierenden T-Tubuli [⌀50 nm (500 Å)] ziehen bis in das Innere der Muskelfasern, wodurch eine Verbindung mit dem Extracellularraum hergestellt wird (Abb. 7.4a).

Die z.B. von der motorischen Endplatte (myoneurale Synapse, s. S. 140) ausgehende Depolarisation des Plasmalemm der Muskelzelle wird durch Weiterleitung im T-System der ganzen Muskelfaser vermittelt, so daß eine gleichzeitige Zusammenziehung aller Myofibrillen eintreten kann. Die im sarkoplasmatischen Reticulum (L-System mit terminalen Cisternen) gespeicherten Calciumionen sollen hierdurch freigesetzt, die ATPase durch Calciumionen aktiviert werden, wodurch der Contractionsvorgang beginnt. Das L-System nimmt bei Muskelerschlaffung unter ATP-Verbrauch Calcium auf, die ATPase wird aktiviert und damit die Vernetzung zwischen Actin und Myosin aufgelöst.

Zwischen zwei T-Tubuli anastomosieren die sarkoplasmatischen Reticula der angrenzenden Myofibrillen. Unter einer Triade versteht man einen T-Tubulus und die beiden ihm angelagerten terminalen Cisternen benachbarter L-Systeme ("T-L-junction").

In der Skeletmuskelzelle ist viel Glykogen vorhanden, das durch Phosphorolyse zu Glucosephosphat gespalten wird und als Energiereservestoff zu betrachten ist. Bauliche Unterschiede von Skeletmuskelfasern: Nach morphologischen und funktionellen Kriterien, auch aufgrund ihres unterschiedlichen Myoglobingehaltes (Muskelfarbstoff), lassen sich zwei Typen von Muskel-

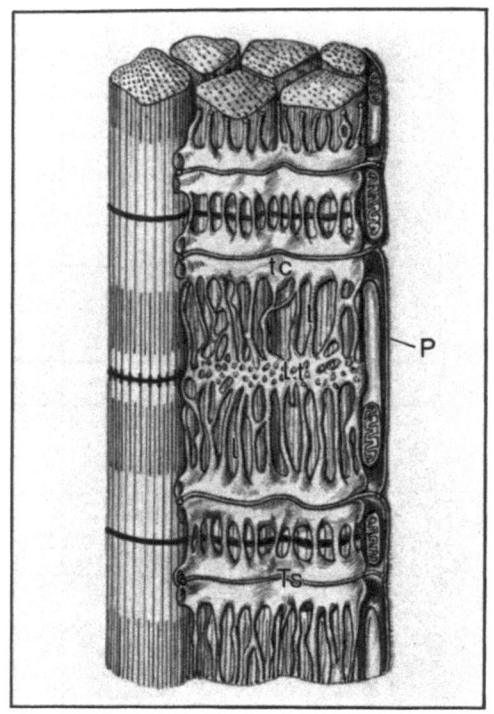

Abb. 7.4 Dreidimensionale Darstellung des endoplasmatischen Reticulum einer Skeletmuskelzelle in Form eines L-(longitudinal) und T-(transversal. *Ts*). Cisternen- und Tubulussystems, das vom Plasmalemm abstammt. *l* = longitudinal gestellte Tubuli, die zu terminalen Cisternen (*tc*) zusammenfließen. In Höhe des Z-Streifens Netzbildung des longitudinalen Systems (*Lt*, Labyrinth). Zwei terminale Cisternen (*tC*) mit einem Kanälchen des transversalen Systems (*Ts*) bilden eine Triade. *P* = Plasmalemm (Sarkolemm). (Aus JUNQUEIRA, CARNEIRO, CONTOPOULOS, nach BLOOM und FAWCETT)

Abb. 7.5 a Muskelquerschnitt mit Epimysium (*Epm*, Verknüpfung mit der Muskelfascie), Perimysium externum (*Pee*) und Perimysium internum (*Pei*). Bündelung des Muskels mit Perimysium externum und internum. Die einzelnen Muskelzellen werden vom Endomysium als bindegewebige Gleitschicht umgeben. Das Perimysium enthält Nervenfasern (*Nf*) und Blutgefäße (*g*). Der Ausschnitt in **a** zeigt eine Muskelspindel, bestehend aus dünner kalibrigen Skeletmuskelzellen, markhaltigen Nervenfasern und einer kollagenen Kapsel (*Ko*). * = intrafusale Muskelfasern, *Nf* = Nervenfasern. Man beachte die Cohnheimsche Felderung in den extrafusalen Fasern (*Ex* = Arbeitsmuskelzellen). Vergr. etwa 50fach, Ausschnitt etwa 400fach. (In Anlehnung an SOBOTTA). **b** Übergang (*LM*) von einer Skeletmuskelzelle in Sehnenfaser. Vergr. etwa 750fach. (Aus SOBOTTA). **c** Zusammenhang von Skeletmuskelzelle und Sehnenfaser (ELM-Schema). *Sf* = Sehnenfasern, *P* = Plasmalemm. (Nach GELBER, MOORE, RUSKA)

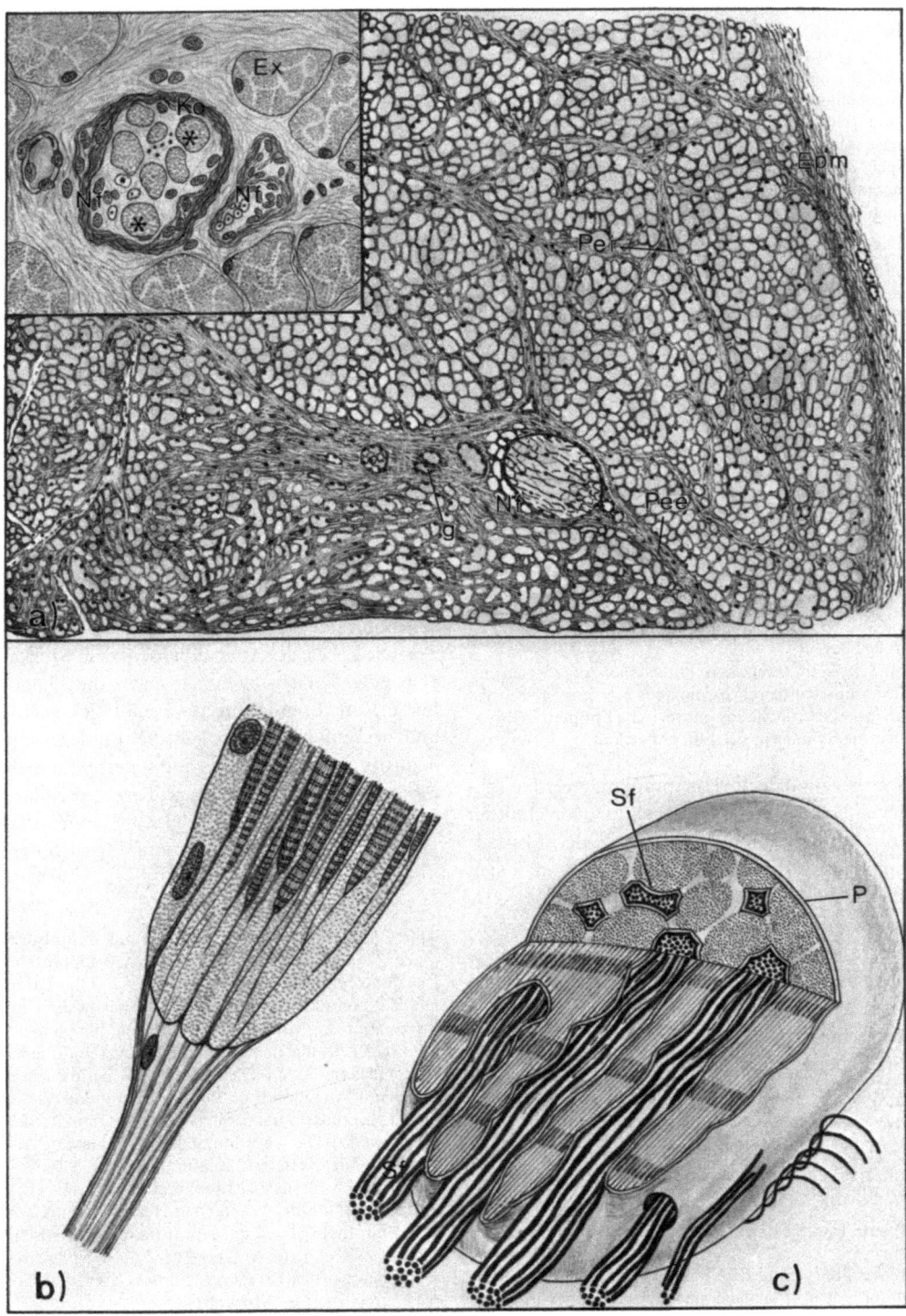

Abb. 7.5

zellen, weiße und rote Muskelfasern, unterscheiden. Beide Faserarten kommen in den menschlichen Muskeln gemischt vor. Die myoglobin- und mitochondrienarmen, jedoch fibrillenreichen weißen Muskelfasern mit einem Durchmesser von 80–100 µm sind reich an Glycerinaldehydphosphatdehydrogenase (glykolytisches Enzym); es sind schnelle, phasische Zuckungsfasern, die leicht ermüden und vornehmlich in der Extremitätenmuskulatur vorkommen (z. B. bes. zahlreich im M. gastrocnemius).

Die myoglobin- und sarkoplasmareichen roten Muskelfasern (⌀ 10–50 µm) mit zahlreichen longitudinal gestellten Mitochondrien sind langsame, tonische Muskelzellen, die vorwiegend in der Haltemuskulatur (z. B. Bauch- und Rückenmuskulatur) vorhanden sind. Sie zeigen eine gute Capillarisierung und enthalten viel Cytochrom c.

Eine weitere Unterteilung der Muskelfasern in verschiedene Typen ist durch ihren unterschiedlichen Gehalt an Lipiden und Mitochondrien möglich. In Fasertyp A sind nur wenige Lipide und Mitochondrien vorhanden und daher mit einer Fettfärbung nicht darstellbar, während der Typ B schon mehr Mitochondrien und Lipide enthält. Beide Faserarten sind den sich langsam contrahierenden Muskelzellen zuzuordnen. In den Typ C-Muskelfasern lassen sich zahlreiche Lipide nachweisen, und sie sind daher mit einer Fettfärbung (Sudanschwarz B) anfärbbar.

Alle Skeletmuskelzellen unterstehen der Steuerung des animalen (cerebro-spinalen) Nervensystems, das an ihrer Oberfläche sog. motorische Endplatten (myoneurale Synapsen, s. S. 140) entwickelt.

Im gewöhnlichen Kurspräparat werden gelegentlich, besonders deutlich in Querschnitten durch quergestreifte Muskeln, sog. Muskelspindeln wahrnembar (Abb. 7.5), die sich durch die Anwesenheit dünnkalibriger Muskelzellen, markhaltiger und markloser Nervenfasern und durch eine deutliche bindegewebige, stellenweise lamelläre Kapsel auszeichnen. Die Muskelspindeln werden als Dehnungsreceptoren betrachtet, die auf Dehnung reagieren und den Spannungszustand des Muskels registrieren (s. S. 154). Die in einer Muskelspindel befindlichen Muskelzellen werden als intrafusale Muskelfasern bezeichnet. Infolge dieser Lage und Dicke unterscheiden sie sich deutlich von der Hauptmasse der Skeletmuskelzellen, die man extrafusale Fasern nennt.

In der Pharynx- und Uvulamuskulatur schlingen sich unter dem Plasmalemm gelegene Myofibrillen schraubenförmig um die zentralen Fibrillen, setzen am Plasmalemm an und heißen in der Gesamtheit Ringbinden.

Übergang der Muskelfasern in Sehnenfasern und Ansatz der Sehne am Skeletsystem (Abb. 7.5b u. c): Im lichtmikroskopischen Präparat erkennt man ein kontinuierliches Übergehen der Enden der Muskelzellen in Sehnenfasern. Elektronenmikroskopisch lassen sich am Ende der Muskelfaser fingerförmige Einsenkungen des Plasmalemm nachweisen, an denen innen die Actinfilamente des letzten Sarkomers ansetzen. Zugleich sind mit den Plasmalemminvaginationen die Lamina basalis mit eingesenkt, von der die kollagenen Fibrillen der Sehnen ausgehen. Reticulinfasern der Basalmembran der Muskelzelle verbinden gleichzeitig die Muskelfasern mit den Sehnenfasern. Die Sehnenfasern schließen sich zu Sehnen oder Aponeurosen zusammen, die am Periost spitzwinkelig ansetzen und über die Sharpeyschen Fasern in die Subst. compacta eines Knochens eindringen.

Gliederung eines Muskels (Abb. 7.5a): Der Skeletmuskel wird allseitig von einer bindegewebigen Fascie umgeben, die als Führungs- und Schutzhülle anzusehen ist. Ein quergestreifter Skeletmuskel setzt sich aus Muskelbündeln zusammen und wird durch ein kollagenes, den Muskel umgebendes *Epimysium* mit der Fascie verknüpft, an der die Muskelzellen z. T. ansetzen. Die Fascie gestattet außerdem dem Muskel eine gute Verschieblichkeit gegen die Umgebung. Vom Epimysium aus begibt sich gefäß- und nervenführendes kollagenes Bindegewebe in das Innere des Muskels und unterteilt ihn als *Perimysium externum* in größere sekundäre Faserbündel, die sich aus kleineren, vom kollagenen *Perimysium internum* umfaßten Primär-

Abb. 7.6 a Herzmuskelzellen (*LM*) mit zentralständigen Zellkernen (N, mit perinucleärem Lipofuscin, Lp) und typischer Querstreifung. *Glz* = Glanzstreifen (Zellkontakte), *g* = Gefäß. Die Pfeile weisen auf Verzweigungen von Herzmuskelzellen hin. b Ausschnitt (*ELM*) aus dem kernhaltigen Abschnitt einer Herzmuskelzelle. *N* = Zellkern, *Pnr* = perinucleärer Raum mit Mitochondrien, Golgi-Apparat und osmiophilen Lipofuscinpigmenten, *Glz* = Glanzstreifen (Zellkontakt). Die Anordnung der Myofilamente entspricht der Skeletmuskulatur. Beachte die Reihenstellung der zahlreichen Mitochondrien. (Aus LENTZ.) c Ausschnitt aus der Wand einer Herzkammer (*LM*). *E* = Endothel, *Tp* = Tunica propria, *Ef* = elastische Fasern, *gM* = glatte Muskelzellen. *Ec* = Endocard. *Es* = Fasern des Erregungsleitungssystems (sarkoplasmareich), *M* = Muskelzellen des Myocard (sarkoplasmaarm). (Vergr. etwa 600fach) d Epicard. *Me* = Mesothel, *Tp* = Tunica propria. (Vergr. etwa 600fach)

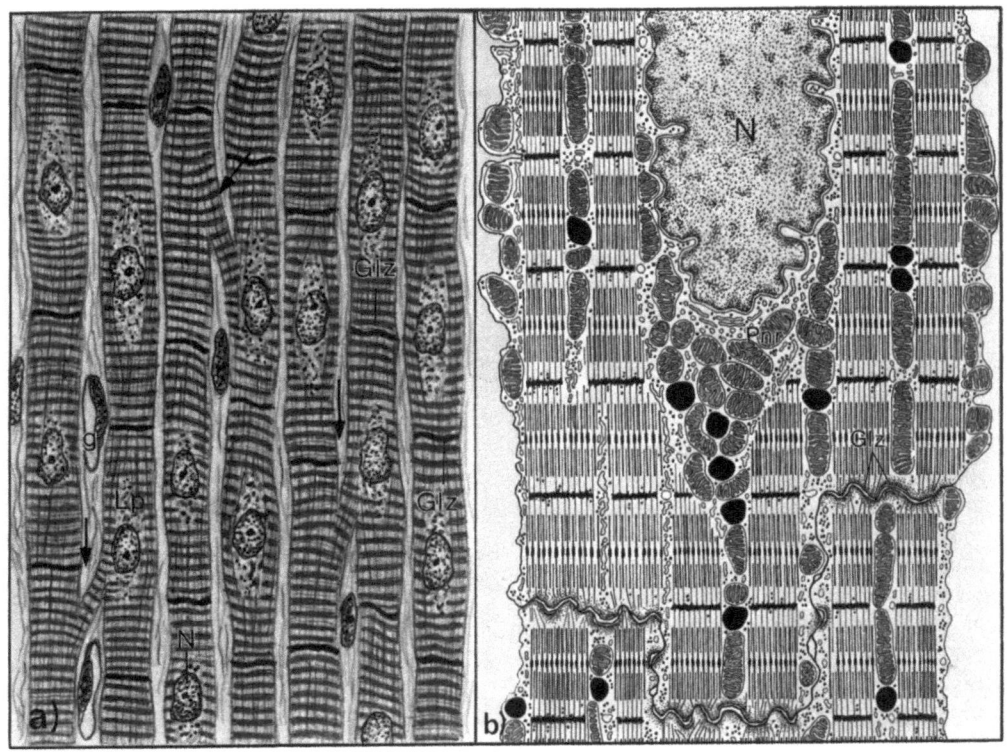
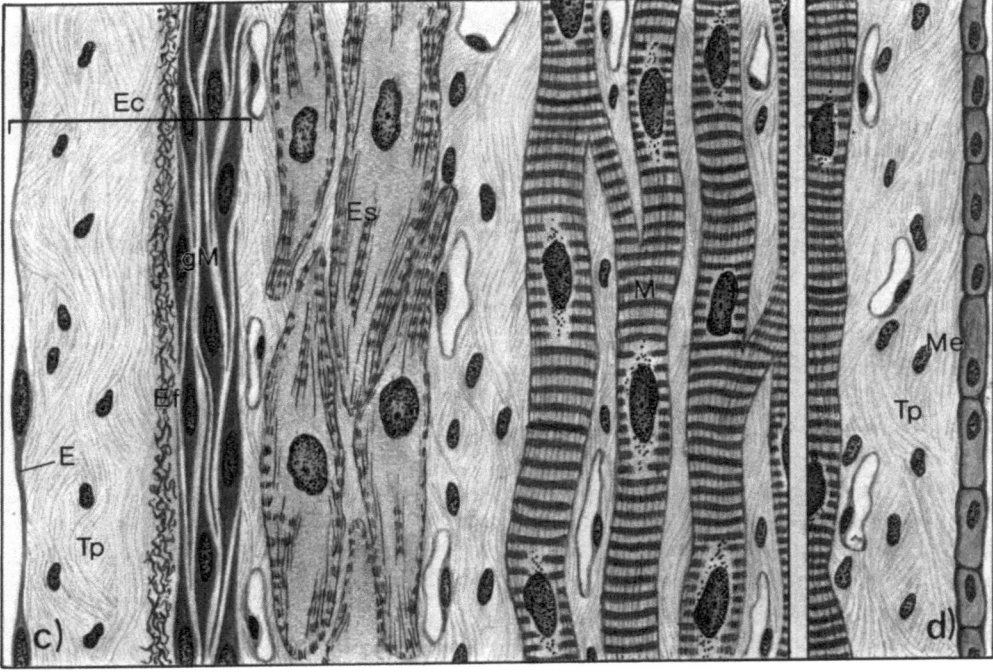

Abb. 7.6

bündeln zusammensetzen. Das Bindegewebe, das der einzelnen Muskelzelle anliegt, wird als *Endomysium* bezeichnet. Die einzelnen Bindegewebseinheiten gewährleisten eine Verschieblichkeit der Muskelbündel und Zellen und sind als bedeutsame Leitbahn für das Gefäß- und Nervensystem zu betrachten.

Die Blutcapillaren entwickeln an der Oberfläche der Muskelzellen ein parallel zu ihrer Längsachse ausgerichtetes Netz, das beim contrahierten Muskel stark geschlängelt verläuft (s. hierzu auch S. 185).

7.3 Herzmuskelgewebe

In der Herzmuskelzelle (Abb. 7.6) zeigt sich die gleiche Querstreifung wie in der Skeletmuskelzelle. Im Unterschied zu dieser stellt die Herzmuskelzelle aber eine einkernige Zelle dar. Der rundlich ovale oder unregelmäßig konturierte Kern liegt in der Mitte der Muskelzelle und wird an seinen Polen von einem perinucleären Sarkoplasmafeld umgeben, das Glykogen, Lipofuscingranula und Lipidtröpfchen enthält. Lipofuscin ist vermehrt im Alter zu erkennen. Die Herzmuskelzelle ist sarkoplasma- und mitochondrienreicher als die Skeletmuskelfaser. Das Herzmuskelgewebe besteht aus verzweigten und unverzweigten Zellen, die ein dreidimensionales muskuläres Netz aufbauen, in das wenige kollagene Anteile eines lockeren Bindegewebes eingefügt sind.

Die Muskelzellen sind an ihren Enden durch besondere Zellhaften miteinander verknüpft, die im lichtmikroskopischen Präparat (Eisenhämatoxylin) als dunkle, quere *Glanzstreifen* (im ungefärbten Präparat glänzend) oder *Disci intercalares* im Bereich eines Z-Streifens erscheinen. Die oft fingerförmig miteinander verschränkten Plasmalemmata benachbarter Muskelzellen stellen echte Zellkontakte (Macula adhaerens, Zonula adhaerens, Zonula occludens) dar und sind für die Fortleitung der Erregung von Bedeutung. Das Plasmalemm der Muskelzelle im Bereich der Disci intercalares ist von einer substanzdichteren Zone unterlagert, an der die Myofibrillen ansetzen (Abb. 7.6).

Die weitlumigen, vom Sarkolemm entwickelten queren Einstülpungen des stark ausgebildeten T-Systems werden von der Lamina basalis begleitet und formieren auch langgestreckte Tubu-

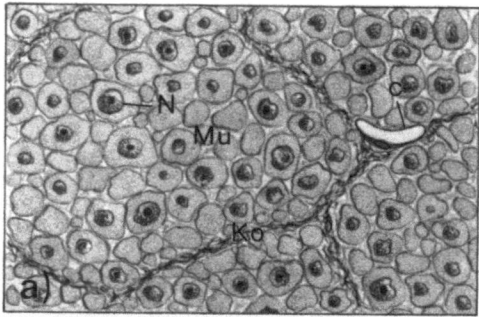
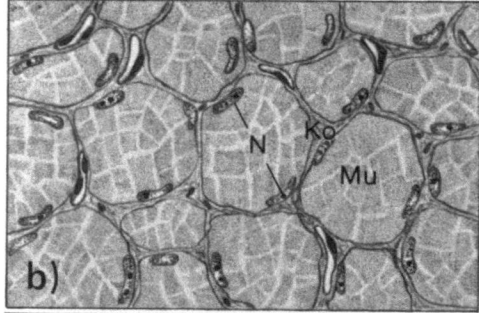
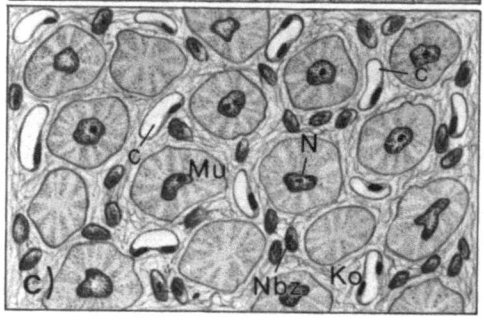

Abb. 7.7 Unterschiedliches Erscheinungsbild (LM) der Muskelgewebe (Querschnitt). **a** Glatte Muskulatur mit je einem zentralständigen Zellkern, dünnkalibrig, Myofibrillen weniger gut sichtbar. **b** Skeletmuskelfasern (dickkalibrig) mit mehreren randständigen Zellkernen pro Zelle und Cohnheimscher Felderung (Myofibrillenanordnung). **c** Herzmuskelzellen mit je einem zentralständigen Zellkern und charakteristischer Myofibrillenbänderung. Der Querdurchmesser der Herzmuskelzelle liegt zwischen dem der glatten Muskelzelle und der quergestreiften Muskelzelle. Man vergleiche die Capillarisierung (c) der drei Muskelgewebe (die Herzmuskulatur ist am intensivsten, die glatte Muskulatur am wenigsten durchblutet). *Mu* = Muskelzelle, *N* = Zellkern, *Nbz* = Kerne von Bindegewebszellen, *Ko* = Kollagen

li. Im Gegensatz zur Skeletmuskelfaser ist in der Herzmuskelzelle das L-System nur schwach entwickelt. Die Herzmuskelzelle wird durch ein deutliches Plasmalemm begrenzt, dem sich we-

nige Reticulinfasern anlagern, und zeigt einen geringeren Durchmesser als die Skeletmuskelfaser (Abb. 7.7).
Man unterscheidet relativ fibrillenreiche Arbeitsmuskulatur und sarkoplasma- und glykogenreiche, myofibrillenarme Muskelzellen, die der Erregungsbildung und -leitung dienen und einen größeren Durchmesser als die Arbeitsmuskelzellen aufweisen (Erregungsbildungs- und Erregungsleitungsfasern). Die Myofibrillen sind in den sarkoplasmareichen Fasern randständig angeordnet, überwiegend unter dem Sarkolemm gelagert, während das Zentrum der Zellen vom hell anfärbbaren, körnigen Sarkoplasma eingenommen wird. Die sarkoplasmareichen Muskelzellen zeigen daher in der Mitte eine helle, in ihren Randgebieten eine dunklere Anfärbung. Ausbreitung des erregungsbildenden und erregungsleitenden Systems s. S. 182 (Abb. 7.6c).

Im Herzmuskelgewebe breitet sich zwischen den Muskelzellen ein von vegetativen Nervenfasern begleitetes Capillarnetz aus (s. auch S. 182). Marklose Nervenfasern kommen auch zwischen den Muskelzellen nicht gefäßorientiert vor.

Basiswissen glattes Muskelgewebe
Spindelförmige Muskelzellen mit länglichem, mittelständigen Zellkern und Myofibrillen. Bei Querschnitten unterschiedlich dicke und kernhaltige sowie kernlose Anschnitte der glatten Muskelzelle („glatt", weil keine Querstreifung vorhanden ist). Die glatten Muskelzellen sind in Schichten oder in Bündeln, die von kollagenen Fasern und elastischen Netzen umgeben sind, angeordnet. Elektronenmikroskopisch außer wenigen Mitochondrien Anteile des granulären endoplasmatischen Reticulum und ein kleiner Golgi-Apparat, zahlreiche dünne Actin- und wenige dicke Myosinfilamente (Verhältnis 5:1) sowie unter dem Plasmalemm in Reihen angeordnete Membranvesiculationen (Caveolae intracellulares). Jeder Myocyt ist von einer Lamina basalis umgeben.

Basiswissen quergestreiftes Skeletmuskelgewebe:
Die quergestreifte Muskelfaser ist eine mit mehreren randständigen Kernen versehene (Syncytium), bis zu 120 mm lange Zelle. Die Zellmembran (Plasmalemm) heißt Sarkolemm, dem von außen das Myolemm (Lamina basalis und Reticulinfasern) anlagert. Im Sarkoplasma parallel zur Längsachse der Fasern contractile, 0,5–1 μm dicke Myofibrillen. Glykogen ist in allen Muskelzellen enthalten. Lichtmikroskopisch zeigen sich bei Längsschnitten folgende Anteile der Querstreifung in periodischer Gliederung:
1. A-Streifen (substanzdichte, anisotrope Zone), dunkel anfärbbar, mit hellerer, querer H-Zone (Hensensche Zone), in der sich der dünnere, dunkle M-Streifen (Mittelstreifen, Mesophragma) quer erstreckt.
2. Zwischen benachbarten A-Streifen dehnt sich der helle, substanzärmere I-Streifen (isotrope Zone) mit einem dünnen, dunkleren, queren Z-Streifen (Zwischenscheiben, Telophragma) aus.
Ein Sarkomer ist die molekulare und funktionelle Einheit von einem Z-Streifen zum nächsten (2,5 μm lang).

Elektronenmikroskopischer Bau einer Myofibrille aus dicken, parallel gestellten Myosinfilamenten (A-Streifen) und dünneren Actinfilamenten (I-Streifen). Die beiderseits des A-Streifens gelegenen I-Streifen bestehen aus 5 nm dünnen, 2 μm langen Actinfilamenten (Proteinfäden). Die Actinfilamente des I-Streifens ragen von beiden Seiten in den A-Streifen eine Strecke lang hinein (Überlappung von Myosin und Actinfilamenten).
L-System (sarkoplasmatisches Reticulum, longitudinales System): Sonderform des endoplasmatischen Reticulum aus parallel zur Längsachse um die Myofibrillen gestellten Kanälchen mit schrägen Querverbindungen und Netzentwicklung im Bereich des H-Streifens.

T-System (transversales System): Schlauchartige, zu den Myofibrillen quergestellte Einstülpungen des Plasmalemm (T-Tubuli) im Grenzbereich zwischen A- und I-Zone (Verbindung der Muskelzellen mit Extracellularraum).

Triade: Aus T-Tubuli und zwei terminalen Cisternen benachbarter Systeme.
Säulenstellung der Mitochondrien (Sarkosomen) zwischen den Myofibrillen.
Gliederung eines quergestreiften Muskels: Muskelbündelung durch gefäß- und nervenführendes kollagenes Bindegewebe, einzelne Muskelzelle von bindegewebigem Endomysium umgeben, kollagenes Perimysium internum trennt die aus mehreren Muskelzellen bestehenden Primärbündel voneinander, das Perimysium externum umfaßt mehrere Primärbündel, das Epimysium an der Oberfläche des Muskels verbindet diesen mit der Fascie. Oberflächliche Fascie als Führungs- und Schutzhülle. Querschnittsbild der einzelnen Muskelfaser zeigt Cohnheimsche Felderung der Myofibrillen. Gute Capillarisierung des Muskels. Jede Muskelzelle besitzt nervöse motorische Endplatte.

Basiswissen Herzmuskelgewebe

Querstreifung wie in Skeletmuskelfasern. Verzweigte und unverzweigte mitochondrien- und sarkoplasmareiche Herzmuskelzellen mit einem mittelständigen rundlichen Kern, in dessen Umgebung Glykogen und mit zunehmendem Alter Lipofuscingranula im Sarkoplasma lagern.

Glanzstreifen oder *Disci intercalares* sind Zellkontakte am Zellende, bei denen die Plasmalemmata benachbarter Muskelzellen fingerförmig miteinander verzahnt sind. In einer substanzdichten Zone unter dem Plasmalemm im Bereich der Disci intercalares inserieren Myofibrillen. Die Herzmuskelzelle hat einen geringeren Durchmesser als die Skeletmuskelzelle und steht in dieser Beziehung zwischen glatter und quergestreifter Skeletmuskelzelle.

Die dunkler anfärbbaren Arbeitsmuskelzellen sind relativ myofibrillenreich, die heller tingierbaren Erregungsbildungs- und -leitungszellen sind myofibrillenarm und sarkoplasmareich. Die Myofibrillen der sarkoplasmareichen Muskelzellen sind vorwiegend randständig, während hell anfärbbares Sarkoplasma im Zentrum liegt.

8 Nervengewebe [8.7.]

Das System der Nervenzellen besitzt die Fähigkeit der Erregungsbildung, der besonderen Erregbarkeit auf einen Reiz hin, der Weiterleitung und Umwandlung von Erregungen. Es nimmt durch spezifische Nervenzellen (Sinneszellen in Auge, Ohr und Riechorgan) und durch z. B. in der Haut oder in inneren Organen gelagerte sensible Endorgane den Kontakt mit der Umwelt auf (sensible oder sensorische Erregungen) und leitet die Erregungen zu einem Zentralorgan. Dort findet eine adaequate Verarbeitung der zugeleiteten Reize statt. Das Zentralorgan kann von hier aus nervöse Impulse in alle Organe des Körpers senden. Somit werden durch das Nervensystem alle Organe zu einer harmonischen Zusammenarbeit koordinativ verbunden.

Die verschiedenen Zentren (z. B. Gehirn, Rückenmark) leiten über „somatomotorische" (efferente) Nervenfasern Impulse zur Skeletmuskulatur, vegetative Zentren beeinflussen durch „visceromotorische" (efferente) Nervenfasern die Eingeweide (z. B. glatte Muskelzellen, Gefäßbahn, Drüsen). Die von der Haut oder Muskelspindeln zentralwärts (zum Rückenmark und Gehirn) leitenden Nerven werden als „somato-sensible" (afferente), die aus den Eingeweiden oder von der Gefäßbahn ebenfalls zentralwärts leitenden Nerven als „viscero-sensible" (afferente) Systeme bezeichnet.

„Exteroreceptive" Reize kommen vom Auge, Ohr (hier auch Telereceptoren genannt), Riechorgan, von Mechano-, Kälte- und Wärmereceptoren. „Enteroreceptive" Erregungen von Viscereceptoren kommen aus den inneren Organen und werden über das vegetative Nervensystem zu einem nervösen Zentralorgan (Gehirn, Rückenmark) weitergeleitet. „Proprioreceptive" Reize sind innere Reize, die z. B. durch Muskelspindeln, Sehnenspindeln und Receptoren der Gelenkkapsel über den Lage- und Haltungszustand des Körpers informieren.

Nervenzellen (Ganglienzellen) können sich einerseits untereinander beeinflussen, andererseits schicken sie Impulse zu nicht-nervösen Zellen, wie z. B. Muskelzellen und Drüsenzellen.

Die Nervenzelle wird mit ihrem kernhaltigen Zelleib (*Perikaryon, Soma*), mit ihren receptiven, cellulipetal leitenden Fortsätzen (*Dendriten*) und mit ihrem langen, cellulifugal leitenden Fortsatz (Neurit, *Axon*) und seinen Endigungen *Neuron* genannt (Abb. 8.1). Jedes Neuron verkörpert eine genetische, morphologische, funktionelle und trophische Einheit. Der stets lange Neurit leitet die Erregungen vom Perikaryon weg, während die meist kürzeren Dendriten als receptive Fortsätze anzusehen sind. Neuriten mancher Nervenzellen (Pyramidenzellen in der Großhirnrinde, motorische Nervenzellen im Rückenmark) können eine Länge von über einem Meter erreichen. Unser gesamtes Nervensystem besteht aus Milliarden von hinter- und nebeneinander geschalteten Neuronen. Allein in der Großhirnrinde sollen etwa 10^{10} (10 Milliarden) Nervenzellen vorkommen.

Das Nervengewebe ist infolge seiner strukturellen Organisation und seiner Leistungen ein hoch differenziertes Gewebe. Ausdifferenzierte Nervenzellen sind nicht mehr teilungsfähig. Sie bleiben in der vorsynthetischen G_1-Phase.

Das Nervengewebe setzt sich aus den erregungsaufbauenden und erregungsleitenden Nervenzellen, einem System von zentralen Gliazellen (in Gehirn und Rückenmark) und von Schwannschen Zellen bzw. Hüllzellen (peripheren Gliazellen) zusammen. Die Schwannschen Zellen umscheiden periphere Axone, während die Hüll- oder Satellitenzellen periphere, nicht im ZNS gelagerte Nervenzellen umhüllen. Den Gliazellen kommen außerdem Stoffwechselfunktionen, mechanische Aufgaben und die Bildung von Hüllen um die langen Fortsätze der Nervenzellen zu.

8.1 Unterschiedliche Nervenzellformen (Abb. 8.2) [8.7.1.]

8.1.1 *Unipolare Nervenzellen:* Es handelt sich um Ganglienzellen mit nur einem Neuriten. Sie kommen als junge, noch nicht ausdifferenzierte Neuroblasten während der embryonalen Entwicklung vor. Alle übrigen Nervenzellen gehen unter Ausbildung von Dendriten aus unipolaren Neuroblasten hervor (Abb. 8.15).

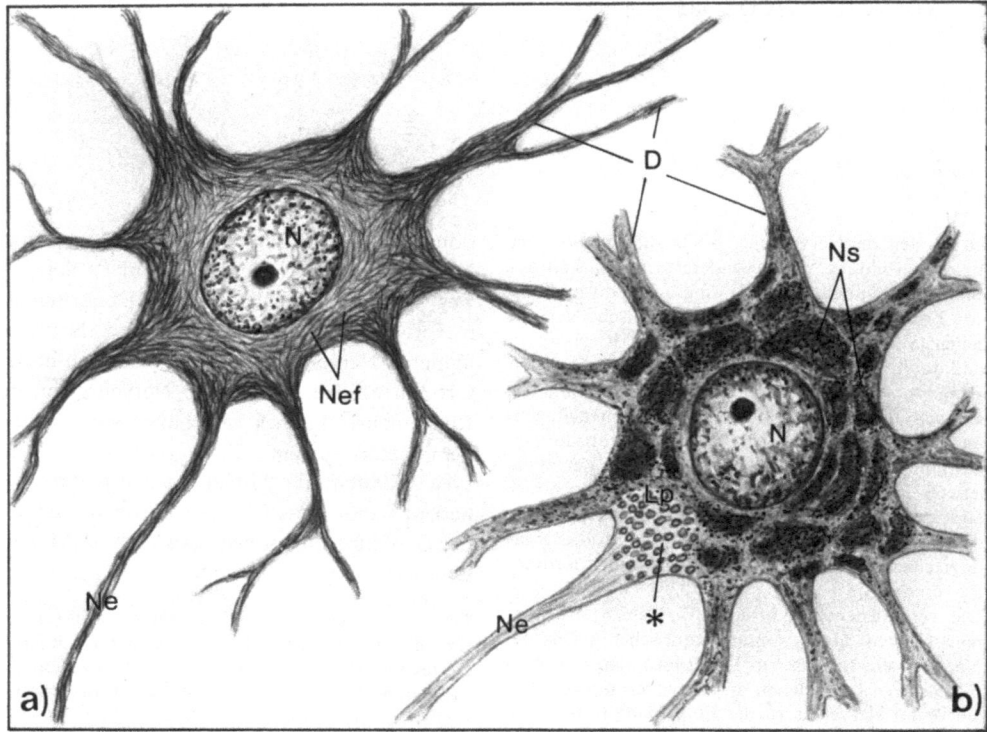

Abb. 8.1 Multipolare Nervenzellen (motorische Vorderhornzellen aus dem Rückenmark). **a** Silberbild, **b** Nissl' Bild; mit zahlreichen, relativ kurzen, verzweigten Dendriten (*D*) und einem unverzweigten, langen Neuriten (*Ne*) oder Axon. *N* = Nucleus, mit deutlichem Nucleolus, *Ns* = Nissl' Schollen (Tigroidfelderung), * = beachte den Nissl' Schollen freien Ursprungsconus des Neuriten. Anstelle der Nissl' Schollen treten häufig Lipofuscingranula (*Lp*) auf. *Nef* = Neurofibrillen

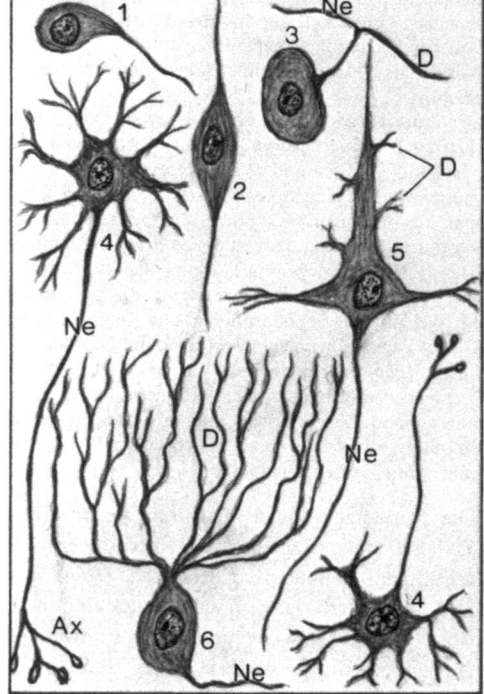

Abb. 8.2 Nervenzellformen. *1* = Unipolare Nervenzelle (z. B. Neuroblast), *2* = bipolare Nervenzelle (z. B. Ganglion spirale cochleae), *3* = pseudounipolare Nervenzelle (z. B. Spinalganglion), *4* = multipolare Nervenzelle (z. B. Rückenmark), *5* = multipolare Nervenzelle (Pyramidenzelle, Großhirn), *6* = Ganglienzelle aus dem Kleinhirn mit starkem Dendritenbaum. *D* = Dendriten, *Ne* = Neurit, *Ax* = Axonendigung

8.1.2 *Bipolare Nervenzellen* (sensorisch) (Abb. 8.2): Sie besitzen einen Neuriten und einen Dendriten, die an entgegengesetzten Polen das Perikaryon verlassen (Abb. 8.2).

Vorkommen: Ganglion spirale cochleae et vestibuli, Regio olfactoria, Netzhaut.
Unter einem Ganglion versteht man eine periphere Ansammlung von Nervenzellen.

8.1.3 *Pseudounipolare Nervenzellen* (sensibel) (Abb. 8.2): Bei diesen Nervenzellen verläßt ein Stammfortsatz den Nervenzelleib und teilt sich T- oder Y-förmig in zwei Fortsätze ungleichen Kalibers auf. Der in der Peripherie (z. B. Haut) verankerte, mit receptorischen Endigungen versehene, dickkalibrige Fortsatz wird als Dendrit, der zum Zentrum (z. B. Rückenmark) ziehende dünnere Fortsatz als Neurit bezeichnet. Pseudounipolare Zellen sind aus bipolaren Nervenzellen durch Annäherung der somanahen Anteile der beiden Fortsätze und Zurückziehen des Perikaryon entstanden (Abb. 8.15).

Vorkommen: Spinalganglion, Ggl. Gasseri, Ggl. inferius N. vagi, Ggl. extracraniale N. glossopharyngici.

8.1.4 *Multipolare Nervenzellen* (Abb. 8.1) besitzen mehrere kurze, vom Zelleib breitbasig abgehende Dendriten, einen längeren Neuriten und kommen am häufigsten vor. Die Ausbildung von zahlreichen, sich stets verzweigenden und somit immer dünner werdenden Dendriten bedeutet eine erhebliche Vergrößerung der nervösen Substanz zur besseren Aufnahme von Reizen anderer Nervenzellen.

Vorkommen: Zentrales und vegetatives Nervensystem. In der Großhirnrinde finden sich in den motorischen Zentren charakteristische, pyramidenförmige Nervenzellen multipolarer Natur, die als Pyramidenzellen bezeichnet werden (Abb. 8.2). Ihr Axon entspringt an basalen Zellabschnitten der Pyramide. Typische Kleinhirnrindenzellen sind die Purkinje-Zellen, deren Dendritenbaum sich spalierbaumartig in einer Ebene verzweigt. Der Neurit verläßt den etwa birnenförmigen Zelleib an dem Pol, der dem Dendritengerüst entgegengesetzt ist (Abb. 8.2).

8.2 Das Neuron [8.7.2.]
An einem Neuron (Abb. 8.11) lassen sich der kernhaltige Nervenzelleib (Perikaryon, Soma) mit einem oder mehreren Dendriten, mit dem Neuriten (Axon) und das am Ende des Neuriten durch seine Verzweigung entstandene und mit Endigungen versehene Telodendron (Endverzweigung) unterscheiden. Zur Funktionstüchtigkeit markhaltiger und markloser Neurone ist die Anwesenheit von Oligodendrogliazellen bzw. Schwannschen Zellen zur Umscheidung der Axone erforderlich (Abb. 8.4b u. 8.6).

8.2.1 Das *Perikaryon* (Zellsoma): Das Perikaryon ist der Zellkörper mit dem Kern. Der kernhaltige Zellabschnitt liegt im Größenbereich zwischen 6 und 150 µm. Sehr große Perikarya finden sich in der Vorderhornsäule des Rückenmarkes (mot. Vorderhornsäule, Abb. 17.1) und z. B. im Nucleus gigantocellularis der Formatio reticularis, kleine Perikarya in der Rinde des Kleinhirns als sog. Körnerzellen (Abb. 17.7 u. 17.9). Das einen großen, rundlichen, hell anfärbbaren Kern umgebende Neuroplasma enthält zahlreiche Mitochondrien, einen gut entwickelten Golgi-Apparat, z. T. feinste fädige Elemente, die mit einer Silberimprägnation darzustellenden Neurofibrillen (Abb. 8.1). Die mit basischen Farbstoffen (z. B. Methylenblau, Kresylechtviolett) nachweisbaren *Nissl' Schollen* geben der Ganglienzelle ein geflecktes Aussehen und werden deswegen auch Tigroid-Schollen genannt. Während sich die Nissl' Substanzen auch in den Anfangsabschnitt der Dendriten vorschieben, lassen sie den Ursprungskegel (Konus) der Neuriten frei. An ihrer Stelle können schon in der Jugend, zunehmend im Alter, Lipofuscingranula auftreten. Lipofuscinpigmente verteilen sich außerdem in jungen Nervenzellen in geringerer, in älteren Nervenzellen in größerer Zahl im übrigen Perikaryon. Die Lipofuscingranula werden als Abnutzungspigmente angesehen. Da sie schon in manchen Nervenzellen während der embryonalen Entwicklung auftreten, muß man von einer frühzeitigen Abnutzung von Nervenzellstrukturen sprechen. In erkrankten Ganglienzellen zeigt sich eine deutliche Vermehrung der Lipofuscingranula.

Die Nervenzellen mancher Kerngebiete (Kerngebiet = N. = Nucleus = umschriebene Ansammlung von Nervenzellen im Zentralnervensystem) besitzen in größeren Mengen dunkelbraune Melaninpigmente. Dieses dunkel erscheinende Kerngebiet im Mittelhirn wird als Nucleus niger

128 Nervengewebe

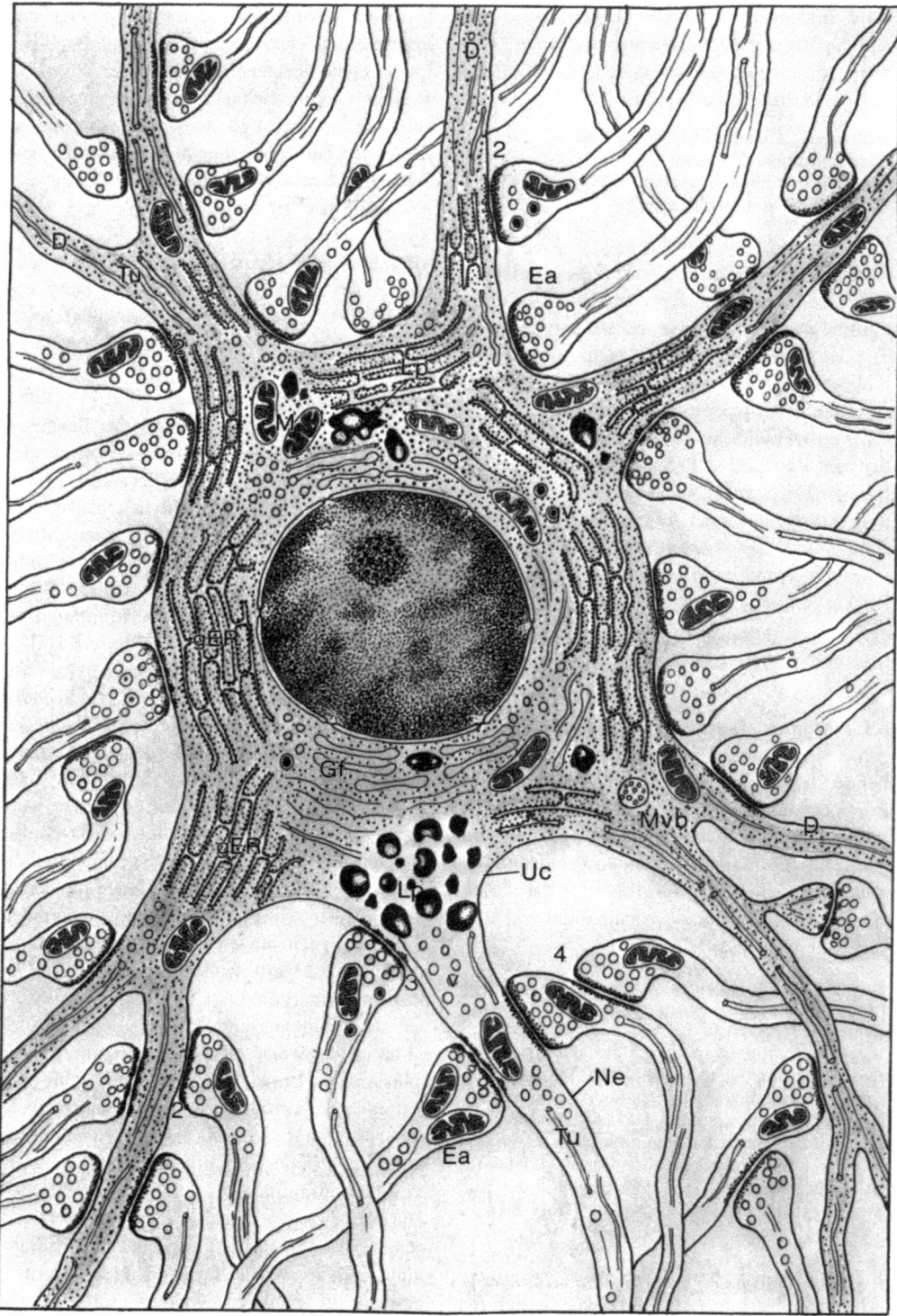

Abb. 8.3

bezeichnet. Das Vorkommen von kolloidalem Eisen in Nervenzellen führt zu einem rötlichen Aussehen (N. ruber).

Durch die Anwesenheit von Nissl-Substanzen im Perikaryon und in den Anfangsstrecken der Dendriten lassen sich diese gut, durch das Fehlen der Nissl-Substanzen im Ursprungskonus der Neuriten läßt sich dieser Teil des Perikaryon schlecht oder gar nicht mit einer Nissl' Färbung darstellen.

Perikaryon, Dendriten und Neurit mit seinen Endigungen können durch Edelmetallimprägnation gut sichtbar gemacht werden.

In multipolaren motorischen Nervenzellen sind Neurofibrillen und Nissl' Substanzen gut ausgeprägt, während pseudounipolare und vegetative Nervenzellen vergleichsweise wenig Nissl' Substanzen, aber ein gut entwickeltes Neurofibrillengerüst aufweisen. Neurofibrillen gehen kontinuierlich in Dendriten und Neuriten über. Ihre Darstellung gelingt für lichtmikroskopische Untersuchungen mit Silberimprägnationen. Aggregate von Neurotubuli und Neurofilamenten im Perikaryon und in den Fortsätzen werden als das Äquivalent lichtmikroskopisch sichtbarer, mit Silberimprägnationen darstellbarer Neurofibrillen angesehen.

Die *Nissl' Substanzen* erweisen sich elektronenoptisch als Areale *von gut entwickeltem granulären endoplasmatischen Reticulum* (Ergastoplasma, Proteinsynthese). Daraus erklärt sich die Basophilie der Nissl' Schollen. Zahlreiche freie Ribosomen sind nachweisbar. Manche Nervenzellen enthalten in geringfügiger Ausbreitung auch ein agranuläres endoplasmatisches Reticulum, so daß sie zur Glykogensynthese befähigt sind.

Die gute Entwicklung des Ergastoplasma weist auf eine erhöhte Proteinsynthese hin, die wohl zur Strukturerhaltung einer nicht mehr teilungsfähigen und sich somit nicht mehr erneuernden Nervenzelle erforderlich ist.

Elektronenmikroskopische Befunde (Abb. 8.3) zeigen Mitochondrien vorwiegend vom Cristae-Typ, gut ausgebildete Golgi-Felder um den Kern sowie Neurofilamente [∅ 6–10 nm (60–100 Å)], Neurotubuli [∅ 20–30 nm (200–300 Å)] und Multivesicularbodies. In der Nähe der Golgi-Felder kann man kleine „optisch" leere und größere, osmiophiles Material enthaltende Bläschen (granulierte Vesikel) beobachten. Das strukturreiche Perikaryon ist als das trophische Zentrum des gesamten Neurons anzusehen.

Die Produktion von Transmittersubstanzen (Überträgerstoffe) wie Acetylcholin, Noradrenalin, Adrenalin, Serotonin und γ-Aminobuttersäure wird einer Gemeinschaftsarbeit von Ergastoplasma und Golgi-Feldern zugeschrieben. Aus den Membranen beider Systeme schnüren sich kleine Vesikel ab. Das morphologische Substrat der genannten Transmittersubstanzen ist im Auftreten von leeren (∅ 30 nm) und gefüllten (∅ 30–120 nm) Vesikeln zu erblicken (s. S. 137). Sie treten besonders gehäuft in den Nervenendigungen auf. Die im Perikaryon entstandenen Transmitter sollen in inaktiver Transportform oder als Speicherform als molekulare Partikel über das System der Neurotubuli, die auch im Axon vorhanden sind, vom Perikaryon aus durch den Neuriten bis in seine Endigungen transportiert werden. Vom Perikaryon aus läßt sich ein sich über den Ursprungskegel in den Neuriten vorschiebender Axoplasmastrom beobachten, der Proteinbausteine, Zellorganellen und Transmittersubstanzen bis in die Nervenendigung transportieren kann. Der distal gerichtete Axoplasmastrom überwindet pro Tag eine Strecke von 250–400 mm und kann durch Anlegen einer Ligatur (Einengung) an einem Nerven nachgewiesen werden. Oberhalb der Einengungsstelle zeigen sich schon nach kurzer Zeit starke Anschwellungen der Axone (es kommt somit zu einem Stau des Axoplasmastromes oberhalb der Einengungsstelle, während die distale Neuritenstrecke dünner bleibt). Unter einem aktiven Axoplasmatransport versteht man die Beförderung von Transmittersubstanzen und ihrer Abbauenzyme unter Verbrauch von ATP (etwa 250–400 mm/Tag). Außerdem besteht ein kontinuierlicher Axoplasmastrom, der andere Cytoplasmakomponenten weiterleitet (1–5 mm/Tag). Ähn-

◀ **Abb. 8.3** Ultrastruktur des Perikaryon einer Nervenzelle und synaptische Verknüpfungen. Die Ergastoplasmafelder (*gER*) entsprechen den LM sichtbaren Nissl' Schollen. *Uc* = Ursprungsconus des Neuriten (*Ne*) mit Lipofuscingranula (*Lp*), frei von Nissl-Schollen; *D* = Dendriten. Im Perikaryon und in den Zellfortsätzen finden sich Tubuli (*Tu*), Mitochondrien (*M*), Vesikel (*v*), granuläre Vesikel (*gv*), Multivesicular bodies (*Mvb*), Golgi-Feld (*Gf*). An die Oberfläche der Nervenzelle (Perikaryon, Neurit, Dendriten) ziehen die Axone anderer Nervenzellen und entwickeln synaptische Verknüpfungen mit Endanschwellungen (*Ea*, Endkolben, enthalten Mitochondrien und synaptische Vesikel): am Perikaryon = axo-somatische Synapse (*1*), an den Dendritenoberflächen = axo-dendritische Synapse (*2*) und am Axon = axo-axonale Synapse (*3*). Unter 4 wird die Möglichkeit der Kontakte zwischen mehreren Axonen dargestellt

liche Transportmechanismen sind in retrograder Richtung zu beobachten. Die Geschwindigkeiten betragen hier aber etwa die Hälfte der für den cellulifugalen Transport angegebenen Werte.

Unter Arbeitsbelastung lassen sich im Tierexperiment morphologische Veränderungen der Nissl' Substanzen beobachten. Während man beim ruhenden Tier vorwiegend kräftig gefärbte Nissl' Substanzen sieht, nimmt ihre Anfärbbarkeit in motorischen Vorderhornzellen des Rückenmarkes bei längere Zeit schwimmenden Ratten ab. Bei Einstellung des Versuches und nach einer gewissen Ruhepause lassen sich wieder gut anfärbbare Nissl' Schollen darstellen. Offenbar kommt es bei starker funktioneller Belastung zu einem Abbau der Nissl' Substanzen, die sich aber nach einer Erholungspause wieder aufbauen. Auch die den Nervenzellen benachbarten Gliazellen zeigen eine Reaktion. Nach Belastung lassen sich an der unmittelbaren Oberfläche der Perikarya mehr Gliazellen nachweisen als im Kontrolltier. Sehr wahrscheinlich haben sich weitere Gliazellen dem Perikaryon für einen besseren Stoffaustausch genähert.

Die meisten Nervenzellen weisen in der Regel nur einen großen, rundlichen, zentral im Perikaryon gelegenen Kern auf, der vorwiegend nur einen deutlichen, relativ großen Nucleolus, gelegentlich mehrere Kernkörperchen enthält. Der nicht mehr teilungsfähige Kern gleicht den Kernen anderer Zellen. Seine Chromatinsubstanzen können sich im Karyoplasma wegen der Größe des Kernes gut ausbreiten, woraus eine helle Anfärbbarkeit resultiert. Die Kernmembran weist ebenfalls Poren auf; sie stellt eine Doppelmembran dar, wobei die äußere kontinuierlich mit dem System des granulären endoplasmatischen Reticulum zusammenhängt.

Aufgrund dieser morphologischen und färberischen Kriterien des Kernes läßt sich auch im Kurspräparat jede Nervenzelle gut erkennen. In den Kernen von Nervenzellen mancher Säugetiere läßt sich ein deutliches Sex-Chromatin beobachten, das dem Kernkörperchen oder der Kernmembran von innen anliegt.

Mehrkernige Nervenzellen treten normalerweise vereinzelt in manchen Gebieten des vegetativen Nervensystems, z. B. im Plexus prostaticus, auf.

Das den Zelleib umgebende Plasmalemm ist eine Einheitsmembran [7–8 nm (70–80 Å)] und geht kontinuierlich auf die Dendriten und den Neuriten über. Dem Plasmalemm lagert sich von außen eine aus Glykoproteinen und Glykolipiden bestehende Glykokalix (auch "cellcoat" genannt) an.

8.2.2 Zellfortsätze:

1. *Dendriten*: Es handelt sich im Vergleich zum Neuriten einer multipolaren Nervenzelle um kurze Fortsätze, die sich sehr stark verzweigen, wodurch sie ständig dünner werden. Sie enthalten mehr Neurotubuli als Filamente. An ihrer Oberfläche lassen sich bei geeigneter Technik Neuritenendigungen anderer Nervenzellen beobachten. Die Dendriten sind in ihrer Gesamtheit als Receptorareal anzusehen. Der Dendrit von bipolaren und pseudounipolaren Nervenzellen kann sehr lang werden (bei den pseudounipolaren Ganglienzellen bis zu 1 m).

2. *Neurit* (Axon) [8.7.4. u. 10.7.2.]: Der eine aus dem Perikaryon an einem Ursprungskonus hervorgehende lange Neurit kann Seitenäste (Kollateralen) in Somanähe abgeben (Abb. 8.11) und verbindet nach Aufzweigung seines Endabschnittes durch seine Nervenendigungen das entsprechende Perikaryon mit anderen Nervenzellen oder mit nicht nervösen Zellen (Skeletmuskelzellen, glatte Muskelzellen, Drüsen usw.).

Er ist als Erregungsleiter des Neurons anzusehen. Abgesehen von einer kurzen perikaryonnahen, nackten Strecke (Initialsegment) wird das Axon in seiner ganzen Länge von Fortsätzen kleiner Gliazellen (zentrale Leitungsstrecke) und in seinem peripheren Verlauf von Schwannschen Zellen umgeben. Das Axoplasma ist durch ein Axolemm abgegrenzt, das als Fortsetzung des Plasmalemm des Perikaryon anzusehen ist. Im Gegensatz zu den verhältnismäßig plumpen und kurzen Mitochondrien im Perikaryon sind diese im Axon lang und schlank. Außer elektronenoptisch leeren und granulären Bläschen finden sich im Axoplasma häufiger Neurotubuli und Neuro-

Abb. 8.4 a Unterschiedliche Erscheinungsbilder markhaltiger Nervenfasern im Längsschnitt (LM). *1* = nach Osmierung (Osmiumtetroxid), *2* = nach Osmierung, Erscheinungsbild der sog. Schmidt-Lantermanschen Einkerbungen (*Sle*), *3* = nach Silberimprägnation, *4* = nach Azanfärbung. *Ne* = Neurit, *Ms* = Markscheide, *Sz* = Schwannsche Zelle, *N* = Kern der Schwannschen Zelle, *Nes* = bindegewebige Endoneuralscheide, *In* = Internodium, *Rs* = Ranvierscher Schnürring (Vergr. etwa 750fach). b Entwicklung und Aufbau einer Markscheide (ELM-Querschnitt, schematisch). *A* = Axon, *Sz* = Schwannsche Zelle. Man beachte die verschiedenen Stadien der Umwicklung durch die

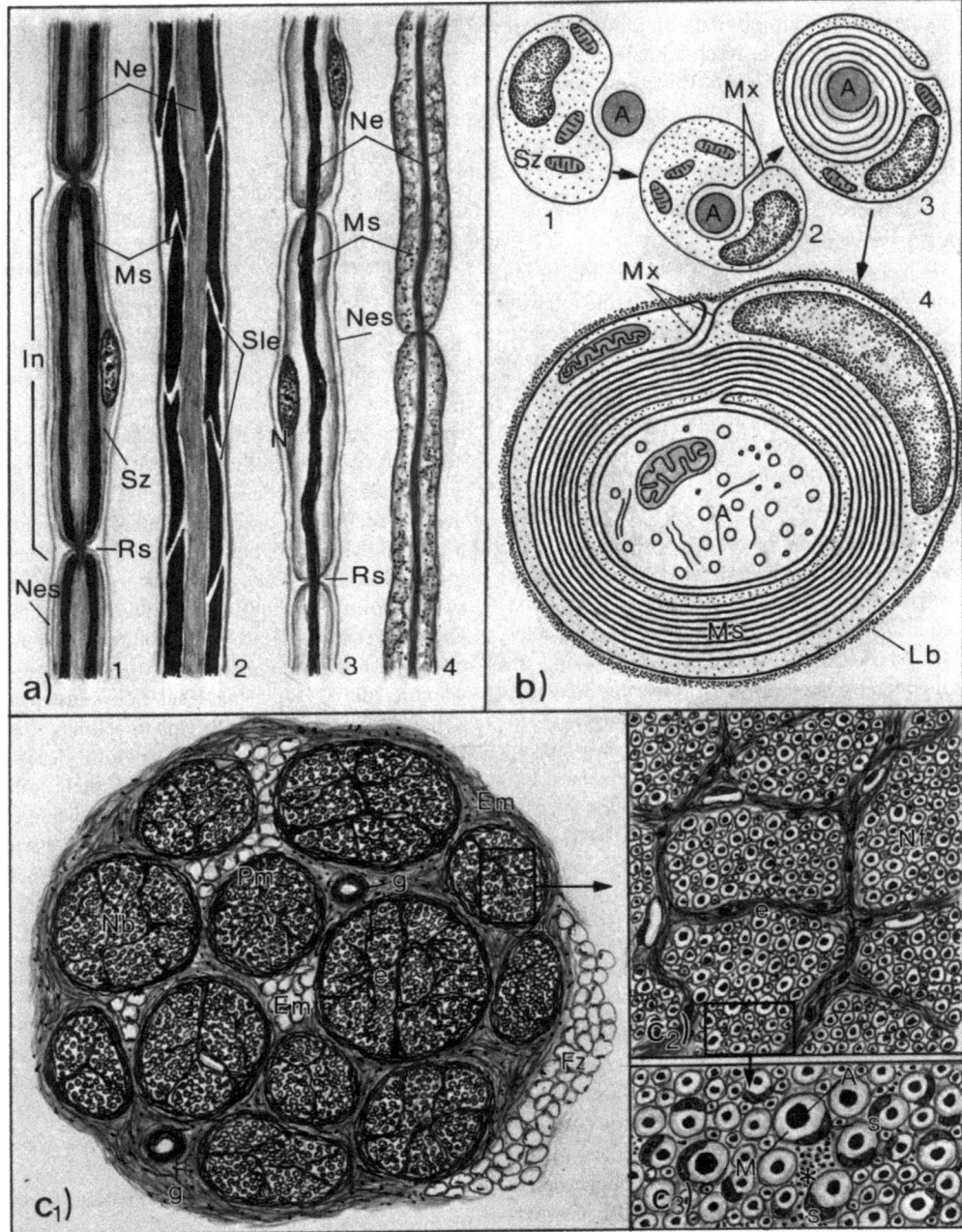

Abb. 8.4 (Fortsetzung)
Schwannsche Zelle (1 bis 4) und die Bildung einer Myelinscheide (*Ms*, Markscheide, lamelliert) durch die spiraltourige Umwicklung des Schwannschen Cytoplasma um das Axon (*A*). *Lb* = Lamina basalis, *Mx* = Mesaxon. **c** Querschnitt durch einen Nerven (*LM*). **c₁**) Übersichtsbild. Der Nerv wird an der Oberfläche vom Epineurium (*Em*), die einzelnen Nervenbündel (*Nb*) werden vom Perineurium (*Pm*) umgeben. Das Nervenbündel wird vom Endoneurium (*e*) in kleinere Untereinheiten unterteilt. *Fz* = Fettzellen, *g* = Gefäß. (Vergr. etwa 40fach). **c₂**) Ausschnittvergrößerung (etwa 200fach) aus **c₁**). *Nf* = Nervenfasern, *e* = Endoneurium. **c₃**) Ausschnittvergrößerung (etwa 750fach) aus **c₂**). Man beachte die unterschiedlich dicken Axone (*A*) und unterschiedlich dicken Markscheiden (*M*). *s* = Zellkern der Schwannschen Zelle, ∗ = Anschnitte markloser Nervenfasern

filamente, die sich parallel zur Längsachse des Neuriten ausdehnen. Auch Anteile des agranulären endoplasmatischen Reticulum, ebenfalls in Längsachse des Axon orientiert, sind zu beobachten (Abb. 8.7). Es lassen sich Axone von unterschiedlicher Dicke unterscheiden.

8.2.3 Nervenfasern

Als Nervenfaser wird das Axon von multipolaren Nervenzellen bzw. der Dendrit und auch der Neurit einer pseudounipolaren oder bipolaren Nervenzelle mit seinen Begleitzellen (zentrale Oligodendrocyten, periphere Schwannsche Zellen) betrachtet. Man unterscheidet:
a) *markhaltige Nervenfasern,*
b) *marklose Nervenfasern,*
c) *nackte Axone.*

Bei markhaltigen Nervenfasern bilden in der zentralnervösen Substanz die Oligodendrogliazellen, bei peripheren Nervenfasern die Schwannschen Zellen um das Axon eine Markscheide. Die Markscheide ist somit ein Produkt der Oligodendrocyten (im ZNS) bzw. der Schwannschen Zellen (peripher). Auch die langen Dendriten der sensiblen und sensorischen Neurone werden mit ihren Markscheiden als markhaltige Nervenfasern bezeichnet. Bei den meisten vegetativen Nervenfasern bleibt eine Markscheidenbildung aus, sie heißen daher marklose Nervenfasern, die im Endbereich örtlich begrenzt auch nackt sein können.

8.2.3.1 *Markhaltige Nervenfasern:* Sie lassen sich lichtmikroskopisch mit verschiedenen Methoden unterschiedlich darstellen (Abb. 8.4a). Danach unterscheidet man in Quer- und Längsschnitten von innen nach außen: Axon (Achsenzylinder) – Markscheide – kernhaltiges Neurilemm (Schwannsche Zelle und bindegewebige Neuralscheide). Die mit Osmiumsäure schwärzbare Markscheide enthält Lipide (Lecithin, Phosphatide, Cholesterin, Cerebroside u. a.) und Proteine, die man zusammen als Myelin bezeichnet (Myelinscheide).

Bei der Anwendung bestimmter Techniken machen sich schräge, konusförmige Einkerbungen (Schmidt-Lantermansche Einkerbungen, Abb. 8.4a) bemerkbar, deren funktionelle Bedeutung noch weitgehend unbekannt ist.

Nach elektronenmikroskopischen Befunden handelt es sich um eine circuläre, lokal begrenzte Cytoplasmavolumenzunahme der Schwannschen Zelle, die die Einzellamellen der Myelinscheide auseinanderdrängt. An diesem Ort zeigt sich ein Strukturreichtum des Schwannschen Cytoplasma in Form von Mikrovilli und Zunahme der Elektronendichte der Plasmamatrix. Auch ein Auftreten von Pinocytoseeinsenkungen weist auf einen regen Stoffwechsel an dieser Stelle hin. In einem Internodium treten bis zu 25 Einkerbungen auf, ihre Anzahl ist direkt proportional der Dicke der Markscheide.

In seiner ganzen Länge (abgesehen vom Initialsegment und den Axonendigungen) wird ein peripheres Axon von zahlreichen hintereinander gelegenen Schwannschen Zellen mit *Markscheiden* umhüllt. Der zwischen zwei aufeinander folgenden Schwannschen Zellen mit Markscheiden vorhandene Intercellularspalt heißt Ranvierscher Schnürring oder Knoten (Abb. 8.4a und 8.11). Der Abstand zwischen zwei Schnürringen mißt durchschnittlich 2 mm. Diese Strecke wird als interanuläres Segment oder Internodium bezeichnet und stellt die Ausdehnung des Cytoplasma einer Schwannschen Zelle um das Axon dar (periphere Hülle). Die Länge der Internodien ist dem Faserdurchmesser und der Faserlänge proportional. Am Ranvierschen Schnürring endigen die Schwannschen Zellen mit verdickten Plasmaausläufern (Abb. 8.7). Hier besteht die Möglichkeit eines besseren Ionenaustausches zwischen Nervenfaser und Interstitium. Schnell leitende markhaltige Nervenfasern besitzen lange Internodien, dicke Axone und dicke Markscheiden. Je dünner die Markscheide und das Axon ausgebildet sind und je kürzer das Internodium ist, um so geringer ist die Leitungsgeschwindigkeit. Die Aufzweigung von markhaltigen Nervenfasern vollzieht sich meist dichotomisch im Bereich der Ranvierschen Knoten.

Am Ranvierschen Schnürring zieht das Axon ununterbrochen weiter, während die einzelnen Schwannschen Zellen mit ihren Markscheiden dort enden. Die Markscheide ist als ein Isolator für das Axon anzusehen.

Neuere elektromyographische Untersuchungen mittels der sog. Elektroneurographie haben für die Nervenleitungsgeschwindigkeit (NL) Werte ergeben, die eine wesentliche Schwankungsbreite in bezug auf einzelne Nerven zeigt. Es erscheint aus diesem Grunde nicht sinnvoll, an dieser Stelle die sonst üblich gege-

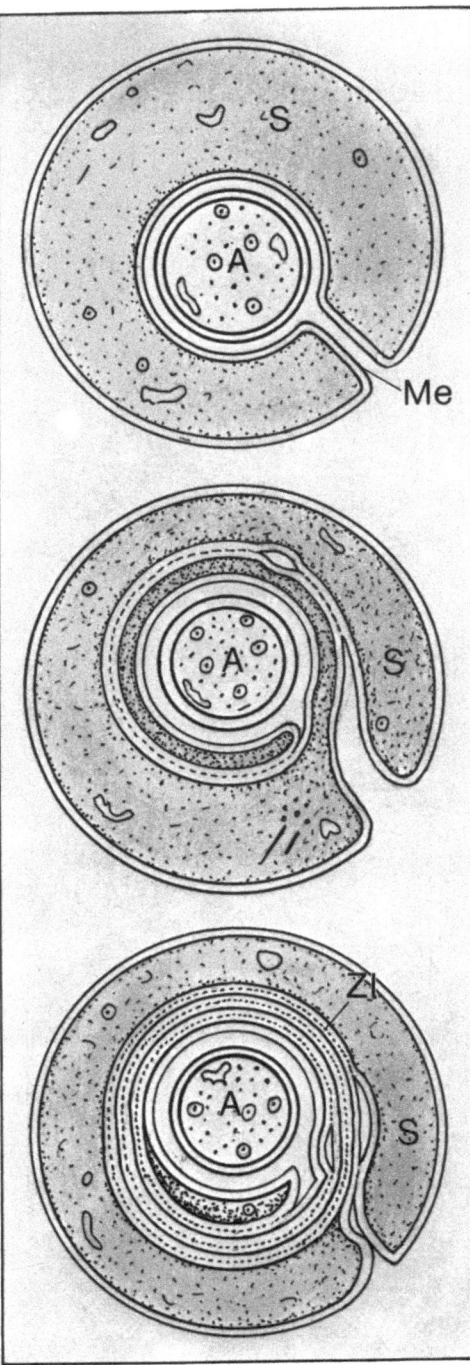

Abb. 8.5 Darstellung der Markscheidenbildung (ELM) unter Berücksichtigung des trilaminären Baues der Zellmembran der Schwannschen Zelle. Die beiden äußeren Proteinlagen verschmelzen zur sog. Zwischenlinie (Zl, gestrichelt). S = Plasma der Schwannschen Zelle, A = Axon, Me = Mesaxon (Nach ANDRES, aus FERNER und STAUBESAND)

ne Einteilung aufzuführen. (S. Lehrbücher der Physiologie.)

Elektronenmikroskopisches Bild der Markscheide (Abb. 8.4b, 8.5 u. 8.6): Es zeigt sich eine deutliche Lamellierung, wobei Lipide (hell) und Proteinlamellen (dunkel) in einem Abstand von 8 nm (80 Å) miteinander abwechseln. Diese entsprechen der Einheitsmembran des Plasmalemm der Schwannschen Zelle.

Markscheidenbildung (Myelogenese, Markreifung) (Abb. 8.4b und 8.5): Sie läßt sich im elektronenmikroskopischen Bild am besten anhand von Querschnitten erläutern. Die Markscheidenbildung beginnt an peripheren Axonen im 4. Embryonalmonat durch die schon frühzeitiger aus der Neuralleiste und dem Neuralrohr (Abb. 8.15) ausgewanderten und den betreffenden Axonen angelagerten Schwannschen Zellen. In eine Oberflächeneinsenkung der Schwannschen Zelle lagert sich das Axon ein. Beim tieferen Einsenken in die Oberfläche der Schwannschen Zelle nimmt das Axon das Plasmalemm der Schwannschen Zelle mit (Abb. 8.4b u. 8.5). Es entsteht eine Duplikatur durch die Membran der Schwannschen Zelle, das Mesaxon (Mesaxon im Vergleich zum Mesenterium als Bauchfellduplikatur, die den Dünndarm befestigt und ihn umscheidet).

Nach der Bildung des *Mesaxon* wickelt sich die Schwannsche Zelle in Spiraltouren, z. T. mehr als 50mal, um das Axon, so daß ein lamelläres Bild der auf diese Weise entwickelten Markscheide entsteht.

Das Plasmalemm der Schwannschen Zelle ist wie jede Zellmembran eine Einheitsmembran, die sich aus einer äußeren und inneren Proteinschicht zusammensetzt, die eine mittlere Lipidzone begrenzen. Danach besteht das Mesaxon aus sechs Zonen, von denen die beiden äußeren Proteinlagen während der Umwicklung des Axons (bei der Markscheidenbildung) durch die Schwannsche Zelle zur Zwischenlinie, die beiden inneren Proteinschichten zur dichten Hauptlinie verschmelzen (Abb. 8.5). Nach Abschluß der Markscheidenbildung lassen sich ein inneres und äußeres Mesaxon unterscheiden (Abb. 8.4 u. 8.5).

Der kernhaltige Anteil der Schwannschen Zelle bleibt in seiner oberflächlichen Lage. Jede periphere markhaltige Nervenfaser wird an ihrer Oberfläche von einer Lamina basalis bedeckt, die auch die Ranvierschen Schnürringe überzieht.

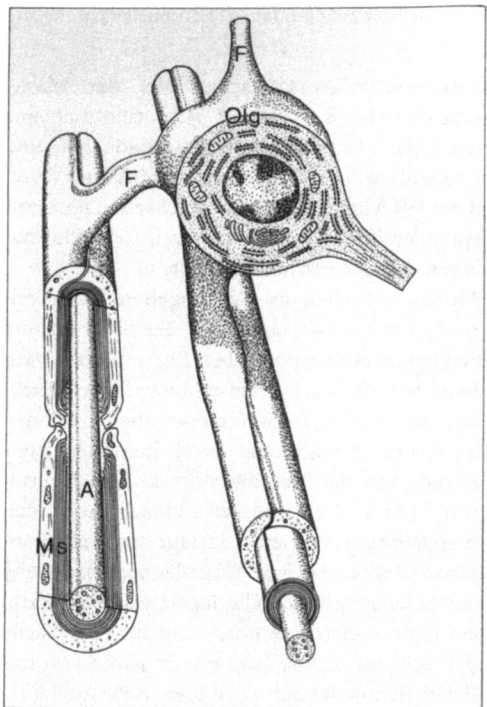

Abb. 8.6 Räumliche Darstellung (*ELM*) des Baus einer zentralen markhaltigen Nervenfaser. Die Markscheidenbildung erfolgt durch Umwicklung des Axons (*A*) durch die Fortsätze (*F*) der Oligodendrogliazellen. *Olg* = kernhaltiger Abschnitt der Oligodendrogliazellen, *Ms* = Markscheide. (Aus FORSSMANN/HEYM)

Axone mit dünnen Markscheiden werden markarme Nervenfasern genannt.
Bei den zentralen, in der weißen Substanz (Subst. alba) des Gehirns und des Rückenmarkes verlaufenden markhaltigen Nervenfasern fehlen eine Lamina basalis und eine bindegewebige Endoneuralscheide (s. S. 145). Die Myelinisierung wird von verzweigten Oligodendrocyten übernommen, die mit ihren plattenförmigen Fortsätzen stets mehrere Axone umwickeln (Abb. 8.6). Somit wird ein peripheres Axon von mehreren hintereinander gelagerten Schwannschen Zellen (nervöse Peripherie) eingescheidet, während eine Oligodendrogliazelle immer um mehrere Neuriten eine Markscheide (zentrale Nervenfaser) ausbildet. Ranviersche Schnürringe sind an zentralen Nervenfasern deutlich sichtbar, dagegen fehlen die Schmidt-Lantermanschen Einkerbungen.

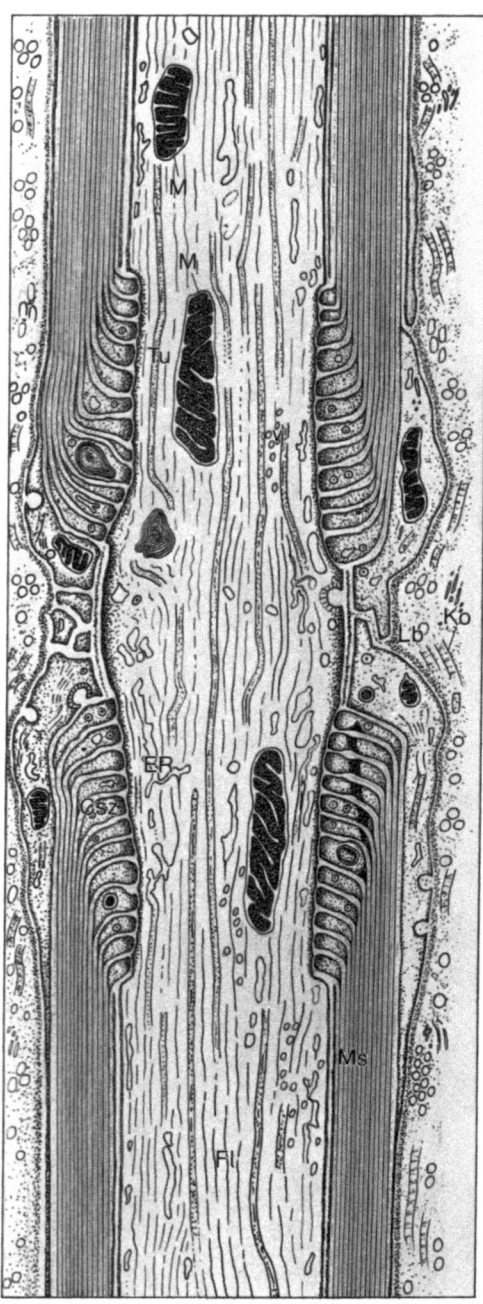

Abb. 8.7 Schema der Ultrastruktur einer längsgeschnittenen markhaltigen Nervenfaser im Bereich des Ranvierschen Schnürrings. *Tu* = Tubulus, *Fl* = Filamente, *ER* = endoplasmatisches Reticulum, *v* = Vesikel, *M* = Mitochondrien, *Ms* = Markscheide, *Csz* = Cytoplasmafortsätze der Schwannschen Zelle mit Desmosomenkontakten. *Lb* = Lamina basalis, Ko = Kollagen der Endoneuralscheide. (Nach ANDRES)

Bei Betrachtung eines motorischen Neurons (Abb. 8.11a) lassen sich verschiedene Axonstrecken unterscheiden:
1. Der Anfangsabschnitt des noch in der grauen Substanz des Gehirns oder des Rückenmarks verlaufenden Neuriten besitzt keine Hüllen; diese nackte, vom Ursprungskonus bis zur Bildung der ersten Markscheide reichende Strecke heißt Initialsegment.
2. Beim Eintritt in die Substantia alba des ZNS bekommt der Neurit eine Markscheide von Seiten der Oligodendrogliazellen.
3. Beim Verlassen der zentralnervösen Substanz (Gehirn – Rückenmark) wird die Markscheidenbildung von den Schwannschen Zellen übernommen. Am Ende der Neuritenaufzweigungen sind zwar noch Schwannsche Zellen vorhanden, jedoch fehlen die Markscheiden.

8.2.3.2 *Marklose Nervenfasern:* Sie lassen sich lichtmikroskopisch durch Silberimprägnation oder durch Methylenblau im histologischen Präparat sichtbar machen (Abb. 8.10). Man erkennt Stränge oder Geflechte von schwarzbraun imprägnierten oder blau gefärbten Axonen, deren Schwannsche Zellen keine Markscheide entwickelt haben. Solche Fasern gehören vorwiegend dem vegetativen Nervensystem an. Infolge ihres Gehaltes an biogenen Aminen lassen sich sympathische Nervenfasern durch eine fluorescenzmikroskopische Technik in einer deutlichen Gelbgrünfluorescenz beobachten. Der elektronenmikroskopische Bau von marklosen Nervenfasern kann an Querschnitten gut erkannt werden. In die Oberfläche der Schwannschen Zellen haben sich mehrere, unterschiedlich dicke Axone unter Bildung von Mesaxonen eingesenkt. Die Invaginationen können jeweils ein oder mehrere Axone enthalten (Abb. 8.8). Somit sind unter marklosen Nervenfasern mehrere in die Oberfläche von hintereinander geschalteten Schwannschen Zellen invaginierte Axone zu verstehen, wobei während der Einscheidung der Prozeß der Umwicklung durch die Schwannsche Zelle und damit die Markscheidenbildung ausgeblieben ist. Die strukturarmen (wenig endoplasmatisches Reticulum, wenig Mitochondrien, schwach entwickelter Golgi-Apparat) Schwannschen Zellen besitzen an ihrer Oberfläche eine Basallamina.

Markhaltige Nervenfasern sehen im Frischpräparat weiß, marklose grau aus.
Alle Nervenfasern, mit Ausnahme der nackten Axone, weisen eine Umhüllung durch Oligodendrogliazellen oder Schwannsche Zellen auf, wobei jeweils nur ein Axon durch die Schwannsche Zelle oder durch einen Fortsatz einer Oligodendrogliazelle umwickelt wird. Die Umwicklung stellt die Markscheide dar. Je nach Dicke der Markscheide spricht man von markreichen und markarmen Nervenfasern. Den in diesen Abschnitten genannten morphologischen Kriterien der Nervenfasern sind nach physiologischen Untersuchungen unterschiedliche Funktionen zuzuordnen.

8.2.3.3 *Nackte Axone:* Nackte Axone ohne Schwannsche Zelle oder zentrale Glia befinden sich in der Substantia grisea des ZNS, in der Retina des Auges und an der Endstrecke des vegetativen Nervensystems. Im Bereich der Synapse zeigt das Axon eine charakteristische Differenzierung, die einer Axonanschwellung mit synaptischen Vesikeln und Mitochondrien entspricht. An der Axonverdickung und an der Membran der Effektorzelle können Verdichtungszonen (synaptische Membran) auftreten.

8.3 Synapsen (Ort der Erregungsübertragung) [10.7.3.]
Am Ende der Axonstrecken kommt es zur Ausbildung mehr oder weniger intensiver Aufzweigungen, die man zusammen mit ihren Endigungen als Endbäumchen oder Telodendron bezeichnet. Die marklosen Axonendstrecken entwickeln typische Nervenendigungen, die schon lichtmikroskopisch durch Imprägnationen in Form von Endringen und Endkolben sichtbar werden. An den Endkolben (Boutons) findet die Übertragung der Erregungen von Nervenzellen auf andere Zellen statt. Der Ort der Erregungsübertragung – *Synapse* – ist demnach durch die Anwesenheit der synaptischen Nervenendigungen und des Plasmalemm einer zu innervierenden Zelle (Innervation = nervöse Versorgung) gekennzeichnet. Im Bereich der Synapse zeigt das Axon eine charakteristische Differenzierung, die in einer Axonanschwellung mit synaptischen Vesikeln und Mitochondrien besteht. An der

136 Nervengewebe

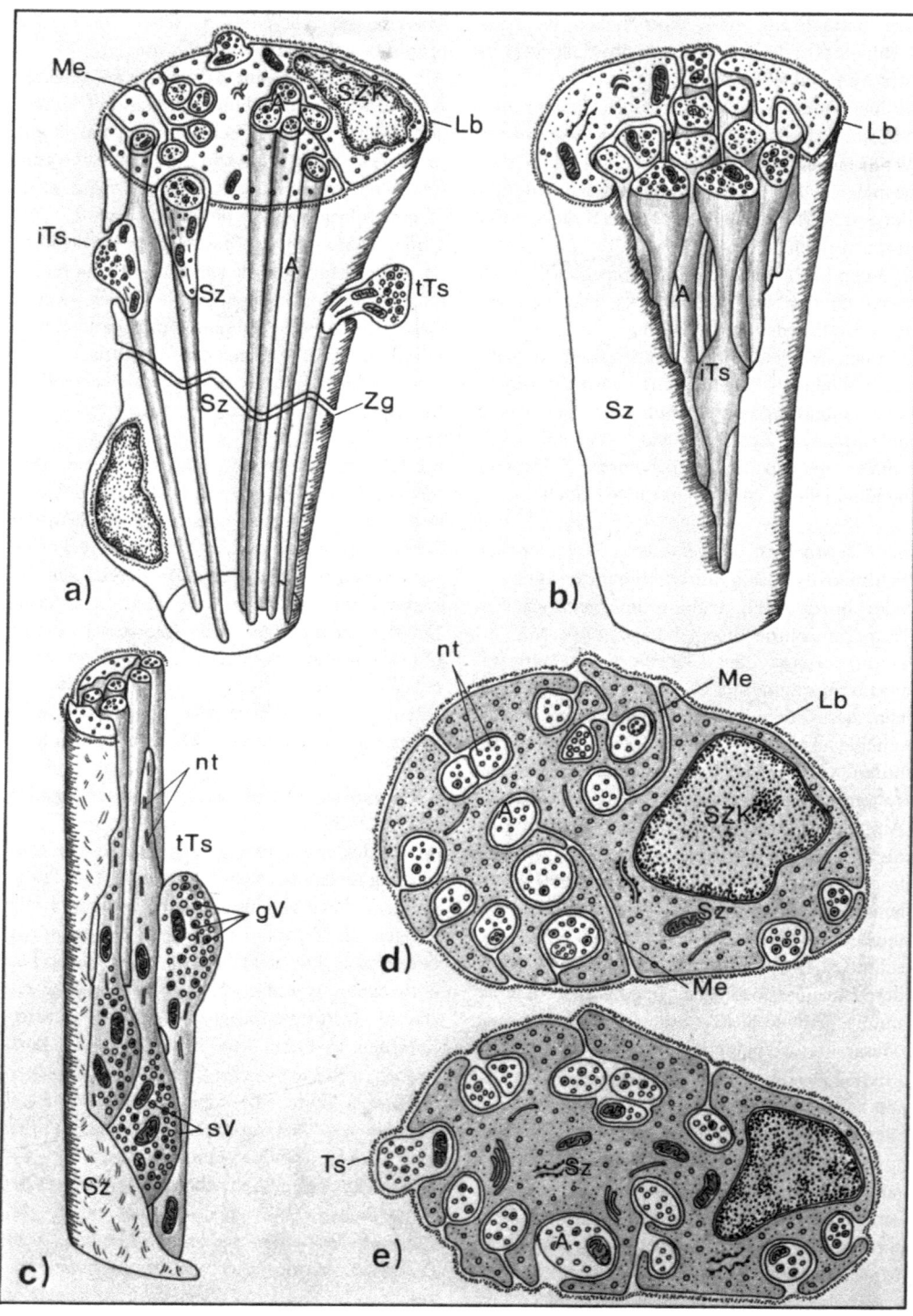

Abb. 8.8

Axonauftreibung und an der Membran der Effektorzelle können Verdichtungszonen (synaptische Membran) auftreten.

Man unterscheidet folgende synaptische Verknüpfungen:
1. Synaptische Verknüpfungen von Nervenzellen untereinander (Interneuronale Synapsen) (Abb. 8.3 u. 8.9)
   a) Axo-dendritische Synapsen,
   b) Axo-somatische Synapsen,
   c) Axo-axonale Synapsen.
2. Synaptische Verknüpfungen von Nervenzellen (Neuronen) mit nicht-nervösen Zellen
   a) Myoneurale Synapsen zwischen Motoneuronen und Skelettmuskelzellen (Abb. 8.9c),
   b) Neuroglanduläre Synapsen zwischen veget. Neuronen und exo- und endokrinen Drüsen,
   c) Neuroepitheliale bzw. endotheliale Kontakte,
   d) Myoneurale Synapsen zwischen vegetativen Neuronen, und glatten Muskelzellen und Herzmuskelzellen,
   e) Neuroendotheliale Kontakte.
3. Synapsen zwischen Sinneszellen und Dendriten von bipolaren und pseudounipolaren Nervenzellen.

8.3.1 Synaptische Verknüpfungen von Nervenzellen untereinander (*interneuronale Synapse*): Der Neurit entwickelt nach Aufzweigungen mehrere synaptische Endigungen, die sich an der Oberfläche mehrerer zu innervierender Nervenzellen ausbreiten (Divergenz-

◀ **Abb. 8.8** ELM-Bild markloser Nervenfasern und ihrer Endigungen. (Aus STURM-BIRKMAYER, nach KNOCHE-ADDICKS). a bis c Schematische Darstellung vom Verhalten des Axonbündels auf dem Weg zum Terminalgebiet; d und e Querschnitte durch marklose Nervenfasern. a Proximaler Faserabschnitt, b präterminaler Faserabschnitt, c Terminalbereich. Me = Mesaxon, SZK = Zellkern der Schwannschen Zelle, A = Axon bzw. Axongruppen. Sz = Schwannsches Zellplasma, Zg = Zellgrenzen der Schwannschen Zellen, iTs = interkaläres Transmittersegment, tTs = terminales Transmittersegment, sV = leere synaptische Vesikel, gV = granuläre Vesikel, nt = Neurotubuli, Lb = Lamina basalis. d und e Querschnitte von Axonbündeln. Me = Mesaxon, Lb = Lamina basalis, SZK = Schwannscher Zellkern, Ts = Transmittersegment, A = Axon, Sz = Schwannsches Zellplasma, nt = Neurotubuli

prinzip). Andererseits wird eine Nervenzelle durch mehrere Ganglienzellen nervös versorgt (Konvergenzprinzip). Somit können tausende synaptischer Endigungen an der Oberfläche eines Neurons vorhanden sein. Nach ihrer Lokalisation kann folgende Einteilung der Synapsen erfolgen:

8.3.1.1 *Axo-dendritische Synapsen* (Abb. 8.3 u. 8.9): Die marklosen Neuritenaufzweigungen bekommen durch kolbige, ringartige oder stempelförmige Endigungen (Boutons) Kontakt mit den Dendriten der Empfängerzelle. Dabei kann die Oberfläche der Dendriten durch Ausbildung stachelförmiger Vorwölbungen vergrößert werden. Diesen legen sich synaptische Endigungen kelchartig an (Dornensynapse, Abb. 17.9).

8.3.1.2 *Axo-somatische Synapsen*: Es handelt sich um Anlagerungen von Nervenendigungen an das Soma (Perikaryon) der Nervenzellen (Abb. 8.3 u. 8.9).

8.3.1.3 *Axo-axonale Synapsen*: In geringer Anzahl kommt es am Axon in unmittelbarer Nähe des Perikaryon zu synaptischen Verknüpfungen zwischen innervierendem Neuriten und dem Axon der Empfängerzelle (Abb. 8.3 u. 8.9). Die meisten erregenden (excitatorischen) synaptischen Endigungen breiten sich an den Dendriten aus, während an der Oberfläche des Perikaryon und des Initialsegmentes des Axons die hemmenden (inhibitorischen) Synapsen liegen.

Nach elektronenmikroskopischen Befunden lassen sich folgende morphologische Kriterien für die inter-neuronalen Synapsen aufstellen (Abb. 8.2 u. 8.9b).
1. Axonendauftreibung (Bouton) mit Mitochondrien und Vesikeln, die Transmittlersubstanzen (Überträgerstoffe) beinhalten. Die Vesikel können optisch leer sein oder granulierten Inhalt (dense core vesicle) aufweisen. Große granuläre Vesikel [$\varnothing$ 120–160 nm (1200–1600 Å)] sollen Dopamin, kleinere Bläschen [$\varnothing$ 60–120 nm (600–1200 Å)] mit granuliertem Inhalt Noradrenalin, kleine, optisch leere Vesikel [$\varnothing$ 60–120 nm (600–1200 Å)] Acetylcholin enthalten. Relativ große Granulärvesikel [$\varnothing$ 80–200 nm (800–2000 Å)] haben ATP. Die synaptischen Vesikel werden auch Transmitterorganellen genannt.
2. Die dem Plasmalemm der zu innervierenden Nervenzelle benachbarte Membran des Endkolbens ist die praesynaptische Membran, die durch Anlagerung von granuliertem osmiophilen Material dunkel und verdickt erscheint.

138 Nervengewebe

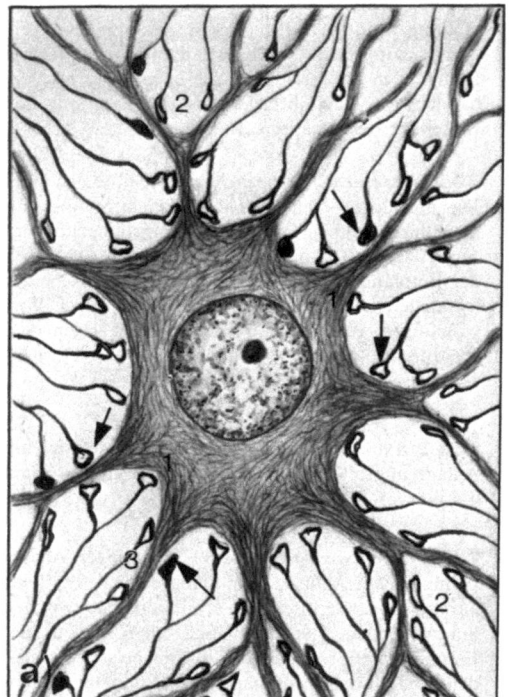
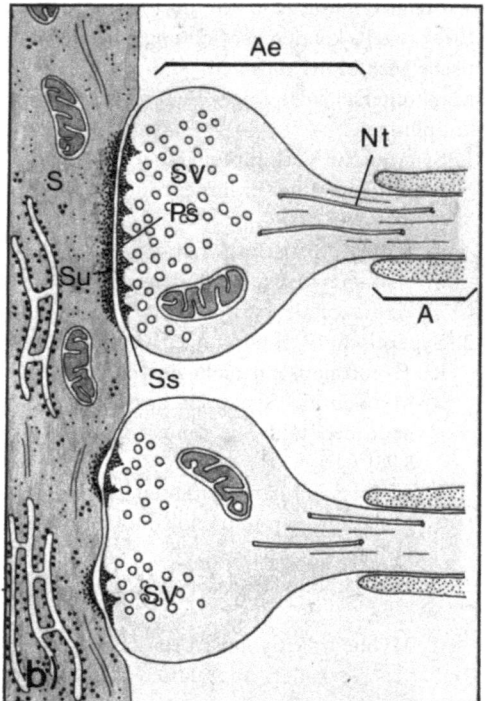
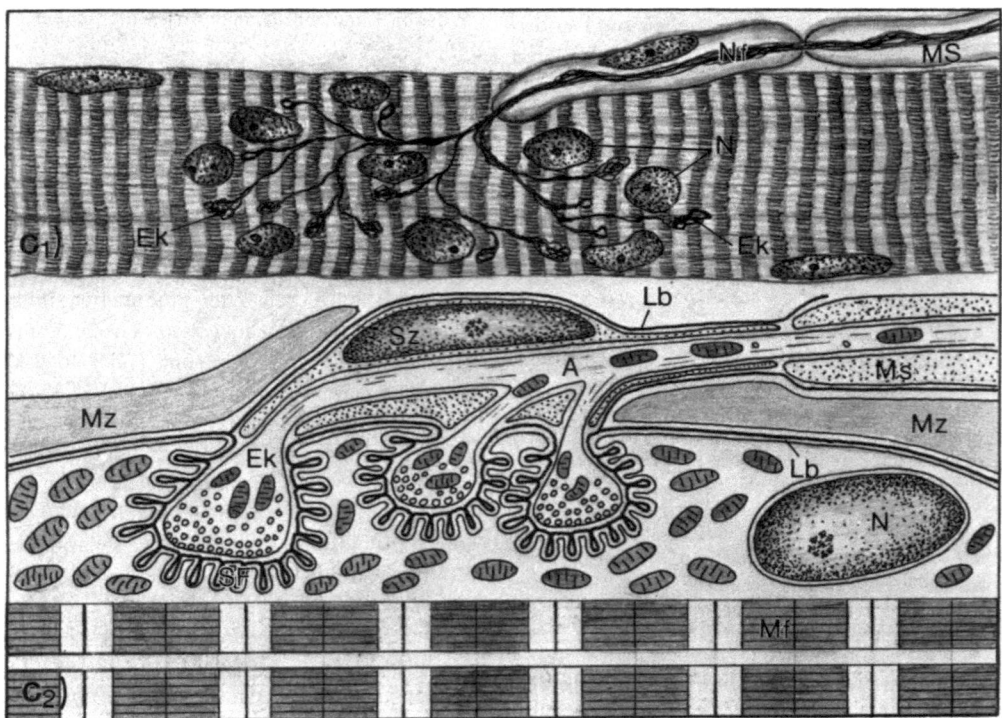

Abb. 8.9

3. Als subsynaptische Membran ist der Abschnitt des Plasmalemm der zu innervierenden Nervenzelle zu bezeichnen, welcher der praesynaptischen Membran gegenüberliegt. Die ebenfalls durch Anlagerung osmiophilen Materials dunkler und dicker aussehende subsynaptische Membran ist insgesamt dichter und dicker als die praesynaptische Membran. Der daran angrenzende, nicht verdickte Membranabschnitt der Erfolgszelle wird als postsynaptische Membran bezeichnet.

4. Zwischen prae- und subsynaptischer Membran dehnt sich der etwa 20 nm (200 Å) breite synaptische Spalt aus, der mit dem Extracellularraum in Verbindung steht. In ihm können gelegentlich filamentöses Material, Mucopolysaccharide und Proteine nachgewiesen werden. Diese könnten als Kittmasse für den bleibenden Kontakt der Synapse sorgen oder für den Stofftransport von Bedeutung sein.

Die in der geschilderten Weise aufgebaute Synapse stellt das Bild einer „klassischen Synapse"

◄ **Abb. 8.9 a** LM-Darstellung (Silberimprägnation) der synaptischen Verknüpfungen einer Nervenzelle mit den Neuriten (seltener mit Dendriten) anderer Nervenzellen in Form von Endknöpfen (siehe Pfeile). (Vergr. etwa 850fach). 1 = Axo-somatische S., 2 = Axodendritische S., 3 = Axo-axonale S. **b** Interneurale Synapse (*ELM*). *S* = Soma der zu innervierenden Nervenzelle, *A* = Axon, *Ae* = Axonendkolben (Bouton), *SV* = synaptische Vesikel, *Ps* = praesynaptische Membran, *Ss* = synaptischer Spalt, *Su* = subsynaptische Membran, *Nt* = Neurotubuli. *Oben:* Synapsen vom Typ Gray-I (die prae- und subsynaptischen Membranen werden in ihrer ganzen Ausdehnung von osmiophilem Material unterlagert), *unten:* Synapsen vom Typ Gray-II (osmiophiles Material auf der prae- und subsynaptischen Seite unterbrochen). **c₁** Flächenansicht (*LM*) einer motorischen Endplatte (myoneurale Synapse). Die markhaltige Nervenfaser (Nf) erreicht unter Verlust der Markscheide (*MS*) die Oberfläche der Skelettmuskelzelle, zweigt sich auf und entwickelt Endknöpfe (*Ek*). *N* = Muskelzellkerne der motorischen Endplatte. **c₂** ELM-Ausschnittsbild einer motorischen Endplatte (myoneurale Synapse). Die Endknöpfe (*Ek*, Axonanschwellungen mit Vesikeln und Mitochondrien) werden in die Oberfläche myofibrillenfreier Areale der Muskelzelle invaginiert. An der Invaginationsstelle bildet die Muskelzelle den subneuralen Faltenapparat (*SF*). *N* = Zellkern, *Mf* = Myofibrillen, *Sz* = Schwannsche Zelle, *Mz* = Plasma von Mesenchymzellen, *Lb* = Lamina basalis. Man beachte den Mitochondrienreichtum im Bereich der Endplatte

dar. In den synaptischen Endigungen fehlen Neurotubuli und Filamente. In manchen synaptischen Endigungen läßt sich Glykogen nachweisen. Diejenigen Synapsen, die ovoide bis längliche Vesikel besitzen, werden für inhibitorische Synapsen gehalten.

Die unterschiedliche Ausbildung der osmiophilen Verdichtungszonen und verschiedenen Weiten des synaptischen Spaltes haben zur Einteilung der Synapsen in zwei Typen geführt:
Synapsen vom Gray-Typ-I, in denen die praesynaptische Membran in ihrer ganzen Ausdehnung von osmiophilem Material unterlagert wird. Der synaptische Spalt ist breiter als in Synapsen vom Gray-Typ-II. Dieser Synapsentyp ist durch regelmäßige Unterbrechungen der Verdichtungszone an der praesynaptischen Membran gekennzeichnet. Die subsynaptische Verdichtungszone ist dünner und nur dort vorhanden, wo sich auch an der praesynaptischen Membran osmiophiles Material findet. Der subsynaptischen Verdichtungszone ist oft ein filamentöses Maschenwerk angelagert, das als subsynaptisches Netzwerk bezeichnet wird. Die an Perikarya lokalisierten Synapsen vom Typ II sind als inhibitorische Synapsen anzusehen.
Schließlich werden noch Dornensynapsen (Abb. 17.8), komplexe und glomerulusartige Synapsen beschrieben. Eine erhebliche Oberflächenvergrößerung der nervösen Substanz wird durch die Ausbildung komplexer Synapsen erreicht. Es kommt dabei zu mehreren tiefen Invaginationen kleiner Axonendigungen in die Oberfläche größerer Axone. Komplexe Synapsen finden sich in der Substantia gelatinosa des Rückenmarkes.
Die Dendriten der Nervenzellen der Hippocampusregion bilden dornenartige, dicht beieinander stehende Vorwölbungen, an denen synaptische Endigungen anderer Neurone liegen. Die funktionelle Bedeutung beider Synapsentypen ist einstweilen noch nicht bekannt.
In einer Modellvorstellung besteht das osmiophile Material der Verdichtungszone aus einem Gitter von Trabekeln, die hexagonale Räume umfassen. Die synaptischen Vesikel sollen durch die hexagonalen Räume bis zur praesynaptischen Membran wandern, um bei Erregung ihre Transmittersubstanzen durch feine Öffnungen (Stomata) in den synaptischen Spalt zu entleeren. Dies führt zu einer Depolarisation der subsynaptischen Membran. Durch Enzyme können die Übertragersubstanzen im synaptischen Spalt inaktiviert werden. Nach neueren physiologischen, tierexperimentellen Befunden sollen die Synapsen dynamische Strukturen verkörpern, die je nach Bedarf neu aufgebaut und zurückgebildet werden können.

8.3.2 *Synaptische Verknüpfungen zwischen Nervenzellen und nicht nervösen Zellen* (Effektorzellen).

8.3.2.1 *Myoneurale Synapsen* zwischen Motoneuronen und Skeletmuskelzellen (mot. Endplatten):
Die Neuriten von multipolaren motorischen Nervenzellen aus entsprechenden Hirnnervenkernen und der mot. Vorderhornsäule des Rückenmarkes endigen nach Ausbildung eines Telodendron an der Oberfläche von quergestreiften Skeletmuskelzellen. Nach Aufhören der Markscheide (das Axon ist ohne Myelinscheidenbildung von Schwannschen Zellen umscheidet) kommt es zu starker Verzweigung des Axons. Diese Äste entwickeln kleine ring-, kolben- oder ösenartige Endigungen, die der Muskelzelle aufliegen (Abb. 8.9c). Zwischen den Endigungen breiten sich relativ zahlreiche, rundliche, zentralständige Muskelzellkerne aus, an deren Anhäufung schon im einfachen Kurspräparat der Ort einer mot. Endplatte in der Mitte einer Muskelzelle erkannt werden kann. Motorische Endplatten vermag man durch Edelmetallimprägnation (Versilberungen, Vergoldung) mit ihren Einzelheiten darzustellen oder mit der Acetylcholinesterasereaktion zu lokalisieren.

Nach elektronenmikroskopischen Befunden sind die marklosen Axonverzweigungen nur solange von Schwannschen Zellen begleitet, bis die kolbenförmigen synaptischen Endigungen in die Oberfläche der Muskelzelle invaginieren. Die Lamina basalis der Schwannschen Zellen verbindet sich mit der der Muskelzelle. Gegenüber der Oberfläche der invaginierten Endkolben zeigt sich eine sehr starke Fältelung der Membran der Muskelzelle (subneuraler Faltenapparat). Die im synaptischen Spalt befindliche Verdichtungszone ist wahrscheinlich durch die Verschmelzung der Laminae basales von Schwannscher und Muskelzelle entstanden. Obwohl auch hier wie an klassischen Synapsen der Kontakt zwischen Nervengewebe und Muskelzellen sehr eng ist, kommt es nie zu einer Plasmakontinuität beider Gewebsarten. Die Endkolben enthalten Mitochondrien und optisch leere Vesikel. Diese entleeren Acetylcholin in den synaptischen Spalt, wodurch eine Depolarisation der Muskelzellmembran herbeigeführt wird.

Die Contraction der Muskelzelle wird ausgelöst, indem sich die durch die Depolarisation der sub- synaptischen Membran herbeigeführte Ladungsänderung in das T-System des endoplasmatischen Reticulum der Muskelzelle fortsetzt.
Die Verdichtungszonen an den synaptischen Membranen fehlen, Myofibrillen sind im Bereich der mot. Endplatte sehr stark reduziert oder gar nicht ausgebildet. Das vermutlich im Synapsenspalt befindliche Enzym Acetylcholinesterase baut das Acetylcholin ab.
Ein Axon kann durch seine Verzweigungen mehrere, bis zu etwa 50–60 Muskelzellen versorgen. In Muskeln, die besonders abgestufte und feine Contractionen durchzuführen haben, werden nur etwa 3–4 Muskelzellen von einem Neuron innerviert (äußere Augenmuskulatur, Fingermuskeln).

8.3.2.2 *Neuroglanduläre Synapsen*: In exokrinen und endokrinen Drüsen kommt es zu einem engen Kontakt vegetativer synaptischer Endigungen mit Drüsenzellen in einem Abstand von 20 nm (200 Å) (Abb. 4.1 und 4.2). Die Synapsen liegen zwischen Drüsenzelle und Lamina basalis, wobei sie die Drüsenzellen eindellen können. Zum Teil kommt es zu starken Axoninvaginationen. Auch intercellulär gelagerte Synapsen sind vorhanden. Die Endigungen können vorwiegend optisch leer sein, andererseits granuläre Vesikel enthalten. Membranverdichtungen können fehlen oder wie z.B. im Nebennierenmark vorhanden sein („klassische Synapse").
An den endokrin tätigen Typ-I-Zellen des Paraganglion caroticum zeigen sich sehr unterschiedlich gebaute Synapsen (s. S. 197).

Abb. 8.10 Vegetatives Nervengewebe in verschiedenen Darstellungsmöglichkeiten (periphere Verknüpfungszone zwischen vegetativem Nervengewebe und nichtnervösen Zellen). **a** Silberimprägnation (*LM*). Marklose Nervenfasern (*Nf*) verlaufen zwischen glatten Muskelzellen (*Mu*) und an Capillaren (*C*). Vergr. etwa 600fach. **b** ELM-Darstellung, entspricht dem Ausschnitt von a. *Sz* = Schwannsche Zelle, *A* = Axon mit Auftreibungen zu Transmittersegmenten (*T*, enthalten Vesikel und Mitochondrien), *gMu* = glatte Muskelzelle, *Lb* = Lamina basalis. **c** Darstellung sympathischer Nervenfasern (fluoreszenzmikroskopisch). Die weißen perlschnurartigen Reihen verkörpern sympathische Nervenfasern (*Nf*) mit ihrem Gehalt an biogenen Aminen in den Transmittersegmenten (T, umschriebene Verdickung). Das Effektorgewebe ist nicht dargestellt. **a–c** Ausschnitte aus der glatten Muskulatur des Darmes. **d** Darstellung des cholinergen Anteils vegetativer Nervenfasern (Acetylcholinesterase-Darstellung). Die Nervenfasern (Nf) werden durch die an ihrer Oberfläche dargestellte Acetylcholinesterase-Aktivität sichtbar. Das Effektorgewebe ist nicht dargestellt. (In Anlehnung an einen Originalbefund von van der ZYPEN, Herzmuskulatur)

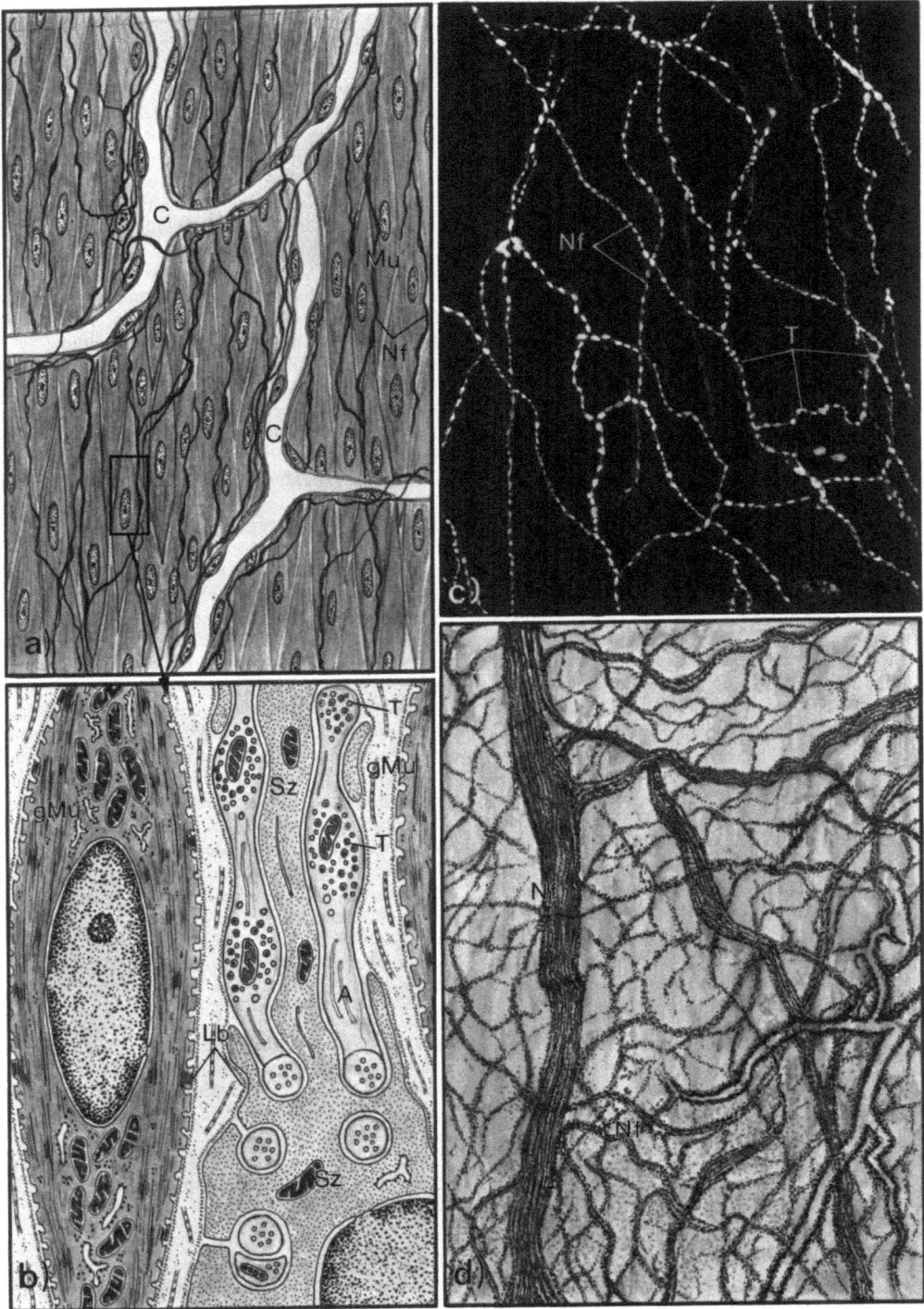

Abb. 8.10

8.3.2.3 Neuroepitheliale Kontakte:
Aus den subepithelialen Geflechten gelangen marklose Axone z. B. in die Intercellularspalten des mehrreihigen Flimmerepithels und entwickeln begrenzte Axonanschwellungen, die einerseits mit synaptischen Bläschen, andererseits mit zahlreichen Mitochondrien gefüllt sind, so daß ihre funktionelle Zuordnung zum efferenten oder afferenten System schwer fällt.

8.3.2.4 Myoneurale Synapsen
zwischen vegetativen Neuronen und glatten Muskelzellen oder Herzmuskelzellen: Hier fehlen stets einige morphologische Kriterien einer klassischen Synapse, nämlich die Membranverdichtungen im prae- und subsynaptischen Bereich; auch ist die Entfernung zwischen synaptischer Endigung und Erfolgszelle sehr unterschiedlich ist häufig breiter als der typische synaptische Spalt. Sympathische, marklose Nervenfasern bilden im Erfolgsorgan, z. B. zwischen glatten Muskelzellen oder Herzmuskelzellen, dichte Geflechte. Von hier aus nähern sich marklose, von Schwannschen Zellen begleitete Axone den Erfolgszellen, gehen aber mit ihnen selten einen so engen Kontakt ein wie bei der „klassischen Synapse". Im Axonverlauf und an seinem Ende machen sich in unterschiedlichen Abständen verschieden dicke Anschwellungen mit leeren und granulierten Vesikeln bemerkbar. Diese meist durch begrenzte Ausfaltung aus der Invagination der Schwannschen Zelle freien Varicositäten (Axonanschwellungen) werden im Axonverlauf „intercaläre", am Axonende „terminale" Transmittersegmente genannt (Abb. 8.8). An diesen Stellen kommt es zur Freisetzung der Transmittersubstanzen, zur diffusen Durchtränkung des anliegenden Gewebes und somit zur Innervation in „Bausch und Bogen". Da die sympathischen Neuriten auch in ihrem Verlauf und nicht nur am Ende Transmittersegmente aufweisen, aus denen Transmitterstoffe ausgeschleust werden, und somit im Vorbeiziehen die Empfängerzellen innervieren, spricht man von einer „synapse en passage". Da nicht immer z. B. jede glatte Muskelzelle in der Arterienwand innerviert wird, muß bei Innervation einzelner Muskelzellen eine Weiterleitung der Erregung durch Membrankontakte zwischen glatten Muskelzellen erfolgen (Abb. 8.10).
Bei einzelnen glatten Muskelzellen (Ductus deferens), bei Erregungsleitungsfasern und selten bei Arbeitsmuskelzellen des Herzens kann es zu tiefen Invaginationen von marklosen Axonen in die Oberfläche der Muskelzellen kommen; obwohl in diesen Fällen ein etwa 20 nm (200 Å) breiter Spalt vorliegt, bildet sich keine klassische Synapse aus. Den in dieser Weise innervierten Muskelzellen wird eine zentrale Bedeutung bei der Steuerung der Muskelcontraction und Weiterleitung der Erregung zugesprochen.
Über den Verlauf und die Innervationsdichte sympathischer (adrenerger) Nervenfasern geben fluorescenzmikroskopische Aufnahmen durch Darstellung der in den Axonen befindlichen biogenen Amine Auskunft. Die Neuriten zeigen, besonders an den mit biogenen Aminen ausgefüllten Transmittersegmenten, eine deutliche grün-gelbe Fluorescenz. Da in den Transmittersegmenten die meisten biogenen Amine vorhanden sind, fluoreszieren diese stärker als die anderen Abschnitte der sympathischen Axone und die Perikarya.
Das Verteilungsmuster der parasympathischen (cholinergen) Neurone mit ihren Verzweigungen bringt sehr gut die Acetylcholinesterasereaktion hervor (Abb. 8.10). Bei ihrer Darstellung kommt es zum histochemischen Nachweis des Enzyms Acetylcholinesterase, das für den Stoffwechsel des Acetylcholins von Bedeutung ist. Silberimprägnationen, Methylenblaufärbungen und gewöhnliche Kursfärbungen erlauben keine Unterscheidung von sympathischen und parasympathischen Axonen im Endbereich. Auch elektronenmikroskopische Aufnahmen bereiten erhebliche Schwierigkeiten bei der Differenzierung sympathischer und parasympathischer Anteile. Gewöhnlich werden Transmittersegmente mit vorwiegend granulären Vesikeln dem Sympathicus, solche mit überwiegend „leeren" Vesikeln dem Parasympathicus zugerechnet.
Im Endausbreitungsgebiet des vegetativen Nervensystems verlaufen sympathische und parasympathische Nervenfasern keineswegs getrennt. Sie sind gemeinsam in Axonbündeln enthalten, die dichte Geflechte untereinander entwickeln. Die in Schwannschen Zellen invaginierten, mit Transmittern versehenen sympathischen und parasympathischen Axone werden in ihrem Endabschnitt als „vegetative Endformation" bezeichnet. Von hieraus erfolgt durch eine Innervation „en passage" die Versorgung von glatten Muskelzellen, Herzmuskelzellen, Drüsenzellen und der Gefäßbahn. Im Bereich der vegetativen Endformation treten relativ häufig interaxonale Synapsen auf (axo-axonale). In der vegetativen Endformation lassen sich regelmäßig in den Axonen vereinzelt Veränderungen von Zellorganellen und Axoplasma beobachten, die als degenerative Anzeichen im Sinne einer Abnutzung zu bewerten sind und bei tierexperimenteller Streßbelastung charakteristisch erhöht sind.

8.3.2.5 Neuroendotheliale Kontakte:
Im subendothelialen Bereich von Capillaren und kleinen muskelfreien Venen breiten sich Bündel vegetativer Axone aus, die Transmittersegmente aufweisen. Ihre funktionelle Bedeutung könnte in einer Beeinflussung der Capillare im Sinne einer Weit- oder Engstellung oder in der Änderung der Permeabilität der Membran der Endothelzellen liegen.

8.3.3 Synapsen zwischen Sinneszellen und Dendriten von bipolaren oder pseudounipolaren Nervenzellen:
Kontakte sind zwischen dendritischen Endigungen bipolarer Nervenzellen des Ggl. spirale cochleae und vestibuli und Sinneszellen des Cortischen Organs oder Haarzellen im Sinnesepithel der Crista ampullaris und den Dendritenendigungen pseudounipolarer

Ganglienzellen an Zellen von Geschmacksknospen vorhanden. Bei einem 20 nm (200 Å) breiten Abstand der Endigungen von der Membran der Sinneszellen fehlen jedoch die Verdichtungen an der prae- und subsynaptischen Membran (Abb. 18.4).

8.4 Neuronengliederung

Fast alle Nervenzellen sind in der Lage, unterschiedliche Sekretionsprodukte als Transmittersubstanzen hervorzubringen und abzugeben (Ausnahme: z.B. neurosekretorisch tätige Neurone des Hypothalamus, die ihre Wirkstoffe an die Blutbahn und somit auf diesem Wege indirekt an andere Organe wie z.B. Niere und Uterus abgeben). Es ist daher möglich, eine Einteilung der Neurone nach funktionellen Gesichtspunkten oder nach der chemischen Beschaffenheit ihrer Sekretionsprodukte durchzuführen.

8.4.1 *Einteilung nach funktionellen Gesichtspunkten:*

8.4.1.1 *Motorisches Neuron* (multipolar), das andere Motoneurone oder Muskelzellen direkt in Erregung versetzt. Das Endresultat ist eine motorische Leistung der Muskulatur, woraus sich der Name motorisches Neuron für den gesamten Neuronenverband dieses Systems erklärt (α-Motoneuron s. S. 346, pyramidal-motorisches System, Endigung an Interneuronen oder direkt an α-Motoneuronen. Extrapyramidales System, Endigung vorwiegend an Interneuronen) (Abb. 8.11).

8.4.1.2 *Sensibles Neuron* (bipolar oder pseudounipolar), das an einer sensiblen Endigung (Receptor) erregt wird und die Erregung zu einem Zentrum im ZNS leitet und dort auf eine andere Nervenzelle überträgt. An den Perikarya pseudounipolarer Neurone gibt es keine Synapsen (Abb. 8.11).

8.4.1.3 *Sensorisches Neuron* (bipolar oder pseudounipolar) beginnt an der Oberfläche einer peripheren Sinneszelle mit einer dendritischen Kontaktformation und sendet Erregungen zur zentralnervösen Substanz. Die Perikarya von bipolaren Nervenzellen zeigen ebenfalls keine synaptischen Endigungen. In der Retina werden die Sinneszellen (Stäbchen und Zapfen), in der Regio olfactoria der Riechzellen als erstes Neuron betrachtet.

8.4.1.4 *Vegetative Neurone* senden Erregungen zu nachgeschalteten veget. Neuronen, die ihrerseits die Effektorzellen wie glatte Muskelzellen, Herzmuskelzellen, Drüsen und die einzelnen Abschnitte der Gefäßbahn innervieren.

8.4.2 *Einteilung nach der chemischen Beschaffenheit der Sekretionsprodukte.*

8.4.2.1 *Cholinerge Neurone* produzieren Acetylcholin, das an der Endigung freigesetzt wird. Sie kommen am häufigsten vor und finden sich im zentralen Nervensystem (Übertragungsstelle der mot. und sens. Neurone) wie im vegetativen Nervensystem (Parasympathicus und praeganglionäre Strecke des Sympathicus).

8.4.2.2 *Aminerge Neurone* produzieren Adrenalin, Noradrenalin, Dopamin oder Serotonin als Transmittersubstanzen, die intraaxonal bis zur Endigung geleitet werden. Hier erfolgt die Freisetzung. Sie gehören im wesentlichen dem vegetativen Nervensystem (postganglionäre Strecke des Sympathicus), zum Teil dem Zentralnervensystem an.

8.4.2.3 *GABA-erge* und *glycinerge Neurone*, die γ-Aminobuttersäure oder Glycin produzieren, sind im ZNS nachgewiesen. Ihre Freisetzung führt zu einer Hyperpolarisation der subsynaptischen Membran durch Ausströmen von Kalium (inhibitorische Wirkung auf entsprechende Zellen des ZNS).

8.4.2.4 *Purinerge Neurone* entwickeln als Transmittersubstanz das Adenosintriphosphat (ATP), das in großen granulierten Vesikeln [∅ 80–200 nm (800–2000 Å)] enthalten und bei Freisetzung an der Endigung inhibitorisch auf glatte Muskelzellen wirken soll.

8.4.2.5 *Peptiderge Neurone:* Eine Sonderstellung nehmen die neurosekretorisch tätigen Neurone des Hypothalamus (N. supraopticus und paraventricularis) ein, die ihre Sekretionsprodukte (Vasopressin, Oxytocin) an die Blutbahn des hypothalamo-hypophysären Sy-

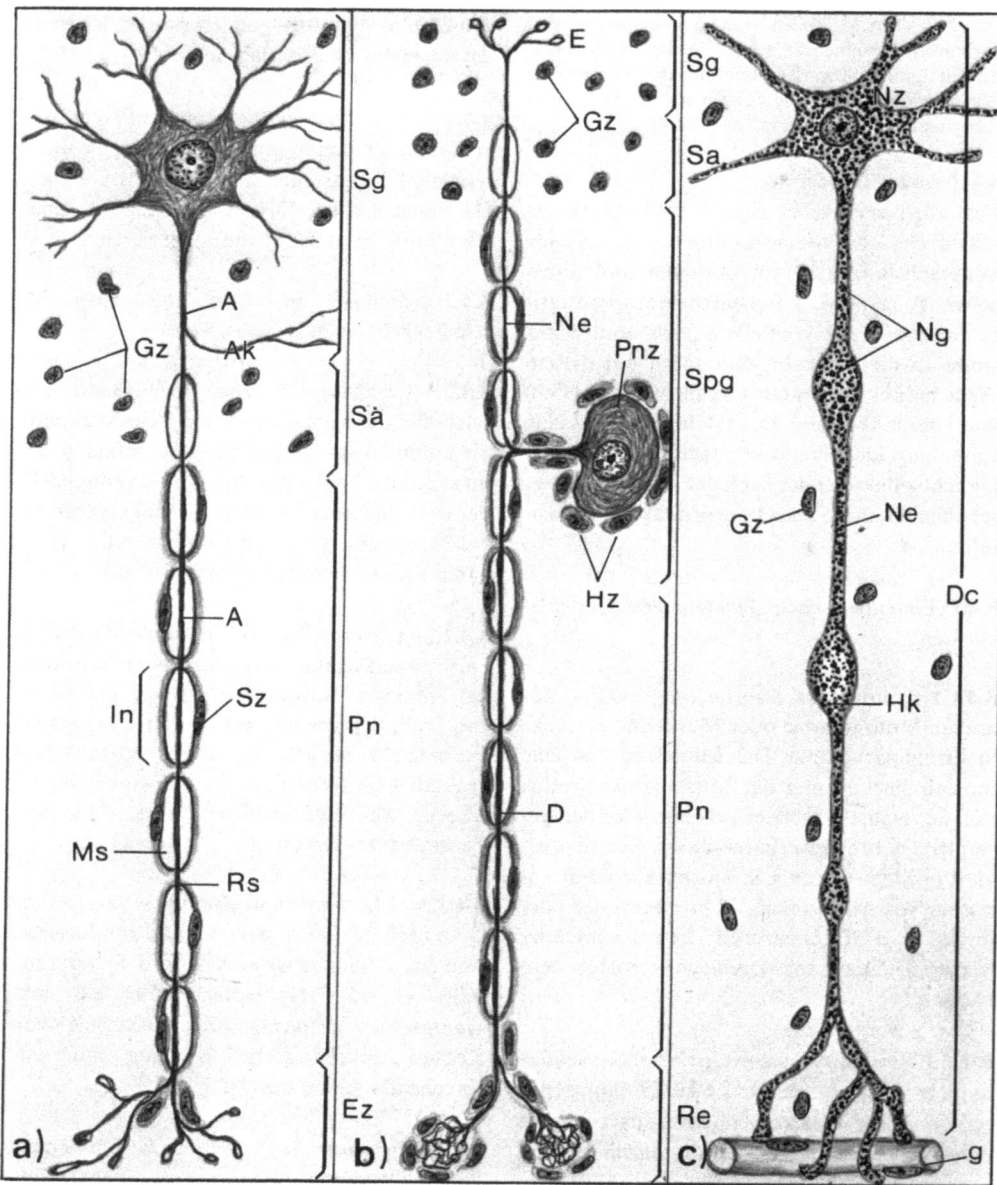

Abb. 8.11 Unterschiedliche Neurone (LM). **a** Motorisches Neuron (efferent, multipolare Nervenzelle) mit markhaltigem Neuriten und Endaufzweigung (*Ez*). *Sg* = Substantia grisea des ZNS, *Sa* = Substantia alba des ZNS, *Pn* = periphere Nervenfaser, *Ak* = Axonkollaterale zur Verknüpfung mit benachbarten Neuronen, *A* = Axon, *Sz* = Schwannsche Zelle mit Markscheide (*Ms*), *In* = Internodium, *Rs* = Ranvierscher Schnürring, *Gz* = Gliazellen. **b** Sensibles Neuron aus pseudounipolarer Nervenzelle (*Pnz*) im Spinalganglion, mit peripheren Receptoren (*Re*). *Sg* = Substantia grisea des ZNS, *Sa* = Substantia alba des ZNS, *Spg* = Spinalganglion, *Pn* = peripherer Nerv. Aufteilung des Stammfortsatzes der Nervenzelle in einen dickkalibrigen afferenten Dendriten (*D*) mit seinen peripheren Receptoren und in einen dünnkalibrigen efferenten Neuriten (*Ne*) mit Endigungen (*E*) an Nervenzellen des ZNS. *Hz* = Hüllzellen, *Gz* = Gliazellen. **c** Neurosekretorisches Neuron (peptiderges Neuron). Multipolare Nervenzelle (*Nz*) produziert Neurosekrete, die über den Neuriten (*Ne*) durch intraaxonalen Transport über Endigungen an die Blutbahn (*g* = Gefäß) der Hirnanhangsdrüse abgegeben werden. *Dc* = Diencephalon (hypothalamo-hypophysäres System), *Ng* = Neurosekretgranula. *Hk* = Herringsche Körper (Axonanschwellung)

stems abgeben und somit nicht der Erregungsleitung im Nervengewebe dienen. Die lichtmikroskopisch sichtbaren, durch die Gomori-Färbung darstellbaren Neurosekretgranula bestehen aus 100–300 nm (1000–3000 Å) großen Elementargranula. Die Sekretionsprodukte, in diesem Falle Hormone, werden nicht als Transmittersubstanzen benutzt (Abb. 8.11).

Außer den genannten Synapsen werden elektrotonische synaptische Verknüpfungen beschrieben. Der Synapsenspalt ist hierbei auf 2 nm (20 Å) eingeengt. Die synaptischen Endigungen enthalten ebenfalls leere und gefüllte Bläschen, deren funktionelle Bedeutung noch nicht geklärt ist. Durch die elektrotonischen Synapsen soll eine kontinuierliche Weiterleitung der Erregung von Neuron zu Neuron erfolgen. Beim Vergleich der beiden Aufstellungen ersieht man, daß sich die Begriffe teilweise überschneiden. So stellt z. B. ein Motoneuron gleichzeitig ein cholinerges Neuron dar.

8.5 Aufbau eines peripheren Nerven (Abb. 8.4c) [10.7.4.]

Unter einem peripheren Nerven versteht man den Zusammenschluß von Neuriten (mot.) und Dendriten (sensibel) mit ihren Schwannschen Zellen zu Bündeln und der gemeinsame fast parallele Verlauf mehrerer Bündel, eingebettet in Binde- und Fettgewebe. Danach wird man in einem peripheren Nerven markhaltige und marklose Axone unterschiedlichen Kalibers und verschieden dicker Markscheide vorfinden, wobei die markhaltigen Fasern dem cerebrospinalen Nervensystem angehören und motorischer und sensibler Natur sind, hingegen die dünnen markarmen oder marklosen dem vegetativen Nervensystem zuzuordnen sind. So können in einem peripheren Nerven cerebrospinale (mot. u. sens.) und vegetative Nervenfasern vorhanden sein. Die einzelnen Bündel können Nervenfasern untereinander austauschen, die einzelnen Fasern sich verzweigen.

Der ganze Nerv, also die Gesamtheit der Nervenbündel, ist in ein aus kollagenem Bindegewebe und Fettgewebe bestehendes *Epineurium* eingelagert. Das Epineurium breitet sich an der Oberfläche des Nerven aus und erstreckt sich auch zwischen den einzelnen Nervenbündeln. Es zeigt sich ein verschieblicher Einbau der Nervenbündel in das epineurale Bindegewebe. Im Epineurium verlaufen größere Gefäße und senden ihre kleineren Äste in die Faserbündel. Die verschieden dicken Nervenbündel werden von einem verdichteten, lamellär und circular angeordneten Bindegewebe, dem *Perineurium*, umgeben, an dessen Innenfläche sich ein epithelartiges Gewebe ausdehnt. Dieser aus wenigen Zellagen bestehende Verband heißt *Perineuralepithel*. Es wird durch Silberimprägnation vornehmlich an Flachschnitten dargestellt. Das Perineuralepithel kann als schlauchartige Fortsetzung der Leptomeninx (weiche Hirnhaut und Spinngewebshaut) oder als umgewandelte Bindegewebszellen (Fibrocyten) aufgefaßt werden. Es soll die Nervenfasern als sog. „Diffusionsbarriere" gegenüber Substanzen aus der Gewebsflüssigkeit abgrenzen.

Der Verlauf der Nervenfasern in den einzelnen Bündeln ist vielfach schrauben- oder wellenförmig, wodurch bei geringer Dehnung eines Nerven die einzelnen Nervenfasern nicht geschädigt werden und somit den Bewegungen und den dadurch bedingten raumfordernden Lageveränderungen im Organismus Rechnung getragen wird. Vom Perineurium aus begeben sich weitere dünne Bindegewebslagen in das einzelne Nervenbündel, das es in kleinere Bündeleinheiten unterteilt. Das in den Bündeln vorhandene, mehrere Nervenfasern zu Gruppen zusammenfassende Bindegewebe heißt *Endoneurium*. Der zu jeder Nervenfaser gehörenden Lamina basalis lagert sich eine aus kollagenen und Gitterfasern (Reticulinfasern) bestehende *Endoneuralscheide* an (Abb. 8.4c). Die genannten Bindegewebsformationen dienen auch als Leitbahn für die an die Nervenfasern herantretenden Blutgefäße und geben dem Nerven eine gewisse Festigkeit.

Die in einer Organwand vorhandenen kleinen Nervenbündel werden nur noch von einer Perineuralscheide umgeben, die sie auf dem Weg zu den Erfolgszellen verlieren.

8.6 Gliagewebe [8.7.3.]

Man unterscheidet die im Zentralnervensystem gelagerten Gliazellen (*zentrale Glia*) von den die peripheren Perikarya, Neuriten und Dendriten begleitenden Zellen (*periphere Glia*).

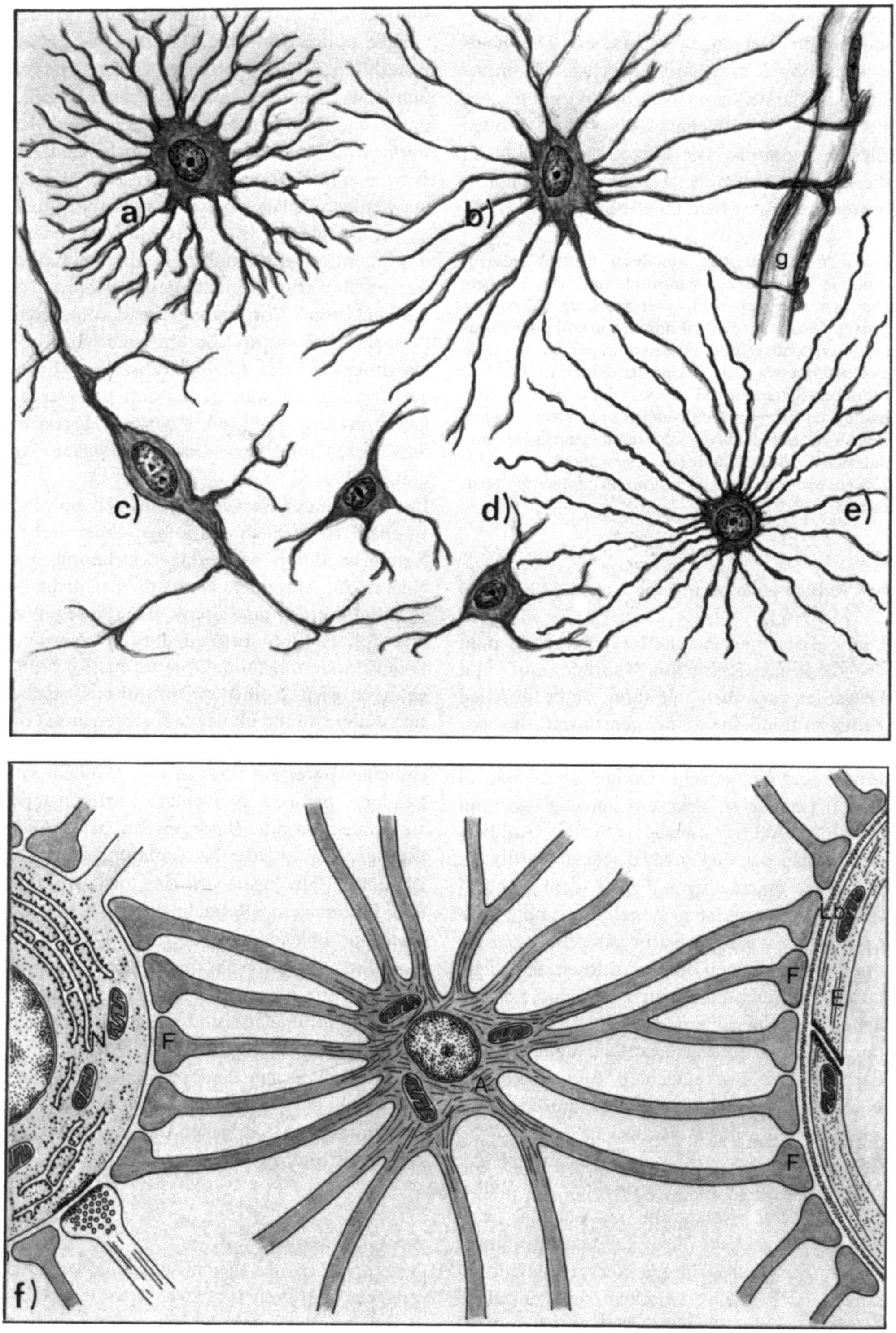

146 Nervengewebe

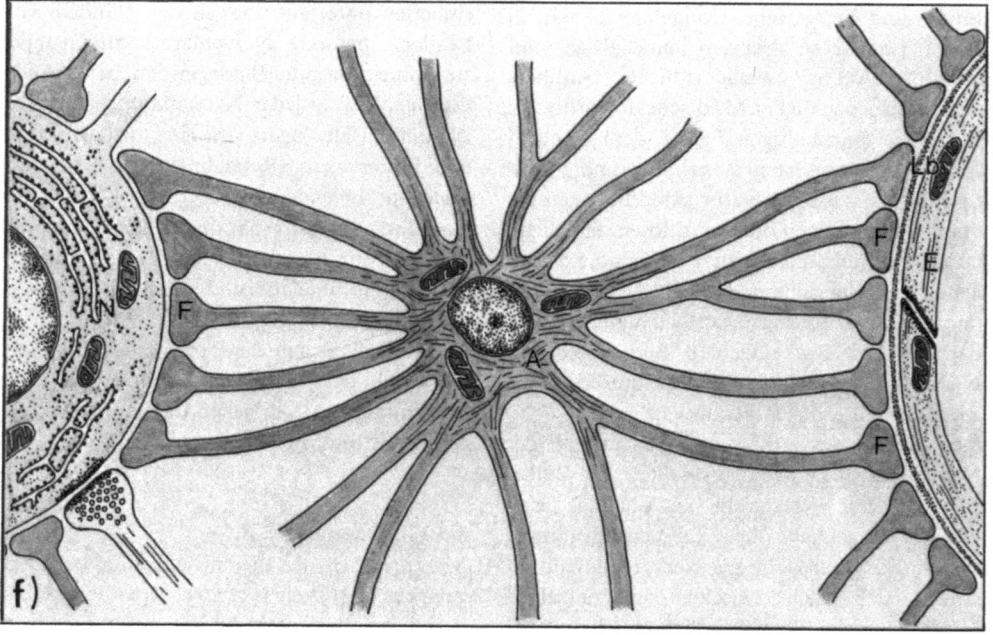

Abb. 8.12

8.6.1 *Zentrale Glia:* Der Raum zwischen den Nervenzellen, Dendriten und Neuriten wird im Zentralnervengewebe durch ein System im Vergleich zur Größe der Nervenzellen sehr kleiner Zellen ausgefüllt, die man in der Gesamtheit als Neuroglia bezeichnet. Nervenzellen und Gliazellen sind so dicht gelagert, daß zwischen den einzelnen Zellen nur noch 20 nm (200 Å) breite Intercellularspalten vorhanden sind.

Nach elektronenmikroskopischen Befunden und Berechnungen bleiben damit die Zwischenzellräume nur in einer Zahl von 5–7% des Gesamtvolumens der grauen Substanz (nervenzellhaltige Gebiete) übrig. Nach dem Gliaindex (Verhältnis der Zahl der Gliazellen zu jener der Nervenzellen) übertrifft die Gliazellzahl diejenige der Nervenzellen um das zehnfache. Regionale Abweichungen sind jedoch möglich.

Allen Gliazellen ist die mehr oder weniger starke Verzweigung gemeinsam. Im Gegensatz zu Nervenzellen sind Gliazellen unter pathologischen Bedingungen teilungsfähig. Ihre Darstellung ist sehr schwierig, man benötigt je nach Zellart eine eigene Spezialfärbung.
Die *zentralen Gliazellen* lassen sich morphologisch unterscheiden in:

1. *Astrocyten (Makroglia);*
    a) Cytoplasmatische Astrocyten (Kurzstrahler),
    b) Faserige Astrocyten (Langstrahler);
2. *Oligodendrogliazellen* (Oligodendrocyten);
3. *Hortega' Zellen* (Mikroglia, Mesoglia);
4. *Ependymzellen* (Ependymocyten).

8.6.1.1 *Astrocyten* (Abb. 8.12) sind sternförmig verzweigte Zellen mit ca. 30–50 bis zu 40 µm langen Fortsätzen, die mit den Zellausläufern anderer Astrocyten Kontakte eingehen können.

◄ **Abb. 8.12** Zentrale Gliazellen (Hüllgewebe des ZNS). **a** Cytoplasmatischer kurzstrahliger Astrocyt (graue Substanz), **b** Langstrahliger Astrocyt (vorwiegend weiße Substanz) mit Fortsatzkontakt zum Blutgefäß (*g*), **c** Mesogliocyt (Hortega-Zelle, graue und weiße Substanz), **e** Gliazelle aus dem Kleinhirn, f A = Astrocyt, N = Nervenzelle, E = Capillarendothel, F = Fortsatzfüßchen des Astrocyten, Lb = Lamina basalis, Lamina basalis und Fortsatzendigungen der Astrocyten bilden die Membrana gliae perivascularis. Stofftransport von der Capillare über Astrocyten zur Nervenzelle und zurück.

Sie stellen den Hauptanteil aller zentralen Gliazellen dar und übertreffen die anderen Gliazellen an Größe. Aus diesem Grunde werden sie auch Makrogliazellen genannt. Plasmareiche Astrocyten mit kurzen, sich aufteilenden Fortsätzen werden als cytoplasmatische Astrocyten oder Kurzstrahler, diejenigen mit langen Ausläufern als faserige Astrocyten oder Langstrahler bezeichnet. Während sich die Kurzstrahler vorwiegend im Rindengrau ausbreiten, finden sich die langstrahligen Astrocyten in größerer Zahl in der Subst. alba des ZNS (markhaltige N.F.-Leitungsbahn), nur in geringer Zahl in der Hirnrinde (graue Substanz, Sitz der Nervenzellen). Die mit einem relativ großen, hell anfärbbaren Kern versehenen, cytoplasmatischen Astrocyten besitzen radiär gestellte, reichlich verzweigte, kurze und breite Fortsätze.

Das Cytoplasma der Astrocyten enthält zahlreiche Mitochondrien und wenig Filamente. Die langstrahligen Astrocyten weisen längere und dünnere, ebenfalls verzweigte Fortsätze auf. Im Plasma und in ihren Fortsätzen lassen sich elektronenmikroskopisch parallel gelagerte Filamente nachweisen, die lichtoptisch als Fibrillen zu erkennen sind. Unter der Bezeichnung „Gliafasern", die von der Lichtmikroskopie stammt, hat man die Gliazellfortsätze mit zahlreichen Filamenten zu verstehen. Eigentliche Gliafasern gibt es nicht. Beide Astrocytenarten können in unterschiedlichen Mengen Glykogenpartikel im Zelleib und in den Zellfortsätzen enthalten.

Die Astrocyten nehmen durch ihre Fortsätze Kontakte mit den Nervenzellen auf, indem sich diese dem Perikaryon und den Dendriten in einem Abstand von 20 nm (200 Å) anlagern. Andererseits schicken sie Zellausläufer zur Capillarwand, die mit einem breiten Abschnitt an der Oberfläche der der Capillarwand zugehörigen Lamina basalis enden.

Lamina basalis der Capillarwand und die dort anliegenden breiten Endabschnitte der Astrocytenfortsätze werden lichtmikroskopisch als Membrana limitans gliae perivascularis (Gliagefäßscheide Abb. 8.12) sichtbar. Die hier vorliegende Diffusionsbarriere setzt sich demnach aus folgenden Zonen zusammen: 1. Innen der Endothelbelag der Capillare mit Zonulae occludentes. 2. Anschließend die Lamina basalis des Endothels. 3. Die äußere Zone wird durch die Masse der verbreiterten Astrocytenfortsätze (Gliafüßchen) vertreten. Dieser Bereich wird auch „Blut-Hirnschranke" (s. S. 355) genannt. Durch breitflächige Endigungen ihrer Fortsätze an der Innenfläche einer die Hirnoberfläche bedeckenden Basallamina beteiligen sich die Astrocyten auch an der Bildung der sog. „Membrana limitans gliae superficialis" (Abb. 17.10, s. S. 355 Abschnitt ZNS).

Die zwischen Gefäßbahn und Nervenzellen ausgespannten Astrocyten können dem Stofftransport zwischen Gefäßbahn und Nervengewebe in gegenseitiger Richtung dienen. Indem sie mit ihren Fortsätzen die Perikaryonoberfläche abdecken, trennen sie die dort gelagerten synaptischen Endigungen voneinander, so daß die Beeinflussung benachbarter Synapsen bei der Erregungsübertragung unterbleibt (Isolationsfunktion). Außerdem wird eine regulative Arbeitsweise der Astrocyten auf die Kaliumionenkonzentration im Extracellularraum angenommen. Die Astrocyten vermögen durch ihr zahlreiches Auftreten und ihre vielen Fortsätze dem Nervengewebe eine gewisse Stabilität zu verleihen (Stützfunktion). Sie sind offenbar im Gegensatz zu den beweglichen Mikrogliazellen sehr unbeweglich. Schließlich wird ihnen ein Transport von Stoffen aus dem Liquor cerebrospinalis in tiefere Hirnschichten zugesprochen. Bei pathologischen Prozessen im ZNS können die Astrocyten durch lebhafte Teilung den durch Untergang von Nervenzellen freigewordenen Raum ausfüllen. Glianarben entstehen durch Vermehrung und Vergrößerung von Astrocyten. Schließlich vermögen die Astrocyten bei degenerativen Prozessen Abbauprodukte wie z.B. Lipide aufzunehmen und durch Volumenzunahme zu speichern.

Besonders große, astrocytenähnliche Zellen breiten sich als Bergmannsche Zellen im Stratum moleculare des Kleinhirns aus.

8.6.1.2 *Oligodendrogliazellen* (Abb. 8.12 u. 8.6): Die Oligodendrogliazelle ist im Vergleich zu Astrocyten eine kleine Gliazelle mit nur wenigen Fortsätzen. Sie kann mit Hilfe ihrer Zellausläufer mehrere Axone umwickeln und somit die Markscheide bilden. Der Oligodendrocyt ist der Markscheidenbildner im ZNS. Die dabei auftretenden Internodien entsprechen der Ausbreitung eines membranartigen Fortsatzes einer Oligodendrogliazelle. Besonders häufig treten die Oligodendrogliazellen in der weißen Substanz des ZNS auf, seltener legen sie sich in der Substantia grisea wie Satellitenzellen den Perikarya großer Nervenzellen an. Man findet sie auch entlang von Capillaren und in Reihenstellung zwischen markhaltigen Nervenfasern. Die funktionelle Bedeutung ihrer Anlagerung an Nervenzellen und Capillaren ist nicht bekannt.

8.6.1.3 *Hortega' Zellen* (Mikrogliazelle, Mesogliocyt) sind viel kleiner als Astrocyten und werden auch als Mesogliazellen bezeichnet (Abb. 8.12). Sie sollen aus dem Mesenchym, das sich während der Einsprossung von Blutgefäßen in die zentralnervöse Substanz mit vorschiebt, entstehen. Hortega' Zellen (nach dem Entdecker Hortega benannt), breiten sich in der gesamten zentralnervösen Substanz aus. In der Substantia grisea findet man sie in Begleitung von Blutcapillaren. Sie sind an einem langgestreckten Zellkörper mit kleinen länglichen Kernen zu erkennen. Die meisten Fortsätze verlassen den Zellleib an den entgegengesetzten Polen, um sehr oft senkrecht abgehende Seitenäste zu entwickeln.

Wichtige Eigenschaften der Hortega' Zellen sind in ihren Fähigkeiten der Phagocytose und amöboiden Eigenbewegung zu erblicken. Sie können ihre Zellfortsätze einziehen, sich abrunden und mit phagocytiertem Material wandern (Abräumzelle). Abbauprodukte von zugrundegehenden Neuronen werden von ihnen phagocytiert. Hortega' Zellen speichern Lipide, Eisen und Pigmente. Wegen ihrer Phagocytoseeigenschaft kann man sie zum RES oder RHS zählen.

Als weitere Gliazellen sind die für das Kleinhirn typischen gefiederten Zellen von Fañanas und die Golgi-Epithelzellen zu nennen, deren Morphologie beim Kapitel Zentralnervensystem besprochen wird.

8.6.1.4 *Das Ependymgewebe*: Das Ependym ist ein die Hirnventrikel, die Wand des Zentralkanals des Rückenmarks auskleidender und am Plexus chorioideus vorhandener epithelartiger Verband, der sich aus isoprismatischen oder hochprismatischen Zellen zusammensetzt. Die mit rundlich-ovalen Kernen versehenen Ependymzellen besitzen an der Zellspitze Mikrovilli oder Kinocilien und an der Zellbasis z.T. unterschiedlich lange Fortsätze, die in das Nervengewebe eindringen (Abb. 8.15 u. 17.16).

Die Zellen können untereinander durch Zonulae occludentes und adhaerentes verknüpft sein. Außer Golgi-Feldern, Mitochondrien und granulärem endoplasmatischen Reticulum finden sich auch Teile des glatten Reticulums und Lysosomen. Vom Zelleib aus schieben sich Mikrotubuli und Filamente in die Fortsätze, die mit Blutcapillaren unter dem Ependym in Kontakt geraten. Stellenweise erreichen die Fortsätze der Ependymzellen in einem Abstand von 20 nm (200 Å) auch die Oberfläche von Glia- und Nervenzellen. Es lassen sich drei Zelltypen im Ependymverband unterscheiden: 1. Ependymzellen mit einigen unterschiedlich langen Fortsätzen, die sich mehrfach verzweigen. 2. Die sog. Tanycyten sind kinocilienfreie Ependymzellen mit einem nur wenig verzweigten Zellausläufer und 3. Ependymzellen ohne Fortsätze.

Es können hinsichtlich der Verteilung der genannten Zellen beträchtliche regionale Unterschiede vorliegen. Im Ependymverband konnte man Nervenendigungen receptiver Natur nachweisen. Ein unter dem Ependym vorhandenes Maschenwerk setzt sich aus Fortsätzen von Ependymzellen und Astrocyten zusammen.

Die Ependymzellen geben Stoffe an den Liquor cerebrospinalis (Liquorsekretion) ab, können durch Pinocytose Substanzen aus dem Liquor aufnehmen und besorgen den Liquortransport in die Intercellularräume des zentralen Nervengewebes (Liquor-Hirnschranke, s. auch S. 355).

Das Ependym der in die Hirnventrikel hineinragenden Plexus chorioidei wird im Kapitel „Zentrales Nervensystem" besprochen.

8.6.2 *Periphere Glia:* Zum peripheren Gliagewebe rechnet man die *Schwannschen Zellen* (Lemnocyten), welche die peripheren Axone einhüllen und die sog. *Mantel-, Hüll- oder Satellitenzellen*, die den Zelleib von peripheren Nervenzellen (Spinalganglien, vegetative Ganglien) vollständig umgeben. Beide Zelltypen sind aus den Glioblasten der Neuralleiste (Abb. 8.15) entstanden. Die Hüllzellen liegen in einem Abstand von 20 nm (200 Å) dem Plasmalemm des Perikaryon an und bedecken auch Dendriten und den Anfangsabschnitt der Neuriten. Die am Zellsoma und an Dendriten vorhandenen synaptischen Endigungen haben sich in die Oberfläche von Satellitenzellen invaginiert und werden von ihnen so eingerahmt, daß nur die Endkolbenfläche nicht von Hüllzellplasma umfaßt wird, die der subsynaptischen Membran unmittelbar gegenüber liegt.

Die strukturarmen (wenig granuläres endoplasmatisches Reticulum, wenige Mitochondrien, spärliche Golgi-Felder) Hüll- und Schwannschen Zellen lassen sich nur durch ihre Lokalisation, nicht aber an ihrer Struktur unterscheiden. Die Schwannschen Zellen bilden an peripheren Axonen und Dendriten bipolarer und unipolarer Nervenzellen die Markscheide und stellen an marklosen Axonen eine allseitige, einschichtige Zellhülle dar (s. auch S. 135). Beide Zelltypen (Schwannsche Zellen und Satellitenzellen) sind in der Lage zu phagocytieren, die Hüllzellen z. B. den Zelleib einer erkrankten zugrundegehenden vegetativen Nervenzelle, die Schwannsche Zelle z. B. die nach einer Verletzung oder Durchtrennung peripherer Nervenfasern auftretenden Axonfragmente und die Zerfallsprodukte von Markscheiden. Eine Beteiligung der Satelliten- und Schwannschen Zellen am Stoffaustausch zwischen Gefäßsystem und Nervengewebe kann nicht in Abrede gestellt werden.

8.7 Receptorische Nervenendorgane

Receptorstrukturen haben sich am Dendritenende von pseudounipolaren und bipolaren Nervenzellen entwickelt; dennoch wird in diesem Zusammenhang auch von Axonendigungen gesprochen, da manche Autoren beide Fortsätze einer pseudounipolaren Nervenzelle als Neuriten (den mit der receptorischen Endigung versehenen Dendriten auch als afferente Neuriten) bezeichnen. Grundsätzlich liegen die Receptoren am Ende von markhaltigen Nervenfasern, die im Endbereich marklos werden und Receptoren ausbilden. Die dem afferenten Neuronensystem angehörenden Endorgane können als der Ort angesehen werden, an dem die Reizbildung beginnt und verkörpern damit die Anfangsabschnitte des entsprechenden sensiblen Neurons.

Elektronenmikroskopische Befunde der letzten Zeit weisen darauf hin, daß ein Mitochondrienreichtum in den Axonen bzw. in ihren Endigungen ein morphologisches Kriterium zum Erkennen zumindest für eine Gruppe von Receptoren (z. B. Mechanoreceptoren) sein könnte.

Die receptorischen Endorgane lassen sich nach ihrem Bau verhältnismäßig leicht, nach ihrer funktionellen Bedeutung recht schlecht gliedern. Nach morphologischen Gesichtspunkten kann man eingekapselte („encapsulated endorgans") von nicht eingekapselten Endigungen („unencapsulated endorgans") unterscheiden.

1. *Nicht eingekapselte Endorgane (freie Endigungen):*
    a) Intraepitheliale Nervenendigungen,
    b) Nervenendigungen an Haaren,
    c) Merkelsche Tastscheiben,
    d) Freie Nervenendigungen im Endocard, im Herzmuskel und an der Gefäßbahn.

2. *Eingekapselte Nervenendorgane:*
    a) Meissnersche Tastkörperchen,
    b) Krausesche Endkolben,
    c) Ruffinische Körperchen,

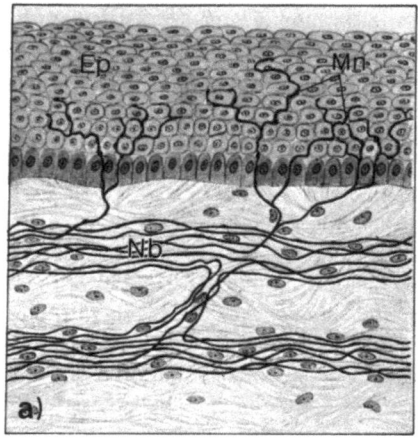
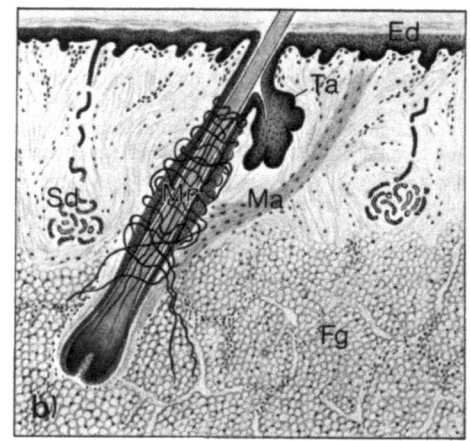
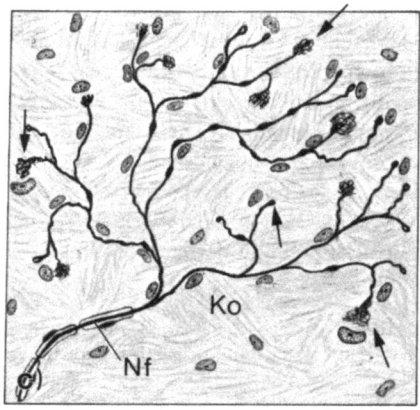
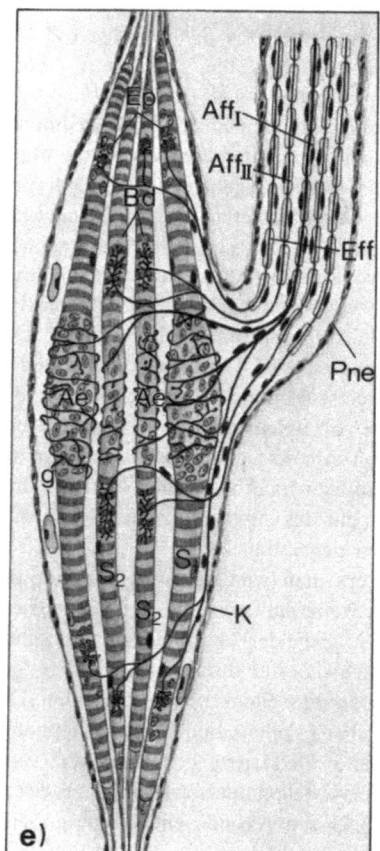
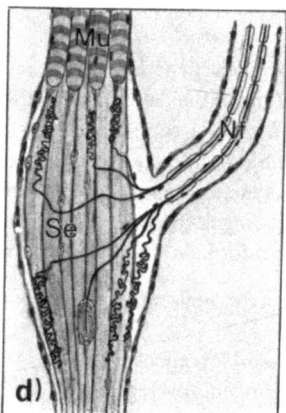

Abb. 8.13 Eingekapselte und nicht eingekapselte Nervenendorgane (Receptoren, LM). **a** Intraepitheliale Nervenendigungen (Ep = mehrschichtiges Plattenepithel). Nb = Nervenbündel in der Tunica propria, aus denen sich marklose Nerven (Mn) abzweigen und in das Epithel vordringen. **b** Nervenendigungen an Haaren. Marklose Nervenfasern (Mr) umwickeln in dichten Lagen manschettenartig die Haarwurzelscheide. Ma = Musculus arrector pili, Sd = Schweißdrüse, Ta = Talgdrüse, Ed = Epidermis, Fg = Fettgewebe. **c** Pressoreceptorenfeld aus der Wand des Sinus caroticus (Media-Adventitia-Grenze). Markhaltige Nervenfaser (Nf) verzweigt sich zu marklosem Dendritenbaum, der receptorische Endorgane entwickelt. Die Pfeile weisen auf die receptorischen Endigungen hin. Ko = kollagenes Bindegewebe

d) Vater-Pacinische Lamellenkörperchen,
e) Muskelspindeln,
f) Sehnenspindeln.

8.7.1 *Nicht eingekapselte Endigungen (freie Endigungen).*

8.7.1.1 *Intraepitheliale Endigungen* (Abb. 8.13): In der Lamina propria von mehrschichtigen und mehrreihigen Epithelien dehnen sich Bündel markhaltiger und markloser Nervenfasern aus, die sich untereinander verflechten. Aus diesen Geflechten begeben sich marklos gewordene Nervenfasern zum Epithel und dringen in dieses unter ständiger Aufzweigung ein. Bei ihrem intraepithelialen Verlauf zwängen sie sich durch die Intercellularspalten hindurch und können kleine mitochondrienreiche Anschwellungen im Dendritenverlauf (Axonverlauf) und am Ende ausbilden. Sie gelangen in die mittleren Schichten von Schleimhautepithelien, in der Epidermis der Haut reichen sie bis zum Stratum granulosum, in der Cornea des Auges bis zur oberflächlichen Zellage. Freie Nervenendigungen können als Berührungs- und/oder Schmerzreceptoren oder Temperaturempfänger gedeutet werden. Bei Schädigung von Epithelzellen geben diese Stoffe ab, die eine Erregung der Receptoren herbeiführen und als Schmerz oder Juckempfindung zentralwärts weitergeleitet wird. Eine morphologische Differenzierung der funktionell unterschiedlichen Receptoren ist bisher nicht gelungen. Lediglich die an basalen Zellen des Hautepithels liegenden mitochondrienreichen Axonendigungen (Dendritenendigungen), die von dünnen, markhaltigen Nervenfasern stammen, werden als Käitereceptoren bezeichnet. Ihre Lokalisation stimmt mit tierexperimentell nachgewiesenen Kältepunkten überein.
Vorkommen: z. B. Epidermis, Plattenepithel der Mundhöhle, mehrreihiges Flimmerepithel von Trachea und Bronchien, vorderes Cornealepithel und Übergangsepithel des Harnleiters.

8.7.1.2 *Freie Nervenendigungen an den Haaren* (Abb. 8.13): Die an den Haarbalg herantretenden, marklos gewordenen Nervenfasern umwickeln das Haar bis zum Ausführungsgang der Talgdrüse. Es lassen sich innere, der epithelialen Haarwurzelscheide direkt anliegende, parallel zur Längsachse des Haares verlaufende Fasern von äußeren, ringartig das Haar umgebenden Nervenfasern unterscheiden. Auch ein Eindringen von Nervenfasern in die Wurzelscheide ist zu beobachten. Die enge Verknüpfung zwischen Haar und Nervengewebe zeigt sich bei der Innervation von sog. Tasthaaren, bei denen Nervenfasern mit den Zellen der äußeren Wurzelscheide in Kontakt treten. Eine Berührung der Haare führt zur Erregung des Nervenapparates (Berührungsreceptor).

8.7.1.3 *Merkelsche Tastscheiben* liegen vereinzelt in basalen Zellagen der Epidermis und in der äußeren Wurzelscheide von Haaren, besonders in der tierischen Haut. Sie setzen sich aus hell anfärbbaren Zellen zusammen, an deren basalen Flächen marklose Nervenfasern eine Synapse in Form eines Tastmeniscus bilden. Ihre Deformierung soll zu einer Erregung führen.

8.7.1.4 *Freie Nervenendigungen* an der Gefäßbahn, im Endocard und im Herzmuskel (Abb. 8.13): Hierunter sind baumartig verästelte marklose Nervenfasern zu verstehen, die sich von markhaltigen Dendriten pseudounipolarer Nervenzellen herleiten. Sie entwickeln nach lichtmikroskopischen Befunden ring- oder kolbenartige Endigungen und weisen auch im Faserverlauf unterschiedlich dicke Anschwellungen auf. Die Anschwellungen zeigen im elektronenmikroskopischen Bild außerordentlich viele Mitochondrien. Die Nervenfasern gehen mit dem kollagen-elastischen System der Gefäßwand eine enge Verknüpfung ein. Hierzu gehören die Pressoreceptorenfelder (Baroreceptoren) in der Wand der A. carotis interna (Sinus caroticus), der Aorta, der Herzkranzarterien und des Endocards (s. Pressoreceptoren S. 197). Weitere, besonders gebaute receptive Areale befinden sich als Chemoreceptoren an der Carotisbifurcation und an Ästen der Coronararterien. Viscereoreceptorische, in der Wand der Eingeweide lokalisierte Endigungen konnten morphologisch noch nicht eindeutig identifiziert werden.

8.7.2 *Eingekapselte Endorgane*: Unter eingekapselten Receptoren hat man Receptorareale zu verstehen, die durch Ausbildung einer Kapsel vom umliegenden Gewebe abgegrenzt werden und zu corpusculären Gebilden gestaltet sind.

◀ **Abb. 8.13d** Sehnenspindel. Markhaltige Nervenfasern (*Nf*) zweigen sich zu marklosen auf, die an den Sehnen (*Se*) knäuelartige Endorgane bilden. *Mu* = quergestreifte Skeletmuskelzelle. **e** Muskelspindel. Markhaltige Nervenfasern zweigen sich zu marklosen auf und entwickeln Endigungen. S_2 = S2-Faser (Kernkettenfaser, intrafusale Muskelzelle mit im myofibrillenfreien Abschnitt kettenartig hintereinandergelagerten Kernen). S_1 = S1-Faser (Kernhaufenfaser, intrafusale Muskelzelle mit im myofibrillenfreien Abschnitt haufenartig gelagerten Kernen). Aff I = dicke, afferente Nervenfaser vom Leitungsgeschwindigkeitstyp Aα (Iα) für anulospirale Endigungen (*Ae*) an beiden Typen der intrafusalen Muskelfasern. Aff II = afferente β-Faser (II-Faser), entwickelt Blütendoldenendigungen (Bd, Flowerspray-Endigungen) nur Kernkettenfasern (S_2-Fasern). *Eff* = efferente γ-Fasern, entwickeln motorische Endplatten (*Ep*) auf den intrafusalen Muskelzellen (S1- und S2-Fasern). Das Perineurium (mit Perineuralepithel) (*Pne*) des Nerven setzt sich kontinuierlich in die bindegewebige Kapsel (*K*) fort. *g* = Gefäß

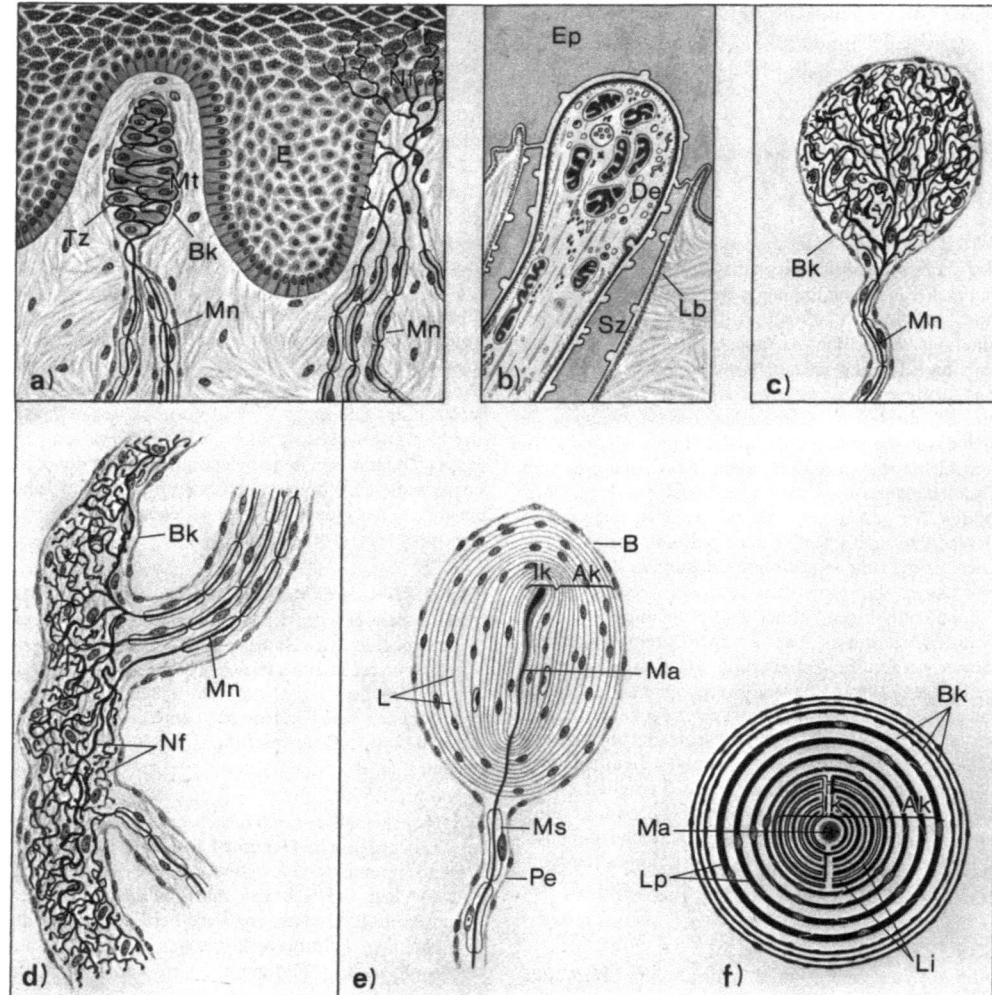

Abb. 8.14 Eingekapselte und nicht eingekapselte Nervenendorgane (Receptoren). a Meißnersches Tastkörperchen (*Mt*) und freie, marklose Nervenfasern (*Nf*) im Stratum papillare der unbehaarten Haut. *Mn* = markhaltige Nervenfasern, *E* = Epidermis, *Tz* = Tastzelle, *Bk* = bindegewebige Kapsel. b Schema (*ELM*) des Dendritenendes (*De*) eines Kältereceptors (?), der sich in die Basis einer Epidermiszelle (*Ep*) einsenkt. Der marklose Dendrit wird vom Schwannschen Cytoplasma (*Sz*) bis zur Invagination in die Oberfläche umgeben. *Lb* = Lamina basalis. (Aus HENSEL, ANDRES und DÜRING, abgeändert). Der Receptor in b ist das LM-Äquivalent für die mit Nf bezeichneten freien marklosen, zum Teil intraepithelialen Nervenfasern in a. c Krausesche Endkolben (*LM*; Mechanoreceptor?). *Mn* = markhaltige Nervenfaser, *Bk* = bindegewebige Kapsel. d Ruffinische Körperchen (*LM*). Markhaltige Nervenfasern zweigen sich zu einem eingekapselten Geflecht markloser Nervenfasern auf (Dehnungsreceptor?). *Nf* = marklose Nervenfaser, *Mn* = markhaltige Nervenfaser, *Bk* = bindegewebige Kapsel. e Vater-Pacinisches Lamellenkörperchen (*LM*). Längsschnitt. *Bk* = bindegewebige Kapsel, *Ma* = markloses Axon, *L* = Lamellen, *Ik* = Innenkolben, *Ms* = Markscheide, *Pe* = Perineurium, *Ak* = Außenkolben. f Vater-Pacinisches Lamellenkörperchen (*ELM*). Querschnitt (schematisch). *Bk* = bindegewebige Kapsel, *Lp* = protoplasmareiche Lamellen, *Li* = Lamellen des Innenkolbens, durch Schwannsche Zellen gebildet, *Ik* = Innenkolben, *Ak* = Außenkolben, *Ma* = markloses Axon. (Nach QUILLIAM)

8.7.2.1 *Meissnersche Tastkörperchen* (Abb. 8.14) sind etwa 40–50 μm lange und bis zu 50 μm breite ovoide Gebilde, die sich aus marklosen Nervenfasern und keilförmig gebauten, untereinander verschränkten platten Zellen zusammensetzen. Die Kerne liegen in den dickeren peripheren Abschnitten der Tastzellen. Zwischen diesen lamellenartig übereinandergelagerten Zellen (in der Literatur als Schwannsche Zellen oder Sinneszellen betrachtet) verlaufen die Nervenfasern in Spiraltouren, vorwiegend parallel, seltener quer zu den Tastzellen. Sie stammen von markhaltigen Nervenfasern ab (Dendritenenden einer pseudounipolaren Nervenzelle), die beim Eintritt in das Körperchen ihre Markscheide verlieren. Die Axone sind synaptisch mit den Tastzellen, in der Literatur als Receptorzellen bezeichnet, verknüpft. Das Meissnersche Tastkörperchen wird von einer dünnen bindegewebigen Kapsel als Fortsetzung des perineuralen Bindegewebes umgeben. Die unmittelbar unter dem Epithel in Bindegewebspapillen gelagerten Tastkörperchen weisen eine Verknüpfung mit den unteren Epithelschichten auf: Die Kapsel des Nervenkörperchens ist durch schräg angeordnete Kollagenfasern mit dem Epithel verbunden, die sich in Richtung auf die im Epithel vorhandenen Tonofibrillen ausrichten. Durch diese Verspannung zwischen Tastkörperchen und Epithel kann jede mechanische Verformung oder Berührung des Epithels einen Reiz für die Endorgane darstellen. Somit können sie ihre Funktion als Berührungs- und Druckreceptoren wahrnehmen. Druckpunkte der Haut, Anzahl und Lage der Körperchen stimmen überein. Die Meissnerschen Tastkörperchen breiten sich im bindegewebigen Stratum papillare des Corium vorwiegend der unbehaarten Haut von Hand und Fuß aus; besonders häufig etwa 150 pro 100 mm^2) sind sie in der Haut der Fingerbeere, in der Clitoris und Glans penis anzutreffen.

8.7.2.2 Ebenfalls eingekapselte Endorgane sind die sog. *Krauseschen Endkolben* (Abb. 8.14), die sich auch im Stratum papillare, aber vorwiegend in tieferen Bindegewebszonen (Stratum reticulare) der unbehaarten Haut und in der Adventitia großer Arterien ausdehnen. Sie finden sich außerdem in größerer Zahl im Bindegewebe von der Schleimhaut der Mundhöhle, des Kehldeckels, der Bindehaut des Auges, der Gelenkkapsel sowie in der Glans penis und Clitoris. Die rundlich bis oval geformten Endkörperchen sind in der Regel größer als die Meissnerschen Tastkörperchen. Die an den Endkörperchen heranziehende Nervenfaser verliert ihre Markscheide und bildet zwischen locker gelagerten Zellen knäuelartige Geflechte. Die marklosen Nervenfasern zeigen in ihrem Verlauf und am Ende deutliche Anschwellungen. Die bindegewebige Kapsel, die dieses Receptorenareal umgibt, stammt ebenfalls vom perineuralen Bindegewebe ab. Die Krauseschen Endkolben wurden früher als Kältereceptoren angesehen, da bei einer kombinierten physiologischen und morphologischen Untersuchung im Einzelfall ein Endkolben unter einem Kältepunkt der Haut gefunden wurde. Sie werden heute zu den Mechanoreceptoren gezählt.

8.7.2.3 *Ruffinische Endkörperchen* sind längliche Receptororgane, die im Inneren Geflechte und Knäuel markloser Nerven ausbilden. Oft liegen intraaxonale und terminale Anschwellungen vor. An die von einer bindegewebigen Kapsel umgebenen Körperchen ziehen ein oder mehrere markhaltige Nervenfasern heran. Die Ruffinischen Körperchen sollen durch Dehnung erregt werden (Dehnungsreceptor) und sind im Corium der Haut, im Unterhautfettgewebe und in der harten Hirnhaut nachgewiesen (Abb. 8.14).
Der wellenartige, spiralförmige und knäuelartige Verlauf sowie die vielfache Verzweigung der Nervenfasern in den jeweiligen Endkörperchen führt zu einer Oberflächenvergrößerung der nervösen Substanz. Zwischen Meissnerschen, Krauseschen und Ruffinischen Körpern gibt es außerdem zahlreiche Übergangsformen. Diese und echte Meissnersche, Krausesche und Ruffinische Körperchen finden sich in besonders großer Zahl als Genitalkörperchen in Clitoris und Glans penis.

8.7.2.4 *Vater-Pacinische Lamellenkörperchen* stellen als die größten receptorischen Endorgane (Längsdurchmesser bis zu 4 mm, Querdurchmesser bis zu 2 mm) ovale Gebilde lamellärer Bauweise dar. Licht- und elektronenmikroskopische Resultate lassen folgende Einzelheiten des aus 50–60 Lamellen bestehenden Körperchens von außen nach innen unterscheiden (Abb. 8.14): 1. An der Oberfläche erstrecken sich in Form einer Kapsel aus Bindegewebsfasern bestehende Lamellen, die dem Perineurium der zuführenden Nervenfaser entstammen. 2. Die sich daran nach innen anschließende äußere Lamellenschicht setzt sich aus circulär verlaufenden Plasmalamellen zusammen, die flüssigkeitsgefüllte, proteinenthaltende Räume begrenzen. Diese Lamellenschicht wird als Abkömmling des Neuralepithels und Perineurium (s. S. 145) angesehen. 3. Der sog. Innenkolben besteht aus dicht gelagerten flachen Zellen (Schwannsche Zellen), die durch Zellamellen miteinander verzahnt sind und flüssigkeitsfreie Räume abgrenzen. In der Mitte des Innenkolbens befindet sich ein markloses, mitochondrienreiches und vesikelenthaltendes Axon (terminales Segment), das an seinem Endabschnitt (apikales Segment) kurze Verzweigungen aufweist. Die zuführende markhaltige Nervenfaser heißt auch praeterminales Segment. In Lamellenkörperchen zeigen sich nach elektronenmikroskopischen Befunden auch vegetative Axone. Capillaren sind schon lichtmikroskopisch in ihnen nachweisbar. Lamellenkörperchen stellen Druck- und Vibrationsreceptoren dar. Eine alte Anschauung macht die Lamellenkörperchen für die Regulierung der Feuchtigkeit im anliegenden Gewebe verantwortlich.

Vorkommen: Subcutis der unbehaarten Haut, Periost, Fascien, Sehnen, in der Adventitia von Blutgefäßen, in arterio-venösen Anastomosen, Mesenterium, Pankreas, Thymus.

8.7.2.5 *Muskelspindeln* (Abb. 8.13) werden zu den eingekapselten Receptoren gezählt. Die Kapsel umgibt hier verschieden gebaute Receptorareale und spezielle, quergestreifte Muskelzellen. Durch die bindegewebige Kapsel wird ein solches Receptororgan mit den eingeschlossenen Muskelzellen von umgebenden Skeletmuskelzellen als spindelförmiges Gebilde abgegrenzt.

Muskelspindeln breiten sich in unterschiedlicher Zahl im Bindegewebe der Skeletmuskulatur aus, haben eine Länge von etwa 2–10 mm und sind parallel zur Längsachse der Skeletmuskelzellen (extrafusale Fasern) orientiert. Muskelspindeln setzen sich aus etwa 5–10 quergestreiften Muskelzellen (intrafusale Fasern) zusammen, die dünner als die eigentlichen Arbeitsmuskelzellen sind. Eine feste, an der Innenwand von einem Endothel ausgekleidete bindegewebige Kapsel umhüllt die intrafusalen Muskelfasern und dient mit ihren Polen als Ansatzstelle für die Sehnen der Spindelzellen (intrafusale Muskelzellen). Zwischen Kapsel und dem intrafusalen Muskelzellbündel dehnt sich ein mit einer Flüssigkeit gefüllter Raum (ca. bis 200 µm breit) aus. Während in den polaren Anteilen der intrafusalen Muskelzellen zahlreiche Myofibrillen mit deutlicher Querstreifung vorhanden sind (Contractiler Teil), fehlen im mittleren Abschnitt Myofibrillen und Querstreifung (nichtcontractiler Teil). An den polaren Abschnitten sind die Kerne rand-, im mittleren Bereich mittelständig. Es lassen sich aufgrund der unterschiedlichen Lagerung der Kerne in der querstreifungsfreien Zellmitte zwei Fasertypen unterscheiden:
1. Die Kernkettenfaser (S2-Faser, „nuclear chain fiber"), in der die Kerne im mittleren Bereich ohne Querstreifung kettenartig hintereinander liegen.
2. Kernhaufenfaser (S1-Faser, „nuclear bag fiber"), die in ihrem verdickten, ebenfalls querstreifungsfreien Äquatorialabschnitt Haufen dicht gelagerter Kerne aufweist. Um beide Fasertypen wickeln sich im mittleren Bereich in Spiraltouren die Äste einer dicken, sensiblen Nervenfaser (Iα-Faser, ⌀ 10–15 µm), die Endverdickungen unter der Lamina basalis der Muskelzelle entstehen lassen (anulospirale Endigung). Den mit Membranverdichtungen versehenen Endigungen liegen Cisternen des Longitudinalsystems des sarkoplasmatischen Reticulum der Muskelzelle gegenüber. Dünnere, etwa nur 5 µm dicke Nervenfasern (II-Fasern) lassen peripher von der anulospiraligen Endigung an der Oberfläche meist der Kernkettenfaser ein Gerüst von Verzweigungen entstehen, das in seiner Gestalt an Blütendolden erinnert (Flowerspray-Endigung). Die Perikarya beider Endigungstypen liegen vorwiegend im Spinalganglion. An den Enden der Kernketten- und Kernhaufenfasern bilden dünnere, markarme Nervenfasern (γ-Fasern, ⌀ 3–8 µm) kleiner mot. Neurone der Vorderhornsäule im Rückenmark typische mot. Endplatten, deren Impulse für eine Contraction der peripheren Abschnitte der intrafusalen Fasern nach ihrer Dehnung sorgen. Danach wird jede intrafusale Muskelfaser von sensiblen und mot. Endfasern versorgt. Die Muskelspindel ist ein Dehnungsreceptor, dessen S1-Fasern auf die Dehnung reagieren, während die S2-Fasern den andauernden Spannungszustand des Muskels registrieren. Bei Contraction des entsprechenden Muskels fehlt eine Aktivität der Muskelspindel. Muskelspindeln sind in allen Muskeln nachweisbar, treten jedoch besonders häufig in der äußeren Augenmuskulatur, in den tiefen Nackenmuskeln und in Mm. lumbricales auf.

8.7.2.6 *Sehnenspindeln* (8.13) breiten sich im Grenzbereich des Muskelüberganges in Sehnen aus. Die Bauweise ist der der Muskelspindeln ähnlich. Markhaltige Nervenfasern dringen unter Verlust der Markscheide in das Sehnenorgan ein und bilden als marklose Fasern knäuelartige Endorgane um Kollagenfasern der Sehnen. Sehnenspindeln reagieren auf Zug (Zugreceptor) und leiten durch ein sensibles Neuron, das inhibitorische (hemmende) Synapsen an den effektorischen Aα-Motoneuronen bildet, Erregungen dem Rückenmark zu.

In Sehnen kommen vereinzelt kleine Lamellenkörperchen vor, die Golgi-Mazzoni-Körperchen heißen. Die lichtmikroskopische Darstellung freier und eingekapselter Nervenendigungen gelingt durch Methylenblaufärbung und Silberimprägnation.

Basiswissen Nervengewebe

Nervengewebe besteht aus Nerven- und Gliazellen. Lage in grauer Substanz des Zentralnervensystems, in peripheren Ganglien (Ansammlung von Nerven- oder Ganglienzellen, z. B. Spinalganglion, vegetative Ganglien, Ganglien der Sinnesorgane).
Nervenzelle (6–150 µm groß) aus Perikaryon und Fortsätzen. Unter **Neuron** versteht man den Nervenzelleib (Perikaryon) mit Dendriten und einem Neuriten (Axon) mit Endigungen. Das Axon enthält Neurotubuli und Neurofilamente, Vesikel, Mitochondrien. Neuriten von multipolaren und Dendriten von pseudounipolaren Ganglienzellen können bis zu 1 m lang werden.
Das Perikaryon (kernhaltiger Teil des Zelleibes) mit großem, rundlichen Kern und deutlichem Nucleolus enthält Mitochondrien, Golgi-Felder, in unterschiedlicher Ausprägung basophile Nissl'

Schollen (Tigroid-Substanzen, elektronenmikroskopisch = granuläres endoplasmatisches Reticulum), freie Ribosomen, Neurotubuli und Filamente (lichtmikroskopisch = Neurofibrillenäquivalent), in unterschiedlichen Mengen Lipofuscingranula und Melaninpigmente (z. B. Nucleus niger), z. T. Glykogen und stellt so das trophische Zentrum des Neurons dar. Motorische Nervenzellen (multipolar) enthalten viel Ergastoplasma als deutliche Nissl' Schollen, sensible (pseudounipolare und bipolare Nervenzellen) weisen wenige Nissl' Substanzen in granulärer Form auf. Ursprungskonus (Abgangsstelle des Neuriten ist frei von Nissl' Substanzen, die sich jedoch in den Anfangsabschnitt der Dendriten vorschieben.)

Nervenzelltypen:
1. Unipolare Nervenzellen mit einem Neuriten als Neuroblasten im embryonalen Nervengewebe.
2. Bipolare Nervenzelle mit einem Neuriten (cellulifugal) und einem Dendriten (cellulipetal). Nervenzellen der Sinnesorgane sensorisch.
3. Pseudounipolare Nervenzellen besitzen einen Stammfortsatz, aus dem ein Neurit (centrifugal) und ein Dendrit (centripetal) hervorgehen (Spinalganglion), sensibel.
4. Multipolare Nervenzellen mit zahlreichen, stark verzweigten kurzen Dendriten (Receptoren) und einem langen (bis zu 1 m) Neuriten (Axon). Lage: z. B. motorische Vorderhornzellen im Rückenmark, motorische Rindenareale des ZNS und zentrale und periphere vegetative Ganglien des vegetativen Nervensystems, motorisch (efferent).

Nervenfaser: Aus Neurit oder aus dem Dendriten (nur bei bipolaren und pseudounipolaren Nervenzellen) und Hüllen (Schwannsche Zelle oder Oligodendrogliazelle und anliegendes Bindegewebe).

a) Markhaltige Nervenfasern: von innen nach außen: Lichtmikroskopisch: im Innern Axon (Achsenzylinder), umgeben von homogener Markscheide als Produkt der Hüllzelle, die Axon und Markscheide umgibt. Nach außen schließt sich die bindegewebige Endoneuralscheide an.
Elektronenmikroskopisch: Axon (Neurotubuli, Neurofilamente, Mitochondrien, Vesikel), nach außen angrenzend lamellierte Markscheide (Myelin), durch Umwicklung mit Hüllzellcytoplasma, bestehend aus Protein- und Lipidlamellen. An den peripheren Nervenfasern umwickelt die Schwannsche Zelle mit ihrem Zellkörper das Axon (bzw. Dendriten), an der zentralen Nervenfaser der Oligodendrocyt mit breiten Zellfortsätzen den Neuriten und bilden somit jeweils die Markscheide. Gleiche Bauweise findet man an Dendriten von pseudounipolaren Nervenzellen.

b) Periphere marklose Nervenfaser: Aus Axon mit Umhüllung durch Schwannsche Zellen ohne Markscheidenbildung (ohne Umwicklung durch Schwannsche Zelle).
Elektronenmikroskopisch: Einsenkung von mehreren Axonen in die Oberfläche der Schwannschen Zelle unter Bildung von Mesaxonen. Am Ende von marklosen Nervenfasern kann die Axonstrecke ohne Umhüllung sein.
An der Außenfläche der Schwannschen Zellen von marklosen und markhaltigen Nervenfasern und nackter Axone eine Lamina basalis.
Ranvierscher Schnürring ist der Intercellularspalt zwischen zwei aufeinanderfolgenden Schwannschen Zellen am Axon. Die Strecke zwischen zwei Ranvierschen Schnürringen ist das **Internodium** oder das interanuläre Segment (Länge 0,8–1,5 mm).

Endigungsweise von Neuronen: **Synapsen** (Ort der Erregungsübertragung); morphologische Kriterien einer „klassischen" Synapse:
a) Axonendauftreibung mit Mitochondrien und synaptischen Vesikeln.
b) Die der zu innervierenden Zelle benachbarte Membran der Axonendauftreibung ist die präsynaptische Membran und erscheint durch Anlagerung von granuliertem osmiophilen Material dunkel und verdickt (Membranverdichtung).
c) Die subsynaptische Membran ist der Plasmalemmabschnitt der zu innervierenden Zelle, welcher der präsynaptischen Membran direkt gegenüber liegt. Gleiche Bauweise wie präsynaptische Membran.
d) Der durchschnittlich 20 nm (200 Å) breite synaptische Spalt wird durch die prä- und subsynaptischen Membranen begrenzt.
e) Die postsynaptische Membran ist der an die subsynaptische Membran angrenzende Plasmalemmabschnitt.

Vorkommen:
a) Interneuronale Synapse als α) axo-somatische Synapse, β) axodendritische Synapse, γ) axoaxonale Synapse.
b) Synapsen zwischen Nervenzellen und nichtnervösen Zellen: α) neuroglanduläre S., β) neuroepitheliale S., γ) myoneurale S. zwischen Motoneuronen und Skeletmuskelzellen (Formvariante der klassischen Synapse): Endigung einer Nervenfaser mit Einsenkung mehrerer Endkolben (Mitochondrien, leere Vesikel) in die Oberfläche der Muskelzelle. Differenzierung des entsprechenden Muskelzellabschnittes durch Ausbildung eines subneuralen Faltenapparates und Ansammlung von Zellorganellen, wie z. B. Mitochondrien. Keine Membranverdichtungen an der Muskelzelle und an den Nervenendkolben. Motorische Endplatte.
Die Axone im Endgebiet des vegetativen Nervensystems zeigen häufig in Abweichung von der

klassischen Synapse intercaläre und terminale Axonanschwellungen mit Mitochondrien und gefüllten und leeren Vesikeln. Keine Ausbildung einer klassischen Synapse. Innervation in „Bausch und Bogen".

Als Transmitterorganellen sind die vesiculären Anteile in der Axonauftreibung anzusehen. Transmittersubstanzen sind Acetylcholin, Noradrenalin, Adrenalin, Serotonin, Dopamin, γ-Aminobuttersäure u. a.

Receptorische Nervenendigungen an den Dendritenenden der pseudounipolaren und bipolaren Nervenzelle.

Receptoren sind spezifische Endigungen afferenter Neurone in der Haut, in Schleimhäuten, Muskeln, Sehnen und an Blutgefäßen.

1. *Freie Endigungen (nicht eingekapselte Endorgane):*
a) Intraepitheliale Nervenendigungen: Epidermis, Schleimhaut der Mundhöhle, Flimmerepithel von Trachea und Bronchien, Epithel des Harnleiters.
b) Nervenendigungen an Haaren.
c) Merkelsche Tastscheiben in der Epidermis.
d) Freie Nervenendigungen im Endocard und an der Gefäßbahn. Freie Nervenendigungen können als Berührungs-, Schmerz- oder Temperaturreceptoren gedeutet werden.

2. *Eingekapselte Nervenendigungen, celluläre, eingekapselte corpusculäre Receptororgane*
a) Meissnersche Tastkörperchen im Stratum papillare der unbehaarten Haut, in Clitoris und Glans penis.
b) Krausesche Endkolben in unbehaarter Haut, Schleimhaut von Mundhöhle, Kehldeckel, Conjunctiva, Gelenkkapsel, Glans penis, Clitoris.
c) Ruffinische Körperchen in Haut und Hirnhaut.
d) Vater-Pacinische Lamellenkörperchen in Subcutis, Periost, Mesenterium, Pancreas und Fascien.
e) Muskelspindeln in quergestreifter Muskulatur.
f) Sehnenspindel.

Aufgeknäuelte zum Teil mit einer Kapsel versehene Endorgane in den Hirnhäuten.
Eingekapselte Nervenendigungen sind Druck-, Berührungs-, Tast- oder Dehnungsreceptoren. Die receptorischen Nervanschwellungen sind zumeist mitochondrienreich.

Zentrale und periphere Gliazellen sind Hüllzellen für das Neuron und übernehmen Stoffwechselleistungen für die Versorgung und Entschlackung der Nervenzellen.

Zentrale Glia (im Zentralnervensystem).

1. **Astrocyten** (stark verzweigt, Kurz- und Langstrahler, Makroglia) erstrecken sich mit ihren Fortsätzen zwischen Capillarwand und Perikaryen oder Ependym. Blut-Hirnschranke. Stofftransport und Stoffwechselbeziehung zwischen Liquor, Blut- und Nervenzellen. Die Astrocyten bilden die Membrana limitans gliae perivascularis und superficialis.

2. **Die Oligodendrogliazelle** umwickelt mit Fortsätzen die Axone (zentraler Markscheidenbildner) und kommt in großer Zahl in der weißen Substanz von Rückenmark und Gehirn vor.

3. **Hortega' Zelle** (Mikroglia, Mesogliocyt): Phagocytose, „Abräumzelle".

4. **Ependym:** Einschichtiger, epithelartiger Verband, stellenweise mit Kinocilien oder Mikrovilli. Basale Fortsätze treten mit Blutcapillaren in Kontakt. Liquor-Hirnschranke, Liquortransport in die Intercellulärräume des ZNS.

Astrocyten, Oligodendrocyten und Ependymzellen sind ektodermaler, die Hortegazelle ist mesenchymaler Herkunft.

Periphere Glia: (an peripheren Nervenfasern und peripheren Nervenzellen).

1. Hüll-(Satelliten-, Kapsel- oder Mantelzellen)zellen bedecken das Perikaryon von peripheren Nervenzellen (Spinalganglion, vegetative Ganglien) und die Oberfläche von Glomuszellen (z. B. Glomus caroticum). Stoffwechselleistungen für das Perikaryon und Dendriten sowie Fähigkeit der Phagocytose.

2. Schwannsche Zellen als Hüllzellen für lange periphere Zellfortsätze (Axone, sensible Dendriten). An der markhaltigen Nervenfaser Markscheidenbildner. Stoffwechselleistungen für das Axon, Fähigkeit der Phagocytose. Funktion bei der Reizleitung.

Peripherer Nerv: Zusammenschluß von Neuriten (mot.) und langen Dendriten (sensibel) mit Schwannschen Zellen, in Binde- und Fettgewebe eingelagert und durch Bindegewebe gebündelt, in dem Blutgefäße verlaufen. Nerv aus Nervenbündeln. Bindegewebiges Epineurium an Oberfläche des Nerven und zwischen den einzelnen Nervenbündeln. Die Nervenbündel sind vom bindegewebigen Perineurium umgeben, das an der Innenfläche ein Perineuralepithel besitzt. Bindegewebiges Endoneurium faßt in den Nervenbündeln kleine Gruppen von Nervenfasern zusammen. Endoneuralscheide ist die Umscheidung der Nervenfasern durch Kollagen- und Reticulinfasern. Zahlreiche, unterschiedlich dicke, markhaltige (cerebrospinale; motorische, sensible) und marklose vegetative Nervenfasern.

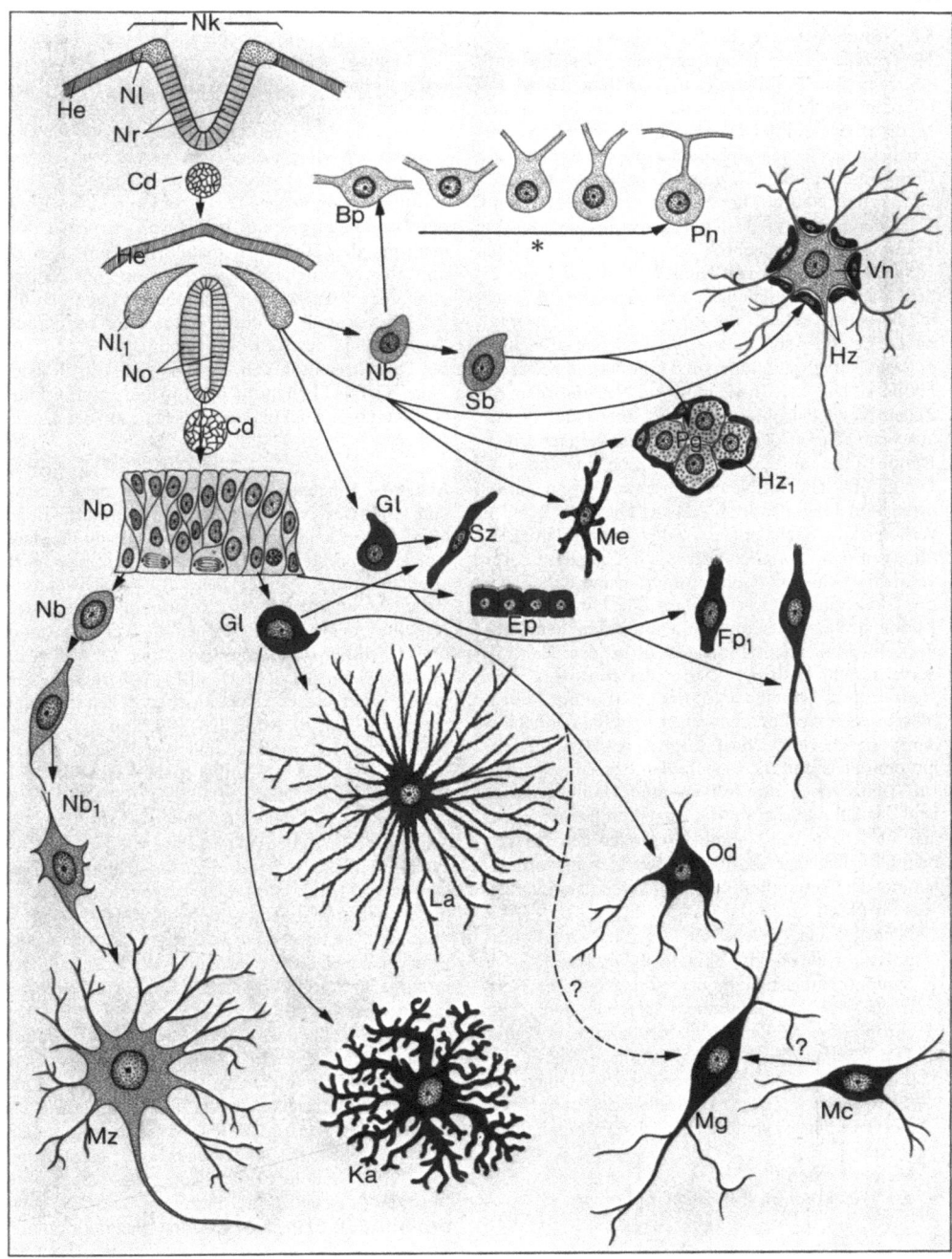

Abb. 8.15 Neurohistogenese (in Anl. an STARCK). Zentrale und periphere Gliazellen dunkelgrau, Nervenzellen hellgrau getönt. Nk = Neuroektoderm, Nl = Material für die Neuralleiste, Nr = Neuralrinne, Cd = Chorda dorsalis, He = Hautektoderm, Nl_1 = Neuralleiste, No = Neuralrohr, Np = Neuroepithel, Nb = Neuroblast, Nb_1 = multipolarer Neuroblast, Mz = multipolare Nervenzelle, Sb = Sympathicoblast, Vn = veget. Nervenzelle (symp., parasymp.), Pn = pseudounipolare Nervenzelle, Bp = bipolare Nervenzelle, * = Entwicklung von der bipolaren Nervenzelle zur pseudounipolaren Nervenzelle, Pg = paraganglionäre Zellen, Gl = Glioblast, La = langstrahliger Astrocyt, Ka = kurzstrahliger Astrocyt, Od = Oligodendrocyt, Mg = Mesogliocyt, Mc = Mesenchymzelle, Ep = Ependym, Me = Melanocyt, **c** = Schwannsche Zelle, Fp_1 = Ependymzellen mit und ohne Fortsatz, Hz = Hüllzellen, Hz_1 = Hüllzellen der Glomera

8.8 Neurohistogenese [8.7.5.] (Abb. 8.15)

Nervenzellen, zentrale und periphere Gliazellen entstammen dem Ektoderm (mit Ausnahme der Mesogliazelle). Im äußeren Keimblatt tritt im Bereich der Medianebene auf der Dorsalseite des Keimlings eine Verdickung, die Neuralplatte, auf, die sich zur Neuralrinne einsenkt und sich unter Abhebung vom Ektoderm zum Neuralrohr (Anlage von Gehirn und Rückenmark) dorsal der Chorda dorsalis schließt. Die Wand des Neuralrohres ist mit einem Epithel vergleichbar und wird als Neuroepithel bezeichnet, in dem dauernd Zellteilungen ablaufen. Die zunächst indifferenten Zellen werden in der 5. Embryonalwoche in der sog. äußeren Mantelzone zu Neuroblasten (Nervenzellbildner) und Glioblasten (Gliazellbildner). Nach der Entstehung von Neurofibrillen im Zelleib von Neuroblasten wächst zuerst der Neurit aus, erst später erfolgt die Ausbildung der Dendriten. Damit ist die multipolare Nervenzelle entstanden.

Die Glioblasten des Neuralrohres werden zu Astrocyten und Oligodendrogliazellen. Die Nervenzellen verlieren kurz nach der Geburt ihre Teilungsfähigkeit, hingegen sich Gliazellen während des ganzen Lebens vermehren können. (Gehirntumoren sind daher sehr oft Gliageschwulste – Gliome.) Die Hortega' oder Mesogliazellen entstammen dem Mesenchym, das mit einsprossenden Blutgefäßen in das Zentralnervensystem eindringt. Die in der Innenwand des Neuralrohres befindliche Matrix liefert außer Neuroblasten auch die Ependymzellen, Lamina epithelialis der Plexus chorioidei, die Pituicyten des Hypophysenhinterlappens und die Pinealzellen der Epiphyse.

Im Grenzbereich des Nerven- und Hautektoderms liegt das Zellmaterial für die Ausbildung einer paarigen, beiderseits des Neuralrohres gelegenen Neural- oder Ganglienleiste, die durch Abwanderung von Zellen aus dem genannten Grenzbereich entstanden ist. Aus ihr gehen

1. Neuroblasten, welche die sensiblen pseudounipolaren Neurone der Spinalganglien liefern,
2. Sympathicoblasten, die sich zu multipolaren Neuronen des sympathischen Nervensystems, zu chromaffinen Zellen des Nebennierenmarkes und Typ I-Zellen der Paraganglien umdifferenzieren,
3. Glioblasten, die zu peripheren Gliazellen (Schwannsche Zellen, Hüllzellen der peripheren Nervenzellen, Typ II-Zellen der Paraganglien) werden,
4. Melanoblasten und
5. das Mesektoderm (Mesenchym) hervor.

8.9 De- und Regeneration peripherer Nerven (Abb. 8.16)

Leichtere Schädigungen peripherer Nervenfasern, z. B. durch Kompression, führen im geschädigten Bereich zu primär degenerativen Veränderungen, die sich in einer Auftreibung bzw. neurolytischen Schwellung des Axons äußern. Distal von der Läsionsstelle nach tiefgreifenderen Schädigungen (Durchtrennung, Kompression, Anoxie, chemische oder thermische Schädigung) ablaufende Veränderungen der Nervenfasern werden sekundäre oder Wallersche Degeneration genannt: die proximal vom Ort der perikaryonnahen Nervenschädigung perikaryonwärts eintretenden morphologischen Veränderungen werden unter der Bezeichnung der retrograden Degeneration zusammengefaßt. Dabei kann es bei schweren Schädigungen am Perikaryon zu einer Vermehrung der Hüllzellen (Satellitenzellen) oder der zentralen Mikroglia kommen, die zu einer Abdrängung der am Perikaryon befindlichen Synapsen führen kann. Damit ist der Weg zu einer retrograden Degeneration des Neurons gebahnt.

Bei Durchtrennung von Nervenfasern tritt in jedem Falle, auch bei Erhaltung des äußeren Strukturbildes des Nerven, eine sekundäre Degeneration des distalen

Abb. 8.16 Schematische Darstellung degenerativer ▶ und reaktiver Veränderungen einer markhaltigen Nervenfaser und ihrer zugehörigen multipolaren Vorderhornzelle im Rückenmark. **I.** Normale markscheidenhaltige Nervenfaser. S = Schwannsche Zelle, Ra = Ranvierscher Schnürring. A = Axon. **II.** Primär degenerative, segmentale Demyelinisation (meist bedingt durch Kompression). *a)* Abbau der Markscheiden, die zu Markballen (Mb) fragmentieren und von vermehrten Schwannschen Zellen (S) phagocytiert werden. *b)* Ausheilungsstadium mit deutlich verkürzten Internodien und verringerter Markscheidendicke. Lb = Lamina basalis. **III.** Sekundäre Degeneration *a)* mit Zerfall des Axon in Axontrümmer (AT) und Markballen (Mb), die von Schwannschen Zellen (S) und eingewanderten Histiocyten (H) phagocytiert werden. Am proximalen Ende des Axon (Pfeil) kommt es zur retrograden Reaktion mit Abbau einer oder zweier Markscheidensegmente ohne Axolyse, aber mit oedematöser Auftreibung desgleichen. *b)* Nach Aussprossung des Axon aus dem proximalen Stumpf kommt es zu einer starken dichotomen Verzweigung des Axon, so daß eine Überschußproduktion an Axonen (= Hyperneurotisation) vorliegt. Markscheiden bilden sich ebenfalls wieder aus, aber mit vermindertem Internodienabstand und geringer Markscheidendicke. Fl = ursprüngliche Stellung des Kerns. **IV.** *a)* Normale multipolare Vorderhornzelle des Rückenmarks mit Nissl' Schollen, Nissl' Schollen-freier-Zone am Abgang des Neuriten (Ne) und mittelständigem Kern (N) sowie Dendriten (D). *b)* Primäre Reizung einer multipolaren Vorderhornzelle des Rückenmarks mit sog. Tigrolyse (= Verlust der Nissl' Substanz) und Bildung des sog. Fischaugenmusters, bedingt durch die Verlagerung des Kernes an die Zelloberfläche und die dadurch hervorgerufene helle Fleckung (Fl) im Bereich seiner ursprünglichen Lokalisation. *c)* Gleiche Veränderungen im Versilberungspräparat mit intensiver argyrophiler Fibrillenzeichnung im perikaryalen Bereich unter Auslassung des ehemaligen Kernbezirkes (Entwurf Prof. Dr. KIENECKER)

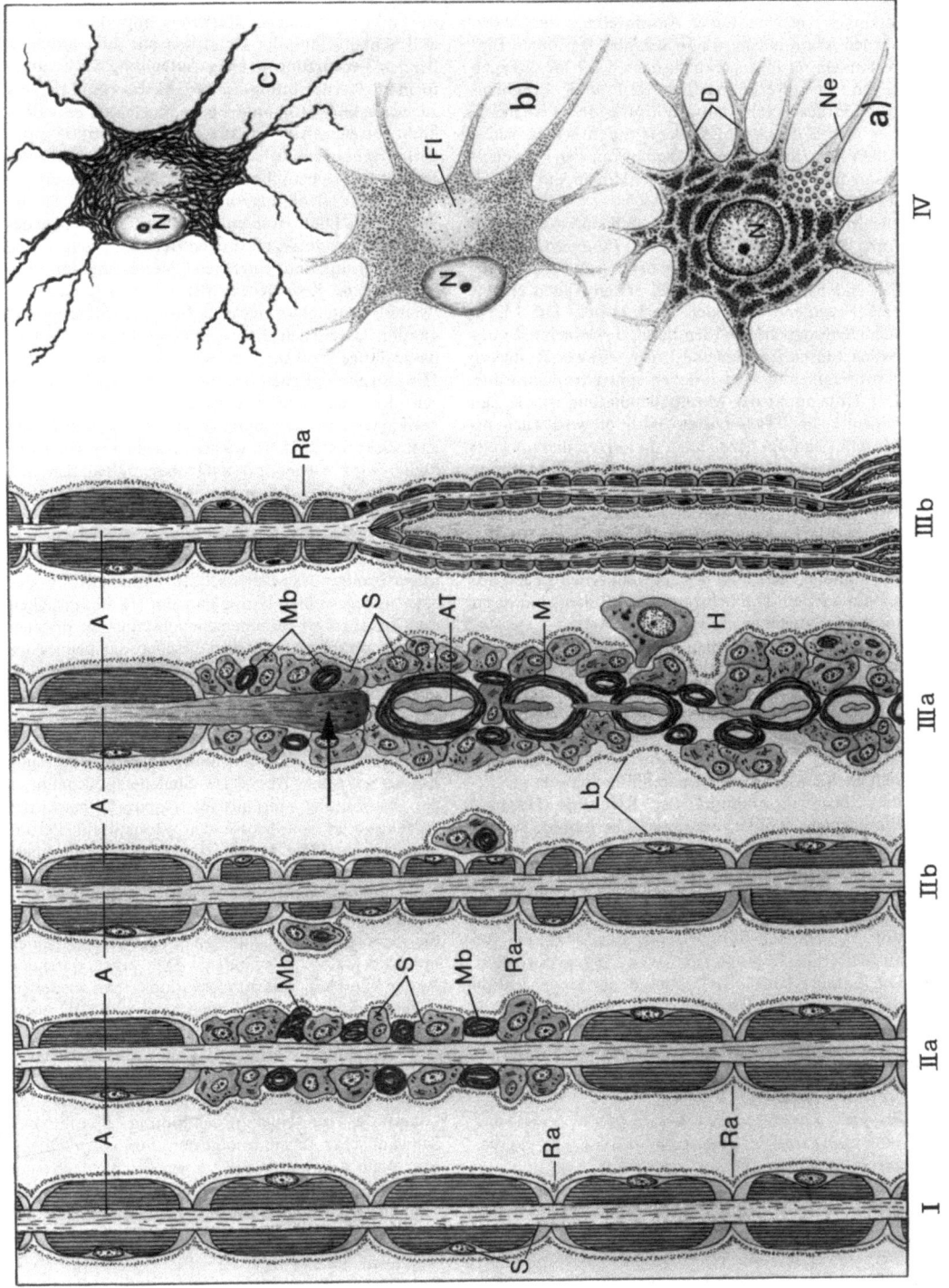

Abb. 8.16

Stumpfes ein. Nach einer Anschwellung des Axons werden schon nach etwa 16 Std. post laesionem Einkerbungen an ihm sichtbar; nach 1 1/2 bis 3 Tagen zeigen sich Perlschnurbildungen und Fragmentationen des Axons mit Auflösung des Axolemms. Der Abbau der Axonfragmente durch Schwannsche Zellen und Makrophagen beginnt mit der Fragmentation der Nervenfasern und ihrer Hüllen und ist nach etwa 1 Monat beendet.

Die Markscheiden retrahieren sich und ziehen sich vom Ranvierschen Schnürring (Knoten) zurück, Schmidt-Lantermansche Einkerbungen werden größer und häufiger, und in den ersten Tagen erfolgt eine Fragmentierung der Markscheide. Die Markscheidenfragmente werden dann zu kleineren Markballen, umschließen nach 8 Tagen teilweise Reste von Axonfragmenten und zerfallen später tropfenförmig. Der Höhepunkt der Markballenbildung ist die Zeit vom 12.–14. Tage. Dieses Stadium wird auch als Marchi' Stadium bezeichnet, da sich zu diesem Zeitpunkt die Markballen mit der Marchi' Methode (Behandlung des Gewebes mit Chrom- und Osmiumsäure) intensiv schwarz darstellen lassen. Die in der Markscheide vorhandenen Lipide zerfallen während des degenerativen Prozesses in ihre Grundbestandteile, die durch die Schwannschen Zellen abgebaut werden. Die Schwannschen Zellen sind dann reich an Cytosomen verschiedener Art.

Die Schwannschen Zellen unterliegen nach der Läsion einer Zellproliferation, die von der 3. Woche an noch zunimmt. In Abhängigkeit von der Faserart erhöht sich die Zahl der Schwannschen Zellen um ein Vielfaches; je dicker die Markscheide ist, um so stärker ist die Proliferation der Schwannschen Zellen, die sich nach etwa 3–4 Wochen in hintereinander gestellten Zügen in longitudinaler Richtung (Hanken-Büngnersche Bänder) anordnen. Die Lamina basalis einer Nervenfaser bleibt weitgehend erhalten, stellt zusammen mit den Schwannschen Zellen die Hanken-Büngnerschen Bänder dar und ist die Leitschiene für neu aussprossende Axone als Zeichen der Regeneration. Die Hanken-Büngnerschen Bänder bleiben bei ausbleibender Regeneration bis zu 2–3 Jahre erhalten. Die Lamina basalis ist während der Degeneration stellenweise unterbrochen. Hier können Makrophagen eindringen. Der zeitliche Ablauf der Degeneration ist sowohl bei verschiedenen Nerven als auch innerhalb abgetrennter Nervenfaserabschnitte unterschiedlich.

Bei einer Durchtrennung des Axons in erheblicher Entfernung vom Perikaryon tritt proximal der Durchschneidungsstelle die sog. retrograde Reaktion auf, die als Fragmentierung des Axons und der Markscheide sowie ihr Abbau durch Schwannsche Zellen nur eine Strecke von wenigen Internodien betrifft. Bei jeder Durchtrennung des Axons, sei es perikaryonfern oder perikaryonnah spielen sich am Nervenzelleib morphologische Veränderungen ab, die man unter der Bezeichnung primärer Reizung zusammenfaßt. Sie besteht in einer Auflösung der Nissl' Schollen (Tigrolyse) in ein feinkörniges, hell anfärbbares Material, in einer zunächst stärkeren Imprägnierbarkeit und Schlängelung der Dendriten mit ihrer anschließenden Verkürzung, in einer Aufhellung des ovalverformten Kernes infolge seiner Aktivierung, der bis zu vier sehr kräftig anfärbbare Nucleolen enthalten kann und sich an die Oberfläche des Perikaryon verlagert (Fischaugenmuster). Die ursprüngliche Stelle des Kernes läßt sich an ihrer hellen Anfärbbarkeit erkennen. Das Zellvolumen kann bis auf das 2,5fache anwachsen.

Die Cytomembranen und Ribosomen des granulären endoplasmatischen Reticulum zeigen eine Auflockerung und eine weite Verteilung im Perikaryon, eine Reduzierung der RNA tritt nicht ein (weitere Proteinbiosynthese). Mit einer Silberimprägnation lassen sich dicht gelagerte, circulär verlaufende fädige Strukturen im Perikaryon nachweisen.

Die morphologischen Veränderungen bei der primären Reizung sind reversibel, sofern das Axon perikaryonfern geschädigt wurde. Nach bestimmter Zeit rückt der Zellkern wieder an seine ursprüngliche Stelle, wird wieder gut anfärbbar, Nissl' Schollen treten in dichter Lagerung auf (verstärkte Proteinsynthese nach Verdoppelung der RNA), und es beginnt ein regeneratives Wachstum im proximalen Axonstumpf. Nach Anlegen einer Naht versuchen fingerförmige Axonsprosse die Nahtstelle, in der eine bindegewebige Narbe entsteht, zu überbrücken und die Hanken-Büngnerschen Bänder im distalen Nervenstumpf zu erreichen. Treffen sie beim Auswachsen auf eine mechanische Barriere wie Kollagen oder Bindegewebszellen, so entwickeln sie durch Stau des Axoplasmastromes an Zellorganellen (Mitochondrien, Glykogen, Lysosomen, Vesikel) reiche Axonendkolben. Hierbei können auch aberrierende Fasern auftreten (Abb. 8.16). Stellenweise kommt es zur Ausbildung spiraltiger Apparate markloser Axone um den aussprossenden Axonstumpf (Peroncito' Spirale). Die Axone, die die Nahtstelle überwunden haben, sprossen in die Hanken-Büngnerschen Bänder ein, wobei sie sich dichotomisch verzweigen. Die Schwannschen Zellen wickeln sich um die Axonsprossen und bilden wieder Markscheiden mit verkürzten Internodien. Die regenerierenden Axone können ihr altes Innervationsgebiet wieder erreichen und auch echte Endigungen, wie z. B. motorische Endplatten, ausbilden. Auch die regenerierenden langen Dendriten von pseudounipolaren Nervenzellen bilden am ehemaligen Ort wieder receptorische Endigungen aus. Am Ende der Regeneration kommt es zu einer Rückbildung überflüssiger Schwannscher Zellen. Infolge der Unmöglichkeit einer exakten Adaptation der Nervenstümpfe nach einer Nervenkontinuitätsunterbrechung durch eine Nervennaht und Einwachsen von Bindegewebe in die Kontinuitätslücke durchwächst unter optimalen Bedingungen nur ein Teil der proximal aussprossenden Axone den distalen Nervenstumpf und findet Anschluß an die Hanken-Büngnerschen Bänder, während die restlichen sich im Bindegewebsfaserfilz in den Kontinuitätslücken verfangen und ein Teilneuron bilden. Dennoch kommt es durch dichotome

Teilung der vorwachsenden Axone im distalen Stumpf zu einer zahlenmäßig den normalen Zustand bei weitem übertreffenden Nervenfasersprossung, die als „Hyperneurotisation" bezeichnet wird und ein Charakteristikum der Nervenregeneration allgemein darstellt. Durch diese Hyperneurotisation wird eine totale bis fast totale Reinnervation der Erfolgsorgane erreicht, obwohl die Innervationsareale einzelner Stammaxone größer als normal werden. Dies hat zur Folge, daß z. B. feinmotorische und sensibel diskriminierende Fähigkeiten sich vergröbern.

Eine retrograde zum Perikaryon aufsteigende Degeneration tritt bei perikaryonnaher Durchtrennung des Neuriten ein, indem die ganze Faserstrecke fragmentiert, durch Schwannsche Zellen abgebaut wird und nach Ablauf einer primären Reizung am Perikaryon das ganze Neuron zugrunde geht (pyknotische und karyolytische Zellkerne). Die retrograde Degeneration ist irreversibel.

Eine anterotransneurale, auf das vorgeschaltete Neuron übergreifende Degeneration von Nervenzellen tritt dann ein, wenn alle an ihrer Oberfläche befindlichen Synapsen anderer Neurone zugrunde gehen. So werden z. B. die Nervenzellen des Corpus geniculatum laterale von den Neuriten der multipolaren Ganglienzellen des Opticusganglion in der Netzhaut über Synapsen erreicht. Die Degeneration von Opticusganglienzellen führt demnach zu einer primären transneuralen Degeneration der Nervenzellen im Corpus geniculatum laterale. Da beim Ausfall der Ganglienzellen im Corpus geniculatum laterale die entsprechenden Nervenzellen in der Sehrinde nicht mehr innerviert werden, läuft an ihnen eine transneurale Degeneration ab.

9 Blut und Blutbildung [10.4.]

[10.4.1.] Das *Blut* setzt sich aus dem flüssigen, gelblichen *Blutplasma*, aus *Blutzellen* und *zelligen Bestandteilen* zusammen.

Das Blutplasma besteht aus Wasser (ca. 90 %), Proteinen (Albumine und Globuline 7–9 %, Fibrinogen) und Mineralien (Ionen). Weitere im Plasma gelöste Bestandteile sind Aminosäuren, Lipide, Kohlenhydrate, Hormone und Vitamine. Die Flüssigkeit, die nach Verbrauch des im Plasma vorhandenen Globulins Fibrinogen und der Gerinnungsfaktoren übrig bleibt, wird als Serum bezeichnet, in dem Enzyme nachweisbar sind (siehe hierzu Lehrbücher der Physiologie und der Biochemie).

Zu den Blutzellen zählt man die roten Blutkörperchen, die Erythrocyten (obgleich es sich bei ihnen nicht um Zellen entsprechend der Definition dieses Begriffes handelt) und die weißen Blutzellen, die Leukocyten. Die Erythrocyten haben keinen Kern mehr, ihre Zellorganellen sind nicht mehr vorhanden. Mit der Bezeichnung „zellige Bestandteile" sind die Thrombocyten (Blutplättchen) gemeint, die als Cytoplasmabruchstücke von Knochenmarksriesenzelle (s.S. 174) zu betrachten sind.

Das Blutplasma (Gesamtheit aller flüssigen Bestandteile) macht etwa 55 Vol.-%, die Gesamtheit der Blutzellen ca. 45 Vol.-% (Hämatokrit) des Gesamtblutes aus. Die geschlechtsspezifischen Unterschiede bei den Erythrocyten beruhen darauf, daß bei der Frau durch die Menstruation ständig ein höherer Blutverlust auftritt. Bei den Leukocytenarten ergibt sich zwar kein geschlechtsspezifischer Unterschied, doch lassen sich Konzentrationsdifferenzen in den verschiedenen Lebensaltern herausstellen.

9.1 Erythrocyten (Abb. 9.1 u. 9.4)

Der Erythrocyt (Normocyt) hat die Form einer an beiden Flächen im Zentrum eingedellten flachen Scheibe; er ist kernlos und von gelblichgrüner Farbe. Die bikonkave Scheibe hat einen durchschnittlichen Durchmesser von 7,5 µm, der Rand der Scheibe ist 2–2,4 µm, das Zentrum 1,0–1,5 µm dick. Erythrocyten sind elastisch und können infolge ihrer Formveränderung durch Capillaren strömen, deren Durchmesser kleiner als 7 µm ist.

Die 5–12 nm (50–120 Å) dicke, erst elektronenmikroskopisch sichtbare Erythrocytenmembran stellt eine Einheitsmembran (unit membrane) dar und enthält Lipide und Proteine. Der Zellmembran sind von außen Glykoproteine (Glykokalix) angelagert, die unter anderem für die immunologischen Eigenschaften der Erythrocyten verantwortlich sind.

An der Glykokalix der Erythrocytenoberfläche sind die Blutgruppeneigenschaften manifestiert. Der Erythrocyt enthält in seinem Plasma den roten Blutfarbstoff, das Hämoglobin, das aus einer eisenhaltigen prosthetischen Gruppe (Häm), und dem Proteinanteil (Globin) besteht.

Im lichtmikroskopischen Präparat erscheint der Erythrocyt homogen und zeigt eine Acidophilie (Eosinophilie), die wahrscheinlich durch die Acidophilie des roten Blutfarbstoffes Hämoglobin hervorgerufen wird.

Wie bereits erwähnt, ist die Farbe des einzelnen Erythrocyten nicht rot, sondern gelblich-grün. Die rote Farbe des Blutes kommt durch die Überlagerung vieler Erythrocyten im Plasma zustande, sie ist eine Deckfarbe, solange das Hämoglobin in den Erythrocyten eingebaut ist; sie wird zur Lackfarbe, wenn durch Zerstörung von Erythrocyten (Hämolyse) das Hb frei in Lösung gehen kann.

Während ihrer Ausreifung verlieren die Erythrocyten außer ihrem Kern auch Zellorganellen, insbesondere ihre Mitochondrien. Damit wird ihr Stoffwechsel erheblich reduziert, und im Vergleich zu anderen Zellen laufen in roten Blutkörperchen nur noch sehr wenige Stoffwechselprozesse ab. Daher verbraucht der Erythrocyt für sich selbst sehr wenig Sauerstoff. Ein Erythrocyt enthält Hämoglobin und unter anderem Enzyme für die Glykolyse und den Pentosephosphat-Cyclus, aus dem die Energie für die Aufrechterhaltung der Form und der Transporteigenschaft gewonnen wird.

34 % der Masse eines Erythrocyten besteht aus dem Protein Hämoglobin (Hb), mit dessen Hilfe das rote

Übersicht über Einteilung geformter und ungeformter Bestandteile des Blutes

Blut ca. 5 l 7–8% des KG
- geformte Bestandteile (Blutkörperchen)
  - Hämatokrit 0,44–0,46 (44–46 Vol.-%)
  - Erythrocyten
    - ♀ $4,5 \pm 0,5 \times 10^{12}$/l ($4,5 \pm 0,5$ Mill./µl oder mm³)
    - ♂ $5,5 \pm 0,5 \times 10^{12}$/l ($5,5 \pm 0,5$ Mill./µl oder mm³)
    - Lebensdauer (LD) 100–120 Tage
    - Ø 7,5 µm
  - Leukocyten $4,0–10,0 \times 10^9$/l (4000–10000/µl oder mm³)
    - Lymphocyten
      - 0,25–0,4 (25–40 %)
      - LD einige Wochen
      - kleine Ø 6–9 µm
      - große Ø 10–15 µm
    - Granulocyten
      - 60–70 %
      - LD einige Tage
      - Basophile 0,00–0,01 (0–1 %) Ø 8–11 µm
      - Neutrophile 0,55–0,75 (55–75 %) Ø 10–13 µm
        - Stabkernige
        - Segmentkernige
        - übersegmentierte vereinzelt
      - Eosinophile 0,02–0,04 (2–4 %) Ø 11–16 µm
    - Monocyten
      - 0,02–0,08 (2–8 %)
      - LD einige Monate
      - Ø 12–20 µm
  - Thrombocyten $1,5–4,5 \times 10^{11}$/l (150000–450000/µl oder mm³) LD ca. 1 Woche Ø 1–4 µm
- flüssige Bestandteile Plasma
  - Serum
    - Wasser (90 %)
    - Proteine
      - Albumine
      - Globuline
    - Mineralien (Ionen) (Na^+, K^+, Ca^{2+}, Mg^{2+}, Cl^-, HCO_3^-)
  - Fibrinogen (Protein)

Abb. 9.1 Zellen des normalen Blutausstriches (panoptische Färbung nach Pappenheim). *1* = segmentkerniger neutrophiler Granulocyt (der Pfeil weist auf einen „drumstick"), *2* = stabkerniger neutrophiler Granulocyt, *3* = eosinophiler Granulocyt, *4* = basophiler Granulocyt, *5a* = großer Lymphocyt, *5b* = kleiner Lymphocyt, *5c* = großer Lymphocyt mit azurophilen Granula, *6* = Monocyt, *7* = Erythrocyten, *8* = Thrombocyten

Blutkörperchen die Blutgase Sauerstoff (O_2) und Kohlendioxid (CO_2) transportiert. Die Aufnahme des Sauerstoffes und seine Bindung an Hb erfolgen in den Lungen beim Durchströmen des Blutes durch die Capillaren. Im Gewebe wird der Sauerstoff aus der Blutbahn an die Zellen abgegeben und Kohlendioxid als Stoffwechselprodukt der Zellen aufgenommen.

Die Erythrocyten haben eine durchschnittliche Lebensdauer von etwa 120 Tagen. Ihr Abbau erfolgt durch die Zellen des reticuloendothelialen Systems (RES), hauptsächlich im Knochenmark (2/3–3/4), der Rest wird in Milz und Leber abgebaut. Die dabei freiwerdenden

Hämoglobinbruchstücke werden für die Bildung von Gallenfarbstoff, das freiwerdende Eisen für die Neubildung von Erythrocyten (Normocyten) benutzt. Da die kernlosen Normocyten nicht teilungsfähig sind, muß ein dauernder Nachschub aus der Bildungsstätte, dem roten Knochenmark, stattfinden. Die Zeitdauer der Entwicklung von der Knochenmarksstammzelle bis zum ausgereiften Erythrocyten beträgt beim gesunden Menschen 5–7 Tage.

Da der Mensch bei 5 Litern Blut insgesamt über 25×10^{12} (25 Billionen) Erythrocyten verfügt, müssen demnach täglich, bei einer Lebensdauer von 120 Tagen, 1/120 davon, das sind 2×10^{11} (200 Milliarden) rote Blutkörperchen im roten Knochenmark neu gebildet werden. Bei einer Oberfläche des einzelnen Erythrocyten von 140–150 µm², beträgt die respiratorische Oberfläche aller Erythrocyten etwa 3200 m².

Eine Stechapfelform bei Erythrocyten ist künstlich durch einen sehr langsamen Trockenvorgang bei zu dicken Ausstrichen hervorgerufen, wobei durch Schrumpfung mehrere Ausziehungen am Erythrocyten entstehen.

9.2 Leukocyten (Weiße Blutzellen, weiße Blutkörperchen)

Zu den Leukocyten zählt man:
a) Granulocyten (Abb. 9.1),
b) Lymphocyten (Abb. 9.1),
c) Monocyten (Abb. 9.1).

Die weißen Blutkörperchen sind im Gegensatz zu den Erythrocyten echte kernhaltige Zellen. Die Gesamtzahl der Leukocyten schwankt erheblich und beträgt beim Erwachenen etwa $4–10 \times 10^9/l$ (4000–10000 pro µl) Blut. Davon entfallen auf die Granulocyten 60–70 %, auf die Lymphocyten 20–40 %, auf die Monocyten 2–6 %. Unter den granulierten weißen Blutzellen unterscheidet man neutrophile Granulocyten mit etwa 60–70 %, die eosinophilen mit 2–4 % und die basophilen mit 0–1 % (Siehe auch Tabelle auf S. 163). Diese Einteilung der Leukocyten wird durch ihre unterschiedliche Kernform, die Anfärbbarkeit ihres Plasmas und der Granulationen sowie durch ihren Gehalt an Enzymen ermöglicht. Allen Leukocyten ist die Fähigkeit des Durchtritts durch das Gefäßwandendothel (Diapedese) und Wanderung im Gewebe (Migration, nach dem Prinzip der Leuko- und Chemotaxis, s. S. 33) gemeinsam (Abb. 9.3). Die granulierten weißen Blutzellen und die Monocyten können phagocytieren, während die Lymphocyten immunkompetente Zellen verkörpern. Die genannten Eigenschaften (Phagocytose, Produktion von Immunglobulin) erlauben es den weißen Blutzellen, ihre Aufgaben im Gewebe und in der Blutbahn zu erfüllen.

Zur Anfertigung eines Blutausstriches und somit zur morphologischen und färberischen Differenzierung kommt die kombinierte May-Grünwald (eosinsaures Methylenblau, Methanol)-Giemsa-Färbung (Methylenblau, Methylenazur, Eosin) zur Anwendung.

9.2.1 *Granulocyten* (Abb. 9.1): Granulocyten zeichnen sich einheitlich bei ihrer Anfärbung durch ein schwach acidophiles (eosinophiles) Cytoplasma aus. Nach der verschiedenen Anfärbbarkeit der in ihrem Plasma befindlichen, unterschiedlich großen, für die jeweilige Zelle charakteristischen Granula (daher Granulocyt) läßt sich die angegebene Untergliederung (s. Tab. S. 163) in drei Gruppen durchführen. Die Granulocyten sind rundliche Zellen, die im Ausstrichpräparat im Größenbereich zwischen 11 und 16 µm liegen. Sie besitzen einen segmentierten oder gelappten, intensiv anfärbbaren Kern, dessen Segmente durch dünne oder plumpe Kernbrücken miteinander verbunden sind.

9.2.1.1 *Neutrophiler Granulocyt*: Beim neutrophilen Granulocyten (neutrophiles färberisches Verhalten) (Abb. 9.1) mit einem Durchmesser von 11–13 µm lassen sich die sehr feinen Granula sowohl mit sauren als auch mit basischen Farbstoffen anfärben. Bei Anwendung eines Farbstoffgemisches bleibt daher keine von beiden Farbstoffkomponenten ohne Auswirkung auf die Darstellbarkeit der Körnchen. Die Granula haben bei der Anfärbung eine rosa-violette Farbe erhalten.

Die neutrophilen Granulocyten sind die Träger der alkalischen Leukocytenphosphatase (ALP). Mit Hilfe der sauren Phosphatase in seinen Lysosomen kann der Neutrophile phagocytierte Partikel abbauen (Abb. 9.2). Der neutrophile Granulocyt enthält als typische Leukocytenenzyme Peroxidasen. Der Kern weist meist 3–5 Segmente auf und kann beim weiblichen Geschlecht einen trommelschlegelförmigen Anhang („drum-stick") von einem Durchmesser von etwa 1,5 µm besitzen. Es handelt sich um

166 Blut und Blutbildung

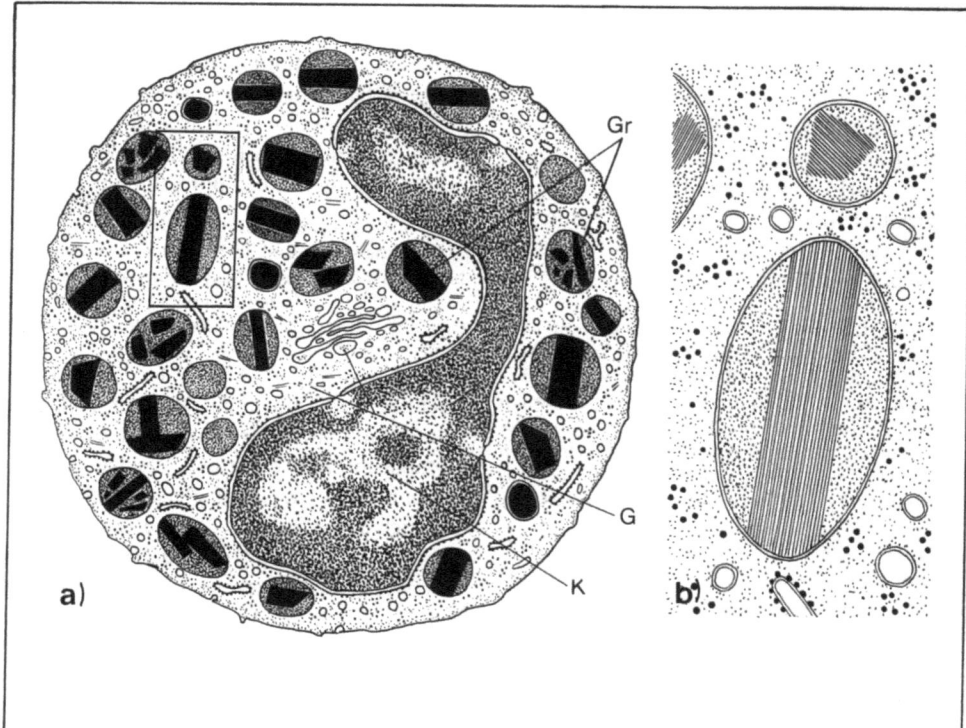

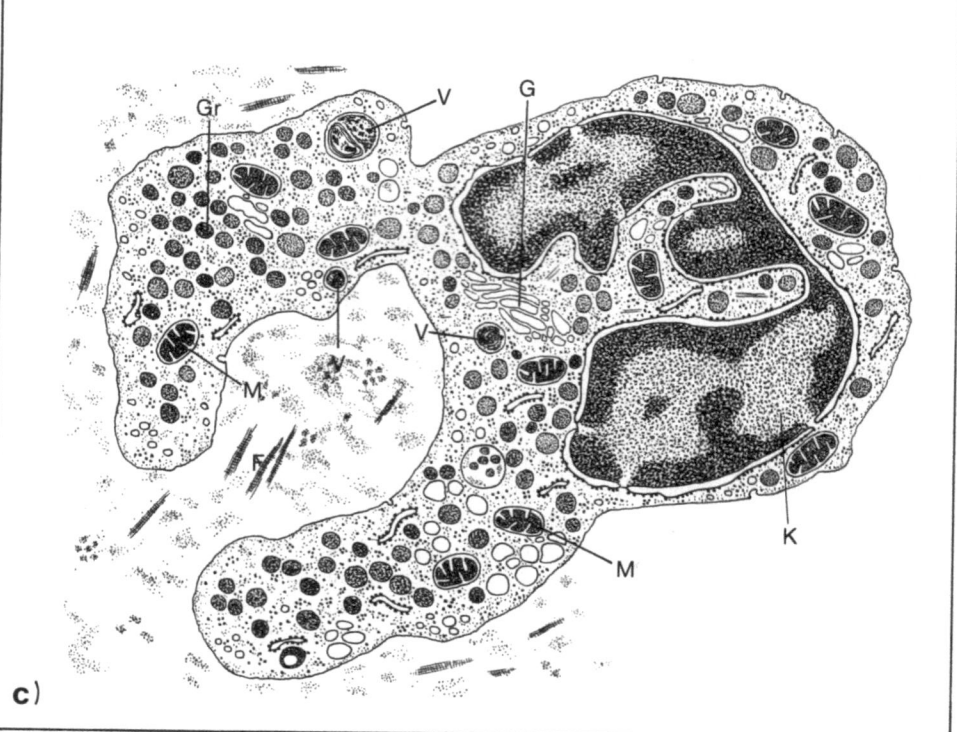

das Sex-Chromatin, das durch die beiden X-Chromosomen des weiblichen Kernes gebildet wird.

Es gibt Erkrankungen beim Manne, bei denen die normale Chromosomenzahl (44+XY) durch Auftreten zusätzlicher X-Chromosomen verändert ist. In solchen Fällen kann auch bei Kernen männlicher Zellen, und auch der Granulocyten, ein Sex-Chromatin vorkommen.

9.2.1.2 *Eosinophiler Granulocyt*: Der eosinophile (acidophile) Granulocyt zählt bei einem Durchmesser bis zu 16 µm mit zu den größten Blutzellen. Er ist durch das Auftreten von zahlreichen groben eosinophilen Granula kugeliger oder länglicher Gestalt (Erdbeertüpfelung) gekennzeichnet.

Sie zeigen im elektronenmikroskopischen Schnitt im Zentrum eine typische, an Strukturen von Kristallen erinnernde lamelläre Bauweise in Balkenform (Abb. 9.2). In den aus Proteinen und Lipiden bestehenden Granula sind hydrolytische Enzyme nachgewiesen, die beim Abbau phagocytierter Stoffe von Bedeutung sind. Der Eosinophile zeigt eine deutliche Peroxidasereaktion.

Der meist zweigelappte Kern erscheint plumper als der des neutrophilen Granulocyten. Eosinophile Granulocyten treten vermehrt (Eosinophilie) bei allergischen Erkrankungen und bei Befall des Organismus durch Parasiten auf. Dieses weist auf Zusammenhänge zwischen Eosinophilen und körperfremd empfundenen Proteinen hin. Daher vermutet man ihre besondere funktionelle Bedeutung bei immunologischen Prozessen. Außer einer Bildung und Inaktivierung von Histamin wird ihnen auch die Fähigkeit einer Aufnahme und eines Abbaues von Antigen-Antikörper-Verbindungen zugeschrieben.

◀ **Abb. 9.2 a** Eosinophiler Granulocyt (*ELM*) mit bisegmentiertem Kern und typischen ca. 1,5 µm großen Granula (*Gr*), die z. T. mehrere stäbchenförmige Kristalle enthalten. Vergr. 11 000fach. **b** Bei stärkerer Vergrößerung sind in den Granula Kristallgitter sichtbar. Vergr. 31 000fach (aus KRSTIC, 1976). **c** Neutrophiler Granulocyt im Stadium der Mikrophagocytose. Pseudopodienartige Cytoplasmaausstülpungen umhüllen Fibrinmaterial (*F*), das in den phagolytischen Vacuolen (*V*) lysosomal abgebaut wird. Das strukturreiche Cytoplasma enthält u. a. Mitochondrien (*M*), Granula (*Gr*) und ein Golgi-Feld (*G*). *K* = Kern. Vergr. 13 000fach. (Aus KRSTIC, 1976)

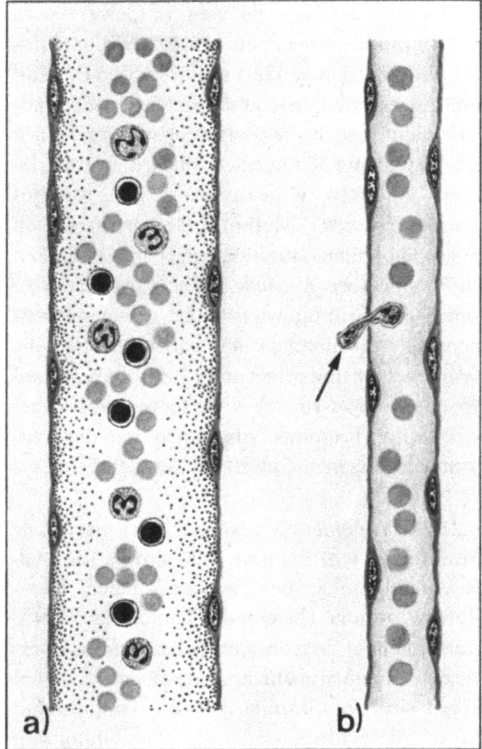

Abb. 9.3 a Halbschematische Darstellung der Verteilung der Blutzellen und des Plasma im Blutstrom: Physikalischen Gesetzen gehorchend schwimmen die größten Blutzellen (Leukocyten) im zentralen Strom. **b** Durchtritt (Pfeil) eines Leukocyten durch das Gefäßendothel (Diapedese). (Aus JOST u. KNOCHE, 1977)

Charakteristisch für die Granulocyten, insbesondere für die Neutrophilen und Eosinophilen, ist die Fähigkeit zur amöboiden Eigenbewegung und Wanderung. Dabei können sie das Endothelrohr, besonders im Bereich der Capillaren und der postcapillaren Venen, durchwandern, wobei sie sich zwischen den Endothelzellen hindurchzwängen (Abb. 9.3). Dieser Vorgang heißt Diapedese. Bei der amöboiden Eigenbewegung entwickelt der Granulocyt unter Formveränderung vorübergehend auftretende Cytoplasmafortsätze (Pseudopodien) und paßt sich seiner Umgebung an. In diese Plasmavorstülpung werden Kern und Zellorganellen verlagert, und der Rest des Cytoplasmas wird nachgezogen. Auf diese Weise können die Granulocyten bis zu 40 µm/min zurücklegen. Die

Wanderung der Granulocyten im Gewebe wird als Migration bezeichnet. Neutrophile und Eosinophile werden gehäuft an Orten der Entzündung angetroffen. Im Entzündungsgebiet befindliche chemische Stoffe (Polysaccharide und Antigen-Antikörper-Komplexe) sollen die Granulocyten anlocken (Chemotaxis). Ein weiteres charakteristisches Merkmal der neutrophilen und eosinophilen Granulocyten ist ihre Fähigkeit der Phagocytose. Lytische Enzyme aus den Lysosomen der Granulocyten bauen die aufgenommenen Fettkörperchen ab. Dabei verfetten die Granulocyten und geben unter Zerfall ein proteolytisches Enzym ab, das einen Gewebsabbau bewirkt. Ihre Trümmer zusammen mit dem zugrundegegangenen Gewebe bilden den Eiter.

9.2.1.3 *Basophiler Granulocyt*: Der basophile Granulocyt (∅ 8–11 μm) fällt durch die Anwesenheit von groben, wasserlöslichen, basophilen Granula (basophile Tüpfelung, Brombeertüpfelung) auf, die den Kern teilweise verdecken. In einem metachromatischen Verhalten färben sich die Granula z.B. mit Toluidinblau rot an (Metachromasie ist die Darstellung von Strukturen in einem von der Farblösung abweichenden, pH-abhängigen Farbton). Die Körnchen zeigen sich im elektronenmikroskopischen Bild als rundliche und ovoide Gebilde lamellärer Struktur. Die Granula enthalten Heparin und Histamin. Die Basophilen sollen aus diesem Grunde bei Endzündungsvorgängen eine Rolle spielen und treten vermehrt bei Vergiftungen auf. Sie besitzen ebenfalls die Fähigkeit der Diapedese und werden nach ihrer Einwanderung in das der Blutbahn benachbarte Gewebe als Gewebsbasophile oder als Blutmastzellen bezeichnet. Amöboide Eigenbewegung und Phagocytoseeigenschaften sind schlechter ausgebildet als bei Neutro- und Eosinophilen.

9.2.2 *Lymphocyt*: Im Blut und in der Lymphflüssigkeit lassen sich die relativ zahlreichen, kleinen Lymphocyten (∅ 6–9 μm) und die selteneren großen Lymphocyten (∅ 10–15 μm) unterscheiden. Die kleinen Lymphocyten sind teilungsfähig. Der relativ große, runde Kern des kleinen Lymphocyten färbt sich intensiv mit basischen Farbstoffen an und wird von einem schmalen, basophilen Cytoplasmasaum (hellblaue Anfärbung) umgeben, der gelegentlich vereinzelte Azurgranula enthalten kann. Der große Lymphocyt weist einen etwas breiteren, ebenfalls basophilen Cytoplasmasaum und einen größeren, stark anfärbbaren runden Kern auf, der manchmal leicht eingedellt sein kann. Gröbere Azurgranula lassen sich in geringer Zahl beobachten. Zahlreiche Ribosomen verursachen die Basophilie. Die Lymphocyten besitzen die Fähigkeit der Diapedese und der amöboiden Eigenbewegung. Lymphocyten zeigen keine Phagocytoseeigenschaften, sondern sind als immunkompetente Zellen zu bezeichnen, die einmal zellständige oder andererseits über eine weitere Differenzierungsstufe, die Plasmazellen, humorale Antikörper hervorbringen (siehe hierzu auch Kapitel über Lymphocytopoese).

Die als *T-Lymphocyten* (thymusabhängige Lymphocyten) bezeichneten weißen Blutzellen liefern zellständige Antikörper, die an der Oberfläche des entsprechenden Lymphocyten haften bleiben, während die *B-Lymphocyten* (bursaabhängige Lymphocyten) sich nach Antigenkontakt zu Plasmazellen differenzieren, die humorale Antikörper an das flüssige Medium der Umgebung abgeben (Immunglobuline). Es sind die T-Lymphocyten, die sich an der Tumorbekämpfung und an der Abstoßung von Transplantaten beteiligen. Deshalb werden die Lymphocyten als „killer cells" bezeichnet. Die humoralen Antikörper der B-Lymphocyten finden ihre Hauptaufgabe in der Abwehr von Bakterien, Viren und Toxinen (siehe hierzu Kapitel über Thymus, Milz, Lymphknoten).

9.2.3 *Monocyt*: Die Monocyten sind die größten Leukocyten mit einem Durchmesser von 12–20 μm und zählen zu den enzymreichsten Blutzellen. Im Vergleich zum Lymphocyten (runder Kern) besitzt er stets einen bohnen- oder nierenförmigen, manchmal platten, exzentrisch gelagerten Kern, an dessen Eindellung sich im Plasma der Golgi-Apparat ausbreitet. Das ebenfalls basophile Cytoplasma enthält mehr und feinere Azurgranula als der Lymphocyt.

Bei elektronenmikroskopischer Untersuchung zeigen sich außerdem zahlreiche Mitochondrien, ein gut entwickeltes granuläres endoplasmatisches Reticulum und Ribosomen. Monocyten verfügen über unspezifische Esterasen (α-Naphthylacetatesterase, Naphthol-AS-esterase). Sie können diapedieren, migrieren, größere Partikel und ganze Zellen phagocytieren. Sie werden daher auch Makrophagen genannt. Nach ihrem Austritt aus der Blutbahn sollen sie sich auch in Histiocyten, Fibroblasten, glatte Muskelzellen u.a. differenzieren können.

9.3 Thrombocyten

Die Thrombocyten oder Blutplättchen stellen Bruchstücke von Knochenmarksriesenzellen (Megakaryocyten) dar und sind daher nicht als Zellen zu betrachten. Sie haben einen Durchmesser von 1–4 µm und eine Dicke von etwa 0,6 µm. Sie können wenige kurze oder lange Fortsätze besitzen und schwimmen im Blut als scheiben- oder spindelförmige Gebilde. Der leicht acidophile Plasmabestandteil (Hyalomer) zeigt im Zentrum azurophile Körnelungen (Granulomer).

Das periphere, homogene oder leicht granulierte Hyalomer besitzt nach elektronenmikroskopischen Befunden eine dreischichtige Membran, beinhaltet Mikrotubuli und sehr feine Filamente (contractil?), die sich bis in die Fortsätze vorschieben können (Abb. 9.5).

Im Granulomer finden sich kleine Mitochondrien, zahlreiche Stäbchen, Vesikel und Glykogen. Das Granulomer besitzt lysosomale Enzyme und ist der Ort der Produktion des Thrombocytenfaktor 3 (Plättchenfaktor). Die Thrombocyten haben bei Berührung mit einem nicht glatten oder beschädigten Endothelrohr die Fähigkeit, haften zu bleiben und Fortsätze auszustrecken, mit denen sie sich fingerförmig verknüpfen. Für diese Eigenschaft haben sie viel ATP. Um Undichtigkeiten im Gefäßrohr abzudichten, bilden sie einen hämostatischen Pfropf. Durch Abgabe von Serotonin, Adrenalin, Noradrenalin und Histamin sorgen die Thrombocyten für eine Contraction der Gefäße, die das Wundgebiet versorgen. Bei der Umwandlung des Fibrinogens in Fibrin wirken die Thrombocyten mit ihrem Thrombocytenfaktor 3 (Plättchenfaktor) entscheidend mit.

Die Regulation der Thrombocytenzahl soll durch die Milz erfolgen, die Thrombocyten phagocytieren kann. Durch eine Erregung des Sympathicus läßt sich eine Vermehrung der Thrombocyten herbeiführen. Zur Zeit der Menstruation ist die Zahl der Thombocyten am kleinsten.

9.4 Blutbildung

Praenatale Blutbildung: Während der Embryonal- und Fetalzeit wird die Blutbildung in bestimmter zeitlicher Reihenfolge von verschiedenen Geweben übernommen. Man teilt die Blutbildung in drei Phasen ein:
1. Megaloblastische (mesodermale) Phase,
2. Hepato-lienale Phase,
3. Medulläre Phase.

9.4.1 *Megaloblastische (mesodermale) Phase*: In der zweiten und dritten Woche nach der Befruchtung entstehen aus Verdichtungen (Blutinseln) des extra- und intraembryonalen Mesenchym die Angioblasten, die Gefäßanlagen entwickeln, und gleichzeitig die Blutstammzellen, die Hämocytoblasten. Aus dem Hämocytoblasten geht der kernhaltige Megaloblast hervor mit den Zeichen einer beginnenden, primitiven Hb-Bildung. Durch Zellteilung entwickelt sich aus ihm der kernlose Megalocyt. Da diese Zellen größer als die der folgenden Phasen sind, nennt man sie Megalocyten. Leukocyten werden noch nicht gebildet.

9.4.2 *Hepato-lienale Phase*: Gegen Ende des zweiten Embryonalmonats beginnt die Blutbildung in Leber und Milz. Die meisten Erythrocyten erreichen die Größe von Normocyten und sind kernlos. Im dritten Embryonalmonat sind 8–10% kernhaltige Vorstufen der Erythrocyten anzutreffen. Die ersten Granulocyten erscheinen, vom dritten Monat an auch Lymphocyten. Mit der Geburt erlischt die hepato-lienale Phase.

9.4.3 *Medulläre Phase* (Abb. 9.4): Mit dem Abklingen der hepato-lienalen Phase im fünften Fetalmonat beginnt die medulläre Phase mit der Blutbildung in den Markhöhlen und Spongiosaräumen aller Knochen (Abb. 9.5). Das rote Knochenmark ist postnatal die endgültige Bildungsstätte von Erythrocyten, Granulocyten, Lymphocyten, Monocyten und Thrombocyten und befindet sich in den Markräumen aller kindlicher Knochen. Erst mit Fortschreiten des Wachstums kommt es zunehmend zur Umwandlung eines Teils von blutbildendem roten Mark in gelbes Fettmark. Diese Rückbildung läuft bevorzugt in den langen Röhrenknochen ab. Nach der Pubertät beschränkt sich die Blutbildung auf das Mark der platten und kurzen Knochen (Sternum, Rippen, Schulterblatt, Wirbelkörper, Schlüsselbein, Beckenknochen) und in den Epiphysen aller Röhrenknochen (Abb. 6.3). Unter pathologischen Umständen kann zu jeder Lebenszeit die Blutbildung in den langen Röhrenknochen wieder einsetzen, indem das gelbe Fettmark zu rotem Knochenmark umgewandelt wird. Auch Leber und Milz sowie das unspezifische Bindegewebe können sich dann wieder an der Blutbildung

170 Blut und Blutbildung

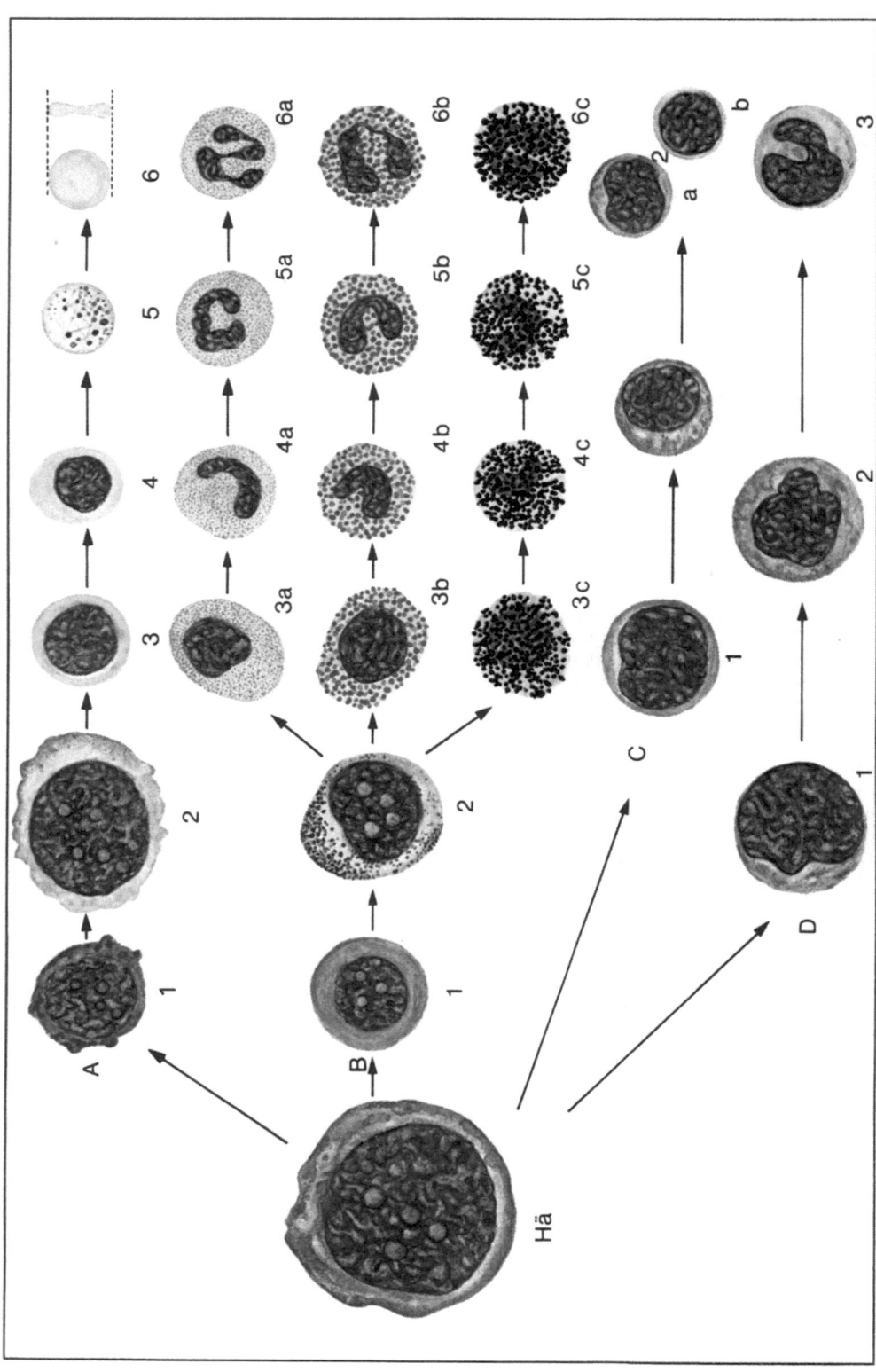

beteiligen. Außer Zellen der Erythropoese und ausgereiften Erythrocyten findet man im Knochenmark vom dritten Monat an Myeloblasten (Vorstufen der Granulocyten), vom sechsten Monat an ausgereifte Granulocyten. Lymphocyten treten vom dritten Monat an zunächst in Leber und Milz, später auch im Knochenmark auf. Die gegen Ende der Fetalzeit im Thymus anzutreffenden Lymphocyten sind in dieses Organ über die Blutbahn aus dem Knochenmark gelangt. Alle im Knochenmark gebildeten Blutzellen leiten sich von einer gemeinsamen Stammzelle, dem Hämocytoblasten, ab. Die aus Mesenchymzelle oder Reticulumzelle hervorgegangenen Hämocytoblasten ähneln morphologisch den Lymphocyten und differenzieren sich zu den Stammzellen der einzelnen Blutzellensysteme. Danach lassen sich folgende Entwicklungsreihen unterscheiden: 1. Erythropoese, 2. Granulocytopoese, 3. Lymphocytopoese, 4. Monocytopoese und 5. Thrombopoese.

9.4.3.1 *Erythropoese*: Die Stammzelle der roten Reihe wird als Proerythroblast (Pronormoblast) mit einem Durchmesser von 15–20 µm bezeichnet. Der relativ große Kern weist eine feine, gleichmäßige Chromatinstruktur und 2–5 Nucleolen auf. Das Plasma der noch kein Hämoglobin enthaltenden Zelle ist basophil. Aus den in Gruppen um Reticulumzellen gelagerten Proerythroblasten werden die ebenfalls noch basophilen 20 µm großen Makroblasten, die sich zu den noch basophilen Erythroblasten (Normoblast) mit einem Durchmesser von etwa 13–15 µm entwickeln. Unter ständigem Kleinerwerden der Zellen wird mit gleichzeitig beginnender Hb-Bildung das Plasma zunächst stellenweise polychromatisch (Erythroblast, Normoblast), dann vollständig acidophil (acidophiler Erythroblast, Normoblast). Bis zu diesem Stadium ist in der erythropoetischen Reihe die Teilungsfähigkeit der Zellen erhalten. Bei einer Zellgröße von 8–10 µm verliert der Kern seine Strukturierung, sieht wie eine homogene Scheibe aus und wird von der Zelle ausgestoßen. Seine Phagocytose übernehmen Reticulumzellen und die Endothelien der Sinusoide im Knochenmark. Diese acidophile kernlose Scheibe heißt Reticulocyt (Pronormocyt, Proerythrocyt) und enthält zahlreiche Ribonucleoproteine, die mit Vitalfärbemethoden (z.B. Brillantkresylblau) sichtbar gemacht werden können. Bei dieser Färbung tritt eine Konglomeration der Ribonucleoproteine ein, die eine körnige, fädige und netzartige Struktur annehmen. Die für den Reticulocyten typische Struktur trägt den Namen Substantia reticulo- oder granulo-filamentosa. Im Blutausstrich lassen sich außer fertigen Erythrocyten stets einige Reticulocyten (8–15 × 10^{-3}) (8–15 auf tausend ausgezählte Erythrocyten) nachweisen.

Eine Vermehrung der Reticulocytenzahl spricht für eine verstärkte Aktivität des Knochenmarkes. Daher gibt die einfache Bestimmung der Reticulocytenzahl ein Bild über den Aktivitätszustand der Erythropoese. Vom Erythrocyten spricht man, wenn die Substantia reticulo-filamentosa und der Kern nicht mehr vorhanden sind und die Blutzelle ihre endgültige Größe (7–8 µm) und Form erreicht hat.

Da die Anzahl der roten Blutzellen eines gesunden Menschen in sehr engen Grenzen schwankt, muß die Regulation der Erythropoese einem sehr feinen Mechanismus unterliegen. Nach akuten Blutverlusten wird der normale Erythrocytenwert schnell wieder erreicht. Folgende Faktoren lassen sich zur Regulation der Erythropoese anführen: 1. Das Erythropoietin ist eine Substanz, die zu 90% in den Nieren und auch in der Leber produziert wird und die Erythropoese erheblich steigern kann. Nach Erythropoietingaben läßt sich nach 4–5 Tagen ein deutlicher Anstieg der Reticulocytenzahl im peripheren Blut feststellen. Sauerstoffmangel führt zur Ausschüttung von Erythropoietin und damit zur Stimulation der Neubildung von Erythrocyten. Außerdem wirken Hormone (somatotropes Hormon der Hypophyse, Schilddrüsenhormon, Glucocorticoide und Androgene der Nebennierenrinde) stimulierend auf die Blutbildung. Nervöse Einflüsse greifen nicht nur an der Erythropoese, sondern auch am Ausschleusungsmechanismus im Knochenmark an, da nach geeigneter Stimulation eine sofortige Ausschwemmung von Reticulocyten eintritt.

◄ **Abb. 9.4** Übersicht über die Zellen der Hämatopoese (panoptische Färbung nach Pappenheim). Hä = Hämocytoblast (= Stammzelle der Hämatopoese). **A** *Erythropoese:* 1 = Proerythroblast (Pronormoblast), 2 = Makroblast, 3 = basophiler Erythroblast (bas. Normoblast), 4 = acidophiler Erythroblast (acid. Normoblast), 5 = Reticulocyt mit Substantia reticulo-filamentosa (Proerythrocyt, Pronormocyt) (Spezialfärbung!), 6 = Erythrocyt (Normocyt) in Flächen- und Profilansicht. **B** *Granulopoese:* 1 = Myeloblast, 2 = Promyelocyt, 3 = Myelocyt; 3a = neutrophiler, 3b = eosinophiler, 3c = basophiler Myelocyt, 4 = Metamyelocyt (Jugendliche), 4a = neutrophil, 4b = eosinophil, 4c = basophil Metamyelocyt, 5 = Stabkernige Granulocyten, 5a = neutrophiler, 5b = eosinophiler, 5c = basophiler stabkerniger Granulocyt. 6 = reife Granulocyten, 6a = segmentkerniger neutrophiler Granulocyt, 6b = eosinophiler Granulocyt, 6c = basophiler Granulocyt. **C** *Lymphopoese:* 1 = Lymphoblast, 2 = reife Lymphocyten, 2a = großer Lymphocyt, 2b = kleiner Lymphocyt. **D** *Monopoese:* 1 = Monoblast, 2 = Promonocyt, 3 = Monocyt

9.4.3.2 *Granulocytopoese* (granulocytopoetisches System): Die Mutterzelle für die Entwicklung der Granulocyten ist ebenfalls der Hämocytoblast. Die Entwicklung bei den Granulocyten verläuft prinzipiell gleich, charakteristische Unterschiede zeigen sich erst vom Stadium des Myelocyten an. Die früheste zum granulocytopoetischen System zu rechnende Zelle ist der 14–16 µm große, aus dem Hämocytoblasten hervorgehende Myeloblast. Sein basophiles Plasma weist keine Granulationen auf. Der große rundliche Kern zeigt deutliche Chromatinstrukturen mit 1–8 schwer erkennbaren Nucleolen. Unter deutlicher Verschiebung der Kern-Plasma-Relation zugunsten des Cytoplasmas entwickelt sich aus dem Myeloblasten der Promyelocyt, der in seinem zunächst noch basophilen Plasma zahlreiche, unregelmäßig angeordnete, azurophile Granula (Azurgranula) enthält. Da die Azurgranula als Vorstufen der später auftretenden Granulationen anzusehen sind, tragen sie auch den Namen Progranula. Oxidasen und Peroxidasen sind jetzt nachweisbar. Die Promyelocyten zeigen lebhafte Teilung und müssen als Mutterzelle für alle Granulocytenarten angesehen werden. Die weitere Entwicklung der genannten Zelle führt unter Verlust der Azurgranula zum Myelocyten. In diesem Stadium lassen sich jetzt je nach dem färberischen Verhalten der Granulationen neutrophile, eosinophile und basophile Myelocyten unterscheiden. Der Kern aller drei Myelocytenarten ist rundlich, die Kern-Plasma-Relation hat sich weiter zugunsten des Cytoplasmas geändert. Die schon während des Promyelocytenstadiums nachweisbare eosinophile Plasmakomponente hat sich vollständig durchgesetzt, basophile Cytoplasmaareale sind nicht mehr erkennbar. Das Cytoplasma verhält sich leicht acidophil. Eine Unterscheidung der einzelnen Myelocytenarten ist an Hand ihrer Granulation möglich. Der neutrophile Myelocyt hat feine, zart rosa anfärbbare Granula, die acidophilen Granula der eosinophilen Myelocyten sind gröber und haben einen Durchmesser von 0,3–0,5 µm. Die Körnchen beider Myelocytentypen füllen das Cytoplasma gleichmäßig aus. Die Granula der basophilen Myelocyten sind unregelmäßig geformt, noch gröber als die eosinophilen Granula und bei unregelmäßiger Verteilung oft so dicht geordnet, daß der Zellkern nicht mehr deutlich zu erkennen ist.

Die weitere Ausreifung der Zellen betrifft bei allen drei Arten vorwiegend den Kern. Zunächst wird der runde Kern des Myelocyten eingebuchtet, so daß der Kern eine etwa wurstförmige Gestalt annimmt (jugendlicher Granulocyt bzw. Metamyelocyt). Weitere Einschnürungen führen zu einem U- bzw. hufeisenförmigen Kern (stabkerniger Granulocyt). Das Auftreten von etwa 6% stabkernigen oder jugendlichen neutrophilen Granulocyten im Blutbild ist normal. Mit einer Ausbildung von deutlichen Kernsegmenten (s. S. 164) oder gelappten Kernen ist die Entwicklung der Granulocyten abgeschlossen. Die reifen neutrophilen Granulocyten weisen meist 3–5 Segmente auf, die eosinophilen haben in 80% 2 Kernsegmente (hantelförmige Kerne). Bei den Basophilen erscheint die Kernsegmentierung häufig sehr mannigfaltig (häufig kleeblattförmig). Normalerweise zeigen die Neutrophilen und Eosinophilen vom Stadium des Promyelocyten an bis zum Segmentkernigen eine positive Peroxidase-Reaktion; sie sind obligat positiv (Nachweis des häminhaltigen Enzyms Peroxidase). Monocyten und basophile Granulocyten gehen oft, aber nicht immer, eine positive Reaktion (fakultativ positiv) ein. Obligat negativ sind alle Blasten, Lymphocyten, Erythrocyten, Plasmazellen und Thrombocyten.

Die Ausreifung vom Myeloblasten bis zum Granulocyten dauert durchschnittlich 8–10 Tage, wobei die Entwicklungsdauer bei allen drei Granulocytenarten gleich ist. Ihre Verweildauer im peripheren Blut ist im Gegensatz zu der der Erythrocyten erheblich kürzer und beträgt 6–8 Std. Das Verschwinden der Granulocyten aus der Blutbahn ist nicht gleichbedeutend mit ihrem Tode, da sie unter Verlassen der Blutbahn in das Gewebe abwandern können, um dort ihre Wirkung zu entfalten und verbraucht zu werden. Die Lebensdauer der Granulocyten im Gewebe ist unbekannt.

Über die Regulation der Granulocytopoese bestehen nur unvollkommene Vorstellungen. Sicher ist, daß Bakterientoxine, Gewebszerfallsprodukte und andere sogenannte pyrogene (eiterbildende) Substanzen eine Vermehrung der Granulocyten (Granulocytose) bewirken können. Dabei ist zu unterscheiden, ob die Granulocytose durch vermehrte Produktion oder durch Ausschüttung aus den Granulocytenspeichern Milz, Leber und Lunge zustande kommt. Die Hormone Oestrogen und Glucocorticoide üben eine Wirkung auf die Zahl der Granulocyten aus. Während die Glucocorticoide die Zahl der Neutrophilen erhöhen, setzen sie die Anzahl der Eosinophilen im peripheren Blut herab.

9.4.3.3 *Lymphocytopoese* (Abb. 9.4): In der Fetalzeit werden Lymphocyten zunächst in der Leber, später im roten Knochenmark gebildet. Nach der Geburt haben die lymphoretikulären Organe wie Milz und Lymphknoten sowie das rote Knochenmark als Bildungsstätten für Lymphocyten zu gelten. Die Lymphocyten stammen ebenfalls von der pluripotenten Blutzelle, dem Hämocytoblasten, ab. Es entstehen zunächst immunologisch nicht kompetente Zellen, von denen ein Teil in den Thymus, ein anderer in das sogenannte Bursaäquivalent gelangen. Der Begriff Bursaäquivalent ist von der Bursa fabricii abgeleitet, einem lymphatischen Organ, das bei Vögeln vorkommt. Bei Menschen und Säugetieren, die nicht über eine Bursa fabricii verfügen, glaubt man das lymphatische Gewebe der Tonsillen, der Peyerschen Plaques, des Ileum, das lymphatische Gewebe des Appendix vermiformis als das Bursaäquivalent ansehen zu können. Die aus dem Knochenmark kommenden Lymphoblasten erhalten im Thymus und im Bursaäquivalent ihre spezifische Prägung. Sie werden als T-

Lymphocyten (thymusabhängige Lymphocyten) und B-Lymphocyten (bursaabhängige Lymphocyten, in der angelsächsischen Literatur auch von "bone marrow", Knochenmark abgeleitet) bezeichnet (Abb. 9.6). Mit ihrer jeweiligen Prägung behaftet gelangen beide Lymphocytenarten über die Blutbahn in Milz und Lymphknoten, wobei sich die B-Lymphocyten in den Follikeln, die T-Lymphocyten in den periarteriellen Lymphscheiden der Milz und in einer unterhalb der Follikel des Lymphknotens lokalisierten paracorticalen Region ansiedeln (s. S. 205). An diesen Orten vermehren sich beide Lymphocytenarten, deren Tochterzellen jeweils über die gleiche Prägung wie die Mutterzellen verfügen. Von der Milz aus können die Lymphocyten in die Blutbahn, aus dem Lymphknoten über Lymphgefäße ebenfalls in die Blutgefäße gelangen. Demnach entstehen in Milz und Lymphknoten T-Lymphocyten, die selbst niemals im Thymus gewesen sind. So läßt sich auch erklären, daß nach der Pubertät noch T-Lymphocyten gebildet werden, obwohl sich der Thymus schon zurückgebildet hat.

Mit bestimmten Methoden ist eine Abgrenzung von B- und T-Lymphocyten möglich. Immunfluorescenzmikroskopische Methoden zeigen einen positiven Nachweis von Immunglobulinen für B-Lymphocyten. Histochemische Verfahren zum Nachweis von unspezifischer Esterase (α-Naphthylacetatesterase) lassen ebenfalls eine Trennung von B- und T-Lymphocyten zu. Danach sind T-Lymphocyten esterase-positiv, B-Lymphocyten esterase-negativ. Aufgrund dieser Techniken ergeben sich als Normalwerte etwa 55–65% T-Lymphocyten und 20–30% B-Lymphocyten im peripheren Blut. Etwa 10–15% der Lymphocyten sind mit diesen Methoden nicht klassifizierbar. Bei dieser Restgruppe handelt es sich um sogenannte Null-Lymphocyten, die vorwiegend hämopoetische Stammzellen oder unreife B-Lymphocyten darstellen. Die B-Lymphocyten zeigen an ihrer Oberfläche Microvilli, während das Plasmalemm der T-Zellen glatt ist. Die Lebensdauer der T-Lymphocyten soll etwa 500 Tage, die der B-Lymphocyten nur etwa 10–14 Tage betragen.

Nach erstmaligem Antigenkontakt (Bakterien, Viren und fremde Proteine) werden die betroffenen Lymphocyten sensibilisiert, was zu einer Produktion von Antikörpern führt. Mit Hilfe dieser Antikörper werden die eingedrungenen Antigene unschädlich gemacht. Diese Antikörperproduktion führt zu einer Aktivierung und Vergrößerung des granulierten endoplasmatischen Reticulum als antikörperproduzierendem Apparat. Die Vermehrung des Ergastoplasmas bewirkt eine Vergrößerung der ganzen Zelle, die nun als großer Lymphocyt oder Immunoblast im Blut in Erscheinung tritt. Nach der Antigen-Antikörper-Reaktion wird der Lymphocyt wieder kleiner, die Struktur des Antigens bleibt dem Lymphocyten jedoch haften. Diese Lymphocyten können sich bei erneuter Auseinandersetzung mit dem gleichen Antigen an den früheren Kontakt „erinnern" ("memory cells") und dann unter Vergrößerung wieder schnell und in hoher Konzentration die spezifischen Antikörper bilden. Hiermit zählt dieser Immunoblast wieder zur Gruppe der großen Lymphocyten, die als T-Lymphocyten zellständige Antikörper liefern, während sich die B-Lymphocyten zu Plasmazellen differenzieren, die humorale Antikörper abgeben.

[10.4.3.] *Lymphfollikel und Lymphocytenbildung* (Abb. 9.6 u. 11.2): Unter einem Lymphfollikel (Folliculus oder Nodulus lymphaticus, Abb. 11.2) versteht man rundliche Ansammlung von Lymphocyten, die in ein netzartiges Gefüge von Reticulumzellen mit hell anfärbbaren Kernen eingefügt sind. Die Follikel finden sich in größerer Zahl in lymphatischen Organen (s. S. 200) wie Milz, Lymphknoten, Tonsillen, vereinzelt in der Lamina propria des Dünndarms und Appendix (Folliculi solitarii), in gehäufter Anordnung als Folliculi aggregati im Ileum und vereinzelt z. B. am intrapulmonalen Bronchialbaum.

Bei Neugeborenen sind die Lymphocyten mit kleinen, dunklen Kernen gleichmäßig über den Follikel (Primärfollikel) verteilt, während die Lymphocyten nach erstem Antigenkontakt vorwiegend am Rande des Follikels zu beobachten sind. Damit ist im Innern des Follikels, etwa 3–4 Tage nach Antigenkontakt, ein hell anfärbbares Reaktions- oder Keimzentrum entstanden (Sekundärfollikel, Abb. 11.2). Die Lymphfollikel werden von B-Lymphocyten besiedelt. Bei Antigenbefall des Körpers sollen die Antigene zunächst von den Makrophagen des reticulo-histiocytären Systems aufgenommen werden und eine Antigeninformation an die Lymphocyten weiter geben, wodurch ihre Aktivierung erfolgt. Anschließend erfolgt ihre Teilung in den Follikeln, sie werden zu Plasmazellen, von denen ein Teil "memory cells" sind, die anderen gegen das Antigen gerichtete spezifische Antikörper an das Blut abgeben. Über die verschiedenen Typen von Reticulumzellen s. S. 86. Lymphocyten gelangen aus der Milz direkt in die Blutbahn, aus dem Lymphknoten über die Lymphgefäße indirekt in das Gefäßsystem, können nach etwa 24 Std in den lymphatischen Organen im Bereich postcapillarer Venen die Gefäßbahn verlassen, ins retikuläre Bindegewebe eindringen, um wiederum in die Blutbahn einzutreten (Lymphocytenrecirculation). Die meisten Lymphocyten (etwa 98%) sind im retikulären und im lockeren Bindegewebe vorhanden, während der Rest im strömenden Blut nachweisbar ist. B-Lymphocyten halten sich in der Milz und im Lymphknoten vorwiegend in den Follikeln (B-Region). Die T-Lymphocyten teilen sich ebenfalls und bevorzugen in der Milz die periarteriellen Scheiden, im Lymphknoten eine sogenannte paracorticale Zone.

9.4.3.4 *Monocytopoese*: Die Stammzelle des monocytopoetischen Systems ist der aus dem Hämocytoblasten hervorgegangene Monoblast mit einem

174 Blut und Blutbildung

Durchmesser von 16–20 µm. Der meist runde, gelegentlich eckig gestaltete Kern besitzt ein feinmaschiges Chromatin mit 1–7 Nucleolen und wird von einem breiten basophilen Cytoplasmasaum umgeben. Die Peroxidasereaktion ist negativ. Aus dem Monoblasten entwickelt sich der Promonocyt mit einem meist eckigen Kern. Die Kern-Plasma-Relation hat sich im Vergleich zum Monoblasten zugunsten des Plasmas verschoben. Das ebenfalls basophile Cytoplasma enthält feine Granula. Das Endstadium der Monocytopoese ist der basophile Monocyt, der durch einen mehr oder weniger tief eingebuchteten, oft excentrisch gelagerten Kern (bohnenförmig) gekennzeichnet ist. Er zählt mit einer Größe von 12–20 µm zu den größten Blutzellen.

9.4.3.5 *Thrombocytopoese* (Abb. 9.5): Die Bildung von Thrombocyten läuft ebenfalls im Knochenmark ab und geht von Megakaryocyten (Knochenmarksriesenzellen) aus, die sich aus Megakaryoblasten entwickeln. Der dem Mesenchym abstammende mittelgradig basophile Megakaryoblast ($\emptyset$ 20–30 µm) besitzt einen relativ großen Kern mit diploidem Chromosomensatz und zeigt an seinem Cytoplasma mehrere pseudopodienartige kurze Fortsätze. Aus dem diploiden Kern gehen ohne Cytoplasmateilung zwei weitere diploide Kerne oder ein tetraploider Kern hervor. Die nächste Entwicklungsstufe auf dem Stadium des Megakaryoblasten entsteht entweder durch Endomitose oder durch amitotische Teilung. Auf diese Weise wächst der Megakaryoblast und geht mit octoploidem Chromosomensatz (8facher Chromosomensatz) in den Promegakaryocyten mit einem polychromatischen Cytoplasma über. Waren zuvor mehrere Kerne vorhanden, so verschmelzen sie jetzt wieder zu einem Kern, der stark eingebuchtet ist. Auf diesem Stadium vermehrt sich nochmals der Chromosomensatz, der 16- oder 32fach vorliegt. Der stark geklüftete Kern des somit ausgereiften Megakaryocyten ($\emptyset$ 60–120 µm) kann aus einem Kern oder durch Verschmelzung von mehreren Kernen des Promegakaryocyten entstehen und hat noch die Fähigkeit behalten, die DNA weiter zu verdoppeln. Der Kern kann bis zu 20 Nucleolen aufweisen. In einem fein granulierten Cytoplasma mit neutrophiler oder schwach acidophiler Reaktion breiten sich zahlreiche feine Azurgranula, oft in kleinen Gruppen angeordnet, aus. Die Thrombocyten entstehen durch Zerfall des ganzen Megakaryocytenplasmas oder durch Abschnürung einzelner Pseudopodien (Abb. 9.5) Es können aus einem Megakaryocyten 2000–4000 Blutplättchen hervorgehen.
Nach elektronenmikroskopischen Befunden kommt es von der Oberfläche des Megakaryocyten her zu tiefen Einschnürungen in das Cytoplasma (Abb. 9.5). Wenn die membranbegrenzten Einschnürungen untereinander in Kontakt geraten, tritt eine Zerlegung des Cytoplasmas in einzelne Bruchstücke, die Thrombocyten, ein, die Mitochondrien, Vesikel, Granula und Glykogen beinhalten. Beim völligen Zerfall des Megakaryocytenplasmas wird der nackte Kern durch Sinusendothelien oder Reticulumzellen des Knochenmarks abgebaut. Wahrscheinlich werden täglich zwischen 2 und 10×10^{10} Thrombocyten/l (20000 und 100000/µl oder mm^3) produziert. Ihre Lebensdauer beträgt 5–11 Tage, danach werden sie von Zellen des RES in Leber und Milz abgebaut. Nicht alle intakten Thrombocyten finden sich im peripheren Blut. Ein Teil findet sich in Milz und Leber, die als ihre Speicher fungieren. Die zahlenmäßige Konstanz der Blutplättchen unterliegt sehr feinen, noch nicht endgültig geklärten Regulationsmechanismen, wobei eine Sympathicuserregung ihre Vermehrung im peripheren Blut bewirkt. Megakaryocyten sind in der Lage, unter anderem Granulocyten zu phagocytieren und bleiben stets im Knochenmark.
Differentialblutbild: Bei der Erstellung eines weißen Blutbildes, einer Methode, bei der die Erythrocyten zerstört werden, zählt man 100 Leukocyten aus. Davon sind normalerweise bei einem gesunden Individuum 50–70 % neutrophile, 2–4 % eosinophile und 0–1 % basophile Granulocyten vorhanden. Bei infektiösen Erkrankungen, die mit einer Erhöhung der Leukocytenzahl einhergehen, tritt wegen der erhöhten Knochenmarksaktivität ein großer Prozentsatz jugendlicher Formen (Stabkernige) im peripheren Blut auf. Da auf früheren, in den Kliniken üblichen Formularen, die bei der Auszählung des weißen Blutbildes Verwendung fanden, in einer links stehenden Spalte die stabkernigen Formen der Granulocyten eingesetzt wurden, während die reifen Formen rechts davon stehen, spricht man auch heute noch bei Vermehrung der jugendlichen und stabkernigen Zellen von einer Linksverschiebung. Da auf einer Tafel, auf

Abb. 9.5 a Rotes Knochenmark mit kernhaltigen ▶ Vorstufen und ausgereiften Zellformen der Hämatopoese. (*M* = Megakaryocyt, *G* = segmentkerniger Granulocyt, *E* = Erythrocyt), mit Fettzellen (*F*), Sinusoide (*S*) und Reticulumzellen (*R*), *P* = Plasmazellen. Vergr. 400fach (aus JOST und KNOCHE, 1977). **b** Megakaryocyt (*LM*) (Knochenmarksriesenzelle) mit Längsdurchmesser von ca. 70 µm. Der segmentierte Zellkern (*K*) täuscht eine Mehrkernigkeit vor. Der Pfeil weist auf die beginnende Thrombocytenabschnürung. **c** Ausschnitt aus einem Megakaryocyten (*ELM*) im Stadium der Thrombocytenbildung. Plasmaeinschnürungen (*E*) fragmentieren dabei das Cytoplasma, in dem Granula (*G*), Mitochondrien (*M*), ein Golgi-Feld (*Go*) sowie endoplasmatisches Reticulum (*ER*) erkennbar sind. (Vergr. 25000fach). *T* = abgeschnürter Cytoplasmaanteil = Thrombocyt. **d** Thrombocyt (*ELM*), der aufgrund der Cytoplasmastrukturen als „Bruchstück" des Megakaryocyten identifiziert werden kann. (*M* = Mitochondrien, *G* = Granula, *L* = Lysosomen, *Er* = Ergastoplasma, *Mt* = Mikrotubuli, Querschnitt). (Detail einer Abbildung von KRSTIC)

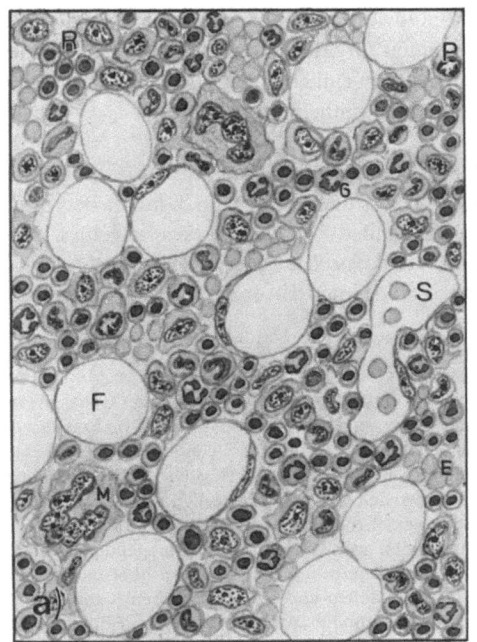
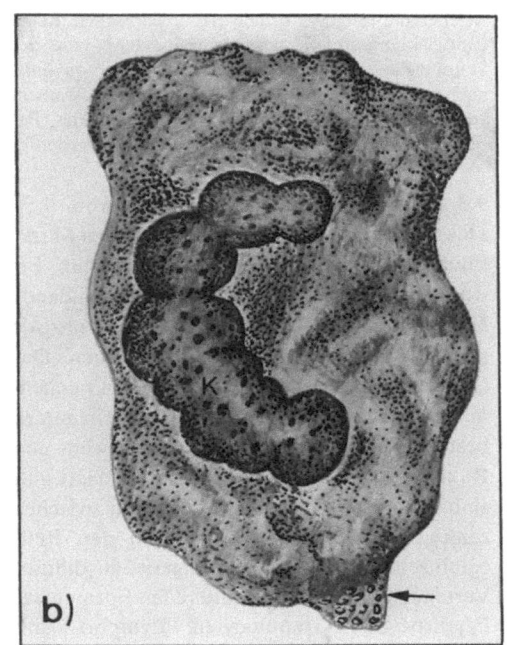
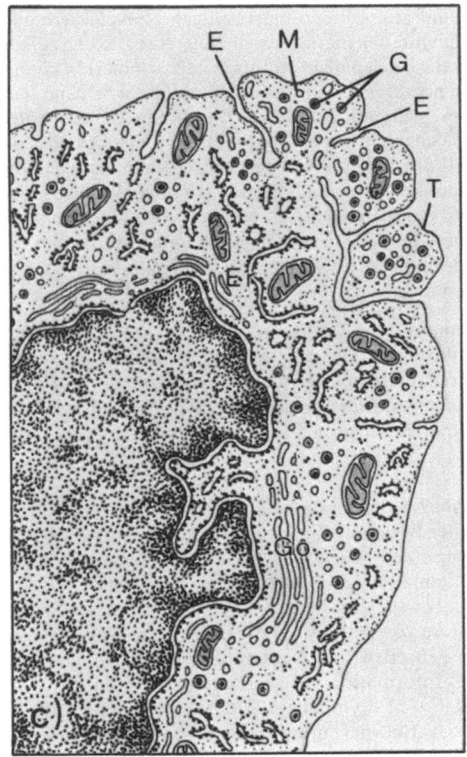
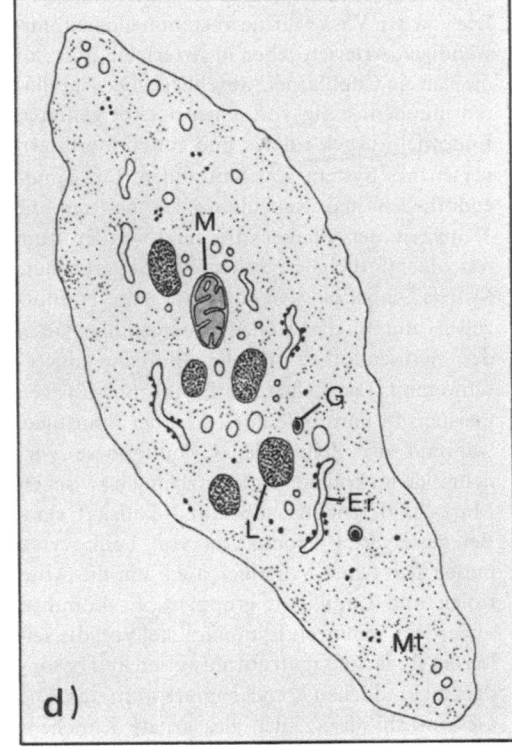

Abb. 9.5

176 Blut und Blutbildung

welcher die jungen Formen der myeloischen Reihe (Entwicklungsstufen der Granulocyten) von der Stammzelle bis zum reifen Granulocyten von links nach rechts dargestellt sind, kann auch hier bei einem vermehrten Auftreten der Granulocyten die Bezeichnung „Linksverschiebung" abgeleitet werden.

9.5 Rotes Knochenmark [10.4.2.] (Abb. 9.5):

Das rote Knochenmark findet sich in den Markräumen aller kindlichen Knochen. Beim Erwachsenen erstreckt sich das rote blutbildende Mark nur in platten und kurzen Knochen sowie in den Epiphysen aller Röhrenknochen. Das Gesamtgewicht des roten und gelben Knochenmarks beträgt etwa 2600 g. Das Knochenmark besteht aus einem retikulären Bindegewebe und Reticulinfasern, die mesenchymaler Herkunft sind, und erstreckt sich im Markraum zwischen zahlreichen Blutgefäßen. Zwischen den Reticulumzellen und Gefäßen lagern in diffuser Verteilung die Vorstufen und reifen Formen der Erythrocyten, Granulocyten, Lympho- und Monocyten, Plasmazellen und Megakaryocyten. Auch Makrophagen kommen vor.

Die von den Vasa nutritia abstammenden dünnwandigen Arterien gehen in Arteriolen über, an die sich ein Capillarnetz anschließt. Die Capillaren münden in ein von einem locker gefügten Endothel ausgekleidetes und mit Gitterfasern versenenes System von Sinusoiden. Die Sinusendothelien und Reticulumzellen besitzen die Fähigkeit der Phagocytose und werden zum reticuloendothelialen System (RES) gerechnet. Mittels Diapedese werden die ausgereiften Blutzellen durch die weiten Intercellularspalten des Sinusendothels in die Blutbahn ausgeschwemmt. Die Zellen der Erythropoese liegen meistens in unmittelbarer Nähe der Sinusoide, während die Zellen der Granulopoese vornehmlich im kollagenen Grenzbereich zwischen Mark- und Knochensubstanz lokalisiert sind. Bei gesteigerter Produktion von Leukocyten finden sich deren Vorstufen auch um die Arteriolen und Capillaren gruppiert. Es kommen außerdem vereinzelt Lymphfollikel vor, die selten ein Reaktionszentrum aufweisen und besonders im kindlichen Knochenmark auftreten. Die Gesamtzahl der Zellen des roten Knochenmarkes beläuft sich auf etwa 10–15 Milliarden Zellen. Das Verhältnis zwischen roten und weißen Vorstufen der Blutzellen beträgt etwa 1:3. Obwohl das Mark über die Knochen des gesamten Organismus verteilt ist, hat man es doch als ein einheitliches System zu betrachten, das immer einheitlich reagiert.

9.6 Gelbes Knochenmark:

Im Laufe des Lebens kommt es zunehmend zum Umbau des roten blutbildenden Knochenmarkes in gelbes Fettmark, so daß sich nach der Pubertät gelbes Fettmark und rotes Knochenmark wie 1:1 verhalten.

Es erfolgt eine Umdifferenzierung von Reticulumzellen in Fettzellen mit einem schmalen Cytoplasmasaum, der einen Fetttropfen umhüllt. Das graue Knochenmark entsteht im Zustand der Kachexie aus gelbem Knochenmark und ist gelatinöser Konsistenz. Zwischen den entleerten Fettzellen ist eine mit Fibrinfäden versehene gallertige Substanz zu finden. Zusammen mit den Vasa nutritia gelangen markhaltige und marklose Nervenfasern über das System der Haversschen und Volkmannschen Kanälchen in das Knochenmark. Außer dichten Geflechten an der Gefäßbahn (Vasomotoren) breiten sich auch marklose vegetative Nervenfasern im bindegewebigen Reticulum aus. Ob den markhaltigen Nervenfasern eine afferente, den marklosen eine efferente Leitung zufällt, ist einstweilen nicht zu entscheiden. Immerhin könnte ein nervöser Faktor bei der Blutbildung beteiligt sein. Um sich ein Bild über die Fähigkeit des roten Knochenmarkes zur Blutbildung zu machen oder bei pathologischen Prozessen krankhafte Vorstufen oder typisches mengenmäßiges Verhalten der Vorstufen und reifen Blutzellen zu erfassen, wird Knochenmark durch Punktionen aus dem Sternum (Sternalpunktat) oder aus dem Beckenkamm (Beckenkammstanze) entnommen.

Anhang:
Mikrocyten (kleine Erythrocyten) besitzen einen kleineren Durchmesser als Normocyten, sie sind auch flacher und färben sich infolge des reduzierten Hb-Gehaltes heller an.

Abb. 9.6 Schematische Darstellung der Lymphopoese ▶ unter Berücksichtigung der immunologischen Bedeutung der Lymphocyten. *Hä* = Hämatopoetische Stammzelle, *Lb* = lymphopoetische Stammzelle (Lymphoblast), *Ma* = Makrophag im Stadium der Phagocytose von Antigen (= AG). (Die vom Makrophagen ausgehenden Pfeile weisen auf die Übertragung antigener Information auf die Lymphocyten hin.) *TLy* = T-Lymphocyt, *BLy* = B-Lymphocyt, *Ly* = Antikörper produzierende Lymphocyten (zellständige Antikörper) aus T-Lymphocyten über Lymphoblasten entstanden, *Gd* = Gedächtniszellen (= memory cells), *Pl* = Plasmazellen (Produktion humoraler Antikörper) (in Anlehnung an STANKA)

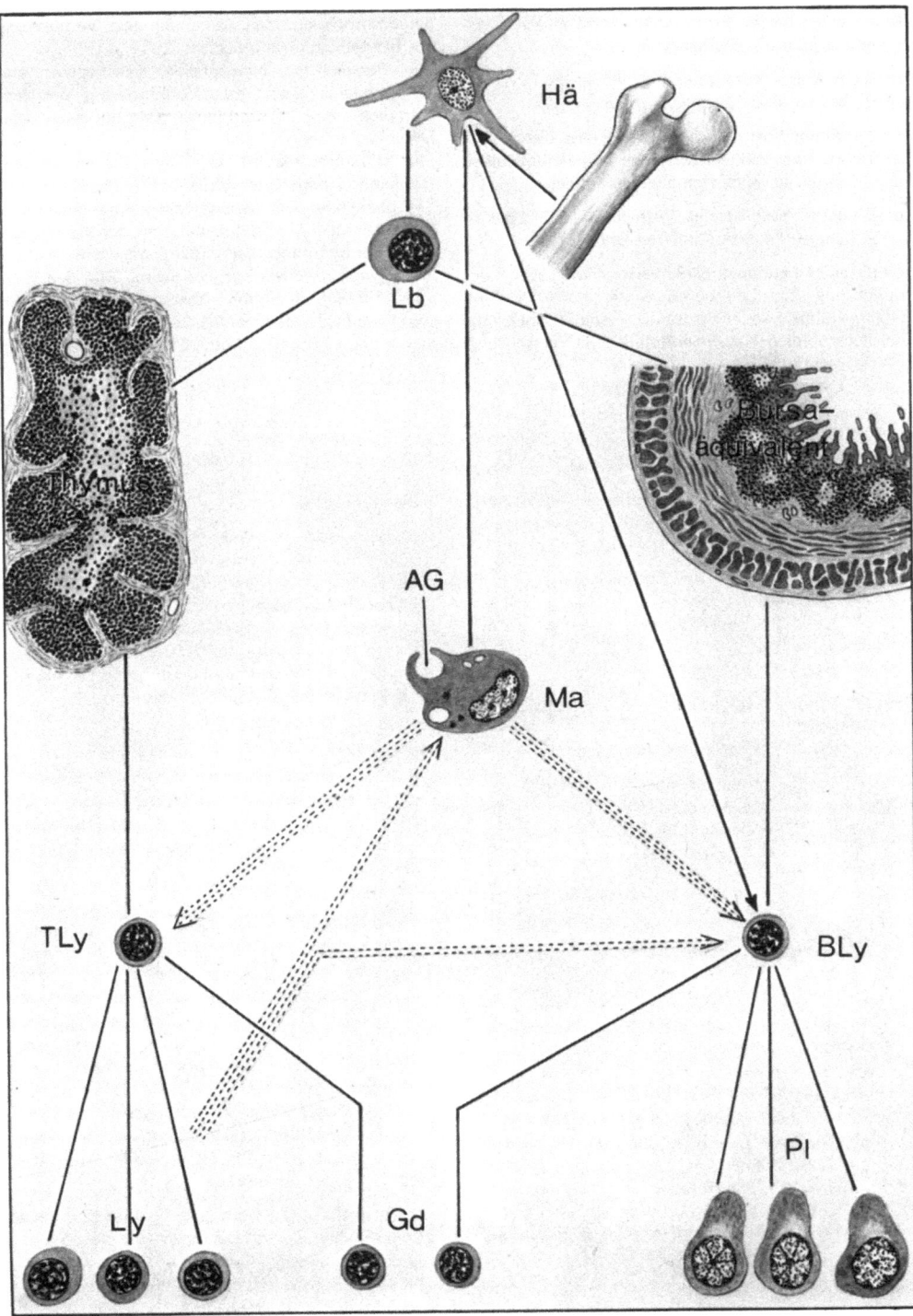

Abb. 9.6

Makrocyten (große Erythrocyten) sind infolge ihrer Unreife größer als Erythrocyten.

Bei einer Anisocytose treten ungleich große Erythrocyten (Mikro- und Makrocyten) auf.

Eine Poikilocytose (Vielgestaltigkeit) ist durch das Auftreten von z.B. birnen- oder keulenförmigen Erythrocyten im Ausstrich gekennzeichnet.

Eine Leukocytose ist eine Vermehrung der Leukocyten über $10^{10}/l$ Blut (10000/µl Blut) hinaus.

Unter einer Leukocytopenie versteht man eine Verminderung der Leukocyten unter $4 \times 10^9/l$ Blut (4000/µl Blut). Eine Neutrophilie ist eine Vermehrung der neutrophilen, eine Eosinophilie eine Vermehrung der eosinophilen, eine Basophilie eine Vermehrung der basophilen Granulocyten.

Die Bezeichnung Neutropenie, Eosinopenie und Lymphopenie drückt eine Verminderung der neutrophilen, bzw. eosinophilen Granulocyten und Lymphocyten aus.

Die Agranulocytose ist ein völliges Fehlen der neutrophilen Granulocyten im Blut. Die Bezeichnungen Lymphocytose oder Monocytose kennzeichnen eine Vermehrung der Lymphocyten, bzw. der Monocyten. Von einer Lymphocytose spricht man, wenn die absolute Lymphocytenzahl im peripheren Blut den Wert von $3,5 \times 10^9/l$ (3500/mm³) übersteigt. Eine Lymphocytopenie liegt vor, wenn die absolute Lymphocytenmenge unter $1,0 \times 10^9/l$ Blut (1000/mm³ Blut) absinkt.

Basiswissen Blut

In einem Liter [µl (mm³)] Blut vom Erwachsenen finden sich die Blutzellen und Thrombocyten in folgender Verteilung:

A. *Erythrocyten* (rote Blutkörperchen):
Männer (♂): $5,5 \pm 0,5 \times 10^{12}/l$
[$5,5 \pm 0,5$ Mill/µl oder mm³]
Frauen (♀): $4,5 \pm 0,5 \times 10^{12}/l$
[$4,5 \pm 0,5$ Mill/µl oder mm³].

B. *Leukocyten* (weiße Blutkörperchen oder Blutzellen):
$4,0 - 10,0 \times 10^9/l$ [$4000 - 10000/\mu l$ (mm³)].

a) Granulocyten 0,6–0,7 (60–70%)
 — Neutrophile Granulocyten 0,55–0,75 (55–75%)
 — Eosinophile Granulocyten 0,02–0,04 (2–4%)
 — Basophile Granulocyten 0,00–0,01 (0–1%)
b) Lymphocyten 0,25–0,4 (25–40%)
c) Monocyten 0,02–0,08 (2–8%)

} Differentialblutbild

C) Thrombocyten (Blutplättchen). $1,5–4,5 \times 10^{11}/l$

1. **Erythrocyten:** 7,5 µm, strukturlose, bikonkave, kernlose elastische Scheibe; im gefärbten Blutausstrich rötlicher, runder Körper mit zentraler Aufhellung. Elektronenmikroskopisch wird eine aus Proteinen und Lipiden bestehende Zellmembran (Einheitsmembran) sichtbar, die Träger der Blutgruppeneigenschaften ist. Das Hb der Erythrocyten ist verantwortlich für den Gastransport. Enzyme der Glykolyse, die als Energielieferant dient. Lebensdauer etwa 120 Tage, ihr Abbau erfolgt im RES (Knochenmark, Leber, Milz).

2. **Neutrophiler Granulocyt:** $\varnothing$10–13 µm, feine neutrophile Granula (Lysosomen) in acidophilem Plasma mit segmentierten oder stabförmigen Zellkernen, Lebensdauer einige Tage, Abbau im RES. Fähigkeit der Diapedese, amöboide Eigenbewegung (Migration), Chemotaxis, Mikrophagocytose; können „drum stick" (Sexchromatin) aufweisen, Infektionsabwehr.

3. **Eosinophiler Granulocyt:** $\varnothing$11–16 µm, grobe acidophile, eosinophile Granula (elektronenmikroskopisch als stäbchenförmige Kristalle) enthalten hydrolytische Enzyme, meist zwei Kernsegmente (Hantel- und Zwickerform). Phagocytose von Antigen- und Antikörperkomplexen, Diapedese, Migration und Chemotaxis. Vermehrt bei Parasitenbefall und Allergien.

4. **Basophiler Granulocyt:** $\varnothing$8–11 µm. In einem acidophilen Plasma grobe, blau-schwarze (basophile), unterschiedlich verteilte Granula können im gefärbten Blutausstrich den gelappten Kern überdecken und enthalten Heparin und Histamin. Geringe Fähigkeit der Diapedese, Migration und Phagocytose. Lebensdauer einige Tage, vermehrt bei Vergiftungen.

5. **Lymphocyt:** Kleiner Lymphocyt $\varnothing$6–9 µm, großer Lymphocyt $\varnothing$10–15 µm. Relativ großer, kugeliger, dunkler Kern, umgeben von einem schmalen basophilen Cytoplasmasaum. Im Plasma gelegentlich Azurgranula. Diapedese, geringe Migration, keine Phagocytose. T-Lymphocyten (thymusabhängige Lymphocyten) bilden zellständige Antikörper, B-Lymphocyten (bursaabhängige Lymphocyten) werden nach Antigenkontakt zu Plasmazellen, die humorale Antikörper entwickeln. Lebensdauer einige Wochen. Immunkompetente Zellen.

6. **Monocyt:** $\varnothing$12–20 µm, größte Blutzelle, stets bohnen- oder nierenförmiger Kern in acidophilen Cytoplasma. Gelegentlich Azurgranula in Nähe der Kerneindellung. Diapedese, Migration, Chemotaxis, Makrophagocytose, Lebensdauer einige Monate.

7. **Thrombocyten:** $\varnothing$1–4 µm, Bruchstücke von Knochenmarksriesenzellen (Megakaryocyten),

elektronenmikroskopisch scheibenförmiges Gebilde mit fingerförmigen Cytoplasmafortsätzen. Leicht acidophiles Hyalomer enthält im Zentrum ein Granulomer (Mitochondrien, Stäbchen, Vesikel, Glykogen). Produktion von Thrombocytenfaktor 3, Serotonin, Adrenalin, Noradrenalin, Histamin.

Phasen der embryonalen Blutbildung:
1. Megaloblastische Phase (Mesenchym vom Dottersack und Gang)
   14 Tage → Ende 3. Monats
   Mesenchymzelle → Hämocytoblast (Mutterzelle der Blutzellen, kein Hämoglobin)
   → Megaloblast (kernhaltig, hämoglobinhaltig)
   → Megalocyt (kernlos, hämoglobinhaltig)
   keine Leukocyten.
2. Hepato-lienale Phase
   Ende 2. Monat → Geburt
   Erythrocyten und Leukocyten
3. Medulläre Phase (rotes Knochenmark)
   ab 5. Monat, Erythro- und Leukocyten, Thrombocyten.

Erythropoese:

Proerythroblast (= Pronormoblast) ↓ Makroblast ↓ basophiler Erythroblast (basophiler Normoblast) } basophile Cytoplasmaanfärbbarkeit

↓

Polychromatischer Erythroblast (polychromatischer Normoblast) ↓ oxyphiler Erythroblast (oxyphiler Normoblast) (Kernpyknose) ↓ → Kernausschleusung Proerythrocyt (= Pronormocyt, = Reticulocyt) ↓ Erythrocyt (= Normocyt) } oxiphile oder acidophile Cytoplasmaanfärbbarkeit

Mit zunehmender Zellreifung:
1. Abnahme der Zellgröße (20–7,5 μm),
2. Abnahme der Kerngröße und Verdichtung der Chromatinstruktur, zunehmende Kernpyknose mit anschließender Kernausschleusung,
3. Änderung der Cytoplasmaanfärbbarkeit von basophil nach oxyphil (eosinophil)

Regulation:
1. spez. humorale Faktoren: Erythropoietin,
2. unspez. humorale Faktoren: Hormone (Thyroxin, STH, Glucocorticoide, Androgene, Östrogene)
3. zentralnervöse Regulationsmechanismen.

Reifezeit: 5–7 Tage

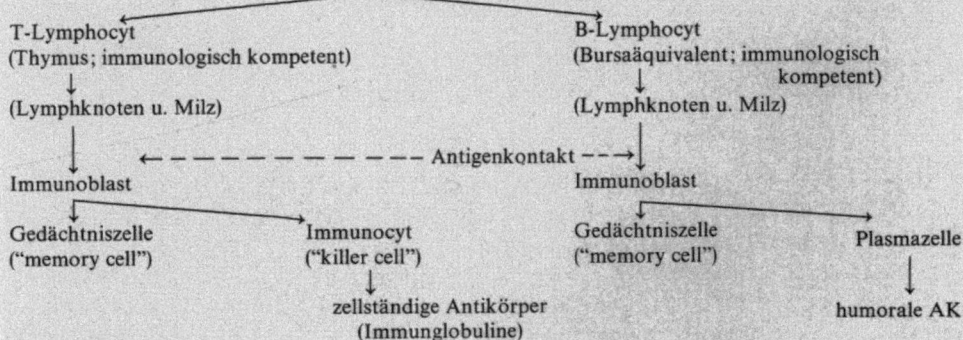

Lymphopoese:

Lymphoblast (Stammzelle; Knochenmark)

T-Lymphocyt (Thymus; immunologisch kompetent)
↓
(Lymphknoten u. Milz)
↓ ←------- Antigenkontakt -------→
Immunoblast

Gedächtniszelle ("memory cell")   Immunocyt ("killer cell")
                                    ↓
                                    zellständige Antikörper (Immunglobuline)

B-Lymphocyt (Bursaäquivalent; immunologisch kompetent)
↓
(Lymphknoten u. Milz)
↓
Immunoblast

Gedächtniszelle ("memory cell")   Plasmazelle
                                    ↓
                                    humorale AK

Monopoese:
Monoblast (runder Zellkern) ——→ Monocyt (bohnenförmiger Zellkern)

Blut und Blutbildung

Granulopoese:

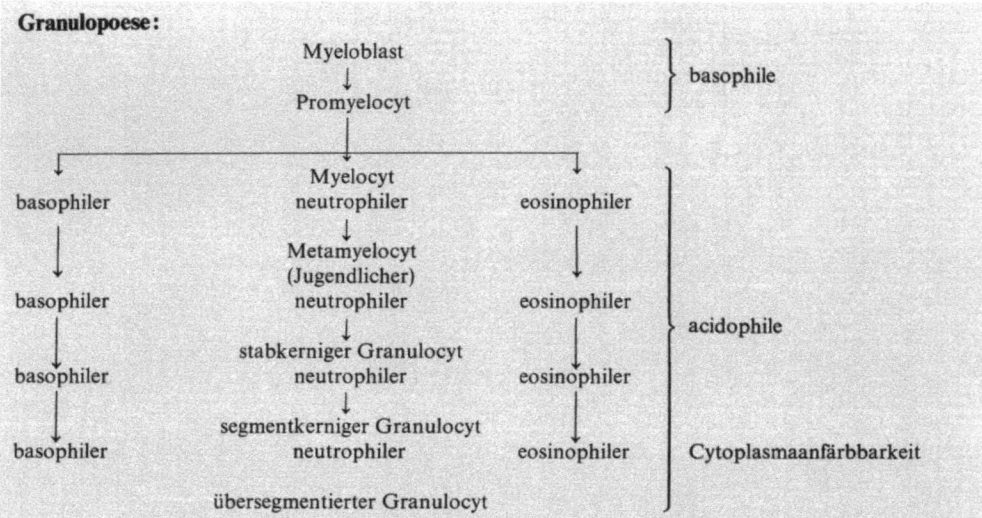

Mit zunehmender Kernreifung: Zunahme der Kerneinbuchtung bzw. Zunahme der Segmentierung Kernsegmentierung von den neutrophilen ⟶ eosinophilen ⟶ basophilen Zellformen abnehmend.

Myeloblast: einzige Zelle ohne Granulation.
Vier Granulationsformen: azurophil (nur Promyelocyt), basophil, neutrophil, eosinophil.

Linksverschiebung: Vermehrung der Stabkernigen und Auftreten von Metamyelocyten (und Myelocyten) im peripheren Blut

Rechtsverschiebung: Vermehrung der übersegmentierten Granulocyten

Regulation:
1. spez. humorale Faktoren: Leukopoietin (?)
2. unspez. humorale Faktoren: Hormone (ACTH, Glucocorticoide, Östrogene)
3. pyrogene Substanzen

Reifungszeit: ~10 Tage

Thrombopoese:
Megakaryoblast (z.T. mehrkernig).
↓
Megakaryocyt (Knochenmarksriesenzelle, 60–120 μm)
↙ ↓ ↓ ↘
Thrombocyten (entstehen durch Cytoplasmaabschnürungen)

10 Kreislaufsystem

10.1 Herz (Cor) [16.2.3.]

Die Herzwand zeigt einen dreischichtigen Aufbau:
1. Innenschicht oder *Endocard*,
2. eine starke mittlere Muskelschicht oder *Myocard*,
3. eine schmale Außenschicht oder *Epicard*, das man als viscerales Blatt des *Pericards* ansehen kann.

Die Hohlräume des Herzens werden von einer glatten Herzinnenhaut, dem *Endocard* (Abb. 7.6) ausgekleidet. Es setzt sich von innen nach außen
a) aus einem einschichtigen Endothel (polygonale Endothelzellen),
b) aus einem darunter gelegenen, gefäßarmen, kollagenen Bindegewebe und
c) aus einer dünnen Lage elastischer Fasernetze mit glatten Muskelzellen zusammen.

Als Endocardduplicaturen sind die gefäßfreien Herzklappen (Segel- und Taschenklappen) zu betrachten. Auch die sehnigen Chordae tendineae (Verankerungen der Segelklappen) werden vom Endocard überzogen. Die Segelklappen (sehniges Bindegewebe) entspringen im Bindegewebe der Vorhofkammergrenze (Herzskelet) und weisen in ihren basalen Anteilen typische Herzmuskelzellen auf.

An das Endocard schließen sich ein derbes subendocardiales Bindegewebe und die sarkoplasmareichen Muskelzellen des erregungsleitenden Systems an.

Im Endocard von Vorhöfen und Ventrikeln breiten sich zahlreiche, dem vegetativen Nervensystem angehörende große, mitochondrienreiche Endigungen als Mechanoreceptoren und vegetative Nervengeflechte aus.

Das Myocard (Abb. 7.6) setzt sich aus den typischen quergestreiften Herzmuskelzellen mit mittelständigen Zellkernen zusammen und ist in der Wand der Vorhöfe dünn, in den Kammern, besonders in der linken Ventrikelwand, von erheblicher Stärke. Zwischen Vorhof und Kammern breitet sich das feste kollagene Herzskelet aus.

Die durch Glanzstreifen (Disci intercalares, Zellkontakte) zu einem netzartigen Verband zusammengefügten verzweigten Muskelzellen zeigen im fibrillenfreien Plasma an den Kernpolen Einlagerung von Glykogen, Lipiden und Lipofuscingranula.

Die ein Schraubensystem darstellende Herzmuskulatur verläuft vom Herzskelet aus in Form äußerer Schrägzüge, die an der Herzspitze einen Wirbel bilden, in mittlere Ringzüge übergehen und sich in innere Längszüge fortsetzen. Zu den inneren Längsfasern zählen auch die Mm. papillares und trabeculae carneae. Das Septum atrio-ventriculare und die Pars membranacea des Septum interventriculare werden durch sehnenartiges Gewebe aufgebaut, dessen Grundeinheit festes kollagenes Bindegewebe darstellt.

Im Myocard breitet sich zwischen dem Muskelgewebe ein lockeres, kollagen-elastisches Bindegewebe aus, das Fibro-, Histio- und Lipocyten enthält und als interstitielle Verschiebeschicht anzusehen ist. Elastische Fasernetze lassen sich häufig in der Vorhofwandung und in dem Herzmuskelgewebe der Venenmündungen nachweisen. Die Wand der Venenmündung und das Endocard sind durch elastische Sehnen mit Herzmuskelzellen verbunden.

Eine chronische Mehrbelastung des Herzens führt durch Hypertrophie zu einer Vergrößerung und einer Verdickung der Herzmuskelzellen. Auch eine Vermehrung der Herzmuskelzellen durch Hyperplasie und der Capillaren ist möglich. Das interstitielle Bindegewebe des Herzmuskels ist die Leitbahn für die den Herzkranzarterien abstammenden Blutgefäße (gute Capillarisierung) und für vegetative Nervenfasern. An Abgängen von größeren Gefäßen und in der Wandung der kleinen Arterien machen sich muskulös-elastische Kissenbildungen in der Intima bemerkbar, in denen die glatten Muskelzellen parallel zur Längsachse des Gefäßes gestellt sind. Auch kommen Arterien mit einer inneren longitudinalen, mittleren circulären und äußeren longitudinalen Schicht glatter Muskelzellen vor. Die Coronararterien sind in der Media reich an elastischen Fasern. Arterien mit epitheloiden Muskelzellen treten selten in Erscheinung. Die Herzkranzarterien versorgen auch mit feinen Ästen die Wand der Aorta ascendens und des Truncus pulmonalis sowie die in diesem Bereich lokalisierten Glomera coronaria (aortico-pulmonale Glomera s. S. 197).

Das Myocard, besonders der Ventrikel, besitzt ein dichtes Netz von Capillaren, die sich sinusartig erweitern können und sich den Muskelzellen eng anschmiegen. Hierbei wird jede Muskelzelle von etwa vier Capillaren umgeben. Das Endocard zeigt keine Blutgefäße und bekommt Nähr- und Sauerstoff vom Blut des Kammer- bzw. des Vorhofraumes; im subendocardialen Muskelgewebe ist die Capillarisierung gering. Lymphgefäße sind in allen Herzschichten nachweisbar. Anastomosen zwischen linker und rechter Herzkranzarterie sind im Größenbereich von Capillaren vorhanden. Die Herzkranzarterien sind jedoch funktionell Endarterien.

Erregungsbildungs- und Erregungsleitungssystem (Abb. 7.6): Die zum Erregungsbildungs- und Erregungsleitungssystem gehörenden Muskelzellen sind durch Sarkoplasma- und Glykogenreichtum und Fibrillenarmut ausgezeichnet. Sie enthalten außerdem die für die anaerobe Glykolyse erforderlichen Enzyme, z. B. Lactatdehydrogenase. In den genannten Muskelfasern sind nicht so viel Cytochromoxidase und Succinatdehydrogenase wie in den Arbeitsmuskelzellen nachweisbar.

Das aus unterschiedlich großen, meist sehr dickkalibrigen, geflechtartig angeordneten Muskelzellen bestehende spezifische Muskelgewebe findet sich 1. im Sinusknoten (Keith-Flackschen Knoten) als Herzschrittmacher in einem etwa 25 mm langen und etwa 1–2 mm breiten Gebiet zwischen der Mündung der Vena cava superior und dem rechten Herzohr, 2. im Atrio-Ventricularknoten (Aschoff-Tawara, A.-V.-Knoten) an der Vorhofkammergrenze, im Septum interatriale (etwa 7 mm lang und 3 mm breit) und 3. im Atrio-Ventricularbündel (Hisschen Bündel, Crus commune, 10 mm lang, 2 mm dick), das auf dem Septum interventriculare „reitet", sich in einen linken und rechten Schenkel (Crus sinistrum und dextrum) aufzweigt und an der Kammerspitze in das Purkinjesche Endnetz übergeht. Vom Endnetz der Herzspitze aus wird die Erregung an die Arbeitsmuskulatur abgegeben.

Der aus dünnen spezifischen Herzmuskelzellen bestehende Sinusknoten wird von vegetativen Nervengeflechten umgeben und enthält vegetative, multipolare Nervenzellen. Der Atrio-Ventricularknoten ist gefäßreich und von zahlreichen, marklosen Nervenfasern durchzogen. Sinus- und Aschoff-Tawara-Knoten setzen sich aus Geflechten sarkoplasmareicher Muskelzellen, Crus commune dextrum und sinistrum aus parallel gestellten Faserzügen zusammen.

Nervenfasern des Sympathicus und Vagus gelangen zusammen mit den Blutgefäßen oder isoliert in die Herzwand, entwickeln zunächst ein dichtes subepicardiales Geflecht und dringen in Begleitung der Gefäße in das Myo- und Endocard ein. Sie haben die Aufgabe der Innervation der intracardialen Gefäße und nähern sich auch, oft in einem Abstand von 20 nm (200 Å) ohne Gefäßorientierung den Muskelzellen und beeinflussen ihre Tätigkeit. Eine besondere Nervendichte zeigt sich im Erregungsbildungs- und -leitungssystem. Die intramuralen, multipolaren vegetativen Nervenzellen liegen vorwiegend subepicardial in der dorsalen Vorhofwand, am Abgang von Aorta und Truncus pulmonalis, im Sulcus interventricularis posterior und anterior sowie im Bereich der Herzfurche. Zunehmendes Alter und durchgemachte Erkrankungen können zur Degeneration der intramuralen Ganglien führen.

Im Endocard von Vorhof und Kammer dehnen sich Geflechte und Knäuel afferenter Fasern mit mitochondrienreichen Anschwellungen aus. Sie gehören vermutlich den Baroreceptoren an. An den extracardialen Ästen der Herzkranzarterien konnten pressoreceptorische Endigungen nachgewiesen werden (s. S. 197).

Epicard (viscerales Blatt des Herzbeutels) (Abb. 7.6): Das Myocard wird an seiner Außenfläche von einer glatten Haut, dem Epicard, als visceralem Blatt des Herzbeutels überzogen. Es besteht aus einem einschichtigen Platten- bis isoprismatischen Epithel mit einem darunter gelagerten kollagen-elastischen Bindegewebe, das mit demjenigen des Myocards zusammenhängt. Das epicardiale Bindegewebe enthält zahlreiche Blutgefäße und Nerven sowie Fettgewebe, besonders entlang der großen Gefäßstämme.

Das *Pericard* (parietales Blatt des Herzbeutels) besitzt ebenfalls ein einschichtiges Plattenepithel, das dem serösen Spalt zwischen Epi- und Pericard benachbart ist, und ein allerdings sehr straffes, aus sich überkreuzenden Kollagenfasern zusammengesetztes subepitheliales Bindegewebe. Im Bindegewebe von Epi- und Pericard konnten Receptoren (Schmerzreceptoren) nachgewiesen werden.

10.2 Blutgefäße [10.3.3.]

Man unterscheidet am Kreislauf in Richtung des Blutstromes vom Herzen zur Peripherie die *Arterien, Arteriolen, Capillaren, postcapillaren Venen* (Venolen) und *Venen,* die das Blut dem Herzen wieder zuführen. Als besondere Regulationseinrichtungen des Kreislaufes sind direkte Verbindungen zwischen Arterien und Venen, die *arterio-venösen Anastomosen,* zu nennen. Arterien, Arteriolen und Venen dienen der Verteilung des Blutes im Organismus, während die Capillaren außerdem die Aufgabe eines Stoff- und Gasaustausches in den einzelnen Geweben übernehmen. Das System der Capillaren verkörpert damit die terminale Strombahn, der auch die infolge der Durchlässigkeit ihrer Wandung für bestimmte Stoffe dem Capillarkreislauf nachgeschalteten Venolen angehören. Da die Capillaren am einfachsten gebaut sind, seien sie zuerst besprochen.

10.2.1 *Capillaren* (Abb. 10.1 u. 10.2):

Eine zentrale, funktionelle Bedeutung kommt dem am Ende der arteriellen Strombahn gelegenen Netz von sehr dünnen Kanälchen, den Capillaren zu, die einen Durchmesser von 6–20 µm und eine Länge von etwa 1 mm aufweisen. Abgesehen von den capillarfreien Gebieten, wie z. B. die Cornea oder das Knorpelgewebe, ist in der Regel keine Zelle weiter als 20 µm vom Capillarsystem entfernt.

Nährstoffe und Sauerstoff passieren die dünne Capillarwand entsprechend den Gesetzen an semipermeablen Membranen und werden den benachbarten Zellen zugeführt, während umgekehrt die Capillaren Stoffwechselprodukte und CO_2 aus den Zellen aufnehmen.

Die Capillarwand besteht
1. aus einem sehr flachen Plattenepithel, das man als *Endothel* oder Angioepithel bezeichnet und
2. aus einer das ganze Endothelrohr umgebenden Basallamina.

Der Lamina basalis liegt ein Gerüst von argyrophilen Gitterfasern (Reticulinfasern) von außen an. *Basallamina* und *Gitterfasern* werden unter der Bezeichnung *Basalmembran* (früher Grundhäutchen genannt) zusammengefaßt.

Die Endothelzellen erweisen sich bei tangentialer Schnittführung als langgestreckte rhombische Zellen.

Die ovoiden Kerne der Endothelzellen wölben das Plasma lumenwärts vor und stehen parallel zur Längsachse des Capillarrohres, so daß sie im lichtmikroskopischen Präparat an Längsschnitten länglich und in Querschnitten etwa halbmondförmig erscheinen (Siegelringform des Capillarquerschnittes) (Abb. 10.1).

In den Intercellularspalten soll eine Calcium-Proteinat enthaltende Kittsubstanz vorhanden sein. In der Nähe des Kernes finden sich die meisten Mitochondrien, ein schwach entwickeltes endoplasmatisches Reticulum und wenige Golgi-Felder. Filamente, wahrscheinlich contractiler Natur, sind letztlich im Plasma der Endothelzellen nachgewiesen worden. Das Endothel stellt eine gerinnungswidrige, glatte innere Oberfläche des Capillarrohres dar.

Das elektronenmikroskopische Bild (Abb. 10.1) zeigt an den Kontaktstellen von benachbarten Endothelzellen vielfach eine Überlappung des Cytoplasmas mit einem Abstand von etwa 3 nm (30 Å) ("gap junction") und deutliche Einsenkungen (caveolae) des die Lichtung begrenzenden Plasmalemms. Die daraus hervorgehenden Pinocytosevesikel werden an der Außenseite des Endothels ausgeschleust (Cytopempsis). Folgende bauliche Einzelheiten lassen sich im elektronenmikroskopischen Schnitt erkennen, die eine Unterscheidung der Capillaren nach ihrem unterschiedlichen Wandaufbau zuläßt:
1. Capillaren mit einem geschlossenen Endothelverband, wie sie z.B. in der quergestreiften Muskulatur und im Nervensystem vorkommen (Abb. 10.1).

An den Kontaktstellen der Endothelzellen können Zonulae occludentes auftreten (z. B. Zentralnervensystem). Die etwa 40–60 nm (400–600 Å) dicke Lamina basalis bedeckt ununterbrochen die Endothelzellen der Blutcapillaren und kann auch die Pericyten (s. S. 185) mit einrahmen (Abb. 10.1). Im Zellplasma der genannten Endothelzellen läßt sich histochemisch saure Phosphatase nachweisen.

2. Capillaren, deren Endothelzellen intracellulär rundliche Poren (Porenendothel) mit einem Durchmesser von 60–100 nm (600–1000 Å) aufweisen, die auch eine Porenmembran (Dia-

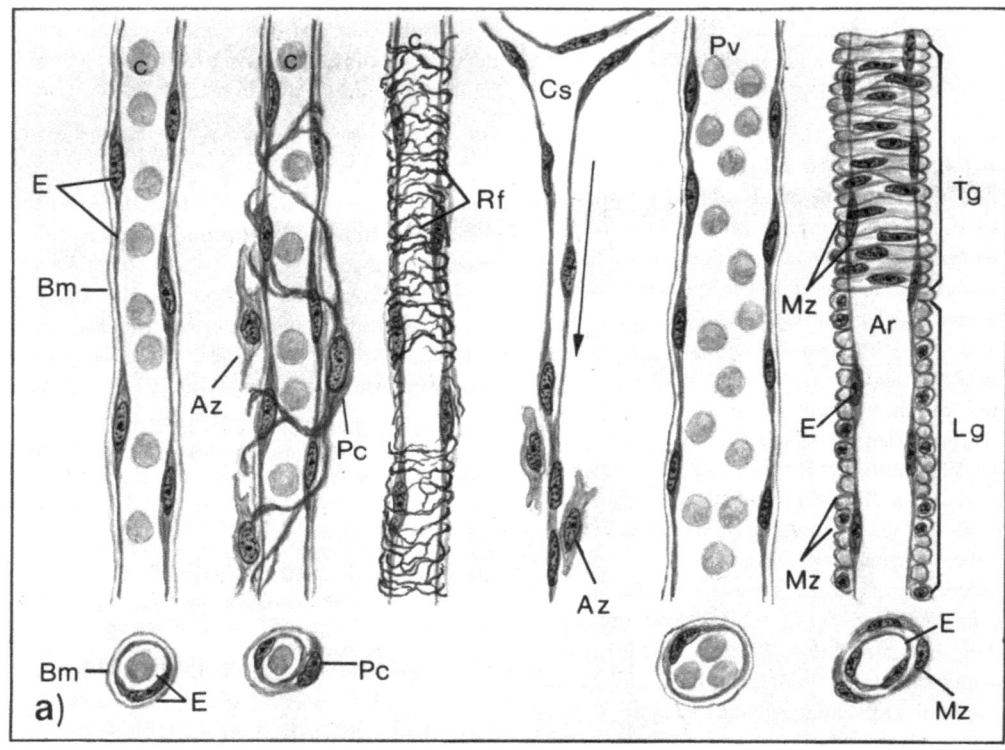
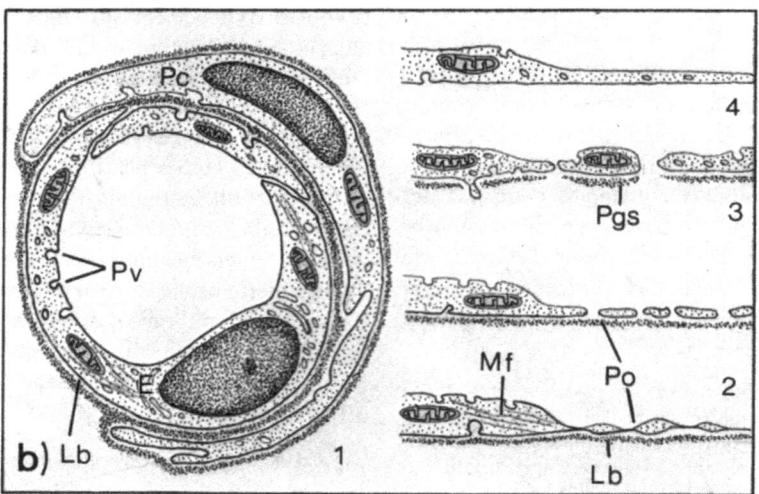

Abb. 10.1 a Längs- und Querschnittbilder (*LM*) von Capillaren (*c*), postcapillaren Venen (*Pv*, Venolen, beachte das weitere Lumen) und Arteriolen (*Ar*). *Cs* = Capillarsprosse, *E* = Endothelzellen, *Bm* = Basalmembran, *Pc* = Pericyt, *Az* = Adventitiazellen, *Rf* = Reticulinfasern (Silberimprägnation). Der Pfeil zeigt auf die Capillarneubildung (Sprossung in das anliegende Gewebe) hin. *Tg* = Tangentialschnitt der Arteriolenwandung mit glatten Muskelzellen (*Mz*); beachte die Kreuzstellung der Kerne. *Lg* = Längsschnitt. b Bau der Capillarwand (*ELM*), *1* = Querschnitt durch eine Capillare mit nichtgefenstertem Endothel, mit einem Pericyten (*Pc*), Endothelzelle (*E*), Pinocytosevesikel (*Pv*), Lamina basalis (*Lb*), *2* = Gefensterte Capillaren mit und ohne Diaphragma in den Poren (*Po*). *Lb* = Lamina basalis. *3* = Siebplattenförmig durchbrochene Endothelwand, z. B. Sinusendothelien der Leber; *Pgs* = Proteoglykanschicht. *4* = Endothel einer Lymphcapillare (eine Lamina basalis ist gar nicht oder nur unvollständig ausgebildet). *Mf* = Mikrofibrillen

phragma) von der Dicke des Plasmalemms besitzen können (Abb. 10.1).

Derartig gefensterte, außerordentlich dünne Endothelzellen enthalten alkalische Phosphatase und kommen z. B. an Capillaren der Glomerula der Nieren, an den Capillaren der Dünndarmzotten und in den Haargefäßen in fast allen endokrinen Drüsen vor, demnach vorwiegend in Organen mit großem Stoffaustausch. Es kommen außerdem Capillarendothelien mit membranfreien Poren vor (Abb. 10.1).

3. Sehr stark erweiterte Capillaren, die auch weite Intercellularräume freilassen, treten als Sinus oder Sinusoide (Abb. 11.1) in Leber, Milz, Lymphknoten und Knochenmark auf und besitzen eine mangelhaft ausgebildete oder gar keine Lamina basalis.

Die meisten Capillaren werden von sehr stark verzweigten Zellen, den *Pericyten* oder Rougetschen Zellen umfaßt (Abb. 10.1). Die mit zahlreichen Fortsätzen versehenen Pericyten liegen endweder zwischen Lamina basalis und Endothelzellen oder werden allseitig von der Basallamina eingescheidet. Aufgrund ihres Gehaltes an Filamenten wird ihnen vielfach die Fähigkeit der Contractilität zugeschrieben. Auch soll ihnen eine funktionelle Bedeutung beim Stoffaustausch zukommen. Von den nur mit Spezialmethoden nachweisbaren Pericyten kann man im Kurspräparat lediglich den Kern sehen. Die Pericyten sind nicht an der Wandung von Sinusoiden vorhanden und fehlen auch an den Capillaren in der Skeletmuskulatur.

In verschiedenen Regionen tauchen in Begleitung der Capillaren verästelte Mesenchymzellen auf, welche die Fähigkeit der Phagocytose besitzen und sich bei Entzündungen amöboid fortbewegen können. Sie heißen Adventitiazellen (Abb. 10.1) und stellen Histiocyten oder Makrophagen dar.

Als morphologisches Substrat für den Stoffdurchtritt durch das Endothel sind die je nach Funktionszustand auftretenden zahlreichen Pinocytosevesikel (Cytopempsis) und die Intercellularspalten anzusehen. Mit Hilfe der Cytopempsis können Stoffe die Capillarwand in beiden Richtungen von außen nach innen und umgekehrt passieren. Schließlich muß die Möglichkeit der Diffusion und Filtration von Stoffen durch die Endothelwand berücksichtigt werden.

Auch die Dicke der Lamina basalis [40–60 nm (400–600 Å)] soll beim Stoffdurchtritt von Bedeutung sein. Bei dem unter normalen und vor allem unter pathologischen Bedingungen stattfindenden Durchtritt von weißen Blutzellen durch die Capillarwand (Diapedese) zwängen sich die Leukocyten unter Ausbildung von Pseudopodien durch die Intercellularspalten hindurch, die sie erweitern.

Die Neubildung von Capillaren erfolgt durch Sprossung (Abb. 10.1), indem sich zunächst neue, durch Mitose entstandene Endothelzellen in Form eines dünnen Stranges mit anschließender Lumenbildung im Gewebe vorschieben. Auch Adventitiazellen sollen sich an der Neubildung von Capillaren beteiligen können. Benachbarte Capillarsprossen vermögen untereinander zu verschmelzen und somit wieder ein Capillarnetz zu entwickeln.

Die zahlenmäßige und räumliche Verteilung der Capillaren ist in den einzelnen Organen sehr unterschiedlich. Während das die Nervenzellkörper enthaltende Rindengrau des Gehirns eine Capillarstrecke von 1000 mm pro 1 mm^3 Hirnsubstanz enthält, so beträgt die Capillarstrecke in der weißen Substanz, die keine Nervenzellen, sondern nur Nervenfasern aufweist, nur 300 mm/mm^3 Hirnsubstanz. Die Skelet- und Herzmuskulatur zeigt ebenfalls eine gute Capillarisierung. Die Capillaroberfläche der gesamten Muskulatur des Menschen beträgt nach Errechnung etwa 6300 m^2. Schlecht ausgebildete Capillarnetze findet man z. B. in Sehnen und Bändern. Capillarfreie Gebiete sind die stoffwechselträgen Gewebe von hyalinem Knorpel und Cornea des Auges. Die räumliche Anordnung der Capillaren wird von dem Bau des zu versorgenden Gewebes bestimmt. Längliche Capillarnetze treten zwischen den langen, parallel verlaufenden Skeletmuskelzellen, rundliche Netze im Drüsenparenchym auf.

Die an der gesamten Gefäßbahn vorhandenen Geflechte markloser vegetativer Nervenfasern erstrecken sich mit einzelnen Axonbündeln auch auf die Capillarwand. Streckenweise kommt es an den Axonbündeln zur begrenzten Ausfaltung der Transmittersubstanzen (biogene Amine und Acetylcholin) enthaltenden Transmittersegmente aus dem Mesaxon der Schwannschen Zelle, so daß Synapsen auf Distanz entstehen. Die den Capillaren benachbarten Axonbündel enthalten Axone, die der Innervation der Capillarwand und der entsprechenden Organzellen wie z. B. Muskel- und Drüsenzellen dienen. Die funktionelle Bedeutung der Transmittersegmente von Axonbündeln, die im engen Intercellularraum zwischen Capillarendothel und anderen, nicht nervösen Zellen (z. B. Muskelzellen) liegen, ist zu erblicken:

1. in einer Beeinflussung der Capillare im Sinne einer Weit- oder Engstellung,
2. in einer Innervation der nicht nervösen Erfolgszellen z. B. Contraction einer glatten Muskelzelle,

3. in der Änderung der Permeabilität der Zellmembranen, der Endothel- bzw. der Muskelzellen oder
4. in einer möglichen Kontrolle des Stofftransportes und der Stoffwechselvorgänge in der sogenannten Transitstrecke zwischen Capillare und zu versorgenden Zellen.

Auch der momentane Funktionszustand des jeweiligen Organs oder Systems und die Anwesenheit von arterio-venösen Anastomosen ist für die Weit- und Engstellung und somit für die Durchblutung des Capillargebietes von Bedeutung.

10.2.2 *Arteriolen*

Arteriolen ($\varnothing$ 15–60 µm) sind als kleinste Äste der arteriellen Gefäßbahn dem Capillarnetz vorgeschaltet, bestehen aus einem Endothel mit einer Lamina basalis und einer einzigen, das Endothelrohr circulär umgreifenden kontinuierlichen Lage glatter Muskelzellen (Abb. 10.1 u. 10.2).

Im histologischen Präparat sind sie im Längs- oder Tangentialschnitt leicht an der sogenannten „Kreuzstellung" der Kerne zu erkennen: Die in Längsachse orientierten Kerne der Endothelzellen stehen senkrecht zu den quer zum Gefäßverlauf gelagerten Muskelzellkernen (Abb. 10.1). Dabei kann es zu einer Überkreuzung der Kerne beider Zellarten kommen, die aber auch für Arterien typisch ist.

Die Endäste der Arteriolen weisen schon einen geringeren Durchmesser auf und werden nur noch von einzelnen glatten Muskelzellen umgeben. An den Aufzweigungsstellen der Arteriolen sind die Muskelzellen sphincterartig angeordnet, so daß diese Gefäßstrecke für die Öffnung, für den Verschluß oder für die Einengung des Capillargebietes von Bedeutung ist (präcapillare Sphincteren).

An der Oberfläche der Arteriolen und präcapillaren Sphincteren breiten sich die Endstrecken vegetativer Nervenfasern aus.

10.2.3 *Postcapillare Venen* (Venolen)

Die postcapillaren Venen schließen sich an das Capillarnetz an, führen das Blut in größere Venen, sind durch ein weiteres Lumen ($\varnothing$ 20–30 µm) als das der Capillaren gekennzeichnet und bestehen aus Endothel mit Lamina basalis und einer dünnen, der Lamina basalis anliegenden Kollagenschicht (Abb. 10.1 u. 10.2). Glatte Muskelzellen kommen nicht vor. Die Venolen werden wie die Capillaren zur terminalen Strombahn gerechnet, da ihr Endothel für bestimmte Substanzen durchlässig ist.

Postcapillare Venen werden stets von marklosen, vegetativen Nervenfasern begleitet. Unter sogenannten „epitheloiden Venolen" hat man postcapillare Venen zu verstehen, deren Endothelzellen isoprismatischer Form sind. Sie kommen im Lymphknoten, in Tonsillen und im lymphatischen Gewebe des Darmes vor und sollen der Ort der Lymphocytenrecirculation sein (s. S. 173).

10.2.4 *Arterien*

Die das Blut vom Herzen wegführenden Arterien gliedern sich in:
1. *Arterien vom elastischen Typ* als die größten arteriellen Gefäße und
2. *in Arterien vom muskulären Typ*, die kleiner sind und sich in der Peripherie des Organismus ausdehnen. Die Arterien vom muskulären Typ (periphere, große und kleine Arterien) weisen in ihrer Wandung mehr glatte Muskelzellen als elastisches Material auf, während bei den Arterien vom elastischen Typ die elastischen Anteile die glatte Muskulatur überwiegen. Arterien zeichnen sich durch ihren hohen Gehalt an glat-

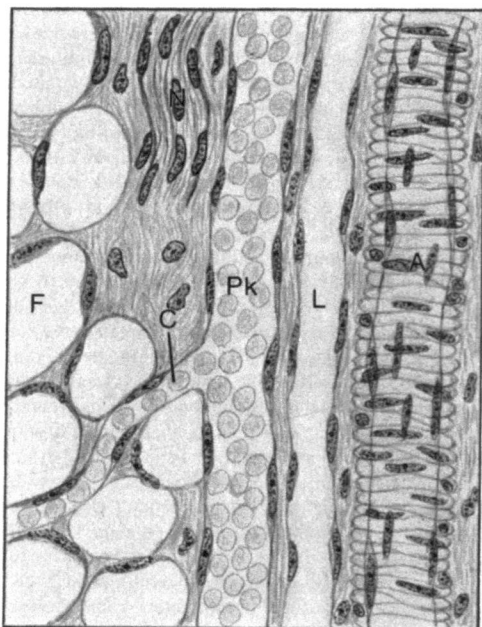

Abb. 10.2 Blutgefäße aus dem Mesenterium. *A* = Arteriole, *L* = Lymphgefäß, *Pk* = postcapilläre Vene, *C* = Capillare mit Erythrocyten, *F* = Fettzellen, *N* = Nerv

ten Muskelzellen in ihrer Wand aus (Unterscheidung zur Vene). Grundsätzlich läßt sich bei beiden Arterientypen folgende Schichtung von innen nach außen erkennen:

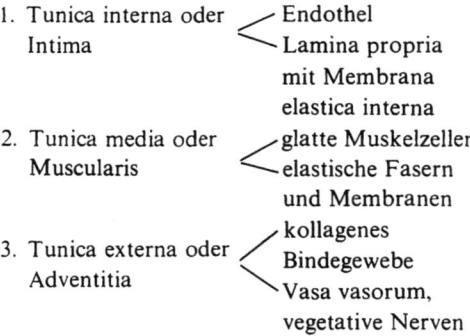

1. Tunica interna oder Intima — Endothel, Lamina propria mit Membrana elastica interna
2. Tunica media oder Muscularis — glatte Muskelzellen, elastische Fasern und Membranen
3. Tunica externa oder Adventitia — kollagenes Bindegewebe, Vasa vasorum, vegetative Nerven

10.2.4.1 *Arterien vom musculären Typ* (Abb. 10.3): Ihre Wandung ist am klarsten gegliedert. Die Endothelzellen sind mit ihrem Längsdurchmesser parallel zur Längsachse des Gefäßes gestellt und werden als einheitlicher Endothelverband von einer Lamina basalis unterlagert. Daran schließt sich nach außen eine dünne, aus wenigen Kollagenfasern und einigen Fibro- und Histiocyten bestehende Lamina propria an. Endothel und Lamina propria zusammen heißen Intima.

Die in der Intima nachgewiesenen Proteoglykane und Glykoproteine sind für den Stofftransport von der Gefäßlichtung in die gefäßlose Intima und in die angrenzenden Mediaareale von Bedeutung.

Auf die Intima folgt nach außen eine etwa 1–2 µm dicke, aus netzartig angeordneten elastischen Fasern zusammengesetzte, zum Teil gefensterte **Membrana (Tunica) elastica interna**. Sie fällt schon im gewöhnlichen Kurspräparat ohne Elasticafärbung als helle, wellig verlaufende Linie (Abb. 10.3) bei Gefäßverengung auf. Die gefensterte Membrana elastica interna liegt im Grenzbereich zwischen Intima und Media.

Die Media wird durch dicht gelagerte, das Endothelrohr circulär oder in spiraligem Verlauf umgebende glatte Muskelzellen verkörpert (kompakte Muskulatur).

Die dicke Muskelspirale steigt an den Arterien der rechten Körperhälfte im, an den Arterien der linken Seite im entgegengesetzten Uhrzeigersinn herzwärts.

In der Media sind zwischen den Muskelzellen bei Elasticafärbungen gefensterte elastische Membranen sichtbar, die als kurze Wellenlinien imponieren und durch elastische Fasern untereinander verbunden sein können (Abb. 10.3). Glatte Muskelzellen und elastisches Material verkörpern zusammen ein muskulär-elastisches System, das die Arterienweite und damit die Durchblutung in den einzelnen Organen regulieren kann. Zwischen den von einer Lamina basalis begrenzten, spindelförmigen glatten Muskelzellen zeigen sich nur wenige kollagene Anteile.

In der Media einer Arterie vom muskulären Typ überwiegen die glatten Muskelzellen mengenmäßig gegenüber dem elastischen Material. Kreuzstellungen zwischen Kernen der Endothelzellen und den der Muskelzellen sind bei tangentialer Schnittführung ebenso wie bei Arteriolen erkennbar (Abb. 10.5).

In der Tunica externa oder Adventitia breitet sich ein Gerüst sich überkreuzender Kollagenfasern mit einem Netz elastischer Fasern und Fibrocyten, Histiocyten und Mastzellen aus. Stellenweise kann eine im Grenzbereich von Media und Adventitia vorhandene Membrana elastica externa und einzelne längs verlaufende glatte Muskelzellen beobachtet werden. Die Adventitia baut mit ihrem kollagen-elastischen System die Arterien in ihre Umgebung ein. Sie enthält Arteriolen, Capillaren und Venolen, die man als Vasa vasorum bezeichnet, und übernimmt mit Hilfe der genannten Gefäße die Ernährung und Sauerstoffversorgung der gefäßlosen Media.

10.2.4.2 *Arterien vom elastischen Typ* (Abb. 10.3): Die Arterien vom elastischen Typ werden durch die großen Arterien (Aorta, Truncus pulmonalis mit Ästen, Truncus brachiocephalicus, Arteria subclavia, A. carotis communis, externa und interna, A. vertebralis, A. illiaca communis, A. femoralis) verkörpert, zeigen die gleiche Wandschichtung (Intima, Media, Adventitia) wie die muskulären Arterien, besitzen jedoch in ihrer locker gefügten Media vergleichsweise mehr elastisches Material als glatte Muskelzellen als Voraussetzung für ihre Windkesselfunktion (s. Lehrbücher der Physiologie). In den relativ weiten Räumen zwischen den Muskel-

188 Kreislaufsystem

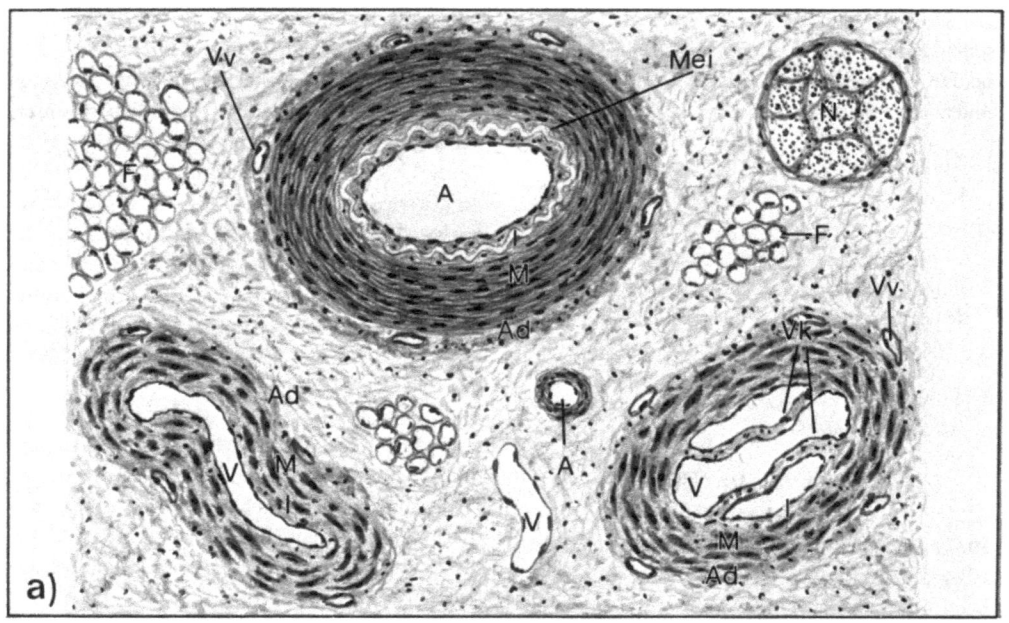

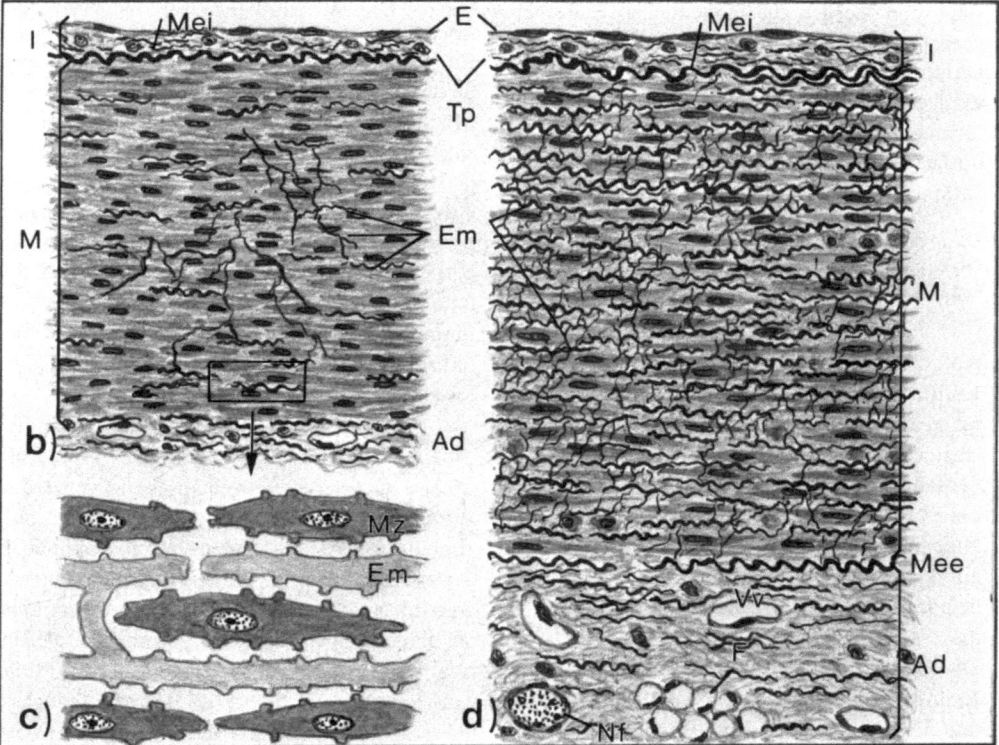

Abb. 10.3

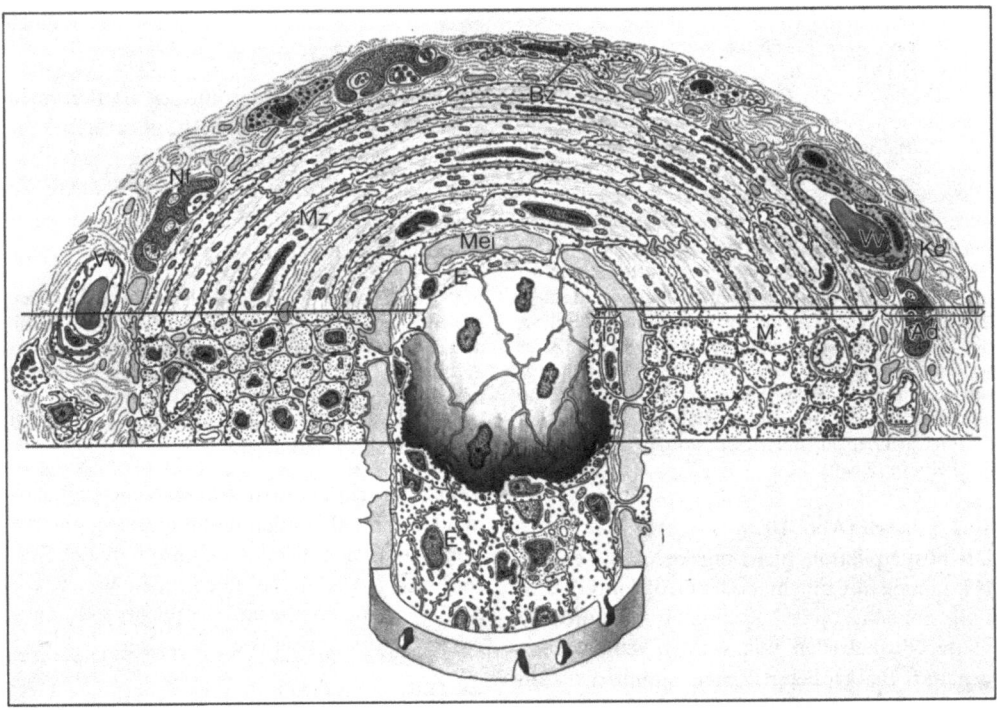

Abb. 10.4 ELM-Schema des Wandbaus einer Arterie (Originalbefund und Zeichnung: Staubesand, geringfügig abgeändert). *I* = Intima, *M* = Media, *Ad* = Adventitia, *E* = Endothelzellen, *Mei* = Membrana elastica interna, *Mz* = glatte Muskelzellen, *Bz* = Bindegewebszellen, *Vv* = Vas vasorum, *Nf* = vegetativer Nerv, *Ko* = kollagene Fasern

zellen spannt sich ein System von elastischen, gefensterten Membranen und elastischen wie kollagenen Fasern aus. Die elastischen Membranen sind parallel der Lage der Muskelzellen angeordnet und erscheinen im lichtmikrosko-

◄ **Abb. 10.3 a** Querschnitte durch Blutgefäße. *A* = Arterie, *V* = Vene, *Vk* = Venenklappen (Anschnitte), *N* = Nerv, *F* = Fettzellen, *I* = Intima, *M* = Media, *Ad* = Adventitia, *Mei* = Membrana elastica interna, *Vv* = Vas vasorum. **b** Querschnitt durch die Wand einer Arterie vom muskulären Typ (LM). *E* = Endothel, *Em* = elastische Fasern und Membranen, *I* = Intima, *Mei* = Membrana elastica interna, *Tp* = Tunica propria, *Ad* = Adventitia, *M* = Media. **c** ELM = Schema des Ausschnitts in **b**. Beachte den Kontakt von glatten Muskelzellen (*Mz*) und elastischem Material (*Em*, Lamellen). **d** Querschnitt durch die Wand einer Arterie vom elastischen Typ (z. B. Aorta). *I* = Intima, *M* = Media, *Ad* = Adventitia, *Mei* = Membrana elastica interna, *Mee* = Membrana elastica externa, *F* = Fettzellen, *Vv* = Vas vasorum, *Nf* = Nervenfasern

pischen Präparat nach Elasticafärbung als Wellenlinien (braun-rot = Orceinfärbung; blau-violett = Resorcin-Fuchsin-Färbung).

Nach elektronenmikroskopischen Befunden (Abb. 10.4) können sich die glatten Muskelzellen verzweigen, an den elastischen Membranen ansetzen und somit den Spannungszustand der Wandung regulieren. Membranae elasticae internae und externae können vorhanden sein.

Die Ernährung der Intima der Arterien vom muskulären und elastischen Typ erfolgt vom Blut des Gefäßes selbst aus, indem Sauerstoff und Nährstoffe das Endothel passieren und auch die der Intima benachbarten Muskelzellen erreichen. Der Hauptteil der Media und die Adventitia werden von den Vasa vasorum der Adventitia versorgt. Bei Arterien vom elastischen Typ gelangen Vasa vasorum mit vegetativen Nervenfasern teilweise in die äußeren Mediaschichten.

In der Adventitia und im Grenzbereich zwischen Media und Adventitia beider Arterientypen (muskulärer oder elastischer Typ) dehnen sich vegetative marklose Geflechte aus, die Nervenfasern (Vasomotoren) für die Innervation der Gefäßmuskulatur enthalten. Da die gesamte Gefäßbahn aber auch vom vegetativen Nervensystem als Leitbahn für das Erreichen der

Organzellen benutzt wird, besitzen die Gefäßgeflechte auch Nervenfasern, die für die Innervation von nichtnervösen Zellen (z. B. Drüsenzellen oder glatten Muskelzellen in den Organen) bestimmt sind. Die sympathischen vasomotorischen Fasern zeigen echte, mit Transmittersubstanzen gefüllte intercaläre und terminale Transmittersegmente (s. S. 142), die ihre Überträgerstoffe in diffuser Durchtränkung an die äußere Muskelzelle abgeben. Die Erregung der anderen Muskelzellen der Arterienwandung kann durch Membrankontakte zwischen benachbarten Zellen erfolgen. Die Gefäßnervengeflechte enthalten außerdem afferente Nervenfasern, die von sensiblen Endknäueln der Lamellenkörperchen aus der Adventitia größerer Arterien abstammen. Besondere nervöse Regulationsmechanismen sind bisher an der A. carotis interna (Sinus caroticus), am Aortenbogen und an den Coronararterien nachgewiesen worden und werden S. 195 besprochen.

10.2.5 *Venen* (Abb. 10.3)

Die postcapillaren, meist muskellosen Venolen bekommen mit zunehmender Größe ihrer Lichtung zunächst einzelne, circulär angeordnete glatte Muskelzellen und werden dann Venen genannt. Bei größeren Venen nimmt die Zahl der glatten Muskelzellen zu, so daß auch bei den Venen eine Einteilung ihrer Wand in die Intima, in die dünne Media und stark entwickelte Adventitia durchgeführt werden kann. Die Media einer Vene unterscheidet sich von einer Arterie dadurch, daß die Zahl der Muskelzellen geringer ist und die Media durch zahlreiche kollagene und elastische Fasern sehr stark aufgelockert ist. Die Abgrenzungen zwischen Intima, Media und Adventitia sind jedoch nicht so deutlich wie bei einer Arterie.

Außer vornehmlich circulären glatten Muskelzellen kommen auch achsenparallel orientierte Myocyten vor, die je nach Körperregion zusätzlich in der Intima wie in der Adventitia stellenweise in großer Zahl auftauchen.

Elastische Fasernetze spannen sich in der Intima, Media und kollagenen Adventitia aus, die ebenfalls die Aufgabe des Einbaues der Vene in ihre Umgebung hat. Größere Venen können manchmal über eine Membrana elastica interna verfügen. Die Adventitia von Venen enthält ebenfalls zur Ernährung der Gefäßwand zahlreiche Vasa vasorum und vegetative Nervengeflechte.

Die Versorgung der proteoglykan- und glykoproteinreichen Intima erfolgt wie bei den Arterien mittels eines Stofftransportes von Nährstoffen und O_2 durch das Endothel.

Besonders die Venen der unteren Extremitäten zeigen als sogenannte Intimaduplicaturen Vorwölbungen in die Gefäßlichtung und bilden auf diese Weise aus zwei bis drei Taschenklappen bestehende Venenklappen, die stets in einer Ebene stehen und somit ein Ventil verkörpern.

Bei der üblichen Stromrichtung des Blutes in den Venen zum Herzen hin sind die Venenklappen durch ihre enge Anlagerung an die Venenwand kein Hindernis für den Blutstrom, während sie sich bei umgekehrter Stromrichtung von der Endothelwand abheben, so einen Verschluß bilden und einen Rückstrom des Blutes verhindern.

Venenklappen sind bei großen Venen oft vorhanden, sind aber auch schon in postcapillaren Venen zu finden. Die Venen unterhalb des Herzens besitzen Klappen. Die großen Venen, wie die Vv. cavae, renalis und die pulsierende Vena portae sind klappenlos.

Als Drosselvenen (Abb. 16.6) bezeichnet man direkt hinter dem Capillarkreis gelegene, durch eine umschriebene, verdickte Media longitudinal oder circulär verlaufender Muskelzellen ausgezeichnete Venen, die in ihrer Gesamtheit als Sphincteren bezeichnet werden und den Abfluß des Blutes aus einem Organ regulieren können. Sie finden sich häufig in der Leber und in der Submucosa des Darmes. Muskelstarke Venen mit Längsmuskulatur direkt unter dem Endothel sind auch im Nebennierenmark zu erkennen.

10.2.6 *Arterio-venöse Anastomosen* (Abb. 10.5)

In verschiedenen Organen kommt es außer der gewohnten Konstruktion der Gefäßbahn, Arte-

Abb. 10.5 a Anschnitte einer Knäuelanastomose mit ▶ arteriellem (*A*) und venösem (*V*) Schenkel eines Glomusorgans. *Nf* = Nervenfasern, *Ep* = epitheloide Zellen. Beachte das enge Lumen des arteriellen Schenkels. **b** Darstellung von Polsterarterie (*Pa*) mit Längsmuskulatur, Vene (*V*) und Lymphgefäß (*Lg*) mit Lymphocyten. **c** Unterschiedliche Anschnitte einer Arterie. *Qu* = Querschnitt, *T* = Tangentialschnitt (beachte die Kreuzstellung der Kerne), *L* = Längsschnitt, *Nf* = Nervenfasern. **d** Nervenendgeflechte am epitheloidzelligen Schenkel (Ep) einer arterio-venösen Anastomose. *Nf* = Nervenfasern, *V* = Vene, *Ar* = Arteriole, *c* = Capillare, *pV* = postcapillare Vene (aus KNOCHE, 1962). **e** Arterio-venöse Anastomosen (aus LEONHARDT, nach STAUBESAND). *1* = Brückenanastomose (direkte Anastomose), *2* = Knäuelanastomose (indirekte Anastomose)

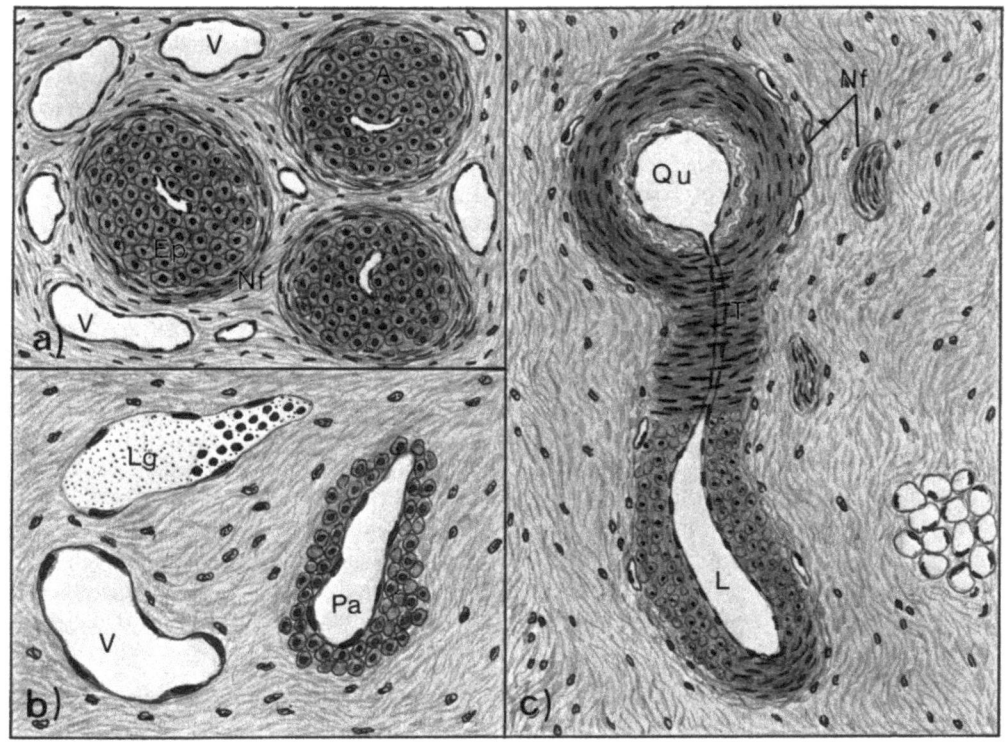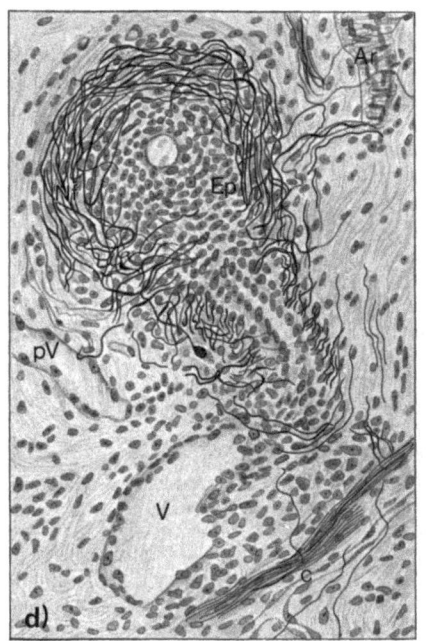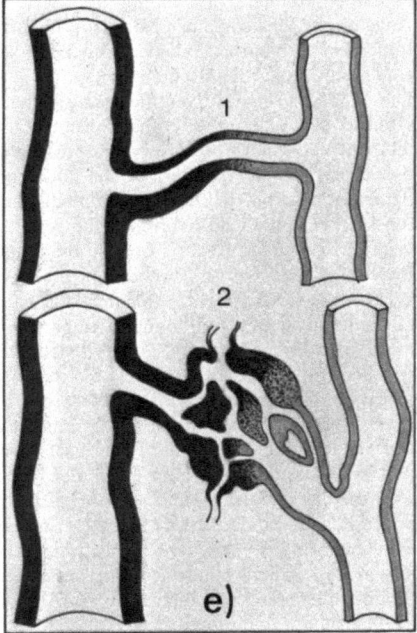

Abb. 10.5

rie – Arteriole – Capillare – Venole – Vene, auch zu direkten Verbindungen von Arterien und Venen, die als arterio-venöse Anastomosen bezeichnet werden. Durch diese Kurzschlußverbindung, die vor dem Capillargebiet liegt, kann die Durchströmung des entsprechenden Capillarnetzes reguliert werden (Abb. 10.6). Auch eine Umgehung eines Capillarnetzes ist so möglich. Arterien oder Arteriolen können sich direkt mit Venen verbinden (*direkte Anastomose*), während bei einer sogenannten *indirekten arterio-venösen Anastomose* sich der arterielle Abschnitt vielfach aufknäuelt (*Glomusorgan*) und einen besonderen Wandaufbau aufweist. Die Muskelzellen der geknäuelten Arterie eines Glomusorgans (Hoyer-Grossersche Organe) werden durch dicke Schichten epitheloider Zellen ersetzt (Abb. 10.5). Somit schließt sich an ein dünnes Endothel ein Mantel hell anfärbbarer polygonaler Epitheloidzellen mit wenigen Filamenten an, denen man eine sekretorische Leistung gefäßaktiver Substanzen zuschreibt.

Hierdurch oder durch ihre vermutete Fähigkeit einer Quellung (Verengung des Lumens) und Entquellung (Erweiterung der Lichtung) sollen sie den Blutstrom regulieren können. Die Öffnung der arterio-venösen Anastomose führt zu einem Minderdurchfluß des betreffenden Capillarnetzes, ihre Schließung sorgt für eine gute Capillardurchblutung.
Die bindegewebige Adventitia des arteriellen Abschnittes der Anastomose enthält einen dichten Mantel (Muff) von marklosen Nervenfasern, die an Zahl die vegetativen Nervenfasern an der anderen Gefäßbahn weit übertreffen. Zum Teil sind in diesem nervösen Muff receptorische Axonschwellungen (Endigungen) vorhanden (Abb. 10.5), obwohl die funktionelle Bedeutung des Nervengewebes an der arteriellen Wegstrecke der Anastomose nicht geklärt ist. In dem dichten Nervenmuff sind auch sympathische und parasympathische Nervenfasern der vegetativen Endstrecken enthalten. Auch an direkten arterio-venösen Anastomosen breiten sich kleine Receptorareale aus.
Arterio-venöse Anastomosen als Glomusorgane finden sich in großer Zahl in der Fingerbeere, im Nagelbett von Fuß und Hand, zum Teil in der Leber, während die direkten Anastomosen, z.B. in der Lamina propria und Submucosa des Magen-Darm-Kanals, in exo- und endokrinen Drüsen auftreten. Anastomosen und andere bauliche Besonderheiten in der Gefäßbahn anderer Organe wie Ovar, Clitoris, Vagina, Penis und Glomus caroticum werden bei den betreffenden Kapiteln besprochen.
Arterio-arterielle Anastomosen sind Kurzschlüsse zwischen benachbarten Arteriengebieten und zeigen keine besondere Bauweise.

10.2.7 *Lymphgefäße* (Abb. 10.5 u. 10.6 u. 10.2)
Das Lymphgefäßsystem ist für die Reinigung und Drainage des interstitiellen Raumes bestimmt. Das Lymphgefäßsystem nimmt seinen Anfang in Gewebsspalten, die sich unter allmählicher Verbreiterung in das offene dünne Endothelrohr fortsetzen (Abb. 10.6). Über die Gewebsspalten gelangen Substanzen aus dem Intercellularraum in die klappenlosen Lymphcapillaren, die teilweise Netze entwickeln, um von hier aus in die mit Klappen versehenen großen Lymphgefäße einzuströmen. So gelangen auch *Stoffwechselschlacken* der Zellen und Leukocyten in die Lymphbahn, in die unter krankhaften Zuständen Krebszellen eindringen und mit dem Lymphgefäßsystem verschleppt werden (Metastasen, Tochterzellen).
An dem Endothel einer Lymphcapillare hat sich meistens keine Lamina basalis entwickelt (Abb. 10.1). Durch den Einbau des Endothelrohres in das umgebende Bindegewebe wird die Weite seines Lumens beeinflußt.

Lymphcapillaren enthalten im lichtmikroskopischen Präparat oft eine durch die Fixierung verursachte körnige Beschaffenheit der Lymphflüssigkeit und Lympocyten, was sie differentialdiagnostisch von

Abb. 10.6 Blut- und Lymphkreislauf, Bau des Lymphknotens (schematisch, in Anlehnung an VON MAYERSBACH). Das arterielle Blut wird durch Arterien (*A*) über Arteriolen (*Ar*) in das Capillarsystem (*C*) befördert und dort nach Gas- und Stoffaustausch mit dem Gewebe über postcapillare Venen (*pV*) in Venen (*V*) geleitet. Im Intercellularraum des Capillargebiets beginnt das Lymphsystem in Form von Lymphspalten (*Ls*), die sich in die Lymphcapillaren (*Lc*) fortsetzen, die die Lymphflüssigkeit über Lymphgefäße (*Lg*) den Lymphknoten (*Lk*) zuführen. Im Lymphknoten erfolgt eine Filtration der Lymphflüssigkeit, außerdem werden der Lymphflüssigkeit im Lymphknoten Lymphocyten zugeführt. Lymphgefäße transportieren die Lymphflüssigkeit aus dem Lymphknoten über größere Lymphgefäßstämme in das Venensystem. Ein Kurzschluß zwischen arteriellem und venösem System wird als arterio-venöse Anastomose (*Ava*) bezeichnet, die eine Umgebung des Capillarkreislaufes darstellt. *G* = Gewebe der terminalen Strombahn (= Erfolgsorgan des Blutkreislaufs). *Bk* = bindegewebige Kapsel (Kollagen), *Tr* = bindegewebiger Trabekel (Kollagen), *Sf* = Sekundärfollikel mit Reaktionszentrum (lympho-retikuläres Gewebe). *Ma* = Markstränge, *Va* = Vasa afferentia, *Ve* = Vasa efferentia, *Rs* = Randsinus, *Is* = Intermediärsinus, *Ms* = Marksinus

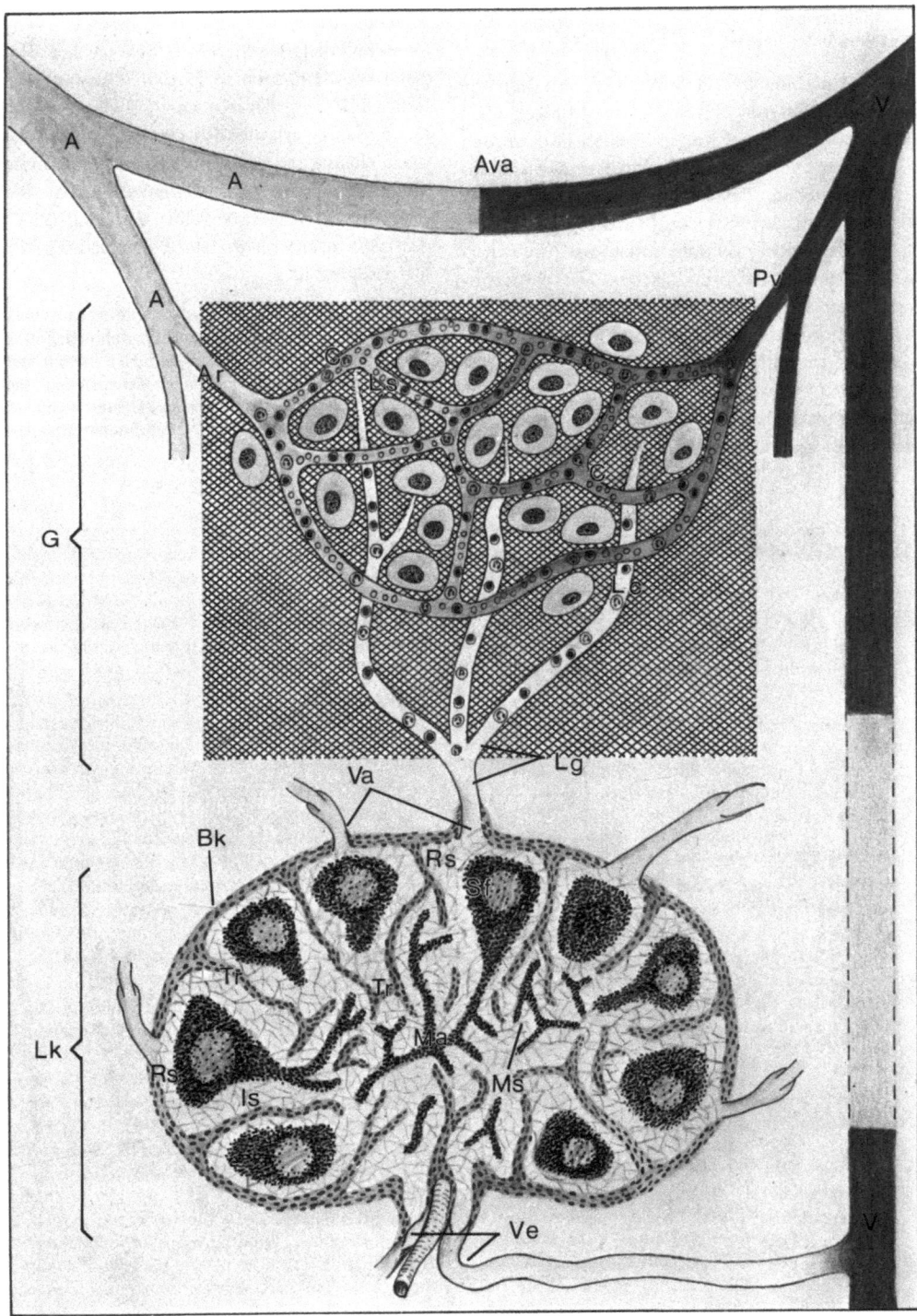

Abb. 10.6

Capillaren und Venolen mit einem homogenen Blutplasma unterscheidet.

Mit Zunahme des Gefäßkalibers erhalten die Lymphcapillaren einzelne glatte Muskelzellen, sind somit kleinen Venen ähnlich und werden als Lymphgefäße bezeichnet. Sie sind mit Klappen versehen, die in Richtung des Lymphstromes ausgerichtet sind. In die Lymphbahn sind zahlreiche Lymphknoten als Abwehrorgane und Produktionsstätten von Lymphocyten eingeschaltet, durch die die Lymphflüssigkeit hindurchfließt und dabei von Fremdstoffen gereinigt wird (Filtrationsfunktion des Lymphknotens).

Der Wandaufbau der größeren Lymphstämme wie z.B. Ductus thoracicus und Truncus lymphaceus, die die Lymphflüssigkeit den Venen (Venenwinkel zwischen V. subclavia und V. jugularis) zuleiten, entspricht dem von muskelhaltigen Venen: Eine Intima läßt sich von einer aus circulär verlaufenden glatten Muskelzellen und elastischen Fasern zusammengesetzten aufgelockerten Media abgrenzen, an die sich eine bindegewebige Adventitia anschließt. Die Ausbildung einer Membrana elastica interna ist nicht regelmäßig.

Während sich an kleinen Lymphgefäßen nur wenige vegetative Nervenfasern erstrecken, dehnt sich in der Wand des Ductus thoracicus und der Sammelstelle der Lymphflüssigkeit vom Magen-Darm-Kanal, Becken und unteren Extremitäten, der Cysterna chyli, ein dichtes Geflecht markloser Nervenfasern vegetativer Natur aus.

Basiswissen Herz

Dreischichtengliederung von innen nach außen:
1. *Endocard* mit einschichtigem Endothel, gefäßarmem kollagenen Bindegewebe (Tunica propria) und einer dünnen Lage elastischer Fasernetze und glatter Muskelzellen.
2. *Myocard* mit typischen quergestreiften Herzmuskelzellen mit zentralständigem Zellkern bilden einen netzartigen Verband. Im Grenzgebiet zwischen Endo- und Myocard liegen die sarkoplasmareichen und fibrillenarmen Muskelfasern des Erregungsbildungs- und -leitungssystem. Reichliche Capillarisierung der Arbeitsmuskelzellen und des Erregungsbildungs- und Erregungsleitungssystems.
3. *Epicard* aus einschichtigem Plattenepithel mit kollagen-elastischer gefäß-, nerven- und fettreicher Tunica propria. Das *Pericard* besteht aus einschichtigem Plattenepithel und einem straffen, kollagenen und festen Bindegewebe.

Basiswissen Blutgefäße

Schichtung der *Arterien* und *Venenwand* von innen nach außen: Intima (Endothel und bindegewebige Lamina propria) – Media (glatte Muskelzellen in circulärer Anordnung) – Adventitia (koll.-elastisches Bindegewebe mit Vasa vasorum und vegetativen Nerven).

Große Arterien vom elastischen Typ (z.B. Aorta) haben in der Media mehr elastisches Material als Muskelzellen, bei den mittelgroßen und kleinen Arterien vom muskulären Typ ist das Mengenverhältnis von glatter Muskulatur zum elastischen Material umgekehrt.

Differentialdiagnose zwischen Arterie und Vene: Arterie mit kompakter, geordneter Ringmuskulatur und im Querschnitt rundlichem Lumen, Venen mit aufgelockerter, infolgedessen ungeordneter glatter Muskulatur. Im histologischen Präparat infolge des weniger stabilen Wandaufbaus meistens zusammengeklappt. Kreuzstellung der Kerne von Muskel- und Endothelzellen typisch bei Flachschnitten von Arterien und Arteriolen. *Arteriolen* mit einer einzigen Lage glatter, circulärer Muskelzellen. Ernährung der Intima vom Blutstrom des Gefäßes aus, Ernährung von Media und Adventitia durch Vasa vasorum.

Postcapillare Vene (Venole) nur mit Endothel und Bindegewebslagen, aber ohne Muskelzellen (⌀ 20–30 µm).

Capillaren (⌀ 6–20 µm) mit geschlossenem oder gefenstertem Endothel, Lamina basalis und Pericyten. Capillaren bilden Netze, in deren Bereich der Stoff- und Gasaustausch stattfindet. Gesamtes Gefäßsystem als Leitbahn für vegetatives Nervengewebe.

Lymphcapillaren als Endothelrohr meist ohne Lamina basalis, Lymphgefäße aus Intima und einzelnen glatten Muskelzellen bestehend. Ductus thoracicus: Schichtenbau wie Venenwandung.

10.3 Funktionelle Gliederung des Gefäßsystems [10.3.2.]

Vasa privata verkörpern einen für die Ernährung des entsprechenden Organes bedeutsamen nutritiven Kreislauf, das außerdem einen funktionellen Kreislauf aufweist. So stellen z. B. die Aa. bronchiales der Lunge den nutritiven, die Aa. pulmonales desselben Organes als Vasa publica den funktionellen Kreislauf dar. *Vasa publica* sind demnach Blutgefäße eines Organes, die im funktionellen Sinne weniger für die Ernährung eines Organes, sondern funktionell für den Gas- bzw. Stoffaustausch des Gesamtorganismus bedeutsam sind.

Unter dem Begriff *Gefäßplexus* versteht man ein Geflecht anastomosierender benachbarter Blutgefäße.

Sinus oder *Sinusoide* des Gefäßsystems sind erweiterte Capillaren, deren Durchmesser über 15 µm liegt und die sich z.B. in Milz, Knochenmark, Leber, endocrinen Drüsen und im Glomus caroticum ausbreiten.

Unter *Anastomosen* versteht man die kontinuierliche Verbindung von Blutgefäßen untereinander. Danach unterscheidet man Anastomosen zwischen Arterien (arterielle Anastomosen), Verbindungen zwischen Venen (venöse Anastomosen) und Übergang von Arterien in Venen (arterio-venöse Anastomosen).

Kollateralgefäße verlaufen parallel zur Hauptstrombahn und entwickeln unter ihrer Umgehung einen Kollateralkreislauf, der bei Ausfall der Hauptstrombahn zum Hauptkreislauf werden kann.

Unter *Endarterien* versteht man solche Arterien mit einem geschlossenen Capillarnetz, das mit den benachbarten Capillargebieten anderer Arterien nicht anastomosiert (Gehirn, Milz, Leber, Niere, Netzhaut). Bei funktionellen Endarterien liegen zwar gegenseitige Anastomosen benachbarter Capillargebiete vor, wobei jedoch bei Ausfall des einen Capillargebietes nicht durch das anastomosierende Gefäßgebiet funktionell vollständig ersetzt werden kann.

Sperrarterien weisen in der Intima dichte Lagen wie glatte Muskelzellen aussehender epitheloider Zellen auf, die polsterartig zusammengelagert sein können (daher auch *Polsterarterien* genannt) und die Intima vorbuckeln können (endocrine Drüsen, Schwellkörper des äußeren Genitale).

Entsprechend gilt für die dem Capillarkreislauf nachgeschalteten *Drosselvenen* (Polstervenen) ein Wandaufbau aus Ring- und Längsmuskulatur, Schnüreinrichtungen, die eine Drosselung des Blutstromes herbeiführen können (endocrine Drüsen, Genitalapparat, Nasenschleimhaut).

Unter einem *Wundernetz* versteht man zwei in einer Strombahn hintereinander geschaltete Capillargebiete. Ein arterielles Wundernetz (z. B. Glomeruluscapillaren und nachgeschaltetes Capillargebiet) liegt in der Niere vor, während die beiden hintereinander geschalteten Capillargebiete in der Strombahn der Vena portae (erstes Capillarnetz in der Dünndarmzotte und zweites Capillarnetz als Sinuscapillarsystem in der Leber) als venöse Wundernetze bezeichnet werden. Während im arteriellen Wundernetz der Gasaustausch vorwiegend im zweiten Capillargebiet stattfindet, und das die beiden Capillarsysteme verbindende Blutgefäß arterieller Natur ist, findet der Gasaustausch im venösen Wundernetz schon im ersten Capillargebiet statt. Die beiden Capillargeflechte des venösen Wundernetzes werden durch eine Vene verbunden.

Die Blutgefäße werden von den Nervenfasern des vegetativen Nervensystems als Leitbahn zum Erreichen ihrer Erfolgsgebiete benutzt. Die in der Adventitia-Media-Grenze vorhandenen Nervengeflechte enthalten Vasomotoren (Innervation der Gefäßwand) und Nervenfasern, die die Gefäßbahn bis zum Endgebiet (Capillaren) begleiten und für die nervöse Versorgung des Effektorgewebes, z.B. Drüsenzellen und glatte Muskelzellen, vorgesehen sind. Diesen gemeinsamen Weg von Blutgefäßen und Nerven bezeichnet man als *Gefäßbündel-Nervenstraße*.

Unter *Vasa vasorum* versteht man in der Adventitia verlaufende und für die Ernährung der Gefäßwand (Media und Adventitia) bestimmte Blutgefäße (Arteriolen, Capillaren, Venolen).

10.4 Chemo- und Pressoreceptorareale an der Gefäßbahn

Die Chemoreceptorareale bestehen zu großem Teil aus epitheloiden Zellen, die man den sog. *Paraganglien* zuordnet.

Die chromaffinen Paraganglien bestehen aus Haufen von granulierten Zellen, deren Granula sich mit Chromsalzen darstellen lassen und Adrenalin oder Noradrenalin, bzw. ihre Vorstufen, enthalten. Hierzu zählen chromaffine Paraganglien im Ausbreitungsgebiet des Sympathicus in der Retroperitonealgegend und im kleinen Becken, in sympathischen Nervensträngen und Ganglien und das Nebennierenmark. Das Paraganglion aorticum oder Zuckerkandelsche Organ (an der Abgangsstelle der A. mesenterica inferior aus der Aorta) kann bis zu 30 mm groß werden. Während bereits im 2. Lebensjahr eine Rückbildung der meisten chromaffinen Paraganglien beginnt, bleibt das Paraganglion suprarenale (Nebennierenmark) zeitlebens erhalten.

Die Parenchymzellen der nicht chromaffinen Paraganglien entstehen aus dem Anlagematerial des N. glossopharyngeus und des N. vagus (Parasympathicus). Zu dieser Gruppe zählen die an der Aufteilungsstelle der A. carotis communis, im Bereich der Aorta ascendens, Aortenbogen und A. pulmonalis lokalisierten Paraganglien sowie das Paraganglion laryngeum, tympanicum und nodosum. Die nicht chromierbaren Paraganglien oder Glomera bleiben während des ganzen Lebens erhalten, sind gut vaskularisiert und von parasympathischen Nervengeflechten durchsetzt.

10.4.1 *Glomus* (Paraganglion) *caroticum* (arterieller Chemoreceptor): Auf Grund physiologi-

Kreislaufsystem

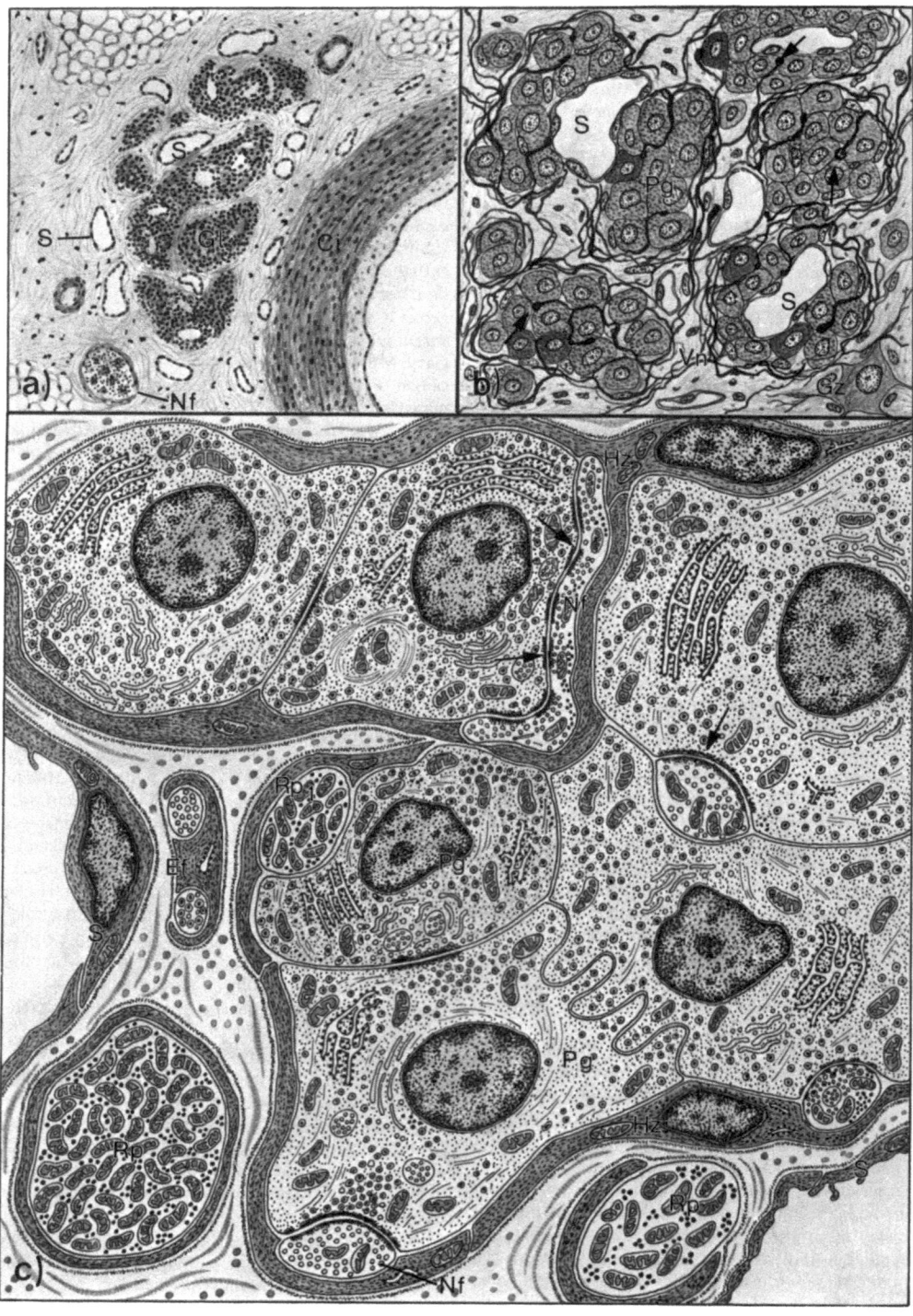

Abb. 10.7

scher und elektronenmikroskopischer Untersuchungen ist einem Teil der Paraganglien eine chemoreceptive Funktion zuzusprechen. Unter Paraganglien versteht man epithelartige, aus der Neuralleiste entstandene Zellen, die sich in chromaffine und nicht chromaffine Zellhaufen einteilen lassen.

Das in die Periadventitia der Carotis interna eingebettete, im Teilungswinkel der A. carotis communis gelegene, beim Menschen etwa reiskorngroße Glomus caroticum, setzt sich aus Haufen von epithelartigen Typ I Zellen (Glomuszellen) zusammen, die von Typ II Zellen (Hüllzelle, Stützzelle) umgeben werden (Abb. 10.7). Außer einem System von sinusartig erweiterten Capillaren erstrecken sich in einem Glomuszellhaufen dichte Geflechte meist markloser Nerven des Sinusnerven als parasympathische Anteile des N. glossopharyngeus. Die Nervenfasern umwickeln die Typ I Zellen korbartig und bilden an ihrer Oberfläche typische synaptische Strukturen mit prä- und subsynaptischer Membran, synaptischem Spalt, Mitochondrien, leeren und gefüllten Vesikeln.

Das Glomus caroticum mißt die Blutgasspannung im arteriellen Blut und sorgt so reflektorisch und regulatorisch über das Atemzentrum für einen konstanten pO_2 und pCO_2 im arteriellen Blut.
Die Typ I Zellen als große epitheloide oder polygonale Zellen besitzen einen großen Kern, zahlreiche Mitochondrien, Golgi-Felder, granuläres endoplasmatisches Reticulum, freie Ribosomen, Filamente und Tubuli sowie membranbegrenzte osmiophile Granula, die Catecholamine enthalten sollen. Die Typ I-Zellen (Hauptzellen, Glomuszellen) sind oft desmosomal untereinander verknüpft. Unterschiedlich große, mitochondrienreiche Dendritenanschwellungen von pseudounipolaren Nervenzellen aus dem Ganglion petrosum des N. glossopharyngeus sind regelmäßig in synaptischer Verknüpfung mit Typ I-Zellen oder in isolierter Lagerung nachzuweisen. Außerdem kommen synaptische Endigungen mit leeren Vesikeln an Typ I-Zellen vor. Etwa 5–10% der an der Oberfläche der Typ I-Zellen befindlichen Nervenendigungen enthalten osmiophile, membranbegrenzte Granula und gehören dem Sympathicus an. Sympathische Nervenfasern breiten sich auch im Bereich der Sinusoide aus, denen die Glomuszellen benachbart liegen.

Es ist einstweilen nicht klar, ob die um die Sinusoide gruppierten Typ I-Zellen oder die Nervenendigungen die Messorgane für den pO_2- und den pCO_2-Druck des arteriellen Blutes darstellen. Neuere tierexperimentelle Untersuchungen weisen auf eine Chemoreception der mitochondrienreichen Dendritenanschwellungen des Sinusnerven hin, während sich die Typ I-Zellen an der Milieueinstellung für die Receptoren beteiligen oder innersekretorische Funktion haben könnten. Zahlreiche sinusartig erweiterte Capillaren erstrecken sich im Glomusparenchym. Arteriovenöse Anastomosen können oft beobachtet werden. Die im Bereich von der A. ascendens, Aortenbogen und Truncus pulmonalis befindlichen Glomera coronaria werden von den Coronararterien versorgt, bestehen ebenfalls aus Typ I und Typ II-Zellen, die synaptisch mit dem N. vagus verknüpft sind und enthalten auch sympathische Nervenfasern.

Die in sympathischen Ganglien aufgefundenen SIF Zellen (small intensively fluorescent cells) enthalten vermutlich Catecholaminvesikel, sind von Hüllzellen umgeben und entsprechen weitgehend den Typ I-Zellen des Glomus caroticum. Ihre genaue funktionelle Bedeutung ist einstweilen nicht bekannt.

◀ **Abb. 10.7** Chemoreceptor-Areale (paraganglionäre Zellhaufen) in der Adventitia der A. carotis interna; das Glomus caroticum. **a** Gl = Glomuszellhaufen mit Sinussystem (S) in der Adventitia der A. carotis interna (Ci), Nf = Nervenfaser. **b** Vegetatives Nervengewebe (Vn) im Glomus caroticum (Silberdarstellung). Pg = helle und dunkle paraganglionäre Zellen (Typ-I-Zellen), S = Sinus: die Pfeile weisen auf Nervenendigungen hin. Gz = Ganglienzelle. **c** ELM-Schema vom Bau des Glomus caroticum; helle und dunkle Glomuszellen (Pg, Typ-I-Zelle) werden von Hüllzellen (Hz, Typ-II-Zelle) umgeben. S = Sinusendothel. Die Pfeile weisen auf synaptische Verknüpfungen der Nervenfasern (Nf) des Sinusnerven mit den paraganglionären Zellen (Typ-I-Zelle) hin. Die Typ-I-Zellen enthalten "dense core vesicles". Rp = receptorische Endigungen von Sinusnervenfasern im subendothelialen Gebiet und an Typ-I-Zellen (Rp_1). Ef = vegetative efferente Fasern. (Ausschnitt aus einer Abbildung von KNOCHE und ADDICKS, 1977)

10.4.2 *Pressoreceptoren an der Gefäßwand*: Unter Pressoreceptoren (*Baroreceptoren*) hat man in der Gefäßwand befindliche afferente Nervenendigungen zu verstehen, die durch Druck erregt werden können. Das entstandene Erregungsmuster wird zu Kreislaufregulationszentren in der Medulla oblongata geleitet, wodurch auf reflektorischem Wege eine Bradycardie, arterielle Hypotonie und Verminderung der Atemfrequenz eintreten. Derartige Receptoren sind am Aortenbogen, an der A. subclavia, an extracardialen Ästen der Coronararterien und besonders intensiv in der sinusartigen Wandererweiterung im Anfangsabschnitt

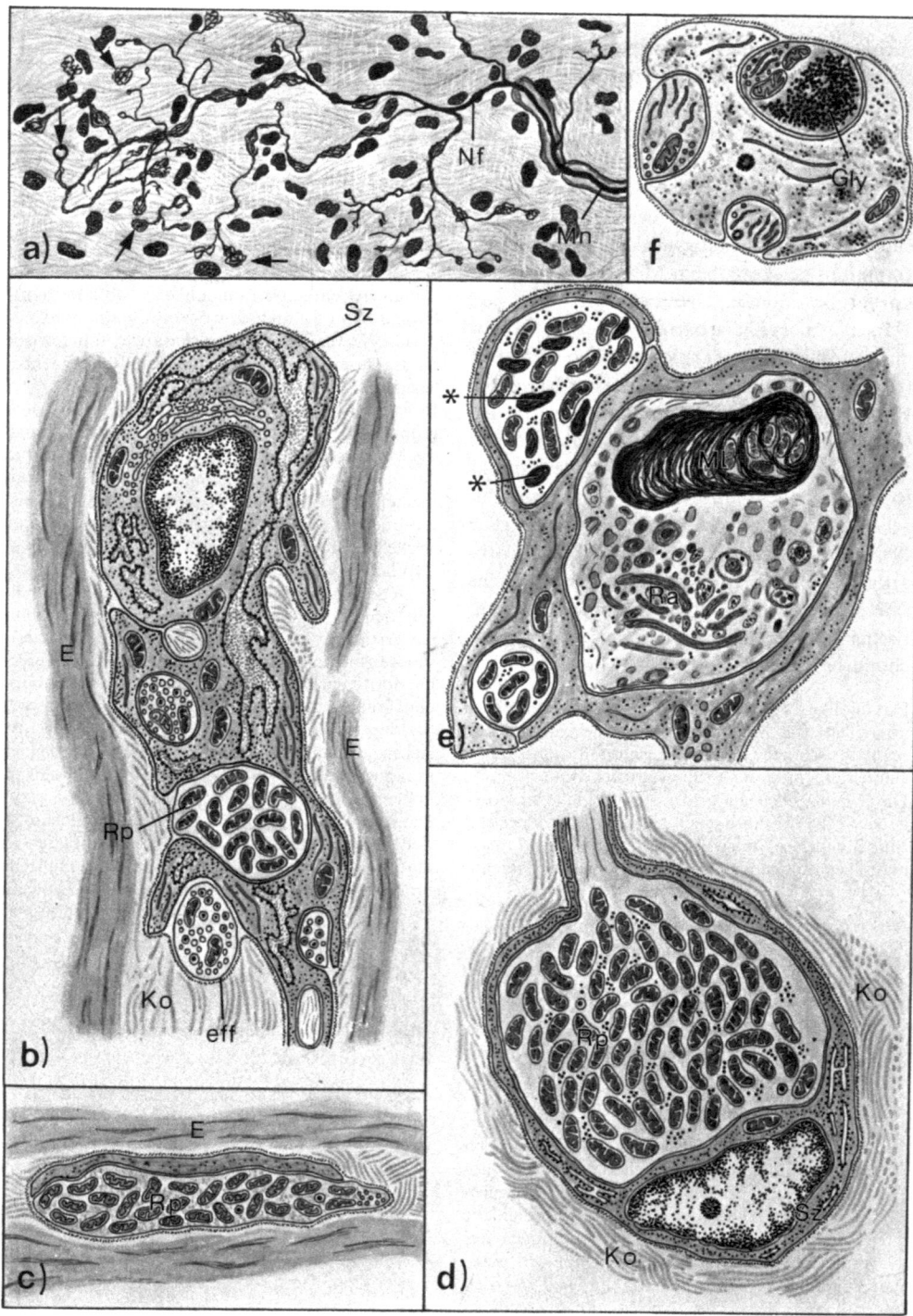

Abb. 10.8

der A. carotis interna, dem Sinus caroticus, vorhanden.

Markhaltige Nervenfasern des Sinusnerven als Ast des N. glossopharyngeus verzweigen sich in der Adventitia der Carotis interna, lassen durch Aufzweigung dichte marklose Nervengeflechte entstehen, die nach Entwicklung baumartiger Verästelungen typische ringartige, kompakte oder fibrilläre Endorgane in der Media-Adventitia-Grenze zeigen (Abb. 10.8). Elektronenmikroskopische Befunde lassen unterschiedlich große mitochondrienreiche Anschwellungen im Verlauf und am Ende von Nervenfasern erkennen. Die mitochondrienreichen Endorgane (Abb. 10.8) stehen mit elastischen Membranen in Kontakt, werden gelegentlich von kollagenen Fasern umwickelt und treten seltener in Nachbarschaft von glatten Muskelzellen auf. In den Endigungen lassen sich Abnutzungserscheinungen und regenerative Leistungen feststellen. Im Bereich der pressoreceptorischen Endorgane verlaufen auch adrenerge Nervenfasern des Sympathicus.

◄ **Abb. 10.8** Presso(baro)receptorische Nervenendigungen an der Gefäßwand. **a** Pressoreceptorfeld an der Media-Adventitia-Grenze des Truncus pulmonalis (*LM*). Mn = markhaltige Nervenfaser, Nf = marklose Nervenfaser; die Pfeile weisen auf receptorische Endigungen hin. (In Anlehnung an KNOCHE und BLÜMCKE, 1964). **b** ELM-Bild receptorischer Endigungen (*Rp*) mit Lagebeziehung zum kollagenen (*Ko*) und elastischen (*E*) Material der Gefäßwand (Sinus caroticus), invaginiert in eine strukturreiche Schwannsche Zelle (*Sz*, Terminalzelle). *eff* = efferentes Axon. **c** Kleiner Receptor zwischen elastischen Membranen der Gefäßwand. **d** Großer receptorischer Endkolben im kollagenen Bindegewebe der Gefäßwand (Sinus caroticus). Der mitochondrienreiche receptorische Endkolben (*Rp*) wird vom Cytoplasma der strukturreichen Schwannschen Zelle (*Sz*) umgeben. *Ko* = kollagenes Bindegewebe. **e** Binnenstrukturveränderungen der Receptorendigungen (Abnutzungserscheinungen, De- und Regeneration). *Ml* = Myelinfiguren bzw. -lamellen als Ausdruck degenerativen Geschehens. *Ra* = Regenerationsareal mit langgestreckten Mitochondrien und vielgestaltigen Vesikeln. ∗ = Mitochondrienveränderungen zu osmiophilen Strukturen. (Abbildungen **b, c, d, e, f**: Sinus caroticus, nach ELM-Originalbefunden und Abbildungen von KNOCHE und ADDICKS, 1978). **f** Dichte Glykogenansammlung (*Gly*) in receptorischen Endigungen

11 Lymphatische Organe

Unter lymphatischen Organen versteht man *lymphocytenreiche Gebiete*, die einerseits wie die *Milz, Lymphknoten, Tonsillen und Thymus* durch ihren Aufbau Organcharakter erhalten haben, und andererseits, wie im *Zungengrund*, in den sog. *Seitensträngen* der seitlichen Pharynxwand und im *lymphatischen Apparat des Darmkanals* [Lamina propria des Dünn- und Dickdarmes, Peyersche Platten (Plaques) des Ileum, Processus vermiformis] nur begrenzte, nicht organhafte Regionen einnehmen. Die Lymphocyten liegen zwischen einem Netzwerk von verzweigten Reticulumzellen mesenchymaler Herkunft (*lymphoretikuläre Organe*), während sie sich im Thymus zwischen Reticulumzellen ansammeln, die aus dem Epithel des entodermalen Keimblattes stammen (*lymphoepitheliale Organe*). Für alle lymphoretikulären Organe ist die Anwesenheit von sog. Primär- und Sekundärfollikeln charakteristisch. Die lymphatischen Organe können als ein System der Abwehr betrachtet werden, da ihre Lymphocyten der Immunabwehr dienen und ihre Reticulumzellen, Makrophagen und Sinusendothelien zur Phagocytose befähigt sind. Die Abwehr beschränkt sich nicht nur auf Vernichtung von Krankheitserregern, sondern erstreckt sich auch auf eine Unterdrückung des Wachstums von Geschwülsten und Abstoßung von Transplantaten. Immunität ist die Fähigkeit eines Organismus, gegenüber Krankheitserregern und Giften seine Unversehrtheit zu bewahren. Die lymphatischen Organe sind im weiteren Sinne dem *RHS* bzw. *RES* zuzuordnen.

11.1 Milz (*Lien*) [17.2.12.], (Abb. 11.1)

Die *funktionell in den Blutkreislauf eingeschaltete* Milz wird von einer kollagen-elastischen Kapsel überzogen, die von einem Peritonealepithel bedeckt wird. Von der Kapsel aus begeben sich bindegewebige Balken oder Milztrabekel unter Verzweigung in das Innere der Milz und entwickeln ein dreidimensionales Gerüst, dessen Teile im histologischen Schnitt als Quer- und Längsschnitte von Trabekeln erscheinen. *Kapsel* und *Trabekel* können als Stützgewebe (*Stroma*) des weichen spezifischen Milzgewebes aufgefaßt werden. Die größere Blutgefäße führenden Trabekel enthalten in sog. Speichermilzen von Hund und Pferd zahlreiche glatte Muskelzellen.

Unter dem *Milzparenchym* hat man das weiche retikuläre Bindegewebe zu verstehen, das sich zwischen Trabekeln und Kapsel ausdehnt. In diffuser Verteilung vorkommende, umschriebene, rundliche Anhäufungen von Reticulumzellen und Lymphocyten enthalten jeweils eine kleine Arterie (A. centralis) und werden *Milzknötchen* (Follikel oder Malpighische Körperchen) genannt.

An einer frischen, durchschnittenen Milz erscheinen bei Beobachtung mit dem bloßen Auge die Milzknötchen als feine weiße Stippchen und werden wegen ihrer Farbe in ihrer Gesamtheit als *weiße Milzpulpa* bezeichnet. Das zwischen den Milzknötchen lokalisierte blutreiche, retikuläre Bindegewebe sieht in der frischen Milz rot aus und heißt *rote Milzpulpa*. Im histologischen Präparat erkennt man in der roten Pulpa außer cellulären Elementen ein weit verzweigtes, aus unterschiedlich großen Hohlräumen bestehendes *Sinussystem*.

In den Milzknötchen, aber auch in der roten Pulpa liegen die Lymphocyten so dicht, daß sie das Maschenwerk der Reticulumzellen meistens überdecken.

Das Netz der Reticulumzellen läßt sich für Kurszwecke am besten nach vorheriger Durchspülung der Milz mit körperwarmer, physiologischer Kochsalzlösung von der A. lienalis aus und somit durch Entfernung der Lymphocyten sichtbar machen.

Im retikulären Bindegewebe der Milz findet man außer Reticulumzellen und Lymphocyten auch Erythrocyten, Granulocyten, Monocyten, Makrophagen und Plasmazellen. Die Reticulumzellen wei-

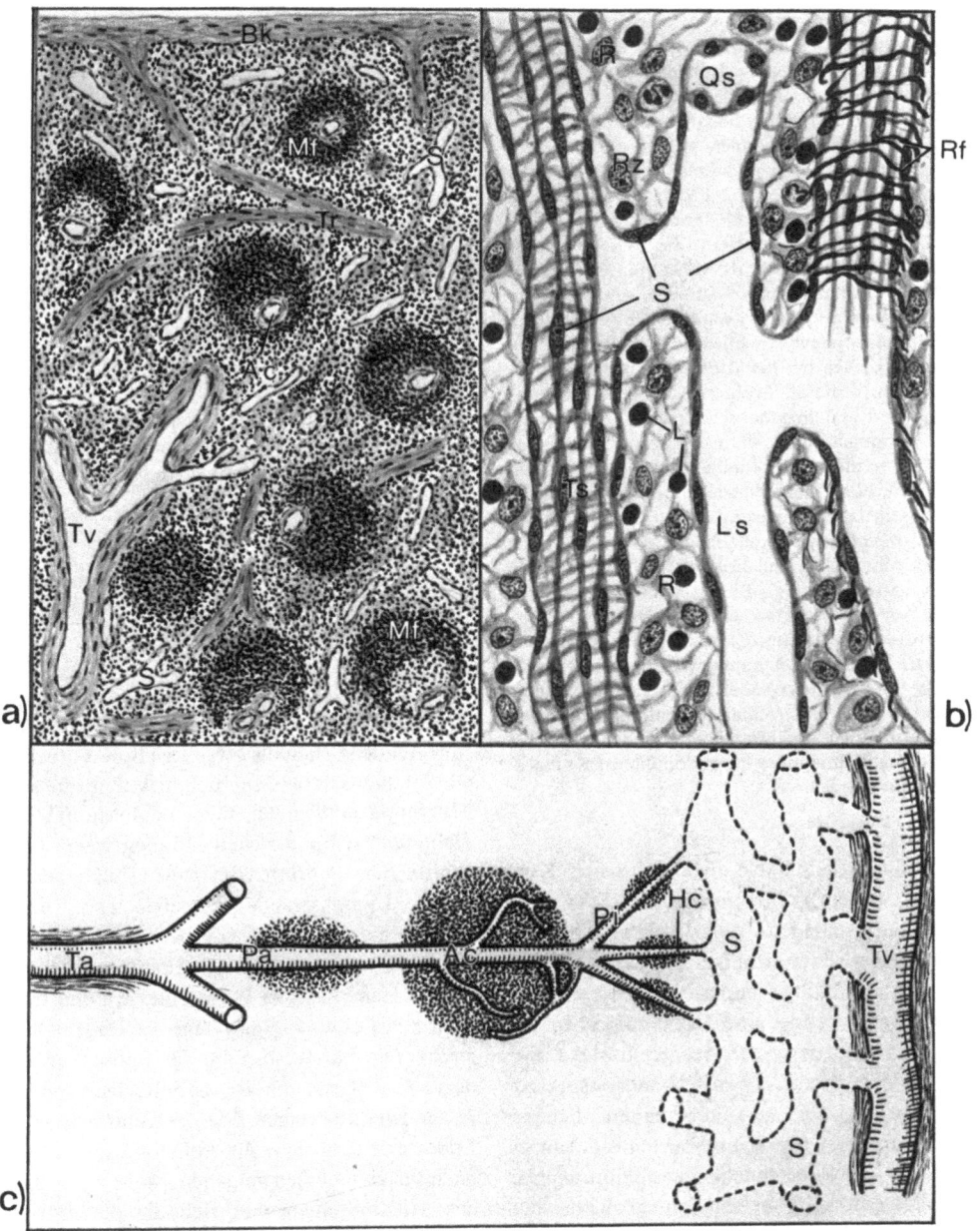

Abb. 11.1 Milz. **a** Schnitt durch das Milzparenchym und Milzstroma. Bk = bindegewebige Kapsel (Kollagen) und Trabekel (Tr, Kollagen), Mf = Milzfollikel (weiße Pulpa) mit A. centralis (Ac), S = Sinus, Tv = Trabekelvene (Balkenvene). (Vergrößerung etwa 35fach). **b** Ausschnitt aus dem Sinussystem (leergespült; Vergrößerung etwa 450fach). S = Sinusendothel (Uferzellen), Rf = Reticulinfasern, Ts = Tangentialschnitt eines Sinus, Ls = Längsschnitt eines Sinus, Qs = Querschnitt eines Sinus, R = retikuläres Bindegewebe, Rz = Reticulumzelle, L = Lymphocyt. **c** Schematische Darstellung des Milzkreislaufs. Ta = Trabekelarterie, Pa = Pulpaarterie mit periarterieller Lymphscheide, Ac = Arteria centralis (Follikelarterie) im Milzfollikel, Pi = Pinselarteriole, Hc = Hülsencapillare, S = Sinussystem, Tv = Trabekelvene

sen einen großen, rundlich ovalen und hell anfärbbaren Kern mit deutlichem Nucleolus auf und besitzen verästelte Zellfortsätze. In dem leicht basophilen Cytoplasma lassen sich die Enzyme α-Naphthylacetatesterase und saure Phosphatase nachweisen. Die Reticulumzellen können sich aus ihrem netzartigen Verband lösen und Zellfragmente, bes. von abgenutzten Erythrocyten, Lipide und Pigmente phagocytieren (histiocytärer Reticulumzelltyp). In abgerundeter Form werden die Reticulumzellen zwischen dem Netzwerk als Makrophagen erkannt. Auch der Abbau von abbaureifen Granulocyten, Lymphocyten und alten Thrombocyten erfolgt durch die Milzmakrophagen. Schließlich werden durch die genannten Zellen bei Infektionskrankheiten z. B. die Erreger von Malaria, Typhus und andere Bakterien phagocytiert und enzymatisch abgebaut. Reticulumzellen vermögen dank ihrer Phagocytosefähigkeit auch andere Stoffe, z. B. Lipide, zu speichern und als sog. fibrocytäre Reticulumzellen die argyrophilen Gitterfasern (Reticulinfasern) als Stützfasern für das retikuläre Bindegewebe aufzubauen. Eine weitere Art von Reticulumzellen sind die mit fingerförmigen Fortsätzen versehenen, im Elektronenmikroskop erst richtig unterscheidbaren dendritischen und interdigitierenden Reticulumzellen, die den ihnen angelagerten B- und T-Lymphocyten eine immunologische Prägung geben sollen. Die nach funktionellen Gesichtspunkten unterteilten Reticulumzellen lassen sich morphologisch schwer unterscheiden. Auch ist eine Differentialdiagnose im gewöhnlichen Kurspräparat nicht möglich.

Unter den Milzfollikeln (Malpighischen Körperchen) lassen sich Primär- und Sekundärfollikel unterscheiden. In der Milz von Neugeborenen treten Primärfollikel auf, die durch eine nahezu gleichmäßige Verteilung der Lymphocyten gekennzeichnet sind. Sekundärfollikel erscheinen nach dem ersten Antigenkontakt und bilden ein hell anfärbbares Reaktions- oder Keimzentrum aus, das von einem dichten, dunkel anfärbbaren Lymphocytenwall umgeben wird und selbst nur wenige teilungsfähige Lymphocyten und Zellen mit großem, hell anfärbbaren Kern (Reticulumzelle) enthält. Aus dieser unterschiedlichen Verteilung der mit dunkel anfärbbaren Kernen versehenen Lymphocyten resultiert die dunkle Tingierung des peripheren Walles dicht gelagerter Lymphocyten und die helle Anfärbung des Zentrums. Keimzentren (Ort der Zellneubildung) oder Reaktionszentren können sich nach Überwindung einer Infektionskrankheit unter Umständen zurückbilden.

Die aus dem Knochenmark ("bone marrow") und aus dem Bursaäquivalent in die Milz eingeströmten B-Lymphocyten siedeln sich in den Primär- und Sekundärfollikeln nicht nur der Milz, sondern aller lymphatischen Organe an (B-Zellregion, bursaabhängige Region). Bei den Sekundärfollikeln verkörpern die B-Lymphocyten den peripheren Lymphocytenwall. Aus den B-Lymphocyten gehen Plasmazellen hervor, die Immunglobuline an die Umgebung oder an das Blut abgeben. Im hell anfärbbaren Reaktionszentrum finden sich die für dieses Areal spezifischen dendritischen Reticulumzellen, phagocytierende Reticulumzellen und stark teilungsfähige Germinoblasten und -cyten (junge, große Lymphocyten), die sich zu Monoblasten und Plasmazellen differenzieren können.

Die stark basophilen Germinoblasten enthalten einen runden, hell darstellbaren Kern, dessen Nucleolen randständig sind, während der Kern der Germinocyten eine unregelmäßige Oberfläche und zentrale Nucleolen aufweist.

Kreislauf der Milz (Abb. 11.1): Die am Milzhilus eintretende A. lienalis zweigt sich in Trabekel- oder Balkenarterien auf, deren Äste in die rote Milzpulpa eindringen, mit einem Mantel verdichteten lymphatischen Bindegewebes mit zahlreichen Lymphocyten (weiße Pulpa, periarterielle Lymphscheide) umgeben und Pulpaarterien genannt werden. Von hier aus begeben sich die Pulpaarterien unter Aufzweigung in die Milzknötchen (weiße Pulpa) und werden trotz ihrer meist exzentrischen Lage Aa. centrales genannt. Die Blutversorgung der Follikel erfolgt durch Capillaren, die sich als Seitenäste von der A. centralis abzweigen. Die Zentralarterien sind Endarterien, da sie keine Anastomosen mit benachbarten Gefäßen eingehen. Meist am Rande des Milzknötchens teilt sich die A. centralis pinselförmig in etwa 30–40 Pinselarteriolen auf, die in die rote Milzpulpa eindringen. Daran schließen sich die sog., im Kurspräparat schwer erkennbaren Hülsencapillaren an, die eine von Reticulumzellen gebildete Hülle um sich tragen. Die meisten Hülsencapillaren münden als Endcapillaren trichterförmig in die unterschiedlich weiten Sinus der roten Milzpulpa ein (geschlossener Kreislauf), während andere Capillaren ihr Blut in das Maschenwerk des lymphatischen retikulären Bindegewebes (offener Kreislauf) ergießen können. Der zuletzt genannte Weg des Blutes wird noch angezweifelt.

Die Sinus oder Sinusoide (Abb. 11.1) münden über einen kurzen Weg von weitlumigen Pulpavenen in die muskellosen Trabekelvenen. Das Sinussystem der Milz setzt sich aus unterschiedlich langen und weiten Sinus zusammen, deren Wand durch längliche, verzweigte Endothelzellen verkörpert wird. Die Sinusendothelien (Uferzellen) sind netzartig untereinander verknüpft und lassen kleine Räume (Stomata) zwischen sich frei, die einen Durchtritt von Blutzellen in gegenseitiger Richtung (Reticulum⇌Sinus) gestatten, zumal die Endothelzellen nur von einer unvollständigen Lamina basalis unterlagert sind.

Die Endothelzellen besitzen einen das Plasma in das Lumen vorwölbenden Kern und Mikrotubuli sowie Filamente als morphologisches Substrat einer möglichen Contractilität und zeigen nur geringe Phagocytoseneigung. Dennoch kann man Sinusendothelien und Reticulumzellen der Milz zum RES rechnen. Die im retikulären Bindegewebe vorhandenen Reticulinfasern gehen kontinuierlich auf die Sinuswandung über und umgreifen in circulären Touren das Sinusrohr (Abb. 11.1). Die Weite der von Endothelzellen mit contractilen Elementen und Reticulinfasern begrenzten Stomata entscheidet über den Durchtritt der Blutzellen von der Sinuslichtung in das retikuläre Bindegewebe und umgekehrt. Aufgrund der morphologischen Gegebenheiten ist jedenfalls die Möglichkeit eines Zurückhaltens der wenig verformbaren alten Erythrocyten durch die etwa 4 μm weiten Stomata und ihres Abbaus sowie die Phagocytose ihrer Fragmente durch Reticulumzellen und Makrophagen gegeben. Dabei lassen sich im Plasma der Makrophagen mit der Eisenreaktion Hämosiderinkristalle als Folge des Erythrocytenabbaues nachweisen.

Die in der weißen Milzpulpa neu entstandenen Lymphocyten gelangen durch die Sinuswandung in die Blutbahn. Zwischen den Sinus breitet sich, manchmal in Form von Pulpasträngen, retikuläres Bindegewebe mit Erythrocyten, Leukocyten und Makrophagen aus. Diese rote Milzpulpa ist der Ort des Abbaues gealterter Erythrocyten (Blutmauserung).

Während der periphere Lymphocytenwall der Sekundärfollikel durch B-Lymphocyten verkörpert wird, die sich in humorale Antikörper produzierende Plasmazellen differenzieren, enthalten die periarteriellen Lymphscheiden aus dem Thymus eingeströmte, teilungsfähige T-Lymphocyten (T-Zellregion, thymusabhängige Region), die zellständige Antikörper gegen körperfremde Proteine und Antigene produzieren. Die dem Thymus abstammenden immunologisch geprägten Lymphocyten der T-Regionen lassen durch Teilung Tochterzellen hervorgehen, die über die gleiche Prägung wie die Mutterzellen verfügen. So entwickeln sich in Milz und Lymphknoten T-Lymphocyten, die niemals im Thymus gewesen sind.

Die Reticulumzellen der T-Zellregionen zeigen eine deutliche Reaktion auf alkalische Phosphatase, während die positive 5′-Nucleotidasereaktion für die dendritischen Reticulumzellen und Lymphocyten der B-Zellregion typisch ist.

In Begleitung der A. lienalis gelangen marklose, vegetative Nervenfasern in die Milz, wobei sie sich geflechtartig in den Trabekeln und als Vasomotoren an der Media-Adventitia-Grenze der Gefäße, in Begleitung von Capillaren und selbst im retikulären Bindegewebe ausbreiten.

11.2 Lymphknoten (Nodus lymphaticus) [10.3.6.]

Die gelblichen bis bräunlichen, meist in Fettgewebe eingebetteten Lymphknoten stellen rundliche, gelappte, manchmal bohnenförmige Gebilde in einer Größenordnung von wenigen mm bis etwa 20–30 mm dar und sind funktionell in die Lymphbahn eingeschaltet (Abb. 10.6 und 11.2).

Im histologischen Schnitt erkennt man an der Oberfläche des Lymphknotens eine kollagene Bindegewebskapsel, die auch glatte Muskelzellen enthält und, ähnlich wie in der Milz allerdings weniger Trabekel in das Lymphknotenparenchym schickt.

Durch ihre dreidimensionale Ausdehnung erhält man im Schnittpräparat Quer- und Längsschnitte der Trabekel.

Das Grundgewebe des Lymphknotens ist das retikulär-lymphatische Bindegewebe. Das Lymphknotenparenchym läßt sich im Gegensatz zur Milz in eine außen gelegene, aus Primär- und Sekundärfollikeln (Primär- und

204 Lymphatische Organe

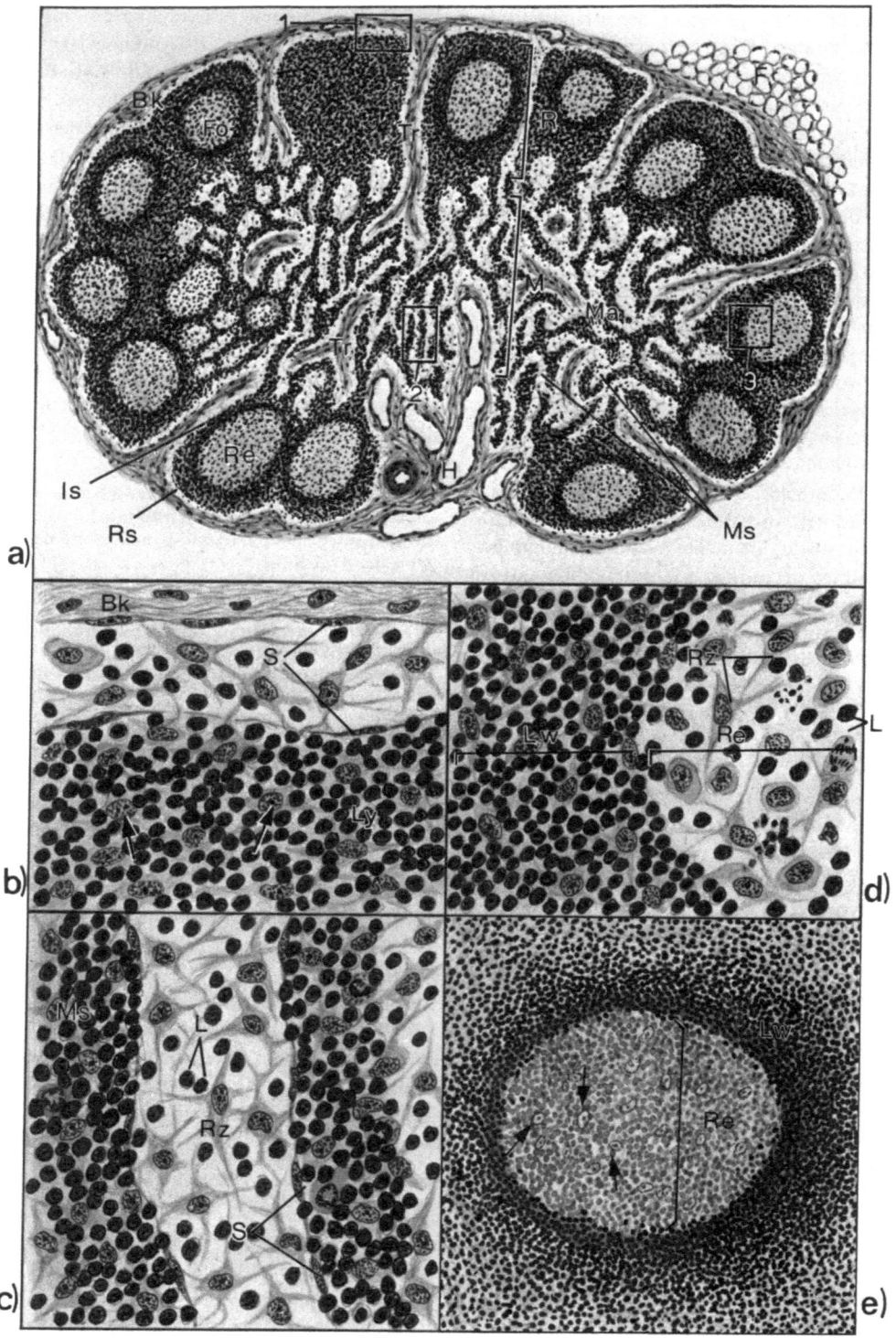

Abb. 11.2

Sekundärknötchen) bestehende Rinde (Substantia corticalis) und in ein aus verzweigten Marksträngen (Reticulumzellen und Lymphocyten) zusammengesetztes Mark (Subst. medullaris) gliedern. Follikel und Markstränge stehen in kontinuierlicher Verbindung. Hier werden Lymphocyten gebildet.

Die hell anfärbbaren, aus dendritischen (verzweigten) Reticulumzellen und wenigen Lymphocyten bestehenden Keim- oder Reaktionszentren der Sekundärfollikel werden von einem dichten Wall von B-Lymphocyten umgeben. Die erst nach Antigenkontakt entstandenen Sekundärfollikel der Lymphknoten sind genauso wie die Milzknötchen vorzugsweise die Ausbreitungsgebiete der aus dem Knochenmark stammenden B-Lymphocyten (B-Zellregion, auch knochenmarksabhängige oder bursaabhängige Region genannt). Eine nicht scharf abgrenzbare Übergangsregion zwischen Mark und Rinde wird als paracorticale Zone bezeichnet, in der sich vorwiegend aus dem Thymus eingeströmten T-Lymphocyten angesiedelt haben (T-Zellregion, thymusabhängige Region). Die B-Lymphocyten differenzieren sich zu Plasmazellen, die humorale Antikörper (Immunglobuline) hervorbringen und sie in die Lymphflüssigkeit und in das Blut abgeben. Die T-Lymphocyten liefern dagegen zellständige Antikörper. Für die B-Region sind Reticulumzellen mit längeren, durch Desmosomen verknüpften Fortsätzen typisch (dendritische Reticulumzellen). Die T-Regionen besitzen dagegen Reticulumzellen mit kürzeren Ausläufern, die sich fingerförmig miteinander verschränken. Zahlreiche, in die Blut- oder Lymphbahn ausge-

◄ **Abb. 11.2** Lymphknoten. **a** Schnitt durch einen Lymphknoten (Übersichtsbild). *Bk* = bindegewebige Kapsel (Kollagen), von der Trabekel (*Tr*) in das Parenchym des Lymphknotens ziehen und sich verzweigen. Gliederung in Rinde (*R*, aus Primär- und Sekundärfollikeln) und Mark (*M*). *H* = Hilus mit abführenden Lymphgefäßen, *Ma* = Markstränge, *Rs* = Randsinus, *Is* = Intermediärsinus, *Ms* = Marksinus, *F* = Fettzellen, *Fo* = Follikel, *Re* = Reaktionszentrum. **b** Randsinus. Vergrößerung (etwa 350fach) des Ausschnitts 1 aus **a**. *Bk* = bindegewebige Kapsel, *S* = Sinusendothel, *Lv* = Lymphocyten eines Lymphfollikels. Die Pfeile weisen auf Kerne von Reticulumzellen hin. **c** Marksinus, durch zwei Markstränge begrenzt. Vergrößerung (etwa 350fach) des Ausschnittes 2 aus **a**. *Ms* = Markstrang, *Rz* = Reticulumzellen, *S* = Sinusendothel, *L* = Lymphocyten. **d** Ausschnitt aus einem Sekundärfollikel, Vergrößerung (etwa 350fach) des Ausschnittes 3 aus **a**. *Lw* = Lymphocytenwall, *Re* = Reaktionszentrum, *Rz* = Reticulumzellen, *L* = Lymphocyten. **e** Sekundärfollikel mit Lymphocytenwall (*Lw*) und sog. „Sternhimmel"-Zellen. Pfeil im Reaktionszentrum (*Re*)

schleuste B-Lymphocyten sind „Gedächtniszellen" ("memory cells"), die einen ersten Antigenkontakt in „Erinnerung" behalten und bei erneuter Berührung mit dem gleichen Antigen über teilungsfähige Blasten sich zu Plasmazellen differenzieren. Die Reaktionszentren der Sekundärfollikel zeigen außer Reticulumzellen und Lymphocyten teilungsfähige Germinoblasten (junge Lymphocyten), Germinocyten und Makrophagen. Die Makrophagen leiten sich von Reticulumzellen und Monocyten ab. Die Germinocyten können sich über Zwischenstufen in Plasmazellen und in kleine Lymphocyten umwandeln. Das Zellbild eines Reaktionszentrums ist sehr mannigfaltig, da beim Abwehrkampf des Lymphknotens dauernd Zellen neu entstehen und auch zugrunde gehen.

Unter den Reticulumzellen unterscheidet man elektronenmikroskopisch phagocytierende, zahlreiche Phagolysosomen enthaltende Reticulumzellen mit kurzen oder langen Fortsätzen und nicht phagocytierende, mit wenigen Lysosomen ausgezeichnete Reticulumzellen, die Antigene an die Zellmembran binden können.

Die im Lymphknoten vorhandenen Granulocyten entstammen in der Regel der Blutbahn. Große, sog. retikuläre und kleinere, sog. lymphatische Plasmazellen sollen unterschiedliche Immunglobuline produzieren können. In allen Regionen des Lymphknotens lassen sich in unterschiedlicher Verteilung argyrophile Gitterfasern (Reticulinfasern) darstellen.

Sinussystem des Lymphknotens (Abb. 10.6 und 11.2): An der konvexen Oberfläche erreichen Lymphgefäße als sog. Vasa afferentia den Lymphknoten. Sie sind mit Endothelklappen versehen, die einen Rückfluß der Lymphflüssigkeit verhindern. Die Lymphflüssigkeit fließt dann in einen von der Kapsel einerseits und durch Primär- und Sekundärfollikel andererseits begrenzten *Randsinus* (Marginalsinus), der kontinuierlich in einen zwischen Follikel und Trabekel gelegenen *Zwischensinus* (Intermediärsinus) übergeht. Von hier aus wird die Lymphe in das System der *Marksinus* geleitet, die entweder durch Markstränge oder durch Markstränge und Trabekel ihre Begrenzung finden. Die im Hilusgebiet im Confluens sinuum gesammelte Lymphflüssigkeit verläßt den Lymphknoten durch ein ebenfalls mit Endothelklappen ausgerüstetes Vas efferens. Obwohl die Sinuswand für Lymphe und Zellen leicht passierbar ist, muß die Lymphflüssigkeit vorwiegend den vorgebahnten Weg durch das Sinussystem des Lymphknotens als Filterstation nehmen.

Die Sinuswand besteht aus einem lockeren Verband von Endothelzellen (Uferzellen), die sich aus Reticulumzellen entwickelt haben, und aus einem System von Reticulinfasern (argyrophile Gitterfasern). Auch in der Lichtung der Sinus spannen sich verästelte Reticulumzellen aus; ebenfalls sind Lymphocyten, Monocyten und von Reticulumzellen abgeleitete Makrophagen vorhanden.

Abgesehen von der Passierbarkeit der Sinuswandung für Lymphe und Zellen kommen schon im Sinus die Endothel- und Reticulumzellen mit den durch die Lymphflüssigkeit mitgebrachten möglicherweise schädlichen Stoffen in Berührung, können diese phagocytieren, enzymatisch abbauen oder speichern. So lassen sich in Reticulumzellen und Makrophagen z. B. phagocytierte Staubteilchen und Mikroorganismen nachweisen. Auch über die Lymphbahn verschleppte Krebszellen werden im Lymphknoten festgehalten und bilden dort Tochtergeschwülste (Metastasen). Entzündliche Vorgänge bewirken eine Schwellung und Dehnung der Kapsel mit auftretenden Schmerzen, die durch in der Kapsel befindliche Schmerzreceptoren registriert werden.
Die am Hilus eintretenden Arterien nehmen zunächst den Weg über das Trabekelsystem, um von hier aus in das Parenchym einzudringen. Die Vascularisation der Follikel ist besonders gut. Der venöse Abfluß des Blutes erfolgt auf dem gleichen Weg, den die Arterien nehmen. Durch die aus isoprismatischen Zellen aufgebaute Wand von postcapillaren Venen in der paracorticalen Zone sollen Lymphocyten in das retikuläre Bindegewebe gelangen. Zahlreiche vegetative Nervenfasern erstrecken sich zusammen mit Blutgefäßen im Stroma und Parenchym.

11.3 Der Thymus (Bries) [16.1.2.]

Der Thymus wird als ein lymphoepitheliales Organ bezeichnet, weil sich sein aus Reticulumzellen bestehendes Grundgewebe nicht aus Mesenchym-, sondern aus Epithelzellen des entodermalen Keimblattes entwickelt hat und zahlreiche Lymphocyten im Epithelverband vorhanden sind.

Die Thymusanlage besteht aus einem Verband dicht gelagerter Epithelzellen, in den etwa im 6. Schwangerschaftsmonat Capillaren aus der Umgebung einsprossen. Mit ihnen gelangen Lymphocyten aus dem Knochenmark in den Thymus, verlassen die Blutbahn, lockern den epithelialen Verband zu einem netzartigen Gefüge auf und siedeln sich in den peripheren Thymusgebieten in großer, in den inneren Arealen in geringerer Zahl an.
Im histologischen Schnitt zeigt sich eine scheinbare, durch kollagenes Bindegewebe hervorgerufene Läppchengliederung des Thymusparenchyms, die durch die Anschnitte des baumartig gebauten Orga-

nes vorgetäuscht wird. Die Läppchen sind vielmehr nur Anschnitte der Verzweigung des Thymusbaumes.

Die im lichtmikroskopischen Präparat erkennbaren Läppchen (Abb. 11.3) lassen sich in eine lymphocytenreiche und daher dunkel anfärbbare Rinde und in ein lymphocytenärmeres und deswegen hell tingierbares Mark gliedern. An der Oberfläche der Rinde dehnt sich eine kollagene Kapsel aus, die von der Rindensubstanz des Parenchyms durch eine schwer erkennbare Epithelzellschicht abgegrenzt wird. Das Grundgerüst von Rinde und Mark wird durch ein lockeres Gerüst aus Reticulumzellen (entodermalen Epithelzellen) verkörpert, die einen hell anfärbbaren, großen, rundlichen Kern besitzen. Die Fortsätze der großen Reticulumzellen im lymphocytenarmen Mark sind relativ gut im histologischen Präparat zu erkennen. In der Rinde werden die Reticulumzellen mit ihren Fortsätzen von den zahlreichen Lymphocyten wie in allen lymphatischen Organen überlagert. Die in der Rinde schon bei schwacher Vergrößerung sichtbaren zahlreichen kleinen, hellen Bezirke werden durch große, phagocytierende Reticulumzellen und Capillaren verursacht.

Abb. 11.3 Thymus und Tonsilla palatina. a Schnitt ▶ durch den Thymus eines 3jährigen Kindes; „Läppchen"-Gliederung (Übersichtsvergrößerung). *Bk* = bindegewebige Kapsel, *Bs* = bindegewebiges Septum (Kollagen) mit Blutgefäßen (*g*). Deutliche Gliederung in Rinde (*R*) und Mark (*M*) mit Hassalschen Körperchen (Pfeile). b Vergrößerung (etwa 300fach) des Ausschnitts 1 aus a, Rinde. *Rz* = epitheliale Reticulumzelle, *L* = Lymphocyten. c Vergrößerung (etwa 350fach) des Ausschnitts 2 aus a, Mark. *Hk* = Hassalsche Körperchen, *g* = Gefäß mit Erythrocyten, *Rz* = Reticulumzellen mit dazwischen gelagerten Lymphocyten. d Thymus des Erwachsenen (im Alter von etwa 40 Jahren, Thymusinvolution). *F* = Fettgewebe, *R* = Rinde, *M* = Mark mit Hassalschen Körperchen. e Senkrechter Schnitt durch die Tonsilla platina (Übersichtsvergrößerung). *Mp* = Mehrschichtiges Plattenepithel, *Kry* = Krypte (Fossulae), *Kry* ∗ = Krypte quergeschnitten, *Lg* = lympho-retikuläres Bindegewebe mit Lymphfollikeln (Fo), *D* = Detritus (Mandelpfropf). *Dr* = gemischte Drüsen, *Q* = quergestreifte Muskulatur. f Vergrößerung (etwa 220fach) des Ausschnitts 1 aus e. Lymphocyteninvasion durch das mehrschichtige Schleimhautepithel. *Lg* = lympho-retikuläres Bindegewebe. *Mp* = mehrschichtiges Plattenepitel der Mundschleimhaut

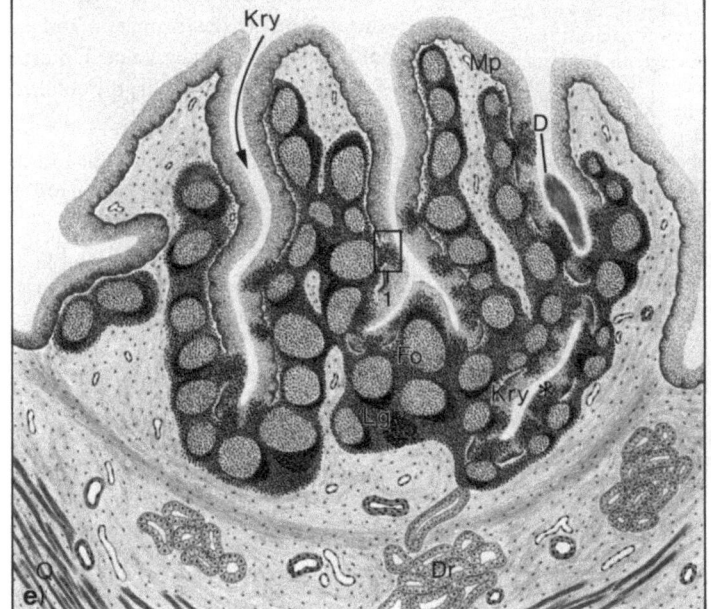
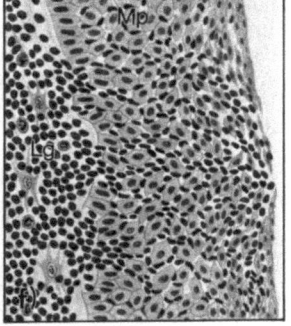

Abb. 11.3

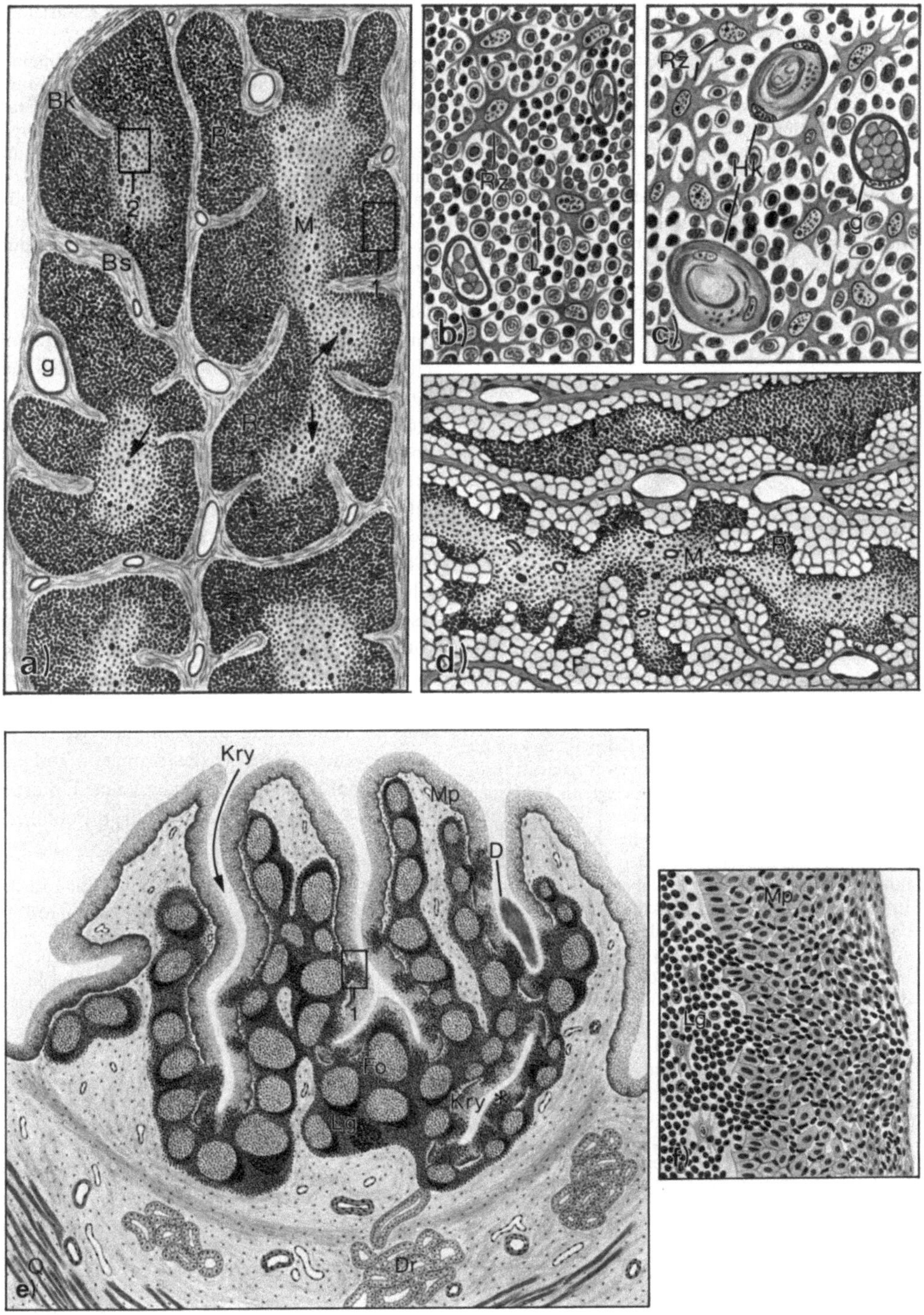

In Mark und Rinde treten die Reticulumzellen nach elektronenmikroskopischen Befunden in zwei verschiedenen Formen auf: 1. Stark verästelte Reticulumzellen, deren Fortsätze durch Desmosomen untereinander verknüpft sind. In ihrem Plasma lassen sich Tonofilamente, Lysosomen und Sekretgranula nachweisen. 2. Eine zweite Form kann in der mit einem unregelmäßig konturierten Kern versehenen, interdigitierenden Reticulumzelle gesehen werden, an deren kürzeren Fortsätzen und Einbuchtungen sich kleine Lymphocyten eng anlagern.
Die aus dem Knochenmark eingeströmten Thymuslymphocyten (Thymocyten) unterscheiden sich nicht von den Lymphocyten im Blut und sind sehr teilungsfähig.

Charakteristisch für die Markzone sind die unterschiedlich großen, gut anfärbbaren lamellenartig gebauten Hassalschen Körperchen, die sich aus abgeflachten, schalenförmig zusammengelagerten Reticulumzellen zusammensetzen. Das Zentrum der größeren Hassalschen Körperchen zeigt degenerative Vorgänge in den Reticulumzellen mit Kernpyknose und Karyorrhexis.

Die Reticulumzellen gehen unter Umwandlung in eine stark acidophile, hyaline Masse zugrunde. Der Degenerationsprozeß schreitet vom Zentrum eines Hassalschen Körperchens bis in die peripheren Zellagen fort. Bei älteren Hassalschen Körperchen kommt es zur Einlagerung von Kalksalzen, was zu einer Basophilie des Körperchens führt. Gelegentlich können Cysten auftreten, in die Lymphocyten und Granulocyten einwandern. Ein Hassalsches Körperchen besteht somit aus zugrundegehenden Reticulumzellen; ihre Zahl nimmt im Laufe des Lebens erheblich ab.

In der Rinde breitet sich ein dichtes Capillarnetz aus, das von den im kollagenen Bindegewebe verlaufenden Arterien abstammt. Das relativ gefäßarme Mark enthält auch muskellose Venen, die im Größenbereich der Hassalschen Körperchen liegen, zahlreiche Blutzellen enthalten und vom Anfänger leicht mit Hassalschen Körperchen verwechselt werden. Lichtmikroskopische Untersuchungen haben ein dichtes Geflecht von marklosen Nervenfasern an den Gefäßen des Thymus (Vasomotoren) und an der Rinden-Mark-Grenze gefäßunabhängige Nervengeflechte, vermutlich des N. vagus, aufgezeigt.

Funktionelle Bedeutung des Thymus: Der Thymus kann als Produktionsstätte von Lymphocyten angesehen werden, da sich die aus dem Knochenmark in das Organ eingewanderten Lymphocyten hier vermehren. Die vom Knochenmark abstammenden Lymphocyten sind zunächst immuninkompetent und erhalten im Thymus eine spezifische, immunologische Prägung (immunologische Information). Sie gelangen auf dem Blutweg in Lymphknoten und Milz und siedeln sich dort in den sog. thymusabhängigen Regionen (paracorticale Zone im Lymphknoten, periarterielle Lymphscheiden in der Milz) an.

Die T-Lymphocyten bringen zellgebundene Immunglobuline hervor. Bei der Prägung der immuninkompetenten Lymphocyten (Thymocyten) sollen die mit ihnen in Kontakt stehenden, interdigitierenden Reticulumzellen eine Rolle spielen. Der aus ihnen wahrscheinlich durch Sekretion entstandene Thymusfaktor stimuliert auch als Hormon die T-Zellregion in Milz und Lymphknoten im Sinne einer Aktivierung zur Teilung und Prägung der dortigen Lymphocyten.

Thymusinvolution (Thymus des Erwachsenen):
Im Laufe des Lebens kommt es zum Abbau von Thymusgewebe (Involution), der zur Zeit der Pubertät seinen Höhepunkt erreicht hat (Pubertätsinvolution). Das fortschreitend reduzierte Thymusgewebe wird durch Fettgewebe, das sich aus dem interlobulären Bindegewebe entwickelt, ersetzt (retrosternaler Fettkörper). Der baumartige Bau des Thymus ist jetzt gut zu erkennen. Es kommen nur noch wenige Hassalsche Körperchen vor, die starke Verkalkungserscheinungen aufweisen. Eine Unterscheidung von Rinde und Mark bleibt möglich. Eine weitere Rückbildung des Thymus zeigt sich in einer Größenzunahme der Reticulumzellen, die sich unter Verminderung der Lymphocyten zu einem epithelartigen, leistenförmigen Verband zusammenfügen, in dem man keine Unterteilung in Rinde und Mark mehr durchführen kann.

Das Resultat der physiologischen Involution ist der immer noch Thymusgewebe enthaltende Thymusfettkörper. Unter einer akzidentellen Thymusinvolution hat man eine vorübergehende oder dauernde Rückbildung z. B. bei Schwangerschaft, Infektion, Ernährungsstörungen oder Strahleneinwirkungen, zu verstehen.

11.4 Tonsilla palatina (Gaumenmandel) [13.4.12.] (Abb. 11.3)

Die Tonsilla palatina besteht aus dem Mundhöhlenepithel, aus den sich in die Lamina propria einsenkenden, verzweigten, *tiefen Krypten* (Fossulae tonsillares) und aus einem die Krypten begrenzenden *lympho-retikulären Bindegewebe*, das zahlreiche Sekundärfollikel mit Reaktionszentren besitzt. An ihrer Unterfläche wird die Tonsille von einer bindegewebigen Kapsel begrenzt, die auch kollagene Fasern zwischen die Krypten sendet.

Gelegentlich sind im histologischen Präparat quergestreifte Muskelzellen des M. constrictor pharyngis sup. angeschnitten.

Die Krypten werden von einem mehrschichtigen, nicht verhornten Plattenepithel ausgekleidet, in das regelmäßig Lymphocyten aus dem retikulär-lymphatischen Bindegewebe und Granulocyten aus der Blutbahn einwandern, sich durch die Intercellularspalten unter starker Formveränderung hindurchzwängen und schließlich bis in die Krypten gelangen. Bei der Durchwanderung des Epithels kommt es zu einer starken Auflockerung des Epithels und zur Abstoßung von Epithelzellen in die Lichtung der Krypten. Die Leukocyten können in so großer Zahl im Epithelgewebe vorhanden sein, daß es vielfach verdeckt wird und seinen Epithelcharakter verliert. Die im Innern der Krypten gebildeten *Mandelpfröpfe* (Detritus) bestehen aus abgestoßenen Epithelzellen, Lympho- und Granulocyten, verhalten sich acidophil und nach Einlagerung von Kalksalzen basophil. Nach Durchwanderung des Epithels und Eindringen in die Kryptenlichtung können die Leukocyten mit Krankheitserregern in der Mundhöhle in direkten Kontakt treten und hier mit Abwehrvorgängen beginnen. Das lymphatische Gewebe der Tonsilla palatina wird (s. S. 172) auch als Bursaäquivalent angesehen.
Die Sekundärfollikel zeigen die gewohnte Bauweise mit einem Reaktionszentrum und einem peripheren, dichten Lymphocytenwall, der dem Zentrum kappenartig aufsitzt. Außerhalb der Kapsel kommen vereinzelt Ansammlungen von Drüsen, vorwiegend muköser Natur vor.

11.4.1 *Tonsilla lingualis* (Abb. 13.2): Das Epithel des Zungengrundes senkt sich in die bindegewebige Lamina propria ein und begrenzt somit wie in der Gaumenmandel die allerdings etwas kürzeren Krypten. Diese aus nicht verhorntem mehrschichtigen Plattenepithel bestehenden Kryptenwände werden ebenfalls von einem retikulärlymphatischen Bindegewebe mit Follikeln begrenzt. Ein Durchtritt von Leukocyten durch das Epithel ist allerdings in nicht so starkem Maß wie in der Tonsilla palatina zu beobachten. Eine Krypte mit dem dazugehörigen lympho-retikulären Bindegewebe wird als Zungenbalg bezeichnet. Die Gesamtheit der Zungenbälge tragen den Namen Tonsilla lingualis. Das lymphatische Gewebe ist nicht so kräftig wie in der Gaumenmandel ausgebildet.

11.4.2 *Tonsilla pharyngica:* Die Rachenmandel im oberen Pharynxabschnitt besteht aus Schleimhautfalten mit einem mehrreihigen Flimmerepithel, das von einer etwa 20 mm breiten Zone lympho-retikulären Bindegewebes unterlagert wird. Wie in der Tonsilla palatina und lingualis zeigen sich auch hier lebhafte leukocytäre Zellbewegungen im Flimmerepithel.

11.4.3 *Tonsilla tubaria (Tubalis):* Die in der seitlichen Pharynxwand gelegenen, aus retikulär-lymphatischem Bindegewebe bestehenden Seitenstränge bilden kurz vor dem Eingang der Tuba auditiva die Tonsilla tubalis.

Das lymphatische Bindegewebe aller Tonsillen zeigt eine enge morphologische und funktionelle Beziehung zum entsprechenden Epithel. Aus diesem Grunde werden die Tonsillen aus histogenetischer Sicht nicht ganz richtig lymphoepitheliale Organe genannt. Unter der Bezeichnung lymphoepithelialer Rachenring werden alle Tonsillen mit dem Zungengrund als Abwehrorgane zusammengefaßt.

Basiswissen Milz

Bindegewebiges Stroma als Kapsel und Trabekelsystem, Parenchym als lympho-retikuläres Bindegewebe. Primär- und Sekundärfollikel (Milzknötchen) diffus im Parenchym verteilt. Milzknötchen als B-Region und periarterielle Scheide als T-Region. Lymphocytenneubildung, Phagocytose durch Reticulumzellen und Makrophagen, Abbau alter Erythrocyten. Milz ist das „Grab" der Erythrocyten und die „Wiege" der Lymphocyten. Abwehrorgan durch Phagocytose und immunologische Eigenschaften. RES. Geschlossener und offener Kreislauf. Sinussystem aus unterschiedlich weiten Kanälen von aufgelockertem Endothel (Stomata) begrenzt. Ort der Durchtrittsmöglichkeit für Blutzellen.

Milzkreislauf: A. lienalis → Trabekelarterie → Pulpaarterie (mit periarterieller Scheide) → A. centralis (im Malpighischen Körperchen) → Pinselarteriolen → Hülsencapillaren → Milzsinus → (oder Hülsencapillare → Milzreticulum → Milzsinus) → Trabekelvene → V. lienalis.

Die Gesamtheit der Milzknötchen heißt weiße Milzpulpa, das dazwischen gelegene, blutreiche, retikuläre Bindegewebe rote Milzpulpa.

Basiswissen Lymphknoten

Kollagene Kapsel und Trabekel (Stroma). Rinde (Primär- und Sekundärfollikel mit Reaktionszentrum). Mark aus Marksträngen bestehend, retikuläres Bindegewebe (Parenchym). B- und T-Zellregion (Follikel und paracorticale Zone), Sinussystem aus Rand-, Zwischen- und Marksinus bestehend. Phagocytose durch Reticulumzellen, Sinusendothelien (Uferzellen) und Makrophagen, die zum reticuloendothelialen System (RES) gehören. Speicherung, Filtration der Lymphflüssigkeit, Lymphocytenbildungsstätte, Produktion von Plasmazellen.

Basiswissen Jugendlicher Thymus

Rinde mit vielen Lymphocyten (dunkel). Mark mit wenigen Lymphocyten (hell). Grundgewebe ist ein Gefüge aus Reticulumzellen epithelialer Herkunft. Hassalsche Körperchen als zugrundegehende Reticulumzellen im Mark. Immunologische Prägung der aus dem Knochenmark stammenden Lymphocyten zu T-Lymphocyten (Thymuslymphocyten). Produktion von Lymphocyten. Thymusrückbildung zum retrosternalen Fettkörper (Thymusinvolution).

Basiswissen Thymus des Erwachsenen

Starke Reduzierung des Thymusparenchyms, an dessen Stelle Fettgewebe ausgebreitet wird. Abgrenzung von Mark und Rinde möglich. Im Mark Hassalsche Körperchen mit Verkalkungserscheinungen.

Basiswissen Tonsilla palatina

Tiefe epitheliale Krypten (Einsenkungen des mehrschichtigen Plattenepithels der Mundhöhle) mit unterlagertem dichten lymphatischen Bindegewebe mit Sekundärfollikeln. Durchwanderung des nicht verhornten Kryptenepithels durch Leukocyten. Mandelpfropf (Detritus). Muköse Drüsen.

Basiswissen Tonsilla lingualis, Zungenbälge

Epitheliale Krypten unterlagert von lymphatischem Bindegewebe (weniger als in der Gaumenmandel), Krypten nicht so tief wie in Tonsilla palatina. Anschnitte von Zungenmuskulatur. Ansammlungen muköser Drüsen.

Basiswissen Tonsilla pharyngica

Mehrreihiges Flimmerepithel mit daruntergelagertem, lymphatischen retikulären Bindegewebe. Diapedese von Lympho- und Granulocyten durch das jeweilige Epithel. Phagocytose und Antikörperbildung. Abgestoßene Epithelzellen.

Die ebenfalls als Bursaäquivalent bezeichneten Folliculi aggregati (Peyer-Platten) des Ileum werden beim entsprechenden Kapitel des Magen-Darm-Kanals besprochen.

12 Atmungsorgane

Zu den Atmungsorganen zählt man die luftführenden Atemwege wie *Nasenhöhle, Pharynx*, der auch für die Stimmbildung verantwortliche *Kehlkopf*, die *Luftröhre* und die dem Gasaustausch dienenden *Lungen*.

12.1 Nasenhöhle und Nasennebenhöhlen [13.5.]
In der Nasenhöhle unterscheidet man die unterschiedlich gebauten Abschnitte wie Vestibulum nasi, Regio respiratoria und Regio olfactoria. Das Vestibulum nasi (Vorraum der Nase) zeigt als Wandauskleidung eine Epidermiszone (mehrschichtiges verhorntes Plattenepithel) mit Haaren, an die sich nach innen eine haarfreie Region (Regio respiratoria) anschließt. Der mit kräftigen Terminalhaaren (Vibrissae) versehene Bereich enthält apokrine Schweißdrüsen. An der Grenze zwischen Vestibulum und Regio respiratoria geht das verhornende mehrschichtige Plattenepithel in Flimmerepithel über.

12.1.1 Die *Regio respiratoria* (Abb. 12.1) [13.5.1] weist ein aus *Flimmerepithelzellen, Becher-* und *Basalzellen* bestehendes mehrreihiges Flimmerepithel (s. S. 62) auf. Die im respiratorischen Epithelverband reichlich vorhandenen Becherzellen können teilweise zu Gruppen als *endoepitheliale Drüsen* (Abb. 12.1, s. S. 69) formiert sein. In der bindegewebigen Tunica propria breiten sich Ansammlungen gemischter, vorwiegend jedoch muköser Drüsen (Glandulae nasales) aus. In der Tiefe der Schleimhaut der Nasenhöhle erstreckt sich, besonders im Bereich der mittleren und unteren Nasenmuschel, ein kräftig ausgebildetes, mit zahlreichen glatten Muskelzellen ausgestattetes venöses Schwellgewebe, welches das Blut über kleine Venen aus einem subepithelialen Capillarnetz erhält und es in muskelreiche Venen abgibt. Arterio-venöse Anastomosen beteiligen sich an der Regulation der Durchblutung des Schwellkörpers. Die Drüsen und Gefäße unterstehen der Kontrolle der vegetativen Nervenfasern, die sich in dem lockeren, manchmal sehr lymphocytenreichen Bindegewebe der Tunica propria erstrecken und einen subepithelialen Plexus entwickeln. Receptorische Nervenendigungen entstammen dem N. trigeminus.

Die Nasennebenhöhlen werden ebenfalls von einem etwas niedrigeren mehrreihigen Flimmerepithel, in dem die Becher- und Flimmerzellen überwiegen, ausgekleidet. Das subepitheliale Bindegewebe enthält Schleimdrüsen und ist mit dem Periost der Nebenhöhlenwand verbunden. Sensible, dem N. trigeminus angehörende cholinerge Nervenfasern entwickeln im subepithelialen Bindegewebe einen dichten Plexus, aus dem sich marklose dendritische Nervenfasern abzweigen, in das Epithel eindringen und mitochondrienreiche Anschwellungen entwickeln. Die gemischten Drüsen werden sowohl von adrenergen wie von cholinergen Axonen innerviert, die sich bis in die Intercellularräume vorschieben und in mit leeren und granulierten Vesikeln angefüllten Transmittersegmenten endigen.

12.1.2 *Regio olfactoria* (Riechschleimhaut): Die Regio olfactoria erstreckt sich im Bereich der oberen Nasenmuschel, im benachbarten Teil des Septum nasi und im oberen Nasengang. Die *Riechschleimhaut* (Abb. 12.1) besteht aus einem sehr hohen, *mehrreihigen,* aus *Sinneszellen* (Riechzellen), *Stütz-* und *Basalzellen* zusammengesetzten *Epithel* und einer kollagenen Tunica propria, welche die gemischten, serösen Drüsen ähnelnden Glandulae olfactoriae (Bowmansche Drüsen), Venengeflechte, Capillarnetze und zahlreiche Nervenbündel aufweist. Die Tunica propria enthält außer Fibro- und Histiocyten und Pigmentzellen gelegentlich auch Granulo- und Lymphocyten. Im Routinepräparat lassen sich im Epithel oberflächlich ein bis drei Reihen ovaler Kerne der Stützzellen, basalwärts anschließend mehrere Reihen kugeliger Kerne der Riechzellen und auf der Basalmembran liegend wiederum rundliche Kerne von Basalzellen unterscheiden.

212 Atmungsorgane

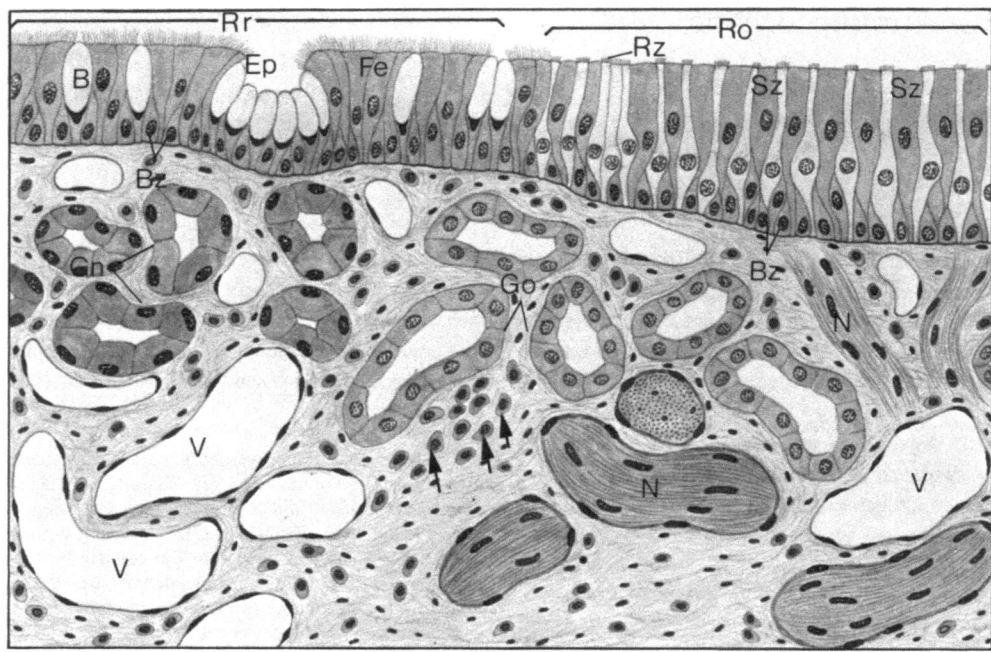

Abb. 12.1 Schleimhaut der Nasenhöhle, Übergang der Regio respiratoria (*Rr*) in die Regio olfactoria (*Ro*). *Fe* = Flimmerepithelzelle mit Kinocilien, *B* = Becherzellen, *Ep* = endoepitheliale Drüse, *Bz* = Basalzellen, *Gn* = Glandulae nasalis (muköse Drüsen), *V* = Venen eines Venenplexus. *Rz* = Riechzellen mit Riechhärchen, *Sz* = Stützzellen, *Bz* = Basalzellen. *Go* = Glandulae olfactoriae, *V* = Venen, *N* = Nerv (marklos). Die Pfeile markieren Ansammlungen von Plasmazellen. (Vergr. etwa 220fach)

Die lange, schmale Sinneszelle ist als bipolare Nervenzelle zu betrachten, deren Dendrit als Spitzenfortsatz mit einem Sinneskolben (Riechkolben) die Epitheloberfläche überragt. Der Neurit verläßt basalwärts das Epithel, dringt in die Tunica propria ein und bildet mit Axonen anderer Sinneszellen mit Schwannschen Zellen versehene Nervenbündel (Abb. 12.1), die den Fila olfactoria angehören. Vom Sinneskolben der Nervenzellen, die ein gut entwickeltes Ergastoplasma, Neurotubuli, Golgi-Felder und Pigmente enthalten, gehen zahlreiche Riechhärchen aus, welche die Struktur von Kinocilien aufweisen und in den Schleim an der Epitheloberfläche eintauchen. Aufgrund der unterschiedlichen Größe der Sinneszellen, der verschiedenen Volumina ihrer Sinneskolben, der Anzahl der Neurotubuli und der Axondicke lassen sich unterschiedliche Zelltypen erkennen.

Die Erregung der Sinneszellen als Chemoreceptoren erfolgt durch Riechstoffe im Oberflächenschleim, der aus weiten Schläuchen der Glandulae olfactoriae stammt und durch Ausführungsgänge an die Epitheloberfläche abgegeben wird.

Die in der Mehrzahl vorhandenen, schmalen, langen Stützzellen zeigen am Spitzenabschnitt Mikrovilli und ein Schlußleistennetz, im Plasma Tonofibrillen, Lysosomen und gelbliche, funktionell nicht erkannte Pigmente. Die mit breiter Fläche der Lamina basalis aufliegenden Stützzellen sollen ein Sekret an die Epitheloberfläche abgeben.

Abb. 12.2 Kehlkopf (Frontalschnitt, Übersichtsvergrößerung). *Pv* = Plica ventricularis, *Pl* = Plica vocalis, *Lv* = Ligamentum vocale, *Mv* = Musculus vocalis, *Vl* = Ventriculus laryngis, *L* = Lymphocytenansammlung, *Ma* = Musculus arytenoideus, *D* = gemischte Drüsen, *Sk* = Schildknorpel (hyalin), *Rk* = Ringknorpel (hyalin). *Ce* = Conus elasticus. Der Ausschnitt **a** zeigt das mehrreihige Flimmerepithel der Plica ventricularis mit Flimmerzellen, Becherzellen, Basalzellen. Der Ausschnitt **b** zeigt das mehrschichtige Plattenepithel der Plica vocalis

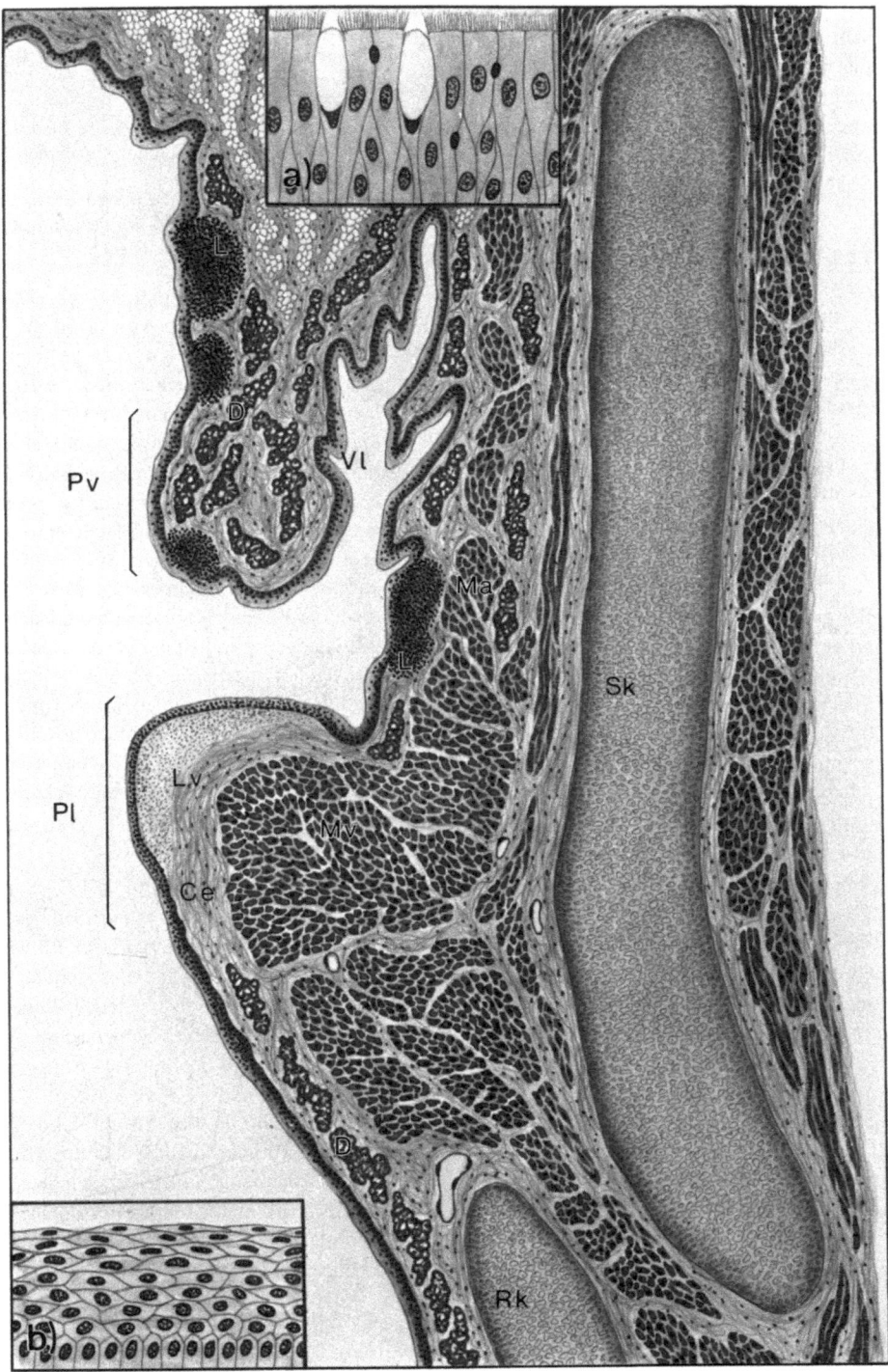

Abb. 12.2

214 Atmungsorgane

Rundliche oder polygonale Basalzellen breiten sich zwischen den Stütz- und Sinneszellen auf der Lamina basalis aus, enthalten Tonofibrillen und Lysosomen und werden als Ersatzzellen für abgenutzte Sinnes- und Stützzellen aufgefaßt (s. zur Regio olfactoria auch Kapitel Sinnesorgane S. 387).

12.2 Kehlkopf (*Larynx*): [14.5.4.]
Der Kehlkopf besteht
1. aus einem *Knorpelskelet*, zu dem der hyaline Schild- (der schon während der Pubertät enchondral verknöchert), Ring- und Stellknorpel sowie der elastische Epiglottisknorpel, die Cartilago corniculata und C. cuneiformis gehören,
2. aus *Bändern*,
3. aus der *quergestreiften Kehlkopfmuskulatur* und
4. aus einer *Schleimhaut* mit *einer Submucosa*.

Bei einem Frontalschnitt durch den Kehlkopf erkennt man den Anschnitt des Schild- und Ringknorpels, die verschieden strukturierte Schleimhaut, die den Ventriculus laryngis (Morgagnische Tasche) begrenzenden und sich gegenüberstehenden Plica ventricularis (Taschenfalte) und Plica vocalis (Stimmfalte, Stimmlippe) mit dem Ligamentum vocale (Abb. 12.2). Mit Ausnahme der Plica vocalis setzt sich die Kehlkopfschleimhaut aus einem mehrreihigen Flimmerepithel mit Becher-, Basal- und Flimmerepithelzellen und einer kollagenelastischen, von gemischten tubulo-alveolären Drüsen durchsetzten Tunica propria zusammen. Ein mehrschichtiges Plattenepithel erstreckt sich an der mechanisch stark beanspruchten Stelle der Plica vocalis, selten an der Plica ventricularis. Unter dem Plattenepithel der Plica vocalis dehnt sich das elastische Ligamentum vocale aus, das in ein kollagenelastisches System des bis zum Ringknorpel reichenden Conus elasticus übergeht. An die drüsenfreie Tunica propria der Plica vocalis schließt sich der quergestreifte Musculus vocalis an, der mit dem Ligamentum vocale verbunden ist.

Die gemischten Drüsen der Kehlkopfwand treten vorwiegend in der Schleimhaut und Submucosa des Ventriculus laryngis und in der Plica ventricularis auf.

In subepithelialer Lagerung finden sich in der ganzen Kehlkopfschleimhaut Lymphocyten, eosinophile Granulocyten, Plasma- und Mastzellen. In der Wand des Ventriculus laryngis, besonders auch in der Plica ventricularis, erstreckt sich lymphatisches Bindegewebe mit Follikeln, die teilweise Reaktionszentren enthalten und untereinander verschmelzen können (Tonsilla laryngica).
Zahlreiche sensible Nervenfasern erstrecken sich in der Lamina propria und entwickeln subepitheliale Geflechte und intraepitheliale Endigungen.

Der *Kehldeckel* (Epiglottis, Abb. 12.3) besitzt als Stützgerüst einen von Bindegewebe umgebenen elastischen Knorpel, zeigt an der lingualen Seite und eine Strecke lang auch auf der laryngealen Fläche ein mehrschichtiges Plattenepithel, das sich auf die Larynxfläche fortsetzt und allmählich in ein mehrreihiges Flimmerepithel übergeht. In der Tunica propria vorwiegend der laryngealen Fläche erstrecken sich gemischte, hauptsächlich aus mukösen Endkammern zusammengesetzte Drüsen. Im Bereich des lingualen Systems haben sich deutlich Bindegewebspapillen entwickelt, die an dem etwas flacheren, gelegentlich Geschmacksknospen enthaltenden laryngealen Epithel meist fehlen. Die Tunica propria, Submucosa und das Perichondrium des Knorpels hängen untereinander zusammen und scheinen ein lockeres Gefüge darzustellen (Glottisoedem).

12.3 Luftröhre (*Trachea*) [16.1.3.] (Abb. 12.4)
Die Trachea wird von innen nach außen
1. von einer aus *mehrreihigem Flimmerepithel* und einer kollagen-elastischen, mit gemischten Drüsen versehenen *Tunica propria* zusammengesetzten Schleimhaut,
2. durch etwa 14–20 hufeisenförmige, nach hinten offene hyaline *Knorpelringe*,
3. durch den an der Hinterwand gelegenen, horizontal verlaufenden, *glatte Muskelzellen* enthaltenden, bindegewebigen, das Trachealrohr abschließenden *Paries membranaceus* und
4. durch eine bindegewebige Adventitia verkörpert.

Die glatte Muskulatur (Musculus trachealis) der Hinterwand stellt eine zusammenhängende Masse dar und setzt mit elastischen Sehnen an den Enden der Knorpelspangen an, die durch Ligamenta interanularia (Scherengitter eines

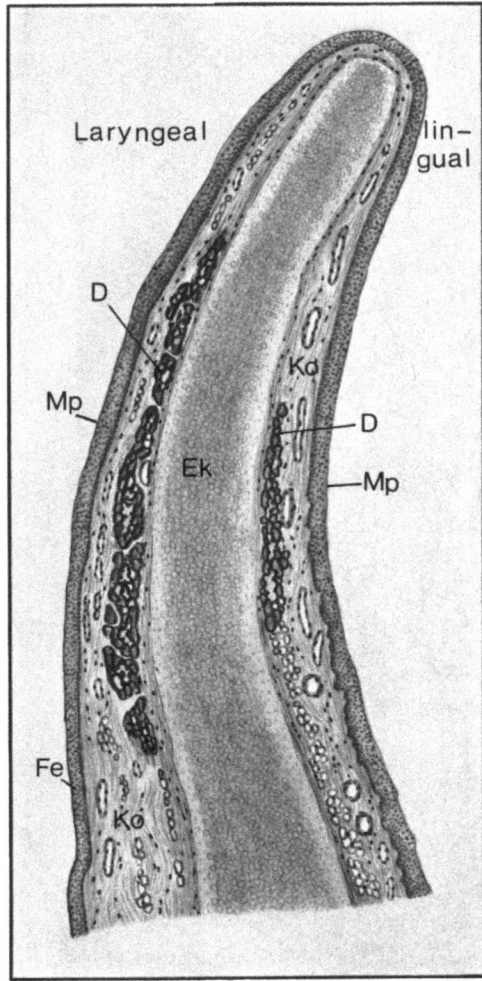

Abb. 12.3 Epiglottis. Ek = elastischer Knorpel, Fe = Flimmerepithel, Mp = mehrschichtiges Plattenepithel, D = Drüsen, Ko = Kollagen

elastisch-kollagenen Bindegewebes) verbunden werden. Das Lumen wird von einem mehrreihigen Flimmerepithel begrenzt. Dieses Schleimhautepithel entwickelt einen körperauswärts gerichteten Flimmerstrom und enthält außer Flimmer-, Becher- und Basalzellen vereinzelte, nur elektronenoptisch nachweisbare, mit Mikrovilli, Filamenten und Vesikeln ausgestattete sogenannte Bürstenzellen.

Diese Zellen zeigen häufig einen Kontakt mit mitochondrienreichen Anschwellungen afferenter Axone (dendritische Nervenfasern) und werden für Chemoreceptoren gehalten.

Die kollagen-elastische Tunica propria enthält muco-seröse Drüsen und außer Fibro- und Histiocyten auch Granulo- und Lymphocyten, die man auch intraepithelial beobachten kann. Im Bereich des Paries membranaceus machen sich längsgestellte Schleimhautfalten bemerkbar.

Von der Adventitia aus dringen mit den Blutgefäßen vegetative Nervenfasern ein, die bis in das Epithel reichen. Unter Einfluß des vegetativen Nervensystems kann die Weite der Luftröhre durch die glatte Muskulatur in gewissen Grenzen verändert werden.
Die Teilungsstelle (Bifurcatio tracheae) der Luftröhre wird an ihrem Teilungssporn (Carina tracheae) wie die der Bronchien von mehrschichtigem Plattenepithel ausgekleidet.
Der Wandbau der Trachea setzt sich auf die extra- und intrapulmonalen Bronchien fort. Mit fortschreitender intrapulmonaler Aufzweigung des Bronchialbaumes zeigt sich eine Reduzierung des Knorpelgewebes. Das mehrreihige Flimmerepithel wird allmählich durch ein einschichtiges prismatisches Epithel ersetzt.
Bei den großen Stammbronchien (Bronchi principales, extrapulmonal) zeigen sich hinsichtlich des Schichtenbaues und der Einfügung jedoch unregelmäßig geformter Knorpelspangen und glatter Muskulatur die gleichen Verhältnisse wie in der Trachealwand. Bronchi lobares und segmentales besitzen wie die Trachea ein mehrreihiges Flimmerepithel, in der Tunica propria sero-muköse Drüsen, circulär um das Bronchialrohr verlaufende Bündel glatter Muskelzellen als Tunica muscularis und im Unterschied zur Trachea finden sich in isolierter Lagerung einzelne Knorpelplatten. In der Wand der großen Bronchien sind die Knorpelbestandteile hyaliner, in der der kleinen Bronchien elastischer Natur.

12.4 Lunge (Pulmo): [16.4.2.]

Die Baubestandteile der Lunge umfassen den in unterschiedlich gebaute Wegstrecken einzuteilenden, luftleitenden Bronchialbaum, an den sich die von einem Capillarnetz umgebenen, dem Gasaustausch dienenden Lungenbläschen (Alveolen) anschließen. Das System der Bronchien und Alveolen ist in ein vorwiegend aus elastischen und kollagenen Fasern bestehendes und ein Flechtwerk glatter Muskelzellen enthaltendes Bindegewebe eingefügt.

Unter dem Bronchialbaum (Abb. 12.4 u. 12.5) hat man ein System sich ständig dichotomisch aufzweigender und englumiger werdender Röhren zu verstehen. Die extrapulmonalen Hauptbronchien (Bronchi principales) dringen am Hilus in die Lunge ein und teilen sich in die nach ihrer Lokalisation bezeichneten Bronchi

216 Atmungsorgane

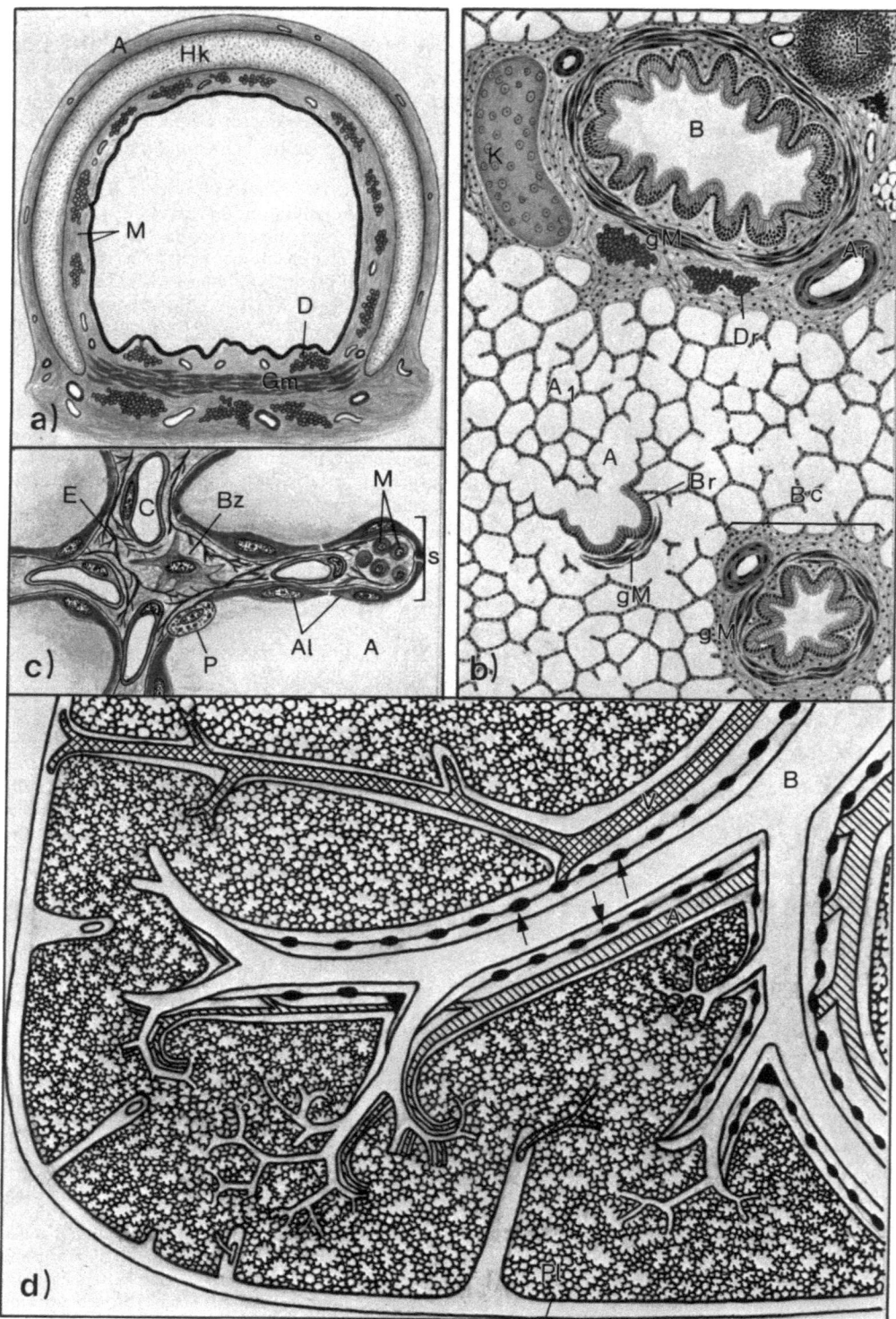

Abb. 12.4

lobares und segmentales auf (Zugehörigkeit zu Lungenlappen bzw. Segmenten), aus denen kleinere Bronchien oder Bronchialäste hervorgehen. Unter fortlaufender Aufzweigung gehen sie in engere Bronchiolen ($\emptyset < 1$ mm) über. Diese werden nach Teilung zu Bronchioli terminales, aus denen durch Aufzweigung zwei Bronchioli respiratorii (alveolares) entstehen. Eine Unterscheidung von Bronchioli respiratorii I., II. und III. Ordnung ist nur durch das Aufteilungsmuster möglich. An die Bronchioli respiratorii, in deren Wand die Alveolen bereits streckenweise eingegliedert sind, schließen sich zwei oder mehrere Alveolengänge (Ductus alveolares) an, in deren Wandung die Lungenbläschen oder Alveolen (Ort des Gasaustausches) sitzen. Da die Bronchioli respiratorii die Übergangsstelle in das Alveolarsystem verkörpern, zählen sie zusammen mit den Ductus alveolares und den Lungenbläschen selbst zum Alveolarsystem.

Das histologische Bild der *intrapulmonalen Bronchien* und Bronchialäste (Abb. 12.4 u. 12.5) ist durch eine in Längsfalten auftretende Schleimhaut, die sich aus einem mit Becherzellen ausgestatteten, zwei- bis mehrreihigen Flimmerepithel und einer kollagen-elastischen Tunica propria zusammensetzt, durch Bündel circulär bis schraubenförmig verlaufender glatter Muskelzellen, durch Ansammlung gemischter Drüsen und durch die Anwesenheit vorwiegend elastischer Knorpelplatten gekennzeichnet. Die glatte Muskulatur erstreckt sich im Gebiet zwischen Epithel und Knorpelplatten, die als Wandverstärkung die Bronchien offen halten. Die Drüsen

◄ **Abb. 12.4** Trachea und Lunge. **a** Luftröhre, Trachea (Querschnitt, Übersichtsvergrößerung), Hk = hyaline Knorpelspange, A = Adventitia, M = Mucosa, D = Drüsen, Gm = glatte Muskelzellen. **b** Bronchus (B), Bronchiolus (Bc), Bronchiolus respiratorius (Br), Alveolengang (A) und Alveolen (A_1). Bronchus mit zwei- oder mehrreihigem Flimmerepithel (Flimmerepithelzelle, Becherzelle, Basalzelle). Bronchiolus mit einschichtigem prismatischen Flimmerepithel. Bronchiolus respiratorius mit einschichtigem kubischen Epithel. Ar = Arterie, K = Knorpelplatte, Dr = Drüsen, L = Lymphocytenansammlung, gM = glatte Muskelzellen. **c** Alveolarwand. s = Septum interalveolare, Al = Alveolarepithel, C = Capillare, P = Phagocyt, Bz = Bindegewebszelle, E = elastische Faser, M = glatte Muskelzellen, A = Alveolarlichtung. **d** Schema der Architektur der Lunge. B = Bronchialsystem, V = Vena pulmonalis, A = Arteria pulmonalis. Die Pfeile weisen auf Knorpelplatten (Nach VON HAYEK, 1953). Pl = Pleura

sind meist im Bindegewebe peripher der Muskelbündel gelagert.

Anschnitte größerer Arterien gehören zur A. pulmonalis (Vasa publica), diejenigen kleinerer Gefäße zu den Aa. und Vv. bronchiales, die als Vasa privata die Wand des Bronchialbaumes und der A. pulmonalis versorgen. In der Lunge von Erwachsenen können in der Wand der Bronchien Lymphocytenansammlungen, z.T. mit Reaktionszentren und abgelagerten Staubteilchen, die im Kurspräparat braun-schwarz erscheinen, auftreten.

Durch das reichlich vorhandene Lymphgefäßsystem der Lunge werden auch Staubteilchen zur Lungenoberfläche transportiert und dort vorwiegend im Bereich der bindegewebigen Interlobularsepten abgelagert, was schon makroskopisch eine Abgrenzung der Lunge in Läppchen zuläßt.

Die Innenauskleidung der *Bronchioli* (Abb. 12.4) ist durch ein einschichtiges, prismatisches Flimmerepithel ohne Becherzellen vertreten, das zusammen mit einer verstärkten, elastischen Tunica propria die wiederum in Längsfalten erscheinende Schleimhaut bildet. Epithelzellen ohne Kinocilien sind granuliert und sollen ein Sekret abgeben. Die scherengitterartig angeordnete Muskulatur ist gut entwickelt, Knorpelplatten fehlen, Drüsen kommen nur noch selten vor oder verschwinden ganz. Ein Ast der A. pulmonalis begleitet auch die Bronchioli. Der *Bronchiolus respiratorius* (Abb. 12.4 u. 12.5) wird von einem einschichtigen kubischen Epithel ohne Kinocilien ausgekleidet und ist durch die Ausbildung von Alveolen in Form von unregelmäßigen Ausbuchtungen in der Wand gekennzeichnet. Die glatte Muskulatur des Bronchialbaumes setzt sich auch auf die Bronchioli respiratorii fort und umfaßt mit einzelnen Muskelzellen in Kreistouren die Basis der ausgebuchteten Alveolen. Knopfförmige Verdickungen von freien Alveolarrändern werden entweder durch die Muskelzellen oder durch verstärkte elastische Faserzüge hervorgerufen (Abb. 12.4).

Die Wandung der *Alveolengänge* wird durch die Alveolen selbst gebildet. Die gemeinsame Wand von zwei eng aneinander gelagerten, benachbarten Alveolen wird als Septum interalveolare bezeichnet. Die freien, etwas verdickten Ränder der Alveolarsepten enthalten ringartig

218 Atmungsorgane

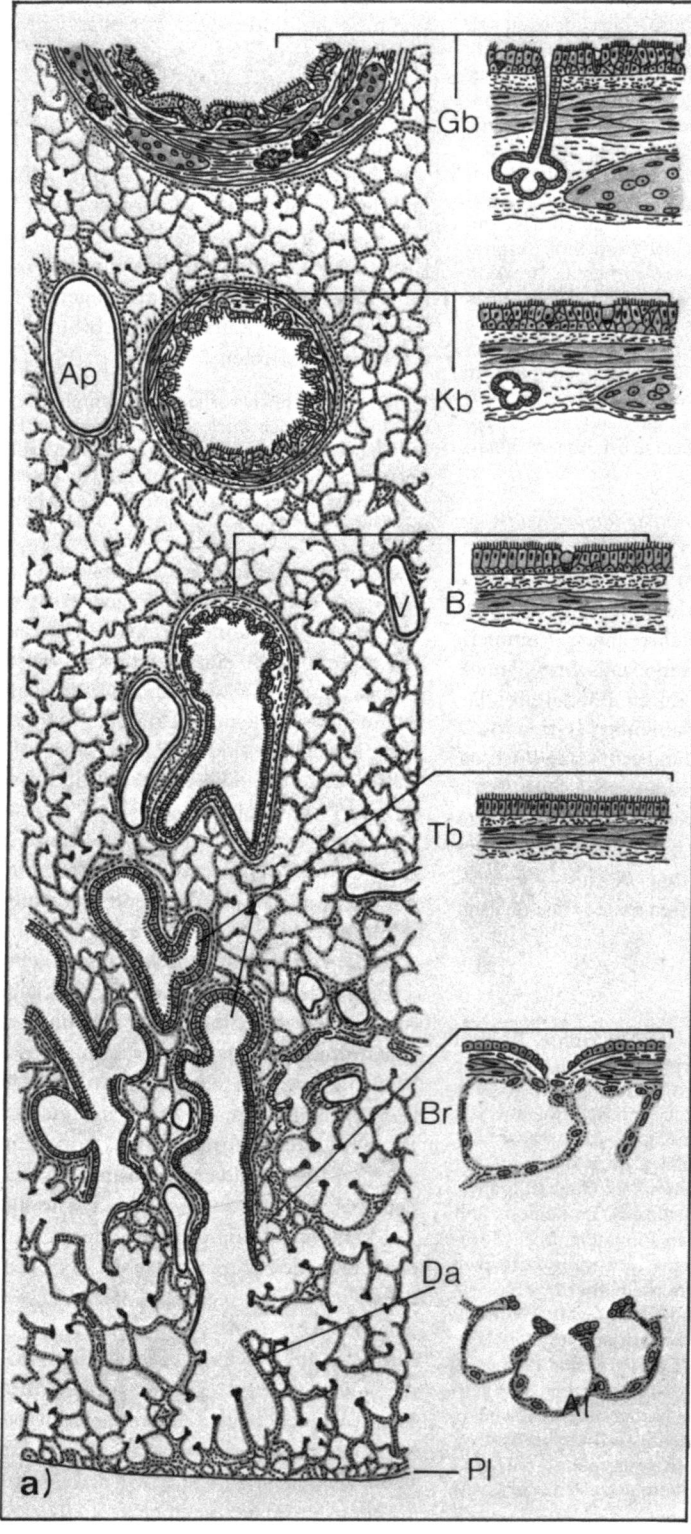

Abb. 12.5a

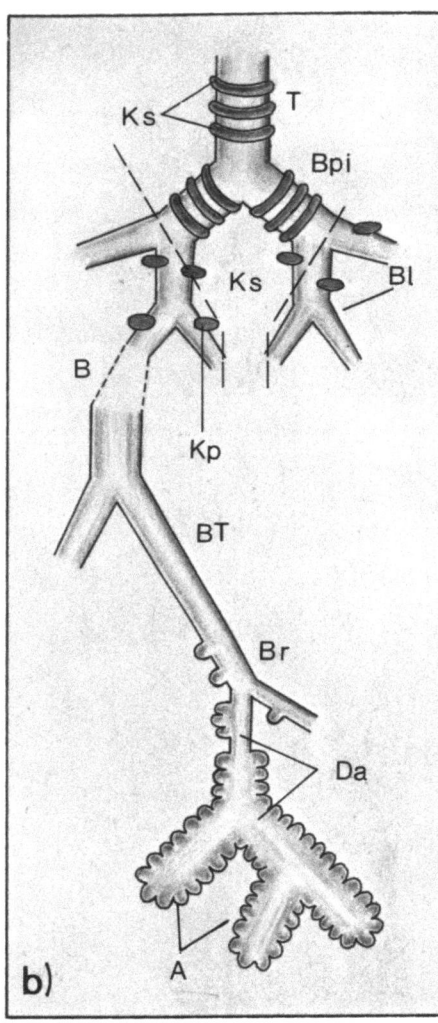

Abb. 12.5b

um die Alveolenwand angeordnete glatte Muskelzellen und elastische Fasern.

Benachbarte Alveolen können durch feine Öffnungen (Alveolarporen) untereinander verbunden sein, was sich besonders gut an Tangentialschnitten beobachten läßt (Abb. 12.6).

Bau der Alveolenwand: Im lichtmikroskopischen Präparat erkennt man polygonale, z.T. granulierte und vacuolisierte Zellen eines einschichtigen, von einer Basalmembran unterlagerten platten Alveolarepithels, die in den Nischen (Nischenzellen) eines dichten Capillarnetzes (Abb. 12.6) gelegen sind und mit membranartigen Fortsätzen (kernlose Platten (Abb. 12.6)) die alveolenwärts gerichtete Fläche der Blutcapillaren bedecken (Abb. 12.6). Scheinbar stellen die Capillaren stellenweise selbst die Wand der etwa halbkugelförmigen Alveole mit einem Durchmesser zwischen 0,15 und 0,6 mm dar (Gesamtoberfläche der Alveolen etwa 80 m^2). Als zweiter Zelltyp ist der Alveolarphagocyt zu nennen, der sich ebenfalls in den Capillarnischen erstreckt. Diese Makrophagen oder granulierten Staubzellen phagocytieren Staub- und Rußteilchen sowie Bakterien aus der Alveolarluft, können sich im interstitiellen Bindegewebe, zum großen Teil im oberflächlichen Lungengewebe (Schwarzblauzeichnung der Lungenoberfläche) ansiedeln oder gelangen über die Lymphbahn zu Lymphfollikeln an den intrapulmonalen Bronchien oder in die bronchialen Hiluslymphknoten. Wahrscheinlich handelt es sich bei den Alveolarphagocyten um Monocyten aus der Blutbahn (s. u.).

Bei Capillarblutungen infolge Stauungen im kleinen Kreislauf (bei Stauungen des Blutabflusses) bilden die Makrophagen nach Hämoglobinaufnahme Hämosiderin, gelangen in die Alveolenlichtung, können über das Bronchialsystem durch den körperauswärts gerichteten Flimmerstrom abtransportiert und ausgehustet werden (Herzfehlerzellen).

Elektronenmikroskopische Untersuchungen (12.6) vermögen folgende Zelltypen in der Alveolenwand zu unterscheiden:

1. Die Alveolarepithelzelle Typ I (*Pneumocyt I*). Diese polygonalen Pneumocyten ragen mit ihrem kernhaltigen Abschnitt in die Alveolenlichtung und bilden mit ihrem übrigen, flächenhaft ausgebreiteten, zahlreiche Pinocytosevesi-

Abb. 12.5 a Halbschematische Darstellung von Anschnitten des Bronchialbaumes (nach FREEMAN und BRACEGIRDLE, ergänzt). *Gb* = Großer intrapulmonaler Bronchus, *Kb* = kleiner intrapulmonaler Bronchus, *B* = Bronchiolus, *Tb* = terminaler Bronchiolus, *Br* = Bronchiolus respiratorius, *Da* = Ductus alveolaris, *Al* = Alveolen mit Alveolarepithel, *Ap* = Arteria pulmonalis, *V* = Vene, *Pl* = Pleura. **b** Schema der Bronchialbaumverästelung nach einer Vorlage von JUNQUEIRA). *T* = Trachea mit Knorpelspangen (*Ks*), *Bpi* = Bronchus principalis mit Knorpelspangen, *Bl* = Bronchi lobales und segmentales mit Knorpelplatten (*Kp*), *B* = Bronchiolus, *BT* = Bronchiolus terminalis, *Br* = Bronchiolus respiratorius, *Da* = Ductus alveolaris, *A* = Alveolen

220 Atmungsorgane

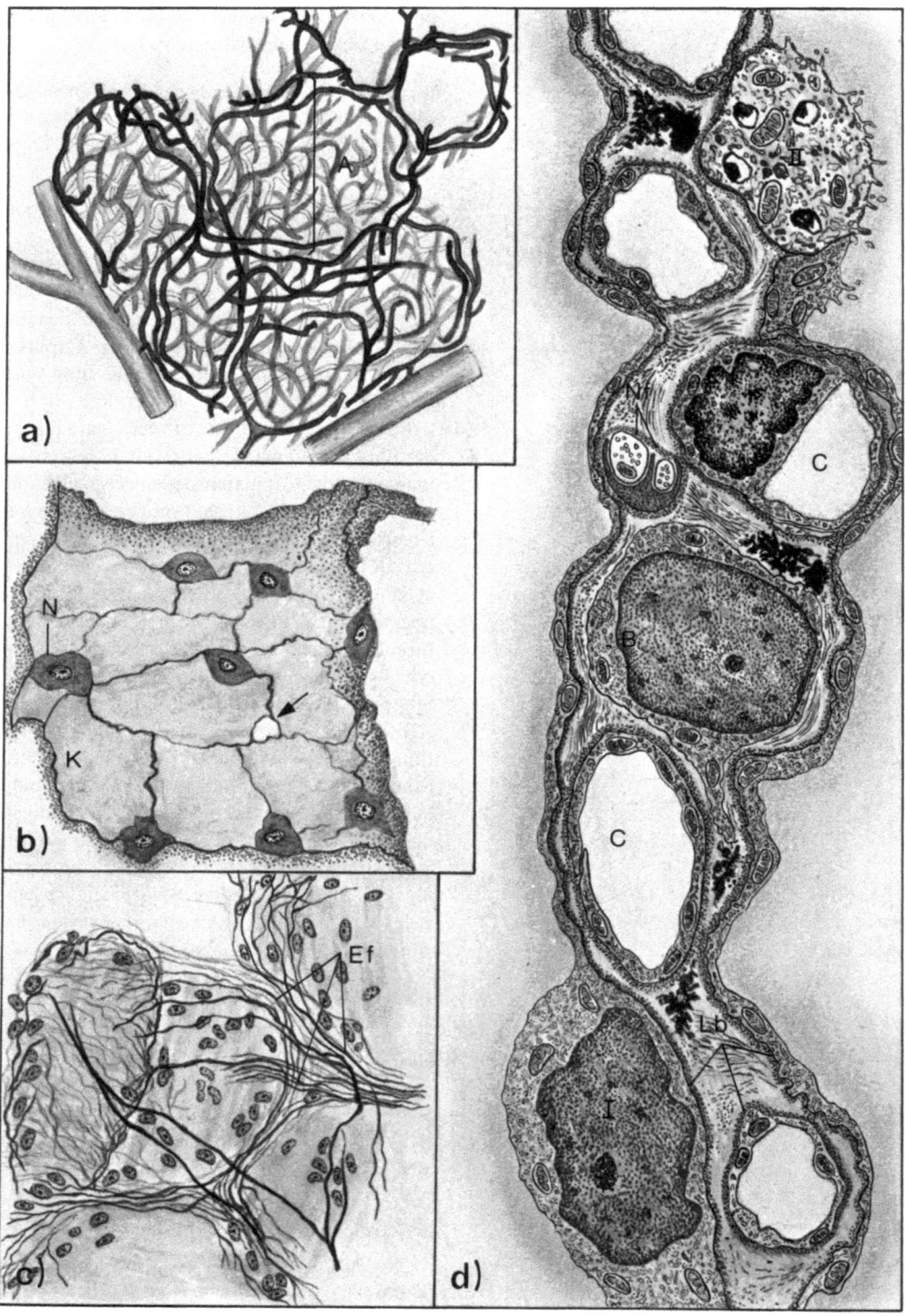

Abb. 12.6

kel enthaltenden Cytoplasma ein geschlossenes Alveolarepithel, das von einer Lamina basalis unterlagert wird. Diese etwa 95% der Alveolenwand auskleidenden Zellen zeigen in ihren basalen Cytoplasmaabschnitten zahlreiche Pinocytosevesikel und dürfen mit den im Lichtmikroskop sichtbaren (s. o.) platten Epithelzellen mit membranartigem, dünnen Zelleib identisch sein.

2. Die größere Alveolarepithelzelle Typ II (*Pneumocyt II*) ist von rundlicher, gelegentlich isoprismatischer Gestalt und liegt zwischen den Typ I-Zellen alveolarlumenwärts auf dem Epithelverband. Die mit kurzen Mikrovilli versehenen Pneumocyten II enthalten außer den gewöhnlichen Zellorganellen phospholipidreiche, membranbegrenzte Cytosomen lamellärer Struktur, die in die Alveolarlichtung abgegeben werden sollen. Diese Pneumocyten II werden für die Produktion eines an der Oberfläche des Alveolarepithels befindlichen, von einer Flüssigkeitsschicht (Hypophase) unterlagerten, etwa über 10 nm (100 Å) dicken osmiophilen Films, "surfactant" (oberflächenbedeckend, oberflächenentspannend) genannt, verantwortlich gemacht. Manche Autoren schreiben den Typ II-Zellen auch phagocytäre Eigenschaften zu.

3. Die mit Mikrovilli versehene, im Epithel von Trachea und Bronchien vereinzelt auftretende *Bürstenzelle* kommt auch in der Alveolenwand vor und stellt den dritten Zelltyp dar.

4. Als vierte Zellform der Alveolenwand ist der wahrscheinlich von Monocyten abstammende *Alveolar-*

◀ **Abb. 12.6** Feinbau der Alveolenwand. **a** Darstellung der Blutcapillaren (LM, Vergrößerung etwa 200fach; aus STÖHR) an der Alveolenwand durch Tusche-Gelatine-Injektion. *A* = Alveolenwand mit Capillaren. **b** Tangentialschnitt durch eine Alveolenwand (LM, Vergr. etwa 800fach, Silberimprägnation). *N* = Nischenzelle (Alveolarepithelzelle), *K* = sog. kernlose Platten (membranartige Fortsätze der Alveolarepithelzellen). Der Pfeil markiert eine Alveolarpore. **c** Elastische Fasernetze in der Alveolenwand (LM, Vergr. etwa 470fach, nach STÖHR). *Ef* = elastische Fasern. **d** Alveolarseptum (ELM; in Anlehnung an STOKINGER, aus BUCHER) mit Alveolarepithelzelle Typ I (*I*), Alveolarepithelzelle Typ II (*II*), Capillaren (*C*) und Nervenfasern (*Nf*). *B* = Bindegewebszelle, *Lb* = Lamina basalis

phagocyt zu nennen. Offenbar ist die Anwesenheit der genannten Zelltypen nicht unbedingt für den Gasaustausch erforderlich, da im Alter die Alveolenwand lediglich durch Capillaren und Bindegewebe vertreten ist.

Zur Wand der Lungenalveole gehört außerdem ein dichtes Netzwerk vor allem elastischer und weniger kollagener Fasern, das die Alveole korbartig umfaßt und die Dehnung des Lungenbläschens reversibel macht (Abb. 12.6). Argyrophile Gitterfasern können vorhanden sein. Die elastischen Fasern verstärken sich im Bereich der Alveoleneingänge und entwickeln zusammen mit einzelnen glatten Muskelzellen typische Faserringe (Basalringe). Die für die Weite der Alveoleneingänge und der Ductus alveolares regulatorisch tätigen Muskelzellen stehen mit dem elastischen Fasernetz in Verbindung und sind als Fortsetzung der Muskelbündel in der Bronchiolenwand zu betrachten (Abb. 12.4c).

Die funktionelle Bedeutung der im Alveolarbereich vorhandenen glatten Muskelzellen ist mittels ihrer Contractionsfähigkeit in einer Austreibung der kohlensäurehaltigen Alveolarluft zu sehen (Exspiration), wohingegen das elastische Fasernetz eine Überdehnung der Lungenbläschen verhindert und die Alveolenweite nach Dehnung in den ursprünglichen Zustand zurückführt. Zwischen den genannten Faser- und Zellanteilen tauchen auch vereinzelt fibrocyten- und lymphocytenähnliche Zellen auf. Bronchialbaum und Alveolensystem sind somit in ein aus elastischen Fasern, kollagenen Anteilen und glatten Muskelzellen bestehendes Gerüst eingebaut.

Die im Bereich der Bronchioli alveolares vorhandenen, von den die Bronchialverzweigungen begleitenden Pulmonalästen (Vasa publica) abstammenden Arteriolen speisen ein dichtes, die Alveolenwand umgebendes Capillarnetz. Die Capillaren bestehen aus einem Endothel, das zahlreiche Pinocytosevesikel aufweist, einer Lamina basalis und vereinzelten Pericyten.

Die Lamina basalis des Alveolarepithels ist vielfach mit der Basallamina der eng angelagerten Capillaren verschmolzen.

Die Enge der Lungencapillaren verhindert das Nebeneinanderströmen der Erythrocyten. Dadurch ist die Diffusionsstrecke zwischen Erythrocyten- und Alveolaroberfläche für den Gasaustausch sehr kurz gehalten. Die *Blut-Luft-*

barriere für den Gasaustausch besteht somit von innen nach außen aus:
1. "*surfactant*" (Oberflächenfilm),
2. *Alveolarepithelzelle,*
3. *Lamina basalis des Alveolarepithels,*
4. *Basallamina der Capillare,*
5. *Capillarendothel.*

Als weitere trennende Medien zwischen Blutbahn und Alveolarluft finden sich argyrophile und elastische Fasern.

Durch die Enge der Capillaren ist es außerdem verständlich, daß sich größere Krebszellen bei der Metastasierung (Bildung von Tochtergeschwülsten) zum großen Teil durch Einklemmung in der Lunge festsetzen.

Die ebenfalls in Begleitung der Bronchien und Bronchiolen ziehenden Aa. bronchiales (Vasa privata) versorgen die Gewebselemente des Bronchialbaumes (s.S. 215), zeigen über Sperrarterien (kräftige innere Längs- und äußere Ringmuskulatur) Anastomosen mit den Pulmonalisästen und geben ihr Blut auch in die Capillarnetze der Alveolen ab. Das Capillarblut der Alveole wird in kleine, am Endabschnitt des Ductus alveolaris gelegene Venen geleitet.

Der Lymphstrom soll im Abschnitt der Alveolengänge beginnen und sich in die zahlreichen, die Bronchien und Blutgefäße begleitenden klappenhaltigen Lymphgefäße fortleiten, die in größere, den Lungenhilus verlassende Lymphgefäße übergehen und die zahlreichen Lymphknoten an Bronchien und Bifurcatio tracheae erreichen.
Die vom Vagus und Sympathicus stammenden Nervenfasern gelangen in Begleitung der Bronchien und Lymphgefäße in die Lunge. Das vegetative Nervengewebe bringt durch die vegetative Endformation die glatte Muskulatur der Gefäße und des Bronchialsystems sowie die Drüsen unter seinen Einfluß. Marklose vegetative Axone dringen auch in die Septa alveolaria ein und erstrecken sich unmittelbar an der Capillarwand und unter dem Alveolarepithel. Receptorische Endigungen sind an der Muskulatur der Bronchien beobachtet worden. Kleinere, aus multipolaren Nervenzellen bestehende Ganglien lassen sich im peribronchialen Bindegewebe nachweisen.
In der Embryonalzeit sind die Lungenbläschen nicht entfaltet. Die Lunge läßt sich histologisch mit dem Bauprinzip einer tubulo-alveolären Drüse vergleichen. Eine Einteilung der Lunge in Läppchen entsprechend dem Aufbau einer Drüse erscheint daher sinnvoll.

Unter Lungenläppchen versteht man durch schmale Bindegewebssepten (Septa interlobularia) voneinander abgegrenzte, kleine Lungenareale, die dem Aufteilungsgebiet eines Bronchiolus entsprechen und an der Lungenoberfläche als polygonale Bezirke mit einer Seitenlänge von ca. 20 mm sichtbar werden. Ein Lobulus setzt sich aus mehreren Acini zusammen, die aus den von einem Bronchiolus terminalis abstammenden Alveolen bestehen. Die bindegewebigen Trennwände zwischen den Lobuli sind mit dem peribronchialen und subpleuralen Bindegewebe verbunden, während die Läppchen an der Basis untereinander zusammenhängen.

Die nach dem Lobulus folgende nächstgrößere Baueinheit ist das makroskopisch abzugliedernde Lungensegment, das einen zentralen Bronchus mit begleitenden Vasa publica und privata enthält und von Bindegewebe mit Venen überzogen ist. Zwischen benachbarten Segmenten besteht keine Verbindung.
Die Pleura visceralis (Pleura pulmonalis, Lungenfell) und parietalis (Brustfell) bestehen aus einem einschichtigen, meistens plattenepithelartigen Verband, dem Mesothel, das von einem Gitter kollagen-elastischen Bindegewebes als Tunica propria (Hauptschicht) unterlagert wird. Die Pleura pulmonalis ist locker mit dem Lungenbindegewebe verknüpft. Bestimmte Mesothelzellen sollen eine seröse Flüssigkeit in den Interpleuralspalt absondern, während andere Mesothelzellen durch ihren Bürstenbesatz resorbieren.
Blutgefäße mit arterio-venösen Anastomosen, Lymphgefäße und afferente Nerven erstrecken sich in der bindegewebigen Hauptschicht.

Basiswissen Regio respiratoria

Mehrreihiges, aus Flimmerepithel-, Becher-, Basalzellen, deren ovale Kerne drei Reihen darstellen. Regio olfactoria aus schlanken Sinneszellen (bipolare Nervenzellen), deren rundliche Kerne eine mittlere Zone, aus Stützzellen und aus polygonalen Basalzellen (Ersatzzellen), deren Kerne eine basale Reihe verkörpern. Die Sinneszelle überragt durch Riechkolben und Riechhärchen des Dendriten die Epitheloberfläche, während der Neurit durch die Basalmembran in die Tunica propria eintritt. Kollagene Tunica propria (Fibro- und Histiocyten, Pigmentzellen, gelegentlich Granulo- und Lymphocyten mit Glandulae olfactoriae, Venengeflechten und zahlreichen Nervenbündeln) (Fila olfactoria = Neuriten der Sinneszellen).

Basiswissen Kehlkopf

Plica ventricularis mit mehrreihigem Flimmerepithel, gemischten Drüsen, kollagen-elastischem und lymphatischem Bindegewebe mit Follikeln in der Tunica propria. Drüsenfreie Plica vocalis mit mehrschichtigem Plattenepithel, kollagen-elastisches Ligamentum vocale in Verbindung mit Conus elasticus und quergestreiftem Musculus vocalis.
Ventriculus laryngis von mehrreihigem Flimmerepithel ausgekleidet. Hyaliner Schild- und Ringknorpel.

Basiswissen Trachea

Hyaline, nach hinten offene Trachealknorpelringe, bindegewebiger Paries membranaceus mit querverlaufenden glatten Muskelzellen an der Dorsalseite. Mehrreihiges Flimmerepithel mit Flimmer-, Becher- und Basalzellen sowie mit elektronenmikroskopisch sichtbaren Bürstenzellen (Mikrovilli) als Chemoreceptoren in Kontakt mit dendritischen Nervenfasern. Gemischte, vorwiegend muköse Drüsen in der kollagen-elastischen Tunica propria.

Basiswissen Lunge

Gliederung des Bronchialbaumes: Bronchus principalis (extrapulmonal) – intrapulmonaler Bronchus lobaris – Bronchus segmentalis – Bronchus (Bronchialast) – Bronchiolus – Bronchiolus terminalis – Bronchioli respiratorii I., II. und III. – Ductus alveolaris mit Alveolen.

1. Bronchien (Bronchialäste): Gefältete Schleimhaut aus zwei- oder mehrreihigem Flimmerepithel mit Flimmer-, Becher- und Basalzellen und elektronenmikroskopisch sichtbaren Bürstenzellen (Chemoreceptoren) und kollagen-elastische Tunica propria. Circulär verlaufende Bündel glatter Muskelzellen, elastische Knorpelplatten, Ansammlungen gemischter Drüsen, Äste der A. pulmonalis (Vasa publica) und Aa. bronchiales (Vasa privata). Gelegentlich Lymphocytenansammlungen mit Reaktionszentren.

2. Bronchioli: Einschichtiges prismatisches Flimmerepithel, keine Becherzellen, keine Drüsen, keine Knorpelplatten. Elastische Tunica propria, Äste der A. pulmonalis und Aa. bronchiales. Bündel glatter Myocyten.

3. Aufteilung der Bronchioli terminales in zwei Bronchioli respiratorii mit einschichtigem kubischen Epithel ohne Flimmerhärchen. Glatte Muskulatur, erstes Auftreten von Alveolen (Lungenbläschen). An den freien Alveolarrändern glatte Muskelzellen oder verstärkte elastische Faserzüge.

4. Wandung der Alveolengänge und ihrer Endabschnitte (Alveolensäckchen) durch Alveolen selbst gebildet. Septum interalveolare ist die gemeinsame Wand benachbarter Alveolen, die durch Poren untereinander verbunden sein können.
Alveolenwand: Lichtmikroskopisch: 1. Einschichtige, mit membranartigen Fortsätzen (kernlose Platten) versehene Plattenepithelzellen mit Basalmembran und granulierten Alveolarphagocyten (Staubzellen).
2. Dichtes Capillarnetz.
3. Netz elastischer Fasern.
Elektronmikroskopischer Bau des Alveolarepithels:
1. Alveolarepithelzellen Typ I (Pneumocyt I) verkörpern einschichtiges Plattenepithel mit Lamina basalis.
2. Pneumocyt II mit kurzen Mikrovilli und lamellären Cytosomen produziert wahrscheinlich einen osmiophilen Oberflächenfilm ("surfactant").
3. Vereinzelt Bürstenzellen mit Mikrovilli.
4. Alveolarphagocyt, der von Monocyten abstammen soll.
Blut-Luftbarriere von innen nach außen:
1. "surfactant",
2. Alveolarepithelzelle,
3. Lamina basalis des Alveolarepithels,
4. Basallamina der Capillare,
5. Capillarendothel.
Lungenläppchen: Kleines, dem Aufteilungsgebiet eines Bronchiolus entsprechendes, durch Bindegewebe abgegrenztes Areal.

13 Verdauungsorgane

Der Verdauungsapparat läßt sich anatomisch wie folgt gliedern:

A. *Kopfdarmanteil:*
  I. Mundhöhle:
    a) Lippen, b) Wangen, c) Gaumen, d) Uvula, e) Zunge, f) Tonsilla palatina (s. S. 208)
  II. Kopf- oder Mundspeicheldrüsen:
    a) Glandula parotis, b) Gl. submandibularis, c) Gl. sublingualis
  III. Zähne:
    a) Hartsubstanzen: 1. Zahnbein (Dentin), 2. Schmelz (Substantia adamantina), 3. Zement (Substantia ossea)
    b) Weichsubstanzen: 1. Zahnpulpa, 2. Wurzelhaut (Periodontium), 3. Gingiva (Zahnfleisch)
    c) Zahnentwicklung.
  IV. Schlund (Pharynx):

B. *Rumpf-Darmabschnitt:*
  I. Vorderdarm:
    a) Oesophagus (Speiseröhre), b) Magen (Ventriculus, Gaster)
    1. Cardia, 2. Corpus und Fundus, 3. Regio pylorica
  II. Mitteldarm:
    c) Dünndarm (Intestinum tenue)
    1. Duodenum (Zwölffingerdarm), 2. Jejunum (Leerdarm), 3. Ileum (Krummdarm)
  III. Enddarm:
    d) Colon (Dickdarm) mit Caecum, e) Appendix (Wurmfortsatz), f) Rectum und Anus

C. *Anhangsdrüsen des Magen-Darmkanals:*
1. Leber (Hepar) mit Gallenblase
2. Pankreas (Bauchspeicheldrüse)

Außer der Nahrungsaufnahme fällt den Verdauungsorganen auch die Aufgabe des Transportes von Nahrungsstoffen, ihrer enzymatischen Aufspaltung, Resorption und ihrer Zuleitung in das Blutgefäß- und Lymphgefäßsystem sowie der Ausscheidung nicht ausnutzbarer Stoffe zu.

Die Innenwand des Verdauungskanals wird von einer aus Epithel und bindegewebiger Tunica propria zusammengesetzten Mucosa oder Schleimhaut überzogen, auf deren Oberfläche sich ein Schleimfilm ausbreitet, der von wandständigen (intramuralen) oder Anhangsdrüsen (extramuralen Drüsen) stammt. Im Oesophagus und Magen-Darmkanal wird außer Epithel und Tunica propria eine dritte Zone der Schleimhaut durch dünne Lagen glatter Muskelzellen (Muscularis mucosae) vertreten.

13.1 Abschnitte des Kopfdarmes

13.1.1 *Die Mundhöhle* wird von einer aus nicht verhornendem, *mehrschichtigen*, verformbaren, glykogenreichen *Plattenepithel* und darunter gelegener bindegewebiger *Tunica (Lamina) propria* bestehender *Mucosa* (Schleimhaut) ausgekleidet. Eine aus lockerem kollagenen Bindegewebe mit Fettzellen zusammengesetzte, unter der Schleimhaut gelegene *Tela submucosa* (Submucosa) hängt kontinuierlich mit der Tunica propria zusammen und enthält Speicheldrüsenansammlungen vorwiegend muköser Natur. Die Unterfläche des Epithels zeigt durch Vorwölbungen (Epithelpapillen) eine Oberflächenvergrößerung zur besseren Blutversorgung, die von zahlreichen Capillaren in den zwischen den Epithelzapfen befindlichen Bindegewebspapillen ausgeht. Oberflächliche Epithelzellen besitzen pyknotische Zellkerne, werden abgestoßen und gelangen in den Speichel. Ihr Ersatz erfolgt durch mitotische Teilungen im Stratum basale des Epithels.

Lympho- und Granulocyten aus dem papillären Bindegewebe und der Blutbahn treten, besonders zahlreich im Bereich der lymphatischen Organe (Tonsilla palatina, Zungengrund, s. S. 208) durch das Epithel hindurch und gelangen in den Speichel (Speichelkörperchen).

13.1.1.1 *Lippe (Labium):* [13.4.1.]:
Bei einem Sagittalschnitt durch eine Lippe lassen sich durch die Dicke des Epithels und seiner Anhangsorgane (Drüsen, Haare) drei Abschnitte unterscheiden (Abb. 13.1):

1. Die innere oder *labiale Seite* (Schleimhautseite) ist durch ein hohes mehrschichtiges, nicht verhornendes Plattenepithel und durch Auftreten von gemischten Drüsen (mehr mukös als serös) gekennzeichnet, die sich als Glandulae labiales mit Ausführungsgängen in der sich der Mucosa (Epithel und bindegewebige Tunica propria) anschließenden verschieblichen Submucosa (Kollagen und Fettgewebe) erstrecken.

An der Schleimhautseite der Lippen von Neugeborenen treten zum besseren Haften an der Brustwarze beim Stillen kleine Lippenzotten auf.

2. Der Schleimhautseite liegt die aus einem flacheren, verhornten, mehrschichtigen Plattenepithel und Tunica propria bestehende und mit Haaren, Talg- und kleinen Schweißdrüsen versehene *Epidermisseite* (Oberhaut) gegenüber.

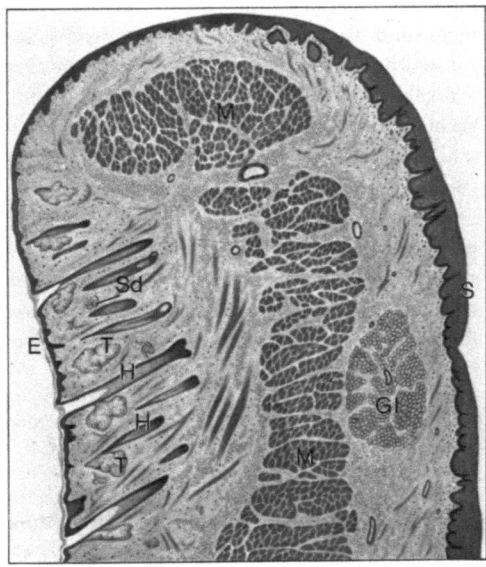

Abb. 13.1 Lippe, Sagittalschnitt; links: Epidermisseite (E; mit dünnem, verhornten, mehrschichtigen Plattenepithel), rechts: Schleimhautseite (S; mit dickerem, unverhornten, mehrschichtigen Plattenepithel). *M* = Anschnitte des quergestreiften Musculus orbicularis oris, *Gl* = Glandula labialis, *H* = Anschnitte von Haarwurzelscheiden, *T* = Talgdrüsen, *Sd* = Schweißdrüse

3. Die Übergangzone zwischen Epidermis- und Schleimhautseite besitzt ein vergleichsweise mittelhohes, mehrschichtiges Plattenepithel, heißt *Lippensaum* und entspricht etwa dem Lippenrot, dessen Farbe durch kräftige Vascularisierung im Bindegewebe und durch die Transparenz des Epithels hervorgerufen wird. Die Abgrenzung des Lippensaumes zur Epidermis erfolgt durch eine scharfe, auch im histologischen Schnitt darstellbare Kante, die der Grenze zwischen mehrschichtigem, verhornten Epithel der Epidermis und dem unverhornten Epithel der Mundschleimhaut entspricht. Das Bindegewebe des Lippensaumes kann gelegentlich freie Talgdrüsen aufweisen. In der Mitte eines Lippenpräparates (Sagittalschnitt) erstrecken sich die quer getroffenen, selten längs geschnittenen Muskelbündel des quergestreiften Muskelbündels des *M. orbicularis oris*, der im Grenzbereich zwischen Lippenrot und Epidermisseite hakenförmig umbiegt.

Im Bereich der Muskulatur und Drüsen zeigen sich größere Nervenbündel efferenter und afferenter Fasern, in der Submucosa und zwischen den Muskelbündeln Anschnitte größerer Arterien und Venen der A. und V. orbicularis oris.

13.1.1.2 *Wangen (Buccae):* Der Aufbau der Wangen entspricht etwa dem der Lippen und besteht aus mehrschichtigem Plattenepithel, aus einer kollagen-elastischen Lamina propria und Submucosa mit gemischten Drüsen, an die sich der quergestreifte M. buccalis anschließt. Zwischen der äußeren Haut und dem M. buccinator dehnt sich ein unterschiedlich stark entwickeltes Fettgewebe aus.

13.1.1.3 *Gaumen (Palatum):* Der Gaumen tritt als Trennwand zwischen Mund- und Nasenhöhle auf, besitzt auf der nasalen Seite ein mehrreihiges Epithel mit Flimmerzellen, Becherzellen und basalen Zellen. Auf der oralen Seite des Gaumens zeigt sich die Schleimhaut der Mundhöhle (s. S. 224) mit dichten Ansammlungen muköser Drüsen und elastischen Fasernetzen. Zwischen Nasenhöhlen- und Mundhöhlenschleimhaut kommen in weichen Gaumen Quer- und Längsschnitte quergestreifter Muskelzellen zu Gesicht, die vorwiegend dem M. levator und tensor veli palatini angehören. Bei der nicht verschieblichen Schleimhaut des harten Gaumens fehlt eine Submucosa, im weichen Gaumen befindet sich ein muskulöses, sehniges System.

13.1.1.4 *Zäpfchen (Uvula):* Die Uvula ist als Übergangszone von oraler zu nasaler Schleimhaut allseitig von Mundhöhlenschleimhaut, die gemischte Drü-

226 Verdauungsorgane

sen und lymphocytäre Ansammlungen aufweist, überzogen und enthält den quergestreiften M. uvulae, der sich aus gewohnten quergestreiften, aber auch aus verzweigten Muskelzellen zusammensetzt.

13.1.1.5 *Zunge (Lingua)* [13.4.6.]

Der im Innern der Zunge befindliche Muskelkörper (quergestreifte Muskelzellen) wird von einer Schleimhaut mit mehrschichtigem unverhornten und verhornten Plattenepithel überzogen, die durch eine sehr feste bindegewebige Aponeurose (Fascia linguae) mit dem Muskelkörper (Corpus linguae) verknüpft ist. Im Gegensatz zu der glatten Unterfläche der Zunge ist die Schleimhaut auf dem Zungenrücken höckerig und infolge der fehlenden Submucosa und ihrer festen Verbindung mit der quergestreiften Muskulatur schlecht verschieblich. Das Bindegewebe der Lamina propria entwickelt unter dem Epithel große Erhebungen, die Bindegewebspapillen (Primärpapillen), von denen kleinere Sekundärpapillen ausgehen. Die von einem mehrschichtigen Plattenepithel bedeckten bindegewebigen Papillen werden zusammen mit ihren Sekundärpapillen je nach Form in vier verschiedene makroskopisch erkennbare Papillen gegliedert: 1. Papillae filiformes (Fadenpapillen), 2. Papillae fungiformes (Pilzpapillen), 3. Papillae circumvallatae (Vallatae, Wallpapillen) und 4. die beim Menschen nur noch vereinzelt auftretenden Papillae foliatae (Blattpapillen) (Abb. 13.2).

Die *Papillae filiformes* (Abb. 13.2) sind in großer Zahl über den Zungenrücken und die Zungenspitze verteilt und verkörpern schmale, eine oder mehrere spitzenförmige Sekundärpapillen enthaltende Schleimhauterhebungen. Am Epithel der Papillae filiformes treten aus verhornten Epithelzellen entstandene Hornfasern auf, die sich bei Anwendung der H.E.-Technik intensiv rötlich färben.

Bei Tieren verhornen die Fadenpapillen sehr stark und stellen einwärts gerichtete Hornzapfen dar (z. B. Raubtiere).

Zwischen den Papillae filiformes erheben sich pilzartig, besonders zahlreich an der Zungenspitze, die *Papillae fungiformes* (Abb. 13.2). Ihr Spitzenabschnitt würde dem Pilzhut, ihr binde-

gewebiger Grundstock dem Pilzstiel entsprechen. Auch an diesen Papillen sind durch Epithelzapfen getrennte, bindegewebige Sekundärpapillen zu erkennen, die die Verknüpfung mit dem meist nicht verhornenden Plattenepithel übernehmen. Im Epithel der Papillen finden sich besonders differenzierte Abschnitte, die sich durch Form und Anfärbung ihrer Zellen vom anliegenden Epithel abgrenzen lassen. Diese heller als das umgebende Epithel anfärbbaren, rundlich-ovalen Gebilde aus epitheloiden Zellen verkörpern Ansammlungen von Sinneszellen und stellen die Geschmacksknospen dar (s. S. 387). Diese sind bei Jugendlichen häufiger vorhanden als bei Erwachsenen.

Im Bindegewebe der Papillae fili- und fungiformes lassen sich mit Spezialtechniken freie und eingekapselte Nervenendorgane als Mechano- und Thermoreceptoren nachweisen.

Die vor dem Sulcus terminalis (V-förmig, Grenze zwischen Zungenrücken und Zungengrund) liegenden, etwa *8–12 Papillae vallatae* (Abb. 13.2) überragen im Gegensatz zu den Papillae fili- und fungiformes die Epitheloberfläche nicht und werden durch tiefe grabenförmige Einsenkungen des Epithels vom umgebenden Wall abgegrenzt. Besonders an der Innen-, weniger an der Außenseite der Grabenwandung erscheinen rundlich ovale, hell anfärbbare, aus verschiedenen Zelltypen zusammengesetzte *Geschmacksknospen*. Die Eindellung an ihrer Spitze nennt man Geschmacksgrübchen, das den Geschmacksporus enthält. In den Knospen kann man Sinnes- und Stützzellen (Ersatzzellen) unterscheiden, was an Kurspräparaten nur schwer durchführbar ist.

An den Spitzenabschnitten der Sinneszellen werden in das Geschmacksgrübchen ragende Stiftchen sichtbar, die elektronenoptisch aus Mikrovilli bestehen. Marklose efferente Nervenfasern dringen aus einem subepithelialen Geflecht in die Intercellularräume der Geschmacksknospen ein und entwickeln Synapsen (s. S. 387).

Außer mukösen Drüsen erstrecken sich im Bindegewebe seröse Drüsen (v. Ebner'sche Drüsen), deren Ausführungsgänge am Boden des Epithelgrabens münden (Spüldrüsen).

Die beim Menschen zurückgebildeten Papillae foliatae finden sich z. B. beim Kaninchen in größerer Zahl am seitlichen Zungenrand der Zungenwurzel (Kurspräparat). Die blattförmigen Papillen werden durch

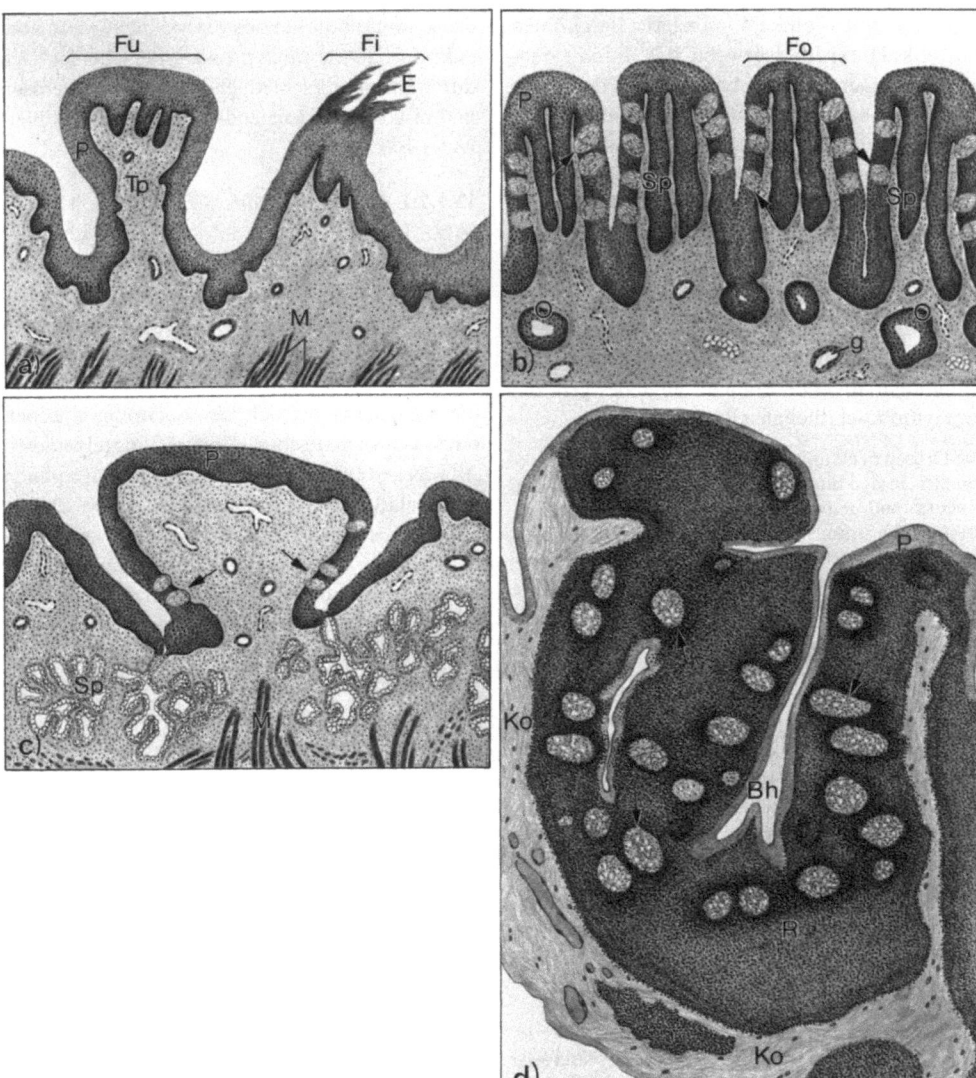

Abb. 13.2 Zungenrücken (Übersichtsvergrößerung).
a Papilla fungiformis (*Fu*) und Papilla filiformis (*Fi*), *M* = quergestreifte Muskulatur, *E* = verhornte Epithelzellen, *Tp* = Tunica propria, *P* = mehrschichtiges Plattenepithel. **b** Papillae foliatae (*Fo*) aus dem seitlichen Zungenrand. Die Pfeile weisen auf Geschmacksknospen hin. *O* = Querschnitte von Epitheleinsenkungen, *P* = mehrschichtiges Plattenepithel, *Sp* = Sekundärpapillen, *g* = Gefäß. **c** Papilla vallata. *Sp* = Spüldrüsen mit Ausführungsgang, *P* = mehrschichtiges Plattenepithel, *M* = Anschnitte quergestreifter Zungenmuskulatur. Die Pfeile weisen auf Geschmacksknospen hin. **d** Schnitt durch einen Zungenbalg (Folliculus lingualis). *P* = mehrschichtiges Plattenepithel, *Bh* = Balghöhle, *R* = retikuläres Bindegewebe. Die Pfeile weisen auf Sekundärfollikel hin. *Ko* = Kollagen

tiefe Epitheleinsenkungen voneinander getrennt. In dem die Furchen begrenzenden Epithel der Papillen treten Geschmacksknospen in größerer Zahl auf. Am Boden der Epitheleinsenkungen münden die Ausführungsgänge seröser Drüsen.

Der hinter dem Sulcus terminalis lokalisierte Zungengrund entwickelt keine Papillen und besteht aus Einsenkungen des Epithels (Balghöhle), unter dem sich lympho-retikuläres Bindegewebe mit Follikeln anlagert. Balghöhlen mit retikulärem Bindegewebe, das durch kollagenes Bindegewebe umgeben wird, werden unter der Bezeichnung Zungenbalg zusammengefaßt. Die Gesamtheit der *Zungenbälge (Folliculi linguales,* Abb. 13.2) nennt man auch Tonsilla lingualis (s. S. 209). In geringerem Umfang als in der Tonsilla palatina (s. S. 208) durchwandern Lympho- und Granulocyten das mehrschichtige Plattenepithel, lockern es auf und erreichen die Balghöhle. Ansammlungen muköser Drüsen breiten sich im Bindegewebe und zwischen Muskelbündeln aus. Die Folliculi linguales gehören zum lympho-epithelialen Rachenring.

Die Drüsen der Zunge (Glandulae linguales) erstrecken sich in der bindegewebigen Tunica propria der Mucosa und teilweise zwischen Bündeln quergestreifter Zungenmuskulatur. Die gemischten Drüsen der Zungenspitze (Nuhnsche Drüsen) liegen beiderseits des Septum linguae und münden durch Ausführungsgänge an der Zungenunterfläche. Seröse Spüldrüsen senden ihre Ausführungsgänge in die Gräben der Papillae vallatae und foliatae. Im Zungengrund kommen vorwiegend Ansammlungen muköser Drüsen vor.

Die quergestreifte Eigenmuskulatur der Zunge (M. longitudinalis, transversus und verticalis) entwickelt ein dreidimensionales Gefüge, so daß man longitudinal, vertikal und transversal verlaufende Bündel erkennen kann. In den unter der Bezeichnung Corpus linguae zusammengefaßten Muskelkörper strahlen noch Fasern der äußeren Zungenmuskulatur ein (M. genioglossus, hyoglossus).

Markhaltige und marklose Nervenfasern lassen in der Tunica propria ein dichtes Geflecht entstehen, aus dem Fasern abgehen, die in den Papillen freie und eingekapselte Endorgane (Thermo- und Mechanoreceptoren) entwickeln, als marklose intraepitheliale Fasern in das Epithel eindringen und die Geschmacksknospen versorgen. Die Gefäßbahn der Zunge weist ein vegetatives Geflecht mit intercalären und terminalen Transmittersegmenten auf. Vereinzelte Nervenzellen lassen sich im Bindegewebe der Papillen und inmitten von Nervenbündeln beobachten.

13.1.1.6 *Tonsilla palatina* (s. S. 208)

13.1.2 *Mundspeicheldrüsen*

Die Mundspeicheldrüsen, *Glandula parotis* = Ohrspeicheldrüse, *Gl. submandibularis* = Unterkieferdrüse und *Gl. sublingualis* = Unterzungendrüse sind tubulo-acinös verzweigte Drüsen vom ekkrinen Sekretionstyp und unterscheiden sich durch ihre unterschiedliche Anzahl von serösen und mukösen Drüsenendstücken (Acini, s. hierzu auch S. 71).

13.1.2.1 *Glandula parotis* [10.5.2. und 13.4.2.] (Abb. 13.3)

Die Gl. parotis ist meist eine *rein seröse Drüse,* deren Drüsenparenchym durch wenig kollagenes Bindegewebe in Läppchen (Lobuli) unterteilt wird. Im Bindegewebe und im Parenchym treten stets *zahlreiche Fettzellen* auf. Während die von einem einschichtigen hochprismatischen oder isoprismatischen Epithel ausgekleideten *Ausführungsgänge im Bindegewebe* zusammen mit Gefäßen verlaufen, finden sich im *Parenchym seröse Endstücke,* aus denen verzweigte *Schaltstücke* mit einem einschichtigen Platten- oder isoprismatischen Epithel hervorgehen und in ebenfalls verzweigte *Sekretrohre* oder Streifenstücke einmünden.

Die Wandung einer *serösen Endkammer* ist durch hohe, zur *engen Lichtung* konisch zulaufende, etwa *pyramidenförmige,* bei der H.E.-Technik rötlich anfärbbare *Epithelzellen mit rundlichen hellen Kernen* vertreten und wird von einer aus der Lamina basalis und Reticulinfasern bestehenden Basalmembran umgeben. Im Spitzenabschnitt der Drüsenzellen lassen sich mit sauren oder basischen Farbstoffen oder mit der Eisenalaunfärbung Sekretgranula nachweisen, die durch *ekkrine Extrusion* ausgeschleust werden. Der basale Zellanteil zeigt ein leicht *streifiges Plasma mit Basophilie,* die durch ein gut entwickeltes Ergastoplasma und geringe Membraninvaginationen des basalen Plasmalemm hervorgerufen wird.

Die nur elektronenmikroskopisch erkennbaren Intercellularspalten können sich zu lichtmikroskopisch sichtbaren intercellulären Sekretcapillaren erweitern. In den serösen Endstücken wird ein enzymreicher (Amylase, Maltase und Lysozym) Verdünnungs- oder Spülspeichel produziert. Mit Spezialtechniken vermag man verzweigte contractile Korbzellen (Myoepithelzellen) zwischen Drüsenepithel der Endkammer und der anliegenden Lamina basalis nachzuweisen.

Die von einem *einschichtigen Platten- oder isoprismatischen Epithel* ausgekleideten *Schaltstücke* sind kleiner als die Drüsenendkammern

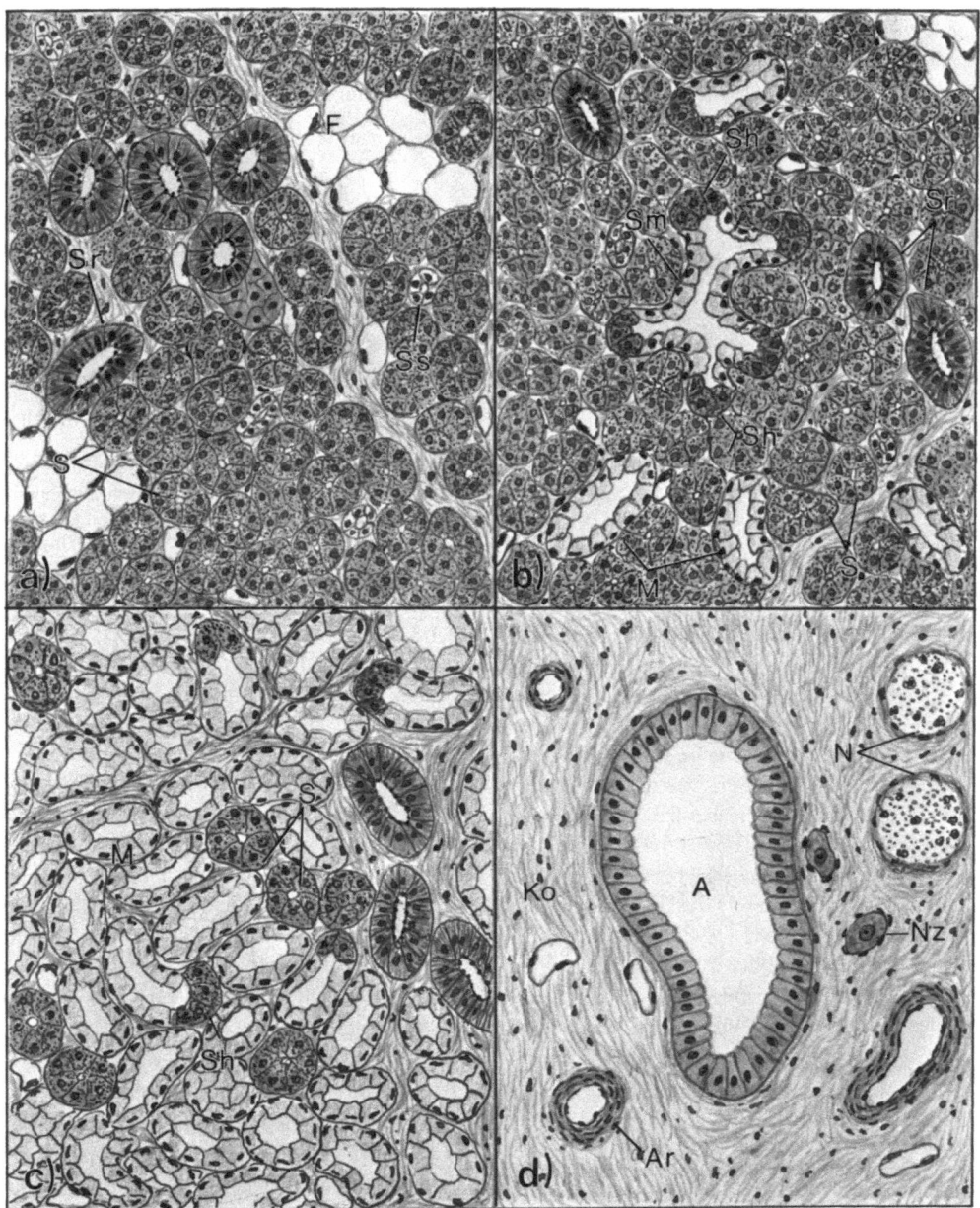

Abb. 13.3 Mundspeicheldrüsen (Vergr. etwa 70fach).
a Glandula parotis mit rein serösen Endkammern (S), Sr = Streifenstück oder Sekretrohr, F = Fettzellen und Ss = Schaltstück. **b** Glandula submandibularis mit serösen (S), mukösen (M) und gemischten (Sm) Endkammern. Sr = Streifenstück, Sh = seröser Halbmond.

c Glandula sublingualis mit vorwiegend mukösen (M) Endstücken und wenigen serösen (S) Endkammern; Sh = seröser Halbmond. **d** Ausführungsgang (A) im interlobulären Bindegewebe. Ar = Arterie, N = Nerven, Nz = Nervenzelle, Ko = Kollagen

und erscheinen im H.E.-Präparat heller, ganz schwach basophil gefärbt. Die ebenfalls im Parenchym befindlichen, von einem einschichtigen *isoprismatischen oder prismatischen Epithel aus-*

gekleideten Steifenstücke oder Sekretrohre sind größer als End- und Schaltstücke, von deutlicher Acidophilie (bei H.E.-Färbung intensiv rot), zeigen im apikalen Zellbereich ein deutli-

230 Verdauungsorgane

ches Schlußleistennetz und im *basalen Plasma eine Streifenstruktur*, die durch elektronenmikroskopisch sichtbare Reihenstellung von Mitochondrien und Plasmainvaginationen verursacht wird. Die *Ausführungsgänge* im interlobulären Bindegewebe weisen ein- bis zweischichtiges isoprismatisches oder hochprismatisches, stellenweise Becherzellen enthaltendes Epithel auf, das im Ductus parotideus mehrschichtig werden kann.

Mit Spezialfärbungen lassen sich vegetative Nervenfasern im Parenchym nachweisen. Schon im Routinepräparat erscheinen häufig Anschnitte markhaltiger Nervenfaserbündel des N. facialis, der mit seinen Ästen durch die Gl. parotis hindurchzieht.

13.1.2.2 *Glandula submandibularis*
[10.5.2. und 13.4.5.] (Abb. 13.3):
Die Unterkieferdrüse ist eine *gemischte Drüse*, die *vorwiegend seröse Endkammern* aufweist. Die relativ wenigen mukösen Acini kommen vorwiegend in Verbindung mit serösen Drüsenzellen vor, die sich den mukösen Endstücken halbmondförmig als sog. *seröse Halbmonde* anlagern (gemischte Endstücke). Die im H.E.-Schnitt hell angefärbten, durch Herauslösung des Sekretes wabig strukturiert erscheinenden, mit einem abgeflachten, dunkel anfärbbaren basalen Zellkern versehenen mukösen Zellen lassen sich von dunkler erscheinenden serösen Drüsenzellen sehr gut unterscheiden. Da die Zellen der mucoiden Acini gewöhnlich niedriger als die der serösen Drüsenzellen sind, ist das Lumen weiter als das der serösen Endstücke.

Im Mucicarminpräparat erscheinen die mukösen Endkammern in einem leuchtenden Rotton, im PAS-Präparat rot-violett, während die serösen Zellen heller gefärbt in Erscheinung treten. Schalt- und Streifenstücke treten in gewohnter Anfärbung und Struktur im Drüsenparenchym, Ausführungsgänge im interlobulären Bindegewebe auf.

13.1.2.3 *Glandula sublingualis*
[10.5.2. und 13.4.5.]:
Die Unterzungendrüse ist ebenfalls eine *gemischte Drüse* und besteht aus einer *großen Zahl rein muköser Endstücke* (tubulös) und wenigen serösen Anteilen, die meist nur in Form von *serösen Halbmonden* vorliegen (gemischte Endstücke). Sekretrohre treten selten auf, die Schaltstücke werden mit zunehmender Zahl der mukösen Endstücke weniger und scheinen einem Verschleimungsprozeß zu unterliegen. Ausführungsgänge von gewohnter Bauweise verlaufen im Drüsengewebe.

In den gut durchbluteten Mundspeicheldrüsen erstreckt sich ein aus sympathischen und parasympatischen Nervenfasern zusammengesetztes Geflecht, das in der Nähe der Gefäße und Ausführungsgänge besonders ausgeprägt ist. Von hier aus begeben sich marklose Nervenfasern zu den Drüsenendstücken, entwickeln Transmittersegmente (s. S. 142), mit denen sie sich unter Durchdringung der Lamina basalis den Drüsenzellen basal und intercellulär auf synaptische Spaltbreite anlagern. Vereinzelte Nervenzellen erscheinen in den Nervengeflechten.
Der von den Drüsen produzierte Speichel (Saliva) ist je nach Drüsenaktivität ein Gemisch aus mucinhaltigem Gleit- und flüssigem proteinhaltigen Verdünnungsspeichel und enthält Maltase, Amylase, Ptyalin, wenige Peptidasen und Lipasen.

13.1.3 Die *Zähne (Dentes)* [13.2.7.] (Abb. 13.4) setzen sich aus Hart- und Weichsubstanzen zusammen. Die *Hartsubstanzen* werden durch das *zellfreie Zahnbein* (Dentin, Substantia eburnea), den ebenfalls *zellfreien Schmelz* (Substantia adamantina) und den *zellhaltigen Zement* (Substantia ossea), die *Weichteile* durch die *Pulpa, Wurzelhaut* und *Zahnfleisch* verkörpert. Das den ganzen Zahn durchziehende Dentin begrenzt die Zahnpulpa, wird an der *Krone* (Corona) von Schmelz, an der *Wurzel* (Radix) von Zement überzogen (Abb. 13.4). Die Grenze zwischen Schmelz und Zement liegt am *Zahnhals* (Collum dentis).

13.1.3.1 *Hartsubstanzen* (Abb. 13.4 und 13.5):
1. *Zahnbein (Dentin):* Das Dentin, das härter als Knochengewebe ist, besteht zu *28% aus organischen Anteilen* wie *Glykoproteinen* und in

Abb. 13.4 Längsschnitt durch einen Zahn im Kiefer (in Anlehnung an HAM). S = Schmelz mit Retzius-Streifen (R), D = Dentin, Z = Zement, Pu = Pulpa mit gefäß- und nervenreichem Bindegewebe, Al = Alveolarknochen, P = Periodontium mit kollagenen Fasern, Kk = klinische Krone, Ak = anatomische Krone, Zh = Zahnhals, R = Radix (Wurzel), Mg = marginale Gingiva, Bg = befestigte Gingiva, Is = inneres und äußeres Saumepithel, Am = Alveolarmucosa, Km = Knochenmark

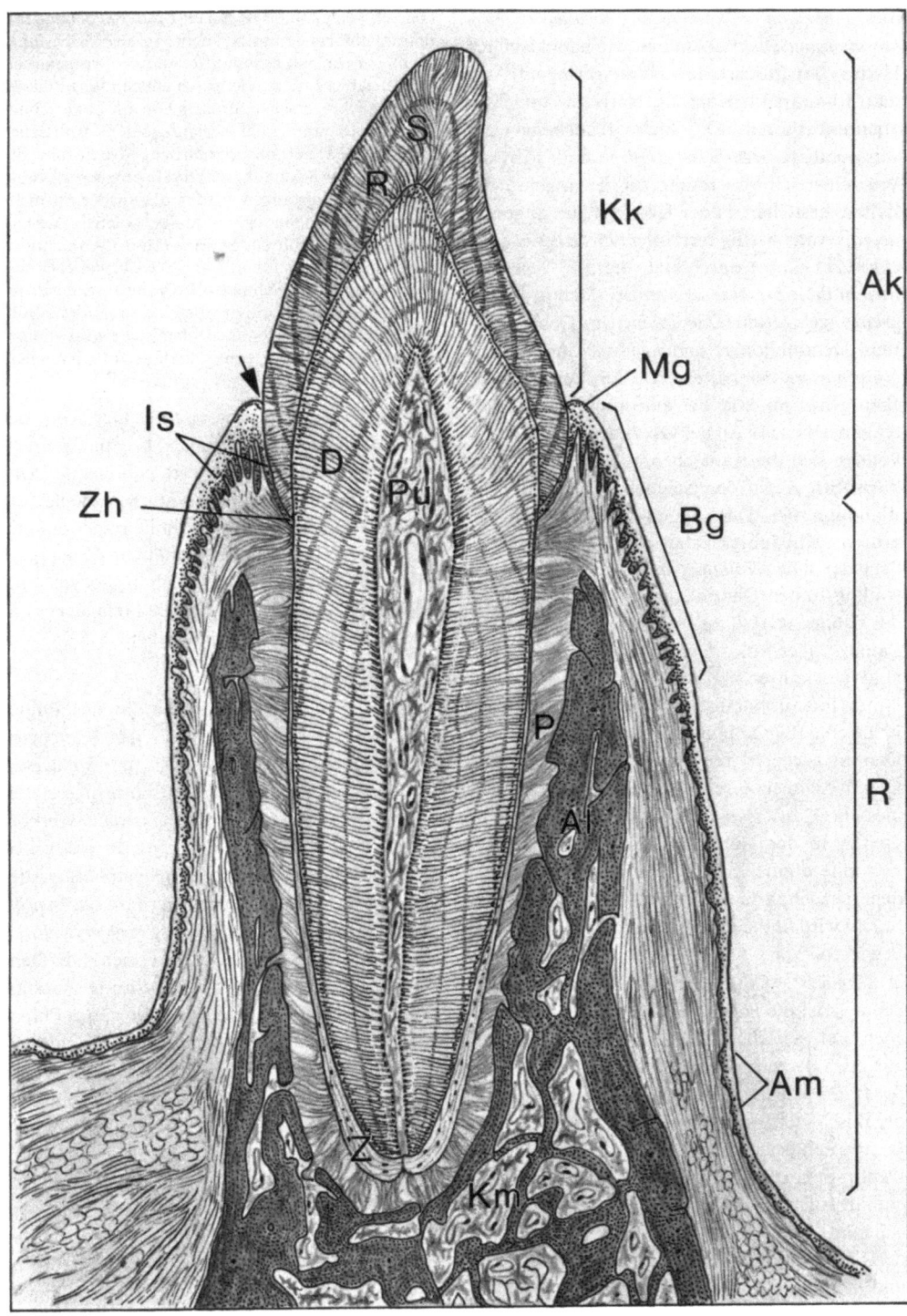

Abb. 13.4

diese *eingelagerten kollagenen Fibrillen, zu 72% aus anorganischen Substanzen* wie hauptsächlich Hydroxylapatitkristalle und in geringem Ausmaß Fluorapatit, Kalium-, Natrium- und Magnesiumcarbonat. Das dem Knochengewebe vergleichbare *Dentin ist zellfrei* und wird im Wurzelbereich von radiär zur Längsachse des Zahnes gestellten, in der Krone steiler angeordneten, etwas wellig verlaufenden *Dentinkanälchen* (∅ 1–3 μm) durchsetzt, die als *Tomessche Fasern die Fortsätze der an* der Dentin-Pulpagrenze gelagerten *Odontoblasten* (Dentinoblasten, Dentinbildner) und *marklose dendritische Nervenfasern* beinhalten. Von den Dentinkanälchen gehen miteinander anastomosierende Seitenkanälchen ab. An der Oberfläche des Dentins können sich die Kanälchen aufgabeln und eine kurze Strecke in den Schmelz eindringen. Die Wandung der Dentinkanälchen ist reich an sauren Mucopolysacchariden (Neumannsche Scheide). Die *Kollagenfasern* verlaufen rechtwinklig zu den Dentinkanälchen in Längsachse des Zahnes, so daß sie auf einem Querschliff des Zahnes quer, die Dentinkanälchen dagegen längs geschnitten sind.

Unter Interglobulardentin versteht man durch ungleichmäßig ablaufende Mineralisation des Dentins weniger verkalkte Bezirke nahe der Dentin-Schmelz-Grenze, sie zeigen sich als Tomessche Körnerschicht an der Dentin-Zementgrenze. In der Nähe der Zahnpulpa erstreckt sich eine dünne Zone von Prädentin, das von den benachbarten Odontoblasten hervorgebracht wird und eine Einengung der Pulpahöhle bewirken kann.

2. Schmelz (Substantia adamantina): Der Schmelz ist die *härteste Substanz* des menschlichen und tierischen Organismus und setzt sich aus etwa 4–6 μm dicken, *sechsseitigen, verkalkten Prismen* zusammen, die durch eine verkalkte organische Kittsubstanz verbunden werden. Die Prismen enden unter konischer Zuspitzung im Dentin-Schmelz-Grenzbereich. Der Schmelz enthält zu etwa 90% *Hydroxylapatit*, außerdem Calcium-, Magnesium- und Natriumsalze. Da der Schmelz keine organischen Anteile besitzt und bei Herstellung eines Zahnschnittes die Entkalkung zur Entfernung der Kalksalze führt, fehlt in einem solchen Präparat stets der Schmelzanteil des Zahnes.

Die Schmelzprismen zeigen eine radiäre, gebündelte, schraubenförmige Verlaufsrichtung, so daß im Zahnschliff Prismenlängsschnitte und Prismenquerschnitte abwechseln. Hierdurch entsteht das Bild der Hunter-Schregerschen Streifen. Die auf Längsschnitten erkennbaren, steil verlaufenden Retziusschen Streifen sind auf das periodische Wachstum des Schmelzes zurückzuführen. Durch Ablagerung organischer Kittsubstanzen werden die an der Schmelz-Dentingrenze befindlichen, auf schwächere Verkalkung zurückzuführenden, an Fasern erinnernden Schmelzbüschel sichtbar. Unter Schmelzlamellen versteht man von der Schmelzoberfläche ausgehende radiär verlaufende Sprünge, die eine organische Substanz enthalten. Die Schmelzoberfläche wird von der verkalkten Cuticula dentis (Schmelzoberhäutchen) überzogen, die in der Regel verloren geht.

3. Zement (Substantia ossea): Der von der Schmelzgrenze am Zahnhals bis zur Wurzelspitze reichende Zement setzt sich aus *geflechtartigem Knochengewebe* zusammen, wobei die dünnen Zementzonen gewöhnlich zellfrei sind, die dickeren lamellenartig gebauten Zementpartien an der Wurzelspitze jedoch Osteocyten enthalten. Die radiär orientierten kollagenen Fasern gehen in die Wurzelhaut über.

13.1.3.2 Weichsubstanzen

1. Zahnpulpa: Die Zahnpulpa (in der Pulpahöhle) wird durch ein aus *Fibro- und Histiocyten und gallertiger Grundsubstanz* mit *kollagenen und argyrophilen Fasern* zusammengesetztes, *gallertig-mesenchymales Bindegewebe* verkörpert. An der Pulpa-Prädentingrenze erstrecken sich ein bis zwei *Reihen von Odontoblasten*, deren *Fortsätze* (Tomessche Fasern) in die *Dentinkanälchen* gelangen und deren Perikarya durch Desmosomen verknüpft sein können. Die Dentinoblasten haben etwa birnenförmige Gestalt und schicken auch kurze Fortsätze in das Pulpagewebe. Die durch den *Wurzelkanal* (Canalis radicis) eintretenden kleinen Arterien entwickeln Capillarnetze, die im Bereich der Dentinbildner (Odontoblasten) besonders dicht sind. *Bündel markhaltiger und markloser Nervenfasern* begleiten die Gefäße, sorgen für die Innervation der Blutgefäße selbst, entwickeln im Bereich der Odontoblasten einen dichten Plexus markloser Nervenfasern und dringen als marklose receptorische Axone (Dendriten) in die Dentinkanälchen ein.

2. Wurzelhaut (Periodontium, Zahnhalteapparat): Die Wurzelhaut stellt die *bindegewebige*

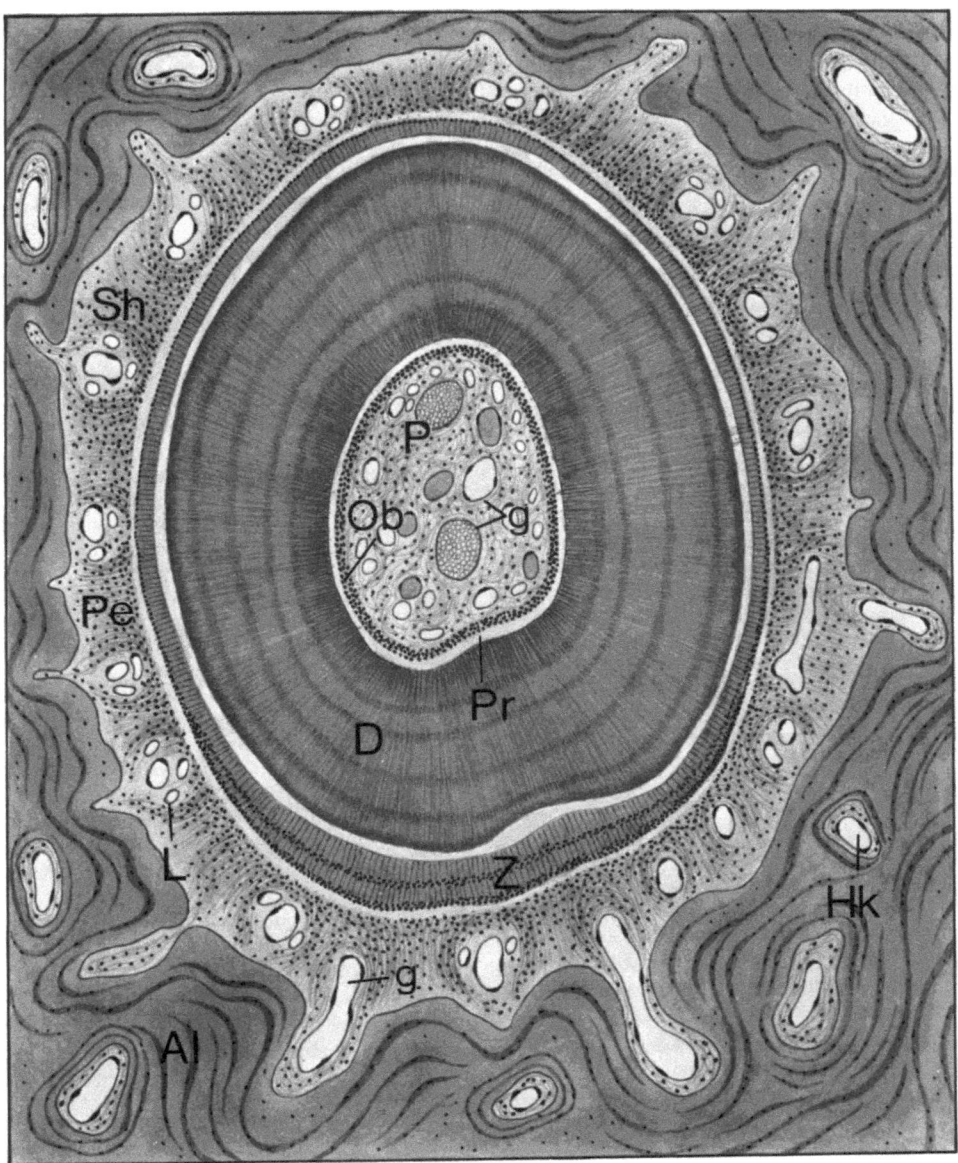

Abb. 13.5 Querschnitt durch einen Zahn im Kiefer mit Zahnpulpa (*P*, mit *g* = Blutgefäßen und gallertigem Bindegewebe). Reihen von Odontoblasten (*Ob*) grenzen zum Prädentin (*Pr*) an. *D* = Dentin mit radiär gestellten Dentinkanälchen. *Z* = Zement; *Pe* = Periodontium mit Sharpeyschen Fasern (*Sh*), Blutgefäßen (*g*) und Lymphgefäßen (*L*); *Al* = Alveolarknochen (Kieferknochen), *Hk* = Haverssche Kanälchen

Verbindung zwischen *Zement* und *knöcherner Alveolenwand* des Ober- und Unterkiefers her und setzt sich aus *Fibrocyten* und einem System von *Kollagenfasern* (Sharpeysche Fasern) zusammen. Zwischen den schräg gestellten Kollagenfaserbündeln verlaufen *Blut- und Lymphgefäße* sowie *Nervenfasern*. Während die Kollagenfasern im oberen Bereich der Alveole fast horizontal verlaufen, ziehen sie in der Tiefe der Alveole schräg bzw. steil abwärts von der Alveolenwand zum Zement. Unter der Bezeichnung Parodontium werden Zement, Periodontium und Alveolarperiost zu einer funktionellen Einheit zusammengefaßt.

3. *Gingiva (Zahnfleisch):* Das Zahnfleisch besteht aus *verhorntem, mehrschichtigen Plattenepithel* und einem straffen *kollagen-elastischen Bindegewebe*, das die Gingiva mit dem Kieferknochen fest verbindet. Die Unterfläche des dem Zahnhals anliegenden Epithels ist glatt (innere Gingiva), während die Basis des sichtbaren Zahnfleisches (äußere Gingiva) mit stark ausgebildeten Epithel- und Bindegewebspapillen ausgestattet ist.

Die rote Farbe der Gingiva ist auf ihre extrem gute Gefäßversorgung zurückzuführen. Marklose Nervenfasern entwickeln im Epithel und im subepithelialen Bindegewebe receptorische Endigungen.

Am Zahnfleisch lassen sich folgende Abschnitte unterscheiden: 1. Die Alveolarmucosa (unverhornt), die den knöchernen Alveolarfortsatz bedeckt und verschieblich ist. 2. Daran schließt sich kronenwärts die „attached gingiva" (befestigte Gingiva) an, die ihren Namen auf Grund ihrer festen Fixierung an die Unterfläche erhalten hat und nicht verschieblich ist. 3. Die „attached gingiva" schlägt sich im Bereich der marginalen Gingiva zum Gingivasulcus (Rinne zwischen Schmelz und Gingivakante) um. 4. Die dem Zahnschmelz anliegende Gingiva wird auch als inneres Saumepithel (unverhornt) bezeichnet, das bei Entzündungen und bakteriellem Befall unter Erweiterung des Sulcus die Zahnfleischtaschen ausbildet.

13.1.3.3 *Zahnentwicklung* (Abb. 13.6 u. 13.7)

Die Entwicklung der Zähne ist eine Gemeinschaftsleistung von Epithel und Mesenchym an der Kieferanlage. Das Epithel liefert den Schmelz, aus dem mesenchymalen Bindegewebe entwickeln sich Zahnbein, Zahnpulpa, Zement und Wurzelhaut.

Im 2. Embryonalmonat schiebt sich vom ektodermalen Mundepithel der Kieferränder eine lingualwärts gerichtete Epithelzellplatte, die man als *Zahnleiste* bezeichnet, in das darunter gelegene Mesenchym. An der labialen Seite der Zahnleiste zeigen sich anschließend im oberen und unteren Zahnbogen solide Epithelverdickungen, die Zahnkolben, *Schmelzknospen* oder Schmelzorgane genannt werden (Abb. 13.6). Nach kappenförmiger Eindellung des lippenwärts gerichteten Schmelzorganes formiert es sich durch Wachstum seiner Ränder und Vordringen des der Kappenöffnung anliegenden verdichteten Mesenchyms glockenförmig um *(Schmelzglocke)* und richtet sich später mit der Längsachse parallel zur Zahnleiste aus. Die Schmelzglocke wird allseits von einem verdichteten Mesenchym umgeben, aus dem als Anlage des Periodontium ein *Zahnsäckchen* hervorgeht, während das in der Glockenhöhle vorliegende *zellreiche Mesenchym Zahnpapille* heißt und zur *Zahnpulpa* wird. Mit Ausnahme ihres unteren Randes, der eine Ersatzzahnleiste verkörpert, bildet sich die Zahnleiste zurück.

Im Innern der Schmelzglocke kommt es gleichzeitig zu einer netzartigen Auflockerung des Epithelverbandes, dessen jetzt lockeres Zellgefüge als *Schmelzpulpa* bezeichnet wird. Die nach außen die Schmelzglocke begrenzenden niedrigen Epithelzellen werden in ihrer Gesamtheit *äußeres Schmelzepithel* (äußere Schmelzzellen) genannt, während die Zellen des inneren, dem Mesenchym der Zahnpapille anliegenden Glockenrandes sich stark vermehren, zu hohen prismatischen Zellen umgestaltet und wegen ihrer Fähigkeit, Schmelz zu entwickeln, als *Schmelzbildner (Adamantoblasten, innere Schmelzzellen)* bezeichnet werden. Am Glockenrand hängen beide Zellschichten in einer *Wachstumszone* zusammen. Wahrscheinlich unter induktiver Einwirkung des inneren Schmelzepithels werden die ihm anliegenden peripheren Mesenchymzellen der Zahnpapille zu großen *Zahnbeinbildnern (Odontoblasten, Dentinoblasten)*, die sich zu einem prismatischen, epithelartigen Verband zusammenfügen. Zwischen den innen gelegenen mitochondrienreichen Odontoblasten und den äußeren Adamantoblasten erstreckt sich eine aus argyrophilen Gitterfasern zusammengesetzte Membrana praeformativa. Nachdem die Anlagen für die 20 Milchzähne aufgebaut sind, läuft der gleiche Neubildungsvorgang vom unteren freien Rand der *Ersatzzahnleiste* für die bleibenden Zähne ab. Vom Schmelzorgan können Epithelreste zurück bleiben, die man als Malassezsche Epithelnester bezeichnet und von denen aus beim vollentwickelten Zahnapparat Wurzelgranulome und Zysten entstehen können.

Die *Dentinbildung* beginnt am *Ende des 4. Embryonalmonats* an der Spitze der Zahnanlage, läuft anschließend bis zur Umschlagstelle (der Schmelzglocke) ab und geht von den Odontoblasten aus. Durch Bildung von Kollagenfasern und Grundsubstanz (Glykoproteine) seitens der Dentinoblasten entsteht das dem Osteoid (s. S. 104) vergleichbare, noch unverkalkte Prädentin. Indem sich die Dentinoblasten bei der weiteren Dentinbildung pulpawärts zurückziehen, tritt gleichzeitig eine Verlängerung ihrer in die Prädentinbildung miteinbezogenen Fortsätze (Tomessche Fasern) ein, die nunmehr in röhrenförmigen Aussparungen, den Zahnbein- oder Dentinkanälchen, liegen. Die Dentinoblasten mauern sich bei der Prä- bzw. Dentinbildung nicht wie die Osteoblasten bei der desmalen Ossifikation ein, die jedoch der Dentinbildung im Prinzip ähnlich verläuft.

Die Odontoblasten weisen zahlreiche Golgi-Felder, dichtes granuläres endoplasmatisches Reticulum und Filamente auf; an der Abgangsstelle der Fortsätze vom Perikaryon erscheinen Granulationen. Durch Einlagerung von Kalksalzen (Calciumphosphat und Hydroxylapatit) wird das Prädentin zum Dentin.

Im Querschnitt durch einen voll entwickelten Zahn (Abb. 13.5) ist eine Odontoblastenreihe an der Pulpa-Dentingrenze und eine deutliche Schichtung des Dentins zu erkennen, die auf seine rhythmische Bildung und Verkalkung zurückzuführen ist. Ein der Zahnpulpa benachbarter schmaler Streifen des Prä-

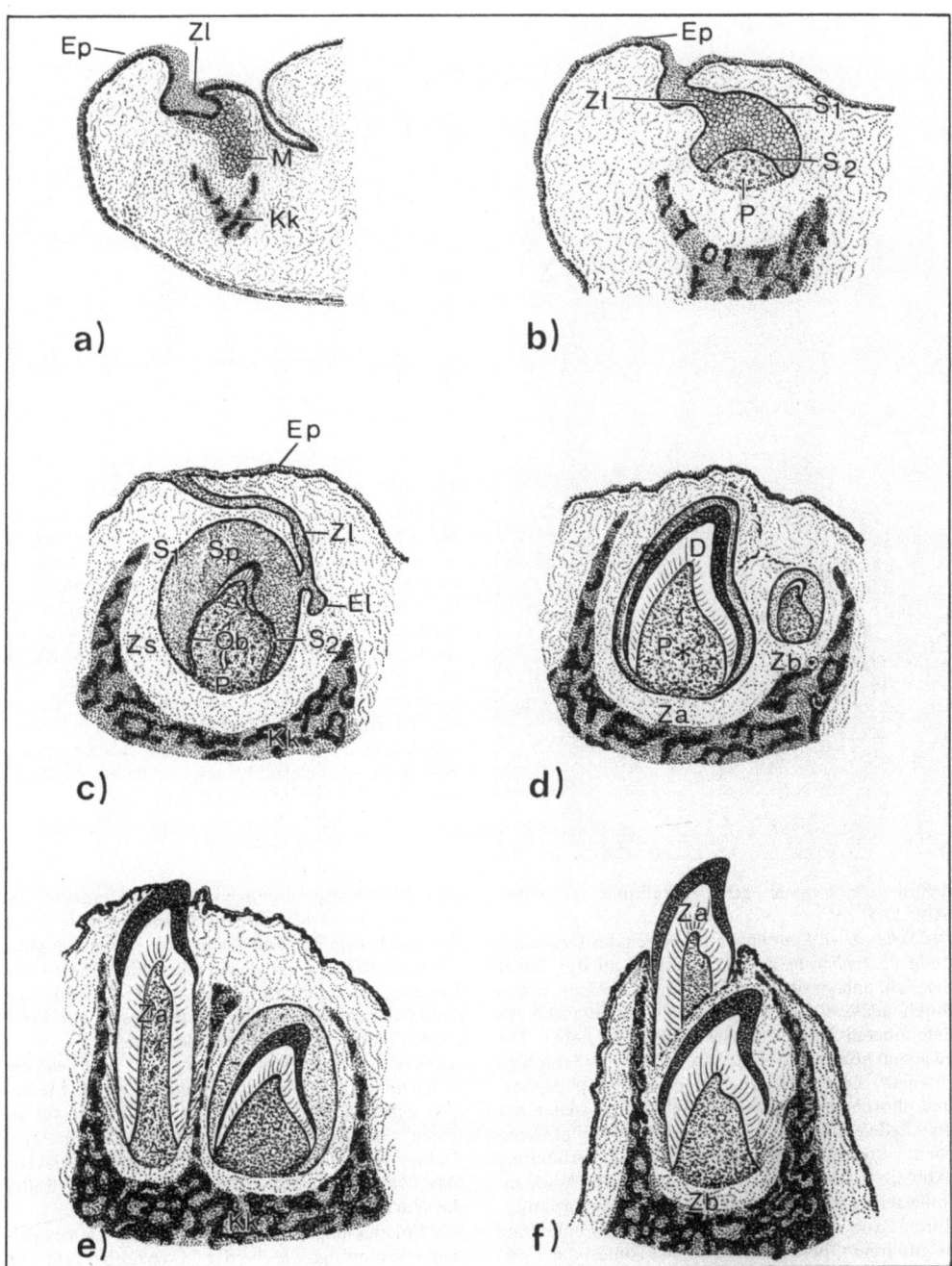

Abb. 13.6 Zahnentwicklung und Dentition (modifiziert nach HAM). **a** Entwicklung der Zahnleiste (*Zl*) aus dem Mundhöhlenepithel (*Ep*); *M* = verdichtetes Mesenchym, *Kk* = Anlage des Kieferknochens. **b** Anlage des Schmelzorgans (Schmelzknospe). *Zl* = Zahnleiste mit Ausbildung der Zahnglocke, S_1 = äußeres Schmelzepithel, S_2 = inneres Schmelzepithel, *P* = Zahnpapille. **c** *Zl* = Zahnleiste mit Ersatzleiste (*El*), *Sp* = Schmelzpulpa, S_1 = äußeres Schmelzepithel, S_2 = inneres Schmelzepithel, *Zs* = Zahnsäckchen, *P* = Zahnpapille (Anlage der Pulpa), *Kk* = Kieferknochen, *Ob* = Odontoblastenlage als Anlagematerial des Dentins an das innere Schmelzepithel. **d** Anlage des Milchzahns (*Za*) u. des bleibenden Zahnes (*Zb*). *D* = Dentin, *P*∗ = Pulpa, *S* = Schmelz. **e** Durchbruch des Milchzahns (*Za*). *Kk* = Kieferknochen. **f** Ausstoßen eines Milchzahns (*Za*) mit Wurzelabbau durch Osteoclasten und nachfolgendem Wachstum des bleibenden Zahnes (*Zb*)

236 Verdauungsorgane

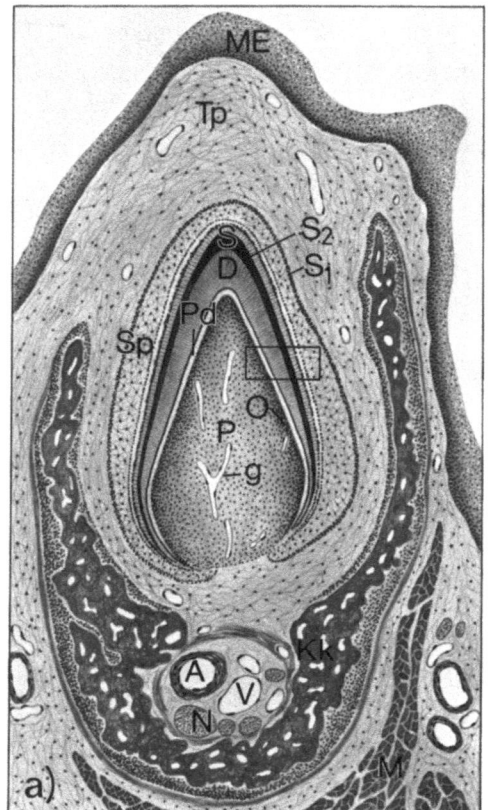

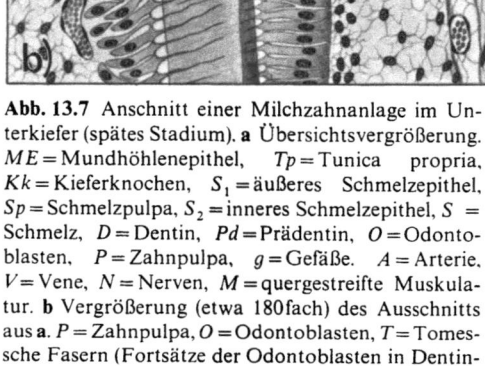

Abb. 13.7 Anschnitt einer Milchzahnanlage im Unterkiefer (spätes Stadium). a Übersichtsvergrößerung. ME = Mundhöhlenepithel, Tp = Tunica propria, Kk = Kieferknochen, S_1 = äußeres Schmelzepithel, Sp = Schmelzpulpa, S_2 = inneres Schmelzepithel, S = Schmelz, D = Dentin, Pd = Prädentin, O = Odontoblasten, P = Zahnpulpa, g = Gefäße. A = Arterie, V = Vene, N = Nerven, M = quergestreifte Muskulatur. b Vergrößerung (etwa 180fach) des Ausschnitts aus a. P = Zahnpulpa, O = Odontoblasten, T = Tomessche Fasern (Fortsätze der Odontoblasten in Dentinkanälchen). D = Dentin, S = Schmelz, A = Adamantoblasten, Sp = Schmelzpulpa mit Capillaren, Z = Zahnsäckchen, Si = Stratum intermedium

dentin bleibt von der Verkalkung verschont (Abb. 13.5).

Der Schmelz wird kurz nach Einsetzen der Dentinbildung *(5. Embryonalmonat)* ebenfalls an der Spitze der Zahnanlage sichtbar. Die *Schmelzbildung* erfolgt durch *Adamantoblasten* (Ameloblasten), die sich aus dem inneren Schmelzepithel differenziert haben. Die zu einem hohen prismatischen Epithel mit Schlußleistennetz zusammengefügten calcium-, phosphor- und phosphatasehaltigen Schmelzbildner stehen mit den Zellen des ihnen anliegenden phosphatasereichen Stratum intermedium in Verbindung (Abb. 13.7). Die im apikalen Abschnitt der Adamantoblasten nachweisbaren Sekretgranula gelangen durch Exocytose über einen langen Spitzenfortsatz an die freie Oberfläche. Diese als Tomessche Fortsätze (Tomessche Fasern = Fortsätze der Odontoblasten) bezeichneten dentinwärts gerichteten Zellausläufer sind als organische Matrix für die von den Adamantoblasten hervorgebrachten Schmelzprismen anzusehen. Durch Längenwachstum der Hydroxylapatit enthaltenden Schmelzprismen ziehen sich die Adamantoblasten ähnlich wie die Odontoblasten bei der Dentinbildung weiter zurück. Nach Fertigstellung des Schmelzes und kurz vor dem Zahndurchbruch vereinigen sich die Adamantoblasten mit Resten des äußeren Schmelzepithels durch das Wachstum der Zahnanlage unter Verdrängung der Schmelzpulpa und gehen zugrunde. Eine weitere Leistung der Adamantoblasten ist die Absonderung eines Schmelzoberhäutchens, das aus sich überkreuzenden kollagenen Fibrillenbündeln besteht.

Kurz vor der I. Dentition (Zahndurchbruch der Milchzähne) tritt die Zementbildung durch Mesenchymzellen des Zahnsäckchens ein, indem sie als Osteo- oder Zementoblasten ein sehr zellarmes, geflechtartiges Knochengewebe (Zement) entwickeln. Das Mesenchym des Zahnsäckchens liefert weiter die Wurzelhaut und das Alveolarperiost.

Die Entwicklung der bleibenden Zähne (Dentes permanentes) erfolgt wie die der Milchzähne, geht von der Zahnersatzleiste aus und läuft bereits während der Bildung der Milchzähne, so daß nach Durchbruch der Milchzähne die Anlagen der Dentes permanentes zunächst teilweise, später vollständig unter den Milchzähnen ausgebildet sind. Kurz vor der zweiten Dentition wird die Wurzel der Milchzähne durch Osteoclasten resorbiert. Hierdurch und durch das Wachstum der bleibenden Zähne werden die Milchzähne locker und fallen aus.

13.1.4 *Pharynx* (Schlund)

Die Pharynxwand setzt sich aus einer Mucosa (mehrschichtiges, nicht verhorntes Plattenepithel und kollagene Lamina propria), einer bindegewebigen Submucosa, einer aus quergestreiften Muskelzellen bestehenden Muscularis und einer Adventitia (Bindegewebe) zusammen. Im oberen Teil der Pars nasalis des Pharynx dehnt sich mehrreihiges Flimmerepithel aus. Zwischen Schleimhaut und Submucosa oder, wenn diese nicht entwickelt ist, zwischen Mucosa und Muscularis erstreckt sich eine elastische Grenzschicht. Im Bindegewebe kommen zahlreiche, rein muköse, außerdem auch gemischte Drüsen vor.

Basiswissen Lippe

In der Mitte des Organs der quergestreifte M. orbicularis oris. 1. Schleimhautseite mit hohem, unverhornten, mehrschichtigen Plattenepithel und vorwiegend mukösen Glandulae labiales in der Submucosa. 2. Epidermisseite (Oberhaut) mit flachem, mehrschichtigen verhornten Plattenepithel, Haaren, Talg- und kleinen Schweißdrüsen. 3. Lippensaum (Lippenrot) als Übergangszone zwischen Schleimhaut- und Epidermisseite mit mittelhohem mehrschichtigen Plattenepithel und vereinzelten freien Talgdrüsen.

Basiswissen Zunge

Corpus linguae aus Bündeln quergestreifter Muskulatur der inneren und äußeren Zungenmuskulatur in Quer- und Längsschnitten. Glatte Schleimhaut der Zungenunterfläche, höckerige Schleimhaut des Zungenrückens und der Zungenspitze. *Papillae fungiformes* (Pilzpapillen) und *filiformes* (Fadenpapillen verhornt) als Erhebungen der kollagenen Tunica propria mit dem Epithel. *Papillae vallatae* (Wallpapillen) vor dem Sulcus terminalis mit hell anfärbbaren Geschmacksknospen im Epithel, das den Graben auskleidet. Am seitlichen Zungenrand *Papillae foliatae* (Blattpapillen, bes. bei Tieren) mit zahlreichen Geschmacksknospen. Gemischte Drüsen in der Zungenspitze. Muköse und seröse Spüldrüsen im Bereich der Papillae vallatae. Seröse Drüsen münden in der Epitheleinsenkung zwischen den Papillae foliatae am seitlichen Zungenrand. *Zungenbälge* (Epitheleinsenkungen und lympho-retikuläres Bindegewebe mit Primär- und Sekundärfollikeln) am Zungengrund hinter dem Sulcus terminalis.

Basiswissen Glandula parotis

Rein seröse, von zahlreichen Fettzellen durchsetzte Drüse mit englumigen serösen Endstücken. Isoprismatische Drüsenzelle mit Sekretgranula im Spitzenabschnitt, rundlich, meist hell anfärbbare Kerne im basalen Zellplasma. Leicht basophile Basalstreifung des Plasmas. Contractile Korbzellen an Endkammern. Kleinere Schaltstücke mit einem einschichtigen Platten- oder isoprismatischen Epithel gehen aus Endstücken hervor und münden in Streifenstücke oder Sekretrohre ein (größer als End- und Schaltstücke, einschichtiges isoprismatisches Epithel mit Acidophilie, Schlußleistennetz und Basalstreifung). Ausführungsgänge mit ein- und zweischichtigem prismatischen Epithel im Bindegewebe.
Differentialdiagnose zwischen Parotis und seröser Bauchspeicheldrüse (Pankreas) und folgende Charakteristika der Tränendrüse: Zahlreiche Fettzellen in der Parotis. Centroacinäre Zellen und selten Fettzellen im Pankreas. Keine Sekretrohre im Pankreas. Auftreten von endokrinen Langerhansschen Inseln im Pankreas. In der serösen Tränendrüsen fehlen Schalt- und Streifenstücke.

Basiswissen Glandula submandibularis

Gemischte, mehr seröse als muköse Drüse. Zahlreiche, dunkel anfärbbare seröse Endstücke, wenige hell anfärbbare muköse Endkammern (weiteres Lumen als das der serösen Endstücke, basale abgeflachte Kerne), denen seröse Halbmonde anliegen. Schaltstücke, Streifenstücke, Drüsenausführungsgänge. Muköse Anteile im PAS-Präparat rot-violett.

Basiswissen Glandula sublingualis

(mehr mukös als serös): Zahlreiche hell anfärbbare muköse Endkammern, vereinzelt seröse Halbmonde. Vereinzelte Sekretrohre, keine oder nur wenige Schaltstücke, Ausführungsgänge.

Basiswissen Zahn

Zahnbein (Dentin), an der Krone von Schmelz (Substantia adamantina), an der Wurzel von Zement (Substantia eburnea, geflechtartiges Knochengewebe) überzogen. Dentin aus steil verlau-

fenden Kollagenfibrillen (Glykoproteinen und Hydroxylapatitkristallen). Im Dentin radiär gestellte Dentinkanälchen mit Fortsätzen der an der Dentin-Pulpagrenze gelagerten Dentinoblasten (Odontoblasten) als Tomessche Fasern und mit sensiblen Axonen.
Schmelz als härteste Substanz aus verkalkten Prismen mit Hydroxylapatit.
Zahnpulpa besteht aus gallertigem Bindegewebe mit Blutgefäßen, Nerven und Odontoblastenreihen an der Pulpa-Dentingrenze. Wurzelhaut (Periodontium) aus horizontal und schräg verlaufenden Bündeln von Kollagenfasern mit Fibrocyten. Im Periodontium Blutgefäße, Lymphcapillaren und Nerven.

Basiswissen Zahnentwicklung

Mundhöhlenepithel liefert den Schmelz, das Mesenchym das Dentin, Zahnpulpa, Zement und Wurzelhaut.

Frühes Stadium: Zahnleiste, Zahnglocke (Schmelzglocke) aus Schmelzpulpa mit begrenzendem inneren und äußeren Schmelzepithel bestehend. Das innere Schmelzepithel wird zu Adamantoblasten (Schmelzbildner). Die mesenchymale, von der Schmelzglocke umfaßte Zahnpapille liefert die Zahnbeinbildner (Odontoblasten, Dentinoblasten).
Spätes Stadium: Schichtung der Zahnanlage von innen nach außen: Gallertige Zahnpulpa – Reihe der Odontoblasten als Dentinbildner – Prädentin (unverkalkt, bei der H.E.-Färbung hellrot) – Dentin (verkalkt, bei der H.E.-Färbung intensiv rot gefärbt) mit Dentinkanälchen, die die Fortsätze der Odontoblasten als Tomessche Fasern enthalten. – Schmelz aus Schmelzprismen (bei der H.E.-Färbung blau-violett gefärbt) – Epithelreihe der Adamantoblasten (Schmelzbildner) – Stratum intermedium – Schmelzpulpa – Zahnsäckchen. Das mesenchymale Zahnsäckchen liefert Zement, Wurzelhaut und Alveolarperiost.

13.2 Rumpfdarmabschnitt

Bauprinzip: Die Wand der verschiedenen Anteile des Rumpfdarmes vom Oesophagus über Magen, Dünn- und Dickdarm bis zum Mastdarm zeigt eine einheitliche Bauweise. Von innen nach außen lassen sich folgende Schichten unterscheiden (Abb. 13.8):

1. *Tunica (Lamina) mucosa* (Schleimhaut) aus Lamina epithelialis (Epithel), Lamina propria (Bindegewebe), Lamina muscularis mucosae (glatte Muskelzellen) bestehend.
2. *Tunica oder Tela submucosa:* Kollagen-elastisches Binde- und Fettgewebe.
3. *Tunica muscularis:* Aus einem Stratum circulare internum (innere, circulär das Darmrohr umfassende Schicht glatter Muskelfasern) und aus einem Stratum longitudinale externum (äußere, weitgehend achsenparallel zum Darmrohr verlaufende Längsmuskelschicht).
   Ausnahme: Oberes Drittel des Oesophagus mit quergestreifter Muskulatur.
4. *Tunica adventitia* (Kollagen) oder *Tunica serosa* (Bauchfellepithel), die von bindegewebiger Subserosa unterlagert wird.

Die Rumpfwand führt zahlreiche Lymph- und Blutgefäße und enthält zum Teil lymphocytäre Ansammlungen.

In der Wand des Darmrohres liegen in verschiedenen Schichten exokrine Drüsen, deren Sekret an das Lumen des Verdauungskanals abgegeben wird.

In der Wand des Rumpfdarmes lassen sich prinzipiell in zwei Bereichen Ansammlungen multipolarer, vegetativer Nervenzellen feststellen:

1. Der *zwischen innerer Ring- und äußerer Längsmuskulatur* befindliche *Plexus myentericus oder Auerbachsche Plexus* für die Innervation der genannten Muskelschichten und
2. der in der *Submucosa* gelegene *Plexus submucosus oder Meissnersche Plexus* für die nervöse Versorgung der Submucosa und Mucosa (s. auch S. 240). Während die Perikarien der großen Nervenzellen des Plexus myentericus an ihrem großen hellen Kern und an ihrer hellen Anfärbung relativ gut im Kurspräparat (Abb. 13.15) zu erkennen sind, bereitet das Aufsuchen der kleineren und nicht so zahlreich vertretenen Ganglienzellen des Plexus submucosus Schwierigkeiten. Die Nervenzellfortsätze sind im gewöhnlichen Kurspräparat nicht dargestellt.

Die *Mucosa* besitzt als Epithel *im Oesophagus ein mehrschichtiges, nicht verhorntes Plattenepithel,* im *Magen* ein schleimproduzierendes, ein-

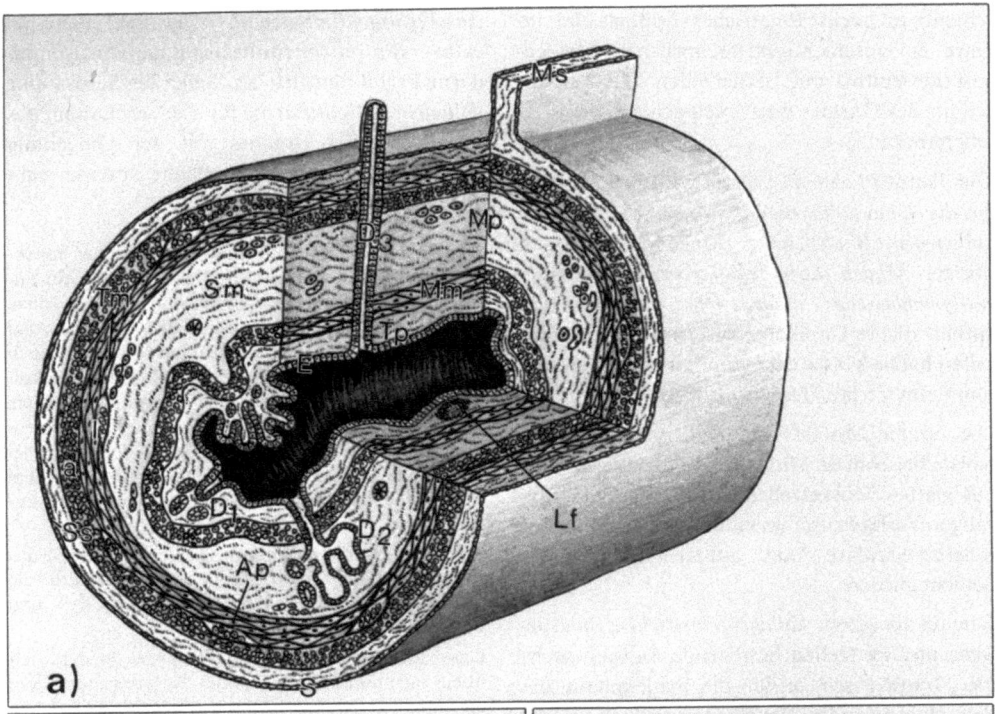

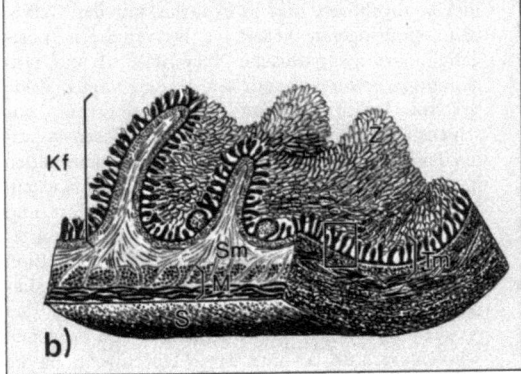
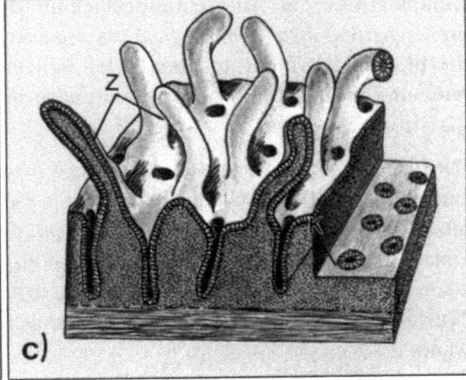

Abb. 13.8 a Schema des Grundaufbaus des Verdauungsrohres (aus BEVELANDER). Von innen nach außen: E = Epithel, Tp = Tunica propria, Mm = Muscularis mucosae (Epithel, Tunica propria und Muscularis mucosae bilden zusammen die Mucosa), Sm = Submucosa (bindegewebige Verschiebeschicht), Tm = Tunica muscularis mit innerer Ringmuskulatur (i) und äußerer Längsmuskulatur (a), Ss = Subserosa, S = Serosa bzw. Adventitia, Ms = Mesenterium bzw. Mesocolon, Lf = Lymphfollikel, D_1 = Drüsen in der Tunica propria, D_2 = Drüsen in der Submucosa, D_3 = Ausführungsgang einer Anhangsdrüse (z. B. Pankreas), Mp = Meißnerscher Plexus, Ap = Auerbachscher Plexus. **b** und **c** Schema der Oberflächenvergrößerung des Darmrohres. **b** Ausbildung von Kerckringschen Falten (Kf) mit Zotten (Z). Tm = Tunica mucosa, Sm = Tunica submucosa, M = Tunica muscularis, S = Serosa. **c** Vergrößerung des Ausschnitts aus **b**. (Aus HAM). Oberflächenvergrößerung der Dünndarmschleimhaut. Z = Zotten, K = Krypten (quer und längs). Zotten und Krypten: Oberflächenvergrößerung der Dünndarmschleimhaut; Krypten ohne Zotten: Oberflächenvergrößerung der Dickdarmschleimhaut

schichtiges hochprismatisches Epithel und im Darm ein einschichtiges, hochprismatisches Resorptionsepithel mit Becherzellen. Der Endabschnitt des Darmes weist mehrschichtiges Plattenepithel auf.

Die *Tunica (Lamina) propria* wird im *Oesophagus durch ein kollagenes, im Magen ebenfalls von kollagenem Bindegewebe* (Magen-Fundus), im übrigen *Magen-Darm-Trakt durch ein retikuläres-lymphatisches Bindegewebe* vertreten und enthält dichte Capillargebiete sowie Lymphcapillaren. Die Masse des lymphatischen Gewebes nimmt im Verlauf des Darmrohres zu.

Die für die Motorik der Schleimhaut verantwortliche schmale *Muscularis mucosae* setzt sich aus glatten Muskelzellen in einem circulär-spiraligen Verlauf zusammen und kann sich in eine innere circuläre und äußere longitudinale Schicht gliedern.

Die aus lockerem *kollagen-elastischen Bindegewebe* und Fettzellen bestehende *Submucosa* ist die *Verschiebeschicht* für die Schleimhaut des Rumpfdarmes, das Ausbreitungsgebiet für die *größeren Blut- und Lymphgefäße* zur Speisung der Blut- und Lymphcapillaren in der Schleimhaut und enthält die *kleinen Nervenzellen des Meissnerschen Plexus*.

Die für die Darmmotorik verantwortliche *Muscularis* (glatte Muskelzellen) gliedert sich in eine *innere Ring- und äußere Längsmuskelschicht*, die einem steil oder flach angeordneten Spiralsystem angehören. Die Fibrae obliquae, eine dritte Muskelschicht, finden sich nur in der Magenwand.

Bei Querschnitten werden die inneren circulären Muskelzellen längs getroffen, die äußeren in der Längsachse des Darmes gestellten glatten Myocyten quer angeschnitten; bei Längsschnitten durch die Darmwand zeigen sich die Anschnitte der Muskelschichten genau umgekehrt. Im schwach ausgebildeten Bindegewebe zwischen innerer Ring- und äußerer Längsmuskelschicht liegen die im Kurspräparat hell angefärbten, großkernigen Nervenzellen des Auerbachschen Plexus.

Die spiegelnd-glatte *Serosa* schließt sich nach außen der Muscularis an und umfaßt eine bindegewebige Subserosa und das mit seiner äußeren Oberfläche zum Bauchraum hin orientierte *einschichtige Plattenepithel* (Mesothelzellen). Bei extra- oder retroperitonealer Lage von Rumpfdarmabschnitten tritt an Stelle der Serosa eine *kollagene Adventitia*, die für die Verbindung des entsprechenden Organes mit der Umgebung sorgt. Eine epitheliale Oberfläche ist dann nicht vorhanden.

Die Serosa (Peritoneum viscerale) und das Peritoneum parietale besitzen zum Bauchraum hin ein einschichtiges Mesothel aus platten polygonalen Zellen, das in der Lage ist, eine seröse Flüssigkeit an den Bauchraum abzugeben und durch Mikrovilli auch zu resorbieren. Das Mesothel wird von einer aus kollagen-elastischem Bindegewebe zusammengesetzten, gefäß- und nervenführenden Subserosa (Tunica propria) unterlagert. Bei Reizung kann das Mesothel Makrophagen liefern und wird deshalb auch dem R.H.S. [reticulo-histiocytäres System (s. S. 93)] zugerechnet.

Zu den sogenannten serösen Häuten zählt man das Peritoneum, die Pleura, Epikard und Perikard, die seröse Hohlräume auskleiden, sowie das Epi- und Periorchium der Hodenzellen.

Das Nervengewebe des Rumpfdarmes gliedert sich in ein intramurales, autonomes Nervensystem, dem die Ganglien des Auerbachschen und Meissnerschen Plexus angehören, und in exogene, mit der Gefäßbahn eindringende vegetative Nervenfasern (postganglionäre sympathische Nervenfasern) und präganglionäre Nervenfasern des Nervus vagus. Beide Systeme lassen sich im Versorgungsgebiet nur schwer voneinander trennen. Die marklosen Neuriten der Ganglienzellen des Plexus myentericus bilden in der Muskulatur dichte Geflechte und entwickeln zwischen den glatten Muskelzellen intercaläre und terminale Transmittersegmente, die durch Freisetzung von Transmittersubstanzen eine Innervation „en passage" (s. S. 142) bewirken. Die Erregungsbildung in den Perikarya und die Weiterleitung in den Axonen läuft weitgehend unabhängig von exogenen Nervenfasern ab, da nach deren Durchtrennung die Motorik der Darmmuskulatur erhalten bleibt. Die Nervenzellen des Meissnerschen Plexus sorgen für die Innervation der Mucosa, vor allem für die der Muscularis mucosae und die der Drüsen.

Sogenannte Dogiel-Typ I Zellen zeigen kurze, mit füßchenförmigen Endabschnitten versehene Dendriten, erreichen durch lange Axone die Oberfläche der sogenannten Dogiel-Typ II Zellen und stellen Assoziationsneurone dar. Die Typ II Zellen sind durch lange Dendriten gekennzeichnet, ihre marklosen Neuriten innervieren die glatten Muskelzellen des Stratum longitudinale und circulare. Mit Silbertechnik ist ein dichtmaschiger, aus marklosen Nervenfasern zusammengesetzter Plexus mucosus nachweisbar. Eine genaue morphologische Charakterisierung der physiologisch zu postulierenden Receptoren konnte bislang nicht durchgeführt werden.

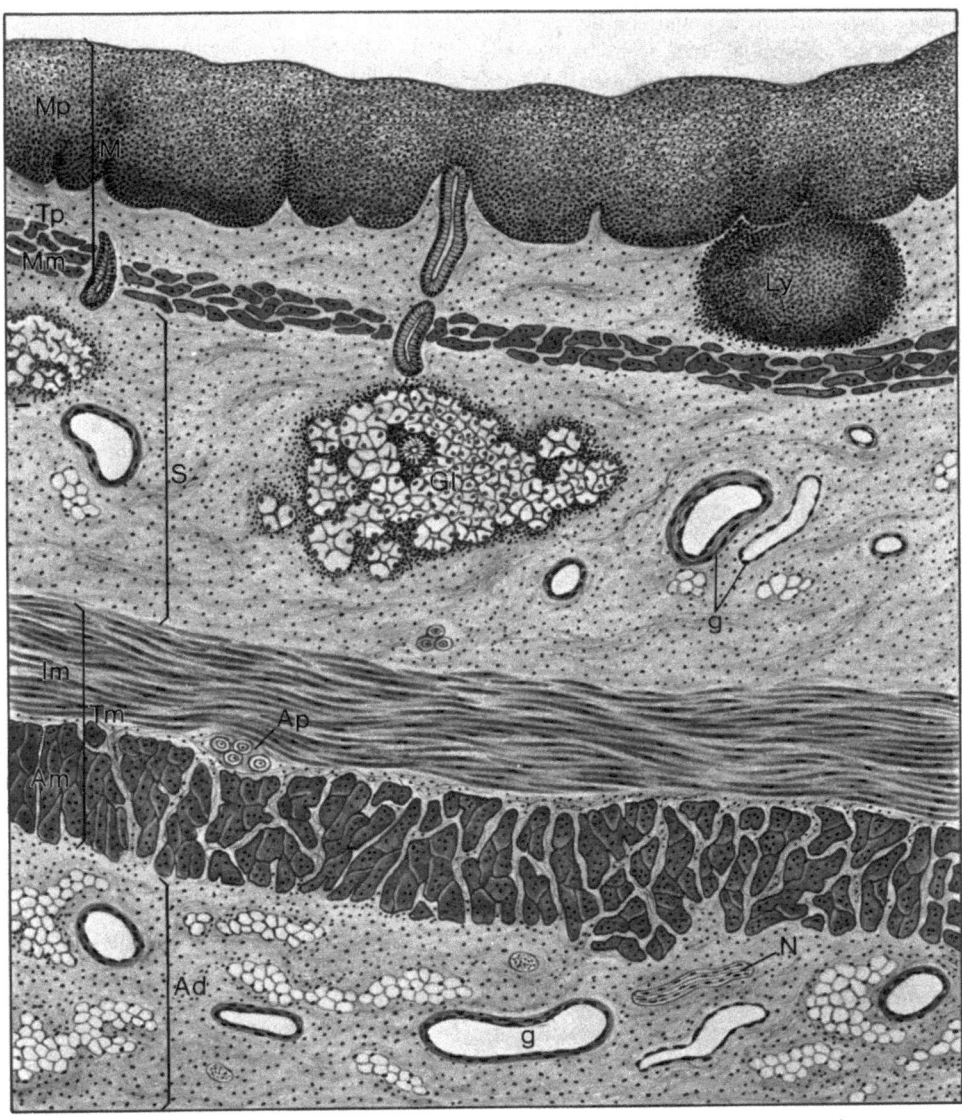

Abb. 13.9 Schnitt durch die Wand des Oesophagus. *Mp* = mehrschichtiges unverhorntes Plattenepithel, *Tp* = Tunica propria, *Mm* = Muscularis mucosae (Längsmuskulatur). Plattenepithel, Tunica propria und Muscularis mucosae bilden zusammen die Mucosa (*M*). *Ly* = Lymphfollikel, *Gl* = Glandulae oesophagicae mit Plasmazellanlagerungen, *g* = Gefäße; *S* = Submucosa, *Tm* = Tunica muscularis, *Im* = innere Ringmuskulatur, *Am* = äußere Längsmuskulatur, *Ad* = bindegewebige Adventitia mit Gefäßen (*g*) und Nerven (*N*), *Ap* = Auerbachscher Plexus

13.2.1 Vorderdarm

13.2.1.1 Oesophagus (Speiseröhre) (Abb. 13.9 u. 13.17) [16.1.4.]

Das *Querschnittsbild* des Oesophagus weist infolge von Längsfalten der Schleimhaut (Mucosa) eine *sternförmige Lichtung* auf. Das sehr hohe, *mehrschichtige, nicht verhornte Plattenepithel* liegt einer *kollagenen Tunica propria* auf, die capillar- und nervenhaltige Bindegewebspapillen zwischen Vorwölbungen des Epithels sendet. Außer den genannten Schichten gehört noch die vorwiegend aus längs gestellten, glatten Muskelzellen bestehende *Muscularis zur Mucosa*. Im

Gebiet kurz vor der Einmündung der Speiseröhre in den Magen können typische Magenschleimhautbezirke inselförmig in der Schleimhaut des Oesophagus auftreten (Praedilektionsstellen für Carcinome).

Ein Venenplexus erstreckt sich in der Tunica propria nahe der Muscularis mucosae, der bei portalem Stau (z.B. Lebercirrhose) stark erweitert wird und bis in die Oesophaguslichtung hineinragen kann (Oesophagusvaricen).

An die Mucosa schließt sich nach außen die aus lockerem *kollagen-elastischen Bindegewebe* bestehende Submucosa an, die außer *größeren Gefäßen* (besonders Venen) Ansammlungen von Nervenzellen (Meissnersche Plexus) und Gruppen muköser Drüsen (*Glandulae oesophageae*) aufweist. Die Ausführungsgänge der Drüsen durchziehen die Mucosa und münden in das Epithel ein. Die stets in der Submucosa befindlichen Oesophagusdrüsen sind nicht mit sogenannten mucoiden cardialen Oesophagusdrüsen zu verwechseln, die in der Lamina propria im Anfangs- und Endabschnitt des Oesophagus liegen und morphologisch den schlauchförmig gewundenen und verzweigten Cardiadrüsen (s. S. 244) des Magens gleichen. In ihrer Nachbarschaft, besonders in der Tunica propria, treten *Lymphocytenansammlungen* in Form von Solitärfollikeln, teilweise mit Reaktionszentrum, und außerdem in unterschiedlicher Zahl Plasmazellen und eosinophile Bindegewebszellen auf.

Die *Muscularis (innere Ring-, äußere Längsmuskelschicht)* besteht im oberen Oesophagusdrittel aus quergestreiften Skeletmuskelzellen, die abwärts an Zahl abnehmen und durch glatte Muskelzellen ersetzt werden.

Bei Tieren (z.B. bei Ratten und Hunden) kann sich die ganze Oesophagusmuskulatur aus quergestreiften Muskelzellen zusammensetzen, die auch auf die Magenwand übergreifen..

Die *äußere*, mit dem Muskelgewebe verknüpfte *Adventitia* führt größere Gefäße, vom N. vagus abstammende Nervenbündel und verbindet den Oesophagus mit der Umgebung.

Die Nervenzellen des Auerbachschen Plexus erscheinen in Gruppen zwischen innerer Ring- und äußerer Längsmuskelschicht und sind infolge ihrer Größe und hellen Anfärbbarkeit hier gut zu erkennen. Außer den dichten Geflechten und Nervenzellansammlungen der Meissnerschen und Auerbachschen Plexus findet sich ein engmaschiges subepitheliales Geflecht markloser Nervenfasern, von denen einzelne in das Epithel eindringen. Die quergestreiften Muskelzellen im oberen Drittel werden durch motorische Endplatten von Vagusästen versorgt, während die glatte Muskulatur der Muscularis und Muscularis mucosae ihre Innervation durch Axone des Auerbachschen bzw. Meissnerschen Plexus erhält.

13.2.1.2 *Magen* (Ventriculus, Gaster, Abb. 13.10 u. 13.11) [17.2.2.]

In einem Querschnitt durch die Magenwand kommt wieder die gewohnte Schichtung in *Mucosa* mit drei Zonen, *Submucosa, Muscularis* und *Serosa*, zum Ausdruck. Die Magendrüsen erstrecken sich *als schlauchförmige Einsenkungen des Epithels in der Lamina propria* und lassen je nach ihrer Beschaffenheit und Lokalisation eine *Unterscheidung* von *Cardia-, Fundus-, Corpus-* und *Pylorusdrüsen* zu.

Das Magenepithel wird durch ein *einschichtiges hochprismatisches Epithel* mit rundlichen, basalen Zellkernen verkörpert, das einen *zähflüssigen*, neutrale Mucopolysaccharide enthaltenden *Schleim* als Schutz vor dem proteolytischen Magensaft kontinuierlich an die Oberfläche der Schleimhaut abgibt. Die im Spitzenabschnitt der Zelle lokalisierten, mucoiden Sekretgranula sind PAS-positiv und lassen sich nicht wie die Sekrete von Becherzellen durch Mucicarmin anfärben. Die kurzlebigen Epithelzellen ruhen auf einer Lamina basalis und werden nach etwa 3–5 Tagen an die Lichtung abgegeben. Sie werden durch sogenannte *Nebenzellen* (s. S. 244), die sich zum Epithelverband zusammenschließen, ersetzt.

In fast regelmäßigen Abständen kommt es zu begrenzten *Einsenkungen des Epithels* in die Lamina propria, die als *Magengrübchen* oder *Foveolae gastricae* bezeichnet werden. In den Boden der durch das Magenepithel begrenzten Foveolae gastricae münden die *tubulös verzweigten Magendrüsen* (Glandulae gastricae) ein. Ein zwischen Magengrübchen und Einmündungsstelle der Magendrüsen befindliches kurzes schmales Halsstück scheint für den Ersatz abgestoßener Epithelzellen und abgenutzter Drüsenzellen von Bedeutung zu sein. Die der Unterfläche des Magenepithels angelagerte Lamina basalis geht kontinuierlich auf die Drüsenschläuche über. Die Magendrüsen durchsetzen bis zur Muscula-

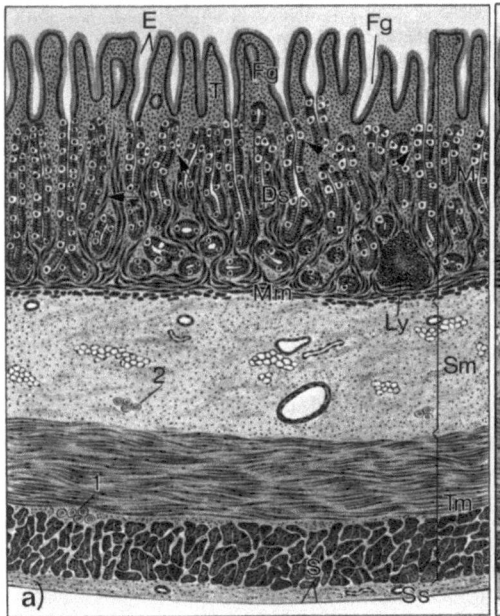 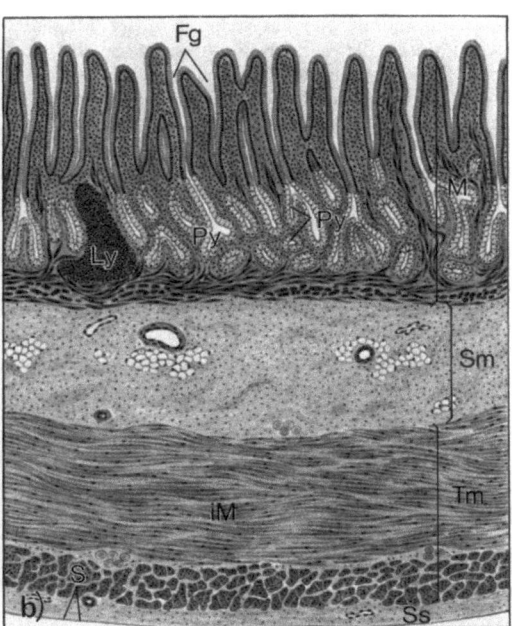

Abb. 13.10 Magen (Übersichtsvergrößerung).
a Schnitt durch die Magenwand (Fundus-Corpus). *Fg* = Foveolae gastricae (Magengrübchen), *Ds* = Drüsenschlauch, *M* = Tunica mucosa, *E* = einschichtiges prismatisches Epithel, *T* = Tunica propria, *Mm* = Tunica muscularis mucosae, *Sm* = Submucosa, *Tm* = Tunica muscularis, *Ss* = Subserosa, *S* = Serosa. Die Pfeile weisen auf Belegzellen hin. *1* = Auerbachscher Plexus, *2* = Meißnerscher Plexus, *Ly* = Lymphfollikel. **b** Schnitt durch die Magenwand (Pylorus), *Py* = Pylorusdrüsen, *Ly* = Lymphfollikel, *Fg* = Foveolae gastricae, *Sm* = Submucosa, *Tm* = Tunica muscularis, *iM* = zum Musculus sphincter pylori verdickte innere Ringmuskulatur, *Ss* = Subserosa, *S* = Serosa, *M* = Mucosa

ris mucosae die *Lamina propria*, die im Magenfundus und -corpus aus kollagenem Bindegewebe besteht und vom Magen-Pylorus an über Dünn- und Dickdarm durch ein retikuläres Bindegewebe mit Lymphocyten, Plasma- und Mastzellen sowie eosinophilen Granulocyten ersetzt wird.

Gelegentlich kommen größere Lymphocytenansammlungen mit Reaktionszentren vorwiegend im Cardia- und Pylorusgebiet zu Gesicht.

Die an die Tunica propria anschließende *Muscularis mucosae* umfaßt eine innere circuläre und eine äußere longitudinale Schicht und kann auch aus drei Zonen bestehen. Von der inneren Ringmuskelschicht können dünne Bündel von glatten Muskelzellen in die Tunica propria einstrahlen und sind wahrscheinlich für die Schleimhautmotorik verantwortlich.

In der *Submucosa (kollagen-elastisches System und Fettzellen)* dringen aus der Tunica muscularis größere Gefäße ein, die dünnere Arterien in die Schleimhaut abgeben und dort ein dichtes Capillarnetz entwickeln. Kleine Gruppen vegetativer Nervenzellen *(Meissnersche Plexus)* werden in der Submucosa, besonders in Nachbarschaft zur Muscularis mucosae, sichtbar.

In der *Tunica muscularis* läßt sich ebenfalls ein inneres Stratum circulare von einem äußeren Stratum longitudinale abgrenzen. Die innere Ringmuskelschicht verstärkt sich in der Pars pylorica zum kräftigen M. sphincter pylori. Eine dritte Muskellage wird durch die inneren, schräg zur Ringmuskulatur gestellten Fibrae obliquae verkörpert. Alle drei Zonen lassen sich wegen ihrer häufigen gegenseitigen Verflechtung mikroskopisch nicht immer voneinander trennen. Eine *kollagen-elastische Subserosa* wird an der äußeren Magenoberfläche vom *Mesothel der Serosa* überzogen.

Zwischen Ring- und Längsmuskelschicht dehnt sich der aus großen multipolaren vegetativen Nervenzellen bestehende Auerbachsche Plexus aus.

Das intramurale Nervensystem ist in der Magenwand durch die an den Knotenpunkten dichter markloser Nervengeflechte gelegenen Ganglien des Auerbachschen Plexus (Innervation der Muscularis) und Meißnerschen Plexus (Innervation der Schleimhaut) vertreten. Die Schleimhaut weist ebenfalls einen subepithelialen Plexus (ohne Nervenzellen) und zahlreiche marklose Axone an den Drüsenschläuchen auf.

1. *Cardia:* Die Cardiaregion ist durch die in der Tunica propria gelagerten tubulösen, verzweigten Cardiadrüsen gekennzeichnet, deren Wandung aus prismatischen, hell anfärbbaren mucoiden Zellen mit basal gelagerten, rundlichen oder abgeflachten Kernen besteht. In ihnen läßt sich Lipase nachweisen (nach Bargmann ein Glykoproteid). Den Cardiadrüsen ähnlich gebaute Drüsenpakete werden im unteren Abschnitt des Oesophagus beobachtet.

2. *Corpus-Fundus* (Abb. 13.10): Die *englumigen Fundusdrüsen mit Haupt-, Beleg- und Nebenzellen* sind in der Schleimhaut des ganzen Magenkörpers und des Fundus ventriculi zu finden und werden auch Hauptdrüsen genannt. Die verzweigten Drüsenschläuche münden in die Magengrübchen. Unter Berücksichtigung des ganzen, vom Oberflächenepithel aus eingesenkten und im Drüsenbereich zu sekretorischen Zellen differenzierten Epithelrohres nehmen die Foveolae etwa ein Drittel, die Hauptdrüsen etwa zwei Drittel des Rohres ein. Die Drüsentubuli lassen sich wegen der unterschiedlichen zahlenmäßigen Lagerung der einzelnen Drüsenzelltypen in einen an das Magengrübchen anschließenden Drüsenhals, der vorwiegend aus Beleg- und Nebenzellen und nur wenigen Hauptzellen besteht, in ein Mittelstück mit zahlreichen Beleg- und Hauptzellen und in den Drüsengrund, in dem die Hauptzellen überwiegen, gliedern.

Die isoprismatischen oder prismatischen *Hauptzellen* mit rundlichen Kernen besitzen ein fein *granuliertes basophiles Cytoplasma* und produzieren das *Proenzym Pepsinogen*, das in Gegenwart der von den Magendrüsen produzierten Salzsäure zum proteolytischen (proteinspaltenden) Pepsin aktiviert wird.

In elektronenmikroskopischen Aufnahmen (Abb. 13.11) lassen sich in dem der Drüsenlichtung zugewandten Zellteil unterschiedlich große pepsinogenhaltige Granula, die durch Exocytose ausgeschleust werden, und ein dichtes granuläres endoplasmatisches Reticulum nachweisen, das die lichtmikroskopisch erkennbare Basophilie hervorruft. Das gelegentliche Auftreten von Vacuolen im Plasma ist auf die Anwendung der entsprechenden histologischen Technik zurückzuführen, welche die Pepsinogenkörnchen heraus- oder auflöst. Erschöpfte und abgestoßene Hautzellen werden durch Nebenzellen, die sich umdifferenzieren, ersetzt.

Die *größeren acidophilen*, rundlichen oder ovoiden, *fein granulierten Belegzellen* sind vorwiegend einkernig, können aber gelegentlich zwei oder drei Kerne enthalten. Da sie oft abgedrängt von der Lichtung des Drüsenschlauches liegen und einen den Hauptzellen außen anliegenden lückenhaften Belag bilden, werden sie als Belegzellen bezeichnet. Mitunter reichen sie mit nur schlanken Plasmavorbuckelungen bis an das Lumen des Drüsentubulus oder geben ihr Sekret an lichtmikroskopisch nur mit Spezialmethoden darstellbare intracelluläre Sekretcapillaren ab.

Als intracelluläre Sekretcapillaren (Abb. 13.11) bezeichnet man tiefe, verzweigte Einsenkungen des Spitzenplasmalemm, die manchmal bis an die Zellbasis reichen können und zahlreiche Mikrovilli entwickelt haben. Ein tubuläres System ist in dem den Sekretcapillaren benachbarten Cytoplasma nachweisbar und steht mit ihnen in kontinuierlicher Verbindung. In diesem Cytoplasmabereich finden sich Enzyme, vor allem die Carboanhydrase, während die übrigen Plasmabezirke zahlreiche, auffallend große Mitochondrien enthalten. Die aus dem Blut aufgenommenen Chlorionen werden zusammen mit Wasserstoffionen aus den Drüsenzellen in die Lichtung abgegeben, so daß jetzt Salzsäure (HCl) entsteht.

Die *Belegzellen* können allgemein als *HCl-Bildner* bezeichnet werden.

Die hauptsächlich im Drüsenhals der Corpus-Fundusschleimhaut befindlichen und im übri-

Abb. 13.11 Aufbau der Magendrüse (Fundus), schematisch. **a** LM (Vergr. etwa 150fach), **b** LM (Vergr. etwa 550fach), **c** und **d** ELM (Vergr. etwa 9000fach). **a** Drüsenschlauch mit Nebenzellen (*N*), Hauptzellen (*H*), Belegzellen (*B*); *E* = einschichtiges isoprismatisches Epithel. **b** Fundusdrüsen mit Hauptzellen (*H*) und Belegzellen (*B*). Der Pfeil markiert eine quergeschnittene Magendrüse. **a** und **b** aus FREEMAN und BRACEGIRDLE, etwas verändert. **c** Belegzelle. *I* = intercelluläres Sekretkanälchen, *M* = Mikrovilli. **d** Hauptzelle. *Go* = Golgi-Feld, *gER* = granuläres endoplasmatisches Reticulum, *Sg* = Sekretgranula, *Lb* = Lamina basalis

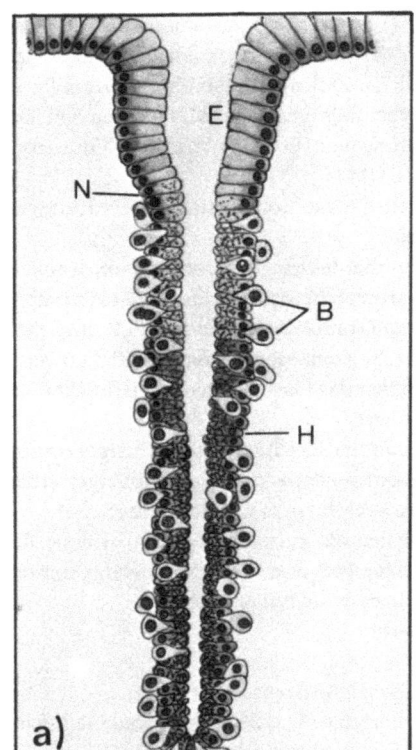
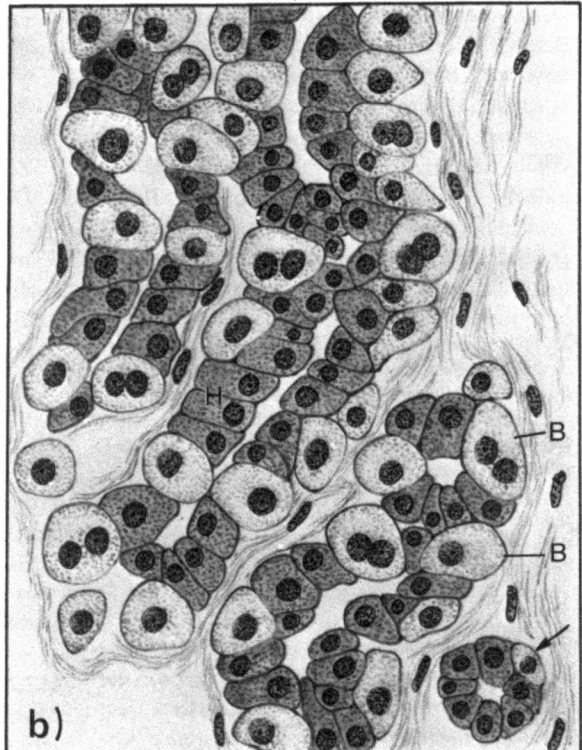
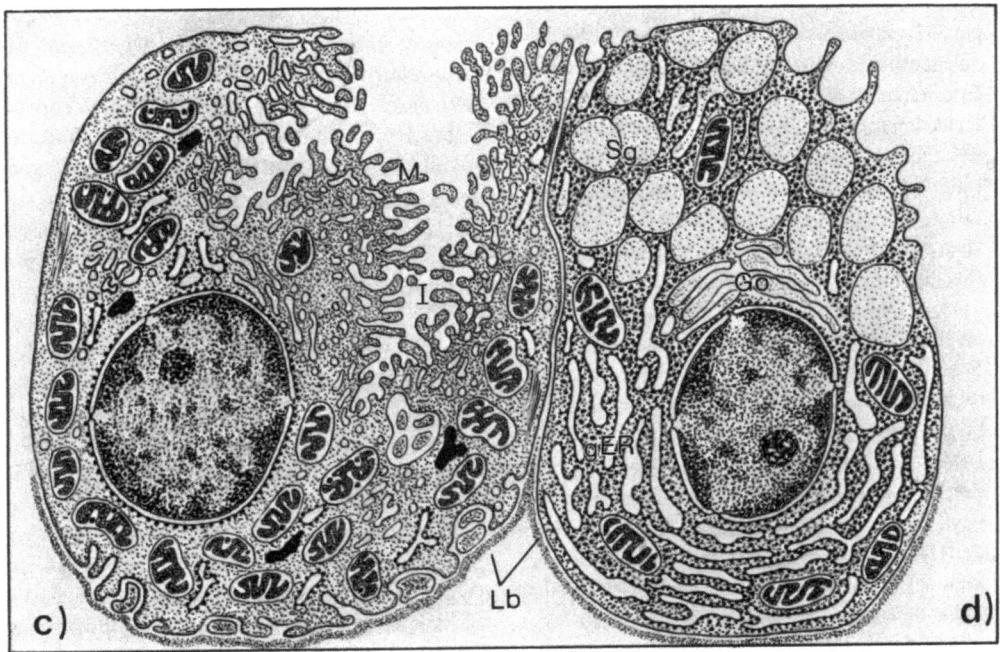

Abb. 13.11

246 Verdauungsorgane

gen Drüsenschlauch zwischen den Haupt- und Belegzellen gelegenen *Nebenzellen* sind von unterschiedlicher Gestalt, weisen basale rundliche oder ovoide Kerne auf und zeigen durch die Anwesenheit von Sekretgranula im Spitzenabschnitt Sekretionserscheinungen. Sie bilden als mucoide Zellen einen glykoproteidhaltigen Schleim, der das Enzym Urease enthält und Magenepithel und Drüsen vor einer Selbstverdauung durch die Salzsäure schützen soll.

Ziemlich sicher dürfte auch die regenerative Leistung der Nebenzellen durch Mitosen für erschöpfte und abgestoßene Drüsenzellen, vielleicht auch für abgenutzte Epithelzellen sein, während ihre funktionelle Bedeutung als Produzenten des "intrinsic factor" noch ungeklärt ist.

Die Drüsenschläuche biegen an der Basis gelegentlich rechtwinkelig um, so daß man an dieser Stelle von ihnen auch Querschnitte erhalten kann. Bei tangentialer Schnittführung läßt sich keine Lichtung erkennen.

3. *Regio pylorica* (Abb. 13.10): Die Wand des Magen-Pylorus zeigt die gleiche Gliederung der Magenwand wie auf Seite 242 geschildert. Der *Musculus sphincter pylori* wird durch eine verstärkte innere Ringmuskulatur gebildet. Die Foveolae gastricae sind hier länger als in den übrigen Magenabschnitten und können die Hälfte, gelegentlich auch zwei Drittel des eingesenkten Epithelrohres einnehmen, während die *mucoiden Pylorusdrüsen* die Basis des Epithelschlauches darstellen. *Haupt- und Belegzellen fehlen.* Die tubulös verzweigten, an der Basis aufgeknäuelten Glandulae pyloricae münden in die Foveolae, zeigen als Wandauskleidung prismatische Epithelzellen, deren Cytoplasma im Kurspräparat durch Herauslösung von Sekretgranula wabig erscheint, und produzieren einen alkalischen Schleim. Unter anderem wird ihnen ebenfalls die Ausbildung des "intrinsic factor" zugeschrieben.

In der Epithelwand der Magendrüsen zwischen den Drüsenzellen, an der Lamina basalis orientiert, liegen enteroendokrine Zellen, die sich in den Drüsen entlang der Magenstraße an der kleinen Kurvatur und in zunehmender Zahl im Pylorusbereich ausdehnen. Hierzu zählen

1. die enterochromaffinen, basal gekörnten (argentaffinen) Zellen (EC-Zellen), die Serotonin produzieren,

2. die serotonin- und histaminbildenden, den EC-Zellen ähnelnden, ovoiden „EC-like" Zellen (ECL-Zellen) mit rundlichen Granula,

3. die ebenfalls granulierten A-Zellen mit der Synthese von Glucagon (Entero-Glucagon-Zellen) und

4. D-Zellen, die Somatostatin hervorbringen sollen.

5. Im Epithel des Magenpylorus kommen außerdem rundliche, unterschiedlich elektronendichte Granula enthaltende G-Zellen vor, deren Spitzenabschnitt Mikrovilli aufweist, sie bilden das Gastrin, das die HCl-Sekretion stimuliert.

Die genannten Zelltypen sind histochemisch oder elektronenmikroskopisch differenzierbar (s. hierzu auch Kapitel GEP-System, S. 341).

Becherzellen als einzellige Drüsen, wie sie für das Darmepithel charakteristisch sind, kommen in der Magenschleimhaut nicht vor.

Mitteldarm:

13.2.2 *Dünndarm* (Intestinum tenue)

Allgemeiner Bau: Die Dünndarmwand läßt wiederum die Gliederung in *Mucosa, Submucosa, Muscularis* und *Serosa bzw. bei retroperitonealer Lagerung (Duodenum)* eine bindegewebige *Adventitia* erkennen. Die innere Oberfläche des Dünndarms erhält durch Ausbildung von *Plicae circulares* (Kerckringsche Falten) als Vorwölbung der Submucosa, durch Bildung von *Zotten (Villi intestinales)* als Vorstülpungen der Tunica propria mit dem Epithel, durch Ausbildung von *Krypten* als tiefe schlauchförmige Epitheleinsenkungen in die Lamina propria und durch die Entwicklung eines *Cuticularsaumes* (Mikrovilli) an der Oberfläche der prismatischen Epithelzellen eine vielfache, die Resorption von Nährstoffen begünstigende Oberflächenvergrößerung. Während die etwa 1 mm langen Zotten im Duodenum und Jejunum gleichmäßig gut ausgebildet sind, beginnen die Kerckringschen Falten als hohe Vorwölbungen im Duodenum, nehmen an Zahl und Höhe im Jejunum zu und werden wie die Zotten im Ileum flacher und seltener, um am Dünndarmende ganz aufzuhören. Die Zotten sind im Duodenum vorwiegend blattförmig gestaltet. Bei den im histologischen Präparat isoliert liegenden Zotten handelt es sich meistens um quere oder tangentiale Zottenausschnitte

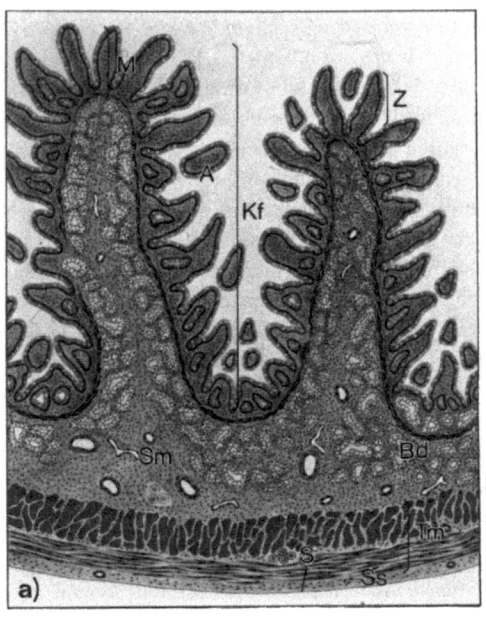
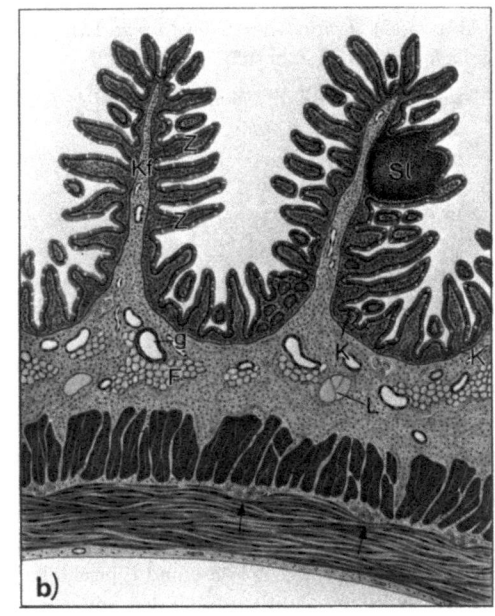
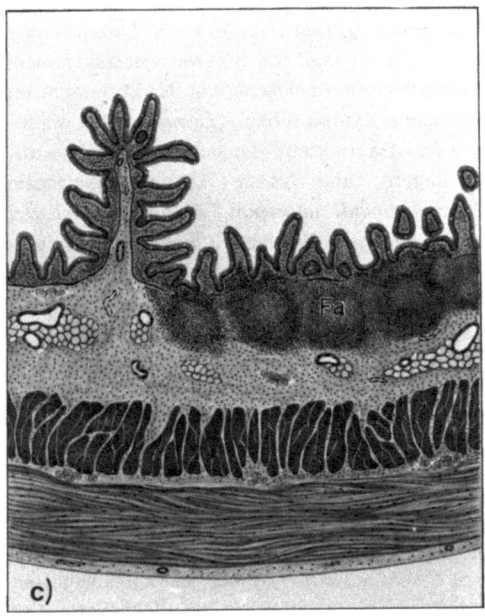
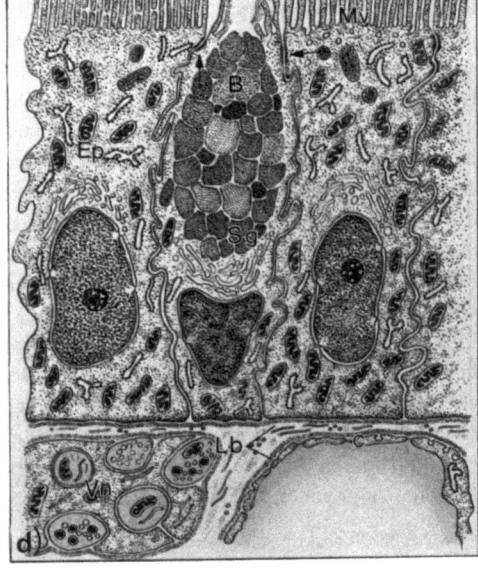

Abb. 13.12 Aufbau der Dünndarmwandung (Längsschnitte). **a** Duodenum mit Kerckringschen Falten (Kf). Z = Zotte, A = Anschnitte der Zottenoberfläche (halbtangential), Bd = Brunnersche Drüsen in der Submucosa (Sm) (Glandulae duodenales), M = Mucosa aus einschichtigem prismatischen Epithel mit Cuticularsaum und Becherzellen (hell). Tm = Tunica muscularis, Ss = Subserosa, S = Serosa. **b** Jejunum mit Kerckringschen Falten (Kf). Sl = Solitärfollikel, Z = Zotten, K = Krypten, g = Gefäße, F = Fettzellen, L = Lymphgefäß. Die Pfeile markieren Nervenzellen des Auerbachschen Plexus **c** Ileum mit reduzierten Kerckringschen Falten, mit niedrigen Zotten und Folliculi aggregati (Fa). **d** ELM-Bild des Dünndarmepithels. Ep = Epithelzelle mit Mikrovilli (Mv) und Glykokalix (Gk). B = Becherzelle mit Sekretgranula (Sg), Lb = Lamina basalis, Vn = vegetative Nervenfasern, c = Wand einer gefensterten Capillare. Die Pfeile weisen auf Zellkontakte hin

(Abb. 13.12). *Epithel des Dünndarms:* Das einschichtige Epithel setzt sich

1. aus hohen *prismatischen*, einen *Resorptionssaum* tragenden *Epithelzellen*,
2. aus *schleimproduzierenden Becherzellen* zusammen und enthält
3. in der Tiefe der *Krypten* lokalisierte *Panethsche Körnerzellen* und
4. enterochromaffine Drüsenzellen in den Krypten.

Die hohen prismatischen Epithelzellen werden auch Saum- oder Resorptionszellen oder Enterocyten genannt und besitzen an der Oberfläche ihrer die Zelloberfläche vergrößernden Microvilli eine aus sauren Mucopolysacchariden bestehende feinkörnige Glykokalix (Abb. 13.12). Im Bereich der Mikrovilli sind Enzyme wie z. B. alkalische Phosphatase, ATPase und Lipase lokalisiert. Bei Flachschnitten durch den Spitzenteil des Epithels wird besonders in Eisenhämatoxylinpräparaten ein vier- bis achtkantiges Schlußleistennetz (Abb. 3.1 und 1.14) sichtbar, das sich elektronenmikroskopisch aus Zonulae occludentes, adhaerentes und Maculae adhaerentes (Abb. 1.7) zusammengesetzt erweist. Die kurzlebigen Enterocyten (Epithel) (1–3 Tage) werden in die Lichtung abgegeben und durch regenerative Leistungen von indifferenten, in der Tiefe der Krypten gelegenen Epithelzellen ersetzt, indem ein Zellnachschub abläuft. Im Epithelverband können vereinzelt Lymphocyten auftauchen.

Die im H.E.- oder Eisenhämatoxylinpräparat hell erscheinenden, schleimproduzierenden Becherzellen (Abb. 13.12 und 3.1) weisen einen basal gelegenen, im Schnitt oft dreiseitigen, dunkel anfärbbaren Kern auf und kommen in den Krypten zahlreicher vor.

Elektronenmikroskopisch erkennt man im Becher der einzelnen Drüse unterschiedlich große und verschieden geformte osmiophile Granula unterschiedlicher Elektronendichte, die durch Exocytose ausgeschleust werden (Abb. 13.12). Die Becherzellen sondern einen Mucopolysaccharidschleim ab.

Die in der Wandung der Lieberkühnschen Krypten einzeln oder in Gruppen auftretenden *Panethschen Körnerzellen* sind durch die Anwesenheit von *groben, acidophilen Granula im Spitzenabschnitt* gekennzeichnet (Abb. 13.13). Sie geben *Peptidasen* und das antibakteriell wirkende *Lysozym* ab.

Unter den endokrinen Drüsenzellen sind die enterochromaffinen, ebenfalls vorwiegend in den Krypten befindlichen Zellen (EC-Zellen), die wegen ihrer Gelbtönung bei Einwirkung von Kaliumbichromat auch *gelbe Zellen* genannt werden, an ihrer *feinen Granulierung* zu erkennen. Da diese Sekretgranula im Gegensatz zu den groben apical lokalisierten Körnchen der Panethschen Zellen liegen, heißen sie auch *basal gekörnte Zellen*. Die EC-Zellen geben *Serotonin* ab, das auf die glatten Muskelzellen einwirkt.

Außerdem sind mit spezifischen Methoden und der elektronenmikroskopischen Technik sogenannte A-Zellen im Duodenalepithel lokalisierbar, die das Enteroglucagon produzieren sollen. Im Duodenum treten wie im Magenpylorus G-Zellen (Gastrin-Zellen) auf; die mit sehr feinen Granulationen ausgestatteten S-Zellen sollen das Hormon Secretin absondern.

Die *Tunica propria* setzt sich als Zottenstroma aus *lympho-retikulärem Bindegewebe* zusammen, das auch isoliert gelegene, mit Reaktionszentren versehene Lymphfollikel *(Lymphonoduli solitarii)* entwickeln kann, die sich im *Ileum* zusammenlagern und ganze Lymphfollikelareale *(Lymphonoduli aggregati, Folliculi lymphatici aggregati)*, auch Peyersche Plaques genannt, verkörpern. Zwischen den Reticulumzellen werden Lymphocyten, Plasmazellen, eosinophile und neutrophile Granulocyten sichtbar (Abb. 13.13).

Abb. 13.13 Aufbau der Dünndarmschleimhaut. *E* = einschichtiges Epithel mit Resorptionssaum, *B* = Becherzelle, *K* = Krypte; *Zs* = Zottenstroma mit lympho-retikulärem Bindegewebe, zentralem Lymphgefäß (*L*) und subepithelialen Blutgefäßen (*C*, Capillaren). Durch das Zottenstroma ziehen Bündel glatter Muskelfasern (Zottenpumpe). Im Zottenstroma finden sich Reticulumzellen (*R*), Lymphocyten (*L*), Plasmazellen (*P*), eosinophile Granulocyten (*eG*), neutrophile Granulocyten (*nG*). Im Epithelverband befinden sich Epithelzellen (*Ez*) mit Resorptionssaum und Becherzellen (*Bz*). Vornehmlich in der Kryptenwandung basalgekörnte Zellen (*Bkz*, feingekörnte Zellen, gelbe Zellen, enterochromaffine Zellen) und Panethsche Körnerzellen (*Pz*, grobgekörnte Zellen). *Mp* = vegetative Ganglienzellen des Meißnerschen Plexus. *M* = glatte Muskelzellen der Tunica muscularis mucosae und im Zottenstroma (Zottenpumpe)

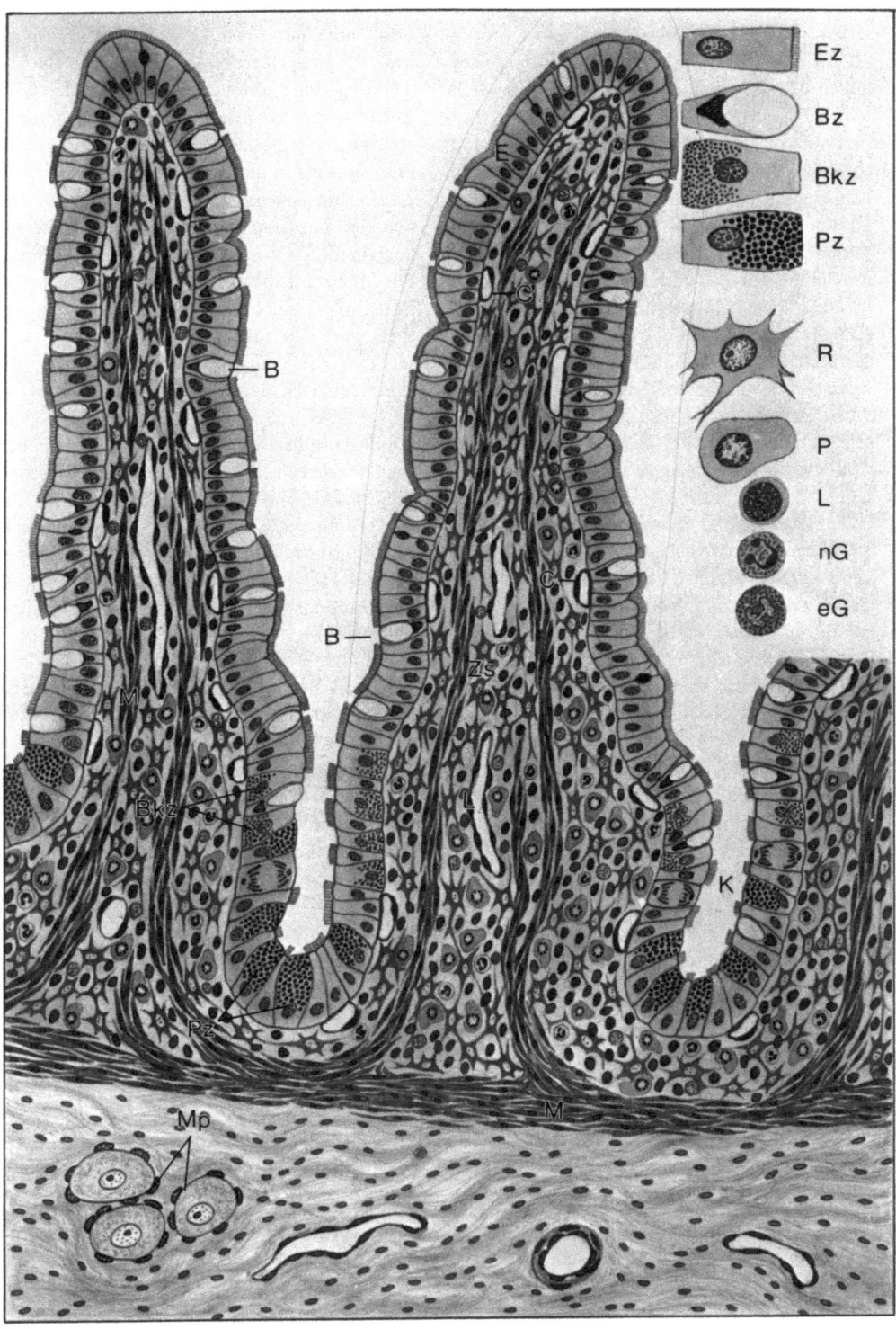

Abb. 13.13

Die großen, in der Submucosa verlaufenden Arterien geben Arteriolen an die Tunica propria ab, die axial oder randständig in der Zotte verlaufen und sich in der Zottenspitze in ein dichtes, die ganze *Zotte* durchsetzendes *Capillarnetz* aufzweigen (Abb. 13.14). Das Capillarendothel liegt dem Epithel mit der kernfreien Seite an. Das Capillargebiet ist in der Resorptionsphase gut und während der Ruhephase durch Öffnung vorgeschalteter *arterio-venöser Anastomosen* minder gut durchströmt. In der Achse der formveränderlichen Zotte erstreckt sich eine zentrale *Lymphcapillarschlinge* (Chylusgefäß), das die resorbierten Lipide aufnimmt und die Chylusflüssigkeit in die größeren Lymphgefäße der Submucosa abgibt. Schließlich sind parallel zur Zottenlängsachse gestellte, *glatte Muskelzellen* im Zottenstroma zu erkennen, welche die rhythmischen Contractionen der Zotten verursachen und den Blut- und Lymphabfluß beeinflussen. Sie stehen mit der aus einer inneren circulären und äußeren longitudinal verlaufenden, aus glatten Muskelzellen zusammengesetzten Muscularis mucosae in Verbindung.

Die vorwiegend aus *kollagenen* (scherengitterartige Anordnung), weniger aus *elastischen Fasern* bestehende *Submucosa* erlaubt als *Verschiebeschicht* die Beweglichkeit und Formveränderung der Schleimhaut, enthält Fibrocyten, freie Bindegewebszellen, Fettzellen, größere Blut- und Lymphgefäße sowie Nervenzellen des Meissnerschen Plexus.

Die *Tunica muscularis* gliedert sich in eine *innere Ring- und äußere Längsmuskelschicht*, welche die Ganglien des Auerbachschen Plexus begrenzen. An die Muscularis schließen sich eine bindegewebige Subserosa und das Serosamesothel an.

Die von den multipolaren Nervenzellen des Plexus myentericus ausgehenden Axone erstrecken sich als dichte Geflechte zwischen den glatten Muskelzellen und entwickeln mit Transmittersubstanzen angefüllte intercaläre und terminale Transmittersegmente. Durch die Ausschüttung der Übertragersubstanzen erfolgt eine Durchtränkung des anliegenden Gewebes. Abgesehen von den gefäßbegleitenden vasomotorischen Nerven erreichen die Neuriten der Ganglienzellen des Meissnerschen Plexus die Schleimhaut und versorgen die Muscularis mucosae, die Muskelzellen und die Capillaren in der Zotte. In einem subepithelialen Plexus sollen auch sensorische Nervenfasern vorhanden sein, deren Receptorstruktur noch nicht identifiziert werden konnte.

13.2.2.1 *Duodenum* [17.2.5.]

Das Duodenum (Abb. 13.12) ist durch *hohe Plicae circulares* (Kerckringsche Falten) als Vorwölbung der Submucosa gekennzeichnet, die *Zotten sind plump bzw. blattförmig*. Als besonderes morphologisches Merkmal für das Duodenum sind die in der Submucosa gelegenen, *mucoiden Brunnerschen Drüsen* zu nennen. Es handelt sich um tubulo-alveoläre Drüsen, die sich auch in die Tunica propria vorschieben können. Die unterschiedliche Höhe ihres einschichtigen, isoprismatischen oder prismatischen Drüsenepithels wird durch den Sekretionsvorgang verursacht. Während der Sekretion liegen hohe Zellen mit abgeflachten basalständigen Kernen vor. Das Sekret der Brunnerschen Drüsen wird durch Ausführungsgänge an die Duodenallichtung abgegeben und enthält Proteine, Mucopolysaccharide und Enzyme (z. B. Amylase, Maltase, Cholecystokinin und Pankreozymin). Ist für die Herstellung eines Präparates Material aus der Hinterwand des Duodenums entnommen worden, so wird an Stelle der Serosa eine bindegewebige Adventitia sichtbar. Lymphocytenansammlungen in dem Maß, wie sie im Jejunum und Ileum vorhanden sind, kommen im Duodenum nicht vor.

13.2.2.2 *Jejunum* [17.3.2.]

Im *Jejunum* (Abb. 13.12) sind *keine Brunnerschen Drüsen* nachweisbar. Seine *Plicae circulares* sind *sehr hoch*, die *Zotten lang* und *fingerförmig*. Im Endabschnitt des Jejunums nehmen die Kerckringschen Falten an Höhe ab, die Zahl der Zotten wird geringer, so daß die Oberflächenvergrößerung der Mucosa reduziert wird. Die auf Seite 248 besprochenen Zelltypen des Jejunal-

Abb. 13.14 a Schematische Darstellung der Blutgefäße, Lymphgefäße und Nerven in den Zotten. Z = Zotten, Kr = Krypten, Tp = Tunica propria, Tm = Tunica muscularis mucosae, S = Submucosa, M = Muscularis, Se = Serosa, Mp = Meißnerscher Plexus, Ap = Auerbachscher Plexus, A = Arterie, V = Vene, zC = zentrales Chylus-Gefäß, Pm = Plexus mucosus, Lk = Lymphknötchen (nach JUNQUEIRA, CARNEIRO, CONTOPOULOS, etwas verändert) b Querschnitt durch eine Zotte, Zs = Zottenstroma, c = Capillare, Ze = Zottenepithel c Querschnitt durch Krypten, Ke = Kryptenepithel, Ks = Kryptenstroma

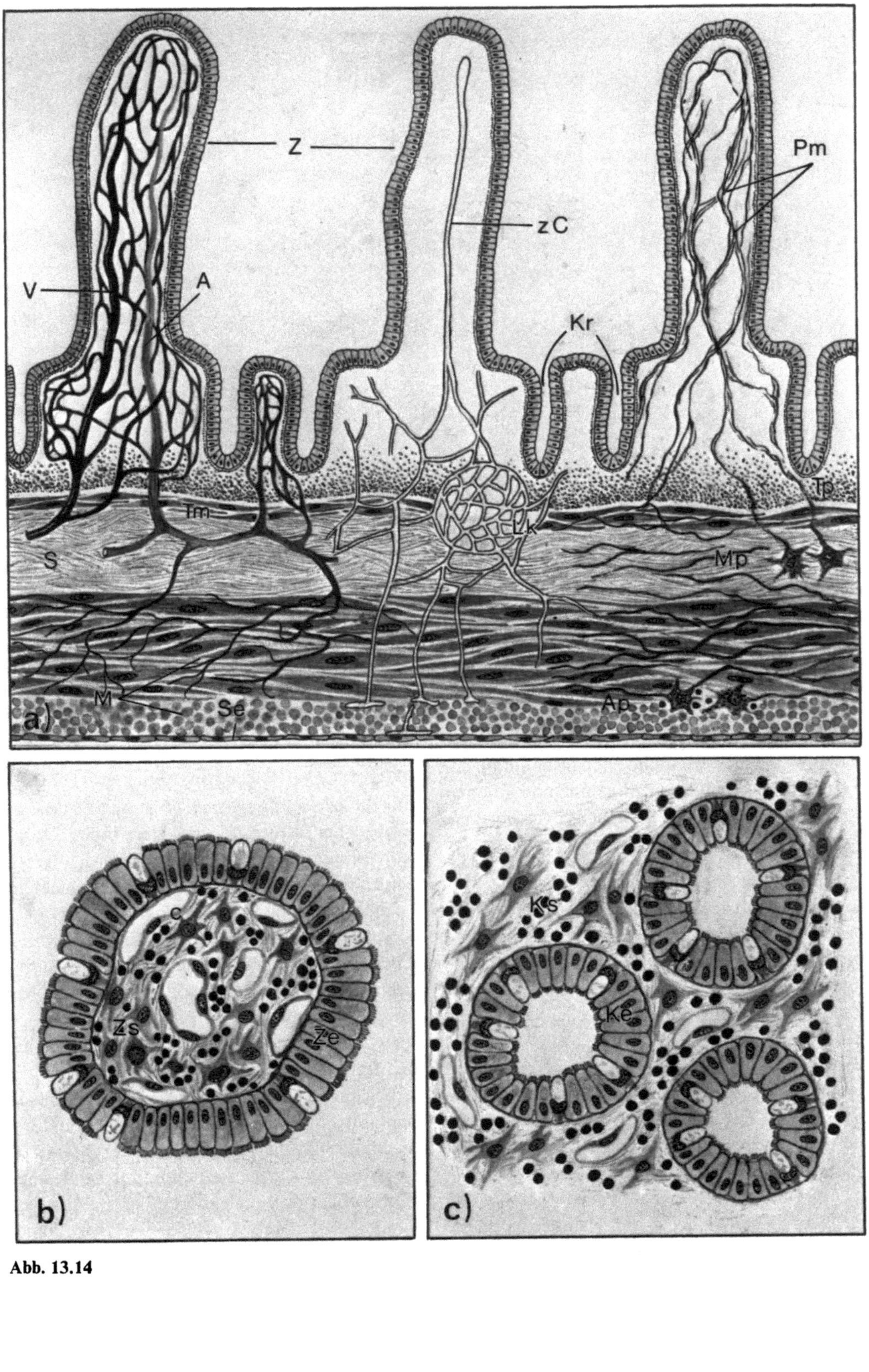

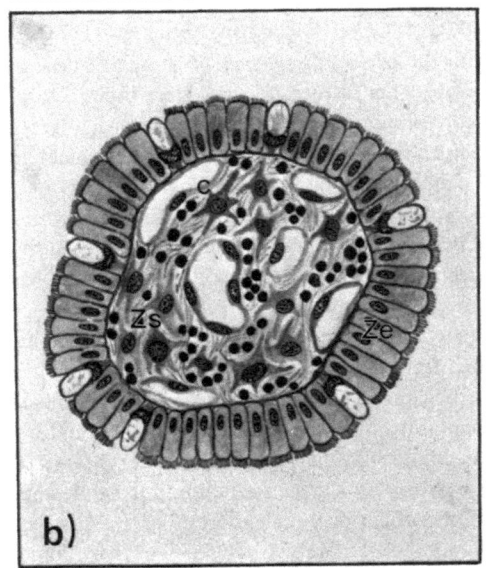
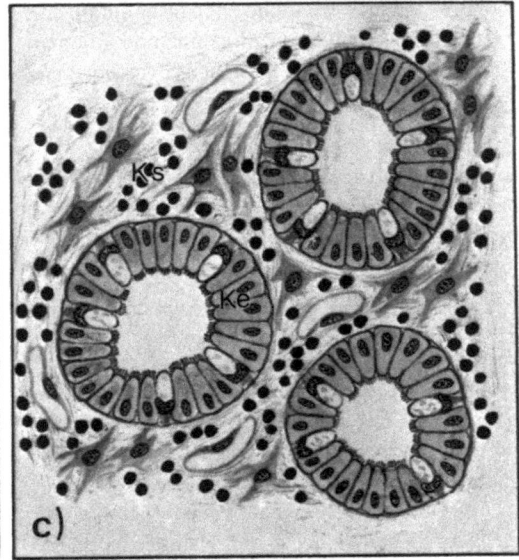

Abb. 13.14

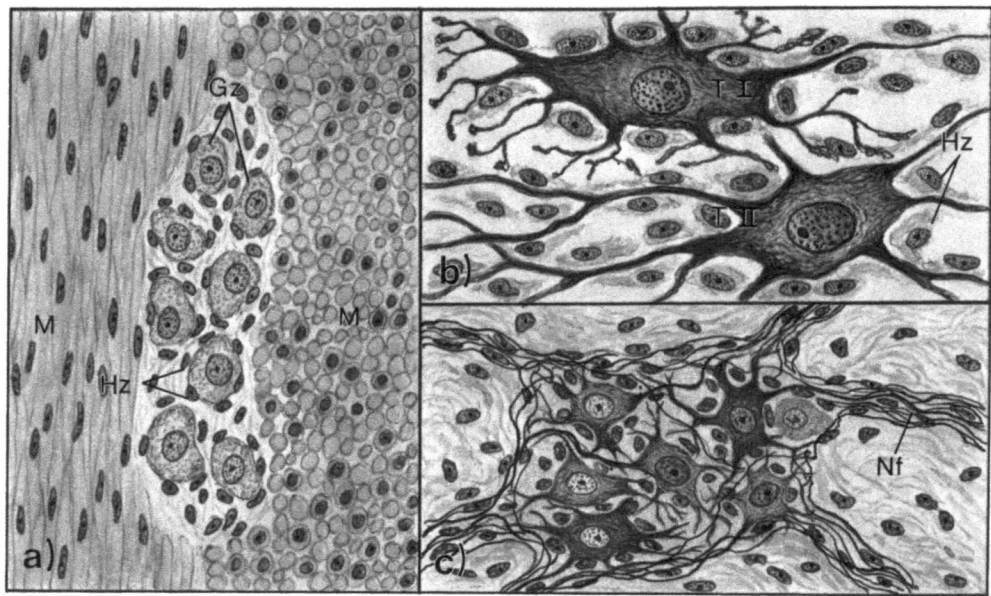

Abb. 13.15 Intramurale vegetative Ganglien des Darmrohres. a Ganglienzellen (Gz) des Auerbachschen Plexus zwischen Ring- und Längsmuskulatur der Tunica muscularis (M, glatte Muskelzellen); *Hz* = Hüllzellen. (Routinefärbung). (Vergr. etwa 500fach). b Ganglienzellen des Auerbachschen Plexus (Silberimprägnation). TI = Typ-I-Zelle mit kurzen Dendriten, TII = Dogielsche Typ-II-Zelle (mit langen Dendriten), *Hz* = Hüllzellen. (Vergr. etwa 600fach). c Ganglienzellansammlung des Meißnerschen Plexus (kleinere Nervenzellen). *Nf* = Nervenfasern. (Vergr. etwa 600fach)

epithels werden hier gut sichtbar. Folliculi oder *Noduli solitarii* (Lymphocytenansammlungen) treten in der Tunica propria auf und können sich teilweise bis in die Submucosa vorschieben.

13.2.2.3 *Ileum* [17.3.2.]

Im *Ileum* (Abb. 13.12 u. 13.17) werden die *Kerckringschen Falten niedriger* und *seltener*, die *Zotten* zahlenmäßig *geringer und kürzer*. Im Endgebiet des Ileums fehlen die Kerckringschen Falten völlig. Panethsche Körnerzellen sind recht zahlreich vorhanden. Charakteristisch für das Ileum sind die dunkel anfärbbaren *Noduli lymphatici aggregati (Folliculi aggregati, Peyersche Platten oder Plaques)*, dichte, mit Reaktionszentren versehene Lymphfollikel, die sich aus der Tunica propria bis in die Submucosa vorschieben. Sie breiten sich gegenüber dem Mesenterialansatz aus und bilden hintereinander gelegene, makroskopisch sichtbare, bis zu 120 mm lange lymphatische Platten, die zum Ende des Ileums an Masse zunehmen.

13.2.3 Enddarm

13.2.3.1 *Colon* (Dickdarm, Abb. 13.16) [17.3.3.]

Für die *Dickdarmschleimhaut* ist das *Fehlen von Zotten* der Mucosa charakteristisch. Durch Vorwölbungen der Submucosa werden große Schleimhautfalten gebildet. Das einschichtige, hochprismatische Epithel senkt sich zu *tiefen Krypten* (reagenzglasförmig) in die *lympho-retikuläre Tunica propria* ein und setzt sich hier vornehmlich aus Becherzellen zusammen. Die Mikrovilli sind an den Saumzellen des Deckepithels zwischen den Krypten länger als jene auf den Epithelzellen in der Kryptenwand. In einer Arbeitsteilung dient die Oberfläche der Schleimhaut mit zahlreichen Resorptionszellen und wenigen Becherzellen vorwiegend der Wasserresorption, die Kryptenwandung mit zahlreichen Becherzellen der Schleimproduktion. Aus dem lympho-retikulären Bindegewebe der Tunica propria können gelegentlich Lymphocyten in das hochprismatische Deckepithel eindringen. Abgenutzte Resorptions- und Becherzellen wer-

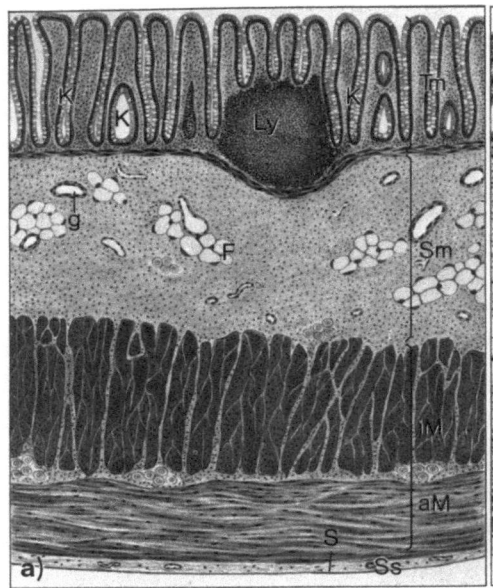 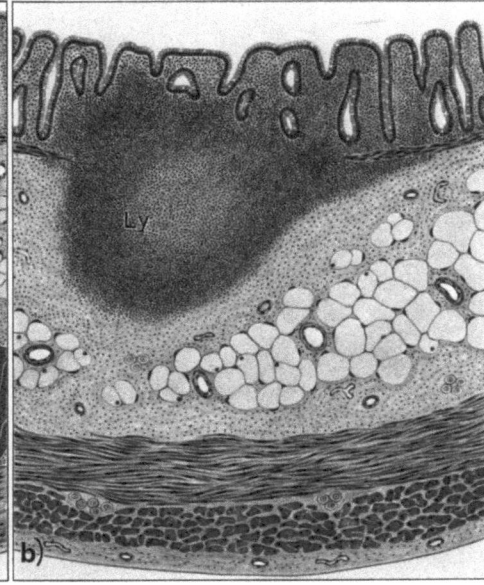

Abb. 13.16 a Längsschnitt durch die Dickdarmwandung mit Krypten (*K*) und Lymphfollikel (*Ly*) in der Tunica mucosa (*Tm*). Submucosa (*Sm*) mit Blutgefäßen (*g*) und Fettgewebe (*F*). Innere Ringmuskulatur (*iM*) und äußere Längsmuskulatur (*aM*) der Tunica muscularis. *Ss* = Subserosa, *S* = Serosa.

b Querschnitt durch die Wand des Appendix (mit typischer Dickdarmwandschichtung). Charakteristisch die starke Ausbildung des lympho-retikulären Bindegewebes, das sich stellenweise in die Submucosa vorschiebt. *Ly* = Lymphofollikel

den aus dem Epithelverband ausgestoßen und wie im Dünndarm durch Zellteilungen, vermutlich indifferenter Zellen in der Kryptenwand, ersetzt. Vereinzelt tauchen enterochromaffine Zellen auf. Im lichtmikroskopischen Präparat können die Krypten nicht nur längs, sondern auch tangential und an ihrer Basis auch quer angeschnitten sein. Gelegentlich lassen sich in der Tunica propria lymphatische Solitärfollikel beobachten.

Die *Muscularis mucosae* besteht wie im Dünndarm aus inneren circulär und äußeren longitudinal ausgerichteten glatten Muskelzellen. Die *kollagene Submucosa* enthält mehr Fettzellen als die der Dünndarmwandung. Die *Tunica muscularis* zeigt eine dickere, innere Ringmuskelschicht und eine sehr dünne äußere Längsschicht, die im Bereich der Taenien (Längsmuskelzüge) verstärkt auftritt.

Die *Taenien* (längs gestellte Muskelzüge) verursachen durch Raffung die Plicae semilunares (quer gestellte Schleimhautfalten). Die nach außen gerichteten Vorwölbungen oder Haustren werden durch die Plicae semilunares begrenzt.

Die sehr träge Motorik der Dickdarmmuskulatur bringt peristaltische Wellencontractionen hervor. Eine *Serosa* schließt die vordere Dickdarmwand (Caecum, Colon ascendens und descendens) nach außen ab, während an seiner Hinterwand eine *bindegewebige Adventitia* in Erscheinung tritt. Colon transversum und signoidum liegen intraperitoneal und sind allseits von Serosa überzogen. Das intramurale Nervensystem ist wie im Dünndarm durch den Plexus myentericus und submucosus vertreten.

13.2.3.2 *Appendix* (Processus vermiformis, Wurmfortsatz, Abb. 13.16 u. 13.17) [17.3.5.]
Der Wurmfortsatz zeigt die *typische Gliederung der Dickdarmwandung* in Mucosa (einschichtiges prismatisches Epithel, lymphatische Lamina propria und glatte Muscularis), Submucosa, Muscularis (innere Ring-, äußere Längsmuskelschicht) und Serosa. Die in die lympho-retikuläre Tunica propria ragenden, aus Resorptions- und Becherzellen bestehenden Krypten sind nicht so lang und in nicht so großer Zahl wie im

254 Verdauungsorgane

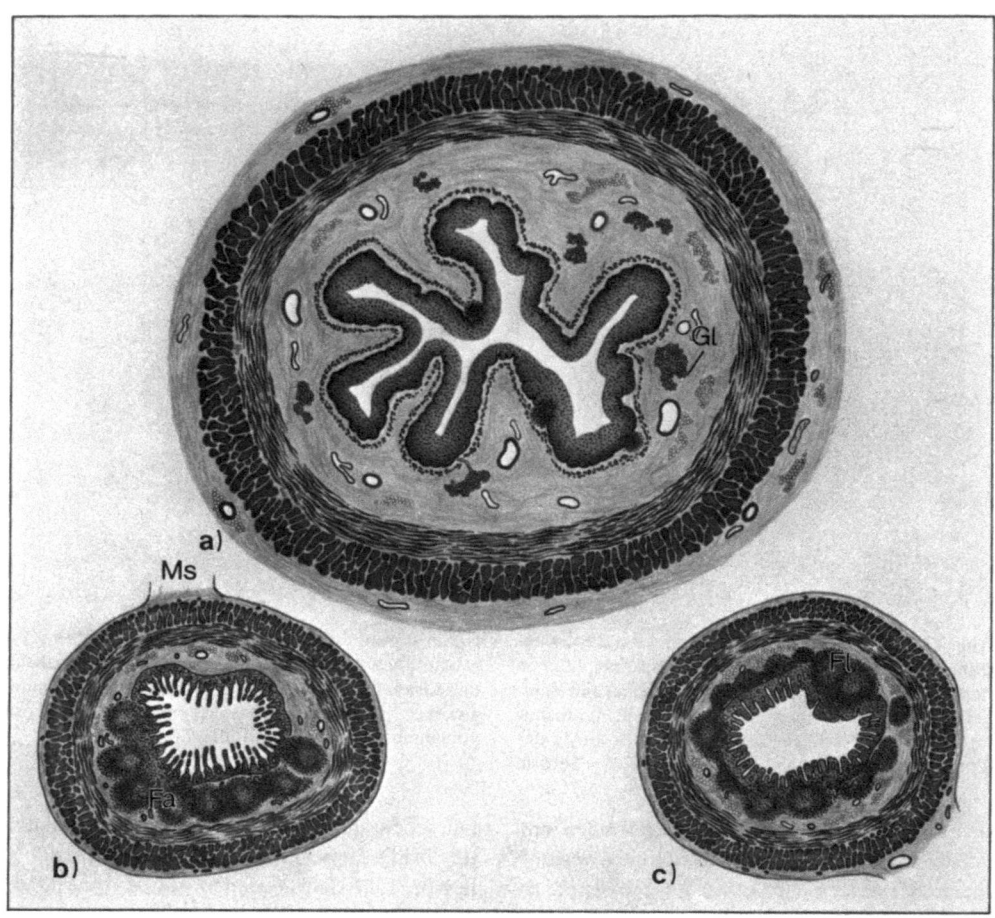

Abb. 13.17 Querschnitt durch **a** Oesophagus, **b** Ileum und **c** Appendix (Differentialdiagnose). (Übersichtsvergrößerung). **a** Oesophagnus. Sternförmiges Lumen, durch mehrschichtiges Plattenepithel begrenzt, mit kleinen Lymphocytenansammlungen. *Gl* = Glandulae oesophagicae in der Submucosa. **b** Ileum mit typischen Dünndarmzotten und Folliculi lymphatici aggregati (*Fa*) in der Mucosa und Submucosa gegenüber dem Mesenterialansatz (*Ms*). **c** Appendix. Folliculi lymphatici (*Fl*) umgeben das ganze Darmrohr

Colon vorhanden. Enterochromaffine Zellen treten im Appendix zahlreicher als im Colon auf. Eine *starke Entwicklung* hat das *lympho-retikuläre Bindegewebe* der Tunica propria erfahren, das in Form von untereinander verbundenen *Lymphfollikeln* auftritt, die Muscularis mucosae durchdringt, die kollagene Submucosa gut zu einem Drittel einnimmt und charakteristisch für die Appendixwand ist.

In den Follikeln (Noduli lymphaticii) treten Makrophagen mit großen hellen Kernen als sogenannte Sternhimmelzellen auf (s. S. 205). In ihrem Plasma zeigen sich unterschiedlich große, tingierbare Körperchen (Phagocytose). Die Appendix soll das Bursaäquivalent (s. S. 172 u. Abb. 9.6) der Säuger verkörpern und wird auch als Darmtonsille bezeichnet.

Die an die Submucosa nach außen anschließende Muscularis läßt sich ebenfalls in eine innere Ring- und äußere Längsmuskulatur (glatte Myocyten) gliedern. Die äußere Begrenzung der Appendixwand wird durch ein einschichtiges Plattenepithel (Mesothel) der Serosa verkörpert.

Die Ganglienzellen des Meissnerschen und Auerbachschen Plexus sind gut ausgebildet und lassen bei einer bestimmten Appendictisform (Appendicopathia neuromatosa) ein starkes Neuritenwachstum erkennen.

13.2.3.3 Rectum (Mastdarm)

Im Mastdarm treten *spärliche*, aber *sehr tiefe Lieberkühnsche Krypten* und *zahlreiche Solitärfollikel* auf. Verdickungen der aus kollagenen und zahlreichen elastischen Fasernetzen bestehenden Submucosa verursachen die Ausbildung der Plicae transversae. Plicae semilunares und Taenien sind nicht ausgebildet. Die von der äußeren Längsmuskelschicht begrenzte innere Längsmuskulatur verdichtet sich ca. 20 mm oberhalb der äußeren Analöffnung zum M. sphincter ani internus, in dessen Bereich Auerbachscher und Meissnerscher Plexus nicht ausgebildet sind, so daß keine Peristaltik auftritt. In der Pars analis recti haben sich fünf bis zehn längsgestellte Schleimhautfalten, die columnae rectales, entwickelt, die von cavernösen Venen mit glatter Muskulatur unterlagert sind (Corpus cavernosum recti). Die genannten Bluträume erhalten ihr Blut aus Arteriolen, geben es an sogenannte Hämorrhoidalvenen ab und unterstützen als Schwellkörper die Funktion des M. sphincter ani internus beim Verschluß des Anus. Am Ende des Anus im Bereich des M. sphincter ani interni tritt an Stelle des einschichtigen prismatischen Epithels schwach verhorntes mehrschichtiges Plattenepithel auf. Nach außen schließt sich im Bereich des Afters ein stark verhorntes und pigmentiertes Epithel, mit Haaren, Talgdrüsen, kleinen und großen Schweißdrüsen, an.

Basiswissen Oesophagus

Schichtung von innen nach außen: *Mucosa* aus mehrschichtigem, nicht verhornenden Plattenepithel, kollagener Tunica propria und glatter *Muscularis mucosae*, kollagen-elastische *Submucosa* als Verschiebeschicht mit größeren Gefäßen, muköse Oesophagusdrüsen und *Meissnerschem Plexus*, Muscularis aus *innerer Ring-* und *äußerer Längsmuskelschicht*, zwischen denen sich der *Auerbachsche Plexus* mit großen, hell anfärbbaren Nervenzellen erstreckt, bindegewebige *Adventitia* mit großen Gefäßen und Nervenbündeln des Nervus vagus sowie Geflechten des Sympathicus. Es ist keine nach außen abgrenzende seröse Haut vorhanden.

Basiswissen Magen

Einschichtiges schleimbildendes *prismatisches Epithel* als Magenwandauskleidung und Begrenzung der Magengrübchen (Einsenkung des Epithels), die darunter liegende kollagene (Corpus-Fundus) oder lymphoretikuläre *Tunica propria* (Pylorus) mit den Magendrüsen und die *glatte Muscularis* werden zur Mucosa zusammengefaßt.
Cardia mit tubulösen verzweigten Cardiadrüsen mit prismatischem Epithel.
In der Tunica propria von Corpus und Fundus Drüsenschläuche mit *basophilen Hauptzellen* (Pepsinogen) mit *acidophilen Belegzellen* (HCl) und *Nebenzellen* (Schleimproduktion, Enzym Urease, Regeneration).
In der Tunica propria der Regio pylorica hell anfärbbare mucoide tubulös-verzweigte Drüsen. Submucosa als Verschiebeschicht aus kollagenelastischem Bindegewebe mit größeren Blut- und Lymphgefäßen sowie Meissnerschem Plexus. Die Muscularis besitzt zwischen Ring- und Längsmuskelschicht den Auerbachschen Plexus. Die innere Ringmuskelschicht verstärkt sich im Pylorus zum M.sphincter pylori. Bindegewebige Subserosa, Serosa aus Mesothel. In den Drüsenschläuchen der kleinen Kurvatur und im Pylorus Auftreten verschiedener, histochemisch oder elektronenmikroskopisch nachweisbarer, endoktriner Drüsenzellen.

Basiswissen Dünndarm

Dünndarmzotten (Villi intestinales) sitzen als Vorwölbungen der Tunica propria den *Kerckringschen Falten* als Vorbuchtungen der Submucosa auf. Zwischen den Zotten zwängt sich das Epithel röhrenförmig tief in die Tunica propria als *Lieberkühnsche Krypten* ein, die längs, tangential oder an der Basis auch quer geschnitten sein können. Schichtung der Dünndarmwand von innen nach außen:
1. *Einschichtiges, prismatisches Epithel* bestehend aus Resorptions- oder Saumzellen (Cuticular-

saum = Mikrovilli) und schleimproduzierenden hell anfärbbaren Becherzellen, die einen dunkel anfärbbaren, basalen, im Schnitt oft dreiseitigen Kern aufweisen. In den Krypten treten außer zahlreichen Becherzellen die im Zellapex grobe acidophile Granula enthaltende *Panethschen Körnerzellen* auf, die Peptidasen und Lysozym produzieren. Außer mehreren Typen anderer enteroendokriner Drüsenzellen finden sich mit feinkörniger basaler Granulierung versehene *enterochromaffine Zellen* (EC-Zellen) oder basal gekörnte Zellen, die Serotonin hervorbringen.

2. *Tunica propria aus lympho-retikulärem Bindegewebe* mit Lymphocyten, Plasmazellen, eosinophilen Granulocyten. In ihr erstrecken sich ein dichtes, aus Arteriolen hervorgehendes Capillarnetz, arterio-venöse Anastomosen, glatte Muskelzellen und ein in der Zottenlängsachse zentral gelegenes Chylusgefäß. Vereinzelt können in der Tunica propria lymphatische Solitärfollikel auftreten. Epithel, Tunica propria und die aus einer inneren Ring- und äußeren Längsmuskelschicht bestehende Muscularis mucosae werden zur Mucosa zusammengefaßt.

3. Die *Submucosa* (Scherengitter aus kollagenen Fasern, Fibrocyten, freie Bindegewebszellen und Fettzellen) enthält größere Blut- und Lymphgefäße sowie die Nervenzellen des Meissnerschen Plexus.

4. Zwischen *innerer Ring- und äußerer Längsmuskelschicht* der Tunica muscularis liegt der aus multipolaren Nervenzellen bestehende Auerbachsche Plexus (Plexus myentericus).

5. Die äußerste Schicht stellen die bindegewebige *Subserosa und Serosa* (Mesothel) dar.

Basiswissen Duodenum

Hohe, dicht gestellte Kerckringsche Falten, blattförmige Zotten und *mucoide Brunnersche Drüsen* in der Submucosa, zahlreiche Panethsche Körnerzellen und enterochromaffine Zellen.

Basiswissen Jejunum

Hohe Plicae circulares, lange fingerförmige Zotten, Noduli lymphatici solitarii.

Basiswissen Ileum

Niedrige, im Endabschnitt keine Kerckringsche Falten, weniger und kürzere Zotten. Dicht gelagerte *Noduli lymphatici aggregati* als Peyersche Plaques in Mucosa und Submucosa gegenüber dem Mesenterialansatz. Im Jejunum und Illeum keine Brunnerschen Drüsen.

Basiswissen Colon

Keine Ausbildung von Zotten, aber *tiefe Krypten*, deren Wand vorwiegend aus Becherzellen besteht (Schleimproduktion). Die freie Oberfläche des Deckepithels zwischen den Krypten enthält überwiegend Resorptionszellen mit hohem Cuticularsaum (Wasserresorption). Lympho-retikuläres Bindegewebe in der Tunica propria – Muscularis mucosae – Submucosa mit zahlreichen Fettzellen – Tunica muscularis mit kräftiger innerer Ring- und dünner äußerer Längsmuskelschicht – Serosa oder Adventitia. Taenien sind verstärkte Längsmuskelzüge.

Basiswissen Appendix

Typische Gliederung der Appendixwandung in Mucosa (einschichtiges prismatisches Resorptionsepithel mit Becherzellen, lympho-retikuläre Tunica propria und glatte Muscularis mucosae. Weniger und kürzere Krypten als im Colon. Stark entwickelte Noduli lymphatici mit Reaktionszentren in Mucosa und $1/3$ der bindegewebigen Submucosa. An die kollagene Submucosa schließt sich die glatte Muscularis (innere Ring-, äußere Längsmuskulatur). Nach außen wird der Proc. vermiformis durch das Mesothel der Serosa begrenzt. Meißnerscher und Auerbachscher Plexus.

13.3 Anhangsdrüsen des Magen-Darm-Kanals

13.3.1 *Leber (Hepar)* [17.2.7.]

Die *exokrin* tätige, größte *Drüse* des Organismus zeigt eine *Läppchengliederung* und wird von einem *Serosaepithel* überzogen, dem sich die aus kollagenen und elastischen Fasern bestehende *Glissonsche Kapsel* unterlagert. Diese setzt sich von der Leberoberfläche her und von der Leberpforte aus in das intrahepatische, die eindringenden Blutgefäße, Nervenfasern und Gallengänge begleitende Bindegewebe fort. Dieses verläuft im Parenchym einer tierischen Leber (z.B. Schweine- oder Rinderleber) zwischen den klassischen morphologischen und funktionellen Baueinheiten, den jeweils eine Zentralvene enthaltenden Leberläppchen (Lobuli).

Die in Präparaten einer tierischen Leber gut abgrenzbaren, aus Leberepithelzellen (Hepatocyten) zusammengesetzten *polygonalen Leberläppchen* (Abb. 13.18) werden allseitig von Bindegewebe umgeben, das im Bereich der Glissonschen Dreiecke (s. unten und Abb. 13.18 u. 13.20) verstärkt auftritt. Die Lobuli einer menschlichen Leber (Abb. 13.18) sind bei räumlicher Darstellung unregelmäßig gestaltete, eng beieinander liegende, meist ineinander übergehende, mehrkantige prismenartige Gebilde mit einem Durchmesser von etwa 1 mm und einer Länge von ca. 2 mm. Im Schnittpräparat sind sie infolge starker Reduzierung des interlobulären Bindegewebes schwer voneinander abgrenzbar. Das kollagene Bindegewebe ist in der menschlichen Leber nur noch an den Bezirken zu erkennen, an denen meist drei Leberläppchen winkelförmig aneinander grenzen. Diese bindegewebigen (Kollagen), als *periportale Felder* oder *Glissonsche Dreiecke* (Abb. 13.18 u. 13.20) bezeichneten, meist dreiseitigen Regionen enthalten mindestens je einen Anschnitt der *A. interlobularis* als Ast der A. hepatica (nutritiver Kreislauf, Vasa privata), der *V. interlobularis* als Ast der V. portae (funktioneller Kreislauf, Vasa publica) und eines je nach Größe von einem einschichtigen Platten-, isoprismatischen oder prismatischen Epithel ausgekleideten *Gallenganges* (Ductus biliferus, D. interlobularis). A. und V. interlobularis und Ductus biliferus werden zur Glissonschen Trias zusammengefaßt. Auch Lymphgefäße können im periportalen Feld (auch portales Feld genannt) angetroffen werden. Die Masse der Leberzellen wird als Leberparenchym, das Bindegewebe als Stroma bezeichnet.

Die morphologische Grundlage für die zahlreichen Aufgaben der Leber (Aufbau körpereigener Substanzen wie Glykogen, Proteine, Phosphatide, Cholesterin, Lipide, Speicherung von Glykogen, chemische Entgiftung von exo- oder endogenen Stoffen, z. B. Glucuronierung, Sulfatierung, Produktion der Gallenflüssigkeit durch die Leberepithelzellen, Abwehraufgaben und Blutbildung während der embryonalen und fetalen Zeit und bei Ausfall des Knochenmarkes durch Zellen mesenchymaler Herkunft, Vitaminspeicher, Speicher für Spurenelemente) ist durch die enge Koppelung von Leberzellen mit Gallecapillaren und erweiterten Blutcapillaren (Sinusoide) gegeben.

Das *Leberläppchen* (Lobulus hepatis) (Abb. 13.19 u. 13.20): Das Leberläppchen enthält in seiner Mitte (Achse) die V. centralis und besteht aus *Leberepithelzellen* (Hepatocyten), die zu ein- oder zweischichtigen, durchbrochenen und miteinander anastomosierenden *Zellplatten* in dreidimensionaler Ausdehnung angeordnet sind (Abb. 13.20 u. 13.21). Im Schnittpräparat erscheinen die Zellplatten als verzweigte Leberzellbalken (Trabekel, Zellstränge), die vornehmlich radiär zur V. centralis gestellt sind. Zwischen den Leberzellbalken verlaufen ebenfalls vorwiegend radiär zur Zentralvene zu sog. *Lebersinus (Sinusoide)* erweiterte Capillaren, die das sauerstoffarme, aber nährstoffreiche Blut der V. interlobularis und das sauerstoffreiche Blut der A. interlobularis erhalten und es der V. centralis zuleiten. Die A. interlobaris versorgt auch das bindegewebige Stroma.

Der schmale Spalt zwischen Sinusendothel und benachbarten Leberzellsträngen wird als *Dissescher Raum* (Perisinusoidalraum) bezeichnet und ist in einer gesunden Leber nur elektronenmikroskopisch sichtbar (Abb. 13.20).

Die *Sinuswandung* wird von einem locker gefügten Verband *siebplattenartiger Endothelzellen* verkörpert, die im Rahmen des Stofftransportes zwischen Blut und Leberzellen selektiv in Form einer Barriere tätig sind und filtrative Aufgaben übernehmen.

Das fenestrierte Sinusendothel zeigt die morphologischen Merkmale einer Endocytose und geringe Pinocytoseraten. Es wird nicht von einer distinkt ausgebildeten Lamina basalis unterlagert. An ihrer Stelle tritt eine locker gefügte, schwach osmiophile, wahrscheinlich aus Proteoglykanen zusammengesetzte Substanz auf.

Der lichtmikroskopisch an einer gesunden Leber kaum erkennbare, zwischen Sinusendothel und Leberzellbalken gelegene, elektronenmikroskopisch gut sichtbare Dissesche Raum (Perisinusoidalraum) kann in der Leber des Erwachsenen *argyrophile Gitterfasern* (Reticulinfasern, Kollagentyp III) enthalten. Das Auftreten von Gitterfasern im Perisinusoidalraum ist auf pathologische Prozesse zurückzuführen (Abb. 13.20). Als zweite Zellform in der Sinuswand ist

258 Verdauungsorgane

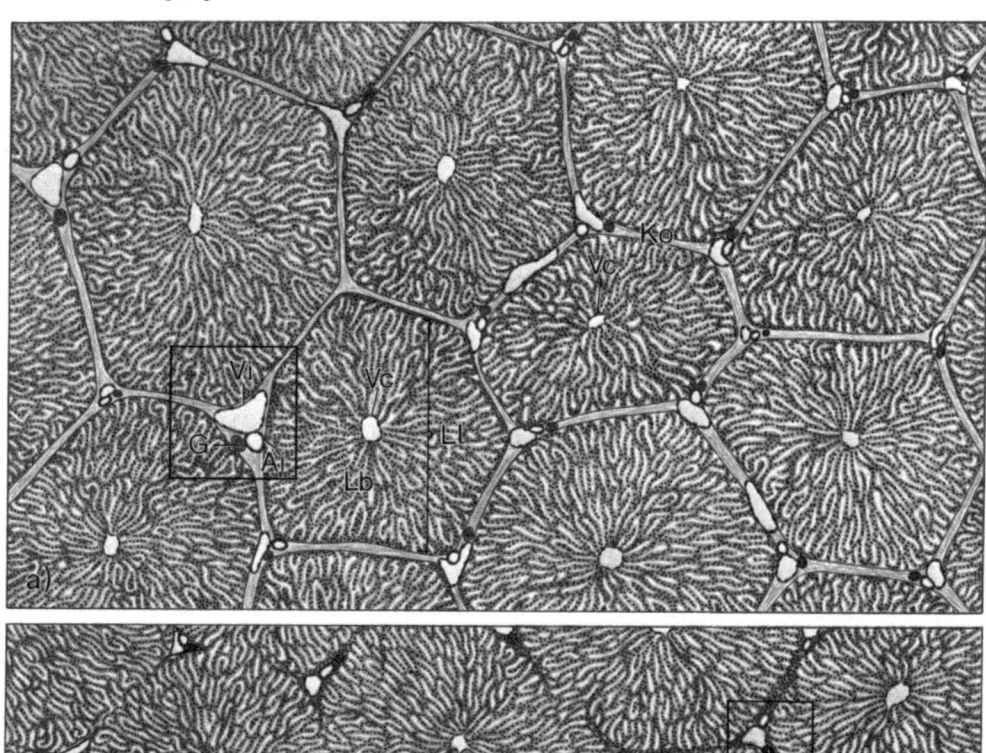

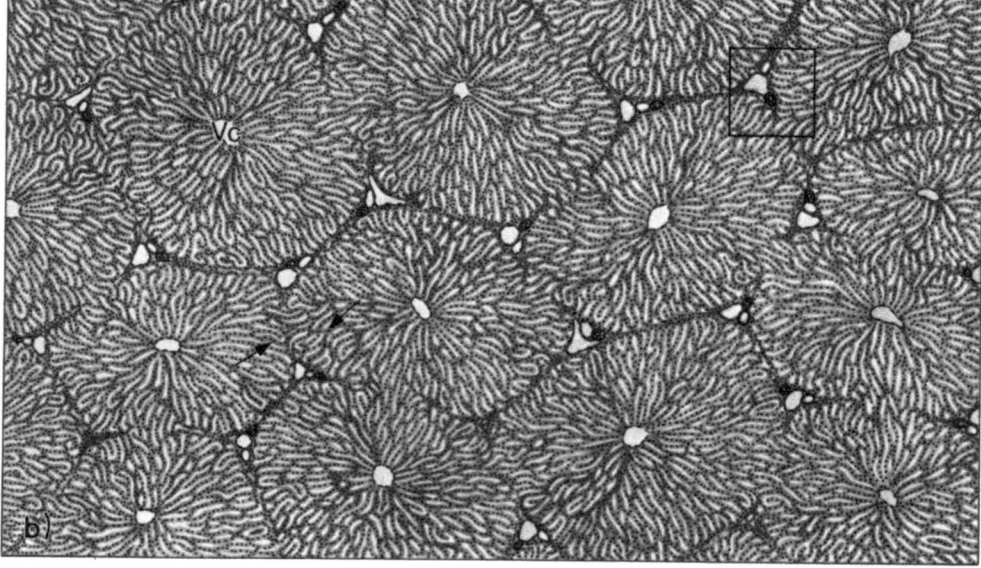

Abb. 13.18 Leber, **a** vom Schwein (deutliche Läppchengliederung durch Bindegewebe), **b** Mensch (undeutliche Läppchengliederung). (Vergrößerung etwa 20fach). **a** Ll = Leberläppchen mit Vena centralis (Vc) und zur Vena centralis radiär gestellten Leberzellbalken (Lb). Im Ausschnitt Glissonsches Dreieck (periportales Feld) mit Vena interlobularis (Vi), Arteria interlobularis (Ai) und Gallengang (G). Ko = kollagenes Bindegewebe. **b** Leberzellbalken benachbarter Leberläppchen gehen stellenweise ineinander über (Pfeile). Reduzierung des Bindegewebes bis auf die Glissonschen Dreiecke. Ausschnitte: Glissonsche Dreiecke. Vc = Vena centralis. Die hellen Räume zwischen den dunklen Leberzellplatten stellen die Lebersinusoide dar. Ausschnitt siehe stark vergr. Abb. 13.20a

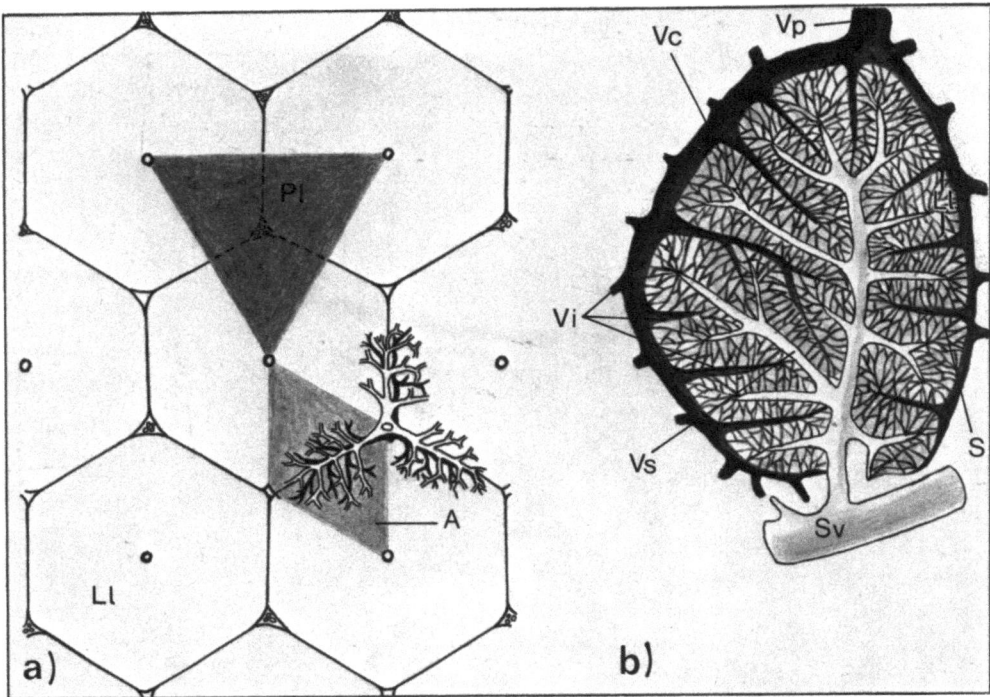

Abb. 13.19 a Schematische Gliederung der Leber in Leberläppchen (*Ll*), Pfortaderläppchen (*Pl*; Dreieck, in dem das periportale Feld die Achse darstellt, während die Kanten durch drei Venae centrales verkörpert werden), Acinus (A; Rhombus, durch jeweils zwei Glissonsche Dreiecke und zwei Venae centrales begrenzt). Zwischen drei Leberläppchen sind die Venae und Arteriae interlobulares mit ihren Verzweigungen angegeben. (In Anlehnung an LEESON und LEESON). **b** Schema der Gefäßverteilung der Leber (nach v. MAYERSBACH). *Vs* = Vena sublobularis, *Sv* = Sammelvene, *Vc* = Vena centralis, *Vp* = Vena portae (Pfortader), *Vi* = Venae interlobulares, *Ll* = Leberläppchen, *S* = Sinussystem

die als Makrophage zu bezeichnende verzweigte und formveränderliche v. *Kupffersche Sternzelle* (Endocyt, Abb. 13.20) zu nennen, die auch häufig an den Teilungsstellen des Sinus zu finden ist, mit Cytoplasmafortsätzen in die Sinuslichtung ragen kann und andererseits durch Zellausläufer mit dem Sinusendothel in Kontakt steht.

Außer ihrer Phagocytosetätigkeit (Phagocytose von Bruchstücken alter Erythrocyten, Fremdstoffen, Bakterien und Zelltrümmer) im Sinne eines Schutzsystems für die Leberzellen, leiten sie sehr wahrscheinlich den Leberzellen einige für diese erforderliche Stoffe zu und können auch als Speicherzellen betrachtet werden. Die zum RES (s. S. 93) gehörenden v. Kupfferschen Sternzellen beinhalten Peroxisomen und Lysosomen. Die im Perisinusoidalraum wie ein Pericyt gelegene sog. *Fettspeicherzelle* (perisinusoidaler Fibroblast) soll außer Fett auch Vitamin A, im Tierexperiment argyrophile Gitterfasern und bei Leberschrumpfung Kollagen synthetisieren können. Sie ist mit Spezialtechniken und im Elektronenmikroskop darstellbar und stellt den dritten Zelltyp im Sinusbereich dar.

Als vierte Zellform in der Sinuswand (im Disseschen Raum) ist die elektronenmikroskopisch nachweisbare, membranbegrenzte Vesikel enthaltende und mit Membraneinfaltelungen (Pits) versehene *Pit-Zelle* zu nennen, die möglicherweise eine endokrine Funktion ausübt.

Untereinander angrenzende Leberzellen zeigen an ihren Flächen umschriebene, gegenüber stehende Einsenkungen ihrer Zellmembran, die dünne Röhrchen, die sog. Gallencapillaren, begrenzen. Die *Gallencapillaren*, die die von den Leberzellen produzierte Gallenflüssigkeit aufnehmen, sind im H.E.- oder van Gieson-Schnitt nur bei starker lichtmikroskopischer Vergrößerung erkennbar und lassen sich mit

260 Verdauungsorgane

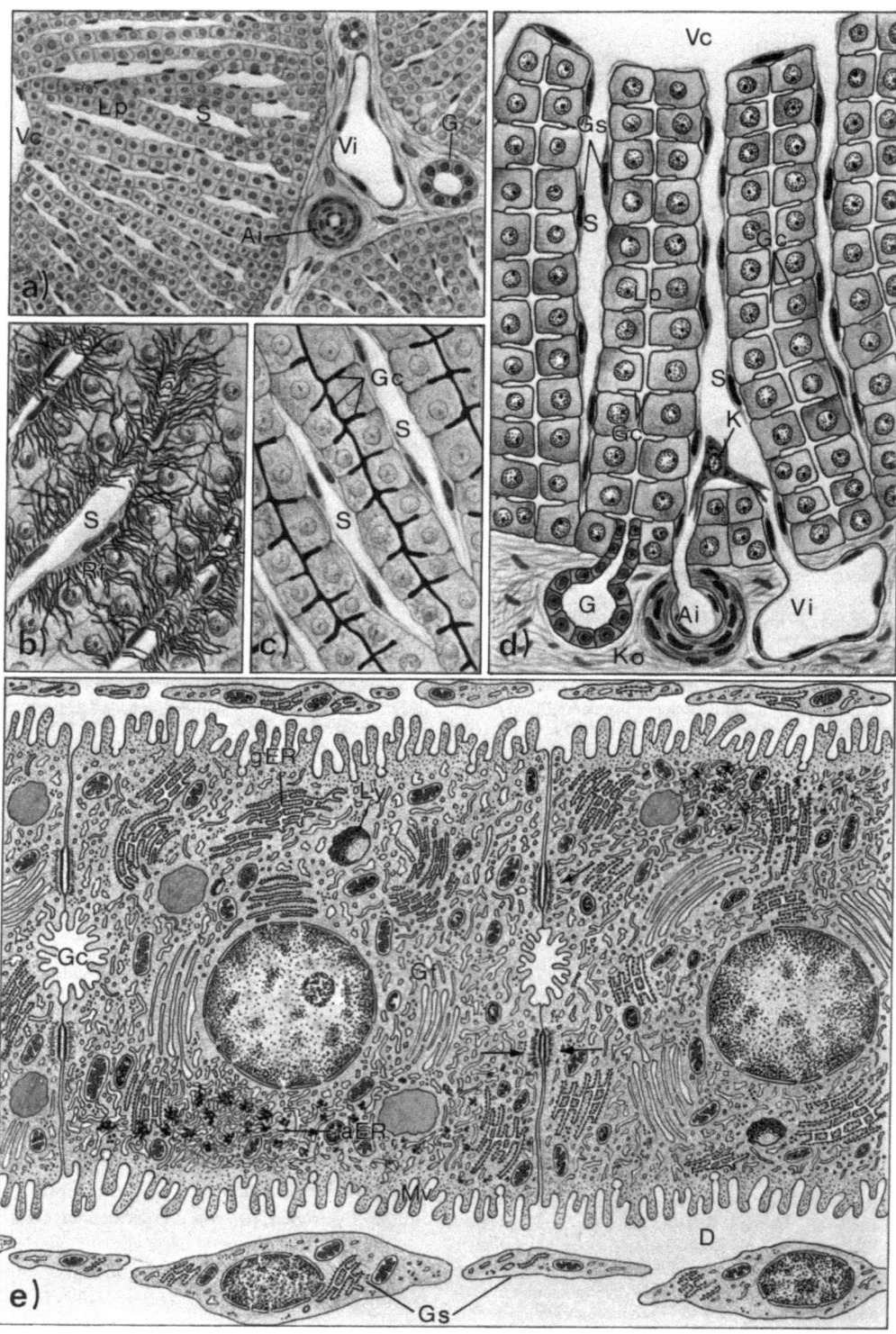

Abb. 13.20

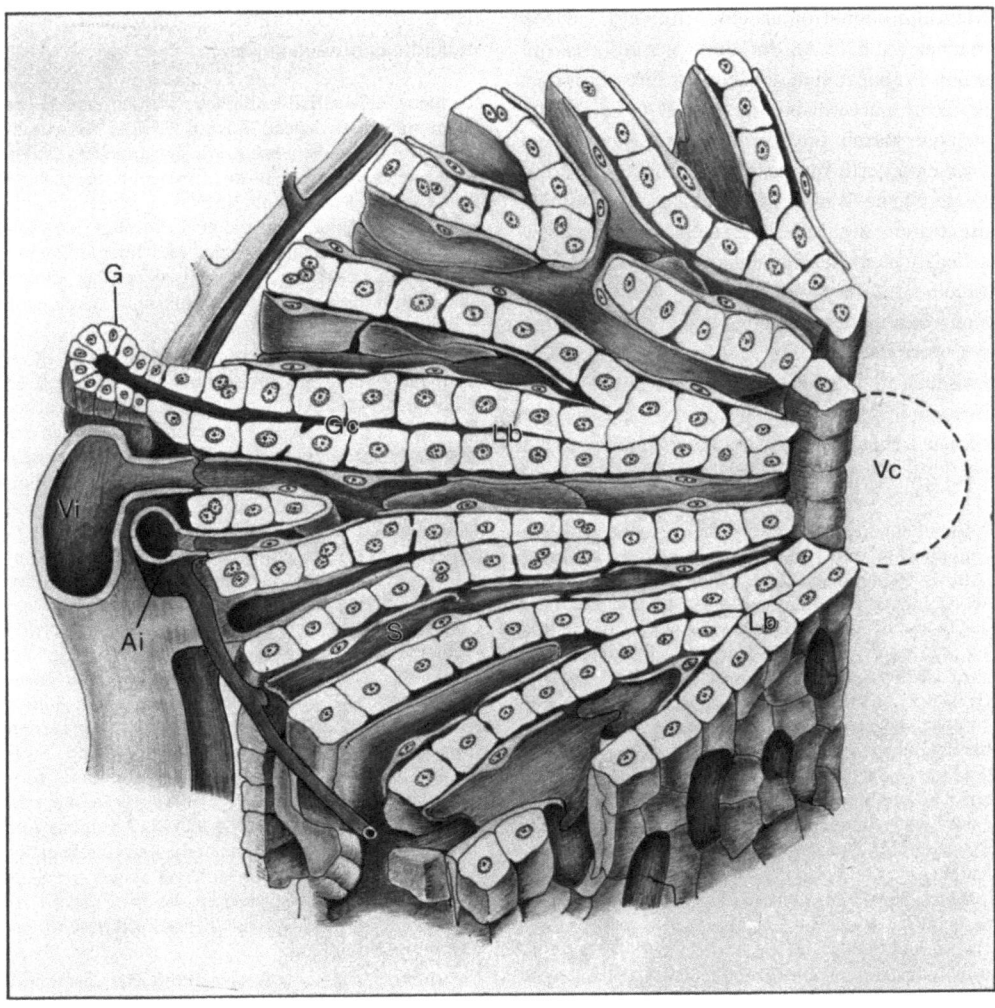

Abb. 13.21 Dreidimensionale schematische Darstellung von radiär angeordneten Leberzellplatten sowie Gallengang (*G*), Arteria interlobularis (*Ai*) und Vena interlobularis (*Vi*). *Vc* = Vena centralis, *Lb* = Leberzellbalken (Leberzellplatte), *Gc* = Gallencapillare, *S* = Sinus mit gefenstertem Sinusendothel (nach ELIAS und HAM, abgeändert)

◀ **Abb. 13.20** Leberläppchen und periportale Felder (Glissonsche Dreiecke). **a** Periportales Feld mit drei angrenzenden Leberläppchen (Anschnitte). (*LM*, Vergrößerung etwa 100fach). **b** Reticulinfasern (argyrophile Gitterfasern) der Lebersinusoide (aus erkrankter Leber). (*LM*, Vergrößerung etwa 350fach). **c** Darstellung der Gallencapillaren mit Silbernitrat (*LM*, Vergrößerung etwa 250fach). **d** Schematische Darstellung des Glissonschen Dreieckes mit Arteria interlobularis, Vena interlobularis und Gallengang (*LM*). Das Blut der Vena und Arteria interlobularis fließt in die Sinusoide. Der Gallengang (einschichtiges Platten- bis prismatisches Epithel) nimmt die Gallenflüssigkeit aus den Gallencapillaren auf. *Vc* = Vena centralis, *Lp* = Leberzellplatten, *S* = Sinusoide, *Ai* = Arteria interlobularis, *Vi* = Vena interlobularis, *G* = Gallengang, *Gc* = Gallencapillaren, *Ko* = kollagenes Bindegewebe. *Rf* = Reticulinfasern, *Gs* = gefensterte Sinusendothelien, *K* = v. Kupffersche Sternzelle (Endocyt). **e** ELM-Bild von Leberzellen. Die Leberzellen zeigen im Bereich der Gallencapillaren und dem Sinusendothel benachbart zahlreiche Mikrovilli. *Gs* = gefensterte Sinusendothelien, *aER* = agranuläres endoplasmatisches Reticulum mit Glykogen, *gER* = granuläres endoplasmatisches Reticulum, *Ly* = Lysosomen, *Gc* = Gallencapillare, *Mv* = Mikrovilli, *Gf* = Golgifeld, *D* = Dissescher Raum, die Pfeile weisen auf Desmosomen hin

Metallimprägnation als ein Gitterwerk sichtbar machen (Abb. 13.20). Im elektronenmikroskopischen Präparat sind sie stets an ihrer typischen Struktur nachweisbar (Abb. 13.20). Es handelt sich um durch *Invagination der Leberzellmembran* erweiterte Intercellularröhrchen, die somit keine eigene Wandung aufweisen. Sie münden am Rande des Leberläppchens über ein Zwischenstück in die Gallengänge ein (Abb. 13.20). In einem Leberläppchen sind somit drei Systeme raumgitterartig angeordnet und miteinander verwoben: 1. Die Leberzellplatten, 2. die zwischen den Leberzellplatten verlaufenden Sinusoide und 3. das System der zwischen den einzelnen Leberzellen vorhandenen Gallencapillaren.

Außer Leberläppchen lassen sich in einer anderen Einteilung noch Pfortaderläppchen und Leberacini (Abb. 13.19) unterscheiden. Beim dreiseitigen Pfortaderläppchen stellt das periportale Feld die Achse dar, während die Kanten des Dreieckes durch drei Vv. centrales verkörpert werden. Ein Leberacinus wird als Rhombus durch jeweils zwei Glissonsche Dreiecke und zwei Vv. centrales benachbarter Leberläppchen begrenzt. Seine Achse erstreckt sich im Gebiet zwischen zwei angrenzenden Leberläppchen, in dem die Endäste der A. und V. interlobularis als Arteriolen und Venolen verlaufen. Somit beteiligt sich jedes Leberläppchen am Aufbau mehrerer Acini und Pfortaderläppchen, während ein Acinus nur einen Anteil an zwei Leberläppchen aufweist. Die unter funktioneller Sicht aufgestellte Konzeption von Leberacini ist in der Leberpathologie von Bedeutung und berücksichtigt im wesentlichen die Blutzufuhr zum Leberparenchym, durch die jene Leberzellen im Zentrum des Acinus am besten, im Bereich um die V. centralis am schlechtesten mit Sauerstoff und Nährstoffen versorgt werden.

Die Leberepithelzelle (Hepatocyt): Die Grundeinheit der Leberzellbalken ist die Leberzelle. Die polygonalen Leberepithelzellen mit einem Durchmesser von 25 µm grenzen an Sinusoide an und besitzen einen, gelegentlich zwei oder drei rundliche Zellkerne mit gut erkennbaren Nucleolen. Zwei- bis dreikernige Leberzellen finden sich zu etwa 20–30%.
Die Leberzelle zeigt an der Fläche, mit der sie an die Sinusoide angrenzt, und im Bereich der durch begrenzte Einsenkung der Zellmembran benachbarter *Hepatocyten* entstandenen Gallencapillaren deutliche *Mikrovilli* (Abb. 13.20). Beiderseits der Gallencapillaren lassen sich an den Leberzellmembranen Zonulae occludentes und adhaerentes nachweisen.

Die Leberzelle enthält zahlreiche Mitochondrien vor allem mit überwiegend kurzen Cristae mitochondriales. In der Außenzone des Leberläppchens laufen vorwiegend oxidative, in der Innenzone hauptsächlich anaerobe Prozesse ab. Im Plasma erstrecken sich zahlreiche Golgi-Felder, die oft bevorzugt den Gallencapillaren benachbart liegen und für die Gallenproduktion von Bedeutung sein sollen. Die Golgi-Säckchen weisen vom Ergastoplasma stammende Proteine und Lipoproteine auf.

Das granuläre endoplasmatische Reticulum ist in Gruppen oder diffus angeordnet und kann oft in Folge seiner dichten Lagerung eine lichtmikroskopisch faßbare Basophilie hervorrufen. Im Bereich der zahlreichen, rosettenartig angeordneten Ribosomen und des granulären endoplasmatischen Reticulum vollzieht sich die Proteinsynthese (Albumine und Globuline des Blutplasmas). Die Synthese des Glykogens aus Glucose ist die Aufgabe des aus Schläuchen und Vesikeln bestehenden agranulären endoplasmatischen Reticulum, das auch durch Enzyme Entgiftungsfunktionen übernehmen und Triglyceride aufbauen soll. Bestimmte Pharmaka und Gifte vermögen das glatte Reticulum zur Proliferation anzuregen, dessen neu gebildete Membranen nach Aufhören der Einwirkung autophagisch abgebaut werden Die Aufnahme von körpereigenen und fremden Stoffen und ihr enzymatischer Abbau erfolgt in Lysosomen. Lysosomen, die zelleigene Strukturen, wie z. B. Mitochondrien, aufnehmen, treten als Autophagosomen auf. Peroxisomen (Microbodies) weisen feinkörniges osmiophiles Material auf und zeigen bei Säugern kristallähnliche Strukturen, die das Enzym Uricase enthalten. In unterschiedlicher Zahl treten Filamente und Tubuli auf.

Lichtmikroskopisch läßt sich durch die Carminfärbung nach Best das Glykogen in Form von Schollen oder Granula (Abb. 1.8) nachweisen, das bezüglich seiner Menge nahrungs- und tageszeitabhängigen Schwankungen unterliegen und elektronenmikroskopisch in Gestalt zusammengelagerter, 20–30 nm (200–300 Å) großer Granula erscheint (Abb. 13.20). Die Synthese von Glykogen beginnt zentral im Leberläppchen mit einem morgendlichen Maximum, während gleichzeitig ein Minimum der Gallebildung vorliegt. Die Produktion der Gallenflüssigkeit setzt morgens in der Läppchenperipherie ein, um zentralwärts fortzuschreiten. Das Gallemaximum liegt zusammen mit dem Glykogenminimum bei etwa 20 Uhr.

Gelbliche Lipofuscingranula treten im Alter und bei chronischen Infekten häufig auf und bilden den Inhalt membranbegrenzter Lysosomen. Bei größerem Erythrocytenzerfall nehmen die Lysosomen eisenhaltiges Pigment (Hämosiderin, Ferritin) auf. Lipide erscheinen in granulärer oder Tröpfchenform in den Leberzellabschnitten, die den Sinus benachbart sind.

Zugrunde gegangene Leberzellen können durch Mitosen und Amitosen ersetzt werden. Die langlebigen Hepatocyten (etwa 6 Monate) zeigen im Tierexperiment eine große Regenerationskraft, während in der menschlichen Leber nach Parenchymuntergang eine knotige Neubildung auftritt.
Die im periportalen Feld verlaufenden Aa. interlobulares weisen an ihren Aufzweigungen stellenweise epitheloide Muskelzellen auf. Vegetative Nervenfasern werden der Leber in Begleitung der Gefäße zugeführt, erstrecken sich in den Glissonschen Dreiecken und dringen in das Leberparenchym ein. Anlagerungen von synaptischen Endigungen an einzelne Leberzellen im Abstand von 20 nm (200 A) können beobachtet werden. Die in den periportalen Feldern befindlichen Lymphcapillaren nehmen eine proteinreiche Flüssigkeit aus dem Disseschen Raum auf, die mit Lymphgefäßen den Lymphknoten an der Leberpforte zugeleitet wird.

In den Lebersinus vermischt sich das venöse, nährstoffreiche Blut der von der V. portae abstammenden Vv. interlobulares und das sauerstoffreiche Blut der von der A. hepatica kommenden A. interlobularis. Die V. centralis nimmt das Blut aus dem Lebersinus auf und leitet es über Vv. sublobulares den Vv. hepaticae zu, die in die V. cava münden.

Kreislauf der Leber

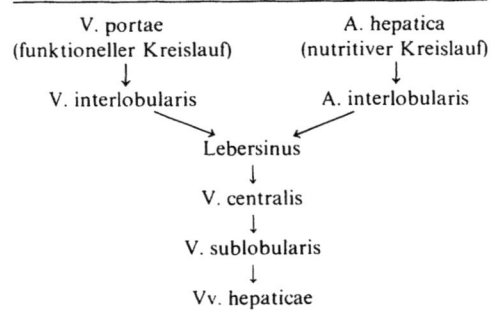

Basiswissen Leber

Parenchym aus *Leberläppchen*, die aus radiär zur *centralständigen* V. centralis gestellten Leberepithelzellplatten mit dazwischen gelegenen, zu *Sinus* erweiterten, ebenfalls zur V. centralis hin orientierten Capillaren bestehen. Die polygonalen, ein- (bis drei-)kernigen Leberepithelzellen besitzen ein gut entwickeltes granuläres endoplasmatisches Reticulum, aus dem sich das glatte endoplasmatische Reticulum (Glykogensynthese) entwickelt, zahlreiche Mitochondrien und Golgi-Felder, Lysosomen, Lipofuscine und Lipide. Zum Sinussystem hin und an Gallencapillaren besitzt die Leberzelle Mikrovilli.
Die Sinuswandung besteht 1. aus fenestrierten Sinusendothelien (Endocytose, Pinocytose), 2. aus verzweigten, formveränderlichen von Kupfferschen Sternzellen (Endocyten) mit Phagocytosetätigkeit.

Gallencapillaren ohne eigene Zellwandung entstehen durch umschriebene Einsenkungen der Membranen benachbarter Leberzellen. Bindegewebige Glissonsche Dreiecke, periportale oder portale Felder (Begrenzung durch meist drei benachbarte Leberläppchen) führen die A. interlobularis als Ast der A. hepatica, die V. interlobularis als Ast der V. portae und den Gallengang mit einschichtiger Epithelauskleidung, der die Gallenflüssigkeit aus den Gallencapillaren aufnimmt und sie dem Ductus hepaticus zuführt.
Glissonsches Trias: 1. A. interlobularis, 2. V. interlobularis, 3. Gallengang (Ductus biliferus).
Das dreiseitige Pfortaderläppchen wird an den Kanten durch drei Vv. centrales benachbarter Leberläppchen begrenzt und enthält als Achse das periportale Feld. Zwei gegenüberliegende Vv. centrales und zwei sich gegenüber stehende periportale Felder verkörpern die Kanten eines rhombischen Leberacinus.

13.3.2 *Gallenblase (Vesica fellea)* [17.2.8.]:
Die Wand der Gallenblase setzt sich aus einer ein hohes *prismatisches Epithel*, eine *kollagene Tunica propria* und eine scherengitterartig gestaltete *Muscularis* umfassenden Mucosa zusammen, die von einer bindegewebigen, mit Fettzellen versehenen *Adventitia* unterlagert wird (Abb. 13.22). An ihrer ventralen Seite wird die Gallenblase mit Serosaepithel überzogen.

Die sehr starke, vielgestaltige Schleimhautfältelung mit baumartigen lumenwärts gerichteten Erhebungen führt im Schnittpräparat zum Auftreten von unterschiedlich großen *Kammern*, die von Epithel ausgekleidet sind (Abb. 13.22). Auch erinnert das Bild an von Epithel überzogene Schleimhautbrücken. Die hohen, durch Zonulae occludentes und Desmosomen verknüpften Epithelzellen tragen einen aus Mikrovilli bestehen-

264 Verdauungsorgane

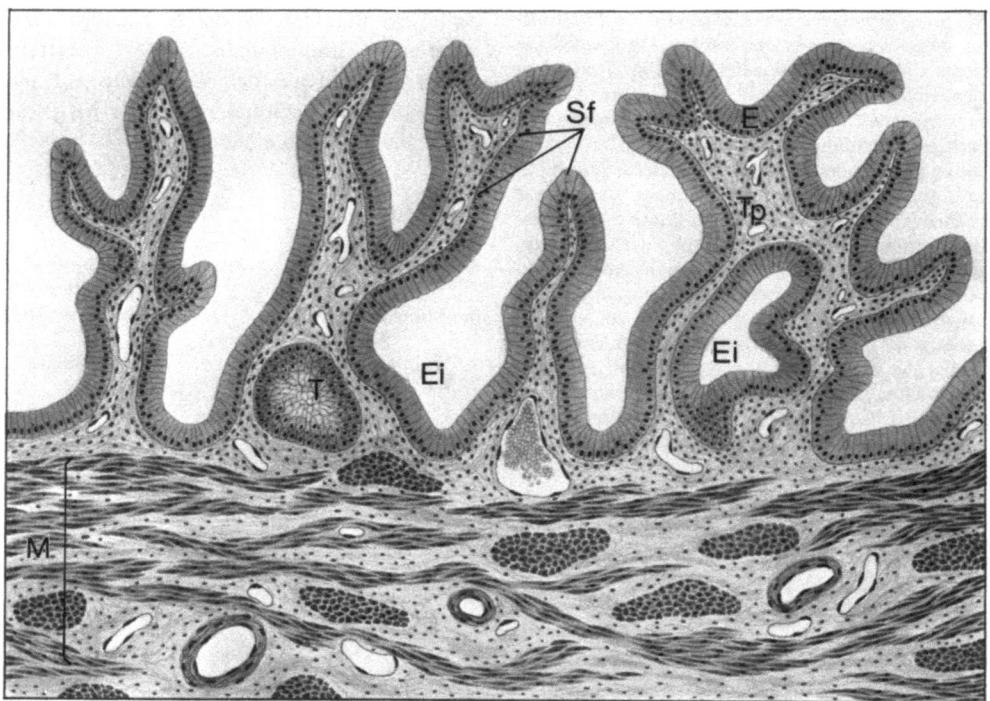

Abb. 13.22 Gallenblase. *Sf* = Schleimhautfalten, *E* = einschichtiges, hochprismatisches Epithel mit Mikrovilli, *Tp* = kollagene Tunica propria, *M* = Muscularis (Längs- und Querschnitte von glatten Muskelzellen), *T* = Tangentialschnitt des Epithels, *Ei* = Epitheleinsenkung

den Resorptionssaum (Eindickung der Gallenflüssigkeit) und produzieren andererseits einen glykoproteinhaltigen Schleim.

Unter dem auf einer Lamina basalis ruhenden Epithel breitet sich eine locker gebaute, capillarreiche, kollagene Tunica propria mit Fibrocyten, Histiocyten, Lymphocyten und Plasmazellen in wechselnder Zahl aus. Die glatten Muskelzellen bilden ein Gitterwerk, das durch rechts- und linksläufige, sich überkreuzende Spiralen entsteht. Mucoide Drüsen können in der Wand des Gallenblasenhalses vorwiegend in der Adventitia auftreten. Die aus lockerem Bindegewebe bestehende Adventitia stellt die äußere Wandschicht der Gallenblase dar und enthält zahlreiche große Blutgefäße. Sonst fehlen für den charakteristischen 4-Schichtenaufbau des Darmrohrs die Submucosa und die Muscularis.

Die Wand der Gallenblase wird von dichten, zahlreiche Ganglienzellen enthaltenden Geflechten markloser vegetativer Nervenfasern durchsetzt, die sich in der äußeren Bindegewebszone, an den glatten Muskelzellen und in der Tunica propria ausbreiten.

Basiswissen Gallenblase

Starke, bizarre Schleimhautfältelung mit Kammerbildung. Einschichtiges, hohes resorbierendes und sezernierendes prismatisches Epithel mit Mikrovilli. Kollagene Tunica propria mit Histio- und Fibrocyten, Plasmazellen und Lymphocyten. Glatte, scherengitterartige Muskulatur. Äußere fettreiche Bindegewebszone (Adventitia).
Extrahepatische Gallengänge: (Ductus hepaticus, D. cysticus, D. choledochus): Die Wand der extrahepatischen Gallengänge gliedert sich 1. in eine aus hohem, einschichtigen Epithel mit Mikrovilli und Sekretgranula und einer lockeren kollagen-elastischen Tunica propria bestehenden Schleimhaut, 2. in eine Schicht glatter Muskelzellen (Tunica muscularis) und 3. in eine bindegewebige Adventitia, die mucoide Drüsen enthält. Die Mucosa entwickelt längsgestellte Schleimhautfalten, die im Bereich des Abganges des D. cysticus aus der Gallenblase spiralartig angeordnet sind (Plica oder Valvula spiralis). Unter dem Epithel erstreckt sich ein dichter Capillarplexus im Bindegewebe der Tunica propria. Die dünne Muscularis verdichtet sich an der Papilla Vateri zum M. sphincter Oddi.

13.3.3 Pankreas (Bauchspeicheldrüse) [17.2.10.] (Abb. 13.23 u. 13.24)

Die Bauchspeicheldrüse ist eine *exokrine Drüse mit endokrinen Anteilen*. Das exokrine, den Pankreassaft absondernde Drüsenparenchym läßt eine durch Bindegewebe hervorgerufene *Läppchengliederung* erkennen, in das die etwa 100–500 µm großen, im H.E.-Präparat hell *angefärbten, endokrinen Zellkomplexe (Langerhanssche Inseln)* inselartig eingelagert sind.

Der exokrine Pankreasanteil bringt den Pankreassaft hervor, der protein-, peptid-, fett- und kohlenhydratspaltende Enzyme enthält. Die endokrin tätigen Langerhansschen Inseln greifen durch ihre Hormone Insulin und Glucagon regulierend in den Kohlenhydrathaushalt ein.

Die vielgestaltigen Drüsenendstücke oder Acini des exokrinen Pankreas ähneln denjenigen der Gl. parotis, so daß man das Pankreas als *rein seröse Drüse* bezeichnen kann. Die etwa *pyramidenförmigen Zellen der englumigen Endstücke* enthalten kugelförmige Kerne, eine *basophile Basalstreifung*, die durch ein geordnetes, granuläres endoplasmatisches Reticulum hervorgerufen wird, und im *Spitzenabschnitt* ziemlich *große acidophile Zymogengranula*, die alle Proenzyme

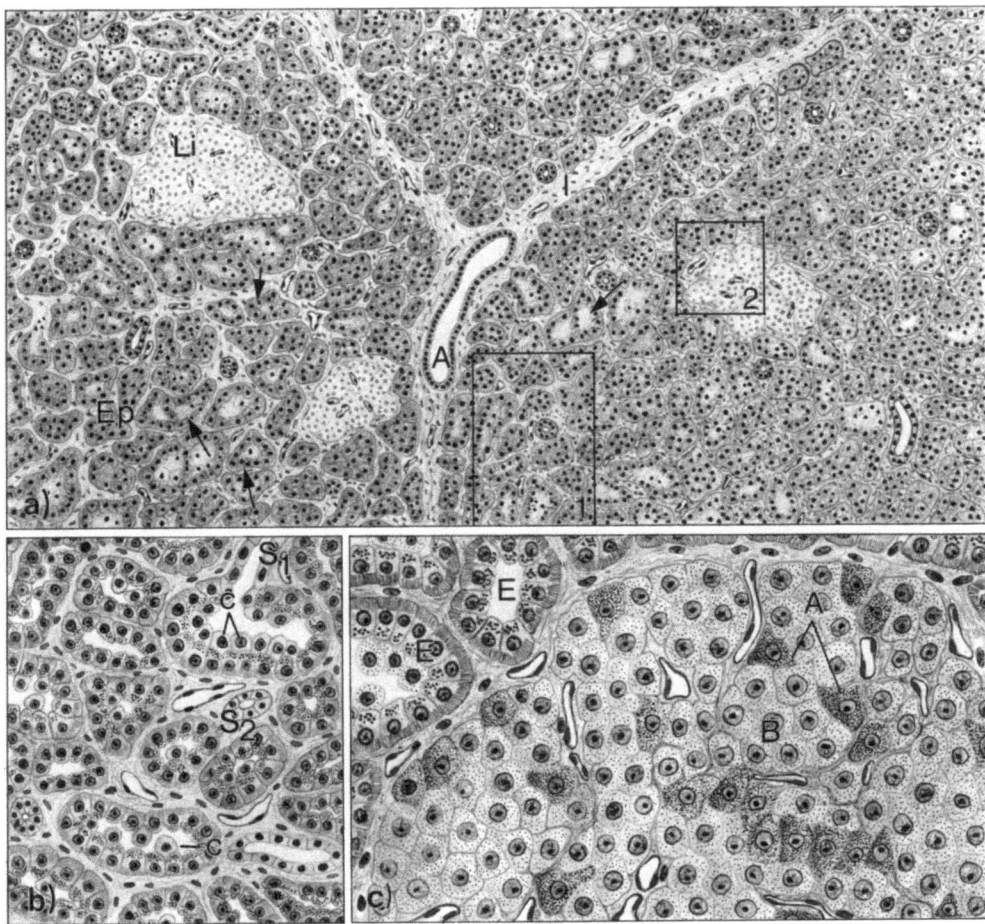

Abb. 13.23 a Exokriner Pankreasanteil (Ep) mit serösen Drüsenendstücken (Pfeile) und eingelagerte Langerhanssche Inseln (Li). *I* = interlobuläres Bindegewebe. *A* = Ausführungsgang. **b** Vergrößerung des Ausschnitts 1 aus a. Seröse Endkammern aus isoprismatischen Epithelzellen mit Sekretgranula und Basalstreifung. In der Lichtung mancher Endkammern sog. centro-acinäre Zellen (c). S_1 = Schaltstück, geht aus einem Endstück hervor. S_2 = Querschnitt durch ein Schaltstück. **c** Vergrößerung des Ausschnitts 2 aus a. *A* = A-Zellen (grob granuliert), *B* = B-Zellen (fein granuliert), *E* = seröses Endstück (exokrin)

266 Verdauungsorgane

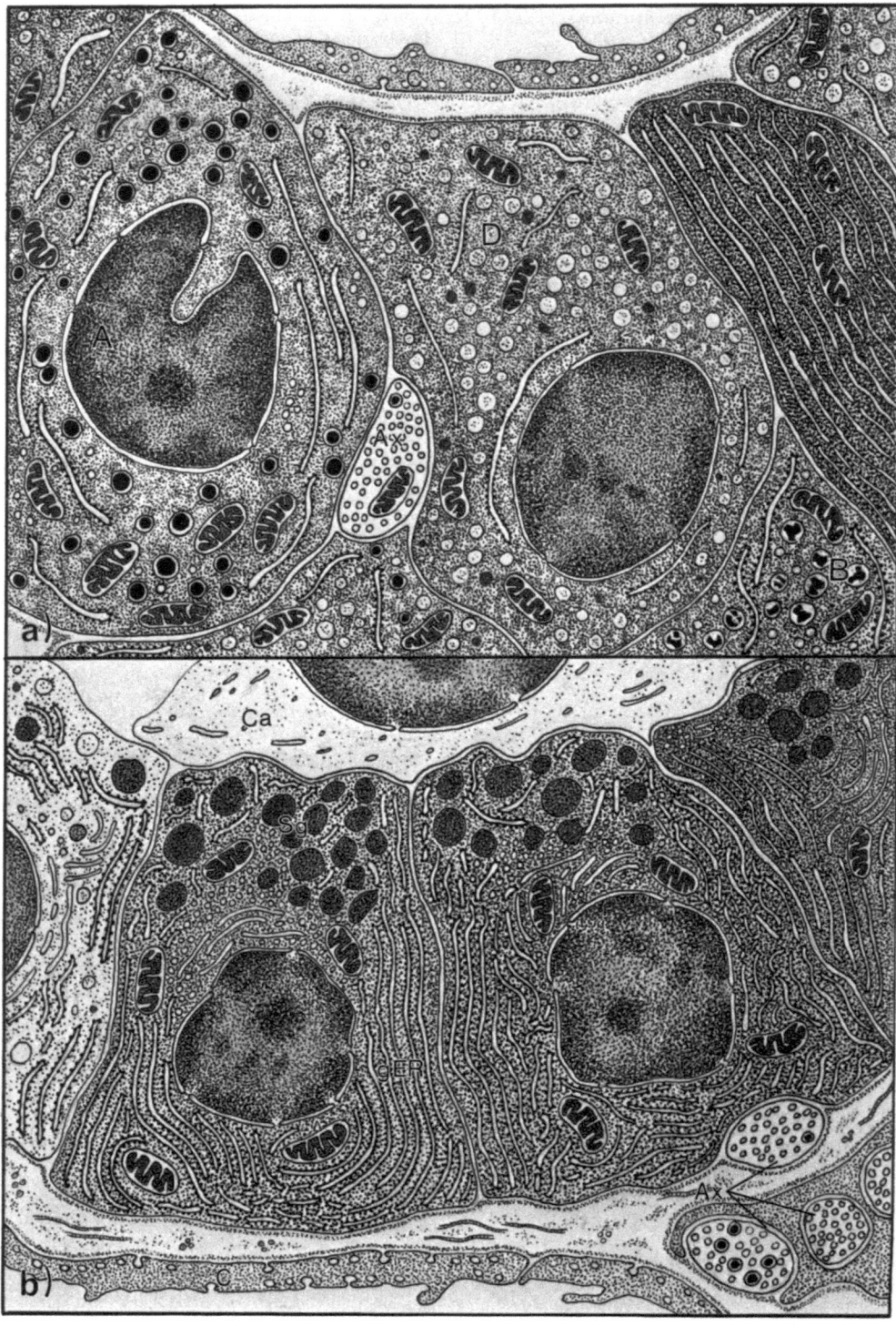

Abb. 13.24

der Enzyme des Pankreassaftes enthalten. Die aus einem einschichtigen Plattenepithel bestehenden Schaltstücke beginnen schon in der Lichtung des Endstückes. Die so in das Endstück eingeschobenen Zellen des Schaltstückes werden als *centroacinäre Zellen* bezeichnet. Da die hell anfärbbaren centroacinären Zellen oft eine fast geschlossene Lage über den Drüsenzellen bilden, wird das Sekret zwischen den centroacinären Zellen hindurch in die Acinuslichtung und von da aus in das *Schaltstück* geleitet, das direkt (Sekretrohre sind nicht ausgebildet) zunächst in intralobulär gelegene *Ausführungsgänge* übergeht. Die mit einem einschichtigen isoprismatischen bis prismatischen Epithel ausgestatteten *Ausführungsgänge* führen das Sekret etwas größeren, interlobulären Ausführungsgängen zu. Der D. pancreaticus kann von einem ein- oder mehrschichtigen prismatischen Epithel ausgekleidet sein. Alle Ausführungsgänge zeigen in den Spitzen ihrer Epithelzellen feine Sekretgranula.

Größere Blut- und Lymphgefäße verlaufen im interlobulären Bindegewebe zusammen mit Bündeln markloser Nervenfasern. Vegetative Geflechte erstrecken sich zwischen den Acini, erreichen mit ihren marklosen Axonen unter Durchdringung der Lamina basalis die exokrinen Drüsenzellen und lagern sich ihrem basalen Plasmalemm meist in einem Abstand von 20 nm (200 Å) ohne Membranverdichtungen an. Die Axonendigungen enthalten kleine, elektronenmikroskopisch leere oder granulierte Vesikel. Multipolare Nervenzellen sind in geringer Zahl regelmäßig vorhanden, Vater-Pacinische Lamellenkörperchen können vereinzelt auftreten.
Die Langerhansschen Inseln (Inselorgan, Inselapparat) stellen rundliche bis ovale, gut capillarisierte Komplexe endokriner Drüsenzellen dar, liegen inselartig im exokrinen Pankreasgewebe verteilt, heben sich durch ihre helle Anfärbung im H.E.-Präparat gut vom exokrinen Anteil ab und sind einmal gut vom exokrinen Gewebe abgrenzbar, andererseits kontinuierlich mit ihnen verbunden. Ihre Zahl (beim Erwachsenen auf etwa 1,5 Mill. geschätzt) ist im Pankreasschwanz am größten und nimmt zum Pankreaskopf ab. Die zu untereinander anastomosierenden Zellsträngen und Haufen angeordneten Drüsenzellen liegen den gefensterten Capillaren dicht an und bestehen aus durch morphologische und färberische Kriterien voneinander unterscheidbaren A-, B-, C- und D-Zellen. Diese nur mit Spezialmethoden trennbaren Zellen lassen sich im gewöhnlichen H.E.-Präparat nicht voneinander unterscheiden, während die Gomori-Färbung die B-Zellen in einem bläulichen und die übrigen Zellen in einem rötlichen Farbton darstellt. Die vorwiegend in der Inselperipherie gelagerten kleinen, polygonalen, mit kurzen zipfeligen Plasmavorwölbungen versehenen A-Zellen besitzen zahlreiche acidophile Granula, die sich auch durch Silberimprägnation schwarz darstellen lassen (argentaffine- oder Silberzellen) und können als Produzenten des Glucagons angesehen werden. Die in großer Zahl auftretenden chromophoben (farbscheuen), größeren B-Zellen zeigen sehr feine Granulationen und bilden das Insulin. Sie enthalten einen Insulin-Zink-Komplex und können daher durch einen histochemischen Zinknachweis dargestellt werden. Die selteneren D-Zellen lassen sich mit ihren feinen Granula durch Anilinblau anfärben und bringen vermutlich das Somatostatin hervor. (Über die elektronenmikroskopische Struktur der endokrinen Drüsenzellen und ihrer Zugehörigkeit zum sogenannten GEP-System siehe Kapitel „endokrine Drüsen" s. S. 341.)

Basiswissen Pankreas

Exokrine, durch Bindegewebe in Läppchen gegliederte seröse Drüse mit inselartig eingelagerten, im H.E.-Präparat heller anfärbbaren Langerhansschen Inseln (Endokrine Drüsen). Englumige, von pyramidenförmigen Zellen mit acidophilen Granula im Spitzenabschnitt und basophiler Basalstreifung (polare Differenzierung) begrenzte exokrine Endstücke mit lumenwärts aufgelagerten, heller anfärbbaren Zellen des Schaltstückes (centroacinäre Zellen). Schaltstücke mit einschichtigem Platten- oder isoprismatischem Epithel gehen direkt in Ausführungsgänge mit isoprismatischem oder einschichtigem prismatischem Epithel über (Sekretrohre fehlen). Stark vascularisierte Langerhansche Inseln (Inselapparat) aus der durch die H.E.-Technik hell anfärbbaren Drüsenzellen (A-, B-, C- und D-Zellen). Im Gomori-Präparat bläuliche Anfärbung der B-Zellen (Insulinbildner), A-Zellen mit acidophilen (rötlichen) Granula, auch als argentaffine Zellen bezeichnet, sind die Glucagonbildner. Differenzierung der anderen endokrinen Zellen nur mit Spezialtechniken möglich.

◀ **Abb. 13.24** ELM-Bild von endokrinen Zellen der Langerhansschen Inseln und von exokrinen Drüsenzellen der serösen Endkammern. **a** Endokrine Zellen, $D = \delta$-Zelle, $A = \alpha$-Zelle, $B = \beta$-Zelle, C = Capillarwand, Ax = Axon mit Transmittervesikeln. **b** Exokrine Drüsenzellen mit polarer Differenzierung; apikale Sekretgranula (*Sg*) und im basalen Abschnitt gerichtetes granuläres endoplasmatisches Reticulum (*gER*). C = Capillarwand, Ca = centro-acinäre Zelle, Ax = Axon mit Transmittervesikeln

14 Harnapparat

Der Harnapparat setzt sich aus den beiden *harnbereitenden Nieren* (uropoetisches System) und den *harnableitenden Harnwegen* zusammen, zu denen man die *beiden Nierenbecken*, die *Harnleiter*, die *Harnblase* und die *Harnröhre* zählt.

14.1 Niere (Ren, Nephros) [17.4.4.]

Das von einer straffen, leicht abziehbaren *Kollagenkapsel* (Capsula fibrosa) mit einzelnen glatten Muskelzellen überzogene Nierenparenchym besteht aus *gewundenen* und *gerade verlaufenden*, dicht gelagerten *Nierenkanälchen* und den für die Niere charakteristischen *Malpighischen Körperchen* (Corpuscula renis), die mit ihren Capillarknäueln einem besonders angeordneten Gefäßsystem angehören. Der fibrösen Kapsel liegt von außen ein *Fettkörper*, die Capsula adiposa, an.

Bei einem Schnitt durch die Niere (Abb. 14.1) läßt sich die aus gewundenen Nierenkanälchen (Tubuli contorti) und Corpuscula renis zusammengesetzte, etwa 10 mm breite, unmittelbar unter der Kapsel gelegene *Rinde (Substantia corticalis, Pars contorta)* von einem die gerade verlaufenden Kanälchen (Tubuli recti) enthaltenden *Mark (Substantia medullaris, Pars recta)* abgrenzen.

Das Nierenmark läßt sich in 10-20 Pyramiden unterteilen, deren Basis zur Nierenoberfläche gestellt ist und deren Spitzen, die Nierenpapillen (Papillae renales), von den Nierenkelchen (Calices renalis) umfaßt werden. An den Papillen durchbrechen die Ductus papillares (Harnkanälchen s. S. 275) die Pyramidenoberfläche (Area cribrosa) und geben den Harn an die Nierenkelche, die sich zum Nierenbecken vereinigen, ab. Die Räume zwischen den einzelnen Nierenkelchen enthalten ein fettreiches, kollagenes Bindegewebe und werden als Sinus renalis bezeichnet. Die Gliederung der einzelnen Pyramiden in eine dichtere Außen- und lockere Innenzone ist auf die unterschiedliche Lumenweite der betreffenden Nierenkanälchen und die verschiedenen Zusammensetzungen des Markes zurückzuführen.

Die Einteilung der Marksubstanz in eine Außen- und Innenzone ergibt sich aus folgenden morphologischen Kriterien. Die der Nierenpapille benachbarte Innenzone besitzt weitlumige Sammelrohre und Überleitungsstücke, während die Außenzone die geraden Anteile der Haupt- und Mittelstücke, Überleitungsstücke und Sammelrohre aufweist. Die Anordnung der Pyramiden entspricht der früheren Läppchengliederung (Renculi) der fetalen und neugeborenen menschlichen Niere (Lappenniere, Ren lobatus oder lobatum).

Die Rinde setzt sich aus den charakteristischen, harnbereitenden Malpighischen Körperchen und den gewundenen Nierenkanälchen zusammen. Die Rinde umgibt jede Pyramide an ihrer Basis kappenförmig und dehnt sich zwischen den Pyramiden als Columnae renales (Bertinische Säulen) aus. Die Rindenkappe mit der da-

Abb. 14.1 Niere. **a** Längsschnitt durch die Niere (halbschematisch) mit fibröser Kapsel (*K*), Rinde (*R*), Marksubstanz (*M*) und Nierenbecken (*Nb*). *Ca* = Capsula adiposa (Fettkörper), *Py* = Pyramide, *P* = Papille, *Nk* = Nierenkelch (Calix renalis), *Sr* = Sinus renalis, *Cr* = Columna renalis, *g* = Gefäße, *U* = Ureter. Die Pfeile weisen auf Malpighische Körperchen hin. **b** Ausschnitt (Vergrößerung etwa 200fach) aus der Rindensubstanz mit Malpighischen Körperchen und gewundenen Nierenkanälchen. *Gl* = Glomeruluscapillaren, *Va* = Vas afferens mit epitheloiden Zellen (*, Polkissenzellen), *Md* = Macula densa, *G* = Goormaghtighscher Zellhaufen, *Ve* = Vas efferens, *Bk* = Bowmansche Kapsel, *HP* = Harnpol (Beginn des Hauptstücks an der Bowmanschen Kapsel), P_I = Pars contorta I des Hauptstücks mit Bürstensaum und Basalstreifung, P_{II} = Pars contorta II des Mittelstücks. **c** Ausschnitt aus der Rinde (*R*) mit angrenzenden Markstrahlen (*Ms*). *Gl* = Glomerulus, P_I = Pars contorta I des Hauptstücks, P_{II} = Pars contorta II des Mittelstücks, *A* = Arterie, *Pr* = Pars recta des Hauptstücks (längs geschnitten), *Pm* = Pars recta des Mittelstückes (längs geschnitten), *Sr* = Sammelrohr

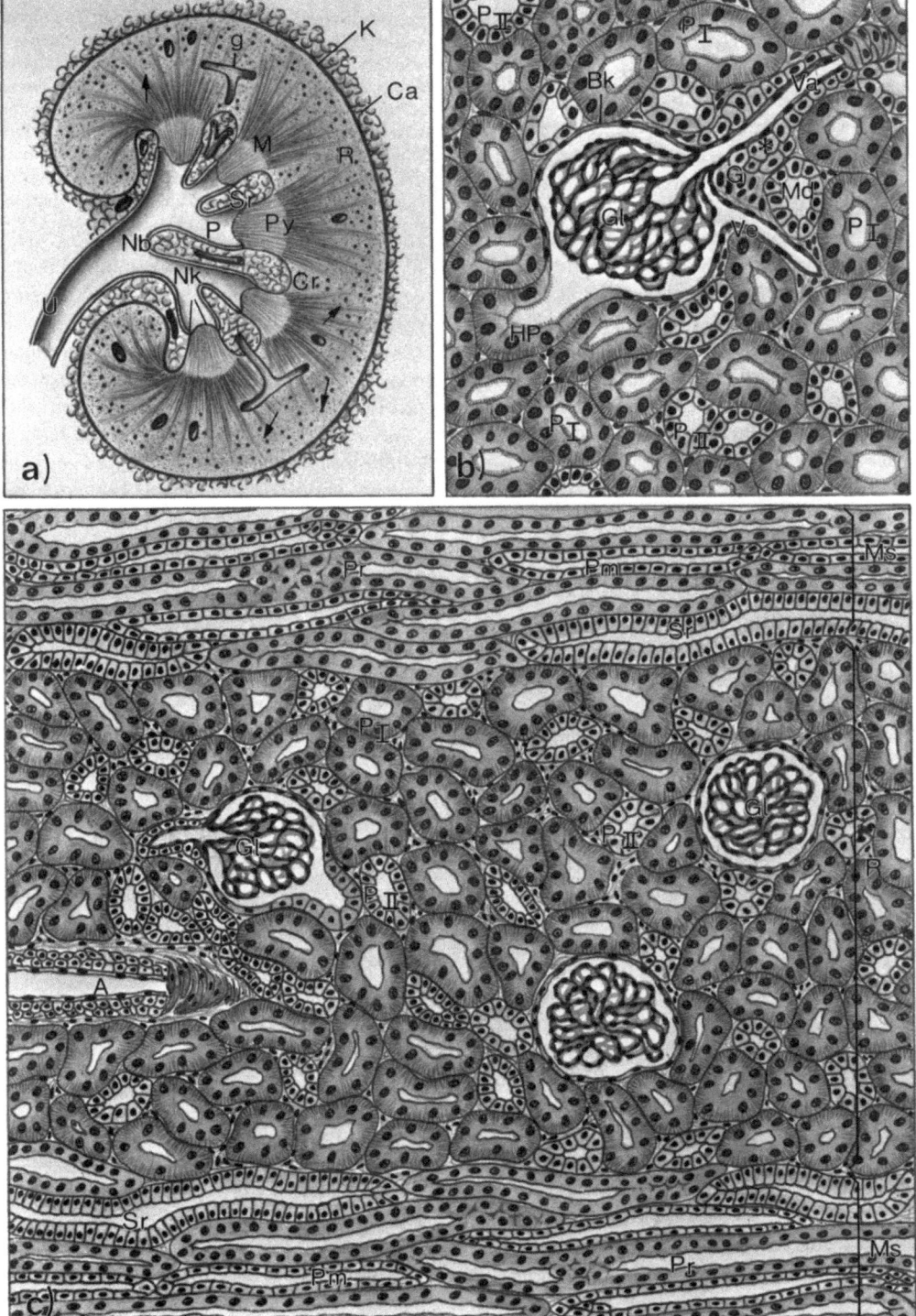

Abb. 14.1

zugehörigen Pyramide wird als Lobus oder Renculus renalis bezeichnet.

14.1.1 *Gefäßsystem der Niere* (Abb. 14.2): Die A. renalis teilt sich im Bereich des Sinus renalis in mehrere Äste auf, die als Aa. interlobares zwischen den Pyramiden im Gebiet der Columnae renales in das Nierenparenchym eindringen und funktionelle Endarterien darstellen. Die arterielle Versorgung eines Lobus renalis erfolgt durch mindestens zwei Interlobararterien, die jeweils in den der Pyramide benachbarten Columnae renales verlaufen. Die Aa. interlobares teilen sich in Höhe der Rinden-Markgrenze in die Aa. arcuatae auf, die zwischen Rinden- und Marksubstanz arkadenförmig entlangziehen. Die Aa. arcuatae übernehmen die Versorgung des Rinden- und Markgewebes. In die Rinde dringen radiär zur Nierenoberfläche als Äste der Aa. arcuatae die Aa. corticales radiatae (Aa. interlobulares) ein, aus denen in fast regelmäßigen Abständen Arteriolen hervorgehen. Diese Arteriolae oder Vasa afferentes bilden jeweils ein von einer Epithelkapsel (Bowmansche Kapsel) umgebenes Capillarknäuel (Glomerulum oder Glomerulus), in dessen Bereich die Ultrafiltration des Blutes abläuft. Capillarknäuel (Glomerulum) und Bowmansche Kapsel (einschichtiges Plattenepithel) werden zusammen als Corpusculum renis oder Malpighisches Körperchen bezeichnet. Das Blut wird aus dem Glomerulum (funktionelles Capillargebiet) durch ein Vas efferens, das durch eine Arteriole oder Capillare vertreten wird, weitergeleitet. An das Vas efferens schließt sich ein zweites Capillarnetz (nutritives Capillargebiet) an, das die Nierenkanälchen vornehmlich der Rindensubstanz versorgt und aus dem Tubulusapparat rückresorbierte Stoffe aufnimmt. Die zwischen den Nierenkanälchen gelegenen Capillaren werden von einem gefensterten Endothel ausgekleidet, dessen Poren feine Membranen (Diaphragmen) aufweisen. Hierdurch wird der Stoffaustausch zwischen Capillare und Nierenkanälchen begünstigt. Über postcapillare Venen gelangt das Blut in die Vv. corticales radiatae (Vv. interlobulares), dann in die Vv. arcuatae und durch die Vv. interlobares in die V. renalis.

Zwischen den Tubuli recti gelegene Vv. recti bringen das Blut aus dem Mark vorwiegend in die V. arcuata.

Die arterielle Versorgung des Markes erfolgt durch sog. Arteriolae rectae, die parallel zu den Tubuli recti verlaufen, meist der A. arcuata entstammen oder sich von den Vasa afferentes der dem Mark benachbarten Glomerula ableiten. Die in den Columnae renales lokalisierten Glomerula erhalten ihr Blut durch Vasa afferentes aus der A. interlobaris. Einige Arteriolen entwickeln kein Glomerulum und können so direkt die Rindensubstanz ernähren. In Begleitung der Blutgefäße sind auch Lymphgefäße zu beobachten.

Das *Parenchym* beider menschlichen Nieren setzt sich aus etwa 2 Millionen Baueinheiten, den Nephronen, zusammen. Ein *Nephron* (Abb. 14.2) umfaßt ein *Malpighisches Körperchen* und ein *System von Nierenkanälchen*, unter denen man ein *Hauptstück* mit einem *gewundenen (Pars contorta)* und einem *geraden Anteil (Pars recta)*, ein *dünnes Überleitungsstück*, ein *Mittelstück* ebenfalls *mit einer Pars recta und contorta* und ein *Verbindungsstück* unterscheidet, das ein Nephron in ein *Sammelrohr* überleitet (Abb. 14.2). Die gewundenen Abschnitte eines Nephrons liegen jeweils in der Rinde, die geraden Anteile in der Marksubstanz.

14.1.2 *Baueinheiten des Nephron* (Abb. 14.1 u. 14.2): Der Tubulusapparat beginnt am Harnpol eines Malpighischen Körperchens als Hauptstück, dessen Pars contorta in der Rinde vielfach gewunden verläuft und dessen Pars recta in das Markgewebe vornehmlich in die Markstrahlen gelangt und in ein dünnes Nierenkanälchen, das Überleitungsstück, übergeht. Das Überleitungsstück biegt haarnadelförmig um und führt den Harn in die Pars recta des Mittelstückes, die sich in einen gewundenen Abschnitt (Pars contorta II) fortsetzt und sich dem Malpighischen

Abb. 14.2 Schema des Nephron mit dem Nierenkreislauf und LM- und ELM-Charakterisierung der Nierenkanälchen. *Mk* = Malpighische Körperchen (Glomeruluscapillaren mit Bowmanscher Kapsel). *Hp* = Harnpol, P_1 = Hauptstück (Pars contorta), *Pr* = Hauptstück (Pars recta), *Üs* = Überleitungsstück, *Hl* = Henlesche Schleife, *Pm* = Mittelstück (Pars recta), P_2 = Mittelstück (Pars cortorta), *Sr* = Sammelrohr. Die *Pfeile 1* weisen auf das LM-Bild, die *Pfeile 2* auf das ELM-Bild des jeweiligen Nierenkanälchens hin. A_1 = A. interlobaris, *Aa* = A. arcuata, A_2 = A. interlobularis (Corticalis radiata), *Va* = Vas afferens, *Ve* = Vas efferens, *C* = Capillarnetz, *Avr* = Arteriolae et Venulae medullaris rectae, *Av* = arterio-venöse Anastomose, *Bl* = basales Labyrinth, *Mv* = Mikrovilli

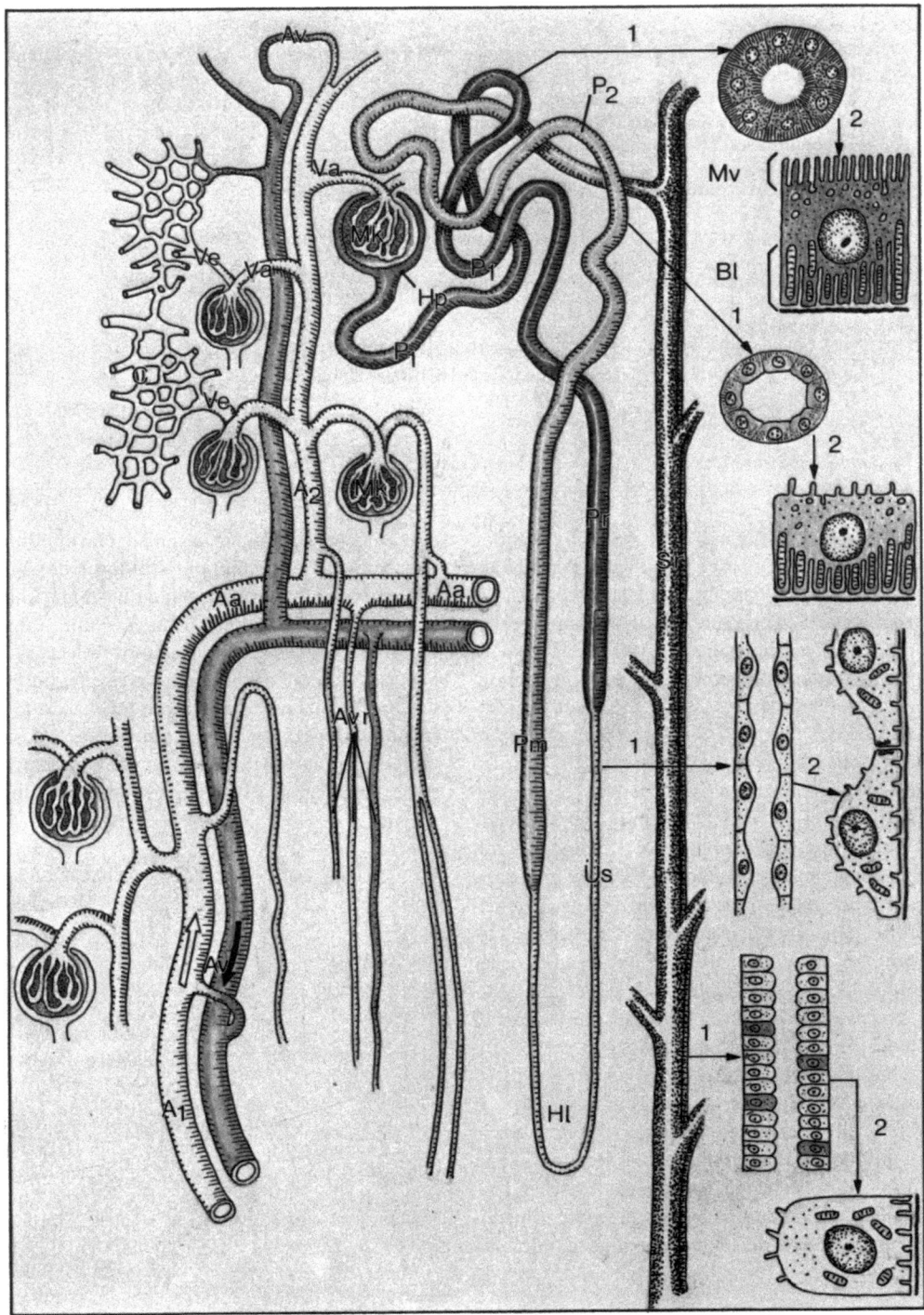

Abb. 14.2

I. *Nephron*
1. Malpighisches Körperchen (Corpusculum renis, Nierenkörperchen) mit Gefäß- und Harnpol (in der Rinde gelegen)
   a) Glomerulum (us) (Capillarknäuel)
   b) Bowmansche Kapsel (einschichtiges Plattenepithel)
2. Tubulusapparat (Nierenkanälchen)
   a) Hauptstück
      α) Pars contorta (Pars contorta I, proximaler Tubulus) in der Rinde
      β) Pars recta (Pars recta I, dicker Teil der Henleschen Schleife) im Mark
   b) Überleitungsstück (dünner Teil) — Henle' Schleife (im Mark)
   c) Mittelstück
      α) Pars recta (Pars recta II, dicker Teil der Henleschen Schleife)
      β) Pars contorta (Pars contorta II, distaler Tubulus) in der Rinde
   d) Verbindungsstück (in Rinde)

II. *Sammelrohr* (im Mark)

Körperchen, vornehmlich an seinem Gefäßpol, anlagert. Pars recta des Haupt- und Mittelstückes sowie das Überleitungsstück verkörpern die Henlesche Schleife, bei der man das Überleitungsstück als deren dünnen Teil bezeichnet.

Die marknahen Nephrone bilden lange, bis in die Papillenspitze reichende Schleifen, die Nephrone des mittleren und oberflächlichen Rindenareals entwickeln kurze Schleifen, die sich bis in den mittleren Markbereich erstrecken. Das sich an die Pars contorta II anschließende Verbindungsstück nimmt die Verbindung mit einem Sammelrohr auf, das als Ductus papillaris auf einer Nierenpapille mündet. Ein Sammelrohr kann Verbindungsstücke mehrerer Nephrone aufnehmen. Die Pars contorta des Hauptstückes des Nephron ist länger und stärker gewunden als die eines Mittelstückes, so daß man im histologischen Präparat mehr Anschnitte des Hauptstückes als solche des Mittelstückes erhält. Das ganze Nephron und die Sammelrohre werden von einer Basalmembran umhüllt. Die Unterteilung des Nephron kann auf Grund verschiedener morphologischer Kriterien des Wandaufbaues und des unterschiedlichen Kalibers der Nierenkanälchen durchgeführt werden.

14.1.2.1 *Malpighisches Körperchen (Corpusculum renis*, Abb. 14.1 u. 14.3): An einem Malpighischen Körperchen lassen sich das Glomerulum, die Bowmansche Kapsel, ein Gefäß- und ein ihm gegenüber liegender Harnpol unterscheiden. Der Gefäßpol wird durch das Vas afferens (∅ 20–50 µm), das das Blut in die Glomerulumcapillaren einströmen läßt, und durch das Vas efferens vertreten, welches das Blut aus dem Glomerulum in ein zweites (nutritiv und resorptiv) Capillarnetz führt. Am Gefäßpol erstreckt sich der juxtaglomeruläre Apparat (s. S. 274). Am Harnpol liegt die Übergangsstelle der Bowmanschen Kapsel in den Tubulusapparat.

Da es sich bei den Corpuscula renis um nahezu kugelige Gebilde handelt, wird man bei der Herstellung

Abb. 14.3 Nierenkörperchen, dreidimensionale ELM-Rekonstruktion. *Va* = Vas afferens, *Pk* = Polkissenzellen mit Sekretgranula, *Ve* = Vas efferens, *Md* = Macula densa, *Mg* = Mesangiumzellen, *G* = Zellen des Goormaghtighschen Zellhaufen (?), *Gc* = Glomeruluscapillaren, *Pd* = Podocyten, *Bk* = Bowmansche Kapsel, *H* = Hauptstück mit Mikrovilli. (Aus BARGMANN, nach KRSTIC). Der Ausschnitt gibt die morphologischen Bestandteile der Blut-Harn-Filtrationsbarriere mit Podocyten (*Pd*), Lamina basalis (*Lb*), gefenstertem Capillarendothel (*C*) und Mesangiumzellen (*Mg*) wieder. *Links unten:* Morphologische Beziehung zwischen Endothel von Glomeruluscapillaren, Lamina basalis (*Lb*) und Fortsätzen der Mesangiumzellen (*Mg*) und Podocyten (*Pd*). *c* = gefenstertes Capillarendothel (in Anlehnung an HAM). *Rechts unten:* Blut-Harn-Schranke. *c* = gefenstertes Capillarendothel, *Lb* = Lamina basalis, *Pd* = Podocytenfortsätze mit Schlitzmembran. (nach LEONHARDT)

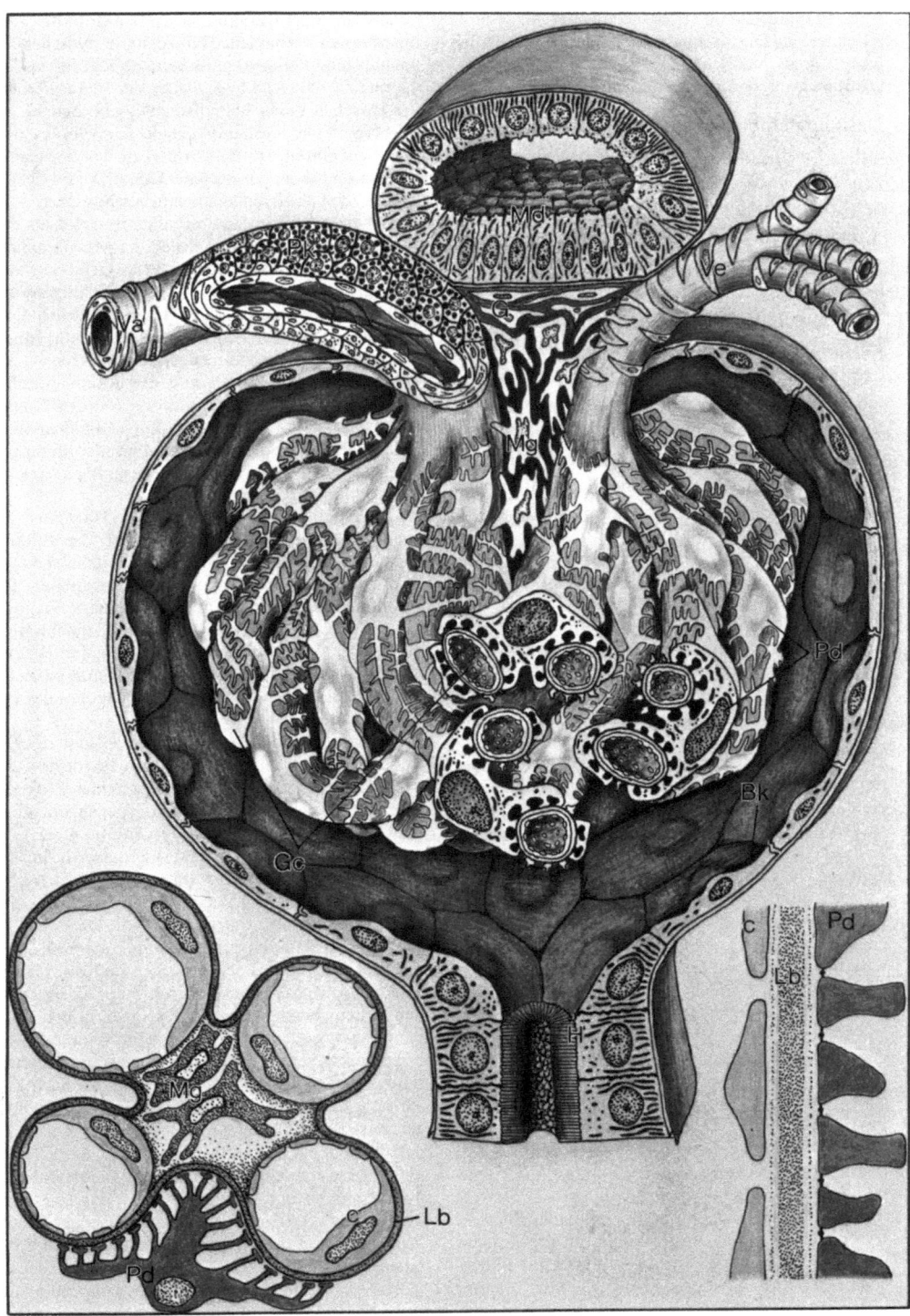

Abb. 14.3

eines Präparates nur selten einen oder beide Pole anschneiden. Die Malpighischen Körperchen fallen im histologischen Schnitt schon bei schwacher Vergrößerung als rundliche, zellreiche Gebilde auf.

Das Glomerulum ist ein 200 bis 300 µm großes, aus etwa 30 anastomosierenden Capillarschlingen bestehendes Knäuel und hat sich während der Entwicklung in das blinde Anfangsstück des Tubulusapparates eingesenkt, so daß eine doppelwandige Blase seitens des Epithelrohres (Bowmansche Kapsel) entsteht. Die Innenwand der Epithelblase (inneres viscerales Blatt der Bowmanschen Kapsel) liefert durch Umbau die den Glomeruluscapillaren anliegenden Podocyten oder Epicyten; das äußere Epithelblatt (parietales Blatt) setzt sich aus polygonalen Plattenepithelzellen zusammen und verkörpert die Glomerulumkapsel (Bowmansche Kapsel). In den Raum zwischen Glomerulumcapillaren und Podocyten einerseits und Bowmanschen Kapsel andererseits wird aus dem Blut der Primärharn (150–180 l/Tag) abfiltriert, so daß die Bowmansche Kapsel als Auffangbecken für den Primärharn anzusehen ist. Über den Harnpol wird der Primärharn in den Tubulusapparat geleitet.

Im gewöhnlichen lichtmikroskopischen Kurspräparat lassen sich Endothelzellen der Capillaren, Podocyten, die ihren Zelleib in den Kapselraum vorbuchten, und sog. Mesangiumzellen als dritte Zellform eines Glomerulum nicht unterscheiden.
Elektronenmikroskopisch lassen sich folgende Einzelheiten des Baues eines Glomerulum (Abb. 14.3) erkennen: Die Capillarwand besteht aus dünnem, gefensterten Endothel, dessen Poren stellenweise durch Diaphragmen verschlossen sind. Der Capillarwand liegt eine 60–80 nm (600–800 Å) dicke, stellenweise unterbrochene Basallamina an, die durch Verschmelzung der Laminae basalis der Capillaren und des inneren Epithelblattes der Bowmanschen Kapsel entstanden ist. Die Lamina basalis läßt sich in eine dem Endothel angelagerte L. rara interna, eine mittlere Lamina densa und eine äußere podocytenwärts gerichtete Lamina rara externa gliedern. Die sehr stark verästelten, aus dem inneren Blatt der Bowmanschen Kapsel hervorgegangenen Deckzellen, Podo- oder Epicyten, weisen kräftige, vorwiegend parallel zum Capillarverlauf orientierte Fortsätze (Primärfortsätze) auf, von denen zahlreiche dünnere Cytoplasmaausläufer ausgehen und an der Lamina basalis füßchenförmig enden. Diese quer zur Längsachse der Capillaren gestellten Sekundärfortsätze verschränken sich fingerförmig (Abb. 14.3) und lassen etwa 7,5 nm (75 Å) weite Spalten zwischen sich frei. Zwischen den Enden der Cytoplasmafüßchen der Podocyten breiten sich sehr dünne Diaphragmen [⌀ etwa 6 nm (60 Å)] aus, die die benachbarten Zellmembranen verbinden. Der Abstand zwischen benachbarten Podocytenfüßchen beträgt etwa 30–40 nm (300–400 Å). Die Füßchen der Podocyten und die zwischen ihnen befindlichen Diaphragmen verkörpern in der Gesamtheit eine sog. Poren- oder Schlitzmembran. Im Zelleib und in den Fortsätzen der Deckzellen sind unterschiedlich dicke Filamente, wahrscheinlich Myosinfilamente, nachweisbar. Zwischen den Glomerulumcapillaren treten als eine weitere Form verzweigter Zellen die Mesangiumzellen auf, die gehäuft auf der Seite des Gefäßpols vom Glomerulum liegen (Abb. 14.3) und Filamente und Actomyosin enthalten. Die Mesangiumzellen (Mesangiocyten) scheiden um sich herum eine aus Mucopolysacchariden zusammengesetzte Matrix ab, die kollagene Fasern enthält und den Raum zwischen den Glomerulumcapillaren ausfüllt und der Lamina basalis anliegt. Die lichtmikroskopisch faßbaren argyrophilen Gitterfasern dürften dem aus Mesangiocyten und Mesangiummatrix zusammengesetzten Mesangium angehören.
Als morphologisches Substrat für den Harnfilter (Ultrafiltration) sind das Porenendothel, die durchlöcherte Lamina basalis und die Fortsatzfüßchen der Podocyten mit ihren Diaphragmen anzusehen. Die Basallamina stellt eine Filtrationsbarriere für hochmolekulare, die sog. Poren- oder Schlitzmembranen eine solche für niedermolekulare Stoffe dar. Wasser, Zucker, Aminosäuren, Harnstoff und Salze passieren die Filtrationsbarriere und sind Bestandteil des Primärharns.
Abgesehen von ihrer Beteiligung am Aufbau des glomerulären Filterapparates wird den Podocyten und Mesangiumzellen auch die Fähigkeit der Phagocytose zugeschrieben; die Mesangiocyten sollen außerdem an der Regulation der Durchblutung der Glomerulumcapillaren beteiligt sein. Entzündliche Prozesse an den Glomerula (Glomerulonephritis) können eine Vermehrung der Mesangiocyten und eine Anschwellung ihrer Matrix bewirken.
Juxtaglomerulärer Apparat: Zum juxtaglomerulären Apparat zählen die Polkissenzellen und die Macula densa. Unter Polkissenzellen hat man zu epitheloiden Zellen umdifferenzierte Myocyten in der Wandung des Vas afferens kurz vor Eintritt in das Glomerulum zu verstehen. Diese kissenartig gelagerten, schon im Kurspräparat sichtbaren epitheloiden Zellen enthalten außer relativ wenigen Filamenten dicht gelagerte Sekretgranula, in denen das Enzym Renin nachweisbar ist. Das in die Blutbahn abgegebene Renin bewirkt eine Umwandlung von Angiotensinogen über Angiotensin I in Angiotensin II, das eine Contraction der Arteriolen hervorruft. Die contractile Wirkungsweise des Angiotensin II auf die Muskelzellen des Vas afferens ist für den Filtrationsdruck im Glomerulum von Bedeutung. Unter dem Einfluß des Angiotensin II tritt auch eine vermehrte Ausschleusung von Aldosteron aus der Nebennierenrinde ein.
Als Macula densa hat man den Teil der Pars contorta des Mittelstückes zu bezeichnen, der sich regel-

mäßig dem zugehörigen Malpighischen Körperchen, meist im Winkel zwischen Vas afferens und Vas efferens (Abb. 14.3), anlagert und sich an der Anlagerungsstelle durch vornehmlich hohe prismatische, schmale Zellen auszeichnet. Experimentelle Untersuchungen weisen auf eine Übermittlung der Na-Ionenkonzentration im Harn des Mittelstückes durch die Macula densa und die Polkissenzellen des Vas afferens hin, die ihrerseits die Produktion von Renin je nach Bedarf erhöhen oder vermindern. Eine sehr dünne Lamina basalis an der Macula densa begünstigt die Übermittlerfunktion.

Im Gebiet, das vom Vas afferens, efferens und der Macula densa begrenzt wird, liegen spindelförmig verzweigte Zellen, die von einer netzartigen Matrix umgeben sind. Sie zeigen eine große morphologische Ähnlichkeit mit den Mesangiocyten und werden in der Gesamtheit als extraglomeruläres Mesangium bezeichnet. Sie sind wahrscheinlich mit dem früher so bezeichneten Goormaghtighschen Zellhaufen identisch.

Die funktionelle Bedeutung der nicht immer konstant in der Umgebung des Vas afferens auftretenden, kleinen, epithelartigen Zellgruppen (paraportale und paravasculäre Zellen) ist nicht bekannt.

14.1.2.2 System der Nierenkanälchen

Hauptstück: proximaler Tubulus (Pars contorta I = Tubulus contortus I und Pars recta I)

Das aus den Capillaren abgepreßte Ultrafiltrat gelangt am Harnpol in das Hauptstück, das sich aus einem mehrfach gewundenen Teil *(Pars contorta)* und einem geraden Abschnitt *(Pars recta)* zusammensetzt, der in den Markstrahlen markwärts zieht. Die im Routinepräparat (H.E.- oder Azanfärbung) rötlich (acidophil) darstellbare, etwa 40–60 µm dicke Pars contorta des Hauptstückes wird von einem einschichtigen, sich zum Lumen konisch verjüngenden isoprismatischen oder prismatischen Epithel mit einem dichten Bürstenbesatz (Cuticularsaum) ausgekleidet, besitzt eine lichtmikroskopisch erkennbare Basalstreifung und undeutliche Zellgrenzen.

Der Bürstensaum setzt sich aus Mikrovilli zur Oberflächenvergrößerung zusammen, die von einer Glykokalix überzogen sind und in ihrem Bereich alkalische Phosphatase für die Zuckerrückresorption besitzen. Im apikalen Zellabschnitt treten Mikropinocytosebläschen auf.

Die lichtmikroskopisch faßbare Basalstreifung erweist sich elektronenmikroskopisch aus tiefen Einfältelungen der basalen Zellmembran mit dazwischen gelagerten Mitochondrien in Rei-

henstellung zusammengesetzt. Die Gesamtheit der Membraninvaginationen wird basales Labyrinth genannt, das ebenfalls eine erhebliche Oberflächenvergrößerung darstellt. Filamente können im basalen Zellbereich beobachtet werden. An benachbarten Zellen machen sich Maculae adhaerentes und Zonulae occludentes bemerkbar.

Die Mikrovilli dienen der Rückresorption nicht harnpflichtiger Stoffe (z.B. Glucose, Chloride) und von Wasser (obligate Wasserrückresorption), das basale Labyrinth der Ausschleusung der resorbierten Stoffe in das die Nierenkanälchen umgebende Capillarnetz. Außer der Rückresorption kommen dem Hauptstück die Aufgaben der Speicherung bestimmter Stoffe (z.B. Überangebot an Lipiden, Arzneimittel) und sekretorische Tätigkeit (z.B. Abgabe von Creatinin) zu.

Die Pars recta des Hauptstückes ist ebenfalls acidophil und enthält in ihrer Wandung etwas niedrigere Zellen mit kürzeren Mikrovilli, weniger Mitochondrien und Membraneinsenkungen und stellt den Anfangsabschnitt der Henleschen Schleife dar.

Überleitungsstück: Die Pars recta des Hauptstückes geht im Bereich der Marksubstanz kontinuierlich in das gerade verlaufende, dünne, ziemlich hell anfärbbare Überleitungsstück über (dünner Teil der Henleschen Schleife). Das für die Konzentration durch fakultative Wasserrückresorption des Harnes (Gegenstromprinzip) verantwortliche Kanälchen biegt in der Marksubstanz haarnadelförmig in einen aufsteigenden Schenkel um und wird von Plattenepithelzellen ausgekleidet, die so flach sind, daß die rundlichen Kerne das Plasma in die Lichtung vorwölben (Abb. 14.2). Lumenwärts vom Zellkern befinden sich Centriolen.

Kurze und lange Überleitungsstücke zeigen in der Zellhöhe Größenunterschiede auf: Die kurzen Schleifen besitzen das erwähnte flache, die langen Schleifen ein höheres Epithel. Die Epithelzellen sind durch Cytoplasmavorwölbungen eng miteinander verzahnt. Vereinzelte Mikrovilli haben sich an der Zelloberfläche ausgebildet.

Das Überleitungsstück ist im Zusammenhang mit den parallel gestellten Sammelrohren und Arteriolae und Venae rectae für die fakultative Rückresorption des Wassers nach dem Gegenstromprinzip (siehe Lehrbücher der Physiologie) verantwortlich.

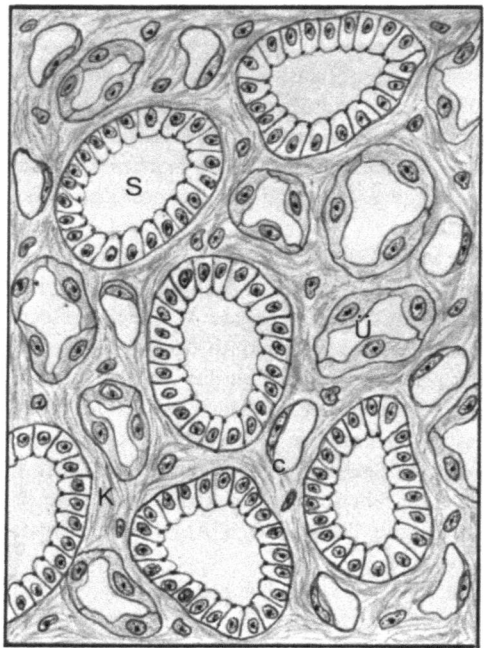

Abb. 14.4 Querschnitt durch die Nierenpapille (Markinnenzone). S = Ductus papillaris, Ü = Überleitungsstück, c = Capillare, K = interstitielles, kollagenes Bindegewebe. (Vergrößerung etwa 280fach)

Im Querschnittspräparat (Abb. 14.4) der *Nierenpapille* läßt sich eine Differentialdiagnose zwischen dünnem Teil der Henleschen Schleife und Capillaren folgendermaßen durchführen: Capillaren besitzen ein flacheres Endothel als das einschichtige Epithel des Überleitungsstückes. Bei dieser Schnittrichtung kommen auch Querschnitte von Ductus papillares mit einem einschichtigen, hohen prismatischen oder prismatischen Epithel zur Darstellung.

Mittelstück: (Pars recta II, Pars contorta II = distaler Tubulus): Das Mittelstück setzt sich ebenfalls aus einer *Pars contorta* und *Pars recta* zusammen, wobei der gerade Anteil zur Henleschen Schleife gehört und sich an den aufsteigenden Schenkel des Überleitungsstückes anschließt.

Da die Pars contorta II des Mittelstückes kürzer ist und nicht so stark geschlängelt wie die Pars contorta I des Hauptstückes verläuft, erhält man von ihr vergleichsweise weniger Anschnitte als vom gewundenen Teil des Hauptstückes. Bei ihrem gewundenen Verlauf in der Nierenrinde lagert sich die Pars contorta II regelmäßig mit einem kurzen Anteil dem Glomerulum des eigenen Nephrons, vorwiegend am Gefäßpol zwischen Vas afferens und efferens, als Macula densa des juxtaglomerulären Apparates (s. S. 274) an. Die in den Markstrahlen zu erkennende Pars recta des Mittelstückes besitzt flachere isoprismatische Zellen als das gerade Nierenkanälchen des Hauptstückes, die Epithelzellen färben sich heller an und besitzen keinen Bürstensaum (Cuticularsaum). Im elektronenmikroskopischen Bild sieht man nur vereinzelte Mikrovilli und eine nicht ganz so starke Ausprägung eines basalen Labyrinthes mit Plasmalemminvaginationen und Reihenstellung der Mitochondrien (ELM Äquivalent einer Basalstreifung) (Abb. 14.2) wie im Hauptstück. Die Pars contorta ist im morphologischen Bau der Pars recta ähnlich und zeichnet sich durch ein flaches, isoprismatisches, hell anfärbbares Epithel ohne Bürstenbesatz mit deutlichen Zellgrenzen und sehr dunkel anfärbbaren Kernen aus.

In der Zellspitze sind saure Mucopolysaccharide nachweisbar, die Mikrovilli sind nur spärlich ausgebildet. Die basalen Zellmembraninvaginationen und Reihenstellung der Mitochondrien werden auch hier als ein für die Ausschleusung resorbierten Wassers und von Ionen bestimmtes Labyrinth bezeichnet.

Verbindungsstück: Unter dem Verbindungsstück versteht man ein Kanälchen des Nephron, das den gewundenen Abschnitt des Mittelstückes mit einem Sammelrohr verbindet, morphologisch dem Mittelstück weitgehend gleicht und sehr hell anfärbbare Epithelzellen besitzt. Alle bisher besprochenen Kanälchen des Tubulusapparates (Hauptstück, Überleitungsstück, Mittelstück und Verbindungsstück) stellen unverzweigte Röhrchen dar.

14.1.3 Sammelrohr: Die gerade verlaufenden, mit einem weiten Lumen versehenen Sammelrohre können als verzweigte Kanälchen angesehen werden, da die großen Sammelrohre in ihrem Verlauf benachbarte kleinere Sammelrohre aufnehmen und als sehr weitlumige Ductus papillares auf einer Nierenpapille münden. Die Wandung kleinerer Sammelrohre besteht aus einschichtigem isoprismatischen Epithel, die der größeren aus einem einschichtigen hochprismatischen Epithel, an dem man helle und dunkle Zellen (Abb. 14.2) unterscheiden kann.

Die dunklen Zellen besitzen kurze Mikrovilli und große Mitochondrien. Im Sammelrohr zeigen sich wie im Verbindungsstück deutliche Zonulae occludentes.
Der Ort des in der Niere produzierten und der Steuerung der Erythropoese dienenden Erythropoietins ließ sich bisher nicht genau lokalisieren.
Binde- und Nervengewebe: Das mit der Kapsel in Verbindung stehende intrarenale Bindegewebe besteht aus Fibrocyten, Kollagen und argyrophilen Gitterfasern, die besonders die gerade verlaufenden Kanälchen umschlingen. Die in einer an Proteinen und Mucopolysacchariden reichen Intercellularsubstanz gelegenen Fibrocyten besitzen Lipidgranula, die Prostaglandine (s. S. 292) enthalten sollen. In Begleitung der Blutgefäße dringen adrenerge und cholinerge Nervenfasern in das Nierenparenchym ein, innervieren durch Transmittersegmente die Blutgefäße einschließlich der epitheloiden Zellen des Vas afferens und vermögen auch durch Anlagerung an die Nierenkanälchen den Stofftransport zwischen Gefäßen und Tubulussystem zu beeinflussen.

14.2 Ableitende Harnwege [17.4.5.]

Das einschichtige isoprismatische Epithel der Nierenpapille setzt sich am Nierenkelch in ein Übergangsepithel (s. S. 63) fort, das die ableitenden Harnwege (Nierenbecken = Pelvis renalis, Ureter = Harnleiter, Vesica urinaria = Harnblase) bis in den Anfangsabschnitt der Urethra auskleidet.
Das an ein mehrschichtiges Plattenepithel erinnernde Übergangsepithel setzt sich aus Zellen zusammen, die alle durch Entwicklung feiner, langer, dünner Fortsätze die Lamina basalis erreichen. Das Epithel enthält Glykogen, Phosphatase und Hyaluronidase. Die oberflächlichen, oft zweikernigen Deckzellen sind für das Übergangsepithel, das sekretorische und resorptive Leistungen zeigt, charakteristisch (weitere Einzelheiten s. S. 63).

14.2.1 Nierenbecken (Pelvis renalis): Die innere Oberfläche des Nierenbeckens ist ein Übergangsepithel mit einer gefäßreichen Lamina propria. Bündel glatter Muskelzellen, die rhythmische Contractionen ausführen können, sind Bestandteile der Wand des Nierenbeckens und der Nierenkelche.

14.2.2 *Harnleiter* (Ureter, Abb. 14.5) [17.4.6.]
Charakteristisch für das histologische Bild des Ureters ist seine *sternförmige Lichtung*, die durch eine Fältelung des *Übergangsepithels* und einer capillarreichen Lamina (Tunica) propria entsteht. Im mittleren und unteren Abschnitt des Ureter zeigt sich eine deutliche lockere Dreischichtigkeit einer inneren longitudinalen, einer mittleren circulären und äußeren longitudinalen Zone seiner *glatten Muskulatur*.

Im Querschnittsbild findet man demnach in der inneren Zone Querschnitte, in der mittleren Längsschnitte und in der äußeren longitudinalen Zone wieder Querschnitte der glatten Muskelzellen. Die unterschiedlichen Anschnitte der Muskulatur sind durch die Ausbildung einer Muskelspirale verursacht.
Im oberen Ureterabschnitt ist eine äußere Längsmuskulatur nicht ausgebildet. Nach außen schließt sich die kollagene Adventitia mit größeren Blutgefäßen an.
Das vegetative Nervensystem ist durch dichte Geflechte an der Muskelschicht und durch einen subepithelialen Plexus vertreten, von dem aus marklose Nervenfasern in das Epithel eindringen.

14.2.3 *Harnblase* (Vesica urinaria, Abb. 14.6) [17.6.2.]

Das *Übergangsepithel* kleidet ebenfalls die Innenwand der Harnblase aus und wird von einer kollagen-elastischen Lamina propria mit zahlreichen Blutgefäßen unterlagert. Bei einer nicht geeigneten Vorbereitung des Präparates kann es zu Fältelungen des Epithels und der Lamina propria kommen, so daß im Schnittpräparat mitten im Epithel Capillaren auftauchen, die in dieser Lokalisation durch die Schnittführung vorgetäuscht werden. Die Blasenschleimhaut wird nach außen meistens durch *eine innere, breite Längs- und äußere Ringmuskelschicht begrenzt*, die einem circulären System glatter Muskelzellen gehören. Der M. sphincter urethrae am Beginn der Harnröhre ist als verstärkte Blasenmuskulatur aufzufassen. Eine bindegewebige Subserosa wird vom Serosaepithel an der äußeren Oberfläche umfaßt. Im Trigonum vesicae erstrecken sich dichte, als Schwellkörper anzusehende Venenplexus.

Die Harnblase besitzt ein gut ausgebildetes intramurales Nervensystem, das sich aus dichten Geflechten markloser vegetativer Nervenfasern und Ansammlungen multipolarer Nervenzellen in der Subserosa und Muskulatur zusammensetzt.

278 Harnapparat

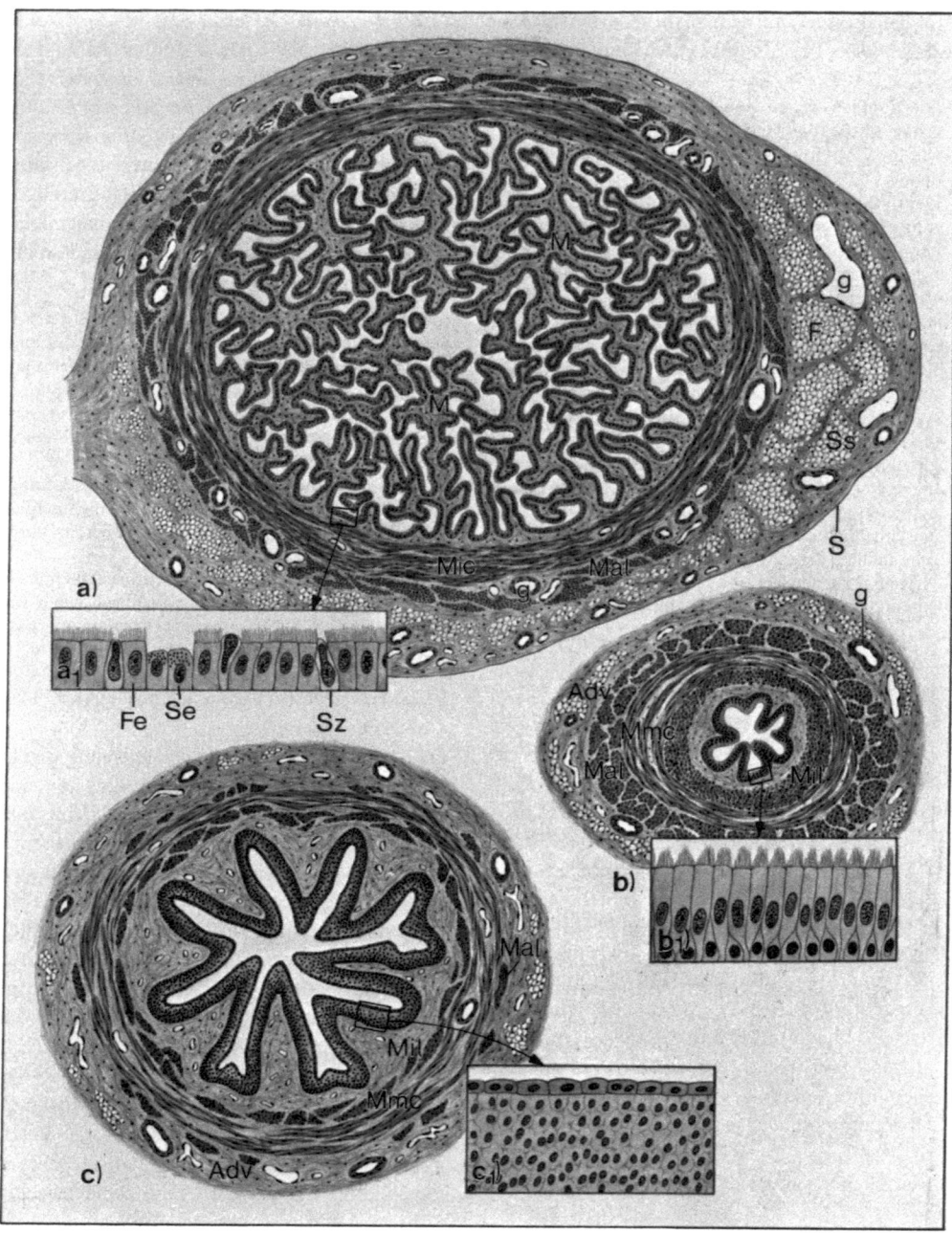

Abb. 14.5

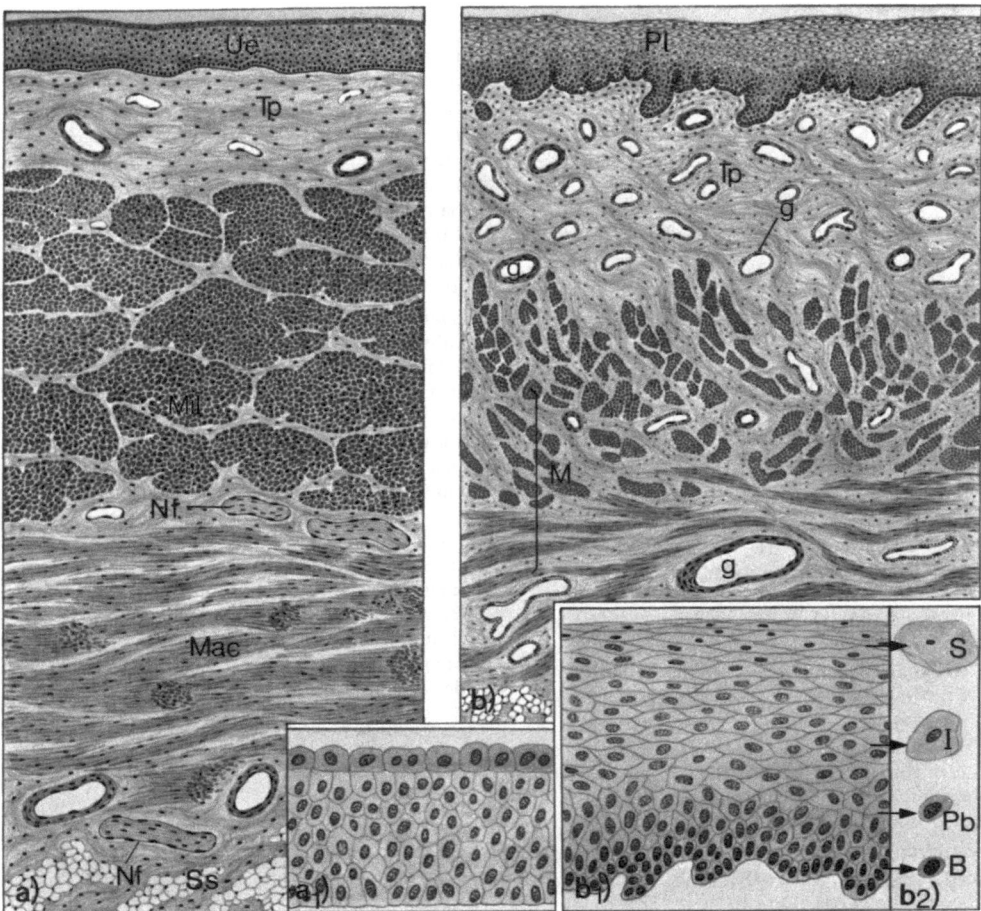

Abb. 14.6 Differentialdiagnose von der Wandung **a** der Harnblase und **b** der Vagina. **a** Harnblase. Ue = Übergangsepithel (siehe auch Ausschnitt a_1. Tp = Tunica propria, Mil = innere Längsmuskulatur, Mac = äußere Ringmuskulatur, Ss = Subserosa, Nf = Nervenfasern. (Vergrößerung etwa 35fach).

b Vagina mit mehrschichtigem, unverhorntem Plattenepithel (Pl, siehe auch Ausschnitt) b_1. Tp = Tunica propria mit zahlreichen Blutgefäßen (g). M = Muscularis mit sich überkreuzenden Muskelzellen. b_2 Zellen des Vaginalabstrichs. S = flache Superficialzelle, I = Intermediärzelle, Pb = Parabasalzelle, B = Basalzelle

◀ **Abb. 14.5** Differentialdiagnostische Zusammenstellung von Querschnitten **a** durch die Tuba uterina, **b** durch den Ductus deferens und **c** durch den Ureter. **a** Querschnitt durch die Tuba uterina. Man beachte die starke Schleimhautfältelung in der Tuba uterina. M = Mucosa (gefältete Schleimhaut), Mic = innere circuläre Muskelschicht, Mal = äußere longitudinale Muskelschicht, Ss = Subserosa mit Fettgewebe (F), S = Serosa, g = Gefäß. Der Ausschnitt a_1 gibt bei stärkerer Vergrößerung das einschichtige Epithel der Tuba uterina wieder. Fe = Flimmerepithelzellen, Se = sezernierende Zellen, Sz = Stiftchenzellen. **b** Querschnitt durch den Ductus deferens mit innerer Längsmuskulatur (Mil), mittlerer Ringmuskulatur (Mmc) und äußerer Längsmuskulatur (Mal). Adv = Adventitia aus kollagenem Bindegewebe mit Blutgefäßen (g). Der Ausschnitt b_1 gibt das zweireihige, stereocilientragende Epithel wieder. **c** Querschnitt durch den Ureter mit deutlich sternförmigem Lumen. Adv = Adventitia, Mil = innere Längsmuskelschicht, Mmc = mittlere Ringmuskelschicht, Mal = äußere Längsmuskelschicht. Der Abschnitt c_1 gibt das Übergangsepithel (mehrreihiges Epithel) wieder. Abb. **a, b, c**: Übersichtsvergrößerungen

Basiswissen Niere

Rinde: Rindenlabyrinth und Columnae renales mit Tubuli contorti und charakteristischen Malpighischen Körperchen (Corpuscula renis).

Mark: Pyramiden und in die Rindensubstanz strahlende Markstrahlen mit Tubuli recti und Sammelrohren.

Nephron:
1. Malpighisches Körperchen (Corpusculum renis) mit Gefäß- (Vas afferens und efferens) und Harnpol besteht aus Capillarknäuel (Glomerulum) und umhüllender Bowmanscher Kapsel (einschichtiges Plattenepithel). Filtrationsbarriere bestehend aus gefenstertem Capillarendothel, Podocyten und Mesangium (Mesangiocyten) und Matrix.

2. Tubulusapparat (Nierenkanälchen) beginnt am Harnpol (Übergang der Bowmanschen Kapsel in das Hauptstück).

a) Hauptstück bestehend aus Pars contorta und Pars recta mit Wandauskleidung durch acidophile, isoprismatische bis prismatische Epithelzellen mit Bürstensaum (Mikrovilli) und Basalstreifung (basales Labyrinth) aus tiefen Membraninvaginationen und Reihenstellung von Mitochondrien und undeutlichen Zellgrenzen.

b) Überleitungsstück aus Plattenepithelzellen, deren Kerne das Plasma in die Lichtung vorwölben (dünner Teil der Henleschen Schleife).

c) Mittelstück bestehend aus Pars recta und Pars contorta mit Wandauskleidung durch flache isoprismatische Epithelzellen ohne Bürstenbesatz (vereinzelte Mikrovilli) und deutlichen Zellgrenzen, dunkel anfärbbaren Kernen und basalem Labyrinth (Zellmembraneinfältelungen und Mitochondrien in Reihenstellung).

d) Verbindungsstück: verbindet Mittelstück mit dem Sammelrohr und besteht aus hell anfärbbaren, flachen, isoprismatischen Epithelzellen.

Sammelrohre: verzweigte Kanälchen aus iso- oder hochprismatischem Epithel, gehen auf der Nierenpapille in weitlumige Ductus papillares mit prismatischem Epithel über.

Juxtaglomerulärer Apparat besteht aus epitheloiden, Renin-produzierenden Polkissenzellen des Vas afferens und aus Macula densa, einer Anlagerung der Pars contorta des Mittelstückes mit hohen prismatischen Zellen an das nephroneigene Corpusculum renis am Gefäßpol. Alle Kanälchen eines Nephron einschließlich der Sammelrohre und Ductus papillares sowie die Malpighischen Körperchen werden von einer Lamina basalis umfaßt.

Kreislauf: A. renalis – A. interlobaris – A. arcuata – (arciformis) – A. interlobularis (A. corticalis radiata) – Vas afferens (Arteriola afferens) – Glomerulumcapillaren (funktionelles Capillargebiet, Ultrafiltration) – Vas efferens – intertubuläres Capillarnetz (nutritives und der Aufnahme rückresorbierter Stoffe dienendes Capillarnetz) – postcapillare Venen – V. interlobularis – V. arcuata – V. interlobaris – V. renalis. Arteriolae und Venulae rectae in der Marksubstanz. Zwei funktionelle Verknüpfungsstellen vom Gefäßsystem und harnbereitenden System: 1. Capillarknäuel des Glomerulum als Filterorgan mit Bowmanscher Kapsel als Auffangbecken für den Primärharn. 2. Capillarnetz in enger Lagebeziehung zum System der Nierenkanälchen als Ort der Rückresorption (Sekundärharn) und Versorgung der Harnkanälchen.

Basiswissen Ureter

Sternförmige Lichtung von Übergangsepithel ausgekleidet, capillarreiche Lamina propria, zwei bis drei Schichten glatter Muskelzellen eines Spiralsystems, gefäßreiche Adventitia.

Basiswissen Harnblase

Übergangsepithel mit Deckzellen, kollagen-elastische Lamina propria, Quer- und Längsschnitte von Bündeln glatter Muskelzellen. Differentialdiagnose zum Vaginalpräparat (s. S. 311 und Abb. 14.6.).

15 Geschlechtsorgane

15.1 Männliche Geschlechtsorgane

Zu den männlichen Geschlechtsorganen gehören die beiden *Hoden* (Testes, Produktion von Samenzellen und Geschlechtshormonen), die aus den Hoden hervorgehenden ableitenden Samenwege, wie *Nebenhoden* (Epididymis), Samenleiter (Ductus deferens), die Anhangsdrüsen der Samenwege wie *Glandulae vesiculosae* (Samenblase, Bläschendrüse), *Prostata* (Vorsteherdrüse) und die *Glandulae bulbourethrales* (Cowper Drüsen), die ihre Sekrete dem Samen zugeben, und der *Penis* (Glied).

15.1.1 *Hoden* (Testis) [17.6.13.]

Das aus Kanälchen bestehende Hodenparenchym wird von einer derben, bläulich-weißlich aussehenden kollagenen Kapsel, der Tunica albuginea, umgeben, die im Bereich der Hodenpole auch glatte Muskulatur besitzt. Die an der Außenfläche von einem einschichtigen Plattenepithel (*Epiorchium* = Serosa) überzogene, etwa 500 µm dicke *Tunica albuginea* wirkt dem starken Binnendruck des Hodens entgegen. Von der Kapsel aus begeben sich kollagene Scheidewände *(Septula testis)* in das *Hodenparenchym* und unterteilen es in etwa *400 Hodenläppchen* (Lobuli, Abb. 15.1). Jedes Läppchen besteht aus 1–2 gewundenen Hodenkanälchen, die *Tubuli contorti* bzw. *Tubuli seminiferi* genannt werden. Die etwa 300–600 mm langen Tubuli seminiferi mit einem Durchmesser von 200 µm sind der *Ort der Entwicklung der Samenzellen* (Spermiogenese, Spermatogenese) und gehen als kurze, gerade verlaufende Röhrchen *(Tubuli recti)* in ein am Hodenhilus befindliches Netz von Hodenkanälchen *(Rete testis)* über, die in einem mit den Septula in Verbindung stehendem Maschenwerk (Mediastinum) liegen. Die Wandung der Kanälchen des Rete testis besteht aus einem einschichtigen Platten- oder isoprismatischen Epithel. An das Rete testis schließen sich die *Ductuli efferentes* des Nebenhodens an, die die Samenflüssigkeit in den Ductus epididymidis weiterleiten. Der Nebenhoden setzt sich in den Ductus deferens (Samenleiter) fort (Abb. 15.1).

Im histologischen Präparat wird man infolge ihres geschlängelten Verlaufes Quer-, Längs- oder Tangentialschnitte von Tubuli seminiferi (Abb. 15.1) in einem Schnitt finden, zwischen denen sich in einem schwach entwickelten lockeren Bindegewebe die endokrinen Anteile der männlichen Keimdrüse, die Leydigschen Zwischenzellen, einzeln oder in Gruppen ausdehnen.

15.1.1.1 *Bau der Wandung eines Tubulus seminiferus* (Abb. 15.1):

Die zellreiche Wand eines Tubulus seminiferus erweckt bei Übersichtsvergrößerung den Charakter eines mehrschichtigen Epithelgewebes (Keimepithel), wird von einer Basalmembran (Lamina basalis und argyrophile Gitterfasern) und von angrenzenden kollagenen und elastischen Fasern mit Fibrocyten und Histiocyten umgeben. Die Fibrocyten zeigen elektronenoptisch Bündel von Filamenten, so daß sie als contractile Zellen zu betrachten sind. Die zellige Wand des Hodenkanälchens (Keimepithel) ist infolge der lockeren Lage der oberflächlichen Zellen zum Lumen hin nicht scharf abgrenzbar und enthält zwei grundverschiedene Zellarten:

1. *die Sertolischen Stützzellen* und
2. *die samenbildenden Zellen* (Keimzellen) in unterschiedlichen Stadien der Spermiogenese (Abb. 15.1).

1. *Die Sertolischen Stützzellen* liegen breitbasig der Innenfläche der Basalmembran auf. Der Zellleib verjüngt sich zum Lumen des Kanälchens hin, besitzt an der Spitze fingerförmige Fortsätze und enthält einen hell anfärbbaren, rundlich-ovalen, basal gelagerten Kern, der stets einen deutlichen Nucleolus aufweist.

Die manchmal durch Zonulae occludentes verknüpften Sertolischen Stützzellen beinhalten einen Golgi-

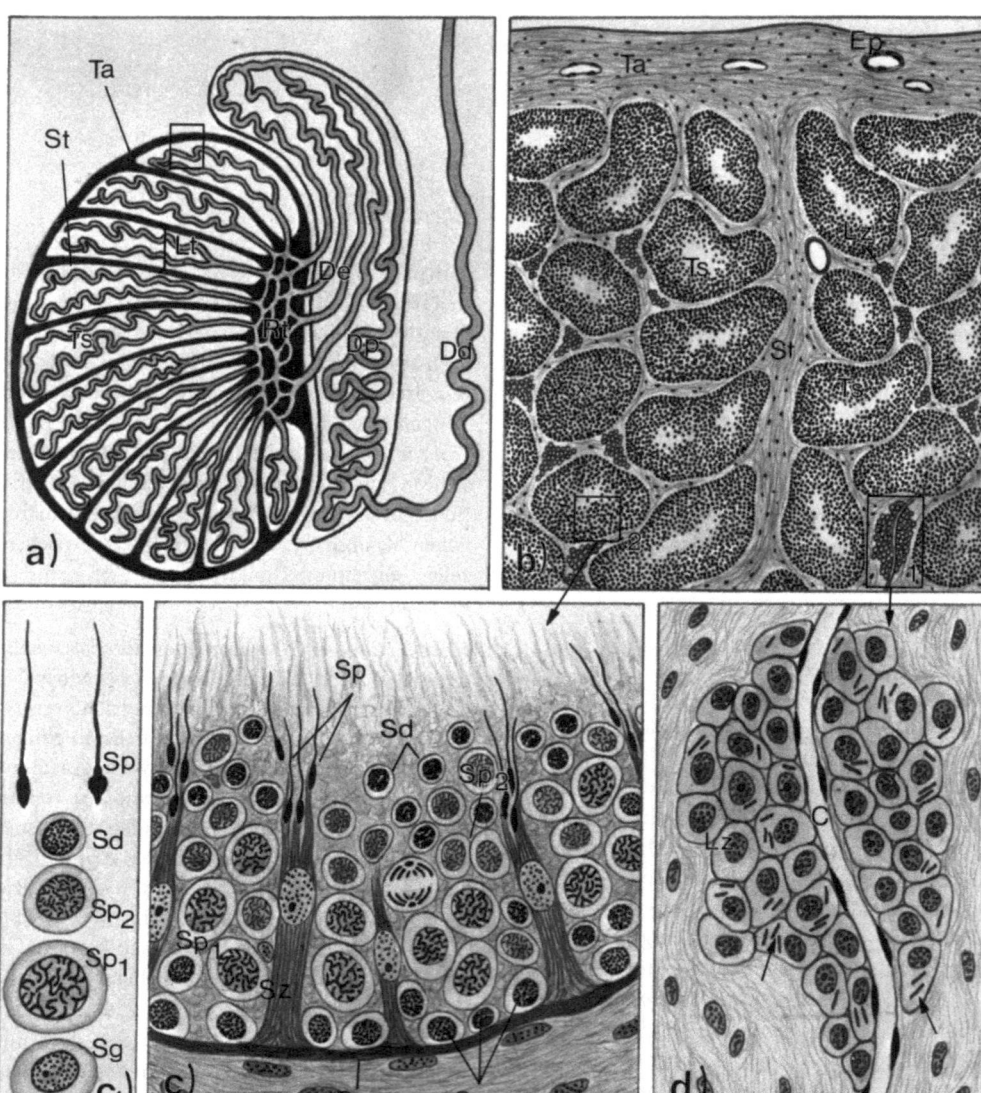

Abb. 15.1 Hoden. a Schema vom Schnitt durch den Hoden und Nebenhoden. Ta = Tunica albuginea, St = Septulum testis, Lt = Lobulus testis, Ts = Tubuli seminiferi (contorti), Rt = Rete testis, De = Ductuli efferentes, Dp = Ductus epididymidis, Dd = Ductus deferens. **b** Vergrößerung (etwa 50fach) des Ausschnitts von **a** mit Epiorchium (Ep), Tunica albuginea (Ta), Tubuli seminiferi (Ts); ∗ = Tangentialschnitt (Oberflächenanschnitt) eines Tubulus seminiferus, St = Septulum testis, Lz = Leydigsche Zwischenzellen. **c** Vergrößerung (etwa 600fach) des Ausschnitts 2 von **b** aus der Wand eines Hodenkanälchens. Bm = Basalmembran, Sz = Sertolische Stützzellen, Sg = Spermatogonien, Sp_1 = primäre Spermatocyte, Sp_2 = sekundäre Spermatocyte, Sd = Spermide, Sp = Spermien (in der Flächen- und Profilansicht, siehe Abb. c_1). **d** Vergrößerung (etwa 300fach) des Ausschnitts 1 von **b**. Leydigsche Zwischenzellen (Lz) mit Capillare (C). Die Pfeile weisen auf Reinkesche Kristalle hin

Apparat, granuläres, vorwiegend aber agranuläres endoplasmatisches Reticulum, Tubuli, Filamente, Lipofuscingranula und Kristalloide.

Ihre funktionelle Bedeutung dürfte in einer Stützfunktion, in einer Ernährung der Samenzelle und in einer Produktion einer Flüssigkeit liegen, mit der die noch unbeweglichen Spermien abtransportiert werden. Vermutlich wird in den Sertolischen Zellen auch das testiculäre Östrogen produziert.

2. Die *Keim- oder Stammzellen* der Samenzellen liegen zwischen den Sertolischen Zellen und erwecken wegen ihrer dichten Lagerung den Eindruck eines Epithelverbandes (Keimepithel). Im Keimepithel läuft die Spermiogenese ab, so daß man in der Tubuluswandung verschiedene Zellgenerationen von Keimzellen unterscheiden kann. Von der Basalmembran an bis zur Lichtung zeigt sich folgende Schichtung von samenbildenden Zellen: Der Basalmembran liegen die lebhaft teilungsfähigen kleineren *Spermatogonien* (Spermiogonien, Ursamenzellen) an. Lumenwärts schließen sich die größeren *Spermatocyten I. und II. Ordnung* (primäre und sekundäre Spermatocyte) und die in Vierer- oder Achtergruppen im Spitzenbereich der Sertolischen Stützzellen liegenden, wieder etwas kleineren *Spermatiden* (Spermiden) an. An der Oberfläche der Sertolischen Zellen werden die reifen *Samenzellen* mit ihren kleinen, dunklen Kernen sichtbar, die mit ihrem Schwanzfaden in die Lichtung frei hineinragen (s. auch S. 296).

15.1.1.2 *Spermatogenese* (Abb. 15.2): Die Spermatogenese ist durch eine dauernde Vermehrung von jungen Keimzellen (Spermatogonien) und durch Reduzierung des diploiden Chromosomensatzes zu einem haploiden Satz durch Meiose gekennzeichnet (s. S. 49 u. Abb. 1.21). Die Spermiogenese beginnt mit der Pubertät, kann bis ins Greisenalter reichen und wird vom FSH stimuliert. Unter den Spermiogonien lassen sich zwei Typen unterscheiden: Die meistens mit einem dunkel anfärbbaren, ovalen Kern und einem dichten Cytoplasma ausgestatteten A-Spermatogonien stellen einen Spermatogonienstamm (Reservezellen) dar. Sie teilen sich mitotisch, entwickeln wieder A-Zellen, aus denen B-Spermatogonien hervorgehen, die über einen locker gefügten, hell anfärbbaren Kern und über ein schwach anfärbbares Plasma verfügen. Spermatogonien können durch Intercellularbrücken untereinander zusammenhängen. Die unterschiedlichen Typen der A- und B-Spermatogonien stellen wahrscheinlich nur den morphologischen Ausdruck von verschiedenen Zuständen dar: So wird das Erscheinungsbild der A-Spermatogonien als Ruhezustand, das der B-Spermatogonien als einer teilungsbereiten Zelle angesehen. Durch inneres Wachstum der Spermatogonien entstehen die auffällig großen Spermatocyten I. Ordnung (primäre Spermatocyten), die durch einen großen Kern gekennzeichnet sind. Durch Teilung einer Spermatocyte I. Ordnung entstehen zwei Spermatocyten II. Ordnung (sekundäre Spermatocyten), die an kleineren Kernen zu erkennen sind. Bei der Entstehung der Spermatocyte II. Ordnung läuft die erste Reifeteilung als Reduktionsteilung ab, so daß aus einer diploiden Spermatocyte I. Ordnung 1. eine haploide Spermatocyte II. Ordnung mit 22 Chromosomen und einem X-Chromosom und 2. eine andere haploide Spermatocyte II. Ordnung mit 22 Chromosomen und einem Y-Chromosom entstehen. Die zweite Reifeteilung führt als Äquationsteilung durch Längsspaltung der 23 Chromosomen aus zwei Spermatocyten II. Ordnung zu je zwei weiblich bzw. zwei männlich determinierten Spermatiden, sie sind kleiner als Spermatogonien und Spermatocyten und weisen einen rundlich-ovalen, exzentrischen Kern auf. Im Plasma findet man ein dem Kern benachbartes proximales Centriol und ein zweites, zwischen Zelloberfläche und dem proximalen Centriol gelegenes, distales Centriol.

Die Teilung der Spermiogonien wird als Vermehrungs-, die Umwandlung der Spermiocyten I. Ordnung als Wachstumsperiode und die Entstehung der Spermiocyten II. Ordnung und der Spermiden als Reifungsperiode bezeichnet (siehe Schema). Die an der Oberfläche der Sertolischen Stützzelle ablaufende Umwandlung der Spermatiden in Spermien nennt man Spermiohistogenese. Im Laufe der Spermatogenese sind aus einer Spermiocyte I. Ordnung vier Spermiden bzw. Spermien geworden (siehe Schema). Die Hälfte der Spermien wird durch Gynäkospermien (22 Chromosomen und ein X-Chromosom), die andere Hälfte durch Androspermien (22 Chromosomen und ein Y-Chromosom) vertreten. Im Routinepräparat sind die besprochenen Zellgenerationen sehr schwer differentialdiagnostisch auseinanderzuhalten.

Spermiohistogenese: Die Spermiohistogenese ist die Differenzierung der Spermatiden zu Spermien (Samenzellen). Die rundlich-ovale Spermatide besitzt zunächst einen zentral gelegenen Kern, der sich bald exzentrisch verlagert. Zwei (proximales und distales Centriol) Centriolen sind vorhanden. Die Umwandlung der Spermide in ein Spermatozoon (Spermie) ist durch die Umformung des Kernes, die Entwicklung einer Kopfkappe oder eines Acrosoms und die Ausbildung eines Fibrillensystems charakterisiert. Der Kern wird kleiner, birnenförmig und dichter, seine Basis abgeflacht. Die als Produkt des Golgi-Apparates anzusehende Kopfkappe umschließt den Kern bis zu seinem Äquator. Die zunächst diffus im Plasma verteilten Mitochondrien sammeln sich spiralartig im sogenannten Mittelstück. Unter Streckung des

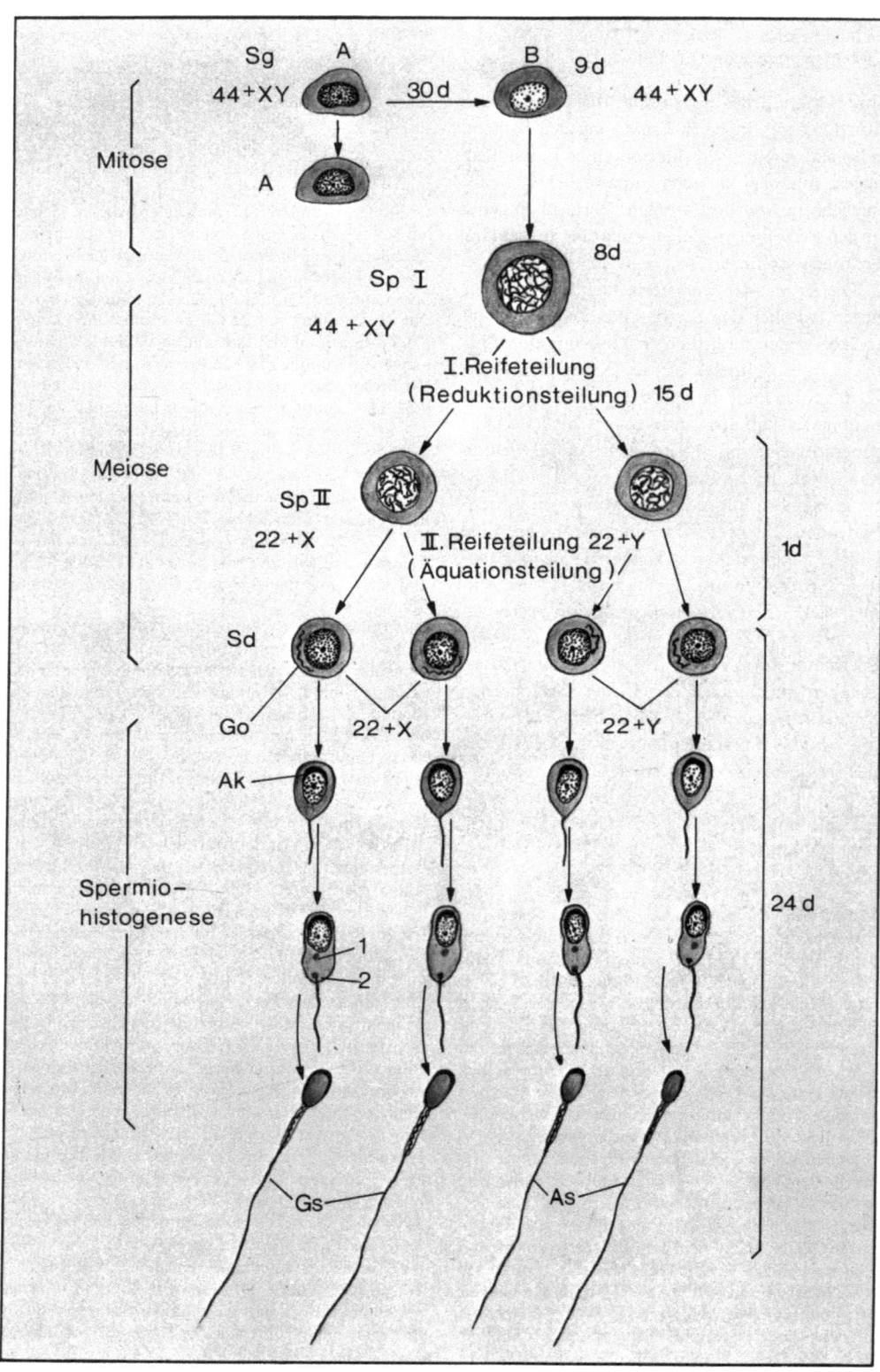

Zelleibes entwickelt sich das distale Centriol zum Streifenstück des Halsabschnittes und läßt einen Achsenfaden hervorgehen. Das für die Spindelbildung in der Eizelle verantwortliche proximale Centriol lokalisiert sich unter der Basalplatte. Ein Schlußring kennzeichnet die spätere Grenze zwischen Mittel- und Hauptstück.

15.1.1.3 Spermium

Im Spermaausstrichpräparat (Abb. 15.3) kann man an dem 60 µm langen Samenfaden (Spermatozoon, Spermium, Samenzelle) auch schon mit Hilfe eines Kursmikroskopes bei Einstellung der stärksten Vergrößerung einen Kopf (der den Kern mit 23 Chromosomen enthält), einen kurzen Halsabschnitt (mit Centriol), ein Mittelstück (mit Mitochondrien) und ein Hauptstück und Endstück unterscheiden. Mittel-, Haupt- und Endstück werden zusammen auch als Schwanzfaden bezeichnet. Der in der Flächenansicht oval geformte, etwa 4 µm große Kern erscheint in der Profilansicht birnenförmig. Die Samenzelle besitzt wenig Cytoplasma (Abb. 15.3).

Elektronenmikroskopische Untersuchungen (Abb. 15.3) lassen folgende Einzelheiten erkennen: Ein aus dem Golgi-Apparat der Spermatide hervorgegangenes Acrosom liegt dem Kern kappenförmig auf und enthält die Enzyme Hyaluronidase und Acrosin, die für die Auflösung des Schleimpfropfes in der Cervix uteri und für das Eindringen des Spermiums in die Zona pellucida und für die Eizelle selbst von Bedeutung sind. Unter dem basal abgeflachten Kern liegt im Halsabschnitt die Basalplatte, die die gelenkige Verbindung zwischen Kopf und Mittelstück darstellt. Die Basalplatte wird zentral von einem Centriol und am Rand von einem aus neun quergestreiften Segmenten bestehenden Streifenkörper als Abkömmling des distalen Centriols der Spermatide unterlagert. Vom Streifenkörper gehen sogenannte äußere, ungleich lange Fasern aus, die den Achsenfaden (Axonema) begrenzen. Der Achsenfaden besteht wie ein Kinocilium aus zwei zentralen und neun peripheren Doppeltubuli, die das Mittel-, Haupt- und Endstück durchziehen. Das Mittelstück ist infolge seines Gehaltes an zahlreichen Mitochondrien als Energiezentrum für die Bewegung der Spermien anzusehen. Bei lichtmikroskopischer Untersuchung treten die Mitochondrien als sogenannte Spiralfäden hervor. Im Hauptteil umgibt eine Faserscheide den Achsenfaden. Die ganze Zelle wird mit ihrem Kern von einem Plasmalemm umgeben.

Die Spermiogenese wird vom follikelstimulierenden Hormon (FSH) des Hypophysenvorderlappens mit Eintritt der Pubertät in Gang gesetzt und bleibt auch weiterhin unter dem Einfluß vom FSH. Die vor der Pubertät meist aus massiven Epithelzellsträngen (Sertolische Zellen und ruhende Spermiogonien) oder aus einem einschichtigen Epithel bestehenden Hodenkanälchen (Sertolischen Zellen und ruhende Spermiogonien) zeigen dann mit Beginn der Pubertät und während des weiteren Lebens alle Zellgenerationen der Spermiogenese.

Die Ausreifung der Samenzellen kann nur bei einer intratestikulären Temperatur von 32–35 °C erfolgen, die durch den Kreislauf und durch in der Haut des Hodensackes gelegene glatte Muskulatur reguliert wird. Da diese Temperatur 2–5 °C unter der des Körpers liegt, ist eine Einwanderung des Hodens aus dem Bauchraum in das Scrotum (Hodensack) erforderlich (Descensus testis). Bleibt der Hoden während seines Descensus im Bauchraum oder im Leistenkanal liegen (Cryptorchismus), kann keine Spermiogenese einsetzen, während die endokrine Tätigkeit der Leydigschen Zwischenzellen von der Körpertemperatur unbeeinflußt bleibt.

Im Alter findet man außer im Sinne der Spermiogenese tätiger Tubuli seminiferi auch solche Tubuli, in deren nur noch aus Sertolischen Zellen bestehender Wandung keine Spermiogenese mehr abläuft.

Durch die Abgabe von Flüssigkeit aus den Sertolischen Stützzellen und dem entstandenen Sekretionsstrom werden die zunächst noch nicht beweglichen Spermien aus den Tubuli seminiferi über die Tubuli recti in das Rete testis abgegeben und von hier den Ductuli efferentes des Nebenhodens zugeleitet. Ihre Bewegungsfähigkeit erhalten die Spermien durch die Hinzufügung der alkalischen und verdünnenden Sekrete von Prostata und Samenblase.

15.1.1.4 Sperma (Samenflüssigkeit) [17.6.20]

Ein erstes Ejakulat (Samenerguß) setzt sich aus etwa 200-300 Millionen Samenfäden (Normospermien), aus den Sekreten der akzessorischen Geschlechtsdrüsen (Prostata, Samendrüsen, Glandula bulbourethralis) und bis zu 1% aus Spermatogonien, Spermatocyten, Sertolischen Zellen, Leukocyten und abgestoßenen Epithelzellen der ableitenden Samenwege und der akzessorischen Geschlechtsdrüsen zusammen. Neben normal strukturierten Samenzellen können in geringer Anzahl auch mißgebildete Spermien (zwei-

◀ **Abb. 15.2** Schema der Spermiogenese (in Anlehnung an CLERMONT, aus v. MAYERSBACH, modifiziert). Sg = Spermatogonien (Spermiogonien), A = Spermatogonie mit kleinem dichten Kern (Ruhezustand), B = größere Spermatogonie mit hellerem Kern (teilungsbreit), Sp_I = primäre Spermatocyte, Sp_{II} = sekundäre Spermatocyte, Sd = Spermide, Ak = Akrosom, 1 = erstes Centriol, 2 = zweites Centriol, Gs = Gynäkospermien, As = Androspermien, Go = Golgi-Apparat

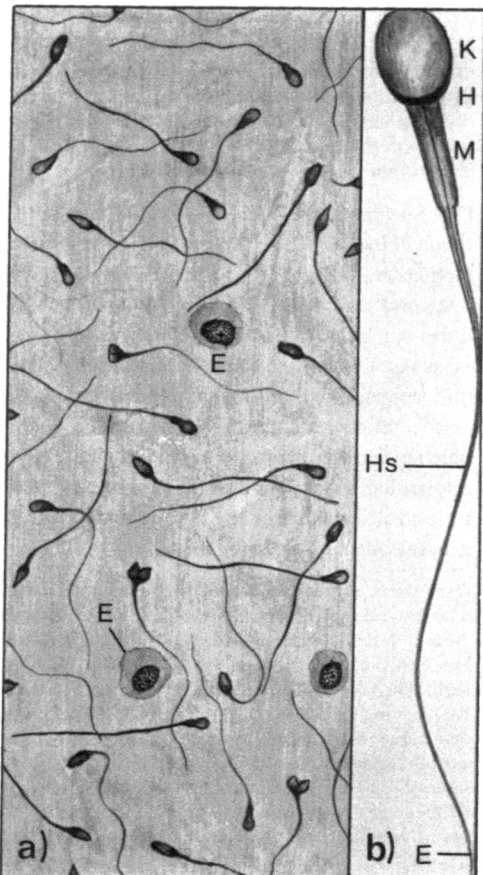
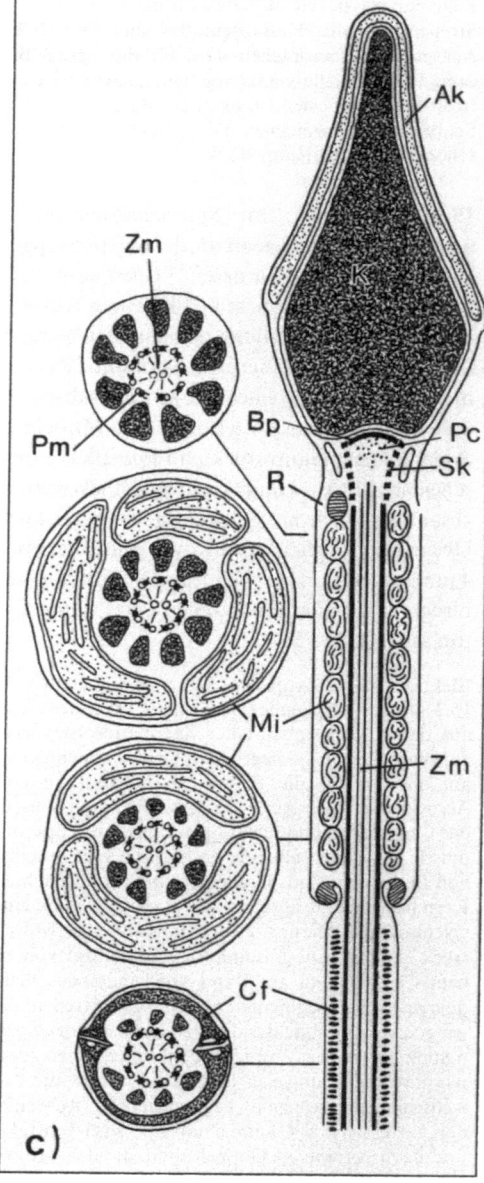

Abb. 15.3 Ejakulat mit Spermien (Ausstrichpräparat), LM- und ELM-Bau eines Spermiums. **a** Ejakulat mit Spermien. E = abgeschilferte Epithelzellen. **b** LM-Darstellung einer Samenzelle. K = Kopf, H = Hals, M = Mittelstück, Hs = Hauptstück, E = Endstück (Haupt- u. Endstück = Schwanzfaden), **c** ELM-Bau eines Spermatozoons, K = Kern (Kopf), Ak = Akrosom (Kopfkappe), Sk = Streifenkörper, R = Rest des distalen Centriols, Mi = Mitochondrien, Zm = zentrale Mikrotubuli, Pm = periphere Mikrotubuli, Cf = circuläre Faserscheide, Bp = Basalplatte, Pc = proximales Centriol (aus Horstmann u. Wartenberg, 1973)

köpfige, zweischwänzige) in einem gesunden Sperma auftauchen. Außer zelligen Anteilen sind auch Pigmente, Protein- und Fetttröpfchen, Fructose, saure Phosphatase und Aminosäuren im Sperma enthalten. Unter den zahlreichen Enzymen des Sperma sei besonders die Hyaluronidase genannt, die den Kristellerschen Schleimpfropf in der Portio (unterer Abschnitt des Uterushalses) für die Spermien durchgängig macht und das Eindringen eines Samenfadens in die Eizelle begünstigt. Größere Gynäkospermien lassen sich von kleineren Androspermien abgrenzen. Bei wiederholten, rasch aufeinanderfolgenden Ejaculationen nimmt die Zahl der Spermien erheblich ab. Die Samenflüssigkeit ist schwach alkalisch (pH 7,8) und dient als Schutz gegen den sauren pH des Scheidensekretes, das lähmend auf die Spermien wirkt. Eine Abnahme der Spermienzahl unter 5 Millionen pro ml (cm^3) heißt Oligozoospermie, die Unfruchtbarkeit verursacht. Azoospermie (Aspermie) bedeutet das Fehlen von Spermien im Ejakulat.

Die Spermien können sich infolge der Geißelbewegung des Schwanzfadens im flüssigen Milieu mit einer Geschwindigkeit von etwa 3 mm/min fortbewegen und in einer positiven Rheotaxis gegen den Flüssigkeitsstrom anschwimmen, der durch den körperauswärts gerichteten Flimmerstrom von Uterus (Gebärmutter) und Tuba uterina (Eileiter) verursacht wird. Den Weg vom äußeren Muttermund bis in die Tuben bewältigen sie in einer Zeit von 1-2 Stunden. Ihre Lebensdauer im weiblichen Genitalapparat beträgt etwa 1-3 Tage.

15.1.1.5 *Leydigsche Zwischenzellen* (Abb. 15.1) als endokrine Anteile des Hodens [17.6.13.]
Die in größeren und kleineren Gruppen zwischen den Hodenkanälchen in einem lockeren Bindegewebe liegenden, endokrin tätigen Zellen mesenchymaler Herkunft werden als interstitielle Zellen oder als Leydigsche Zwischenzellen bezeichnet. Die polygonalen Zellen zeigen eine starke Acidophilie und gruppieren sich eng um Capillaren. Die schwer voneinander abgrenzbaren Zellen besitzen einen zentralständigen kugeligen Kern mit deutlichem Nucleolus. Die in manchen Zellen vorhandenen Vacuolen sind auf die Herauslösung von Lipidtröpfchen bei der Herstellung des Präparates zurückzuführen. Für die Leydigschen Zwischenzellen sind die aus Proteinen bestehenden Reinkeschen Kristalle (Abb. 15.1) typisch, die elektronenmikroskopisch ein Kristallgitter hexagonaler Struktur erkennen lassen. Die funktionelle Bedeutung der Kristalle ist noch unbekannt. Außer einem dichten glatten endoplasmatischen Reticulum (Steroidsynthese) zeigen sich auch Mitochondrien vom Tubulustyp und Lysosomen. Die vom ICSH (Interstitialzellen stimulierendes Hormon des Hypophysenvorderlappens) beeinflußten Leydigschen Zwischenzellen produzieren das Androgen Testosteron, das für die Aufrechterhaltung der sekundären Geschlechtsmerkmale und für die Funktion der akzessorischen Geschlechtsdrüsen von Bedeutung ist. Vermutlich werden auch geringfügig Oestrogene von den interstitiellen Zellen hervorgebracht.

Die Arterien des Hodens dringen durch das Bindegewebe des Mediastinum auf dem Wege über die Septula in das Drüsenparenchym ein und entwickeln ein Capillarnetz, das die Hodenkanälchen und die Leydigschen Zwischenzellen ernährt. Marklose, vegetative Nervenfasern begleiten die Gefäße, nähern sich den Tubuli und innervieren auch die Leydigschen Zwischenzellen.

Tunica vaginalis testis: Die vom Bauchfell abstammende Tunica vaginalis testis besteht aus einem einschichtigen Plattenepithel, das die Fähigkeit der Resorption und Sekretion besitzt. Das dem Hoden und teilweise dem Nebenhoden anliegende innere Blatt heißt Epiorchium, das parietale Blatt wird Periorchium genannt.

15.1.2 *Die ableitenden Samenwege*
Zu den ableitenden Samenwegen gehören die Tubuli recti und das Rete testis des Hodens, der Nebenhoden und die Harnröhre oder Harnsamenröhre.

15.1.2.1 *Nebenhoden* (Epididymis) [17.6.15.]
Die aus dem Rete testis hervorgegangenen, etwa 8-20 stark gewundenen Ductuli efferentes durchbrechen die Tunica albuginea und verkörpern hauptsächlich den Kopf (caput), der ebenfalls geschlängelt verlaufende Ductus epididymidis den Körper (corpus) und Schwanz (cauda) des Nebenhodens. Die Ductuli efferentes gehen kontinuierlich in den Ductus epididymidis über (Abb. 15.1).

Ductuli efferentes (Abb. 15.4): Wegen ihrer stark geknäuelten Anordnung erhält man stets mehrere Anschnitte der Ductuli efferentes (quer, längs und tangential) im histologischen Präparat. Die Wandung eines Kanälchens besteht aus einem unterschiedlich hohen, teilweise mehrschichtigen Epithelverband, der in fast regelmäßigen Abständen lumenwärts gerichtete Vorwölbungen entwickelt, zwischen denen sich Grübchen ausdehnen. Die Vorwölbungen setzen sich aus mehrschichtigem oder mehrreihigem Epithel hoher, prismatischer, zum großen Teil Kinocilien tragender Zellen zusammen, die durch ihren Flimmerstrom zur Fortbewegung der Spermien beitragen. Die Grübchen enthalten ein einschichtiges, isoprismatisches, vornehmlich flimmerfreies Epithel, dessen Zellen Mikrovilli tragen und wahrscheinlich der Resorption und auch der Sekretion befähigt sind. Der das Kanälchen (Epithelrohr) umgebenden Basalmembran liegen spiralartig angeordnete glatte Muskelzellen an.

Ductus epididymidis (Nebenhodengang, 4 m lang): Bei Herstellung eines histologischen Präparates erhält man infolge des stark gewunde-

288   Geschlechtsorgane

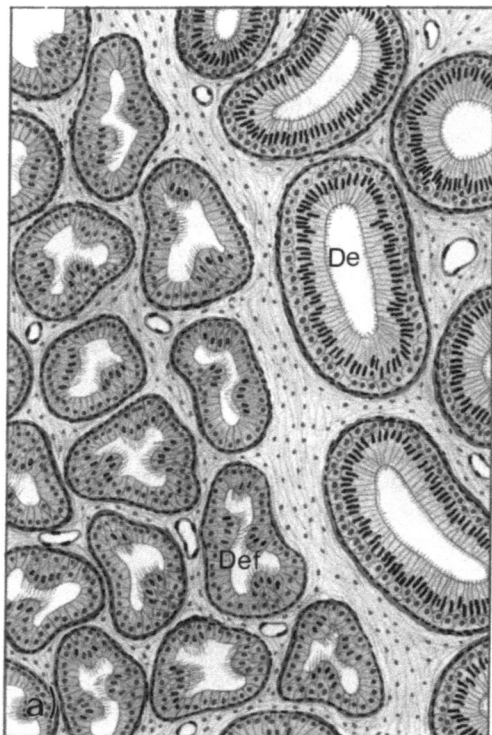
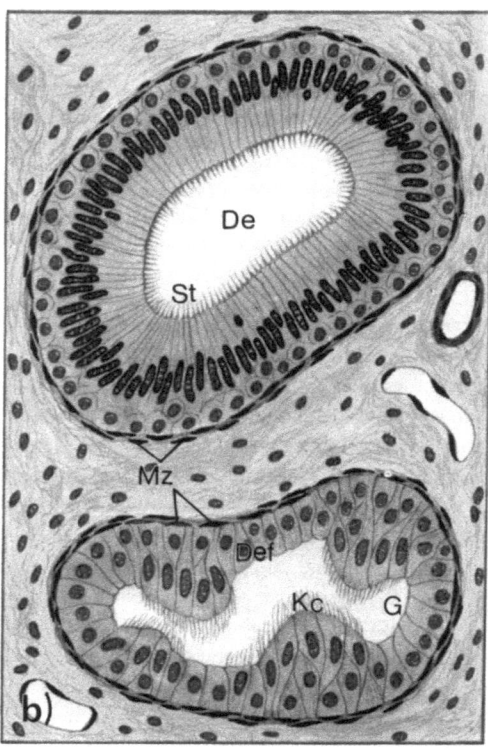

Abb. 15.4 Nebenhoden. **a** Ausschnitt aus dem Nebenhoden (Epididymis; siehe auch Abb. 15.1a). Anschnitte der Ductuli efferentes (*Def*) und des Ductus epididymidis (*De*). Vergr. etwa 60fach). **b** Querschnitt durch den Ductus epididymidis (*De*), (ein zweireihiges, regelmäßig gebautes Epithel mit Stereocilien (*St*) begrenzt ein glattes Lumen) und Ductulus efferens (*Def*) mit ein- bis mehrschichtigem (mehrreihigem) Epithel mit stellenweise Kinocilien (*Kc*) und grübchenförmigen Einsenkungen (*G*), begrenzen eine unregelmäßige Lichtung. *Mz* = glatte Muskelzellen (Vergr. etwa 270fach)

nen und aufgeknäuelten Verlaufes des Nebenhodenganges ebenfalls stets zahlreiche Quer-, Längs- und Tangentialschnitte. Seine glatte Wandung ist durch ein zweireihiges, hochprismatisches Epithel vertreten (Abgrenzung gegen die Ductuli efferentes mit ungleich hoher Wandung der Ductuli efferentes), das hohe, prismatische Epithelzellen mit Stereocilien und etwa isoprismatische, der Basalmembran anliegende Basalzellen enthält, die wahrscheinlich Ersatzzellen darstellen. Die Basalzellen liegen der Lamina basalis breitbasig auf, während die hohen prismatischen Zellen mit schmalen, meist nur elektronenmikroskopisch erkennbaren Fußstückchen die Lamina basalis erreichen. Elektronenmikroskopisch lassen sich im Spitzenabschnitt der hohen prismatischen Epithelzellen unregelmäßig lange, fingerförmige Fortsätze mit gebündelten Filamenten nachweisen (Abb. 1.14), die lichtmikroskopisch als unbewegliche, meist verklebte Stereocilien sichtbar werden (Abb. 15.4).

Die stereocilientragenden Zellen enthalten in ihrem apicalen Zellabschnitt zwischen Lysosomen, vacuolären Einschlüssen und Pigmenten vor allem Sekretgranula, die sie zwischen den Stereocilien in die Lichtung abgeben. Bei einer Verweildauer der Sekretgranula zwischen den Stereocilien soll ihre endgültige Ausreifung erfolgen. Die Höhe der prismatischen Zellen scheint vom Funktionszustand abhängig zu sein. Während sie im Sekretionszustand sehr hoch erscheinen, verlieren die Epithelzellen nach Abgabe des Sekretes an Höhe. In den stereocilientragenden Zellen werden regelmäßig kugelige Einschlüsse beobachtet, deren funktionelle Bedeutung unbekannt ist. Den hohen prismatischen Zellen werden auch Resorptionsfähigkeiten zugesprochen. Durch die etwa 5–7 μm langen Stereocilien ergibt sich eine er-

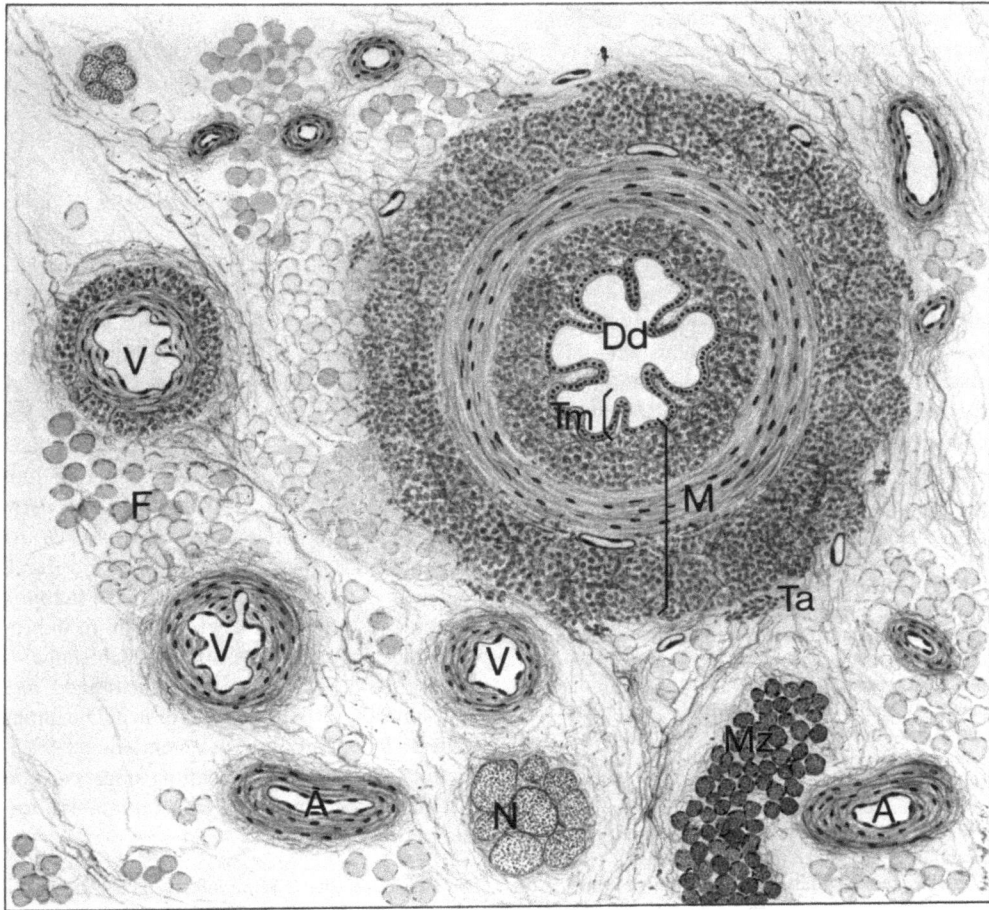

Abb. 15.5 Funiculus spermaticus (Querschnitt) mit Ductus deferens (*Dd*), bestehend aus Tunica mucosa (*Tm*; zweireihiges, hochprismatisches Epithel und bindegewebige Lamina propria), Tunica muscularis (*M*; innere Längs-, mittlere Ring-, äußere Längsmuskulatur) und Tunica adventitia (*Ta*; kollagenes Bindegewebe). *A* = Arterien (vom muskulären Typ), *N* = Nerv, *Mz* = Muskelzellen (Anschnitt des Musculus cremaster, quergestreift), *V* = Venen des Plexus pampiniformis, *F* = Fettgewebe. (Vergr. etwa 30fach)

hebliche Vergrößerung der Zelloberfläche. Benachbarte Zellen sind desmosomenartig miteinander verknüpft.

Ähnlich wie bei den Ductuli efferentes liegen auch am Ductus epididymidis Züge glatter Muskelzüge der Basalmembran in Spiraltouren von außen an. Sie dürften durch die Contraction und Erschlaffung für eine Veränderung der Lumenweite des Nebenhodenganges und durch Contractionswellen für einen Weitertransport der Spermien sorgen.

Die glatten Muskelzellen am Ductus epididymidis und an den Ductuli efferentes stehen durch die Anwesenheit adrenerger Axone unter dem Einfluß des sympathischen Nervensystems.

Das Sekret des Nebenhodens zeigt bei einem pH-Wert von 6,84–6,40 eine relativ hohe Wasserstoffionenkonzentration, wirkt durch sein saures Milieu dämpfend auf die Beweglichkeit der Spermien und schützt sie somit vor einem vorzeitigen Energieverbrauch. Der Ductus epididymidis ist außerdem ein Samenspeicher.

15.1.2.2 *Ductus deferens* (Samenleiter, Abb. 15.5 und 14.5) [17.6.15]

Der Nebenhodengang geht kontinuierlich in den etwa 500 mm messenden Ductus deferens über. Die im Vergleich zur Wanddicke sehr enge

Lichtung wird von einer gefalteten Schleimhaut begrenzt, die sich aus einem *zweireihigen Epithel* mit hohen prismatischen Zellen und flachen Basalzellen und einer schmalen, *kollagen-elastischen Lamina propria* zusammensetzt. Die sehr niedrigen Stereocilien des Epithels können am Ende des Ductus deferens auch fehlen.
Die sich an die Mucosa anschließende sehr dicke, spiralig verlaufende *glatte Muskulatur* läßt sich bei Querschnitten in eine dünnere innere Längs-, in eine daran nach außen angrenzende dickere, mittlere Circulär- und in eine ebenfalls gut entwickelte äußere Längsmuskulatur gliedern. Die den Ductus deferens umgebende *kollagene Adventitia* enthält Arterien und Venen.

Die Contraction der Spiralmuskulatur (steilspiralige Faserzüge als äußere Längsmuskulatur setzen sich in flach verlaufende Spiralen als mittlere Ringmuskulatur fort, die in innere Steilspiralen als innere Längsmuskelschicht übergehen) soll eine Verkürzung des Samenleiters und damit ein Ansaugen des Sekretes und von Spermien aus dem Nebenhoden bewirken. Die Muskelschichten des Ductus deferens sind von einem dichten Geflecht markloser vegetativer Nervenfasern durchsetzt, deren Axone Transmittersegmente entwickeln. Die stellenweise in die Muskelzelle invaginierten Axone sollen mit der entsprechenden glatten Muskelzelle als Schrittmacher eine zentrale Bedeutung für die Erregungsausbreitung in der Wand des Ductus deferens haben.
Der erweiterte Endabschnitt des Samenleiters, Ampulla ductus deferentis, besitzt ein kräftiges Geflecht glatter Muskelzellen und ähnelt durch netzartige Faltenbildung dem Bau der Bläschendrüse (siehe Seite 290). Nach Einmündung des Ductus excretorius der Bläschendrüse in den Ductus deferens wird dieser zum Ductus ejaculatorius, der schräg durch die Prostata zieht. Der Ductus ejaculatorius weist im Innern eine starke Schleimhautfältelung (prismatisches Epithel) auf, an die sich tubulöse Drüsen, Lymphgefäße und venöse Schwellkörper anschließen.

Funiculus spermaticus (Samenstrang, Abb. 15.5)
Der *Ductus deferens* ist Bestandteil des Samenstranges, so daß das Querschnittsbild des Samenstranges den Ductus deferens mit seiner dicken Muskelwandung, *Lymphgefäße, Nervenbündel, einige Arterien* muskulären Typs, *Venen* mit einer kräftigen inneren Ring- und äußeren Längsmuskelschicht (Plexus pampiniformis) und Anschnitte des quergestreiften *Musculus cremaster*, sowie *kollagenes Bindegewebe* und reichlich *Fettgewebe* zeigt. Differentialdiagnostisch läßt sich die viel dickere Muskelwandung des Ductus deferens von der dünneren Wandung der Gefäße abgrenzen.

15.1.2.3 *Glandula vesiculosa* (Samenblase, Bläschendrüse) [17.6.17.]

Die an der Hinterwand der Harnblase an ihrem unteren Pol gelegenen *paarigen Bläschendrüsen* bestehen jeweils aus einem sehr stark *gewundenen, etwa 100–150 mm langen Schlauch*, dessen Wandung durch Drüsenkammern (tubulo-alveolär) und durch ein System spiralig geordneter glatter Muskelzellen verkörpert wird. Infolge der starken Schlängelung des Epithelschlauches wird dieser bei Querschnitten mehrfach angeschnitten (Abb. 15.6). Die Trennwände der mit einem einschichtigen, *zwei- oder mehrreihigen, iso- bis hochprismatischen Epithel* ausgekleideten, eng- oder weitlumigen Drüsen sind durch kollagen-elastische Bindegewebsstücke (Lamina propria) vertreten. Daher ergibt sich im mikroskopischen Präparat das Bild von Schleimhautleisten, die in eine Lichtung hineinragen und brückenartig verbunden sein können. Die unterschiedlich hohen Epithelzellen enthalten Sekretgranula, die sie in die Lichtung abgeben, und mit zunehmendem Alter gelbe Lipufuscinkörnchen (Abb. 15.7).

Die Sekretion der Epithelzellen unterliegt wahrscheinlich der Steuerung durch das Testosteron, da eine Kastration die Einstellung der Sekretproduktion mit anschließender Epithelatrophie verursacht. Abgenutzte Epithelzellen werden in das alkalische, proteinhaltige Sekret abgestoßen, das im Präparat als körnige und wabige Substanz erscheint und auch rückläufig in die Samenblase gelangte Spermien enthält. Diejenigen Spermien, die durch vorzeitigen Energieverbrauch erschöpft sind, werden wahrscheinlich nach ihrem Zerfall vom Epithel resorbiert, so daß es zu einer Einlagerung von Lipofuscingranula in das Epithel kommen kann. Das dem Sperma beigemengte Sekret der Samenblase enthält Fructose für den Energiehaushalt der Spermien, wirkt durch diese und durch seine Alkaleszenz bewegungsauslösend und schützt die Spermatozoen vor dem sauren Vaginalsekret. An die Drüsenkammern schließen sich zahlreiche Lagen glatter Muskelzellen an, die sich ähnlich wie in der Wand des Ductus deferens in äußere längs, in mittlere circular und innere längs verlaufende Muskelzüge (Spiralsystem) gliedern lassen. Im lichtmikroskopischen Präparat ist die Abgrenzung der genannten Schichten meist nur sehr schwer durchführbar. Die Muskulatur ist für die Auspressung des Sekretes verantwortlich.

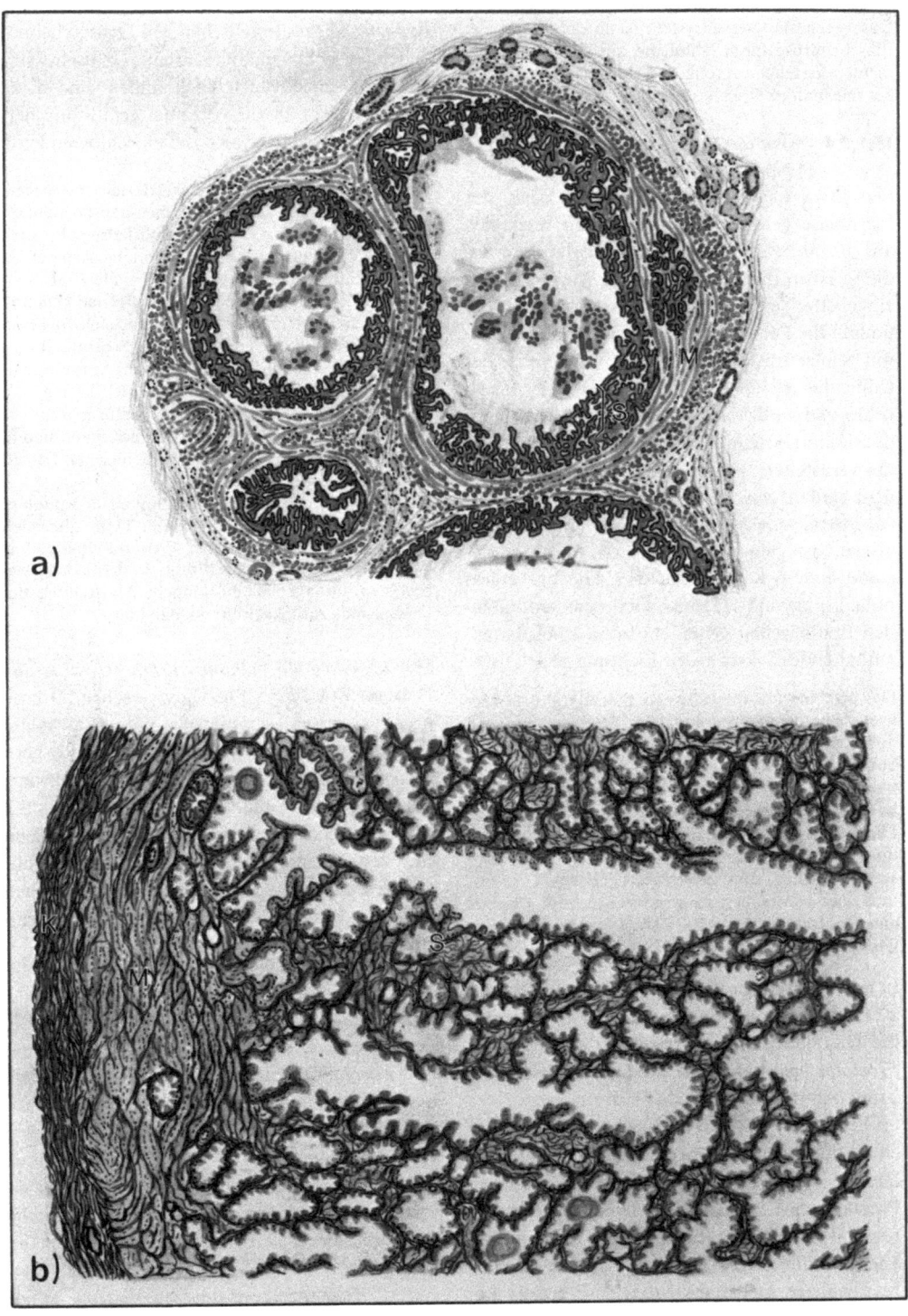

Abb. 15.6 Samenblase und Prostata (Übersichtsvergrößerung). **a** Samenblase (Ausschnitt aus SOBOTTA). S = Schleimhaut, M = Muscularis. **b** Prostata (aus BARGMANN) mit Kapsel (K), Muskulatur (M) und Schleimhaut (S)

Das vegetative Nervensystem ist in der Wand der Bläschendrüse durch zahlreiche, mit Transmittersegmenten versehene Axone und durch ein- bis mehrkernige multipolare Nervenzellen vertreten.

15.1.2.4 *Prostata* (Vorsteherdrüse, Abb. 15.6) [17.6.19.]

Das etwa kastaniengroße, an der Basis der Harnblase gelegene unpaare Organ setzt sich aus 40–50 *tubulo-alveolären Drüsen* zusammen, die in einen dichten und dicken Muskelkörper eingebettet sind. Der muskulöse Drüsenkörper umfaßt die Pars prostatica der Urethra, mündet mit seinen Ausführungsgängen im Bereich des Colliculus seminalis (Samenhügel) der Harnröhre und wird von beiden Ductus ejaculatorii durchbohrt. Die unterschiedlich weiten Lumina der verästelten *Drüsenschläuche* werden von einem *platten, einschichtigen oder einem hochprismatischen, teilweise mehrreihigen Epithel* abgegrenzt, das seine Höhe je nach Funktionszustand ändern kann (Abb.15.7). Die Sekretgranula, Lipide und z.T. auch Glykogen enthaltenden Epithelzellen geben ein saure Phosphatase enthaltendes Sekret an die Lichtung ab.

Das proteinarme, dünnflüssige, milchige Prostatasekret dient der Verdünnung des Spermas und soll durch seine schwache Alkalescenz ebenso wie das Sekret der Bläschendrüse eine Motilität der Spermien und einen Schutz vor dem sauren Vaginalmilieu für die Samenzellen bewirken.

Die zuerst im Sperma nachgewiesenen Prostaglandine sollten nach ersten Resultaten nur in der Prostata entstehen, sind jedoch im tierischen Organismus weit verbreitet und verursachen zum Beispiel eine Contraction der glatten Muskulatur und beeinflussen die Weite von Blutgefäßen.

In den Lichtungen der Drüsen finden sich vom 20. Lebensjahr an, besonders häufig bei Älteren, die charakteristischen, kugeligen oder ovalen *Prostatasteine* bis zu einem Durchmesser von 2 mm (Abb.15.7). Es handelt sich um eingedicktes Sekret in konzentrischer Schichtung, so daß eine Ähnlichkeit mit einem Stärkekorn entsteht. Die bei der H.E.-Technik rötlich anfärbbaren Prostatasteine enthalten Proteine, Nucleinsäuren und Calciumphosphat. Ihre Verkalkung bei älteren Männern macht sich durch eine intensiv blau-violette Anfärbung im H.E.-Präparat bemerkbar.

Im Gebiet zwischen den Drüsenkammern erstrecken sich *glatte Muskelzellen* und *elastische Fasernetze*. An die zwischen den Drüsen befindlichen, geflechtartig angeordneten glatten Muskelzellen schließt sich nach außen eine dicke Muskelschicht an, die von einer gefäß- und nervenreichen *kollagenen Kapsel* umschlossen wird.

Die in der Kapsel verlaufenden Arterien und Venen, zum Teil auch die Gefäße zwischen den Drüsenlappen, besitzen außer einer Ringmuskelschicht auch eine innere Längsmuskulatur. Manche Arterien in der Prostata besitzen in subendothelialer Lage epitheloide Zellen und werden Polsterarterien genannt. Das vegetative Nervengewebe breitet sich in Form von Fasergeflechten in der gesamten Prostata aus. In der Kapsel befinden sich Ansammlungen multipolarer Nervenzellen, die gelegentlich mehrkernig sein können und in der Gesamtheit als Plexus prostaticus bezeichnet werden. Receptorische Endorgane sind in Form von Endknäuel und Vater-Pacinischen Lamellenkörperchen vorhanden.

Der zwischen dem rechten und linken Prostatalappen gelegene Lobus medius kann beim alternden Mann der Ausgangsort einer Prostatahypertrophie (Vermehrung des Drüsen-, Binde- und Muskelgewebes) sein, die auf eine hormonelle Umstellung des Organismus zurückgeführt werden kann.

15.1.2.5 *Glandula bulbo-urethralis* (Cowpersche Drüsen) [18.2.2.]:

Die Cowperschen Drüsen liegen als etwa erbsengroße, tubulo-alveoläre Drüsen beiderseits des Bulbus penis, verkörpern echte Schleimdrüsen und bringen ein schwach alkalisches, proteinhaltiges, fadenziehendes Sekret hervor, das über einen Ausführungsgang an die Harnröhre abgegeben wird. Die Drüsenendstücke werden von einem einschichtigen, hohen prismatischen Epithel mit abgeflachten basalständigen Kernen ausgekleidet.

15.1.3 *Penis* (Glied, Abb. 15.8) [18.2.2.]

Der Penis besteht aus zwei dorsal gelegenen, cylindrischen Schwellkörpern, den *Corpora cavernosa penis* und einem basal gelagerten, die Urethra umfassenden, ebenfalls cylindrischen *Corpus spongiosum* (Corpus cavernosum urethrae, Abb.15.8). Jeder Schwellkörper setzt sich aus einem *cavernösen Schwellgewebe* zusammen. Die Corpora cavernosa penis werden von einer festen, aus Geflechten kollagener und elastischer Fasern zusammengesetzten, das Corpus spongiosum von einer schwächer ausgebildeten *Tunica albuginea* umgeben. An die Tunica albuginea schließt sich eine die zwei Schwellkörper

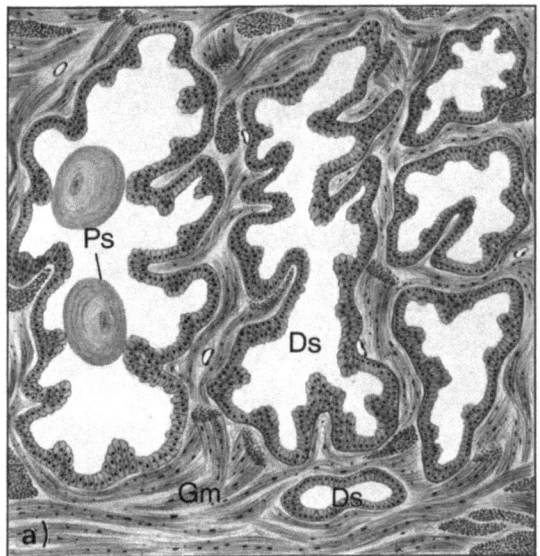
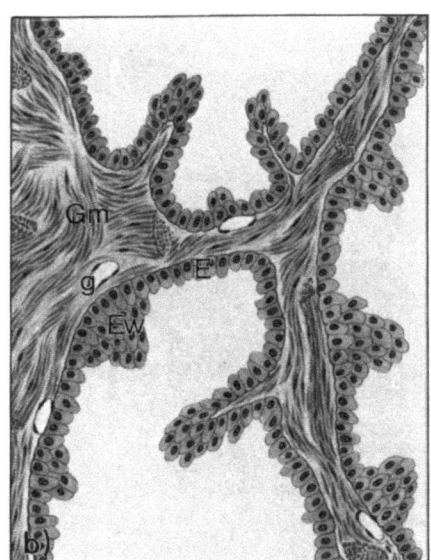
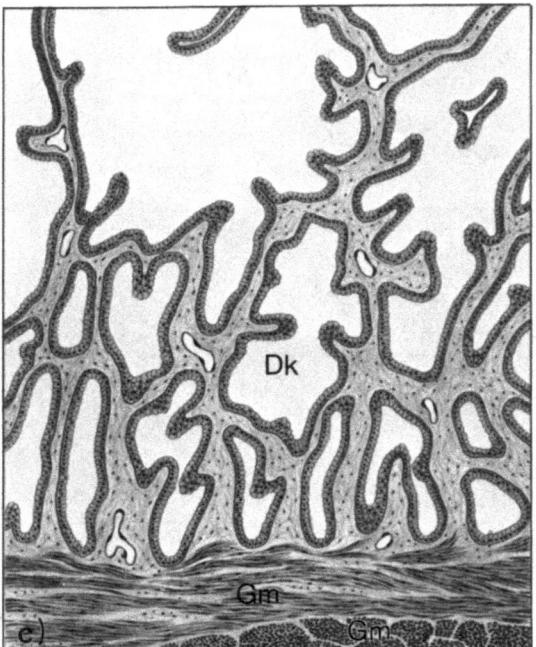
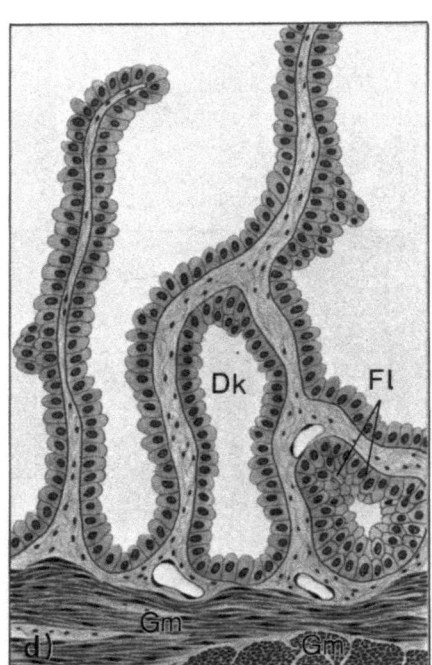

Abb. 15.7 Feinbau der Prostata und Samenblase (*LM*). **a** Ausschnitt aus der Prostata (Vergr. etwa 100fach). Drüsenschläuche (Ds) mit ungleich hohem Epithel (unterschiedlicher Funktionszustand), Ps = Prostatastein, Gm = glatte Muskulatur. **b** Ausschnitt aus der Prostata bei stärkerer Vergrößerung (etwa 200fach). *Ew* = Epithelwulst (Stelle mehrreihigen Epithels), *E* = Epithel, *Gm* = glatte Muskulatur, *g* = Gefäß. **c** und **d**. Ausschnitt aus der Samenblase. Anschnitt von Drüsenkammern (*Dk*) mit einschichtigem bis zweireihigem Epithel, *Gm* = glatte Muskulatur, *Fl* = Flachschnitt einer Drüsenkammer. (Vergr. von **c** etwa 140fach, von **d** etwa 230fach)

294 Geschlechtsorgane

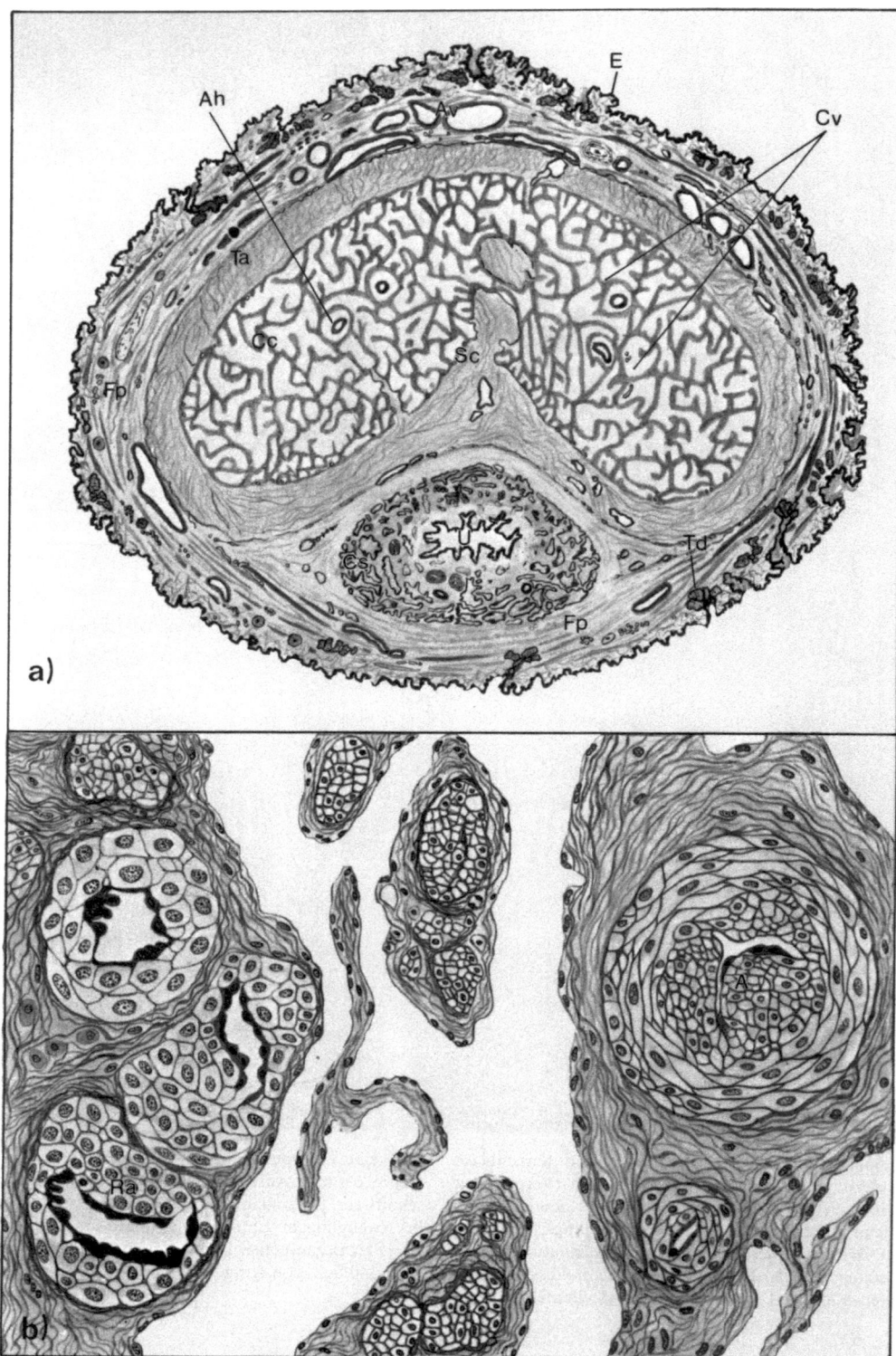

Abb. 15.8

umgreifende, lockerer gefügte kollagene Fascie an, die an der dorsalen Penisfläche größere Blutgefäße und Nervenstämme (Aa., Vv. und Nn. dorsales penis) führt. Im hinteren Abschnitt sind die Corpora cavernosa penis getrennt, während sie weiter vorn miteinander verschmelzen und nur noch von einem der Tunica albuginea abstammenden, durchlöcherten Septum pectiniforme (Septum corporum cavernosum) unvollständig getrennt sind. Nach außen wird das Glied durch die Haut begrenzt, die im Corium ein muskulär-elastisches System aufweist.

Das cavernöse Schwellgewebe des Corpus cavernosum stellt ein Gerüst glatter Muskelzellen, zahlreicher elastischer und weniger kollagener Fasern dar, in dem sich zahlreiche, von Endothel begrenzte Räume (Cavernen) erstrecken. In diese ergießt sich direkt das Blut der sehr stark geschlängelt verlaufenden Rankenarterien (Aa. helicinae). Die Endabschnitte der Rankenarterien enthalten zur Regulation des Blutstromes in der Media dickere innere Längs- und Ringmuskelzüge sowie an manchen Stellen Wülste epitheloider Zellen. Sie haben daher den typischen Bau der arteriellen Abschnitte von indirekten arterio-venösen Anastomosen (s. S. 190). Bei Öffnung der aus Cavernen und Rankenarterien bestehenden arterio-venösen Anastomosen tritt Erektion ein, bei der sich die Schlängelungen der Rankenarterien ausgleichen und die Tunica albuginea gespannt wird. Beim nicht erigierten Penis (Verschluß der Rankenarterien) kollabieren die Cavernen, während sie bei der Erektion einen Durchmesser von 1-9 mm haben. Die Cavernen gehen in Venen über, die nach ihrem Verlauf durch die Tunica albuginea in größere Venen einmünden. Da der Abfluß des Blutes durch die Spannung der Tunica albuginea bei der Erektion gedrosselt wird, zeigt sich bei ihr ein vermehrter Zufluß durch die Rankenarterien in die Cavernen und gleichzeitig ein verminderter Abfluß durch die Venen.

Das Corpus cavernosum urethrae schließt die Urethra in sich ein und geht in die Glans penis (Eichel) über, die den Enden der Corpora cavernosa penis

◀ Abb. 15.8a Querschnitt durch den Penis. Cc = Corpus cavernosum, Cs = Corpus spongiosum, U = Urethra, Ta = Tunica albuginea, E = Epidermis, Av = Arteria et Vena dorsalis penis, Cv = cavernöse Räume, Sc = Septum cavernosum, Ah = Arteria helicina, Td = Talgdrüse, Fp = Fascia penis. b Arteriae helicinae (Rankenarterien) des Corpus cavernosum. A = Arterie mit längs und circulär verlaufenden glatten Muskelzellen, Ra = Rankenarterie mit epitheloiden Zellen. (Aus CLARA, 1939)

aufliegt. Das urethrale Schwellgewebe besteht aus dünnwandigen Venen, die in ihren Wänden Wülste längs gestellter glatter Muskelzellen in wechselnder Anzahl ausgebildet haben. Die Regulation des Blutstromes erfolgt im Corpus cavernosum urethrae durch im Zwischengewebe verlaufende, mit epitheloiden Zellen und Längs- und Circulärmuskelschichten ausgestattete Rankenarterien (Kennzeichen arterio-venöser Anastomosen). Das Corpus cavernosum urethrae wird bei der Erektion nur wenig komprimiert, so daß die Samenflüssigkeit durch die Urethra hindurchtreten kann.

Die *Schleimhaut der Urethra* besteht in der Pars prostatica aus Übergangsepithel, z.T. auch aus mehrreihigem Epithel, in der Pars cavernosa urethrae aus mehrschichtigem, von einer Lamina propria unterlagerten prismatischen Epithel, das sich in der Fossa navicularis in ein unverhorntes mehrschichtiges Plattenepithel fortsetzt. In der aus einem kollagen-elastischen System zusammengesetzten Lamina propria verlaufen zahlreiche Capillaren, Netze muskelfreier Venen, Lymphgefäße und marklose Nervenfasern. Das Epithel der Urethra läßt unterschiedlich tiefe Einsenkungen (Lacunae Morgagni) in die Lamina propria hinein entstehen, in die kleine, aus prismatischem Epithel bestehende, im Corpus spongiosum lokalisierte Paraurethraldrüsen (Littresche Drüsen) einmünden. Auch intraepitheliale Drüsen können beobachtet werden.

Die meist drüsenlose Glans penis hat an ihrer Oberfläche einen Überzug eines nicht verhornenden, mehrschichtigen Plattenepithels und besteht im Innern aus zahlreichen elastischen Fasern und wenigen glatten Muskelzellen, zwischen denen sich als Schwellgewebe ein Netz gewundener, weitlumiger Venen ausdehnt. Unter dem mehrschichtigen Plattenepithel der Haut des Penis und der Vorhaut erstrecken sich im Corium zahlreiche Schweiß- und freie Talgdrüsen.

Abgeschilferte Epithelzellen und die Produkte der Talgdrüsen bilden das Smegma praeputii. Ein im Corium befindliches, aus glatten Muskelzellen und elastischen Fasernetzen zusammengesetztes System hängt mit der Tunica dartos der Scrotalhaut zusammen und sorgt nach Abklingen der Erektion für die Zusammenziehung der Penishaut.

In der Glans penis und z.T. auch im Praeputium dehnen sich unter dem Epithel zahlreiche sensible

Endorgane verschiedener Struktur (Genitalnervenkörperchen) aus, die sich am Ende dichter Geflechte vorwiegend markhaltiger Nervenfasern entwickelt haben. Meissnersche Tastkörperchen finden sich im Stratum papillare der Glans und der Haut des Penis. Von subepithelialen Geflechten dringen marklose Fasern in das Plattenepithel ein und endigen dort zwischen den Epithelzellen. Abgesehen von sympathischen Vasomotoren an der Gefäßbahn sind die in der Glans penis vorhandenen eingekapselten und nicht eingekapselten Endorgane in der Gesamtheit als receptorischer Nervenapparat zu bezeichnen.

Scrotalhaut (Haut des Hodensackes): Die verschiebliche Haut des Scrotum zeigt ein leicht verhorntes, mehrschichtiges Plattenepithel mit zahlreichen Pigmenten und freie oder an Haare gebundene Talgdrüsen, kleine Schweißdrüsen und Duftdrüsen. Im Corium dehnt sich ein Geflecht glatter Muskelzellen aus (Tunica dartos), die für die Runzelung oder Glättung der Haut verantwortlich sind.

15.1.4 *A- und B-Spermatogonien* (s. auch S. 283):

Die der Basalmembran der Tubuli seminiferi eines geschlechtsreifen Mannes von innen anliegenden Spermatogonien (Spermiogonien) lassen sich licht- und elektronenmikroskopisch in verschiedene Typen einteilen: So unterscheidet man *A- und B-Spermatogonien*. Die A-Spermatogonien wiederum gliedern sich in die Typen A „pale" und in A „dark". Die Spermatogonien A „pale" sind durch ein helles Plasma und feingranuläres Karyoplasma mit zwei, meist randständigen Nucleolen gekennzeichnet, während die Spermatogonien A „dark" eine dichtere, infolgedessen intensiver anfärbbare Kernsubstanz mit einer zentralen Aufhellung und ein glykogenhaltiges Cytoplasma mit verklebten Mitochondrien aufweisen. Die vorwiegend in Kernnähe zu Gruppen zusammengelagerten Mitochondrien vom Cristaetyp A „pale" Spermatogonien können durch eine intermitochondriale, elektronendichte Substanz miteinander verklebt sein.
Die Kerne der B-Spermatogonien, die der Basalmembran nur unvollständig anliegen, sind relativ groß und lassen ein feingranuläres, zu kleinen Bezirken angeordnetes Karyoplasma und mehrere Nucleolen erkennen. Eine Verklebung von Mitochondrien bei den A-Spermatogonien läßt sich nicht feststellen.

In den mit den größten Kernen ausgestatteten primären Spermatocyten (Spermatocyte I) lassen sich die verschiedenen Phasen der Prophase der Meiose (Leptotän, Zygotän, Pachytän und Diplotän s. S. 51) morphologisch faßbar machen.
Die etwas kleinere sekundäre Spermatocyte besitzt einen kleineren Zellkern.
Die Keimzellen erscheinen im Keimepithel mit Ausnahme der Spermien in Gruppen, wobei die Spermiogonien unter sich, so jeweils auch die Spermatocyten und Spermiden, durch Intercellularbrücken miteinander verbunden sind. Danach unterscheidet man „*Clones*" der Spermatogonien, „*Clones*" der Spermatocyten und solche der Spermiden.
Die beim Erwachsenen sich ständig vermehrenden Spermatogonien werden einerseits über B-Spermatogonien zu Spermatocyten, Spermiden und Spermatozoen, während ein anderer Teil als sog. Stammzelle auf einem niedrigen Entwicklungszustand in Form eines *Pools* verharrt, aus dem Zellen zur Entwicklung von Spermiden abgegeben werden. Die Erneuerung des Pools der Stammspermatogonien (Reservezellen) erfolgt durch mitotische Zellteilung. Aus einer Stammspermatogonie sollen 8 primäre Spermatocyten entstehen. Die aus einer Stammspermatogonie hervorgegangenen Zellgruppen gelangen während ihrer Teilung, Reifung und Differenzierung von der Basalmembran bis zur Lichtung des Tubulus seminiferus, ein Vorgang, der als *Kinetik des Keimepithels* bezeichnet wird. Sie schieben sich dabei an den Sertoli' Zellen hoch.
Als „*Stadien*" (beim Menschen 6 Stadien) eines Umbauvorganges werden bestimmte Kombinationen von Zellgruppen bezeichnet.
Stadium I: ist durch das Vorhandensein von A-Spermatogonien („dark"- und „pale"-Typ), B-Spermatogonien, pachytänen Spermatocyten I (meiotische Prophase, pachytäner Teil) rundkernige Spermiden (frühes Stadium der Spermiogenese), ausgereifte Spermatiden gekennzeichnet.
Während Stadium II treten A-Spermatogonien („dark"- und „pale"-Typ), B-Spermatogonien, ruhende oder vorleptotänische primäre Spermatocyten, pachytäne primäre Spermatocyten, rundkernige Spermatiden (frühes Stadium),

ausgereifte Spermatiden (letztes Stadium der Spermiogenese) mit Residualkörpern auf.
Im Stadium III finden sich A-Spermatogonien („dark"- und „pale"-Typ), ruhende oder vorleptotänische primäre Spermatocyten, pachytäne primäre Spermatocyten, Spermatiden im mittleren Stadium der Spermatogenese (rundlicher Kern, dunkleres, homogenes Chromatin).
Im Stadium IV zeigen sich A-Spermatogonien („dark"- und „pale"-Typ), leptotäne Spermatocyten, pachytäne Spermatocyten, Spermatiden im etwas weiter fortgeschrittenen Stadium der Spermatogenese als in Stadium III (unregelmäßige Kerne, berühren die cytoplasmatische Membran).
Im Stadium V erscheinen A-Spermatogonien („dark"- und „pale"-Typ), leptotäne und zygotäne Spermatocyten, pachytäne Spermatocyten (zum Teil im Stadium der Diakinese), Spermatiden im weiter fortgeschrittenen Stadium (spitzere, kräftig gefärbte Kerne, zur begrenzenden Membran ausgerichtet).
Im Stadium VI sind A-Spermatogonien („dark"- und „pale"-Typ), B-Spermatogonien, zygotäne und pachytäne Spermatocyten, sekundäre Spermatocyten, Spermatocyten im Zustand der I. und II. Reifeteilung, Spermatiden wie im Stadium V. vorhanden.
In diesem Zusammenhang versteht man unter einem *Zellcyclus*, daß nach Durchlaufen der 6 Stadien alle 16 Tage an einem Bezirk des Keimepithels die gleiche Kombination von Zellgruppen wiederentsteht. Der Zeitraum der Entwicklung von Spermatogonien über Spermatocyten, Spermiden bis zum reifen Samenfaden beträgt 4,6 Cyclen, demnach etwa 74 Tage, zusätzlich des Transportes durch den Nebenhoden ca. 8–17 Tage. Damit beträgt die Entwicklung von der Stammspermatogonie bis zum im Ejakulat erscheinenden Spermatozoon 84 Tage.
Die der Basalmembran des Hodenkanälchens von außen angelagerten fibrillenhaltigen Fibrocyten werden auch als *myoide Zellen* bezeichnet und sollen durch ihre Contraction spontane rhythmische Contractionen der Tubuli hervorrufen und damit den Abtransport der Spermien unterstützen.
Zum Zeitpunkt aller Stadien der Spermatogenese (Spermatogonien, primäre und sekundäre

Spermatocyten, Spermiden und Spermatozoen) können Keimzellen zugrunde gehen. So werden z. B. 30% der Spermiden degenerativ abgebaut. Ein Abbau von degenerativen Keimzellen kann durch die Sertoli' Stützzellen erfolgen. Aus der Blutbahn stammende Monocyten zwängen sich unter starker Formveränderung durch das Keimepithel hindurch und phagocytieren Spermatozoen. Die phagocytierenden Zellen (Makrophagen) werden auch Spermatophagen genannt, nehmen bei der Phagocytose zuerst den Kopf der Spermatozoen in sich auf und erscheinen im Ejakulat.
Ein weiterer Abbauprozeß ist im Auftreten von mehrkernigen Riesenzellen im Keimepithel zu erblicken, die durch Erweiterung der Intercellularbrücken (s. S. 296) eines Clones und durch Zusammenrücken der Zellkerne entstehen. Ihr weiteres Schicksal ist noch nicht bekannt. Der beschriebene physiologischerweise auftretende Keimzellenverlust läßt sich von Störungen der Spermiogenese, die z. B. durch Alkohol- und Nikotinmißbrauch eintreten, einstweilen schwer abgrenzen.
Als *Blut-Hoden-Schranke* hat man die von der Basalmembran etwas lumenwärts gelegene Grenze zu verstehen, die durch Sertoli-Zellen selbst und durch echte Zellkontakte von Fortsätzen der Sertoli' Zellen verkörpert wird. Durch die Blut-Hoden-Barriere können keine in das Keimepithel eindringende Substanzen in die Tubuluslichtung gelangen.
Bei Altersveränderungen des Hodens zeigt sich eine Verdickung des den Tubuli seminiferi anliegenden und als Tunica propria bezeichneten Bindegewebes, wobei eine Vermehrung und Verdickung der elastischen Fasern zu verzeichnen ist. Abgesehen von einer geringeren Samenbildung lassen sich gewöhnlich keine regelrechten Rückbildungserscheinungen am Keimepithel beobachten. Die schon bei jüngeren Männern festzustellende Verklumpung von Spermatogonien und Spermatiden und eine Abstoßung von Sertoli' Stützzellen treten im höheren Lebensalter jedoch häufiger auf. Die Ledig' Zwischenzellen zeigen im älteren Hoden mehr bräunliche Pigmentgranula als bei jungen Individuen. Eine weitere Altersveränderung ist in der Sklerosierung der Blutgefäße zu sehen.

Basiswissen Hoden

Bindegewebige Tunica albuginea und Septula, Tubuli seminiferi mit Keimepithel, in denen die Spermiogenese abläuft. Schichtung des Keimepithels von außen nach innen: Spermiogonien – Spermiocyten I. und II. Ordnung (primäre und sekundäre Spermatocyten) – Spermatiden – Spermien – dazwischen Sertolische Stützzellen mit relativ großem, hellen Kern mit deutlichem Nucleolus. Zwischen den Tubuli seminiferi die Gruppen acidophiler Leydigscher Zwischenzellen mit Reinkeschen Proteinkristallen (endokrine Drüsenzellen mit Testosteronproduktion).

Kontakt der Keimzellen zu den von der Basalmembran bis zur Lichtung des Hodenkanälchens reichenden Sertoli' Stützzellen (Stützfunktion, Ernährung der Keimzellen, Stofftransport von der Peripherie des Hodenkanälchens bis zur Lichtung, Phagocytose von degenerierenden Keimzellen, Produktion des testiculären Östrogens).

Sog. Myofibroblasten liegen den Tubuli von außen an.

Die Keimzellen der jeweiligen Zellgeneration (Spermatogonien, primäre und sekundäre Spermatocyte und Spermiden) hängen durch plasmatische Intercellularbrücken kontinuierlich zusammen (Clones). Unterscheidung von A-Spermatogonien mit Typ A "pale" (helles Cytoplasma fein granuläres Karyoplasma mit 1–2 randständigen Nucleolen) und Typ A "dark" (dichte Kernsubstanz mit zentraler Aufhellung). Die Typ A-Zellen besitzen in Kernnähe gruppenweise gelagerte, verklebte Mitochondrien. Typ B-Spermatogonien mit wolkigem Plasma und mehreren Nucleolen. Auftreten von Spermatogonienpools, die teilungsbereite B-Spermatogonien liefern.

Als Kinetik des Keimepithels bezeichnet man die Wanderung von Spermatogonien unter gleichzeitiger Ausreifung und Differenzierung von der Basalmembran des Hodenkanälchens bis zu seiner Lichtung. Bestimmte Kombinationen von Zellgruppen heißen "Stadien" (beim Menschen 6 Stadien). Physiologischer Keimzellverlust. Abbau von Spermien durch Monocyten und Entstehung von mehrkernigen Riesenzellen.

Basiswissen Nebenhoden

Ductuli efferentes mit unregelmäßig erscheinender Lichtung, deren Wandung aus Vorbuchtungen eines mehrreihigen, prismatischen, kinocilientragenden Epithels besteht. In den Buchten liegt zwischen den Vorwölbungen ein einschichtiges, isoprismatisches, flimmerloses Epithel mit Resorptionseigenschaften vor. Glatte Muskelzellen liegen der Basalmembran an.

Ductus epididymidis: Lichtung mit glatt erscheinender Wandung aus zweireihigem Epithel (stereocilientragende, hohe prismatische Zellen und isoprismatische Basalzellen). Sekretorische Tätigkeit durch stereocilientragende Zellen. Spiraltouren von glatten Muskelzellen an der Außenwand des Ductus epididymidis.

Basiswissen Ductus deferens

Schichtung der Wandung, die eine enge Lichtung umgibt, von innen nach außen: Zweireihiges, prismatisches Epithel mit Stereocilien, kollagenelastische Lamina propria, Muscularis (innere Längs-, mittlere Ring- und äußere Längsschicht glatter Muskelzellen), bindegewebige Adventitia.

Basiswissen Samenblase

Stark gewundener paariger Drüsenschlauch, dessen Wandung aus Drüsenkammern (tubulo-alveolär) und spiralig angeordneten glatten Muskelzellen besteht. Im Präparat ist der Epithelschlauch infolge Schlängelung mehrfach angeschnitten. Drüsen von einschichtigem, zwei- oder mehrreihigem iso- bis hochprismatischen Epithel ausgekleidet. Trennwände zwischen den Drüsen aus kollagen-elastischem Bindegewebe ergeben mit Drüsenepithel zusammen das Bild von Schleimhautleisten, die in die Lichtung hineinragen und verbunden sein können. Epithelzellen besitzen Sekretgranula. Abgenutzte Epithelzellen werden in die Drüsenlichtung abgegeben und dem alkalischen, proteinhaltigen Sekret beigemengt, das auch rückläufig in die Bläschendrüse gelangte Spermien enthält.

Basiswissen Prostata

40–50 tubulo-alveoläre Drüsen sind in dichten Muskelkörper aus glatten Muskelzellen eingebettet. Wand der Drüsen aus plattem, einschichtigen oder hochprismatischen, teils mehrreihigen Epithel, das ein proteinarmes, saure Phosphatase enthaltendes Sekret an die Lichtung abgibt. In der Lichtung der Drüsen vom 20. Lebensjahr an rundlich ovale, mit H. E. rötlich anfärbbare Prostatasteine aus eingedicktem Sekret mit konzentrischer Schichtung (Ø bis zu 2 mm). Zwischen Drüsenkammern glatte Muskelzellen und elastische Fasernetze.

Basiswissen Penis

Corpora cavernosa penis mit einem Schwammwerk von glatten Muskelzellen, zwischen denen sich von Endothel ausgekleidete Hohlräume (Cavernen) ausdehnen. Rankenarterien mit den typischen Zeichen arterio-venöser Anastomosen (epitheloide Intimapolster, längs und circulär verlaufende glatte Muskelzellen). Feste kollagenelastische Tunica albuginea umgibt das cavernöse Schwellgewebe. Corpus cavernosum urethrae oder Corpus spongiosum mit dünnwandigen Venen, die ihr Blut ebenfalls von besonders gebauten Rankenarterien erhalten.

15.2 Weibliche Geschlechtsorgane

Die *Ovarien* (Eierstöcke), die *Tubae uterinae* (Eileiter), der *Uterus* (Gebärmutter) und die *Vagina* (Scheide) verkörpern den inneren weiblichen Genitalapparat, während die *Clitoris* (Kitzler), die *Labia majora* und *minora* (große und kleine Schamlippen) zum äußeren Genitale gehören. Als akzessorische Geschlechtsdrüsen sind die *Glandulae vestibulares majores* (Bartholinische Drüsen) zu nennen.

15.2.1 Ovarium (Eierstock, weibliche Keimdrüse) [9.1.2.; 17.6.5.]

In den Ovarien vollzieht sich die Oogenese, das Wachstum der Eizellen, die Ausreifung von Follikeln und die Produktion von Hormonen. Bei einem Längsschnitt durch das mandelförmige, etwa 25–30 mm lange, 15–25 mm breite und 5–15 mm dicke Ovarium läßt sich bei schwacher lichtmikroskopischer Vergrößerung folgende Gliederung seiner Zonen von außen nach innen durchführen: Das Ovarium (Abb. 15.9) wird an seiner Oberfläche von einem dem Bauchfell abstammenden, aus platten bis prismatischen Zellen bestehenden, sogenannten *Keimepithel* überzogen (das Oberflächenepithel wurde früher fälschlicherweise als Keimepithel bezeichnet, da es während der Entwicklung die aus dem Dottersack-Allantois-Grenzbereich über die Keimbahn in das Ovar eingewanderten Ureizellen nur aufnimmt). Die an Zellen und kollagenen Fasern reiche Zone unter dem Keimepithel heißt *Tunica albuginea*. Daran schließt sich das funktionell bedeutsame, aus zahlreichen spindelförmigen und wenigen kollagenen Fasern bestehende *Stroma ovarii* an, in dem man bei geschlechtsreifen Mädchen als morphologisches Substrat eines Wachstums von Eizelle und der Follikelreife *Primär-*, *Sekundär-* und *Tertiärfollikel* sowie *Gelbkörper* und *weiße Körper* vorfindet. *Tunica albuginea* und *Stroma ovarii* werden unter der Bezeichnung *Rinde* zusammengefaßt. Die Rinde umschließt, abgesehen vom Hilus ovarii, das im Innern gelegene, aus kollagenem Bindegewebe und wenigen glatten Muskelzellen bestehende *Mark*, in dem stark gewundene größere Blutgefäße, Lymphgefäße und Nerven verlaufen. Das Bindegewebsgerüst des Stroma ovarii setzt sich aus einem spinocellulären Bindegewebe (s. S. 90) zusammen.

Follikelreifung: Die Follikelreifung ist vom Einfluß der Hypophysenvorderlappenhormone FSH und ICSH abhängig. Unter einem Follikel versteht man die Eizelle mit einer oder mehreren umgebenden Epithelzellschichten. Die Follikelreifung führt vom kleinen *Primärfollikel* über *mehrschichtige Sekundärfollikel* zum sprungreifen, etwa 20–25 mm großen Graafschen Follikel (Tertiärfollikel).

Die Ovarien eines neugeborenen Mädchens beherbergen etwa 1 Million Follikel, die bis zur Pubertät auf etwa 400 000 reduziert werden (Follikelatresie). Von diesen kommen nur etwa 350–400 im Laufe des Lebens zur Ausreifung. Bei Auswanderung der Ovogonien aus dem Keimepithel nehmen diese Epithelzellen mit. Die das Keimepithel verlassenden Ei- und Epithelzellen werden Pflügersche Zellstränge (Keimstränge oder Eiballen) genannt. Ein Eiballen enthält meist nur eine Ovogonie und mehrere Keimepithelzellen, die sich als Follikelepithel korbartig um die Eizellen gruppieren. Die Vermehrungsperiode liefert zahlreiche Ovogonien und schließt mit der Geburt ab. Die durch Cytoplasmabrücken verbundenen Ovogonien trennen sich und reifen zu Ovocyten aus. Bei einem *Primordialfollikel* liegen stark abgeflachte Epithelzellen einschichtig der Eizelle (Ovocyte) schalenartig an.

Mit Eintritt der Pubertät werden die flachen Zellen des *Primordialfollikels* isoprismatisch oder hochprismatisch. Unter gleichzeitigem Größerwerden der Eizelle und der Ausbildung einer *Zona pellucida* entsteht so der *Primärfollikel* (Abb. 15.9). Die *Eizelle* eines *Primärfollikels* wird als eine *Ovocyte* I. Ordnung (primäre Ovocyte) bezeichnet. Die Ovocyte eines Primärfollikels mit einem Durchmesser von 35–50 µm besitzt einen großen hell anfärbbaren Kern (Keimbläschen, Vesicula germinativa) und einen deutlichen Nucleolus (Keimfleck, Macula germinativa).

Im Plasma (auch Dotter genannt) sind Mitochondrien, endoplasmatisches Reticulum, Vesikel und ein Centriol vorhanden.

Zwischen Follikelepithel und Eizelle hat sich eine bei der Azanfärbung bläulich, bei der H. E.-Technik rötlich anfärbbare Zona oder Membrana pellucida (Ovolemm) entwickelt, die im lichtmikroskopischen Präparat homogen oder leicht streifig differenziert aussieht. Nach elektronenmikroskopischen Befun-

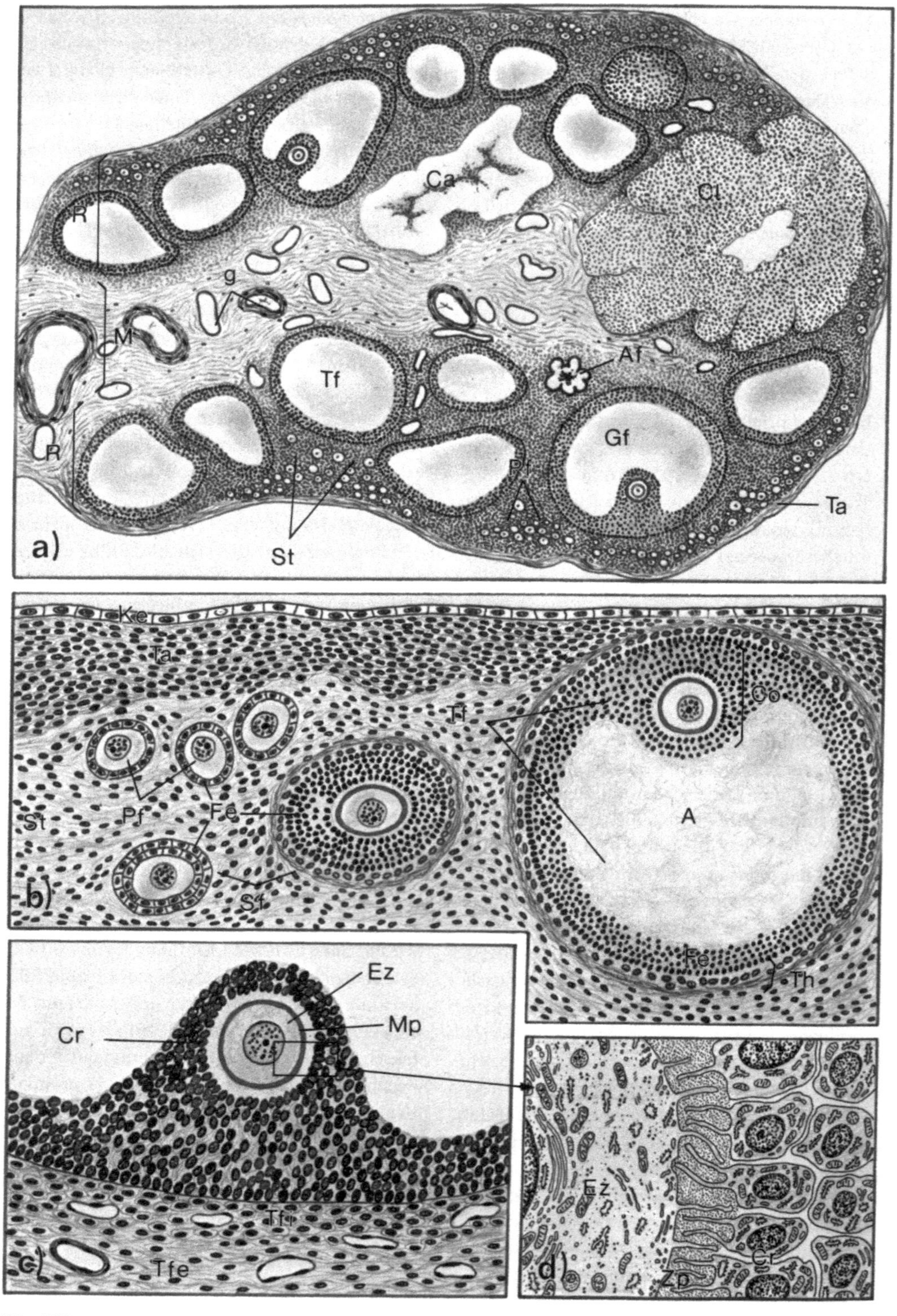

300 Geschlechtsorgane

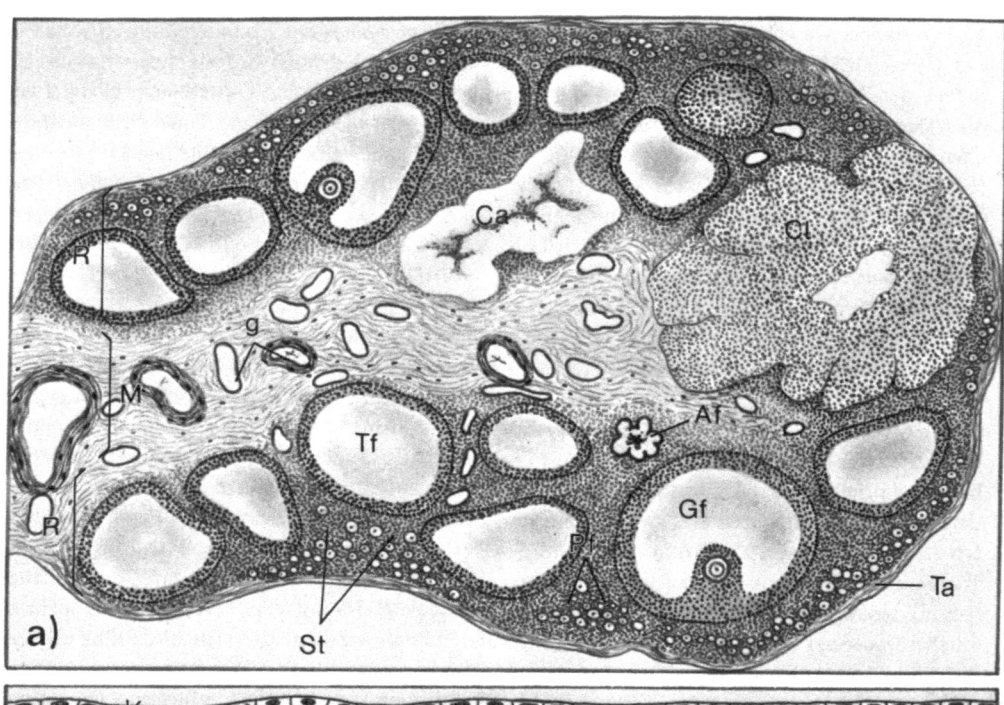

Abb. 15.9

den erweist sich die Membrana pellucida aus feinen Fortsätzen der Follikelepithelzellen und Mikrovilli der Membran der Eizelle zusammengesetzt, die sich fingerförmig gegenseitig verschränken (Abb. 15.9). Zwischen den dem Stoffaustausch dienenden Mikrovilli der Epithelzellen und der Ovocyte sind neutrale und saure Mucopolysaccharide nachweisbar; im elektronenmikroskopischen Bild zeigt sich zwischen den Mikrovilli ein feines filamentöses Gefüge.

Im weiteren Verlauf der Follikelreifung führen zahlreiche mitotische Teilungen der Follikelepithelzellen zur Mehrschichtigkeit des Follikelepithels und zur Entstehung des *Sekundärfollikels* (∅ bis zu 0,2 mm). Somit besteht ein Sekundärfollikel aus einem mehrschichtigen Follikelepithel, das die Eizelle umgibt. Eine *Theca folliculi* kann sich beim weiterentwickelten Sekundärfollikel außen an das Epithel anschließen (Abb. 15.9).
Nach Entwicklung einer dickeren Follikelwandung beginnen die *Epithelzellen mit der Sekretion einer proteinhaltigen Flüssigkeit* (Liquor) und deren Abgabe an die Intercellularspalten, die dadurch sehr stark erweitert und zu unterschiedlich großen Räumen in der Follikelwand werden. Bei ständiger Vergrößerung infolge andauernder Liquorproduktion fließen die *Hohlräume unter Verdrängung der Eizelle an den Rand des Follikels* zu einem einheitlich großen Raum, dem *Antrum folliculi* (Cavum folliculi), zusam-

◄ Abb. 15.9 Ovarium. a Übersichtsvergrößerung mit Follikeln in der Rindensubstanz. R = Rinde. M = Mark, Ta = Tunica albuginea, St = Stroma ovarii, Pf = Primärfollikel, Tf = Tertiärfollikel, Gf = Graafsche Follikel, Cl = Corpus luteum, Ca = Corpus albicans, Af = atretischer Follikel, g = Gefäße. b Ausschnitt aus der Rindensubstanz mit Keimepithel (Ke). Tunica albuginea (Ta), Stroma ovarii (St), in dem Primärfollikel (Pf), Sekundärfollikel (Sf) und ein Tertiärfollikel (Tf, Graafscher Follikel) liegen. Fe = Follikelepithel (bei Tertiärfollikel auch Membrana granulosa), Co = Cumulus oophorus mit Eizelle, Th = Theca folliculi, A = Antrum folliculi. (Vergrößerung etwa 45 fach). c Cumulus oophorus mit Eizelle (Ez, mit Kern), umgeben von Corona radiata (Cr). Mp = Membrana pellucida, Tfi = Theca folliculi interna, Tfe = Theca folliculi externa (Vergr. etwa 180fach). d Ausschnitt aus einer Eizelle mit Follikelepithel (ELM, Vergrößerung etwa 3600fach). Mikrovilli der Eizellmembran und der Corona radiata-Zellen (Cr) bilden zusammen mit Mucopolysacchariden die Zona pellucida (Zp) Ez = Eizelle

men. Der im Antrum befindliche *Liquor folliculi* ist eine proteinreiche, Hyaluronsäure, Steroidhormone und proteolytische Enzyme enthaltende Flüssigkeit. Der prall mit Liquor angefüllte Follikel ist ein *Tertiärfollikel*, der durch *Vergrößerung* der Follikelhöhle (Cavum folliculi) zum *Graafschen Follikel* heranreift. Ein *Tertiärfollikel* setzt sich demnach aus einem *mehrschichtigen Follikelepithel* zusammen, das diese liquorgefüllte Follikelhöhle umgibt und an einer Stelle den *Eihügel* (Cumulus oophorus) zeigt, der die Eizelle, die *Membrana pellucida* (Oolemm) und die ihr radiär anliegenden Epithelzellen als *Corona radiata* enthält (Abb. 15.9).
Die sprungreifen, 20–25 mm messenden *Graafschen Follikel* buckeln die Oberfläche des Ovars vor und zeigen folgende Zusammensetzung:

1. Ein 10- bis 15 schichtiges Follikelepithel umgibt das *Antrum folliculi* und trägt in seinem in das Antrum ragenden *Cumulus oophorus* (oviger) die Eizelle (Oocyte II. Ordnung, sekundäre Ovocyte). Das Follikelepithel wird auch Membrana granulosa, kurz *Granulosa* genannt (der Eindruck einer Granulierung wird bei Betrachtung mit schwacher lichtmikroskopischer Vergrößerung durch die enge Lagerung der Kerne der Follikelepithelzellen nur vorgetäuscht). Die der Eizelle direkt anliegenden Granulosazellen stehen in radiärer Anordnung an der Oberfläche der Ovocyte und werden in ihrer Gesamtheit als *Corona radiata* bezeichnet. Die Epithelzellen der Corona radiata haften fest an der Oberfläche der Ovocyte und werden beim Platzen des Follikels von der Eizelle als Schutz- und Ernährungsorgan mitgenommen. Die Corona radiata kann auch schon in kleineren Tertiärfollikeln ausgebildet sein.

Die Follikelepithelzellen enthalten zahlreiche Mitochondrien, Ribosomen, Golgi-Felder, granuläres endoplasmatisches Reticulum und Lipide. Das während der Follikelreifung in den Granulosazellen zunehmend auftretende agranuläre endoplasmatische Reticulum läßt an die Synthese von Steroiden denken. Die Zona pellucida ist gut entwickelt und setzt sich wie bei Primär- und Sekundärfollikeln aus den Mikrovilli der Eizelle und fingerförmigen Fortsätzen der Corona radiata-Zellen mit dazwischen gelagerten Mucopolysacchariden zusammen.

2. An das von einer *Basalmembran* (Glashaut) umhüllte Follikelepithel (Membrana granulosa)

302 Geschlechtsorgane

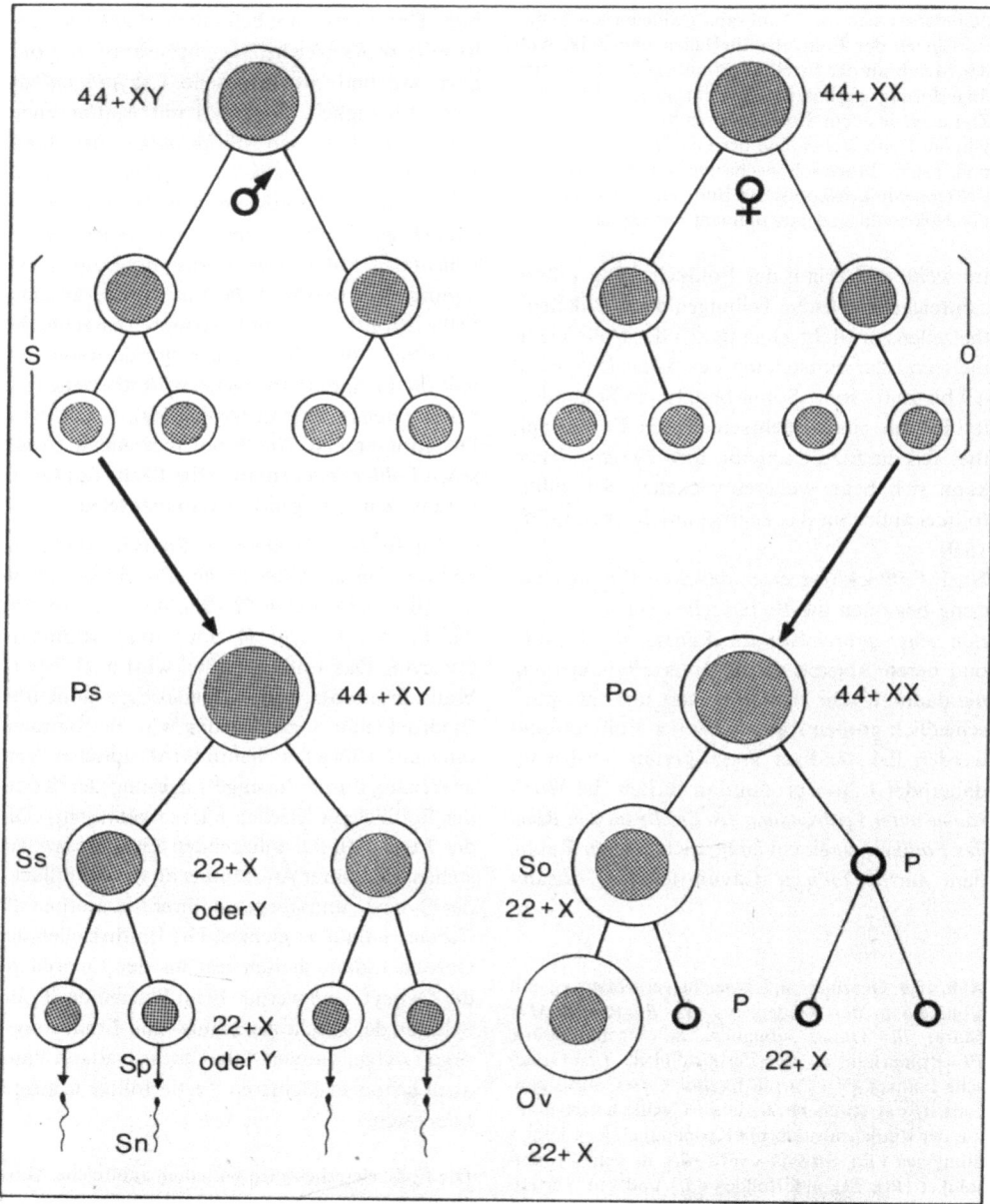

Abb. 15.10 Entwicklung der Geschlechtszellen (Gametogenese). (Schema, aus SCHUMACHER, verändert). *Links*: Spermiogenese; *rechts*: Oogenese. S = Spermatogonien. O = Oogonien. Ps = primäre Spermatocyte. Po = primäre Oocyte. Ss = sekundäre Spermatocyte. So = sekundäre Oocate. P = Polzellen. Sp = Spermatiden. Sn = Spermien. Ov = Ovum

schließt sich eine bindegewebige *Theca folliculi* an, die sich infolge unterschiedlicher Zelldifferenzierungen in zwei Zonen gliedern läßt:
a) Die dem Granulosaepithel anliegende *Theca folliculi interna* setzt sich aus zahlreichen, polygonalen, epithelähnlichen Zellen (*epitheloide Zellen*), die sich durch Vergrößerung aus Bindegewebszellen des spinocellulären Bindegewebes entwickelt haben, und aus einem dichten Capillarnetz sowie Lymphgefäßen zusammen.

Die Ultrastruktur der epitheloiden Zellen ist durch die Anwesenheit von Golgi-Feldern, Mitochondrien vom Tubulustyp und eines Steroide produzierenden glatten endoplasmatischen Reticulums gekennzeichnet.

Die *epitheloiden Zellen* bringen außer wenigen Androgenen in großem Maß *Östrogene* (Follikelhormon) hervor, die an das Capillargebiet abgegeben werden, durch den Kreislauf in den Uterus gelangen und dort die Proliferationsphase der Uterusschleimhaut einleiten und unterhalten. Die Capillaren dienen so der Aufnahme des Follikelhormones und der Abgabe der aus der Adenohypophyse stammenden Hormone FSH und ICSH sowie der Ernährung der gefäßlosen Follikelwand mit der Eizelle.

b) In der aus spindelförmigen Bindegewebszellen zusammengesetzten, sich an die Theca folliculi interna nach außen anschließenden *Theca folliculi externa* sind außer kollagenen Fasern circulär angeordnete *glatte Muskelzellen* enthalten. Die kollagenen Fasern entstammen der Tunica albuginea, umgeben den Follikel ebenfalls circulär und verursachen somit seine Verankerung. Eine Theca folliculi tritt schon bei Sekundärfollikeln in Erscheinung.

Das weitere Schicksal der Tertiärfollikel (Graafsche Follikel) ist in zwei verschiedenen Wegen zu sehen: Entweder tritt ein Follikelsprung (Ovulation) ein oder der Tertiärfollikel fällt der *Atresie* (Rückbildung) anheim. Die Atresie kann in allen Stadien der Follikelreifung ablaufen und beginnt mit einer Degeneration der Eizelle, deren Kern chromatolytisch wird. Follikelepithel und Theca folliculi zerfallen und werden von Capillarsprossen, Fibroblasten, Phagocyten und Kollagenfasern durchzogen. Die besonders widerstandsfähige Basalmembran (Glashaut, La-

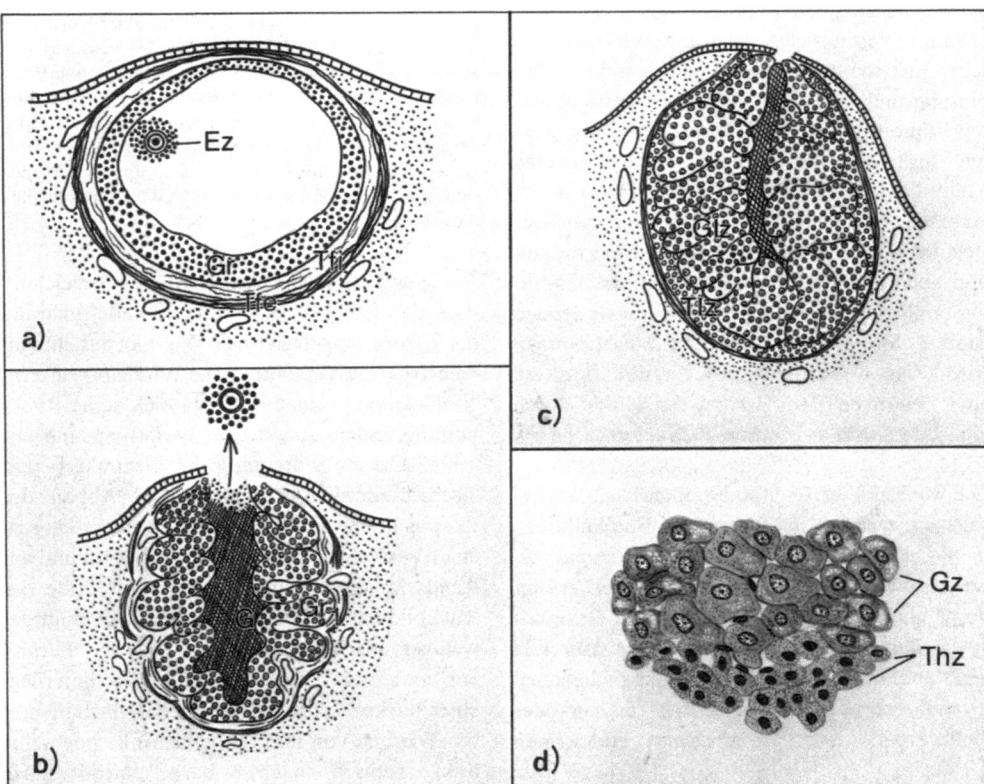

Abb. 15.11 Schematische Darstellung des Eisprungs und Bildung des Corpus luteum (aus STARCK). **a** *Ez* = Eizelle (Oocyte) mit anliegenden Corona radiata-Zellen. *Gr* = Granulosa, *Tfi* = Theca folliculi interna, *Tfe* = Theca folliculi externa. **b** Follikelsprung und Granulosafältelung (Gr_1). G = Gerinsel. **c** Umwandlung des Granulosaepithels in Granulosa-lutein-Zellen. (*Glz*) und der Theca interna-Zellen in Theca lutein-Zellen (*Tlz*). **d** Granulosa-lutein- (*Gz*) und kleinere Theca-lutein-Zellen (*Thz*)

mina vitrea) ist als homogene Haut zu erkennen, die oft einen mit einer Flüssigkeit gefüllten Hohlraum umgibt (Abb. 15.9). Die Atresie betrifft am häufigsten Primärfollikel und hinterläßt bei Tertiärfollikeln bindegewebige Narben. In der Theca folliculi zeigt sich oft eine Proliferation der Theca interna-Zellen, so daß eine kleine, umschriebene, endokrine Drüse (Thecaorgan, interstitielle Drüse) mit Östrogenproduktion entsteht.

Die *Ovulation* (Platzen des Graafschen Follikels) läuft zwischen dem 13. und 17. Tag eines Menstruationscyclus ab und wird durch Steuerung des gonadotropen Hormones des Hypophysenvorderlappens eingeleitet. Der sprungreife Graafsche Follikel dreht sich mit seinem Cumulus oophorus zur Oberfläche des Ovars hin und buckelt dieses vor. Die einzelnen, die Ruptur der Follikel und Auflösung des anliegenden Gewebes verursachenden Faktoren sind noch nicht bekannt. Vermutlich spielen die Wirkung lytischer Enzyme des Liquors, eine Minderdurchblutung und eine Erhöhung des intrafollikulären Liquordruckes durch Contraction der glatten Muskelzellen der Theca folliculi externa eine Rolle. Die eingetretene Nekrose führt zur begrenzten Auflösung der Follikelwand, aus der sich die Eizelle (Ovum) mit der Corona radiata und noch anderen Granulosazellen des Cumulus oophorus löst und mit dem freiwerdenden Liquor von der Tuba uterina aufgenommen wird. Das Ausströmen des Liquors führt zu einer reaktiven Reduzierung der Höhle durch charakteristische Granulosafältelung (Abb. 15.11).

Die während der Ovulation eingerissenen Thecagefäße ergießen ihr Blut in die Follikelhöhle, in der ein Blutgerinnsel entsteht (*Corpus rubrum*). Der Abbau des Corpus rubrum erfolgt durch eingewanderte Histiocyten und Granulocyten, danach beginnt die 3–4 Tage dauernde Umwandlung des im Ovar zurückgebliebenen Granulosaepithels in das *Corpus luteum* oder Gelbkörper, einer kompakten endokrinen Drüse.

Durch Proliferation und erhebliche Vergrößerung der Granulosazellen wird die Follikelhöhle ausgefüllt, so daß ein kompakter Zellkörper mit zahlreichen eingesproßten, von Bindegewebe begleiteten Capillaren entsteht, der als Corpus luteum bezeichnet wird. Auch die epitheloiden Zellen der Theca folliculi beteiligen sich an der Bildung des Gelbkörpers, indem sie einmal die Capillarsprossen begleiten, somit in das Innere des Corpus luteum gelangen und außerdem einen äußeren Wall des Gelbkörpers darstellen. In die Granulosazellen werden viele Lipidtröpfchen des carotinhaltigen Luteins eingelagert. Im Corpus luteum lassen sich nunmehr *Granulosaluteinzellen* und ebenfalls mit Lipidtröpfchen versehene *Thecaluteinzellen*, die etwas kleiner als die Granulosaluteinzellen sind, unterscheiden.

Für die Granulosaluteinzellen sind ein gut entwickeltes agranuläres endoplasmatisches Reticulum und Mitochondrien vom Cristae- und Tubulustyp charakteristisch. Sie produzieren das Progesteron. Die Thecaluteinzellen weisen ebenfalls ein glattes endoplasmatisches Reticulum, Mitochondrien und Glykogen auf und bringen Östrogene und Gestagene hervor. Das Progesteron sorgt für die Vorbereitung der Uterusschleimhaut zur Einnistung der befruchteten Eizelle (Nidation), indem die Mucosa aus der Proliferationsphase in die Sekretionsphase überführt wird (s. S. 310). Schließlich soll es das Heranreifen weiterer Follikel und einen erneuten Follikelsprung verhindern. Als sogenannter Antagonist des die Uterusschleimhaut zur Contraction anregenden Hypothalamushormons Oxytocin legt es die Uterusmuskulatur still.

Als *Corpus luteum menstruationis* bezeichnet man den Gelbkörper, wenn keine Befruchtung der Eizelle eingetreten ist. Das Corpus luteum menstruationis entfaltet seine Wirksamkeit etwa 10–12 Tage. Danach vollzieht sich seine Rückbildung, indem zuerst eine Verfettung und anschließend ein Untergang der Granulosa- und Thecaluteinzellen beginnt. Unter Abbau der Corpus luteum-Zellen kommt es gleichzeitig zu einer Vermehrung des Bindegewebes im und am Rand des Gelbkörpers, so daß am Ende des Rückbildungsprozesses ein weißlicher, bindegewebiger Narbenkörper, das *Corpus albicans*, entstanden ist. Das Corpus albicans unterliegt einer starken Schrumpfung, so daß nach mehreren Wochen von ihm schließlich nur noch eine mikroskopisch nachweisbare Narbe übrig bleibt.

Tritt eine Befruchtung und anschließende Einbettung der Eizelle in die Uterusschleimhaut ein, so bleibt der Gelbkörper erhalten und kann bis zu einem Durchmesser von 30–40 mm heranwachsen; es ist das *Corpus luteum graviditatis* entstanden. Der etwa drei bis vier Schwangerschaftsmonate aktive Gelbkörper unterliegt nach der genannten Zeit einem Rückbildungsprozeß, der ebenfalls zur Ausbildung eines Corpus albicans führt. Die Produktion des Progesteron wird jetzt von der Placenta übernommen.

Unter Interstitialzellen versteht man gruppenweise gelagerte, in der Kindheit auftretende, epithelartige Zellen, die vermutlich cyclusunabhängige Östrogene hervorbringen. Beim Menschen bilden sie sich mit eintretender Menstruation zurück. Im tierischen Organismus (z.B. Nagetiere) entwickeln sich die interstitiellen Zellen z.B. aus der Theca interna und können zu Gruppen in größeren Arealen vorhanden sein. Am Hilus des Ovar finden sich als sogenannte Hiluszwischenzellen im Klimakterium und der Menopause vermehrt auftretende, epithelähnliche Zellen mit einer starken Ausdifferenzierung des agranulären endoplasmatischen Reticulum. Man vermutet eine Produktion von Androgenen in den genannten Zellen.

Nach Beginn des Klimakteriums unterliegt das Ovarium Rückbildungsvorgängen, die zu seiner Schrumpfung und Verkleinerung führen. Alle noch vorhandenen Follikel werden atretisch und gehen in Narbenkörper über. Auch die Arterien zeigen degenerative Erscheinungen wie Dickenzunahme der Intima, Hyalinbildung in der Media und Vermehrung des elastischen Materials.

Rinde und Marksubstanz des Ovarium sind durch zahlreiche Gefäße gut vascularisiert. In Begleitung der Blutgefäße dringen vegetative Nervenfasern in das Ovar ein, dienen der Gefäßinnervation und der nervösen Versorgung der glatten Muskelzellen in der Theca folliculi externa und erreichen auch die Umgebung von Follikeln und Corpora lutea.

15.2.2 Tuba uterina (Eileiter) [17.6.7.]

Die beiden Tuben nehmen nach der Ovulation die Eizelle gewöhnlich über die Fimbrien von der Oberfläche des Ovars auf und transportieren die befruchtete Eizelle, wahrscheinlich durch peristaltische Contractionswellen der Tubenmuskulatur und durch den Flimmerstrom in den Uterus.

Die etwa 150–200 mm langen röhrenförmigen Tuben zeigen im Querschnittsbild eine deutliche Gliederung in eine innen gelegene *Mucosa*, daran anschließende *glatte Muskulatur, Subserosa mit Fettgewebe und Kollagen* und in eine *äußere Serosa* (Plattenepithel). Die sehr starken, besonders in der Ampulle der Tuben entwickelten, längs verlaufenden *Schleimhautfalten (Primärfalten)* sind im Querschnitt baumartig verzweigt und lassen infolgedessen an ihrer Oberfläche Sekundär- und Tertiärfalten (Abb. 14.5a) erkennen, zwischen denen sehr enge Spalten erscheinen. Die Schleimhaut ist von einem *einschichtigen, aus verschiedenen Zelltypen bestehenden, isoprismatischen bis prismatischen Epithel* überzogen. Die mit Kinocilien und Mikrovilli versehenen *Flimmerepithelzellen* entwickeln in ihrer Gesamtheit mit dem Sekret, das vom zweiten Zelltyp, *der Drüsenzelle* (Abb. 14.5), abgegeben wird, einen den Eitransport begünstigenden und für die Rheotaxis der Spermien bedeutsamen, uteruswärts gerichteten Flüssigkeitsstrom. Das Sekret der sezernierenden Epithelzellen soll auch der Ernährung der Eizelle in der Tuba uterina dienen. In der Schleimhaut der Ampulle stehen die Flimmerepithelzellen zahlenmäßig im Vordergrund. Im uterusnahen Tubenteil nehmen die sezernierenden Zellen erheblich zu.

Während des ovariellen Cyclus wechselt das Zellbild im Epithel. Wahrscheinlich unter dem Einfluß des Östrogens (Östrogenphase: Follikelreifung – Proliferationsphase im Uterus) stellen die Flimmerzellen den Hauptanteil des Epithels dar, während unter Einwirkung des Progesterons (Progesteronphase: Corpus luteum-Phase – Sekretionsphase des Uterus) die Drüsenzellen überwiegen.

Sehr schmale, zwischen Drüsen- und Flimmerzellen eingezwängte, dunklere, mit einem länglichen Kern versehene Zellen heißen *Stiftchenzellen* und werden als abgenutzte, vom Epithelverband abzustoßende Zellen angesehen. Der Ersatz erschöpfter und abgestoßener Epithelzellen soll von Basalzellen ausgehen.

Unter dem Epithel breitet sich ein lockeres kollagenes Bindegewebe mit Fibro- und Histiocyten sowie Mastzellen als Tunica propria aus, die auch zahlreiche Blut- und Lymphgefäße enthält. Eine Muscularis mucosae ist nicht ausgebildet, so daß sich an die Schleimhaut direkt die aus drei schwer abgrenzbaren Schichten bestehende Tubenmuskulatur anschließt. Die glatten Muskelzellen bilden eine Spirale, so daß sich im Schnittpräparat eine innere, nur aus wenigen Muskelbündeln zusammengesetzte oder gar nicht ausgebildete achsenparallele Längsmuskulatur von einer stets vorhandenen, mittleren Circulärschicht abgrenzen läßt, an die sich starke Bündel einer äußeren Längsmuskulatur anschließen.

Lebendbeobachtungen haben den Ablauf von peristaltischen Wellenbewegungen der Tubenmuskulatur gezeigt.

Einzelne, die großen Blutgefäße begleitende Muskelbündel gehen als perivasculäre Muskelzüge in die Tubenmuskulatur über und sollen für die Regulation der Durchblutung verantwortlich sein. Eine außen gelegene, Fett und kollagenes Bindegewebe enthaltende Subserosa wird vom einschichtigen Plattenepithel der Serosa überzogen und enthält eine scherengitterartige glatte Muskulatur für die Tuben- und Fimbrienbewegung.

Vegetative Nervenfasern erreichen in Begleitung der Blutgefäße die Tuba uterina, erstrecken sich zwischen den glatten Muskelzellen und bilden in der Lamina propria einen dichten subepithelialen Plexus.

15.2.3 Uterus (Gebärmutter) [17.6.9.]

Bei einem Schnitt durch den birnenförmigen, etwa 70–90 mm langen Uterus einer Erwachsenen läßt sich von innen nach außen folgende Schichtengliederung durchführen (Abb. 15.12):

1. *Endometrium* oder Schleimhaut mit tubulösen Drüsen,
2. *Myometrium* oder Muskelschicht und
3. *Perimetrium*, ein von wenig Bindegewebe unterlagerter Serosaüberzug.

Das starken cyclischen Veränderungen unterworfene Endometrium besteht aus einem *einschichtigen, prismatischen Epithel*, an dessen Oberfläche sich kurz vor der Menstruation Kinocilien entwickeln. Zum Endometrium gehört ebenfalls die sich an das Epithel anschließende, verhältnismäßig breite, aus retikulärem bzw. spinocellulärem Bindegewebe zusammengesetzte *Lamina propria*, in der sich die in das Epithel einmündenden *schlauchförmigen, manchmal verzweigten Uterusdrüsen* (Glandulae uterinae) erstrecken. In der faserarmen Lamina (Tunica) propria lassen sich zahlreiche verästelte Reticulumzellen, spindelförmige Zellen, auch Lymphocyten und Granulocyten feststellen. Wegen des Gehaltes an zahlreichen spindelförmigen Zellen wird das Bindegewebe der Tunica propria auch spinocelluläres Bindegewebe genannt.

Die vom Oberflächenepithel in die Lamina propria sich einsenkenden Drüsenschläuche werden von einem isoprismatischen oder prismatischen Epithel ausgekleidet, durchziehen das gesamte Endometrium und können stellenweise eine kurze Strecke in das anliegende Myometrium eindringen.

Im Endometrium sind zahlreiche Blut- und Lymphgefäße vorhanden. Die kleineren Blutgefäße stammen von den sogenannten Spiralarterien (Äste der A. uterina) ab, die sich in einem gewundenen Verlauf zwischen den Drüsenschläuchen senkrecht zur Längsachse des Uterus hin erstrecken. Sie werden von vegetativen Nervenfasern begleitet, die auch die Drüsen erreichen und Synapsen entwickeln.

Morphologische Kriterien und funktionelles Verhalten lassen eine Gliederung des Endometriums in eine *Zona functionalis und eine Zona basalis* zu (Abb. 15.12 u. 15.13). Unter der Zona functionalis versteht man das Oberflächenepithel und das darunter gelegene, wechselnd hohe, aufgelockerte, zellarme und im histologischen Präparat hell angefärbte Bindegewebe mit ziemlich gerade verlaufenden Drüsenschläuchen. Nur an der Zona functionalis laufen die durch Ovarialhormone hervorgerufenen, cyclischen Veränderungen des Endometrium ab. Die Einnistung der befruchteten Eizelle vollzieht sich im Bereich der Zona functionalis, die sich dann in die Decidua umdifferenziert und während der ganzen Schwangerschaft erhalten bleibt. Beim Ausbleiben einer Nidation (Einnistung der Eizelle) tritt eine Menstruation ein und die Zona functionalis wird abgestoßen.

Unter der Zona functionalis breitet sich die etwa 1 mm breite zellreichere, infolgedessen dunkler anfärbbare Zona basalis aus, die die Endabschnitte der oft rechtwinklig umbiegenden Drüsenschläuche enthält und bei der Menstruation erhalten bleibt. In der Zona functionalis finden sich im Präparat Längsschnitte, in der Zona basalis dagegen vorwiegend Querschnitte der Drüsenschläuche. Die Zona basalis ist für die Regeneration der Uterusschleimhaut verantwortlich. Das *Myometrium* stellt die Hauptmasse der Uteruswandung dar und setzt sich aus dichten Geflechten glatter Muskelzellen zusammen, zwi-

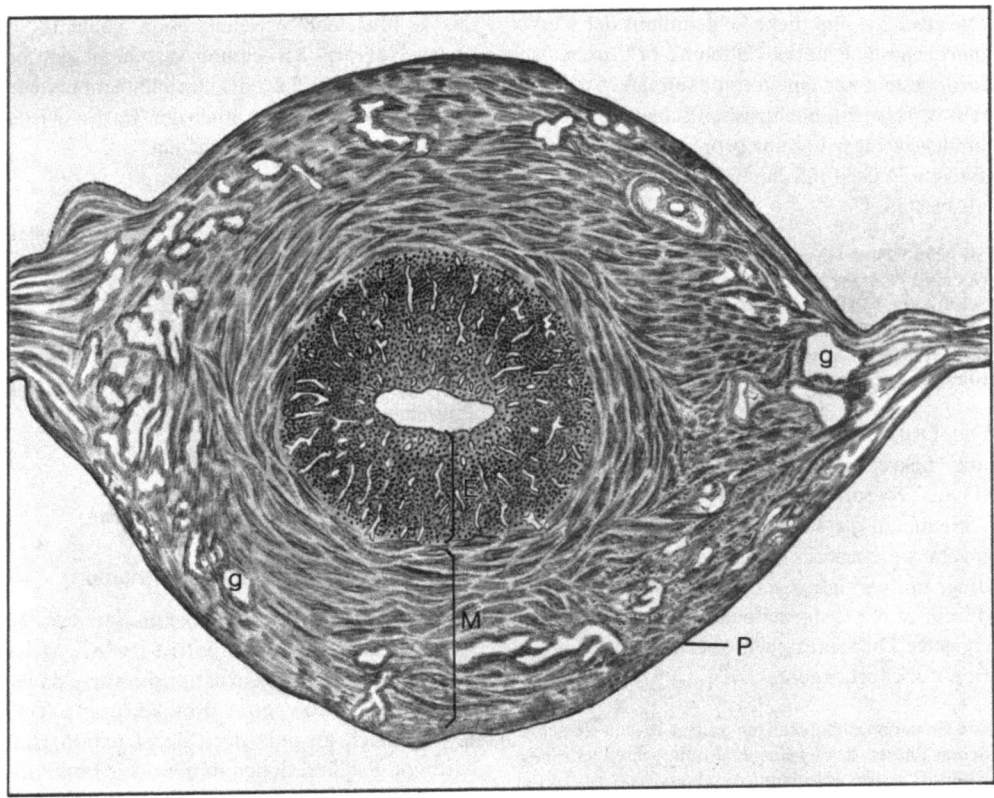

Abb. 15.12 Querschnitt durch den Uterus (Übersichts vergrößerung) mit Endometrium (E), Myometrium (M) und Perimetrium (P), g = Gefäße

schen denen sich kollagen-elastisches Bindegewebe mit Fibrocyten, Makrophagen und Mastzellen erstreckt. Im Schnittbild erkennt man Längs- und Querschnitte von glatten Muskelzellen, die in ihrer Gesamtheit ein dreidimensionales Gefüge darstellen und einen schlecht abgrenzbaren Schichtenbau erkennen lassen.

Man unterscheidet ein dem Endometrium anliegendes schmales Stratum submucosum mit längs verlaufenden Muskelbündeln, ein mittleres, aus zahlreichen Blutgefäßen und circulär gestellten Muskelzellen zusammengesetztes, sehr umfangreiches Stratum vasculare und ein äußeres Stratum supravasculare mit vorwiegend longitudinal gelagerten Muskelzügen. Das Myometrium führt während der Menstruation rhythmische Contractionen durch, die zur Auspressung des Menstruationsblutes und der Zona functionalis führen.

Die etwa 40–90 µm langen glatten Muskelzellen des ruhenden Uterus können während der Schwangerschaft infolge einer Hypertrophie eine Länge von 500–900 µm erreichen. Gleichzeitig kommt es durch mitotische Zellteilung zur Vermehrung der glatten Muskelzellen (Hyperplasie). Kurz nach der Geburt, bereits im Wochenbett, tritt eine fettige Degeneration der vermehrten Muskelzellen und ihr Abbau durch Makrophagen ein; das elastische und kollagene Material wird stark reduziert. Bei der Rückbildung des Uterus nach der Geburt zeigen sich auch Veränderungen der intrauterinen Gefäße im Sinne einer Hyalinisierung, Verfettung der Media, Abbau der elastischen Fasern und einer Vermehrung der kollagenen Fasern. Im Klimakterium und im Alter treten Atrophien der Muskelzellen auf, an deren Stelle sich Bindegewebe ausbreitet. Die cyclischen Veränderungen der Schleimhaut nehmen allmählich ab, sie wird ebenfalls atrophisch.

Die nervöse Versorgung des Uterus erfolgt durch die multipolaren Nervenzellen des im Parametrium (Beckenbindegewebe) lokalisierten Plexus utero-vaginalis (Frankenhäuserscher Plexus). Die Neuriten der vegetativen Nervenzellen begleiten die in den Uterus eindringenden Äste der Arteria uterina, entwickeln an den Arterien selbst und an glatten Muskelzellen des Myometrium Geflechte, dringen auch in die Schleimhaut ein und umspinnen die Drüsenschläuche.

Die etwa 2–4 mm dicke Schleimhaut der Cervix uteri zeigt eine starke Fältelung (*Plicae palmatae*), besteht aus einem mit zahlreichen Kinocilien versehenen, hochprismatischen Epithel mit bindegewebiger Lamina propria, in der sich verzweigte Drüsen mit hochprismatischem Epithel ausbreiten.

Sie produzieren ein schleimartiges, Mucopolysaccharide und Proteine enthaltendes, alkalisches Sekret als Schutz vor aufsteigenden Bakterien. Die Drüsen bilden auch den im äußeren Muttermund befindlichen Kristallerschen Schleimpfropf, der durch die Hyaluronidase der Spermien durchgängig gemacht wird.

Die Drüsenendkammern zeigen oft cystische, mit Sekretmassen angefüllte Erweiterungen (Ovula Nabothi). Obwohl es bei der Cervixschleimhaut zu keiner Desquamation kommt, macht sie ebenfalls hormonell bedingte, allerdings nur geringfügige cyclische Veränderungen durch. In der Östrogenphase zeigt sich eine gesteigerte Drüsentätigkeit, die nach der Ovulation stark zurückgeht.

Die Schleimhautsubstanzen zeigen in den verschiedenen Phasen des Cyclus eine unterschiedliche Kristallisation, die von diagnostischem Wert ist. In der Östrogenphase entstehen bei Eintrocknung farnkrautähnliche Figuren (Farnkrauttest), während der Schleim in der Progesteronphase feinfädig auskristallisiert.

In der Cervix uteri treffen zwei verschiedene Epithelarten aufeinander, es grenzen das die Portio vaginalis überziehende, nicht verhornende Plattenepithel der Vaginalwand und das einschichtige prismatische Epithel des Uterus aneinander. Diese in der Kindheit etwas einwärts vom Orificium uteri externum gelegene Grenze verschiebt sich in den verschiedenen Lebensphasen (Abb. 15.16).
Während der Geschlechtsreife zeigt sich unter Einfluß von Östrogen die Tendenz mit Verlagerung der Cervixschleimhaut auf die Portio (Ektopie), wobei die Verschiebung nur die lockere Lamina propria der Cervixmucosa mit Drüsen, oder auch das einschichtige prismatische Epithel betrifft. Im letzten Falle würde man auf den Muttermundlippen Inseln von Platten- und prismatischem Epithel vorfinden. Die unter dem Epithel der Muttermundlippen befindlichen Drüsen gewinnen teilweise keinen Anschluß an das Epithel und erweitern sich ebenfalls zu Ovula Nabothi. Im Senium verschiebt sich bei nachlassendem Effekt der Sexualhormone (Menopause) das Plattenepithel der Portio wieder und dringt tiefer in die Cervix ein.

Cyclische Veränderungen der Uterusschleimhaut
(Abb. 15.13 u. 15.14)
Die cyclischen Veränderungen der Corpus- und Fundusschleimhaut werden vom ersten Tag der Menstruation an gerechnet und lassen sich bei Vorliegen eines 28 tägigen Cyclus in folgende Phasen einteilen:

1. Proliferationsphase, Regeneration
   (4.–14./15. Tag),
2. Sekretionsphase (15./16. bis 28. Tag),
3. Desquamationsphase
   (1.–4. Tag, Abstoßung, Menstruation).

1. Proliferationsphase (Follikelphase): Sie beginnt am 4.–5. Tag nach Eintritt der Menstruation am Ende der Menstruationsblutung, dauert etwa 10 Tage bis zum Follikelsprung (14.–15. Tag nach Beginn der Menstruation) und wird von Proliferationen in der etwa 1 mm dikken Basalis mit den darin verbliebenen Drüsenstümpfen eingeleitet. Unter Einfluß des vom Ovar über die Blutbahn kommenden Östrogens beginnt eine Proliferation der bindegewebigen Anteile der Lamina propria und eine Vermehrung der Drüsenzellen, von denen auch die Entwicklung eines neuen Epithelbelages für die epithellose Schleimhaut ausgeht. Dieser Vorgang führt zu einer Verdickung der Schleimhaut, wodurch auch ein erhebliches Längenwachstum der Drüsenstümpfe in der Zona basalis erforderlich ist. Die hochprismatischen Zellen der weitgehend gerade verlaufenden tubulösen Drüsen zeigen infolge einer starken Entwicklung des proteinbildenden Apparates (granuläres endoplasmatisches Reticulum, freie Ribosomen) eine leichte Basophilie, bilden Mikrovilli aus und enthalten alkalische Phosphatase, Glykoproteine und Glykogen.

Am Ende der Proliferationsphase tritt eine Erweiterung der Drüsenlumina und infolge Längenwachstum eine Schlängelung der Drüsen ein. Das Endometrium hat eine Höhe von 5–6 mm erreicht. Eine Unterscheidung von Zona func-

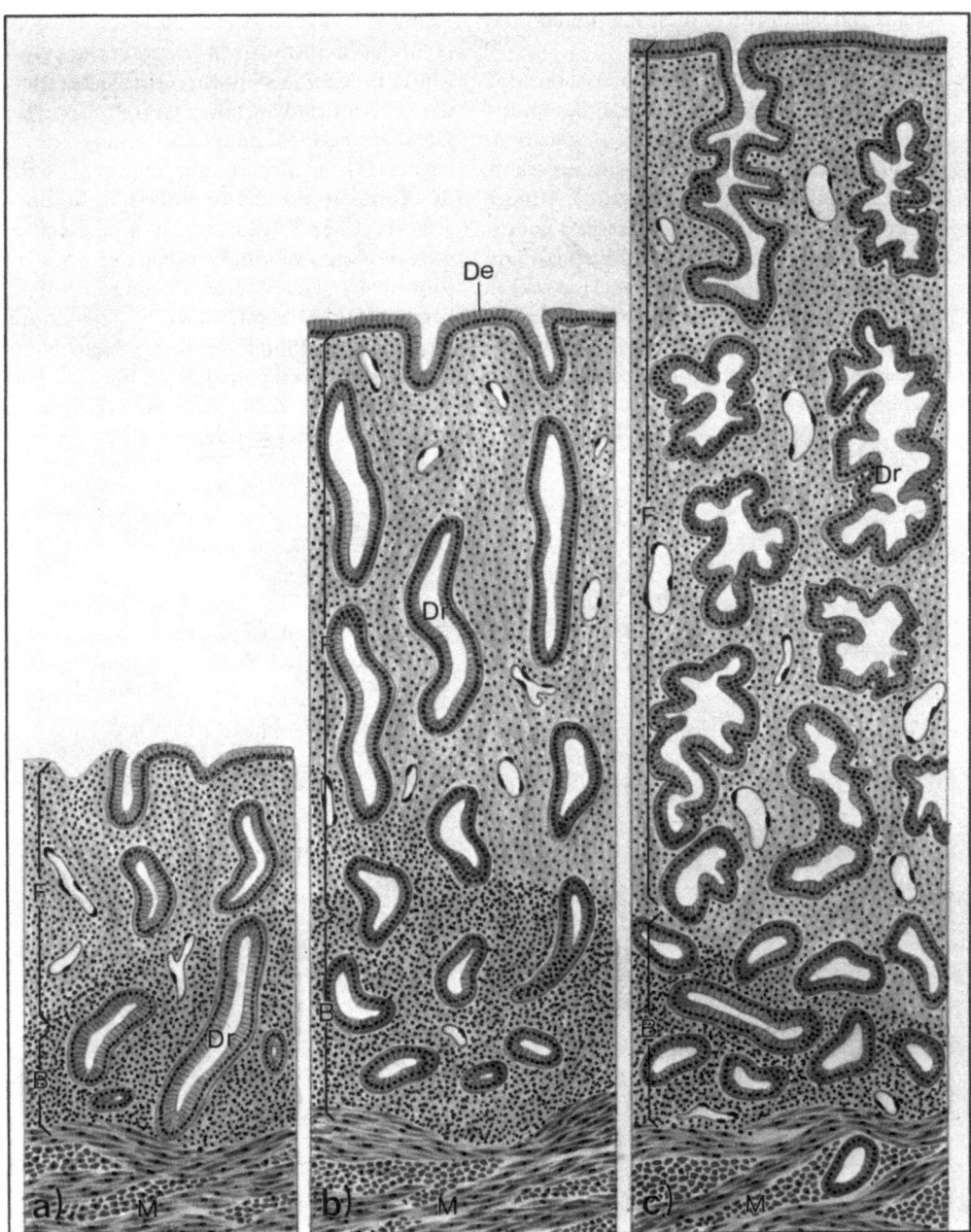

Abb. 15.13 Endometrium in verschiedenen Stadien des menstruellen Cyclus. **a** Beginnende Regeneration nach der Desquamationsphase. B = Basalis. Beginnende Regeneration der Functionalis (F). Von Drüsenepithel ausgehende Neubildung des Uterusepithels. **b** Proliferationsphase (etwa 12. Tag des Menstruationscyclus). B = Basalis, F = Functionalis, Dr = Drüsenschläuche, De = Deckepithel (einschichtiges, prismatisches Epithel). **c** Sekretionsphase (etwa 22. Tag des Menstruationscyclus). B = Basalis, F = Functionalis. Beachte die sägeblattartigen Kammern der Drüsenschläuche. M = Myometrium

310 Geschlechtsorgane

tionalis und basalis ist zu diesem Zeitpunkt des Cyclus gut möglich.

2. *Sekretionsphase:* Die Sekretionsphase wird nach Aufbau des Gelbkörpers durch dessen Sekretionsprodukt, das Progesteron, eingeleitet. Sie äußert sich in einem starken Längenwachstum der Drüsen mit erhöhter Sekretion, in einer Anschwellung des Propriabindegewebes und in einer Flüssigkeitsdurchtränkung der Lamina propria besonders in der Functionalis, so daß es zu einer weiteren Verdickung der Schleimhaut (7–8 mm) kommt. Durch einen sehr stark gewundenen Verlauf und Auftreten sackartiger Ausbuchtungen der Drüsenschläuche (sägeblattartiges Aussehen) wird ihre Oberfläche sehr vergrößert. Alle Drüsenschläuche befinden sich im höchsten Stadium der Sekretion eines glykogenreichen Schleimes. Im Oberflächenepithel der Uteruslichtung treten sekretorische, mit Glykogen beladene und kinocilientragende Zellen auf. Die spindelförmigen Bindegewebszellen der Zona functionalis vergrößern sich, runden sich ab, lagern Glykogen und Lipide ein und werden Menstruations-Decidua-Zellen genannt (Abb. 15.15). Die Zellveränderungen betreffen besonders die oberflächlichen Functionalisareale und führen infolge dichter Lagerung der Zellen zu einer kompakten Bauweise. Diese Schicht wird als *Zona compacta* bezeichnet und ist von einer locker gefügten, tiefer gelegenen

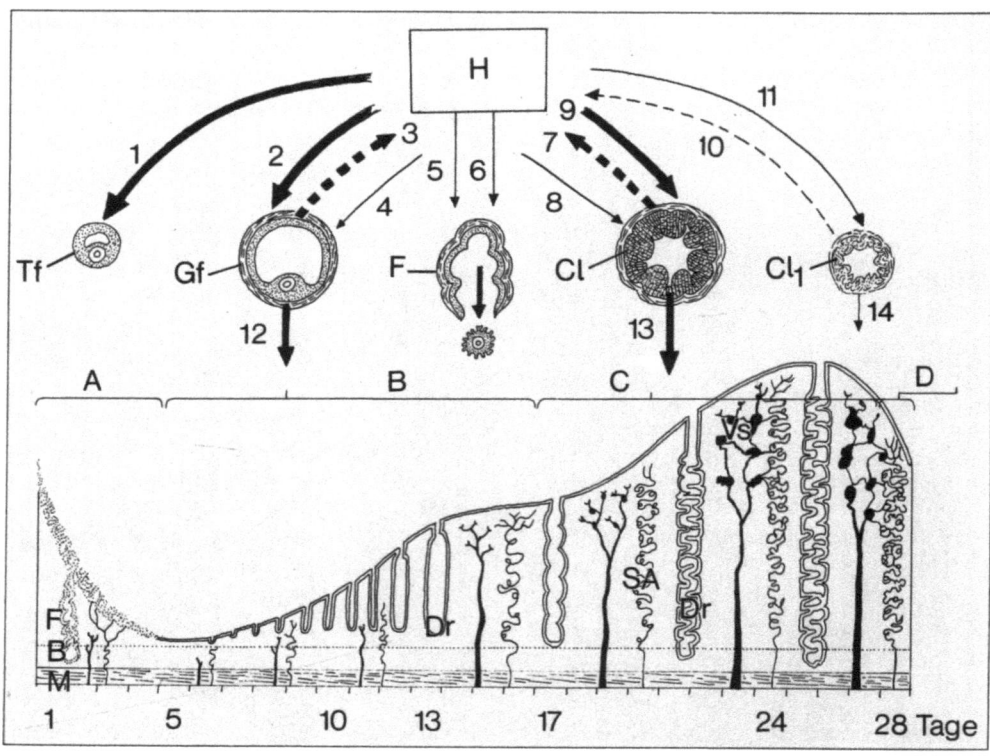

Abb. 15.14 Uteriner Cyclus (Auf- und Umbau der Uterusschleimhaut in Abhängigkeit von den Ovarialhormonen). (Nach FREEMAN und BRACEGIRDLE). *1* = FSH (Anstieg von FSH bei Progesteron-Abnahme), *2* = FSH, *3* = Feed-back von Oestrogen, regt LH (*4*)-Sekretion an. *5* = FSH, *6* = LH. Feed-back von Progesteron (*7*) hemmt FSH (*8*)-Sekretion. *9* = LH, *10* = Progesteron, *11* = LH (Abnahme von LH bei Oestrogen-Abnahme), *12* = Oestrogen, *13* = Progesteron, *14* = Progesteron-Abnahme. *H* = Hypophyse (Adenohypophyse). *Gf* = Graafscher Follikel. *Tf* = Tertiärfollikel, *F* = Follikelsprung (Ovulation), *Cl* = Corpus luteum, *Cl₁* = Rückbildung des Corpus luteum, *A* = Desquamationsphase, *B* = Proliferationsphase, *C* = Sekretionsphase, *D* = ischämische Phase. *M* = Myometrium, *B* = Zona basalis des Endometrium, *F* = Zona functionalis des Endometrium, *SA* = Spiralarterien, *Vs* = Venöser Sinus, *Dr* = Drüsen

Zona spongiosa (schwammartig aufgelockert) abzugrenzen, die der an den Veränderungen nicht teilnehmenden Basalis benachbart liegt.

Die während der Proliferationsphase etwa bis zur Hälfte das Endometrium durchlaufenden Spiralarterien erreichen in der Sekretionsphase die Bindegewebszonen unmittelbar unter dem Deckepithel. Mit den genannten Veränderungen der Functionalis hat sie sich durch Schaffung günstiger Ernährungsbedingungen auf die Einnistung (Nidation) der befruchteten Eizelle vorbereitet. Der an die Uteruslichtung abgegebene Schleim ist für die Ernährung der Embryonalanlage vor der Einnistung von Bedeutung.

3. *Desquamationsphase* (Abstoßung der Zona functionalis): Im dritten Abschnitt des Cyclus (bei Ausbleiben einer Nidation der befruchteten Eizelle) kommt es zum Abbruch der Uterusschleimhaut. Vor der eigentlichen Abstoßung der Functionalis tritt durch die Abnahme des Progesteronspiegels im Blut eine Ischämiephase (örtliche Blutleere) in der Schleimhaut auf, die durch längere Contractionen der ein subendotheliales Capillarnetz versorgenden Knäuelarterien verursacht wird. Dabei kommt es infolge mangelhafter Versorgung zur Schädigung von Zellen, besonders der Capillarwände und der Drüsenschläuche. Die Blutleere führt zu einer Schrumpfung des Endometrium bis zu einer Höhe von 3–4 mm. Die Desquamation der Functionalis ist auf eine jetzt auftretende Erschlaffung der Knäuelarterien zurückzuführen, die selbst sowie ihre Capillargebiete prall mit Blut gefüllt werden. Durch die vorher in der Ischämiephase geschädigten Capillarwände dringt das Blut in die Lamina propria, in die arrodierten Drüsenschläuche und in die Uteruslichtung ein. Der Zerfall der Uterusschleimhaut beginnt wahrscheinlich auch unter Mitwirkung von Drüsenenzymen zunächst in den oberflächlichen Functionalisabschnitten, um dann auf die tieferen Partien überzugreifen. Die Schleimhautfetzen enthalten zerfallendes Functionalisgewebe, Leukocyten, Abschnitte der Spiralarterien, Gewebsflüssigkeit, Blut und Drüsengewebe. Die Gerinnungsfähigkeit des Menstruationsblutes ist infolge eines Thrombocytenmangels und durch Wirkung beim Gewebszerfall freiwerdender Enzyme stark herabgesetzt bzw. verlorengegangen.

Die durch den Abriß der Functionalis (Desquamation) entstandene Wunde besteht aus der die Drüsenstümpfe enthaltenden Basalis mit wenigen Resten der Functionalis (zusammen etwa 1–2 mm dick). Die Abdichtung der Wunde erfolgt durch Proliferation der Zellen in der Wand der Drüsenstümpfe, so daß nach wenigen Tagen die Schleimhaut von einer geschlossenen Epithellage bedeckt ist. Damit hat bereits eine erneute Proliferationsphase begonnen.

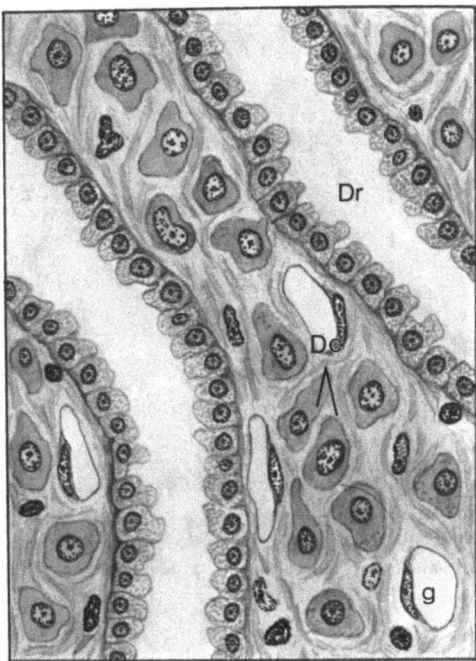

Abb. 15.15 Uterusschleimhaut mit Deciduazellen (*Dc*), Ausschnitt. (Vergr. etwa 400fach). *g* = Gefäß, *Dr* = Drüse

Bei Befruchtung der Eizelle und ihrer Nidation in die Uterusschleimhaut bleibt das Corpus luteum erhalten und funktionstüchtig. In der Uterusschleimhaut treten keine Degenerationsvorgänge, sondern erhöhte Sekretion und Vergrößerung der Bindegewebszellen der Lamina propria zu epithelähnlichen Deciduazellen (Abb. 15.15) mit gesteigerter Glykogensynthese auf. Die gesamte Functionalis des Uterus unterliegt unter allmählichem Schwund der Drüsenschläuche und des Oberflächenepithels der decidualen Umwandlung (s. S. 318, Abb. 15.18), während die Basalis von diesen Veränderungen weitgehend verschont bleibt.

15.2.4 *Vagina* (Scheide) [17.6.11.]
Die Vaginalwand zeigt eine Gliederung in eine innen gelegene Mucosa, daran anschließende Muscularis und äußere bindegewebige Adventitia (Abb. 14.6).

1. Mucosa: Die in Falten vorliegende Schleimhaut wird von einem *mehrschichtigen, nicht verhornenden Plattenepithel* überzogen, das an sei-

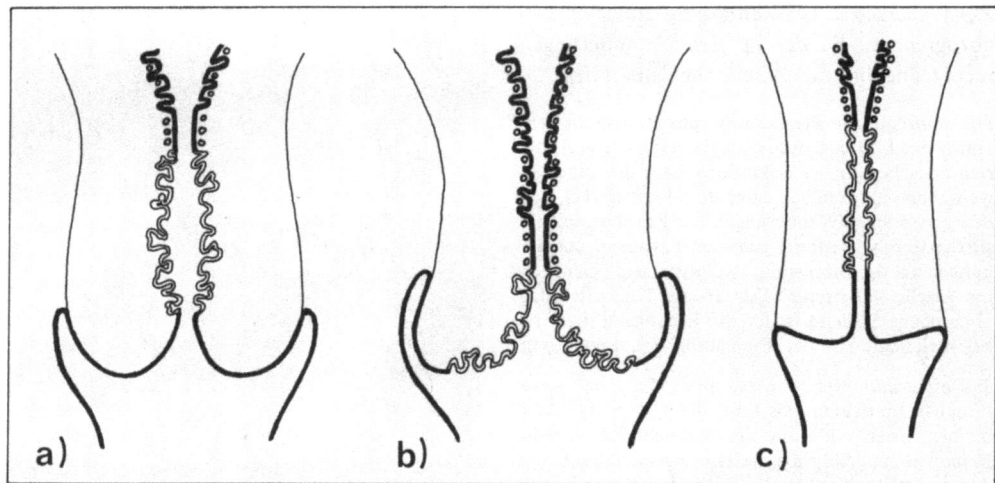

Abb. 15.16 Verschiebung des Cervixdrüsenfeldes und der Vaginalschleimhaut auf der Portio vaginae in den verschiedenen Lebensphasen **a** Kindheit vor der Pubertät, **b** Geschlechtsreife, **c** Senium. (Aus KNÖRR, BELLER, LAURITZEN)

ner Unterfläche Epithelpapillen ausbildet. Die oberflächlichen, sehr flachen *Superficialzellen* (Abb. 14.6) enthalten Lipide und Glykogen, während die basalen Epithelzellen dunkler anfärbbare Kerne, zahlreiche Mitochondrien und Ribosomen besitzen. Die im Ovar ablaufenden unterschiedlichen Phasen machen sich auch am Epithel der Vagina bemerkbar. Während der Östrogen-(Follikel)Phase zeigen sich im Epithel Proliferationen, die zu einer Zunahme der Epithelhöhe führen. Am Ende der Follikel- und zu Beginn der Progesteronphase kommt es zu starken Glykogeneinlagerungen und zur Abstoßung von Epithelzellen, wodurch die Epitheldicke allmählich abnimmt.

Das Glykogen der abgestoßenen Epithelzellen wird von den Döderleinschen Stäbchen (grampositive Bakterien) benutzt, um Milchsäure zu produzieren.

Unter dem Einfluß der Östrogene differenzieren sich einzelne, kontinuierlich ineinander übergehende Zellschichten, die sich von der Basalmembran an gerechnet in eine Lage von *Basalzellen*, darüber gelegene Zonen von *Parabasalzellen*, in eine anschließende Schicht von sogenannten *Intermediärzellen* und in die oberflächliche *Superficialzellschicht* gliedern. Die Größe der Zellkerne nimmt von der unteren bis zu der oberen Schicht ab, in gleicher Richtung verschiebt sich die Kern-Plasma-Relation zugunsten des Zellplasmas (Abb. 14.6).

Die cyclusbedingten Epithelveränderungen lassen sich besser an Vaginalabstrichen als im histologischen Schnittpräparat erkennen. Die hierbei durchgeführte Cytodiagnostik läßt Rückschlüsse auf die Funktion der Ovarien zu und ist bei der Krebsvorsorgeuntersuchung von großer Bedeutung. Für die Diagnose des cytologischen Bildes ist die Anwendung der Polychromfärbung nach Papanicolaou erforderlich, um standardisierte Färberesultate zu erzielen. Ein Scheidenabstrich während der frühen Östrogenphase (Proliferationsphase) im Uterus enthält vorwiegend polygonale, sehr flache Superficialzellen mit relativ großen, rundlichen und hell anfärbaren Kernen. Ihr Plasma ist basophil, nach Papanicolaou-Färbung schwach grün gefärbt. In der mittleren Östrogenphase (mittelhohe Östrogenproduktion) zeigen sich sowohl basophile wie acidophile Plattenepithelzellen mit verdichteten Zellkernen. Typisch für die späte Follikelphase (hohe Östrogenproduktion) ist das Auftreten von vorwiegend großen acidophilen, flachen Superficialzellen mit sehr kleinen, dichten Kernen. Während der Progesteronphase erscheinen im Vaginalabstrich kleinere basophile Zellen, die kleine, dichte Kerne in einem zerknitterten Zelleib besitzen. In der Desquamationsphase sind außer basophilen „Knitterzellen" Erythro- und Leukocyten nachweisbar.

Das unter dem Einfluß von mütterlichem Follikelhormon stehende, aus etwa 60–80 Schichten bestehende Epithel von Feten und Neugeborenen wird durch Wegfall des mütterlichen Hormons einige Zeit nach der Geburt auf ein ca. fünfschichtiges Epithel reduziert, das erst mit der Geschlechtsreife mehrschichtiger wird. In der Menopause (Aufhören der Regelblutungen im Klimakterium) erreicht das Epithel wieder die Höhe des kindlichen Vaginalepithels. Die Kenntnis der stark ausgeprägten cyclischen Veränderungen im Vaginalepithel von Ratten und Mäusen erlaubt die Wirkung von zugeführtem Follikelhormon zu testen (Allen-Doisy' Test).

Die *Lamina propria* beginnt mit bindegewebigen Anteilen zwischen den Epithelpapillen, reicht bis zur Muscularis und setzt sich aus einem geflechtartig angeordneten, kollagen-elastischen Bindegewebe zusammen. Außer Fibro- und Histiocyten liegen unmittelbar unter dem Epithel in unterschiedlicher Zahl Plasma-, Mastzellen und Lymphocyten, die teilweise in das Epithel eindringen.

Die *Muscularis* der Vaginalwand stellt ein System sich überkreuzender Bündel glatter Muskelzellen dar, so daß man im histologischen Präparat Quer- und Längsschnitte in unregelmäßiger Lage zu Gesicht bekommt.

Während der Schwangerschaft tritt eine Hypertrophie der Muskelzellen ein, die eine Länge von 300 µm erreichen können. Das Wachstum der Muskelzellen ist von einer Vermehrung der kollagenen und elastischen Fasern begleitet. Im Epithel laufen Mitosen und Zellvergrößerungen ab.

Das Gefäßsystem entwickelt in der bindegewebigen Adventitia, in der Muscularis und Lamina propria dichte Netze von Arterien und Venen, die mit ihren besonderen Regulationseinrichtungen ein venöses Schwellgewebe verkörpern. Das vegetative Nervengewebe liegt in der Vaginalwand in Form von Geflechten markloser Nervenfasern mit Transmittersegmenten in der Adventitia, Muscularis und im subepithelialen Gebiet vor. Receptorische Endorgane lassen sich unter dem Epithel beobachten. Vereinzelt treten multipolare vegetative Nervenzellen auf.

Das besonders bei sexueller Erregung vermehrt abgegebene Scheidensekret kann als ein Transsudat aus den venösen Gefäßen angesehen werden, zu dem sich Schleim aus der Cervix uteri und abgestoßene Epithelzellen beimengen. Die saure Reaktion (pH 4–4,5) wird durch die von den Döderleinschen Bakterien unter Verwendung von Gykogen produzierte Milchsäure hervorgerufen. Das saure Milieu des Scheidensekretes stellt einen Schutz gegen eindringende Bakterien dar und wirkt lähmend auf Spermien.

15.2.5 *Äußere weibliche Genitalorgane*

Clitoris (Kitzler) [18.2.1.]: Die Clitoris entspricht mit ihren paarigen Schwellkörpern dem Bau des Corpus cavernosum penis. Auch die von einem mehrschichtigen Plattenepithel überzogene Glans clitoridis setzt sich aus cavernösem Schwellgewebe und einer großen Masse von receptorischen Nervenendapparaten wie Krauseschen Endkolben, Meißnerschen Tastkörperchen und verschiedenen Übergangsformen eingekapselter Endkörperchen zusammen. Aus ihnen und aus dichten subepithelialen Nervengeflechten steigen marklose Nervenfasern als intraepitheliale Fasern in das Plattenepithel empor. Auch im Praeputium der Clitoris liegt ein beträchtlicher Nervenreichtum vor.

Die *Labia majora* sind Hautfalten, die ein kollagenelastisches Corium mit glatten Muskelzellen aufweisen und von verhorntem mehrschichtigen Plattenepithel überzogen wird. Das subcutane Fettgewebe zeichnet sich durch eine starke Entwicklung aus. An der Innenseite der Falte treten freie Talgdrüsen auf, während an der Außenseite die Talgdrüsen mit den Haarwurzelscheiden verbunden sind und zahlreiche ekkrine und apokrine Schweißdrüsen vorkommen. In den von einem kollagen-elastischen Netz durchzogenen und von einem mehrschichtigen Plattenepithel bedeckten *Labia minora* fehlt das subcutane Fettgewebe. In das unterschiedlich stark pigmentierte Epithel münden auf beiden Seiten der haarfreien Hautfalte die Ausführungsgänge von zahlreichen freien Talgdrüsen ein. Die Verhornungserscheinungen am Epithel sind gering. Zwischen Blutgefäßen (vorwiegend Venenplexus) und unter dem Epithel treten zahlreiche sensible Endkörperchen auf. Im Vestibulum vaginae ist die Mündungsstelle der Urethra mit Plattenepithel überzogen. Die Schleimhaut in der Umgebung des Orificium urethrae und des Ostium vaginae enthält kleine Schleimdrüsen, die Glandulae vestibulares minores. Ein paariger, mit glatten Muskelzellen versehener Schwellkörper (Bulbi vestibuli) des Vestibulum entspricht in seinem Bau dem Corpus cavernosum urethrae des Mannes und enthält seine Blutzufuhr aus Arterien mit einem epitheloiden Intimapolster.

Die an der Innenfläche der kleinen Schamlippen mit Ausführungsgängen einmündenden tubulo-alveolären Drüsen (s. S. 69), die Glandulae vestibulares majores (Bartholini), gleichen in ihrem histologischen Bau dem der Glandulae bulbourethrales des Mannes.

Basiswissen Ovarium

Das von Keimepithel (Serosa) überzogene Ovarium (Eierstock) gliedert sich in ein innen gelegenes, bindegewebiges Mark und in die aus spinocellulärem Bindegewebe bestehende Rinde, die eine äußere, kollagene Tunica albuginea und ein sich nach innen anschließendes Stroma ovarii erkennen läßt. Im Stroma ovarii (spinocelluläres Bindegewebe) vollzieht sich das Wachstum der Eizelle und die Follikelreifung durch Vermehrung von Follikelepithelzellen vom Primordial- über Primär-, Sekundär- und Tertiärfollikel zum sprungreifen Graafschen Follikel (Ø 20–25 mm).

1. **Primordialfollikel:** Aus Eizelle (Ovocyt) mit großem, hellem Kern (Vesicula germinativa) und deutlichem Nucleolus (Macula germinativa) und schalenartig angelagerten, sehr flachen Epithelzellen.

2. **Primärfollikel:** Aus primärer Oocyte (Oocyte I. Ordnung), die von einem einschichtigen, flachen oder hohen Follikelepithel umgeben wird. Zwischen Oberfläche der Ovocyten und dem Follikelepithel erstreckt sich die lichtmikroskopisch homogen oder streifig differenziert aussehende Membrana pellucida (Ovolemm), die elektronenmikroskopisch aus Mikrovilli der Membran der Eizelle und der Follikelepithelzelle mit dazwischen gelagerten neutralen und sauren Mucopolysacchariden besteht.

3. **Sekundärfollikel:** Aus Ovocyte mit Membrana (Zona) pellucida, von mehrschichtigem Follikelepithel umgeben, an das sich nach außen die Theca folliculi (Theca folliculi interna = epitheloide Zellen und Theca folliculi externa = Bindegewebszellen und glatte Muskelzellen) anschließt.

4. **Tertiärfollikel:** Aus mehrschichtigem Follikelepithel (Granulosaepithel), das einen Hohlraum (Antrum folliculi) mit protein- und östrogenhaltigem Liquor umgibt. Exzentrische Lagerung des Cumulus oophorus (Eihügel), der mit der Ovocyte vom Follikelepithel aus in das Antrum ragt. An die Membrana pellucida lagern sich die inneren Follikelepithelzellen in radiärer Anordnung an (Corona radiata). Das Follikelepithel (Membrana oder Zona granulosa) wird von der Theca folliculi umgeben, deren epitheloide Zellen der Theca folliculi interna Östrogene und Androgene an die zahlreichen Capillaren abgeben. Die Theca folliculi externa besteht aus Bindegewebszellen und glatten Muskelfasern. Weiteres Wachstum führt zum sprungreifen Graafschen Follikel (Ø 20–25 mm), der in gleicher Weise wie der Tertiärfollikel aufgebaut ist und eine sekundäre Ovocyte (Ø 120–140 µm) enthält.

Nach Ovulation (Follikelsprung, Herausschleudern der Eizelle in Richtung auf die Tuba uterina) zwischen dem 13. und 17. Tag des Cyclus, Entstehung des Gelbkörpers (Corpus luteum) aus Zellen der Membrana granulosa und der Theca folliculi interna. Granulosaluteinzellen mit Progesteronproduktion, Thecaluteinzellen mit Östrogen- und Gestagenproduktion. Das Corpus luteum menstruationis bildet sich nach 10–12 Tagen, das Corpus luteum graviditatis (bis zu 30 mm groß) nach 4 Monaten zum bindegewebigen Corpus albicans (Narbenkörper) zurück. Auf allen Entwicklungsstufen der Follikel kann ihre Rückbildung (Atresie) eintreten = atretische Follikel. Das kollagen-bindegewebige Mark enthält zahlreiche größere Blutgefäße und Nerven.

Basiswissen Tuba uterina

Starke Fältelung der Schleimhaut mit Primär-, Sekundär- und Tertiärfalten, die enge Spalten begrenzen. Einschichtiges prismatisches Epithel mit Flimmerzellen, secernierenden Zellen und Stiftchenzellen (zugrundegehende Zellen). Zwei- bis dreischichtige glatte Muskulatur in Spiraltouren. Bindegewebige Subserosa und Serosaplattenepithel.

Basiswissen Uterus

Schichtung von innen nach außen

1. **Endometrium:** Schleimhaut mit prismatischem oder isoprismatischem Epithel und bindegewebiger (retikuläres, spinocelluläres Bindegewebe) Tunica propria, die schlauchförmige Drüsen (Glandulae uterinae, Steuerung durch Gelbkörperhormon) enthält.

2. **Myometrium:** Dicke Muskelschicht aus dichten Geflechten glatter Muskelzellen.

3. **Perimetrium:** Serosaüberzug aus einschichtigem Plattenepithel.

Vorbereitung des Endometriums für die Einnistung einer befruchteten Eizelle (Nidation) Funktionelle und morphologische Gliederung des Endometrium:

1. Zona functionalis (innen): Einschichtiges prismatisches Epithel mit Kinocilien und aufgelockerte, hell erscheinende Tunica propria und gerade tubulöse Drüsen. Ablauf der cyclischen Veränderung der Uterusschleimhaut der Functionalis.

2. Zona basalis liegt unter der Functionalis, ist ein zellreiches Bindegewebe und zeigt die Endabschnitte der Drüsenschläuche, Regenerationsschicht.

Cyclische Veränderung der Uterusschleimhaut

1. Proliferationsphase (4.–15. Tag des Cyclus): Vermehrung der Bindegewebszellen und Proliferation der Drüsenstümpfe in der Zona basalis. Epithelzellen der Drüsen liefern neues Deckepithel. Dickenwachstum des Endometrium bis zu 5–6 mm, Einfluß des Östrogen aus dem Ovar.

2. Sekretionsphase (15.–28. Tag): Starkes Längenwachstum der Drüsen (sägeblattförmiges Aussehen) mit erhöhter Sekretion und Abgabe des Sekrets an Drüsenlichtung und an die Tunica propria, Anschwellung des Bindegewebes der Tunica propria führt zur weiteren Verdickung der Schleimhaut (7–8 mm), Vergrößerung der spindelförmigen Bindegewebszellen (rundlich), sie heißen Menstruations-Decidua-Zellen. Die Zona functionalis läßt sich in diesem Stadium in eine oberflächliche Zona compacta von dichter Bauweise und in eine tiefer gelegene, schwammartig aufgelockerte Zona spongiosa unterteilen. Steuerung durch Gelbkörperhormone. Zona basalis beteiligt sich nicht am Cyclus.

3. Desquamationsphase (1.–4. Tag, Abstoßung der Zona functionalis, Menstruation): Tritt bei Ausbleiben einer Nidation ein und beginnt mit einer Ischämiephase (örtliche Blutleere). Eine mangelhafte Ernährung führt zur Schädigung der Functionalis, die abgestoßen wird.

Basiswissen Vagina

Mehrschichtiges, nicht verhornendes Plattenepithel, kollagen-elastische Propria, Muscularis mit sich überkreuzenden glatten Muskelzellen. Zahlreiche Arterien und Venenplexus in allen Schichten (außer Epithel). Unterschiedliche, cyclusabhängige Epithelzellen wie

1. polygonale, sehr flache Superficialzellen mit basophilem Plasma (frühe Östrogenphase) und hell anfärbbarem Kern;
2. basophile und acidophile Zellen mit dichtem Kern (mittlere Östrogenphase);
3. große, acidophile, flache Superficialzellen mit sehr kleinem dichten Kern (spätere Östrogenphase);
4. „Knitterzellen" (Progesteronphase).

15.2.6 *Placenta (Mutterkuchen)* [9.3.2.]

Durch die Gemeinschaftsleistung des Chorion der Keimanlage und der Uterusschleimhaut entwickelt sich das Ernährungs-, Atmungs-, Ausscheidungs- und Schutzorgan des Keimlings, die Placenta. Der Hauptanteil der auch der Hormonproduktion und Speicherung dienenden Placenta wird vom Fetus geliefert.

Es lassen sich an einer reifen Placenta eine der Amnionhöhle zugekehrte *Placenta fetalis* und eine ihr gegenüberliegende, durch *Zotten* (Villi) verbundene, jedoch durch Bluträume *(intervillöse Räume)*, getrennte *Placenta materna* (Decidua basalis) unterscheiden (Abb. 15.17 u. 15.18). Die Placenta fetalis besteht von der fetalen Seite an gerechnet aus dem *Amnionepithel* (einschichtiges isoprismatisches Epithel), der *Chorionplatte* (Membrana chorii) mit *mesenchymalem gallertigen Bindegewebe* und einzelnen glatten Muskelzellen, in der die Äste der Nabelschnurgefäße verlaufen, und als Grenze zu den placentaren Bluträumen ein *Syncytiotrophoblast* (einschichtiger epithelialer Zellverband ohne Zellgrenzen).

Von der Chorionplatte gehen die *Chorionzotten* ab, stehen mit der Placenta materna durch *Haftzotten* in Verbindung und entwickeln zahlreiche bäumchenartige Verzweigungen, die in den Blutraum zwischen Placenta fetalis und materna in Richtung auf die Chorionplatte hineinragen. Die so entstandenen, zwischen den Zotten gelegenen capillaren Spalträume werden als *intervillöse* Räume, in denen *mütterliches Blut* fließt, bezeichnet. Eine Haftzotte mit ihren Zottenverzweigungen enthält die Äste der Nabelschnurgefäße und wird als Cotyledo bezeichnet. Die als Strömungseinheiten aufzufassenden benachbarten *Cotyledonen* werden durch die von der Placenta materna ausgehenden Septen unvollständig getrennt.

Die im intervillösen Raum flottierenden Chorionzotten bestehen aus *mesenchymalem Bindegewebe* (Zottenstroma), in dem sich ein von den Nabelschnurgefäßen abstammendes *Capillarsystem* ausbreitet, und sind bis zum 4. Schwangerschaftsmonat von einer *zweischichtigen Zellage* überzogen. Die oberflächliche, dem intervillösen Raum zugewandte Schicht der Zotte wird durch ein Syncytium oder den *Syncytiotrophoblasten* vertreten. Diese einheitliche, zahlreiche Kerne enthaltende Plasmamasse ohne Zellgrenzen von der Höhe eines Plattenepithels färbt sich dunkler als die darunter gelegenen, hell erscheinenden, mit deutlichen Zellgrenzen versehenen *Langhansschen Zellen oder Cytotrophoblastzellen* an.

316 Geschlechtsorgane

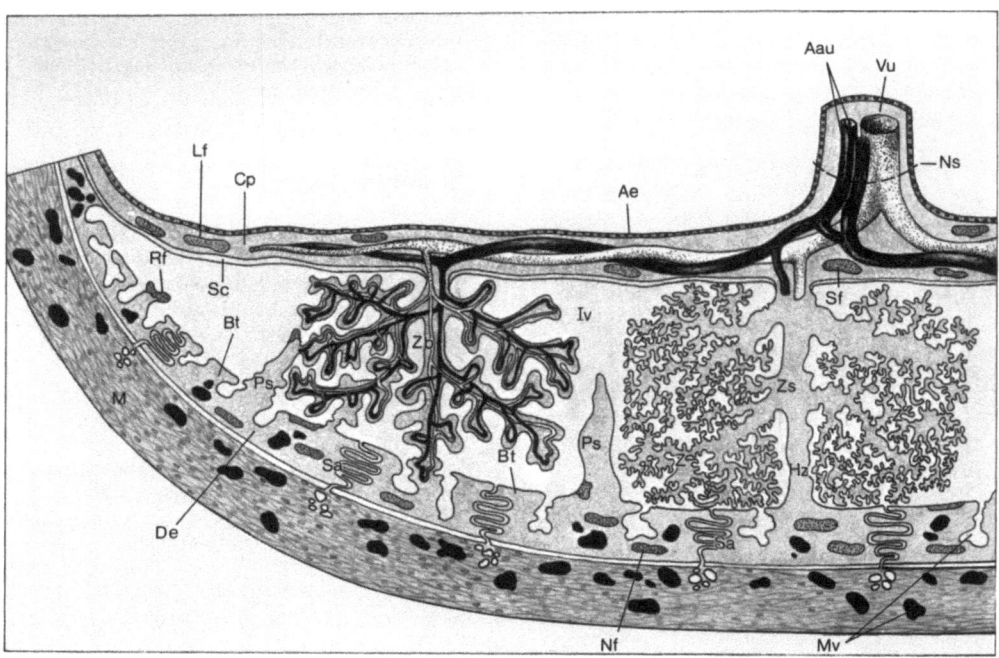

Abb. 15.17 Schema der reifen menschlichen Placenta. Fetale Seite (Placenta fetalis): Ns = Nabelstrang, Vu = Vena umbilicalis, Aau = Arteriae umbilicales, Ae = Amnionepithel, Cp = Chorionplatte, Lf = subchorionales Langhanssches Fibrinoid, Sc = Syncytiotrophoblast, Zb = Zottenbaum mit sich verzweigenden Blutgefäßen, Hz = Haftzotte, Z = Zotten des Zottenbaums, Zs = Zottenstamm. Materne Seite (Placenta materna): Bt = basaler Trophoblast, Ps = Placentarseptum, Rf = Rohrsches Fibrinoid, Nf = Nitabuchsches Fibrinoid, Sa = Spiralarterien, De = Decidua basalis, Mv = materne Venen, M = Myometrium, Iv = intervillöser Raum

Da vom 4. Schwangerschaftsmonat an eine allmähliche Rückbildung des Cytotrophoblasten abläuft, ist diese Zellschicht im Kurspräparat einer Placenta nur noch in Resten vorhanden. Sie fallen jedoch durch ihre helle Tingierung in ihrer Lagerung unter dem Syncytiotrophoblasten auf. Der Syncytiotrophoblast besitzt an der Oberfläche einen aus Mikrovilli bestehenden, lichtmikroskopisch sichtbaren Bürstensaum für die Resorption. Er weist elektronenmikroskopisch in unterschiedlichen Mengen Ergastoplasmazonen, teilweise glattes endoplasmatisches Reticulum, Mitochondrien, Tubuli, Filamente, Lipidtröpfchen und Pinocytosevesikel auf. Die Cytotrophoblastzellen enthalten Ribosomen, endoplasmatisches Reticulum, Mitochondrien, stellenweise Filamente, Lipide und Glykogen.

Der Syncytiotrophoblast kann durch amitotische Teilungen mit zunehmender Reife der Placenta stark anfärbbare *Proliferationsknospen* (massive Epithelzellhaufen ohne Zellgrenzen) hervorbringen.

Diese Proliferationsinseln können sich lösen, von den intervillösen Räumen aus in den mütterlichen Kreislauf gelangen und in der Lunge stecken bleiben.

Abb. 15.18 a Materne Seite der Placenta und Zottenquerschnitte der fetalen Seite. Nf = Nitabuchsches Fibrinoid, Dc = Deciduazellen, Rf = Rohrsches Fibrinoid, Bp = Basalplatte, Bt = basaler Trophoblast, A = Haftzotte (Anschnitt), Z = Zotten des Zottenbaumes (Querschnitt), Pk = Proliferationsknospen, St = Syncytiotrophoblast, g = Gefäß, Zs = Zottenstroma. **b** Fetale Seite der Placenta. A = Amnionepithel, Cp = Chorionplatte, Lf = Langhanssches Fibrinoid, St = Syncytiotrophoblast, Z = Zotten des Zottenbaums (Querschnitt), g = Gefäß, Zs = Zottenstroma. **b₁** Vergrößerung des Ausschnitts aus **b**. St = Syncytiotrophoblast, teilweise mit Bürstensaum; Zs = Zottenstroma, Hz = Hofbauersche Zelle, g = Gefäß, Lz = Langhanssche Zelle (Cytotrophoblast)

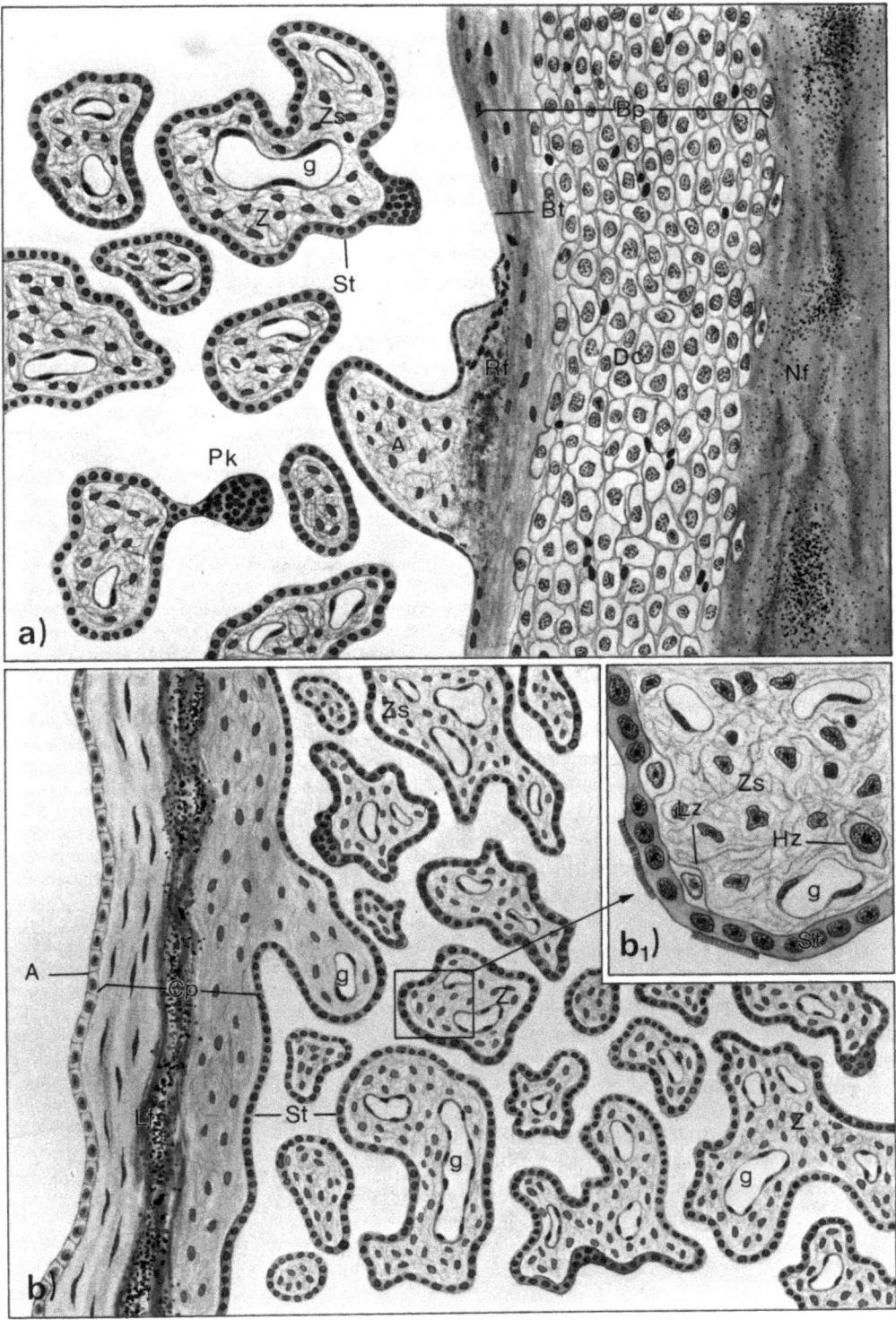

Abb. 15.18

Außer Mesenchymzellen finden sich im Bindegewebe der Zotten acidophile, granulierte oder vacuolisierte, histiocytenähnliche Zellen, die sog. Hofbauerschen Zellen, die saure Phosphatase enthalten und deren funktionelle Bedeutung nicht bekannt ist.

Zur *Placenta materna* rechnet man die *Basalplatte*, die sich aus dem an die intervillösen Räume angrenzenden fetalen, *basalen Trophoblasten* und der aus großen Zellen (Deciduazellen) bestehenden *Decidua basalis* zusammensetzt. Die von der Basalplatte in Richtung der Placenta fetalis sich abhebenden Placentarsepten (Abb. 15.17) stellen topfartige Wände der Placenta materna dar. Durch die Basalplatte ziehen *mütterliche Spiralarterien*, münden in den intervillösen Raum und spritzen ihr Blut in den von den Septen umrahmten Placentartopf. Das venöse Blut wird durch materne Venen, möglicherweise auch durch Randsinus abgeleitet. Die Placentarsepten weisen mütterliche Deciduazellen und mehrkernige, intensiv basophile Riesenzellen auf, die sich von eingedrungenen fetalen Trophoblastzellen (junge, sich dauernd teilende epitheliale Zellen des Keimes) herleiten.

Mit zunehmender Ausreifung der Placenta zeigen sich physiologische, hyaline Degenerationserscheinungen und Ablagerungen von Fibrin in den Chorionplatten, stellenweise in den Zotten und in der Decidua basalis. Diese Fibrinoide sind an ihrer starken Acidophilie und an ihrem Gehalt an Zellen mit pyknotischen Kernen zu erkennen. Je nach Lokalisation unterscheidet man das *Langhanssche Fibrinoid* (subchoriales oder hypochoriales Fibrinoid) in der Chorionplatte, das *Rohrsche Fibrinoid* in den Zotten (Zottenfibrinoid) und den in der Decidua basalis gelegenen, gut entwickelten *Nitabuchschen Fibrinstreifen*, in dessen Bereich sich die Placenta bei der Geburt ablöst.

Die Placentarschranke trennt das fetale Blut in den Zottengefäßen vom mütterlichen Blut in den invervillösen Räumen und setzt sich als fetaler Anteil aus folgenden Bestandteilen zusammen (Abb. 15.18):
1. der Syncytiotrophoblast (Zellverband ohne Zellgrenzen, stellenweise vom Cytotrophoblast unterlagert, gut abgrenzbare Zellen) als Zottenüberzug,
2. die Lamina basalis des Syncytiotrophoblasten,
3. das mesenchymale Bindegewebe des Zottenstromas,
4. die Lamina basalis der Capillaren,
5. das Capillarendothel.

Die Placenta übernimmt die Aufgaben eines Gasaustausches zwischen mütterlichem und kindlichem Blut, der Stoffaufnahme (Kohlenhydrate, Proteine, Lipide, Vitamine, Wasser, Elektrolyte, Hormone der Mutter), der Stoffabgabe (z. B. Wasser, Creatin, Creatinin, Harnstoff) und der Hormonproduktion (Choriongonadotropin = HCG, Progesteron, Östrogen und Placentarlactogen) und deren Abgabe an den kindlichen und mütterlichen Kreislauf. Manche Stoffe wie die mütterlichen Hypophysenvorderlappenhormone werden von der Placentarschranke zurückgehalten, während Viren (z. B. das Rötelnvirus) und zahlreiche Medikamente aus dem mütterlichen Blut die Placentarschranke passieren. Auch der Durchtritt von Antikörpern durch die Placentarschranke ist von großer Bedeutung. Bei einer Mutter mit der Blutgruppe 0 und einem Fetus der Gruppe A können die im mütterlichen Serum vorhandenen Antikörper Anti-A nach Durchtritt durch die Placentarschranke eine Hämolyse der kindlichen Erythrocyten herbeiführen. Eine Rh-Inkompatibilität (Unverträglichkeit) besteht dann, wenn die Mutter Rh-negativ ist, das Kind den Rh-positiven Faktor des Vaters geerbt hat und gegen Ende der Schwangerschaft kindliche Erythrocyten in den mütterlichen Blutkreislauf gelangen. In zahlreichen Fällen kommt es nämlich gegen Ende einer normalen Schwangerschaft zum Untergang von kleinen Placentarbezirken (Placentarinfarkte), aus denen fetale Erythrocyten in das mütterliche Blut gelangen. Die von der Mutter dann gebildeten Antikörper zerstören nicht nur die eingedrungenen Erythrocyten, sondern passieren die Placentarschranke und lösen dort die kindlichen roten Blutkörperchen auf. Die Antikörperbildung bleibt im immunologischen Gedächtnis der Mutter haften, so daß bei späteren Schwangerschaften in kurzer Zeit eine große Menge von Antikörpern gebildet wird, die die Placentarschranke passieren.

Basiswissen Placenta

Placenta fetalis mit isoprismatischem Amnionepithel, mesenchymale Membrana chorii (Chorionplatte) mit Langhansschem Fibrinoid und einem Syncytiotrophoblasten als Grenze zu den intervillösen Räumen.

Zotte: An der Oberfläche zum intervillösen Raum gelegener Syncytiotrophoblast (ohne Zellgrenzen), darunter in Resten Langhanssche Zellen (Cytotrophoblast) mit Zellgrenzen. Zottenstroma besteht aus Mesenchym und den fetalen Gefäßen mit Capillaren.
Placentarschranke von außen nach innen 1. Syncytiotrophoblast mit Lamina basalis, 2. Zottenstroma, 3. Capillarendothel mit Lamina basalis.

Placenta materna mit Basalplatte aus basalem Trophoblast und Decidua basalis, Placentarsepten und Nitabuchsche Fibrinstreifen. Der Syncytiotrophoblast soll das Lactogen, der Cytotrophoblast das Choriongonadotropin produzieren.

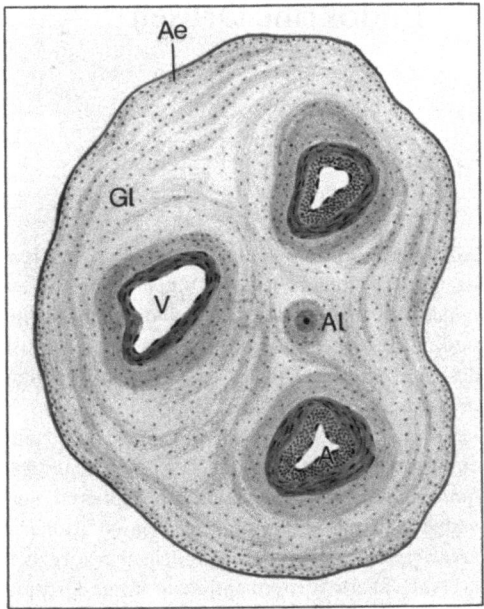

15.2.7 *Funiculus umbilicalis* (Nabelschnur) (Abb. 15.19): Die den Embryo mit der Placenta verbindende, kleinfingerdicke, etwa 0,5–1 m lange Nabelschnur besteht aus gallertigem Bindegewebe (Whartonsche Sulze), das an der Außenfläche von Platten- bis isoprismatischem Epithel überzogen ist, und den beiden Aa. umbilicales und der weitlumigen V. umbilicalis. Der obliterierte Allantoisgang, der bis zum 5. Monat noch eine Lichtung zeigen kann, tritt bei einer älteren Nabelschnur als solider Epithelstrang zwischen den Gefäßen auf. Das gallertige Bindegewebe setzt sich aus verästelten Mesenchymzellen und einer gallertigen, saure Mucopolysaccharide enthaltenden Grundsubstanz zusammen. Etwa von der Mitte der Schwangerschaft an differenzieren sich die Mesenchymzellen zu Fibroblasten, die Kollagen produzieren. Die Nabelschnurarterien zeigen eine Intima, Media und eine von gallertigem Bindegewebe gelieferte Adventitia. Die Media läßt sich im Querschnitt in eine innere, achsenparallele Längsmuskulatur und eine äußere circuläre Muskelschicht gliedern, die zu-

Abb. 15.19 Nabelstrang (Querschnitt, Übersichtsvergrößerung) mit einer Vena umbilicalis (*V*) und zwei Arteriae umbilicales (*A*). *Al* = Rest des Allantoisganges, *Gl* = gallertiges Bindegewebe, *Ae* = Amnionepithel

sammen eine Muskelspirale entwickeln. In der Venenmedia ist die innere Längsmuskulatur nur schwach oder gar nicht ausgebildet.

Basiswissen Nabelschnur

Außen gelegenes Amnionepithel überzieht gallertiges Bindegewebe, das zwei dickwandige Aa. umbilicales und eine dünnwandige V. umbilicalis enthält. Media der Nabelschnurarterien aus einer inneren Längs- und äußeren Ringmuskulatur, Venenmedia besitzt nur Ringmuskulatur.

16 Endokrine Drüsen

Endokrine (inkretorische, hormonproduzierende) *Drüsen* sind *epitheliale Organe* oder *Zellverbände*, die sich entweder aus der Epitheleinsenkung eines Oberflächenepithels unter Verlust des Verbindungsstückes entwickeln (*Schilddrüse, Nebenschilddrüsen, Langerhanssche Inseln* des Pankreas, *Hypophysenvorderlappen*) oder aus embryonalen Anteilen des ZNS (*Hypophysenhinterlappen, Epiphyse*) und des peripheren Nervengewebes als Abkömmlinge der Neuralleiste (*Nebennierenmark, Paraganglien*) hervorgehen (s. Abb. 8.15). Weitere endokrin tätige Drüsenzellen anderer Organe wie z. B. die *Leydigschen Zwischenzellen* im Hoden, die *Thecazellen* und *Corpus luteum-Zellen* im Ovar, die *Langerhansschen Zellen* in der *Placenta* sowie die *Mastzellen* im Bindegewebe werden in den entsprechenden Kapiteln an anderer Stelle besprochen.

Im Unterschied zu den exokrinen Drüsen weisen die endokrinen Drüsen keine Ausführungsgänge auf. Ihr Drüsenprodukt, das Hormon oder Inkret, gelangt über den Intercellularraum in das stets reichlich ausgebildete Capillarsystem der endokrinen Drüsen und so über das Blutgefäßsystem in den ganzen Körper. Den an diesen Capillarsystemen vorhandenen erheblichen Permeationsleistungen entsprechend, ist das Endothel der Capillaren in diesem Gebiet grundsätzlich fenestriert. Zur Durchblutungsregelung sowie zur Steuerung der unterschiedlichen hormonellen Bedarfssituationen finden sich am Gefäßsystem der endokrinen Drüsen zahlreiche arteriovenöse Anastomosen und Geflechte vegetativen Nervengewebes.

Da das Produkt der Drüsenzellen endokriner Organe nicht gerichtet über einen Ausführungsgang ausgeschieden wird, sondern meist gleichmäßig über die Oberfläche der Zelle an den Intercellularraum abgegeben wird, ist als zweite deutliche histologische Unterscheidung zu den exokrinen Drüsen keine polare Differenzierung der Drüsenzellen anzutreffen. So läßt die endokrine Parenchymzelle keine apikale Sekretansammlung und basale Lagerung der Zellorganellen erkennen. Das Cytoplasma endokriner Drüsenzellen ist gleichmäßig mit Zellorganellen und den elektronenoptisch charakteristischen „dense core"-Vesikeln durchsetzt, die als intracelluläre Erscheinungsformen des Hormons bzw. der Hormonvorstufen angesehen werden können.

Man kann Hormone nach ihrem chemischen Aufbau in Peptid- oder Proteohormone (z. B. Oxytocin, Antidiuretisches Hormon, Insulin) einteilen, in Hormone, die sich von Aminosäuren ableiten (z. B. Thyroxin, Adrenalin, Melatonin) und in Steroidhormone (z. B. Corticosteroide, Progesteron, Testosteron). Die Peptid- und Proteohormone werden nach dem allgemeinen Prinzip der Proteinbiosynthese gebildet. Die an den Ribosomen entstandenen Wirkstoffe (Hormone und deren Vorstufen) werden in den Cisternen des endoplasmatischen Reticulum gesammelt, konzentriert und im Golgiapparat zu Granula kondensiert. Sie liegen im Cytoplasma als membranumgebene Vesikel vor. Steroidhormone werden durch Enzyme der Steroidbiosynthese gebildet und wahrscheinlich nicht gespeichert (die synthetisierenden Zellen zeichnen sich durch einen großen Golgiapparat und viel glattes endoplasmatisches Reticulum aus). Von Aminosäuren abgeleitete Hormone werden durch aminosäuremodifizierende Enzyme synthetisiert und können als Granula abgelagert werden (z. B. Adrenalin). Die Hormone oder Inkrete koordinieren die Stoffwechselvorgänge im Körper, indem sie Enzyme aktivieren. Obwohl das Hormon durch den Blutkreislauf über den ganzen Körper verteilt wird, sprechen nur bestimmte Zellen, Gewebe oder Organe, die eine Affinität zu dem entsprechenden Hormon haben, auf dieses an (siehe Lehrbücher der Physiologischen Chemie).

Über die Hormone wirken die endokrinen Drüsen neben dem Nervensystem als Steuerungssystem des Körpers auf den Stoffwechsel, Grundumsatz und die Abstimmung der Organtätigkeit. Gleichzeitig ist eine gegenseitige Beeinflussung von endokrinen Drüsen und Nervengewebe Grundlage für die Feinabstimmung und Rückkopplung (siehe Lehrbücher der Physiologie).

Außer den epithelialen Zusammenschlüssen endokriner Drüsenzellen zu den endokrinen Drüsen finden sich spezifisch differenzierte *Nerven-*

zellansammlungen im ZNS, die *endokrin tätig* sind. Es handelt sich um Kerngebiete des Hypothalamus, die Neurosekrete bilden und diese über den Hypophysenhinterlappen in die Blutbahn ausschütten. Weiter finden sich vereinzelt gelegene Zellen, die ubiquitär im Bindegewebe (Mastzellen) und in der Wand der Verdauungsorgane (GEP-System) anzutreffen sind. So lassen sich nach dem Ort der Bildung drei Arten von Hormonen unterteilen: die *Drüsenhormone*, die *Neurohormone*(-sekrete) und die *Gewebshormone*.

16.1 Hypothalamus-Hypophysensystem

Übergeordnetes Regulationszentrum für die endokrinen Drüsen ist das Hypothalamus-Hypophysensystem des Zwischenhirns am Boden des III. Ventrikels. Durch Ausschüttung hormonspezifischer "releasing factors" (Freisetzungsfaktoren) beeinflußt der Hypothalamus die Funktion der Hypophyse, die ihrerseits mittels spezifischer stimulierender Hormone die Tätigkeit der endokrinen Drüsen regelt. Die Hormonkonzentration im Blut steuert im Sinne der Rückkopplung die Ausschüttung der "releasing factors" des Hypothalamus sowie die Tätigkeit der Hypophyse. Dieser Regelkreis wird zusätzlich durch die nervöse Verknüpfung des Hypothalamus mit anderen Anteilen des ZNS beeinflußt.
Andererseits sind die Kerngebiete (Nervenzellansammlungen) des Hypothalamus zum zentralen Anteil des vegetativen Nervensystems zu rechnen, so daß der Hypothalamus über das periphere vegetative Nervensystem gleichzeitig die Tätigkeit der endokrinen Drüsen beeinflußt, die eine intensive nervöse Versorgung aufweisen.
Durch Ausschüttung der Neurosekrete Oxytocin und ADH (antidiuretisches Hormon, Antidiuretin, Adiuretin) beeinflußt der Hypothalamus u.a. die Tätigkeit der glatten Muskulatur. Auch in dieser Beziehung ist eine enge Kopplung mit der Hypophyse vorhanden. Die Neurosekrete Oxytocin und ADH werden in den Kerngebieten des Hypothalamus produziert, durch Axontransport zur Hypophyse befördert und erst hier an die Blutbahn abgegeben (Abb. 16.3).

16.1.1 *Hypophyse* [19.7.6.]

Die Hypophyse oder Hirnanhangsdrüse liegt in der Sella turcica (Türkensattel) des Keilbeinkörpers. Die äußere Zone des Periost bildet an dieser Stelle ein Segel, das sich als derbe Bindegewebskapsel aus kollagenen Fasern mit kleinen Blutgefäßen auf die Oberfläche der Hypophyse umschlägt. Sie wiegt etwa 0,6–0,8 g. Über den Hypophysenstiel ist die Hypophyse mit dem Boden des III. Hirnventrikels (Hypothalamus) verbunden.

Die *Hypophyse* besteht aus zwei, sowohl ihrem Bau als auch ihrer Entwicklung nach verschiedenen Teilen (Abb. 16.1 u. 16.3):

1. dem vorderen, bei H.E.-Färbung dunkleren, epithelialen Drüsenteil, der *Adenohypophyse mit dem Vorderlappen, Zwischenlappen und Trichterlappen* (Abb. 16.1 u. 16.3), die sich aus dem Ektoderm der Mundbucht (Rathkesche Tasche) entwickelt haben, und
2. dem hinteren, bei der H.E.-Färbung helleren Hirnteil, der *Neurohypophyse*, die sich in *Hypophysenstiel* und den *Hypophysenhinterlappen* (Abb. 16.1) gliedert: Dieser Teil der Hypophyse wird aus dem Neuroektoderm des Zwischenhirns entwickelt.

16.1.1.1 *Adenohypophyse*

Die Adenohypophyse (Pars glandularis) verkörpert etwa $3/4$ des gesamten Organs. Sie wächst während der Entwicklung dem Infundibulum entgegen und bildet hier die Pars infundibularis oder Pars tuberalis, die bis zum Tuber cinereum reicht.
Der der Neurohypophyse angrenzende Teil der Adenohypophyse entwickelt sich zur Pars intermedia.
Der frontal zur Pars intermedia gelegene Anteil stellt den Lobus anterior oder Hypophysenvorderlappen (HVL) dar.

Der *Hypophysenvorderlappen* (HVL) ist aus *Strängen* und *Ballen von Epithelzellen* ungleichen Durchmessers durchsetzt, die miteinander anastomosieren und stellenweise Netze bilden. Die Parenchymzellen des Hypophysenvorderlappens sind nicht im Sinne eines Epithelverbandes miteinander verzahnt, sondern weisen unterschiedlich große Abstände gegeneinander auf. Die Oberfläche der Parenchymzellen ist von einer elektronenoptisch sichtbaren Lamina basalis umgeben.
Diese unregelmäßig geformten Zellstränge sind von weitlumigen, *fenestrierten Capillaren* umgeben, die in angedeuteten Bindegewebssepten gelegen sind. Die Wand der als Sinusoide zu bezeichnenden Capillaren wird von schmalen Endothelzellen mit zahlreichen Poren gebildet. Im perisinusoidalen Raum sind Histiocyten mit phagocytären Eigenschaften anzutreffen.

Das engmaschige Netz von Sinuscapillaren und das Bindegewebsstroma, das hauptsächlich aus Reticulinfasern besteht, ist dem reticulo-endothelialen System (RES) zuzurechnen. Im elektronenmikroskopischen Bild erscheinen die fenestrierten, z.T. mehr als

322 Endokrine Drüsen

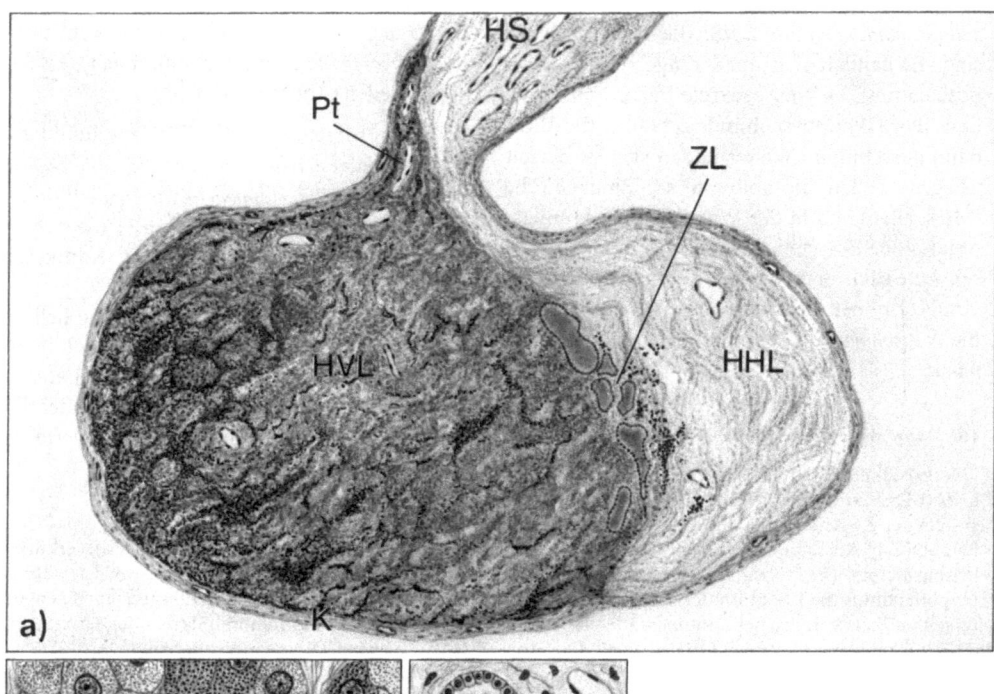

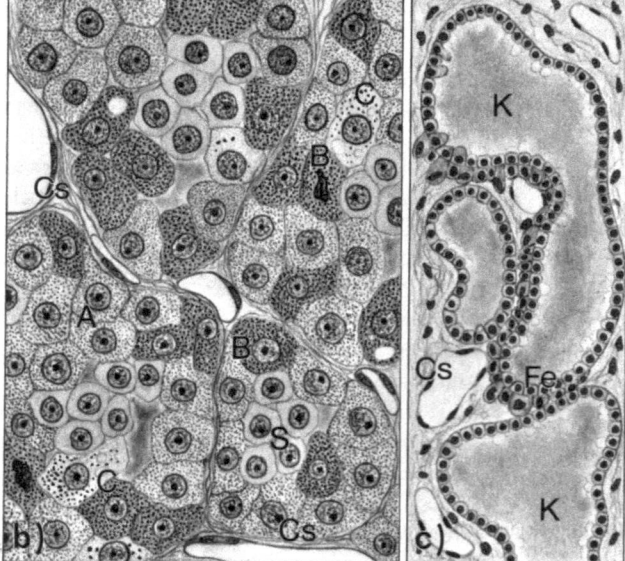

Abb. 16.1 Hypophyse. **a** Sagittalschnitt durch die Hypophyse (Übersichtsvergrößerung). *HVL* = Hypophysenvorderlappen, *HHL* = Hypophysenhinterlappen, *Pt* = Pars tuberalis (Trichterlappen), *HS* = Hypophysenstil, *ZL* = Zwischenlappen, *K* = Kapsel. **b** Ausschnitt aus der Adenohypophyse (Hypophysenvorderlappen, Vergr. etwa 800fach). *S* = indifferente Stammzellen, *B* = basophile Zellen, *A* = acidophile Zellen, *C* = chromophobe Zellen, *Cs* = Capillarsinus. **c** Adenohypophyse. Pars intermedia. mit Kolloidcysten (Follikel). *Fe* = Follikelepithel, *K* = Kolloid, *Cs* = Capillarsinus (Vergr. etwa 250fach)

20 µm weiten Capillaren von einer deutlichen Lamina basalis umgeben. Zwischen dieser und der Lamina basalis der Epithelzellstränge befindet sich ein unterschiedlich weiter, pericapillärer Spaltraum, der mit Gewebsflüssigkeit ausgefüllt scheint. Die Hormone, die in den Epithelzellen produziert werden, müssen demnach durch den pericapillären Raum und das Capillarendothel, bis sie in das Blut gelangen.

Die Zellen der einzelnen Stränge und Ballen des Vorderlappens weisen unterschiedliches färberisches Verhalten auf. Bei spezifischen Färbungen können verschiedene Zellformen differenziert werden. Entsprechend ihrer Affinität zu Farbstoffen können die *Drüsenzellen* in *chromophobe* und *chromophile Zellen* unterteilt werden. Die *chromophoben* (farbscheuen) *Zellen* zeigen oft einen *großen Kern* und ein *granulafreies Cytoplasma*. Die *chromaffinen* (chromophilen) *Zellen* enthalten in der Regel einen *kleineren Zellkern* und deutlich darzustellende *Granula*. Innerhalb der Gruppe der chromophilen Zellen sind verschiedene färberische Verhaltensmuster der Granulationen festzustellen, so daß im Routinepräparat meist nur *acidophile* und *basophile*, bei Spezialfärbungen eosinophile, fuchsinophile, cyanophile und siderophile Zellen zu unterscheiden sind. Das unterschiedliche färberische Verhalten der Hypophysenvorderlappenzellen (unterschiedliche Färbungen deuten auf die verschiedene stoffliche Beschaffenheit der intracellulär gestapelten Hormone bzw. deren Vorstufen hin) führte zu einer Einteilung in *6 verschiedene Zelltypen* (s. unten).

Die Zuordnung der Hormone zu den unterschiedlichen Zelltypen ist umstritten, auch die Frage, ob verschiedene Hormone einem Zelltyp zugeordnet werden können. Die Tabelle kann also nur als Anhaltspunkt angesehen werden, da dieses Gebiet noch einer sehr intensiven Untersuchung bedarf.

Hypophysenvorderlappenhormone. Die endokrinen Drüsenzellen des Hypophysenvorderlappens geben zwei Gruppen von stofflich unterschiedlichen Hormonen ab:

1. Die Proteohormone

a) STH (Somatotropin, somatotropes Hormon = Wachstumshormon), das fördernd auf das Längenwachstum der Knochen, Muskelwachstum, Organwachstum, Fettstoffwechsel u.a. wirkt. Der Bildungsort des STH wird in den α-Zellen des Hypophysenvorderlappens vermutet.

b) LTH (Prolactin, luteotropes Hormon, auch PRL) fördert u.a. die Milchsekretion, Stoffwechsel und Wachstum der Mamma. LTH soll in den acidophilen ε- (oder auch α-)Zellen gebildet werden.

c) ACTH (adrenocorticotropes Hormon, Corticotropin) wirkt fördernd auf die Produktion der Nebennierenrindenhormone (z.B. Glucocorticoide) und auf das Wachstum der Nebennierenrinde. Ein Teil der ACTH-Struktur ist identisch mit dem Melanotropin. Die Bildung des ACTH erfolgt wahrscheinlich in den chromophoben γ-, möglicherweise auch in den acidophilen, chromphilen α-Zellen.

d) MSH (Melanotropin, melanocytenstimulierendes Hormon) soll hauptsächlich in den polygonalen PAS-positiven β-Zellen des Hypophysenzwischenlappens (Pars intermedia) gebildet werden (eine Abgrenzung zum Hypophysenvorderlappen ist jedoch beim Menschen schwierig). MSH wirkt u.a. auf die Pigmentzellen (Melanocyten), seine Wirkung ist nur direkt unter pathologischen Bedingungen feststellbar. Bildung und Wirkung von MSH hängen eng mit dem ACTH zusammen.

e) LPH (Lipotropin, lipotropes Hormon), ein lipolytisch wirksames Hormon, setzt Fettsäuren frei. Seine Struktur gleicht über bestimmte Bereiche dem ACTH und MSH, die wahrscheinlich aus dem LPH entstehen.

Auch der chemische Aufbau der Endorphine und Enkephaline entspricht bestimmten Abschnitten des LPH-Moleküls. Diese körpereigenen morphinähnlichen Substanzen haben eine sedierende Wirkung

Prozentuale Verteilung der Zellen der Adenohypophyse

Chromophile Zellen				Chromophobe Zellen	
Acidophile Zellen		Basophile Zellen			
35%		15%		50%	
α-Zellen	ε-Zellen	β-Zellen	δ-Zellen	γ-Zellen	Undiff. Zellen
STH	Prolactin (LTH)	TSH	FSH	ACTH (?)	
ACTH (?)		MSH (?)	LH-ICSH	LH-ICSH (?)	
Prolactin (?)					

324 Endokrine Drüsen

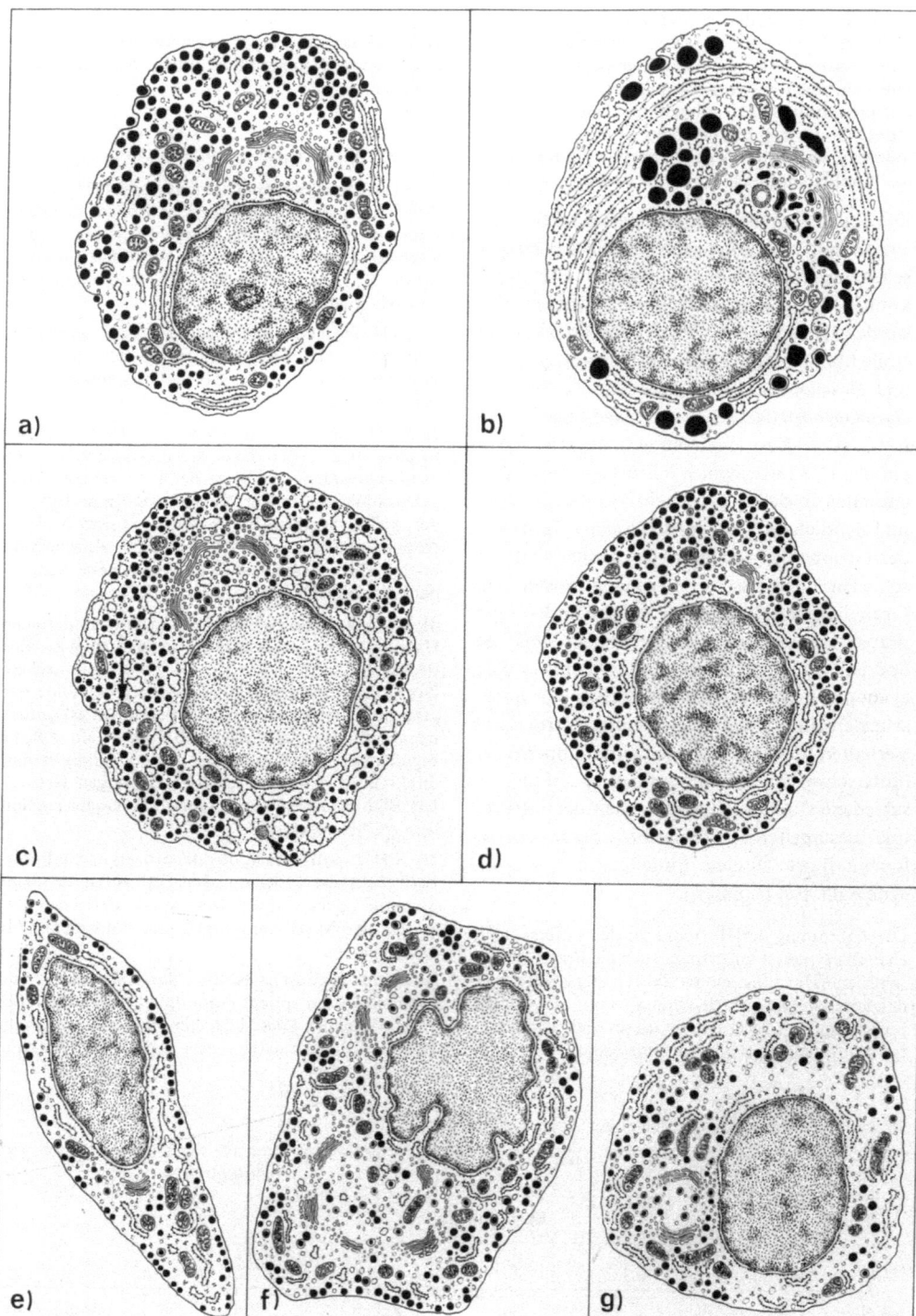

Abb. 16.2

(allgemeine Ruhigstellung, auch Schmerzbetäubung) auf den Organismus bei Erregungszuständen.

2. Die Glykoproteinhormone
a) TSH (Thyreoidea stimulierendes Hormon, Thyreotropin) soll in den basophilen (vermutlich β-)Zellen gebildet werden, wirkt allgemein stimulierend auf die Schilddrüse (Thyreoidea), fördert die Produktion und Abgabe von Schilddrüsenhormonen.
b) FSH (follikelstimulierendes Hormon) bewirkt zusammen mit dem LH im Hoden die Förderung der Spermatogenese, im Ovar Wachstum und Reifung des Follikels, Oestrogenproduktion und Follikelsprung. Als Bildungsort werden die basophilen (vermutlich die δ-)Zellen angesehen.
c) LH-ICSH (luteinisierendes Hormon, "interstitial cell stimulating hormone") gehört zu den Gonadotropinen und wirkt sowohl im weiblichen (dort LH genannt) als auch im männlichen (dort ICSH genannt) Organismus. Beim Menschen sind LH und ICSH wahrscheinlich identisch (Bildungsort vermutlich die chromophoben Zellen). LH bewirkt zusammen mit dem FSH den Follikelsprung, die Umwandlung des gesprungenen Follikels zum Corpus luteum (Gelbkörper) und dessen Progesteronproduktion im Ovar. ICSH bewirkt im Hoden das Wachstum und die Reife der Leydigschen Zwischenzellen (Interstitialzellen) und die Testosteronproduktion. LH-ICSH, FSH und TSH haben teilweise gleiche Strukturen.

◀ Abb. 16.2 Zellen der Adenohypophyse (*ELM*; zusammengestellt aus Lentz, 1971). **a** Somatotrope Zelle (α-Zelle, acidophile Zelle, chromophile Zelle). Das Cytoplasma enthält elektronenoptisch dunkle, 300–350 nm große Granula. **b** Mammotrophe Zelle (LTH-Zelle, α-Zelle, acidophile Zelle, chromophile Zelle). Das Cytoplasma enthält unterschiedlich große, teilweise membranbegrenzte osmiophile Vesikel und ist zu großen Teilen ausgefüllt von Cisternen des granulären endoplasmatischen Reticulum. **c** FSH-produzierende Zelle (β-Zelle, basophile Zelle, chromophile Zelle). Das Cytoplasma enthält weitgestellte Cisternen des granulären endoplasmatischen Reticulum, osmiophile Vesikel mit einem Durchmesser von ca. 200 nm und Lysosomen (*Pfeile*). **d** LH- bzw. ICSH-produzierende Zelle (β-Zelle, basophile Zelle, chromophile Zelle). Die osmiophilen Vesikel weisen kaum Größenunterschiede auf (Durchmesser etwa 250 nm). **e** TSH-produzierende Zelle (basophile Zelle) mit etwa 120 nm großen osmiophilen Vesikeln im Cytoplasma. **f** ACTH-produzierende Zelle (basophile Zelle?, chromophobe Zelle?) mit etwa 200 nm großen osmiophilen Vesikeln, teilweise membranbegrenzt. Beachte den eingekerbten Kern. **g** MSH-produzierende Zelle (Pars intermedia; basophile Zelle) mit gut entwickeltem Golgi-Apparat, leeren und osmiophilen Vesikeln, teilweise mit Membranbegrenzung

Zellformen (Abb. 16.1 u. 16.2)
1. Die indifferente Stammzelle
In den Hypophysen von Neugeborenen finden sich die indifferenten Stammzellen in großer Zahl, mit zunehmendem Alter reduziert sich ihre Menge. Die indifferente Stammzelle wird mit der gewöhnlichen Färbung nicht angefärbt und wird deshalb auch als absolut *chromophob* bezeichnet. Diese Zellen gehören zu den kleinsten Parenchymzellen der Adenohypophyse, sind cytoplasmaarm, enthalten in ihrem Cytoplasma keine Granula und weisen einen locker strukturierten Zellkern auf. Die indifferente Stammzelle wird vielfach als *Regenerationszelle* für das Parenchym der Adenohypophyse angesehen.

2. Somatotropinproduzierende Zelle
(α-Zelle, acidophile Zelle, chromophile Zelle). Eine selektive lichtmikroskopische Darstellung der somatotropen Zellen gelingt mit Orange-G-Behandlung. Die polygonalen oder rundlichen somatotropen Zellen enthalten elektronenoptisch dichte, große Granula (dense secretory granules) mit einem Durchmesser von 300–350 nm, die den größten Teil des Cytoplasmas ausfüllen. Die Zelle besitzt einen meistens zentralständigen Zellkern. Im perinucleären Raum erstreckt sich regelmäßig ein gut entwickelter Golgi-Apparat. Zwischen den Granula finden sich Cisternen des granulären endoplasmatischen Reticulum und freie Ribosomen.

3. Mammotrope Zelle (luteotrope Zelle)
(ε-Zelle, acidophile Zelle, chromophile Zelle). Lichtmikroskopisch ist diese Zelle den acidophilen Zellen zuzurechnen. Mittels gewöhnlicher Kursfärbungen sind sie so nicht von den somatotropen Zellen abzugrenzen. Erst mit Azocarmin, das die mammotropen Zellen deutlich darstellt, ist eine Abgrenzung lichtmikroskopisch möglich.
Hauptsächlich diese HVL-Zellen sollen Prolactin (LTH) bilden, das die Milchdrüse und die Corpora lutea beeinflußt. Die mammotropen Zellen finden sich in der weiblichen Hypophyse in größerer Zahl als in der eines Mannes. Sie sind während der Schwangerschaft vermehrt und vergrößert. Die Form und Größe der mammotropen Zelle entspricht der der somatotropen Zellen. So ist der Zelleib rundlich oder polygonal. Diese Zellen werden durch die sekretorischen Granula charakterisiert, die etwa 600–900 nm im Durchmesser betragen und auffällig vielgestaltige Formen aufweisen.
Außer dem perinucleär gelegenen Golgiapparat mit zahlreichen leeren Vesikeln wird das Bild des Cytoplasmas bestimmt durch die langen Cisternen des granulären endoplasmatischen Reticulum, das große Teile des Cytoplasmas durchsetzt.

4. Gonadotrope Zellen (δ-Zelle, basophile Zelle, chromophil)
Mittels lichtmikroskopischer Darstellung läßt sich die Gruppe von δ-Zellen, die die gonadotropen Hormone FSH und teilweise auch LH-ICSH bilden, nicht differenzieren. Die gonadotropen Zellen sind

regelmäßig in enger Lagebeziehung zu Capillaren anzutreffen. Das elektronenmikroskopische Bild erlaubt auf Grund der unterschiedlichen Cytoplasmaorganisation die Einteilung in zwei Zelltypen:

a) *Gonadotrope Zelle, Typ I: FSH-Zelle:* Dieser Zelltyp weist einen großen, runden Zelleib mit einem randständigen Zellkern und einem gut entwickelten, perinucleär gelegenen Golgiapparat mit zahlreichen leeren Vesikeln auf. Elektronenoptisch dichte, ca. 200 nm große Sekretgranula sind gleichmäßig im Cytoplasma verteilt. Anteile des granulären endoplasmatischen Reticulum erscheinen überwiegend als unregelmäßig geformte, ribosomenbesetzte, vesikuläre Elemente, die gleichmäßig über den Zelleib verteilt sind. Dazwischen finden sich Mitochondrien und freie Ribosomen.

b) *Gonadotrope Zelle, Typ II, LH-Zelle: ICSH-Zelle:* Die Zelle ist in der Regel kleiner als die gonadotrope Zelle Typ I. Die polygonale Zelle Typ II weist einen mehr ovalen, zentralständigen Zellkern auf. Die sekretorischen Granula sind häufig an der der Capillare zugekehrten Seite der Zelle akkumuliert (Gefäßpol?). Die elektronenoptisch dichten Granula weisen keine Größen- und Formunterschiede auf und sind ca. 250 nm groß. Die Anlage des Golgiapparates und des ER ist nicht so ausgeprägt wie die der Typ I-Zellen. Man nimmt jedoch an, daß der größte Teil des LH-ICSH in den chromophoben Zellen des HVL gebildet wird (γ-Zellen).

5. *Thyreotrope Zelle* (TSH-Zelle, β-Zelle, basophile Zelle, chromophil)
Die thyreotrope Zelle gehört auf Grund lichtmikroskopischer Kriterien zu den basophilen Zellen. Sie ist PAS-positiv und fuchsinophil (β-Zelle). Die TSH-Zellen finden sich häufig inmitten der Parenchymzellstränge und -haufen ohne Lagebeziehung zum Capillarsystem.
Die thyreotropen Zellen gehören neben den indifferenten Zellen zu den kleinsten der Adenohypophyse. Sie weisen eine unregelmäßige Zellform auf. Der Zelleib bildet regelrechte Winkel. Das Cytoplasma enthält in der Regel wenig Zellorganellen. Die Sekretgranula sind elektronenoptisch dicht, ca. 100–150 nm im Durchmesser und von sphärischer bis spindelförmiger Gestalt.

6. *Corticotrope Zelle* (ACTH-Zelle)
Die elektronenoptisch sicher zu charakterisierende ACTH-Zelle scheint lichtmikroskopisch den chromophoben Zellen oder γ-Zellen zu entsprechen. Der relativ große Zellkörper entwickelt Zellfortsätze, die z.T. an der Gefäßwand endigen. Charakterisiert wird die ACTH-Zelle durch ihre gleichmäßig über das Cytoplasma verteilten Sekretgranula, die von Form und Größe den großen granulären Vesikeln des vegetativen Nervensystems vergleichbar sind. Die im Durchmesser ca. 200 nm großen Vesikel weisen mitunter excentrisch in den Vesikeln gelegene Granula auf. Daneben finden sich leere Vesikel über den Zell-

leib verstreut. Anschnitte des Golgiapparates, Cisternen des ER und Mitochondrien sind gleichmäßig im Cytoplasma verteilt. Eine Zuordnung der ACTH-Zelle (ELM) zu den α-Zellen (LM) wird ebenfalls diskutiert, eine endgültige Klärung steht noch aus.

16.1.1.2 *Pars infundibularis*, Pars tuberalis *Trichterlappen*

Die *Pars tuberalis* lagert sich der *vorderen Fläche* des *Hypophysenstiels* an und besteht aus zwei bis drei Lagen von Zellsträngen, die überwiegend der Längsrichtung des Hypophysenstieles folgen. Die Zellen der Stränge sind klein (im Vergleich zu denen des HVL) und vielgestaltig. Sie sind licht- und elektronenmikroskopisch in wenigstens zwei unterschiedliche Zelltypen einzuteilen: α-Zellen fehlen vollständig. β-Zellen sind nur in geringer Anzahl vorhanden. Es finden sich hauptsächlich die indifferenten Stammzellen und die γ-Zellen (beide sind chromophob). Außerdem kommen mitunter Inseln von Plattenepithel vor.

Elektronenmikroskopisch wird in agranuläre und in granuläre Zellen unterschieden:
Die agranulären Zellen bilden den größten Teil des Tuberalisparenchym. Es handelt sich um relativ kleine Zellen mit einem schmalen Cytoplasmasaum, in dem nur wenige Zellorganellen gelegen sind. Diese Zellen können zu regelrechten Follikeln, den Pseudofollikeln, zusammengelagert sein und weisen auf der der Follikelhöhle zugekehrten Zelloberfläche Mikrovilli auf. Die granulären Zellen oder Tuberaliszellen sind deutlich größer als die agranulären und enthalten in ihrem Cytoplasma sekretorische Granula mit einem Durchmesser von 150–200 nm. Auf Grund der elektronenmikroskopischen Kriterien ist ein Vergleich dieser Zellen mit den thyreotropen und den corticotropen Zellen des HVL angebracht. Die genaue Funktion der Parenchymzellen der Pars tuberalis ist aber bislang unbekannt. Die Pars tuberalis wird vom Nervengewebe der Neurohypophyse durch die dünne Lage von Bindegewebe getrennt, in dem zahlreiche Capillaren des Pfortadersystems verlaufen.

16.1.1.3 *Pars intermedia, Zwischenlappen*
Zwischen Adenohypophyse (Hypophysenvorderlappen) und Neurohypophyse (Hypophysenhinterlappen) ist die Pars intermedia gelegen.

In der embryonalen Entwicklung besteht zunächst eine regelrechte trennende epithelausgekleidete Höhle, die Rathkesche Tasche, die während der Entwicklung zurückgebildet wird. Zum Beispiel bei Ratten, Mäusen, Katzen und Hunden bleibt dieser Spalt auch bei der ausgereiften Hypophyse vorhanden, so daß in den Kurspräparaten, die von diesen Tieren angefertigt werden, ein Hypophysenspalt erkennbar ist, der bei der ausgereiften menschlichen Hypophyse nicht mehr vorhanden ist.

Die Pars intermedia der menschlichen Hypophyse besteht aus unterschiedlich großen, mit *Epithel begrenzten Cysten* (Follikel) und dem *Rest der Hypophysenhöhle*, die beide *Kolloid* enthalten. Die der Neurohypophyse (HHL) zugewandte Seite der Cysten und der Hypophysenhöhlenanlage ist von einschichtigem Epithel begrenzt. Die dem Vorderlappen zugekehrte Seite der Cysten und der Hypophysenhöhlenanlage ist von einem unregelmäßig gebauten, vorwiegend mehrschichtigen Epithel begrenzt. Die Epithelzellen weisen z. T. Flimmerhärchen auf, die in das Lumen der Cysten hineinragen.

Das Epithel der Cysten und des Restes der Hypophysenhöhle enthält keine sekretorischen Granula und grenzt sich somit deutlich gegen die übrigen polygonal geformten Parenchymzellen des Zwischenlappens ab, die zu *Zellsträngen* zusammengelagert sind. Hier finden sich hauptsächlich feingekörnte basophile (chromophile) Zellen, die sich mit zunehmendem Alter vermehren und in die Neurohypophyse (HHL) einwandern, so daß dann keine klare Abgrenzung zwischen Neurohypophyse und Adenohypophyse möglich ist (Basophileninvasion).

Der größte Teil der Zellen ist polygonal und enthält einen runden bis ovalen Zellkern mit ein bis zwei Kernkörperchen. Über das ganze Cytoplasma finden sich Sekretgranula oder Vesikel mit einem elektronendichten Kern und einem Durchmesser von ca. 200 nm verteilt.

Lichtmikroskopisch werden die Parenchymzellen als undifferenzierte β- und γ-Zellen beschrieben, die als Hormone das MSH und ein dem ACTH ähnliches Hormon bilden sollen. Das MSH oder Melanotropin soll bei Säugern die Melaninbildung beeinflussen. Das dem ACTH-ähnliche Hormon soll bisher noch nicht genau bekannte Wirkungen auf die Nebennierenrinde haben.

16.1.1.4 Neurohypophyse

Die Neurohypophyse besteht aus zwei Anteilen: Dem *Hypophysenstiel* mit Infundibulum und dem *Hypophysenhinterlappen* (HHL) oder Lobus posterior. Lobus posterior und Infundibulum bilden anatomisch und funktionell eine Einheit.

Die Neurohypophyse setzt sich aus *Geflechten markloser Nervenfasern*, die den Nervenzellen aus hypothalamischen Kerngebieten entstammen, und vom *Gliagewebe* sich herleitenden Pituicyten zusammen. Die Geflechte sind mit Silbernitrat vollständig darstellbar (Abb. 16.3). Die multipolaren Nervenzellen des Nucl. supraopticus und Nucl. paraventricularis sind sekretorisch tätig und senden ihre Axone durch das Infundibulum in den Hinterlappen (Abb. 16.3). Ihre Neurosekretgranula werden intraaxonal in den Hinterlappen geleitet und sind mit der Gomori-Färbung (Chromhämatoxylin-Phloxin-Färbung) in einem stahlblauen Farbton nachweisbar. Die übrigen vom Hypothalamus kommenden Neuriten sind z. B. mit Silbertechniken gut darstellbar.

Wie im Zentralnervensystem ist Bindegewebe auf die unmittelbare Umgebung der Blutgefäße beschränkt. Um die Gefäße liegen zahlreiche vegetative Nervenfasern mit ihren Transmittersegmenten. Vom Zwischenlappen aus sind in Gruppen oder einzeln gelegene basophile Zellen eingedrungen.

Der größte Teil der Zellen des Hypophysenhinterlappens sind mehr oder weniger plasmareiche Gliazellen, *die Pituicyten*. Diese modifizierten Gliazellen erscheinen im Routinepräparat nur als langgestreckte Faserpituicyten und als protoplasmareiche, z.T. pigmentierte Pituicyten. Die Pituicyten werden von Nervenfasern umgeben und sind auffällig vielgestaltig in Form und Größe. Häufig bilden sie lange Fortsätze aus. In Routinepräparaten sind nur die Kerne der Pituicyten sichtbar.

Die vielgestaltige, oft mit langen Fortsätzen versehene Zelle weist einen zentralständigen Zellkern mit vielen Oberflächeneinsenkungen auf. Im Perinucleärraum findet sich ein nur wenig entwickelter Golgiapparat. Gleichmäßig über die Zelle verteilt sind einzelne Mitochondrien und kleine Anteile des ER anzutreffen. Daneben finden sich geringe Gruppen von freien Ribosomen und Bündel von Filamenten, die z. T. in die Fortsätze hineinziehen.

Die Lagebeziehung von Pituicyten und Axonen entspricht dem Verhältnis von Neuroglia und

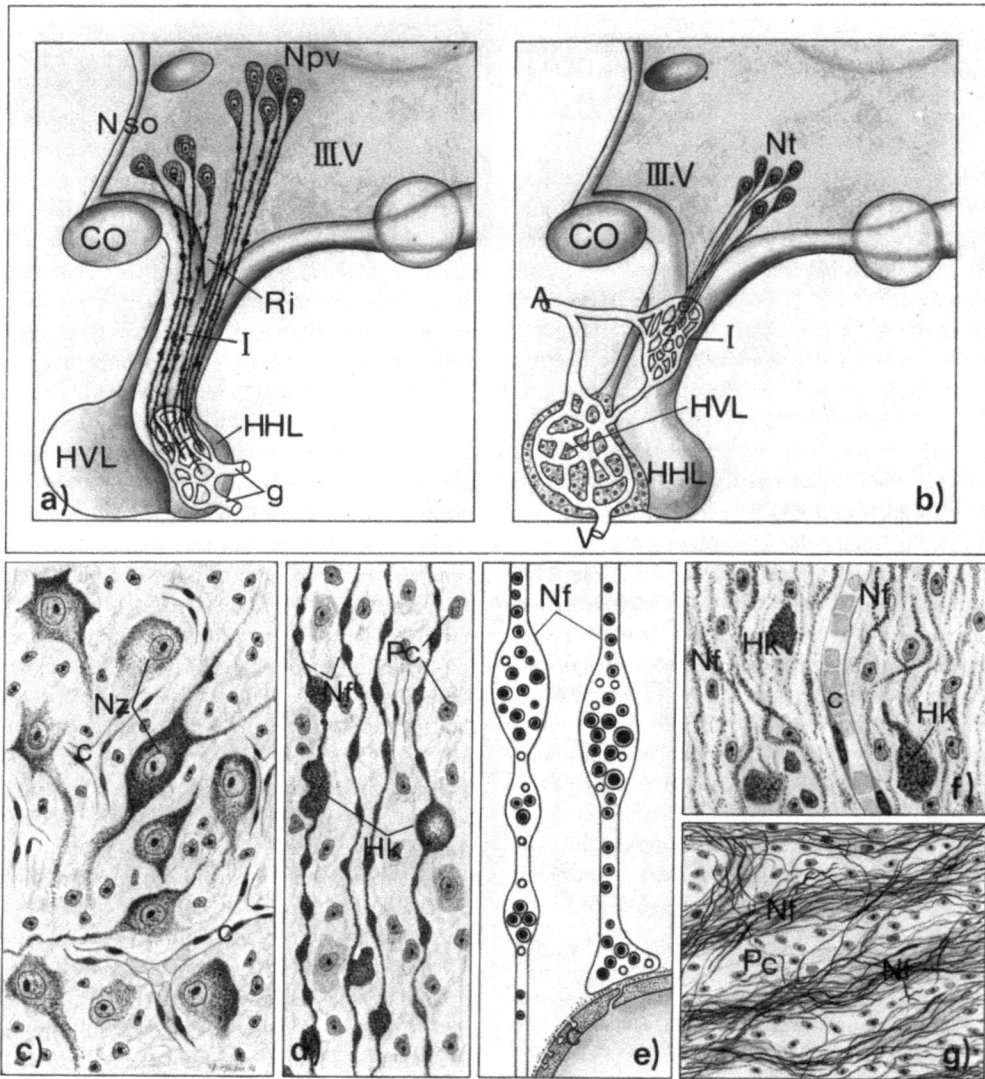

Abb. 16.3 Neurohypophyse, hypothalamo-hypophysäres System. **a** Tractus hypothalamo-hypophyseus (Schema). *Nso* = Nucleus supraopticus, *Npv* = Nucleus paraventricularis, *Ri* = Recessus infundibuli (III. Ventrikel), *I* = Infundibulum, *HHL* = Hypophysenhinterlappen, *HVL* = Hypophysenvorderlappen, *CO* = Chiasma opticum, *III. V* = III. Ventrikel (Wand), *g* = Blutgefäße. **b** Tractus tubero-infundibularis (Schema). *Nt* = Nucleus tuberalis (Nucleus infundibularis), *CO* = Chiasma opticum, *A* = Arterie, *V* = Vene, *HVL* = Hypophysenvorderlappen, *HHL* = Hypophysenhinterlappen, *I* = Infundibulum, III. *V* = III. Ventrikel (Wand). **c** Perikarya der neurosekretorischen Neurone (Nucleus supraopticus: Vergr. etwa 550fach, Gomori-Färbung). *Nz* = Nervenzelle, *c* = Capillare.

d Nervenfasern des Tractus hypothalamo-hypophyseus mit Anschwellungen (Herring' Körper). *Nf* = Nervenfasern, *Hk* = Herring' Körper, *Pc* = Kerne von Pituicyten. (Vergr. etwa 600fach, Gomori-Färbung). **e** ELM-Schema neurosekretorischer Nervenfasern und -endigungen und ihr Kontakt zum Blutgefäßsystem. *c* = Capillare, *Nf* = neurosekretorische Nervenfasern mit osmiophilen Vesikeln (Vergr. etwa 12000fach). **f** Hypophysenhinterlappen. Darstellung der neurosekretorischen Neurone mit der Gomori-Technik (Vergr. etwa 600fach). *Nf* = neurosekretorische Nervenfasern, *Hk* = Herring' Körper, *c* = Capillare. **g** Neurohypophyse, Hypophysenhinterlappen (Vergr. etwa 550fach, Silberimprägnation). *Nf* = marklose Nervenfasern, *Pc* = Pituicyten

Axonen in den anderen Abschnitten des Nervensystems.
Eine spezielle Funktion der Pituicyten ist bislang unbekannt.

Tractus hypothalamo-hypophyseus
Von bestimmten Kerngebieten (Ganglien = Zellansammlungen) des Hypothalamus, dem Nucleus supraopticus und Nucl. paraventricularis, strahlen marklose Nervenfasern in das Infundibulum ein (Tractus hypothalamo-hypophyseus). Ein Teil der Nervenfasern endigt hier in der Wand des Recessus infundibuli (III. Ventrikel, Eminentia mediana).
Die Eminentia mediana bildet den größten Teil des Infundibulum und stellt eine Erhabenheit der ventralen Trichterwand dar. Die hier endigenden Axone entwickeln ihre Axonanschwellungen in unmittelbarer Annäherung an das im Infundibulum reichlich vorhandene Capillarnetz und schütten so ihren Inhaltsstoff in das Blutgefäßsystem. Auf Grund dieser engen Verknüpfung von Nervengewebe und Blutgefäßsystem wird dieser Bereich auch neurohämale Region genannt. Die Capillaren der Eminentia dringen von außen radiär in das Infundibulum ein.
Der größere Teil der Nervenfasern des Tractus hypothalamo-hypophyseus verläuft durch das Infundibulum hindurch, um im Hypophysenhinterlappen sich erheblich aufzuzweigen und in unmittelbarer Nähe von den sinusoid-artig erweiterten Capillaren zu endigen. Hier gelangt ihr Sekret in die Blutbahn, um so im ganzen Körper verteilt zu werden.
Der Tractus hypothalamo-hypophyseus wird von Axonen gebildet, die als die langen Zellfortsätze von neurosekretorischen Nervenzellen in der Hypothalamusregion entspringen.
Diese *neurosekretorischen Nervenzellen* (Nucl. paraventricularis und supraopticus) bilden in ihrem Cytoplasma die *Neurohormone* oder Neurosekrete. Die neurosekretorischen Nervenzellen weisen eine Cytoplasmaorganisation auf, die der allgemeinen Organisation eines Ganglionzellsomas entspricht. Zusätzlich finden sich im Cytoplasma 120–200 nm große "dense core"-Vesikel, die Neurosekretgranula. Häufig sind die Neurosekretgranula in der Nähe von gut entwickelten Golgiapparaten anzutreffen. Granuläres endoplasmatisches Reticulum ist zu Nissl' Schollen zusammengelagert. Daneben finden sich freie Ribosomen, Mitochondrien, Lysosomen und Lipofuscinpigmente. Die in den Kerngebieten des Hypothalamus gebildeten Neurohormone werden für die Speicherung und den Transport an eine Polypeptid-Trägersubstanz, das Neurophysin, gebunden.
Dieser Neurophysin-Hormonkomplex entspricht dem Neurosekret und ist mit Chromhämatoxylin-Phloxin gut darstellbar. So lassen sich mit dieser Technik die Perikarya der neurosekretorischen Neurone deutlich von den anderen Kerngebieten des Hypothalamus abgrenzen. Eine unterschiedliche Farbstoffaufnahme (Anfärbbarkeit) deutet auf den unterschiedlichen Gehalt an gespeicherten Neurosekreten hin.
Die Darstellung der Neurosekrete ist nicht auf das Perikaryon beschränkt; mittels der Gomori-Technik färben sich auch die im Axon transportierten Neurosekrete an. So erkennt man die Neurosekrettropfen z.T. als perlschnurartige, sehr feine Nervenfaseranschwellungen, die den Verlauf der Nervenfasern wiedergeben. Mitunter finden sich große, z.T. unregelmäßig geformte Axonanschwellungen, vollgefüllt mit Neurosekret, die als *Herring-Körper* bezeichnet werden.

Elektronenmikroskopisch fallen die Anschnitte von neurosekretorischen Axonen durch eine Lage dunkler, membranumgebener Neurosekretgranula mit einem Durchmesser von 120–200 nm auf. Herring-Körper unterscheiden sich im elektronenmikroskopischen Bild von anderen Axonabschnitten nur durch die Ausdehnung der Axonschwellung, die die Größe der Nervenzelleiber überschreiten kann.

Im N. supraopticus, N. paraventricularis, im Hypophysenstiel und im Hypophysenhinterlappen sind zwei Neurohormone nachweisbar, das Oxytocin und das antidiuretische Hormon. Diese Neurohormone werden in den Nervenzellsomata der neurosekretorischen Nervenzellen des Nucl. supraopticus und paraventricularis des Hypothalamus gebildet und intraaxoplasmatisch in Form der Vesikel durch die Axone bis zu deren Ende am Blutgefäßsystem des Hypophysenhinterlappens transportiert. Der Hypophysenhinterlappen ist als ein Reser-

330 Endokrine Drüsen

voir und Abgabeort für diese Neurosekrete anzusehen.

Oxytocin (Wehenhormon) regt die Tätigkeit der Uterusmuskulatur während der Austreibung (Geburt) und der menstruellen Desquamation an. In den Milchdrüsen sorgt es für die Contraction der Myoepithelzellen an den Drüsenendstücken.
Das antidiuretische Hormon (ADH, Adiuretin, Vasopressin) bewirkt eine Erhöhung des Blutdruckes und in der Niere die Hemmung der Diurese (s. Lehrbücher der Physiologie).

Tractus tubero-infundibularis
Eine weitere Gruppe von kleineren neurosekretorischen Nervenzellen mit der gleichen elektronenmikroskopischen Struktur, aber nicht gleicher Anfärbbarkeit, ist im Bereich des Trichtereingangs gelegen, die Nucl. tuberales.
Von den Nuclei tuberales (Ganglienzellansammlungen um den Trichtereingang) verlaufen die Nervenfasern als Tractus tubero-infundibularis zur vorderen Wand des Infundibulum und endigen dort an spiralig verlaufenden Capillaren (Capillarschlingen), den sog. Spezialgefäßen, deren Blutabfluß durch das Parenchym der Adenohypophyse verläuft. Das Sekret (Neurosekretgranula, Releasing-Faktoren), das von den Nervenendigungen an die Blutbahn abgegeben wird, gelangt auf diesem Weg in die Adenohypophyse.

Unter Releasing-Faktoren versteht man eine Gruppe von Peptidhormonen (in Kerngebieten des Hypothalamus gebildet), die die Bildung und die Ausschüttung der Hypophysenvorderlappen-Hormone stimulieren.

Ein Teil der Axone des Tract. tubero-infundibularis bildet an Zellen des Infundibulum regelrechte Synapsen. Bei diesen Zellen handelt es sich um Ependymzellen, die Tanycyten, die sich von der Innenfläche des 3. Ventrikels (Infundibulum) bis zur Oberfläche der Eminentia mediana erstrecken und so eine Stoffwechselbeziehung zwischen Blutgefäßsystem, Liquorsystem und Nervensystem ermöglichen.

16.2 Epiphyse (Corpus pineale, Zirbeldrüse)

Die Epiphyse entwickelt sich aus einer vom Dach des Zwischenhirnbläschens ausgehenden Falte, vor der eine Anhäufung von Zellen gelegen ist. Aus diesem Material entwickeln sich die vordere und hintere Pinealanlage, die anschließend verschmelzen. Ein auch im ausgereiften Zustand immer noch vorhandenes Bindegewebsseptum deutet noch auf die ursprüngliche Doppelanlage hin. Am Ende des sechsten Fetalmonats differenzieren sich die ursprünglich einheitlich rundlichen Zellen, und es entwickeln sich aus ihnen Gliazellen, Nervenzellen und Pinealzellen.

Die Epiphyse liegt im Dach des III. Ventrikels und hat die Form einer Kugel oder ist zapfenförmig. Das ca. 10 mm große Organ ist von einer Pia mater überzogen und hat eine Bindegewebskapsel, von der Septen in das Innere strahlen. Das Bindegewebe trennt die Drüse in *ungleich große Läppchen*, die von meist unregelmäßig angeordneten Zellen ausgefüllt sind.
Die *Bindegewebssepten* setzen sich aus kollagenen, wenigen elastischen Fasern und aus argyrophilen Gitterfasern zusammen, zwischen denen freie Bindegewebszellen, wie z.B. Mastzellen, anzutreffen sind.
Zellformen: In der Epiphyse treten zwei Zellarten auf, die *Pinealzellen* und die *Gliazellen* (Abb. 16.4).

16.2.1 Die *Pinealzellen* (Pinealocyten, Hauptzellen) sind *verzweigte* Zellen, die zu *epithelartigen Verbänden* in Form von kleinen Haufen *zusammengelagert* sind und die Hauptmasse des Organs ausmachen. Die Zellfortsätze dieser Zellen enden häufig mit Anschwellungen in Gefäßnähe oder in den angrenzenden Bindegewebssepten. Die Pinealocyten enthalten einen rundlichen bis nierenförmigen, zentralständigen Zellkern mit z.T. mehreren deutlichen Kernkörperchen. Außer Mitochondrien, Anteilen des Golgi-Apparates sowie geringen Anteilen des granulären endoplasmatischen Reticulum sind zwei weitere Differenzierungen im Cytoplasma der Pinealocyten vorhanden, die die Zelle im ELM-Bild charakterisieren: die Mikrotubuli und die Cisternen des agranulären endoplasmatischen Reticulum.

Abb. 16.4 Epiphyse (Corpus pineale) und Glandula ▶ parathyreoidea (Nebenschilddrüse). **a** Schnitt durch die Epiphyse (Übersichtsvergrößerung). *A* = Acervulus (Hirnsand). *L* = Drüsenläppchen. *S* = Bindegewebssepten. **b** Pinealzelle aus der Epiphyse (nach STÖHR, jun.). **c** Fortsatzendigungen von Pinealzellen an einer Capillare (*c*) im septalen Bindegewebe (nach STÖHR, jun.). **d** Glandula parathyreoidea. (GP) und Follikel (Fo) der Glandula thyreoidea. *F* = Fettgewebe. **e** Haufen und Balken von Epithelzellen. *g* = Gefäß

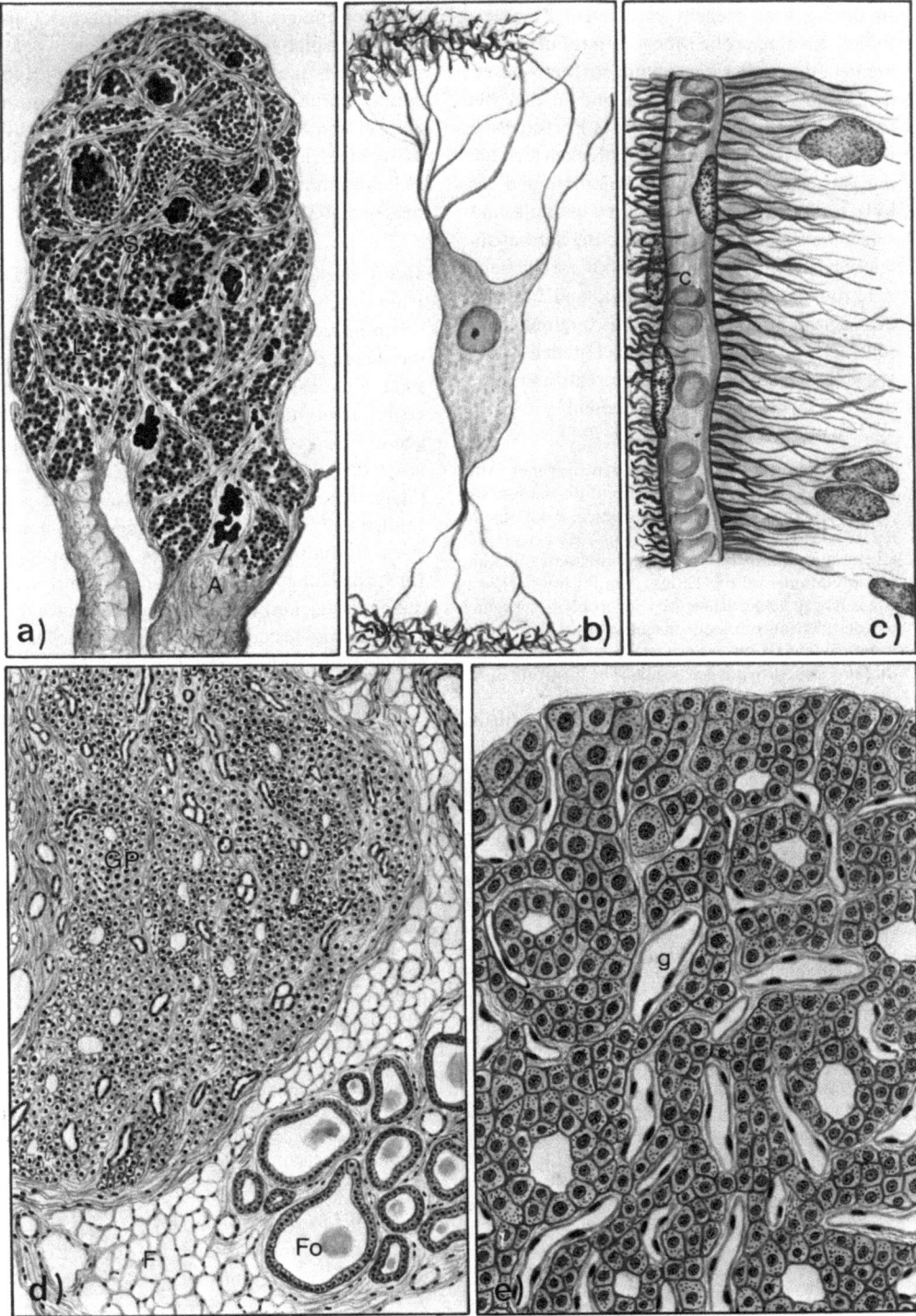

Abb. 16.4

In dem ganzen Zelleib und seinen Fortsätzen findet sich eine große Menge von tubulären Elementen, die im Perikaryon ungerichtet zwischen den Zellorganellen verlaufen und in den Zellfortsätzen längs zum Verlauf des Fortsatzes angeordnet sind. Gleichmäßig erstrecken sich über das ganze Cytoplasma kleine tubuläre und vesikuläre Cisternen des agranulären endoplasmatischen Reticulum, die z. T. ganze Bereiche ausfüllen können. Entsprechende vesikuläre Elemente, z. T. mit massendichtem Inhalt, und Cisternen des agranulären (glattwandig) endoplasmatischen Reticulum finden sich auch in den Endanschwellungen der Cytoplasmafortsätze und werden als Hormonspeicher angesehen.

In der Epiphyse wurden das zu den biogenen Aminen gehörende Hormon Melatonin, dessen Vorstufen und Syntheseenzyme nachgewiesen. Bei Säugetieren scheint Melatonin das Ovar und den ovariellen Cyclus zu beeinflussen. Eine inhibitorische Wirkung von Melatonin auf die Tätigkeit endokriner Drüsen, wie z. B. der Schilddrüse, ist wiederholt beschrieben worden. Melatonin steht in enger stofflicher Beziehung zu dem Hormon Serotonin, so daß eine Beeinflussung der Aktivität serotoninerger Neurone durch die Pinealocyten angenommen werden darf.
In die Epiphyse gelangen Nervenfasern der Sehbahn, die an den Pinealocyten Noradrenalin und Serotonin freisetzen, das die Bildung und Ausschüttung von Melatonin bewirken soll. Auf Grund dieser direkten Verknüpfung von Nervengewebe, dessen Tätigkeit direkt von der Sehleistung abhängig ist, und den melatoninproduzierenden Pinealocyten wird die Epiphyse auch als photo-neuroendokrines Organ bezeichnet. In diesem Zusammenhang werden die Tag-Nacht-Konzentrationsschwankungen von Serotonin und Melatonin in der Epiphyse verständlich. Über diese lichtabhängigen Konzentrationsschwankungen von Serotonin und Melatonin wird eine rhythmische Beeinflussung des endokrinen Systems durch die Epiphyse möglich, so daß eine enge Beziehung der Epiphyse zum Circadianrhythmus im Sinne einer Steuertätigkeit vermutet werden kann.
Die in älteren Lehrbüchern beschriebenen Kernkugeln, die Hinweise auf eine spezifische sog. Kernsekretion geben sollen, sind nicht als charakteristisches Merkmal für die Pinealocyten anzusehen, da ähnliche Gebilde auch an Kernen anderer Zellen beschrieben worden sind.

16.2.2 *Interstitialzellen* (Gliazellen): Die Pinealocyten liegen in einem Gliafasergerüst aus Interstitialzellen, die zur Gruppe der *faserigen Astrocyten gehören*. Die Zellfortsätze dieser Interstitialzellen endigen z. T. an den zahlreichen Capillaren der Epiphyse.
Das ELM-Bild der Interstitialzelle wird bestimmt durch den großen, runden Zellkern und Bündel von Filamenten im Cytoplasma. Außer Mitochondrien, Golgi-Apparat und ER finden sich Ansammlungen von Glykogen, das besonders in den Zellfortsätzen anzutreffen ist.

16.2.3 *Involution, Acervuli* (Abb. 16.4): Das Hauptwachstum der Epiphyse fällt beim Menschen in die ersten Lebensjahre, so daß sie um das siebente Jahr auf der Höhe ihrer Entwicklung steht. Zu diesem Zeitpunkt lassen sich auch die ersten Involutions (Rückbildungs)-Erscheinungen in Form von Degeneration der Pinealzellen feststellen. So nimmt das Bindegewebe und das Gliagewebe auf Kosten des Drüsengewebes zu. Infolge der Zunahme des Gliagewebes kommt es zur Bildung von Gliaplaques, in denen infolge Einschmelzung Cysten entstehen. Im Inneren dieser Cysten kommt es zur Concrementbildung (Ablagerung fester Massen) aus lamellär geschichtetem Kolloid mit Ca- und Mg-Salzen, den Acervuli. Die Acervuli oder der Hirnsand sind 5 μm große tropfsteinähnliche Concremente, die im Alter röntgenologisch nachweisbar sind.

16.3 Schilddrüse (Glandula thyreoidea) [14.6.1.] (Abb. 16.5)
Die Schilddrüse ist entodermaler Herkunft. Sie entwickelt sich aus dem Epithel des Zungengrundes, wächst von hier als tubulöse Drüse in die Tiefe.
Ihr am Foramen caecum des Zungengrundes mündender Ausführungsgang, der Ductus thyreoglossus, obliteriert (verödet), die Tubuli werden durch wucherndes Bindegewebe in kurze Abschnitte, die Schilddrüsenfollikel, unterteilt.
Vom Epithel der 4. Schlundtasche stammen weitere Anlagen der Schilddrüse ab, die als laterale Anteile den bei vielen Tieren anzutreffenden selbständigen Ultimobranchialkörpern entsprechen. Aus diesen Elementen gehen die C-Zellen (s. S. 334) der Schilddrüse hervor.

Die *Schilddrüse* stellt eine *alveoläre Drüse* ohne Ausführungsgang dar und ist durch Bindegewebssepten in verschieden große Läppchenbezirke unterteilt. Diese Septen entspringen einer derben, bindegewebigen Kapsel, der *Capsula fibrosa*, die das ganze Organ umgibt. Bei Übersichtsvergrößerung und Routinefärbung er-

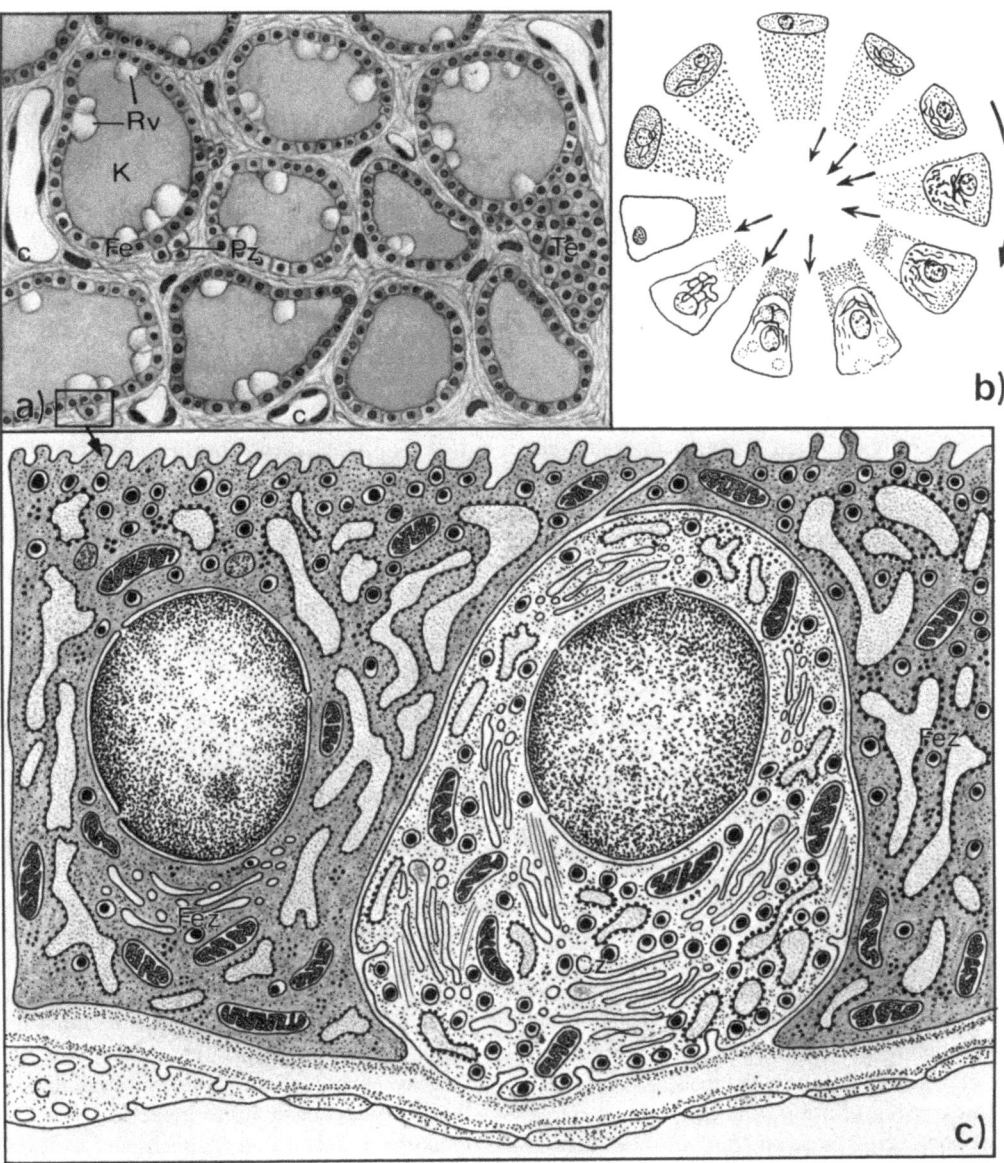

Abb. 16.5 Schilddrüse. **a** Schilddrüsenfollikel (LM), K = Kolloid, Rv = Randvacuolen, Fe = Follikelepithel, Pz = parafollikuläre Zellen, c = Capillarsinus, Te = Tangentialschnitt durch Follikelepithel. **b** Schema der Formveränderung von Follikelepithelzellen beim Übergang von der Stapel- zur Sekretions- und Resorptionsphase. (In Anlehnung an BARGMANN). **c** Ausschnitt (ELM) aus der Wand eines Follikelepithels (Vergr. etwa 25000fach). Fez = Follikelepithelzellen, Cz = parafollikuläre Zelle (C-Zelle, calcitoninbildend), c = Capillarsinuswand

kennt man mit dem Lichtmikroskop die durch kollagenes Bindegewebe voneinander abgegrenzten, *verschieden großen Läppchenbezirke*. Durch feinere Septen werden diese noch weiter unterteilt. Diese Lobuli enthalten die dicht nebeneinanderliegenden *Schilddrüsenfollikel* und kleine Zellhaufen, die zwischen den Follikeln gelegen sind, die *parafollikulären Zellen*, sowie außerordentlich zahlreiche Blut- und Lymphcapillaren und vegetative Nervenfasern.

Schilddrüsenfollikel (Schilddrüsenbläschen): Die Schilddrüsenbläschen sind kugelige, ovoide bis schlauchförmige Hohlräume, die in der Größe sehr variabel sind und das *Schilddrüsenkolloid* enthalten, das bei H.E.-Färbung gewöhnlich rötlich erscheint. Älteres, festes Kolloid kann bei der gleichen Technik einen mehr bläulichen Farbton annehmen. Die Wand der Follikel besteht aus einem geschlossenen Verband eines unterschiedlich hohen, einschichtigen Epithels aus flachen, kubischen oder zylindrischen Epithelzellen.

Die *Follikelepithelzellen* (Hauptzellen) sind helle, *chromophobe* Zellen mit gut abgrenzbaren Zellmembranen und einem leicht basal gelegenen, locker strukturierten Zellkern. In den basalen Bereichen des Cytoplasma finden sich z.T. weitgestellte Cisternen des granulären endoplasmatischen Reticulum, im apikalen (der Follikelhöhle zugekehrten Seite) Cytoplasmabereich befindet sich in Kernnähe ein gut entwickelter Golgi-Apparat. Außerdem läßt sich nicht selten Kolloid bzw. seine Vorstufen in Form von Kolloidtropfen im Cytoplasma nachweisen. An der freien Oberfläche entwickelt die Follikelepithelzelle Mikrovilli, die in die Follikelhöhle hineinragen.

Sekretbildung (Abb. 16.5): Die Follikelepithelzellen sind gewöhnlich (indifferenter Zustand) *isoprismatisch*. Sie bilden feine *Prosekretgranula* oder *Kolloidtropfen*, die an die *Follikelhöhle* abgegeben werden. Die Kolloidtropfen sind ein Komplex aus Schilddrüsenhormon (Thyroxin, Trijodthyronin) und Trägerprotein, das Thyreoglobulin. Das proteingebundene Hormon wird dann in den Follikeln gestapelt.

In der Stapelform, *dem Ruhezustand*, sind die Follikel groß und von platten bzw. *flachen Epithelzellen* begrenzt. Die Konsistenz des angereicherten Kolloids ist erhöht, und deshalb finden sich wenig Schrumpfungstendenzen des Kolloids und *Randvacuolen*. Die dichtere Konsistenz des Kolloids führt zu einer erhöhten Anfärbbarkeit.

Die Durchblutung der parafollikulär gelegenen Blutgefäße ist verringert.

Sekretausschleusung (Resorptionsphase): Durch ein vom Follikelepithel produziertes, proteolytisches Enzym wird das in der Follikelhöhle eingedickte, gestapelte Kolloid wieder in freies Hormon und Globulin gespalten und dadurch schon in der Follikelhöhle wieder verflüssigt. So entstehen am Rand des Follikels Vacuolen, die Randvacuolen, aus denen dann das Hormon von den Follikelepithelzellen rückresorbiert und im aktiven Transport durch die Follikelwand an die Blutcapillaren abgegeben wird. In seiner Transportform an Blutproteine gebunden, wird es mit der Blutcirculation in den Organismus gebracht. Die Hauptzellen sind in diesem Zustand *hochprismatisch* und enthalten häufig Vacuolen, die mit Hormon gefüllt sind. Die Zellkerne sind relativ klein und basalständig.

In dieser Aktivitätsphase oder Resorptionsphase sind die Epithelzellen zu hochprismatischen Formen angeschwollen. Das Kolloid wird, am Epithelrand zuerst, verflüssigt, es entstehen Randvacuolen. Die Ausdehnung des Follikels nimmt ab und die umgebenden Blutgefäße sind stark erweitert.

Kolloidzelle: Außer den relativ hellen Hauptzellen (Thyreocyten) finden sich noch Zellen im Follikelepithel, die ein stark färbbares, kompaktes Cytoplasma und einen dunklen Kern aufweisen. Es handelt sich um zugrundegehende Zellen mit Degenerationszeichen am Kern, die regelmäßig im Follikelepithel anzutreffen sind.

Parafolikuläre Zellen (C-Zellen, Abb. 16.5): Neben und seltener in der Wand der Follikelbläschen finden sich häufig in enger Lagebeziehung zum Follikelepithel parafollikuläre Zellen oder C-Zellen (calcitoninbildende Zellen), die z.T. vereinzelt oder in Gruppen gelegen sind. Sie sind von der Follikelhöhle meistens durch das Follikelepithel getrennt, werden aber z.T. von derselben Lamina basalis umschlossen, die das Follikelepithel nach außen abgrenzt. Die parafollikulären Zellen sind rundlich oder oval und fallen durch die Helligkeit des Cytoplasmas im ELM-Bild auf. Kleine granuläre Vesikel ("dense core vesicles") mit einem Durchmesser von 100–200 nm sind über den Zelleib verteilt und finden sich besonders in der Nähe des gut entwickelten Golgi-Apparates. Der Inhalt der granulären Vesikel läßt deutliche Unterschiede in der Dichte erkennen. Daneben finden sich Mitochondrien, freie Ribosomen und Lysosomen.

Funktion der Schilddrüse: Der Funktionszustand der Schilddrüse ist abhängig von exogenen Faktoren wie Ernährung, Temperatur, psychische Beanspruchung

(Streß) u.a. Die Schilddrüse beeinflußt mit ihren beiden Follikelhormonen, dem Thyroxin und dem Trijodthyronin, den Grundumsatz und damit die Intensität des Körperstoffwechsels.
Die parafollikulären Zellen bilden das Thyreocalcitonin, das als Antagonist zum Parathormon den Blutcalciumspiegel senkt.

16.4 Epithelkörperchen (Glandulae parathyreoideae, Nebenschilddrüse) [14.6.2.]

Als Epithelkörperchen bezeichnet man kleine Organe, die beim Mensch auf der Dorsalseite der Schilddrüse gelegen sind. In der Regel befinden sich an jedem der beiden Schilddrüsenlappen mindestens je zwei dieser ca. 3-10 mm langen und 2-5 mm dicken Organe.

Jedes Epithelkörperchen ist von einer *Bindegewebskapsel* umschlossen, von der zahlreiche *Septen* in das Innere eindringen und sich miteinander verbinden.

Das Parenchym (Abb. 16.4) der Epithelkörperchen ist sehr unterschiedlich gebaut. Es kann als *kompakter Zellkomplex aus Epithelzellbalken* und *Haufen* angeordnet sein, die Epithelzellhaufen können aber auch durch Einlagerung von Fettgewebe lockerer verteilt und auseinandergezogen sein. Dazwischen erstreckt sich ein dichtes Capillarnetz.

Gelegentlich findet sich eine follikelähnliche Anordnung der Zellen und innerhalb dieser Follikel eine Kolloidsubstanz. Das Drüsenparenchym besteht aus dichtgelagerten Zellen, die in zwei verschiedene Typen einzuteilen sind:

1. Die *Hauptzellen* sind *polygonal*, weisen einen zentralständigen Zellkern auf und sind *schwach acidophil*.

Das Cytoplasma dieser Zellen wird durch unterschiedlich große und elektronendichte Vesikel bzw. Granula, die z.T. von einer Membran umgeben sind, bestimmt. Daneben finden sich große Mengen von Glykogengranula und Lipofuscinpigmente. Die großen, elektronenoptisch dichten Granula sollen das Parathormon (wirkt auf den Calcium- und Phosphatstoffwechsel) enthalten und sind vermutlich das elektronenoptische Äquivalent für die mittels Chromalaun lichtmikroskopisch in den Hauptzellen dargestellten Sekretgranula.

2. Die *oxiphilen Zellen* sind *größer* als die Hauptzellen, und nur in deutlich *geringerer Anzahl* im Parenchym anzutreffen. Sie liegen vereinzelt oder in kleinen Gruppen und sind *stark acidophil*.

Das Cytoplasma ist nahezu vollständig von langen Mitochondrien ausgefüllt. Dazwischen sind Glykogengranula gelegen. Andere Zellorganellen, wie ER und Golgi-Apparat, sind nur selten anzutreffen.
Die oxiphilen Zellen scheinen mit zunehmendem Alter vermehrt vorzukommen. Ihre Funktion ist bislang unbekannt.

16.5 Langerhanssche Inseln (endokriner Pankreasteil, Inselapparat, Abb. 13.23)

Inmitten des exokrinen Teils des Pankreas, der eine rein seröse Drüse mit Ausführungsgangsystem darstellt und den Pankreassaft mit den Verdauungsenzymen produziert, liegen die sich im lichtmikroskopischen Schnitt deutlich abhebenden *endokrinen Langerhansschen Inseln*.

Die Langerhansschen Inseln bilden in ihrer *Gesamtheit das Inselorgan*. Insgesamt sind ca. 0,5-1,5 Millionen Inseln im Pankreas, hauptsächlich in seinem Schwanzteil, lokalisiert.

Die Langerhansschen Inseln sind zumeist *rundliche Zellansammlungen* mit einem Durchmesser von 100-200 µm. In gefärbten Präparaten erscheinen sie als hellere Flecken, denn ihre Zellen färben sich schwächer als die der exokrinen Acini. Die Parenchymzellen der Inseln sind zu netzförmig miteinander anastomosierenden Strängen oder kleinen Haufen angeordnet, zwischen denen auffallend zahlreiche und sinusoidartig weitgestellte, fenestrierte Capillaren verlaufen.

Jede Insel wird von einer eigenen Arteriole mit Blut versorgt, die sich in der Insel zu dem Capillarsystem aufzweigt. Diese Capillaren nehmen innerhalb der Insel an Weite zu und gehen kontinuierlich in die außerhalb der Insel verlaufenden Capillaren über, die durch den exokrinen Pankreasanteil ziehen. Das Blut aus den Inseln kann aber auch über Kurzverbindungen direkt in die größeren benachbarten Venen fließen.

Zellformen: Die einzelnen Inselzellen sind meist ca. 15 µm große Zellen, deren Kern länglich bis oval geformt ist. Eine H.E.-Färbung erlaubt keine Differenzierung der polyedrischen oder rundlichen Drüsenzellen in einzelne Zelltypen. Dagegen lassen sich in den Inseln mit verschiedenen Färbemethoden infolge unterschiedlicher Anfärbung folgende Zelltypen unterscheiden:

1. α-Zellen (A-Zellen): Die A-Zellen (15-20% aller Inselzellen) liegen meist in der Peripherie der Langerhansschen Inseln, sind klein und enthalten in ihrem Cytoplasma die α-Granula, die mit Silberimprä-

gnation intensiv schwarz imprägniert werden (Silberzellen). Bei der Gomorifärbung tönen sie sich schwach rötlich.
Im elektronenmikroskopischen Bild (Abb. 13.24) verkörpern die α-Granula elektronenoptisch dichte Körnchen, die von einer Membran umgeben sind. Der Randsaum zwischen Granula und Membran weist eine unterschiedliche Tönung auf. Die α-Granula sind größer und dichter als die β-Granula der β-Zellen (s. unten). Die α-Granula enthalten Vorstufen des Glucagons, eines Hormons, das u. a. den Blutzuckerspiegel durch Aktivierung des Glykogenabbaus in der Leber erhöht.

2. *β-Zellen* (B-Zellen): Die β-Zellen bilden den größten Teil der Langerhansschen Inseln (ca. 80%). Die β-Zellen sind schwächer färbbar. Im Gomori-Präparat erscheinen sie in einem bläulichen Farbton. Ihre Kerne sind etwas größer als die der α-Zellen. Ihr Cytoplasma ist feinst granuliert (β-Granula). Die β-Granula stellen sich elektronenoptisch als kleinere Vesikel (im Vergleich zu den α-Granula) dar, in denen kantige, elektronenmikroskopisch dichte Körper gelegen sind.
Diese extrem elektronendichten Granula enthalten die Vorstufen des Insulins, eines Hormons, das u. a. den Blutzuckerspiegel durch Verstärkung des Glykogenaufbaus und des Zuckerabbaus (Glykolyse) senkt.

3. *D-Zellen* (A_1-Zellen, δ-Zellen, Abb. 13.24): Mit Anilinblau sind inmitten der Langerhansschen Inseln selektiv Zellen mit einem chromatinreichen Kern und feiner Cytoplasmagranulation zu erkennen. Sie bilden etwa 2% des Inselparenchyms. Elektronenmikroskopisch unterscheiden sich die D-Zellen von den α-Zellen und β-Zellen nur durch die kleinen, membranbegrenzten Granula, die eine unterschiedliche elektronenoptische Dichte aufweisen. Die D- oder δ-Zellen bilden eine in der Wirkung dem Gastrin ähnliche Substanz, das Polypeptid Somatostatin und werden so funktionell wie auch auf Grund des elektronenoptischen Erscheinungsbildes zum APUD-System (s. S. 341) gerechnet. Wahrscheinlich regelt das Somatostatin die Hormonabgabe der Inselzellen. Nach einer neueren Einteilung werden die D-Zellen zum GEP-System (s. S. 341) gerechnet.

16.6 Nebenniere (Glandula suprarenalis) [17.4.1.]
(Abb. 16.6 u. 16.7)

Die Nebenniere ist auf dem oberen Nierenpol gelegen. Sie ist paarig angelegt und besteht entwicklungsgeschichtlich aus zwei verschiedenen Anteilen:

Die *Rindenschicht*, Cortex renalis, ist epithelialer Natur und entsteht aus dem Zölomepithel.
Das *Mark*, die Medulla, entwickelt sich aus ektodermalen Zellelementen, den Sympathicoblasten, die die Marksubstanz der Nebenniere bilden.

Schon mit Lupenvergrößerung läßt sich im lebensfrischen Schnitt durch die Nebenniere die dunklere Marksubstanz von der helleren Rindensubstanz unterscheiden. Das Nebennierenmark wird allseitig von der Nebennierenrinde umschlossen.
Nach außen ist die Nebenniere von einer starken bindegewebigen *Kapsel* aus kollagenem Bindegewebe umgeben, in dem elastische Fasern, glatte Muskelfasern und vegetatives Nervengewebe (Nervenfasern und Nervenzellen) enthalten sind.
In ihren äußeren aufgelockerten Schichten enthält die Nebennierenkapsel Fettgewebe.
Von der Innenfläche der *Nebennierenkapsel* strahlen zahlreiche Gefäße und Nerven führende, bindegewebige Septen radiär in die Rindensubstanz ein. An der Grenze zwischen Mark- und Rindensubstanz lösen sich die Septen in feine, in die Marksubstanz einziehende Fasern auf.

16.6.1 Die Nebennierenrinde (*Cortex suprarenalis*, NNR)

Die Nebenniere des Erwachsenen besteht zu etwa 80% aus den Schichten der Nebennierenrinde. Auf Grund des hohen Lipidgehaltes läßt sich die Nebennierenrinde in nativen Schnittpräparaten als gelbliche Schicht (Fett) von dem weißgrauen Mark abgrenzen. Mit Fettfarbstoffen wie Sudan III kann die Rinde intensiv rötlich angefärbt werden.
In der Rindensubstanz setzt sich das Parenchym aus Zellen zusammen, die in charakteristischer Weise innerhalb des Raumes zwischen den Bindegewebssepten in soliden Ballen und Strängen angeordnet sind und drei voneinander unterscheidbare und ineinander übergehende Zonen bildet:

16.6.1.1 Die *Zona glomerulosa* (Abb. 16.6) liegt direkt unter der Kapsel und ist nicht überall gleichmäßig entwickelt. Beim Menschen besteht sie aus *rundlichen* Zellbalken bzw. knäuelartig *gewundenen Zellsträngen*, die von acidophilen Zellen mit dunklem Kern gebildet werden.
Die *Zellen sind klein*, durch ein dichtes, feingranuliertes Cytoplasma gekennzeichnet und enthalten keine oder nur *wenig Lipoidtröpfchen*.

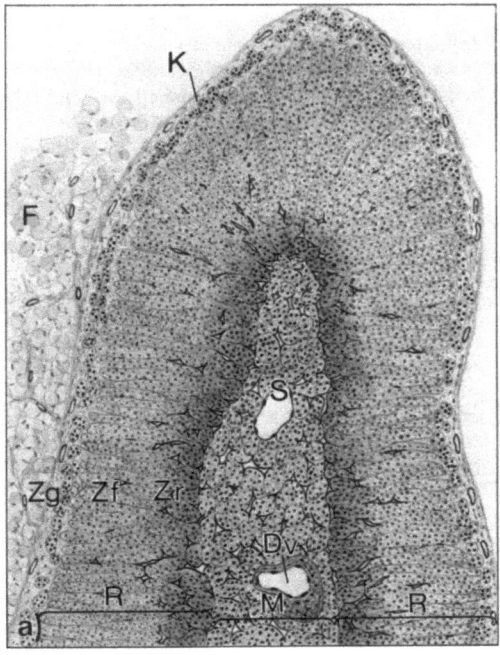
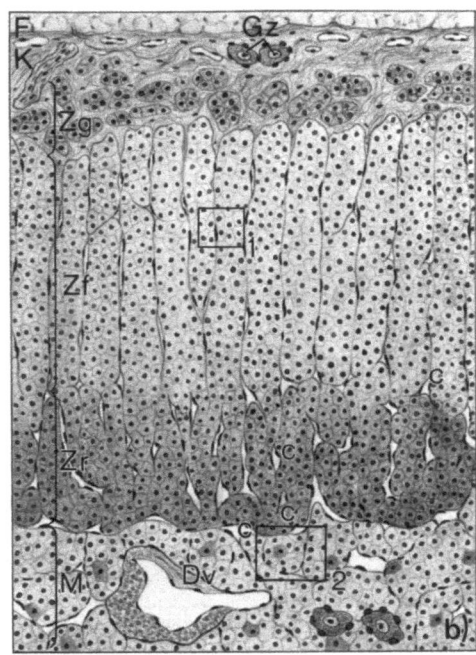
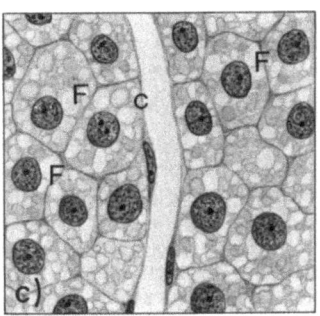
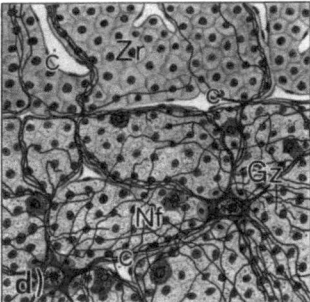
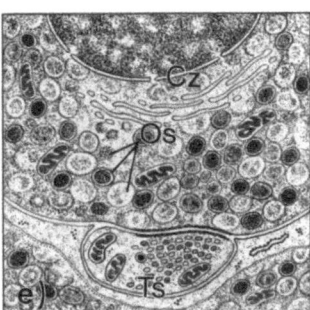

Abb. 16.6 Nebenniere. **a** Übersichtsvergrößerung. F = Fettgewebe, K = Kapsel, R = Rinde, M = Mark, Zg = Zona glomerulosa, Zf = Zona fasciculata, Zr = Zona reticularis, Dv = Drosselvene, S = Sinus. **b** Schichtenbau der Nebenniere (Vergr. etwa 65fach). F = Fettgewebe, K = Kapsel, Zg = Zona glomerulosa, Zf = Zona fasciculata, Zr = Zona reticularis, M = Mark, Gz = Ganglienzellen, Dv = Drosselvene, c = Capillarsinus. **c** Vergrößerung (etwa 400fach) des Ausschnitts 1 in **b**. Zona fasciculata mit intracellulären Fettvacuolen (F), c = Capillarsinus. **d** Vergr. (etwa 100fach) des Ausschnitts 2 in **b**. Nebennierenmark mit angrenzender Rindensubstanz (Zr = Zona reticularis), Silbertechnik. Gz = sympathische Ganglienzelle, Nf = Nervenfasern, c = Capillarsinus. **e** *ELM:* Vegetative Nervenendigungen (Transmittersegment, Ts) an chromaffiner Zelle (Cz; Synapse) mit unterschiedlich dichten osmiophilen Vesikeln (Os)

Im elektronenmikroskopischen Bild zeigt sich ein reichlich ausgebildetes agranuläres endoplasmatisches Reticulum, das mit zahlreichen vielgestaltigen Cisternen große Teile der Zelle ausfüllt. Daneben finden sich Mitochondrien vom Crista-Typ, Anschnitte des granulären endoplasmatischen Reticulum und wenige osmiophile Fetttropfen.

Die Zellen der Zona glomerulosa bilden Mineralocorticoide zur Regulierung des Na^+- und K^+-Stoffwechsel.

16.6.1.2 In der sich markwärts anschließenden *Zona fasciculata* laufen die *Zellstränge* gerade, radiär und bilden nur selten untereinander Verbindungen. Die Zellstränge werden durch die Bindegewebssepten mit weiten *Capillarsinus* getrennt. Für die Fasciculatazellen charakteristisch ist ein *spongiöses, netzmaschiges Cytoplasma*, das durch die im Zelleib gestapelten Lipidtröpfchen entsteht, so daß die Zellen auf Grund der im Routinepräparat zu beobachtenden starken Vacuolisation (spongiös) auch als Spongiocyten bezeichnet werden. Die Zellen der Zona fasciculata weisen im Vergleich zu den beiden anderen Schichten der NNR den höchsten Gehalt an intracytoplasmatischen *Fetttropfen* auf (Abb. 16.6 u. 16.7).

Im elektronenmikroskopischen Befund stellt sich (wie in den Zellen der Z. glomerulosa) ein gut entwickeltes agranuläres endoplasmatisches Reticulum dar, das mit zahlreichen vielgestaltigen Cisternen das Cytoplasma durchzieht. Granuläres endoplasmatisches Reticulum findet sich hier in viel größeren Mengen als in den Glomerulosa-Zellen.
Die Mitochondrien der Fasciculata-Zellen sind außerordentlich groß (∅ von ca. 2–3 µm) und gehören dem Tubulus-Typ bzw. Sacculustyp an (s. S. 15).
Unregelmäßig geformte osmiophile Fetttropfen, die Cholesterin enthalten, durchsetzen in unterschiedlicher Menge das Cytoplasma.
In der Zona fasciculata werden die Glucocorticoide gebildet, die zusammen mit Adrenalin, Insulin und Glucagon den Kohlenhydratstoffwechsel beeinflussen und auf den Protein- und Fettstoffwechsel durch Förderung der Gluconeogenese wirken.

16.6.1.3 In der *Zona reticularis* sind die *Epithelstränge zu einem Netzwerk angeordnet*, in dessen Maschen besonders weitgestellte *Sinuscapillaren* gelegen sind. Die Zellen sind kleiner als in der Zona fasciculata, weisen ein dichteres Cytoplasma auf, sind *frei von oder arm an Fetttropfen* und enthalten im Alter zunehmend Lipofuscinpigmentgranula, so daß diese Zona dann bereits mit Lupenvergrößerung am nativen Präparat als bräunliche Pigmentzone zu erkennen ist. Während im H.E.-Präparat die Fasciculatazellen hell erscheinen, zeigen sich die Zellen der Zona reticularis in einem rötlichen Farbton.

Das agranuläre endoplasmatische Reticulum zieht auch in den Reticularis-Zellen durch große Teile des Cytoplasma. Als Unterschied zu den Fasciculata-Zellen sind die Mitochondrien in den Reticularis-Zellen länglich und vom Crista-Typ. Auffällig sind die großen, osmiophilen, vielgestalteten Lipofuscinpigmente (Abb. 16.7).
In der Zona reticularis werden Androgene und vermutlich in geringen Mengen auch Oestrogene gebildet. Im Bereich der Zona reticularis sind zahlreiche Zelluntergänge bzw. -auflösungen anzutreffen, die an den pyknotischen Kernen und der stärkeren Anfärbbarkeit des Cytoplasmas zu erkennen sind. Im Verlauf dieser Rückbildung der Zellen kommt es zur Vermehrung von Bindegewebe in der Zona reticularis.
Die prozentualen Anteile der drei Schichten am Aufbau der Nebennierenrinde sind nicht konstant, sondern erheblichen Schwankungen unterworfen, die vom Lebensalter und funktioneller Belastung abhängig sind.
Während die Zona fasciculata in allen Lebensabschnitten weitgehend gleich ausgebildet ist, sind die nach außen und innen angrenzenden beiden Rindenschichten erheblichen Umbauvorgängen unterworfen (Rindenumbau bzw. *Transformation*). Die Umbauzone zur Zona glomerulosa wird als äußeres, die zur Zona reticularis als inneres Transformationsfeld bezeichnet.
In der fetalen und frühen postfetalen Phase findet sich außer der gut ausgebildeten Zona fasciculata eine entsprechend ausgeprägte Zona reticularis. Eine Zona glomerulosa fehlt.
Anschließend kommt es zu einer Involution der embryonalen Zona reticularis. Diese Rindenzone entwickelt sich erst im zweiten Lebensjahr neu. Im ersten halben Lebensjahr entsteht die Zona glomerulosa vermutlich aus der Zona fasciculata, die unverändert stark ausgebildet ist. Zum Zeitpunkt der Pubertät entwickeln sich die Zona glomerulosa und Zona reticularis besonders intensiv, so daß die drei Rindenschichten vom 20. bis 50. Lebensjahr annähernd gleich stark ausgebildet sind. Danach, im Klimakterium, werden die äußere und die innere Rindenschicht (Zona glomerulosa; Zona reticularis) wieder zurückgebildet und verschmälert, die Zona fasciculata wächst, so daß bei Präparaten 70jähriger nur noch die sehr gering ausgebildeten Zonae glomerulosa und reticularis eine stark entwickelte Zona fasciculata begrenzen.
Dieser Umbau der Nebennierenrinde, die sog. *Morphokinese*, ist auf die endokrine Beeinflussung durch die Hormone des Hypophysenvorderlappens (ACTH) und in der fetalen Phase auf das Placentahormon (Choriongonadotropin, HCG) zurückzuführen.
So ist die Ausbildung der fetalen Zona reticularis durch den Einfluß des HCG der Placenta und die Involution nach der Geburt durch das Fehlen des placentaren Choriongonadotropins zu verstehen. Unter dem Einfluß der Geschlechtsdrüsen (Pubertät, Ansteigen der Gonadenhormone) entwickeln sich die Zona reticularis und Zona glomerulosa, die bei Abklingen der Gonadenaktivität wieder zurückgebildet werden. Die Zona fasciculata, die jetzt eine Verbreiterung erfährt, lagert in ihren Zellen vermehrt Lipide ab.
Auch bei Streßbelastung kommt es zu einer charakteristischen Morphokinese: Auf Grund der bei Streß erhöhten Ausschüttung von ACTH zeigt sich in kur-

zer Zeit eine sog. „progressive Transformation", in der alle drei Rindenschichten deutlich verbreitert werden können.

Die Endothelien der Nebennierencapillaren sind zum reticulo-endothelialen System (RES) *zu rechnen.*

In der Nebenniere erstreckt sich ein dichtes Geflecht vegetativer Nervenfasern, die durch alle Schichten des Organs verlaufen und an den Zellen des Nebennierenmarks Synapsen bilden. Innerhalb des vegetativen Geflechtes finden sich im Nebennierenmark multipolare vegetative Ganglienzellen (Abb. 16.6).

16.6.2 Nebennierenmark (*Medulla suprarenalis*, NNM)

Das Nebennierenmark gehört entsprechend seinem Baumaterial zu den *chromaffinen Paraganglien* (s. unten) und besteht aus Zellen, die zu *netzförmig miteinander* verbundenen *Strängen oder zu Zellballen* angeordnet sind. In den Maschen dieses Parenchymnetzes finden sich außerordentlich zahlreiche und weite Capillaren und Venen, die als charakteristische Besonderheit Längsmuskelwülste in der Intima aufweisen.

Durch diese Differenzierung der Venenwand kann der Abfluß des Blutes gedrosselt und so Stoff- und Gasaustausch beeinflußt werden.

Die Markzellen sind unregelmäßig polyedrische, 20–30 μm große Zellen mit chromatinarmem Kern. Im Cytoplasma sind in unterschiedlicher Menge feine Granula gelegen, die eine starke Affinität zu basischen Farbstoffen haben und in *Chromsalzlösungen* einen *intensiven, braunen Farbton* annehmen.

Die chromaffine Reaktion beruht auf einer Oxidation der in den Granula enthaltenen Catecholamine.

Auf Grund dieses Verhaltens werden die Zellen des Nebennierenmarkes auch als chromaffine Zellen bezeichnet.

Die chromaffinen Zellen sind polygonale Zellen mit einem großen runden Zellkern und einem oder mehreren Kernkörperchen. Im Cytoplasma finden sich in unterschiedlicher Menge 100–300 nm große membrangebundene Granula *(große granuläre Vesikel;* "*dense core vesicles*"*).* Es lassen sich auf Grund des unterschiedlichen elektronenoptischen Erscheinungsbildes *zwei Typen von chromaffinen Zellen* differenzieren. Die *Granula* der *noradrenalinproduzierenden Zellen* erscheinen *elektronendicht* oder *stark osmiophil,* die der *adrenalinproduzierenden Zellen* weisen jedoch keine einheitliche Osmiophilie auf und sind heller als die Noradrenalingranula (Abb. 16.6).

Außer den chromaffinen Zellen finden sich im Nebennierenmark noch Zellen von lymphocytärem Aussehen, undifferenzierte Sympathicoblasten und vegetative Ganglienzellen, die an ihrem besonders großen und runden Kern erkennbar sind.

Die Nebenniere ist wie alle endokrinen Drüsen außerordentlich reichhaltig vascularisiert. Das Mark ist an das Gefäßnetz der Rinde angeschlossen. Nur einige wenige Arterien, die Aa. perforantes, erreichen direkt das Nebennierenmark. Die arterielle Versorgung des Nebennierenparenchyms erfolgt von der Oberfläche in Form eines subcapsulären arteriellen Netzes, von dem sinusoidale Rindencapillaren in Richtung Mark ziehen, den Epithelhaufen und Strängen der Nebennierenrinde dicht anliegen und untereinander anastomosieren. An der Rinden-Mark-Grenze und an den basalen Bereichen der Zona reticularis sind die Rindencapillaren zu weit gestellten Sinus ausgebildet, die das Blut in die Venen der Marksubstanz ergießen. Somit fließen die Rindenhormone durch das Gefäßsystem des Markes. Mit zunehmendem Kaliber sind die Markvenen durch charakteristische Längsmuskelwülste in der Intima ausgestattet, so daß der Abfluß des Blutes im Mark gedrosselt werden kann. Schwache Ringmuskulatur besitzt erst die zentral im Mark gelegene Vena centralis, die in die Vena suprarenalis einmündet.

16.7 Paraganglien, chromaffines System

In enger Beziehung zum vegetativen Nervengewebe (Ganglien) und dem Gefäßsystem sind paraganglionäre Zellhaufen lokalisiert, die in chromaffine und nicht chromaffine Paraganglien zu unterteilen sind.

Die chromaffinen Paraganglien sind Sympathicusabkömmlinge und bestehen aus Haufen von granulären Zellen, die in Form, Größe und bei histochemischen Reaktionen den Zellen des Nebennierenmarkes entsprechen und Adrenalin und Noradrenalin im Cytoplasma in Form von "dense core vesicles" gespeichert haben. Unterschiedlich große *chromaffine Paraganglien* finden sich im Ausbreitungsgebiet des Sympathicus in der Retroperitonealgegend und im kleinen Becken, in sympathischen Nervensträngen sowie in sympathischen Ganglien. Das größte chromaffine Paraganglion ist das Paraganglion suprarenale, das Nebennierenmark. Das an der Abgangsstelle der A. mesenterica inferior aus der Aorta be-

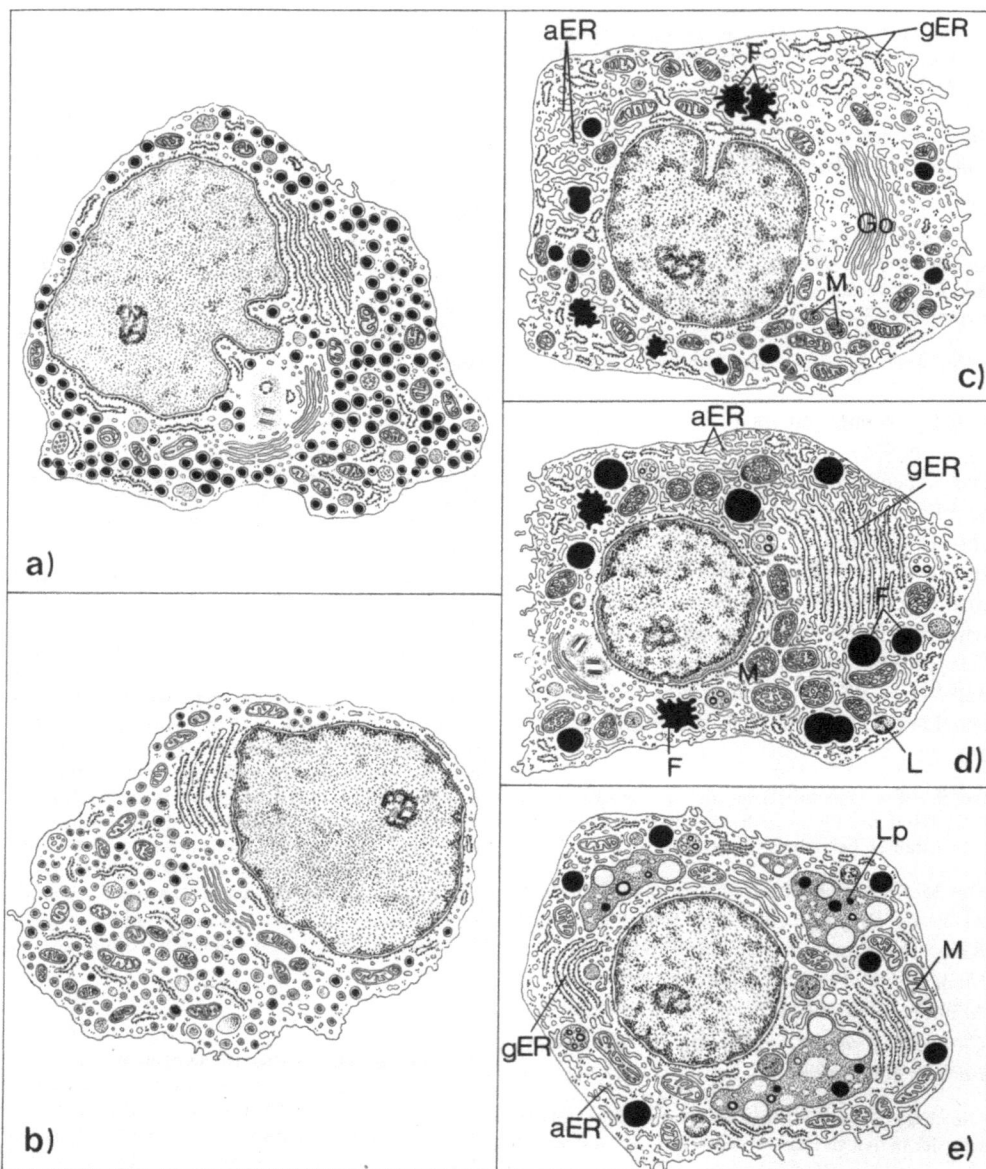

Abb. 16.7 Zellen der Nebenniere (*ELM*, aus LENTZ). **a** und **b** chromaffine Zellen des Nebennierenmarks, **c** bis **e** Zellen der Nebennierenrinde. **a** Noradrenalin produzierende Zelle mit membranbegrenzten dichten osmiophilen Vesikeln (Durchmesser 100–300 nm). **b** Adrenalin produzierende Zelle mit unterschiedlich dichten (osmiophilen), membranbegrenzten Vesikeln (Durchmesser 100–350 nm). **c** Zelle der Zona glomerulosa mit wenigen Fetttropfen (*F*), Cisternen des agranulären endoplasmatischen Reticulum (*aER*) und vereinzelten Cisternen des granulären endoplasmatischen Reticulum (*gER*) sowie Mitochondrien (*M*) vom Crista-Typ und Golgi-Felder (*Go*). **d** Zelle der Zona fasciculata mit agranulärem endoplasmatischen Reticulum (*aER*), Mitochondrien (*M*) und Fetttropfen (*F*) sowie lysosomalen Elementen (*L*). **e** Zelle der Zona reticularis mit granulärem endoplasmatischen Reticulum (*gER*), agranulärem endoplasmatischen Reticulum (*aER*), Mitochondrien (*M*), Lipofuscinpigmente (*Lp*)

findliche Paraganglion aorticum (Zuckerkandelsches Organ) kann bis zu 30 mm groß werden. Während im zweiten Lebensjahr eine Rückbildung der meisten chromaffinen Paraganglien beginnt, bleibt das Paraganglion suprarenale (Nebennierenmark) zeitlebens erhalten.

Die *nicht chromaffinen Paraganglien* entstehen aus dem Anlagematerial des N. glossopharyngeus und des N. vagus, zeigen aber keine chromaffine Reaktion. Da auch in den nicht chromaffinen (parasympathischen) Paraganglien intracellulär gespeicherte Catecholamine nachgewiesen werden konnten, wenn auch in geringerem Maße, werden heute alle Paraganglien als Sympathicoblastenabkömmlinge angesehen. Die unterschiedliche Chromaffinität beruht wahrscheinlich nur auf Quantitätsunterschieden der Catecholamine in den Paragangliengruppen.

Zu der Gruppe der nicht chromaffinen Paraganglien gehören das an der Aufteilungsstelle der A. carotis comm. gelegene Glomus caroticum (s. S. 197) und die im Gebiet zwischen der Aorta ascendens, Aortenbogen und A. pulmonalis lokalisierten Glomera aortica bzw. coronaria, die in der Gefäßwand als kleine Zellhaufen gelegen sind.

Das elektronenmikroskopische Erscheinungsbild der catecholaminspeichernden Zellen hat zu der Bezeichnung "granula containing cell" geführt, auf Grund der vesiculären, osmiophilen (catecholaminhaltigen) granulären Vesikel von ca. 50 nm Durchmesser. Diese Zellen entsprechen den mittels Fluorescenzmikroskopie als SIF-Zellen (small intensely fluorescent cells) beschriebenen Zellen. Andere Bezeichnungen sind "catecholamine containing cell", "monoamine storing cell" und Typ-I-Zelle (in den Glomera).

Endokrine Wirkung der Paraganglien: Außer einer möglichen chemoreceptiven Tätigkeit und der Aufgabe als funktionelles Interneuron stellen die Paraganglien vermutlich ein Speichersystem für Catecholamine dar, das mit endokrinen Aufgaben betraut ist. So sollen z. B. intracardiale Paraganglien eine humorale Kontrolle des Atrioventricularknotens vornehmen. Die Lokalisation von paraganglionären (PG) Zellen in dichter Apposition zu Capillaren gewährt gute Bedingungen für die Abgabe von Stoffen von diesen Zellen in den Kreislauf.

16.8 Enterochromaffines System (endokrine Zellen in der Wand des Magen-Darmtraktes): GEP-System

Von den paraganglionären Zellen sind die Zellen des enterochromaffinen Systems abzugrenzen, einem System von überwiegend einzelnen oder kleinen Gruppen von Zellen, die in der Schleimhaut des Magens und Darms gelegen sind und ebenfalls (wie die chromaffinen Paraganglien) mit Silber- oder Chromsalzen selektiv darstellbar sind (deshalb auch die Bezeichnung argentaffine oder argyrophile Zellen). Im lichtmikroskopischen Präparat (s. Abb. 13.13) fallen diese Zellen durch die überwiegend basal im Cytoplasma gelagerten Körnchen auf, die zu der Benennung „basalgekörnte Zellen" geführt haben. Das elektronenmikroskopische Bild läßt im Cytoplasma der enterochromaffinen Zellen charakteristische osmiophile Granula erkennen (Vergleich mit paraganglionären Zellen), die z.T. membranbegrenzt und überwiegend basal gelagert sind. Systematische licht- und elektronenmikroskopische sowie histochemische Untersuchungen haben erkennen lassen, daß sich verschiedenartigste endokrine Zelltypen nach ihrer Lagerung sowie ihren Zellprodukten voneinander abgrenzen lassen. So konnte ein großer Teil der Zellen des enterochromaffinen Systems mit dem ihrer Lokalisation entsprechenden Vorkommen von Aminen und Polypeptidhormonen in Verbindung gebracht werden. Außerdem sind die Zellen des enterochromaffinen Systems in der Lage, Vorstufen der biogenen Amine (Adrenalin, Noradrenalin, Dopamin usw.) aufzunehmen und zu decarboxylieren, so daß sie auf Grund dieser Leistung auch zum APUD-System ("amine precursor uptake and decarboxylating cells") zusammengefaßt werden. Da einige dieser Zellen auch in den Langerhansschen Inseln gelegen sind, kann man zusammenfassend dieses System endokriner Drüsenzellen (mit biogenen Aminen und Polypeptid-Hormonen) als GEP-System (gastro-entero-pankreatisches System) bezeichnen.

Im einzelnen lassen sich folgende Zelltypen unterscheiden. Die enterochromaffine Zelle (EC-Zelle) wird wegen ihrer größtenteils in den basalen Cytoplasmabereichen gelegenen kleinen Granula auch als basalgekörnte Zelle bezeichnet. Sie findet sich im Schleimhautepithel von Magen, Dünn- und Dickdarm und enthält das Hormon Serotonin, das z. B. die glatte Muskulatur des Darmes anregt (s. auch S. 248). Von der EC-Zelle ist nach morphologischen Kriterien die „EC-like" (ECL) Zelle abzugrenzen, deren Granula jedoch rundlich und weiter sind. Die ECL-Zelle findet sich vor allem im Magenfundus und enthält außer Serotonin auch Histamin. Ein dritter Zelltyp stellt die D-Zelle dar, die morphologisch der D-Zelle der Pankreasinseln zuzuordnen ist und wie diese Somatostatin produziert. Dieser Zelltyp ist im Schleimhautepithel des Magens zu finden. Außer diesen o.g. Zelltypen sind zum GEP-System noch die G-Zellen der Pylorusregion und des Duodenum zugehörig, die an ihrer Oberfläche Mikrovilli aufweisen und das Gastrin bilden.

Histochemische und elektronenmikroskopische Untersuchungen gestatten die Einteilung des GEP-Systems in mehr als sieben verschiedene Zelltypen. Insgesamt wirkt das GEP-System mit seinen Hormonen auf die Motorik, Durchblutung und Stoffwechselleistung des Magen-Darmtraktes. Jedoch sollen diese Enterohormone nicht nur auf ihr „klassisches Zielorgan" einwirken, sondern auch auf diejenigen anderer Enterohormone Einfluß nehmen können. Auch scheint eine Wechselwirkung zwischen den Enterohormonen des GEP-Systems und den Hormonen anderer endokriner Drüsen vorhanden zu sein.

Basiswissen Endokrine Drüsen

Zellen der endokrinen Drüsen sind nicht polar differenziert; ungezielte Stoffabgabe an Blutgefäße (endokrine Drüsen sind reich vascularisiert) und Lymphgefäße. Drüse besteht aus Epithelzellhaufen oder Balken und enthält kein Ausführungsgangssystem.

Hypothalamus

Neurosekretorische Neurone, die zu Kerngebieten angeordnet sind. Nucleus paraventricularis und N. supraopticus aus multipolaren Nervenzellen, deren Neurosekretgranula mit der Gomori' Färbung stahlblau anfärbbar sind und die Hormone Oxitocin und Adiuretin (Vasopressin) enthalten. Sie schicken ihre Neuriten durch den Hypophysenstiel in den Hinterlappen der Hypophyse. Intraaxonaler Transport der Neurosekretgranula. Stapelung der Neurosekrete im Hinterlappen und ihre Abgabe an das Gefäßsystem. Tractus hypothalamo-hypophyseus.
Kleinere multipolare Nervenzellen der Nuclei tuberales mit Produktion der "releasing factors", die über die Axone (Tr. tubero-infundibularis) den Spezialgefäßen im Indundibulum zugeleitet werden. Transport über das Pfortader-System in den Hypophysenvorderlappen und Stimulierung der Vorderlappenzellen.

Hypophyse

Übergeordnete Drüse des Endokrinium, liegt in der Sella turcica des Keilbeinkörpers in der mittleren Schädelgrube. Gliederung in: **Adenohypophyse** mit Vorderlappen. Trichterlappen (Pars infundibularis) und Zwischenlappen (Pars intermedia); Stroma aus retikulärem Bindegewebe und engmaschigem Netz von Sinuscapillaren, Parenchym aus Epithelzellhaufen und Zellsträngen, bestehend aus kleinen ungranulierten indifferenten Stammzellen, granulierten chromphilen Zellen (acidophile Zelle oder α-Zelle, ε-Zelle; basophile Zelle, oder β-Zelle, δ-Zelle), chromophoben Zellen (γ-Zellen).
Zellen der Adenohypophyse produzieren glandotrope-, gonadotrope Hormone und das Wachstumshormon.
Zwischenlappen = mit Epithel begrenzte Cysten (Follikel) mit einschichtiger Epithelbegrenzung an der Neurohypophysenseite und unregelmäßig gebautem Epithel an Adenohypophysenseite. Ort der MSH-Produktion.

Neurohypophyse

Anteile: 1. lobus post., 2. Infundibulum; besteht aus Neuroglia (Pitiucyten), Blutgefäßen, BW und enthält die neurosekretorischen Nervenfasern (= Zellfortsätze d. Nucleus supraopticus und Nucl. paraventricularis) Anschwellungen der neurosekret. Nervenfasern = Herringsche bodies.
Funktion: Abgabe des Neurosekretes (Oxytocin, Vasopressin) an die Blutbahn. Portaler Kreislauf der Hypophyse: Hypophysenarterie entwickelt zwei hintereinandergeschaltete Capillargebiete (in Hypothalamusregion und in Adenohypophyse), Transport der releasing factors vom Hypothalamus zur Adenohypophyse.

Epiphyse (von Pia mater überzogen)

Parenchym besteht aus Gliaabkömmlingen, den Pinealzellen. Pinealzellen liegen im Gliafasergerüst aus Astrocyten. Dazwischen vegetative Nervenfasern aus Ganglion cerv. sup. und dem Zwischenhirn.
Laufende Involutionsveränderungen in Form von Degeneration der Pinealzellen. Entstehung von Cysten und Bildung von kalkhaltigen Konkrementen, den Acervuli (lamellär geschichtet aus Kolloid mit Ca- und Mg-Salzen).
Funktion: Beeinflussung der Melatoninbildung, Cirkadianperiodik.

Schilddrüse, Gl. thyreoidea

Bindegewebige Kapsel, aus der Trabekel, die Gefäße und vegetative Nervenfasern führen, in das Innere dringen und das Organ in zahlreiche Läppchen (Lobuli) unterteilen.
Parenchym = unterschiedlich große mit einschichtigem Epithel begrenzte Bläschen (Follikel), die das Schilddrüsenkolloid enthalten.
Flaches Epithel: Ruhende Follikel bzw. Stapelphase
Hohes Epithel: aktiver Follikel bzw. Resorptions- oder Sekretionsphase.
Follikelepithelzellen produzieren Thyroxin und Trijodthyronin. Parafolikuläre Zellen (C-Zellen liegen im interfollikulären Gewebe und bilden Thyreocalcitonin).

Epithelkörperchen, Gll. parathyreoideae, Nebenschilddrüse

Ca. 4–7 an der Dorsalseite der Schilddrüse gelegene ca. 3–10 mm große kompakte Zellkomplexe aus Epithelzellbalken und Haufen mit Fettgewebseinlagerung.
Funktion: Parathormonbildung.

Langerhanssche Inseln, endokriner Pankreasteil

0,5–1,5 Millionen rundliche (im Routinepräparat heller erscheinende) Zellansammlungen von 100–200 μm Durchmesser, inmitten des exokrinen Pankreasgewebe.
Inseln bestehen aus netzförmigen Strängen oder Haufen epitheloider Zellen:
A-Zelle (α-Zelle): Inselperipher gelegen, sind chromaffin und bilden Glucagon, B-Zelle (β-Zelle): schwächer färbbar als A-Zelle, ca. 80% des Inselgewebes; bilden Insulin.

D-Zellen (A₁-Zelle) werden zum GEP-System gerechnet und produzieren Somatostatin.

Nebennieren, Gll. suprarenales
Auf oberen Nierenpol gelegen, von (Gefäße und veg. Nervenfasern führenden) Kapsel aus Koll-B-W umgeben. Die Nebenniere setzt sich aus der mesodermalen Rinde (Steroidproduktion) und dem neuroektodermalen Mark (Catecholaminproduktion) zusammen.
Rinde = 80 % des gesamten Epithelgefüges, besteht von außen nach innen aus:
a) Zona glomerulosa: Epithelzellen zu rundlichen Nestern zusammengelagert, Epithelzellknäuel. Produktion von Mineralocorticoiden.

b) Zona fasciculata: Epithelzellstränge, dazwischen weite Capillarsinus. Das Cytoplasma der Epithelzellen enthält in der Regel viel Cholesterin-Lipidtröpfchen. Produktion von Glucocorticoiden.

c) Zona reticularis: Unscharf von Z. fasciculata abgetrennt. Zellstränge locker-netzig, Zellen kleiner und lipoidarm. Produktion von Androgenen.

Mark, Medulla
Chromaffines Paraganglion = dichtes Netzwerk von Zellsträngen aus großen, hellen, fein granulierten chromaffinen Zellen; dazwischen dichtes vegetatives intramurales Nervengeflecht und Polstervenen. Bildung von Catecholaminen.

17 Zentrales Nervensystem

17.1 Rückenmark (Medulla spinalis) [19.3., 19.3.1.]:

An einem Querschnitt durch das Rückenmark erkennt man die *innen gelegene, als H- oder Schmetterlingsfigur auftretende, aus Nervenzellen, aus vorwiegend marklosen und wenigen markarmen Nervenfasern* und *Neuroglia* bestehende *graue Substanz* (Substantia grisea), die den Zentralkanal *(Canalis centralis)* enthält. Diese wird allseitig von einem aus überwiegend *markhaltigen, markarmen* und wenigen marklosen *Nervenfasern ab- und aufsteigender Systeme* und *Gliagewebe* zusammengesetzten Markmantel der *weißen Substanz* (Substantia alba) umgeben. In der weißen Substanz gibt es *keine Nervenzellen*. An der Oberfläche der Substantia alba breitet sich das gefäßhaltige Bindegewebe der weichen Rückenmarkshaut, der Pia mater spinalis, aus (Abb. 17.1).

An der Vorderseite macht sich eine bis fast an die Substantia grisea reichende, mit dem Bindegewebe der weichen Rückenmarkshaut (Pia mater) angefüllte Furche, die Fissura mediana anterior, bemerkbar, die den ventral gelegenen Teil der weißen Substanz in zwei Hälften teilt.

An der Hinterseite des Rückenmarkes ist eine entsprechende Einsenkung nur als kurzer Sulcus medianus posterior vorhanden, an den sich das aus Gliagewebe bestehende Septum medianus posterius anschließt. Beiderseits der Radix posterior (hintere sensible Wurzel) ist der Sulcus dorsolateralis (lateralis posterior) zu erkennen. Der Sulcus intermedio-posterior liegt zwischen Sulcus medianus posterior und Sulcus lateralis posterior. Dünne, gliöse und bindegewebige Septula medullaria begeben sich von der Oberfläche in die weiße Substanz.

In ihrer Gesamtheit läßt sich die das ganze Rückenmark durchziehende Substantia grisea in bilateraler Symmetrie in eine Vorderhornsäule *(Columna anterior)*, Hinterhornsäule *(Columna posterior)* und in eine im Thorakalmark gut entwickelte Seitenhornsäule *(Columna lateralis)* untergliedern.

17.1.1 *Substantia grisea* [19.3.2.]: Die Säulen des Rückenmarkes erscheinen im Querschnittsbild als Hörner oder Cornua, bei denen man ein breites Vorderhorn *(Cornu anterius)*, ein schmales Hinterhorn *(Cornu posterius)* und ein kleines, vorwiegend im Brustmark ausgebildetes Seitenhorn *(Cornu laterale)* unterscheiden kann. Bei funktioneller Betrachtung gehört die Vorderhornsäule dem motorischen, die Hinterhornsäule dem sensiblen System und die Seitenhornsäule dem vegetativen Nervensystem an. Die Bezeichnung Columna und Cornu werden oft synonym benutzt. Die graue Substanz zwischen Vorder- und Hinterhorn wird Pars intermedia genannt. In der Mitte der Schmetterlingsfigur der Substantia grisea liegt der bei Erwachsenen oft obliterierte, von Ependym ausgekleidete *Zentralkanal* (Canalis centralis), der von einer nervenzellfreien, aus Gliagewebe und Fortsätzen der Ependymzellen bestehenden Substantia gelatinosa centralis eingerahmt wird (Abb. 17.1).

Im Mittelteil der H-Figur (Substantia intermedia centralis) vollzieht sich eine Kreuzung von Nervenfasern, die man als Commissura grisea bezeichnet.

Abb. 17.1 Rückenmark. **a** Querschnitt durch das ▶ Halsrückenmark (Halsanschwellung). (Vergr. 8:1). Graue Substanz: dunkelgrau, weiße Substanz: hellgrau gezeichnet. V = Vorderhorn, S = Seitenhorn, H = Hinterhorn, C = Canalis centralis, fg = funiculus gracilis, F = Fissura mediana anterior, P = Pia mater, Ra = Radix anterior. **b** Canalis centralis mit Ependymauskleidung (E). (Vergrößerung etwa 350 fach). **c** Vergrößerung des Ausschnitts 1 aus **a**. Typische multipolare motorische Vorderhornzellen (Pfeile). W = weiße Substanz mit quer getroffenen markhaltigen Nervenfasern. (**a–c**: Aus SOBOTTA). **d** Vergrößerung des Ausschnitts 2 aus **a**. (Nach STÖHR jun., 1951). Hinterer Anteil der Columna dorsalis. Rp = Radix posterior. Zt = Zona terminalis (Lissauersche Randzone), Z = Zona spongiosa, Sg = Substantia gelatinosa (Rolandi), F = quergeschnittene markhaltige Nervenfasern in Substantia alba. P = Pia mater

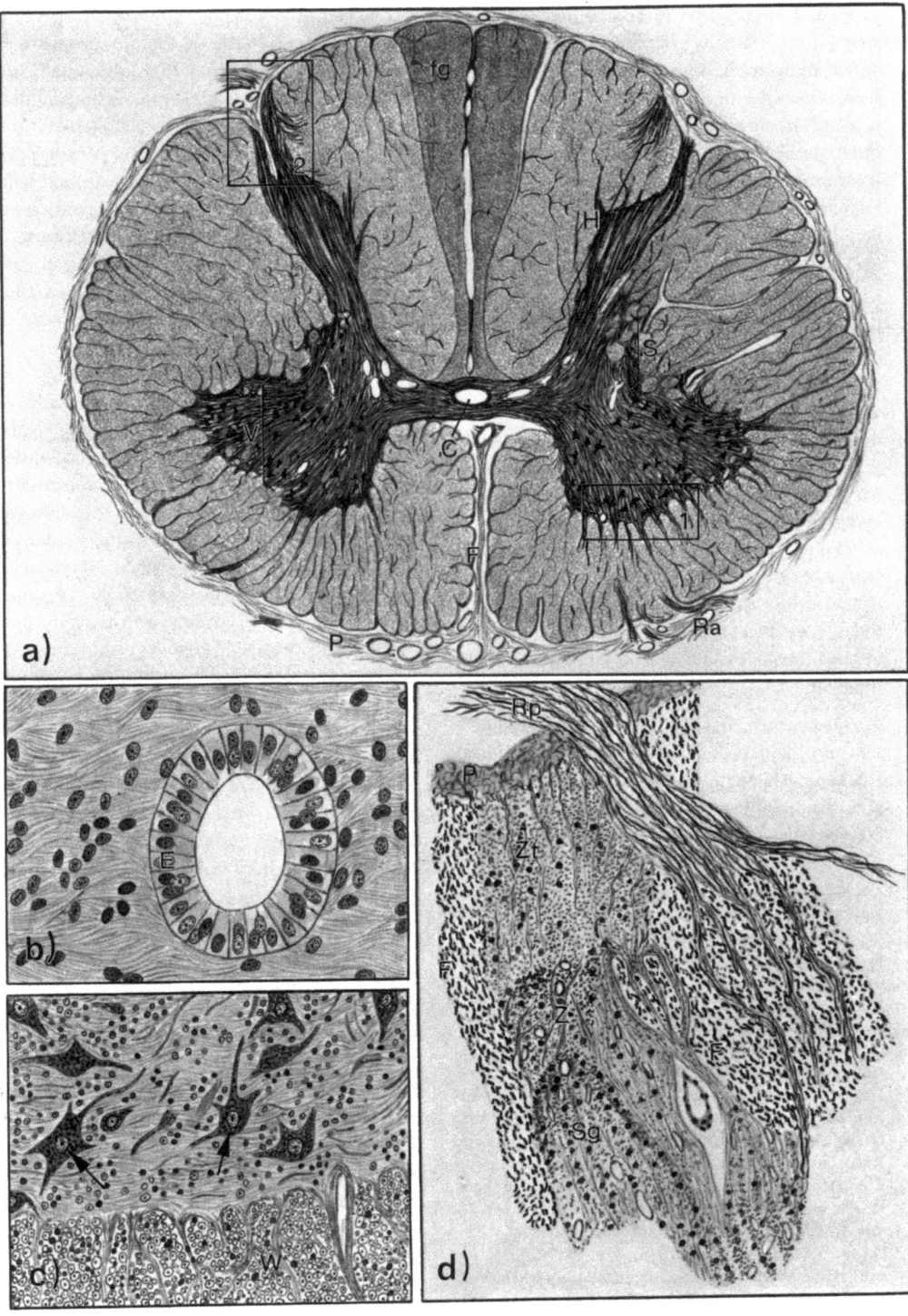

Abb. 17.1

17.1.1.1 *Nervenzellen der grauen Substanz:* Die sehr gut capillarisierte graue Substanz enthält außer marklosen wenige *markarme Nervenfasern, Neuroglia* und als *Hauptbestandteil multipolare Nervenzellen*, die man nach ihrem morphologischen Verhalten, dem Verlauf ihrer Axone und ihrer synaptischen Verknüpfung in folgende Gruppen unterteilt:

1. Somatomotorische und visceromotorische (vegetative) Wurzelzellen: Die Neuriten der multipolaren somatomotorischen Nervenzellen verlassen die graue Substanz, ziehen als Fila radicularia durch die Substantia alba und als vordere Wurzel aus dem Rückenmark heraus und verkörpern die motorische Wurzel des Spinalnerven (Abb. 17.2). Als Wurzelzellen werden die großen (60–140 μm) *motorischen Vorderhornzellen* und die kleineren ebenfalls multipolaren sympathischen und parasympathischen Nervenzellen *(visceromotorische Wurzelzellen)* des Seitenhornes betrachtet. Die Unterscheidung von somatomotorischen (cerebrospinal) und vegetativen Wurzelzellen ist durch die Größe und den unterschiedlichen Gehalt von Nissl' Substanzen möglich.

2. Binnenzellen: Bei den Binnenzellen handelt es sich um kleinere Neurone, deren Neuriten das Rückenmark nicht verlassen, sondern synaptische Endigungen an der Oberfläche anderer Nervenzellen der grauen Substanz entwickeln.

Zu ihnen zählt man Schaltzellen, die im gleichen Rückenmarkssegment zwischen afferentem Schenkel der Radix dorsalis (hintere sensible Wurzel der Spinalganglienzellen) und efferentem Schenkel, der durch die motorischen Vorderhornzellen vertreten ist, eingeschaltet sind. Sie finden sich mit zahlreichen Synapsen in der Pars intermedia und Substantia gelatinosa (Rolandi, s. S. 347), einer gliareichen Formation an der Kante der Columna posterior.

Zu den Binnenzellen gehören außerdem in der gesamten grauen Substanz verteilte, vorwiegend aber in der Pars intermedia und im Hinterhorn liegende Assoziationszellen, deren Neuriten die Erregung auf Nervenzellen verschiedener Segmente übertragen und auch Synapsen an motorischen Vorderhornzellen ausbilden, sowie Commissurenzellen, deren Axone in der Commissura alba (s. S. 347) auf die andere Seite kreuzen und die Rückenmarkshälften miteinander verbinden. Die Neuriten der Assoziationszellen bilden die der grauen Substanz angelagerten, zur Substantia alba gehörenden Grundbündel (Fasciculi proprii).

3. Die Neuriten von sog. *Strangzellen* verlaufen in der Substantia alba in den Leitungsbahnen, verbinden als afferentes Leitungssystem das Rückenmark mit Hirnteilen und stellen nach den Spinalganglienzellen das 2. Neuron dar. Während die Binnenzellen in der Vorderhornsäule und im Cornu posterius vorwiegend diffus verteilt in der grauen Substanz liegen, ordnen sich die Wurzel- und Strangzellen teilweise zu sog. Kerngebieten, Kernen oder Nuclei (umschriebenen Ansammlungen von Nervenzellen) an, die in Höhe der Rückenmarkswurzeln am besten ausgebildet sind.

17.1.1.2 *Cornu anterius:* Man unterscheidet im Cornu anterius unter den großen *multipolaren motorischen Vorderhornzellen* ein ventrales, dorsales, mediales, laterales und intermediäres Kerngebiet. Die großen, an Nissl' Substanzen reichen, zahlreichen Synapsen am Perikaryon und den Dendriten aufweisenden Nervenzellen *(α-Motoneuron)* entwickeln durch ihre Neuritenenden motorische Endplatten an Skeletmuskelzellen. Ihre Zahl schwankt je nach Masse der zu versorgenden Skeletmuskulatur. Kleinere Vorderhornzellen heißen *γ-Motoneurone* und stehen mit Muskelspindeln in Verbindung. Als *Renshaw-Zellen* bezeichnet man die im Vorderhorn von Säugetieren vorkommenden kleinen Nervenzellen, die durch rückläufige Collateralen der Motoneurone erregt werden und mit ihren Neuriten selbst inhibitorische Synapsen an den Perikarya von motorischen Vorderhornzellen bilden.

17.1.1.3 *Cornu posterius:* Im Cornu posterius breiten sich ebenfalls verhältnismäßig große, aber nicht so eng beieinander liegende und dadurch weniger auffallende Nervenzellen aus. Die Kerne des Hinterhorns umfassen Assoziations- und Strangzellen. Als *Nucl. thoracicus* bezeichnet man eine umschriebene, medial in der Basis der Hinterhörner gelegene Ansammlung von Strangzellen, die sich im Thorakalmark von C_{VIII}–L_{II} säulenartig ausdehnen *(Stilling-Clarksche Säule)*. Die Neuriten der Nervenzellen des Nucl. thoracicus verkörpern (Strangzellen) den Tr. spinocerebellaris post., die des Nucl. centralis columnae post. den Tractus spinothalamicus. Die der Hinterhornkante aufliegende *Substantia* *gelatinosa* (Rolandi) besteht aus zahlreichen kleinen Nervenzellen (Assoziations- und Schaltzellen) und dichtem Gliagewebe. Die sich daran anschließende, aus Assoziations- und Strangzellen zusammengesetzte *Zona spongiosa* enthält den magnocellulären Nucl. apicalis. Die Neuriten seiner Nervenzellen verlaufen gekreuzt und ungekreuzt im Seitenstrang der Substantia alba auf- und absteigend. Die äußere *Zona terminalis* (Lissauersche Randzone) gehört zur Substantia alba und besteht aus schräg verlaufenden markhaltigen Nervenfasern (Tractus dorso-lateralis). Die im Bereich der hinteren Wurzel (Radix post.) einstrahlenden sensiblen Nervenfasern (hintere Einstrahlungszone) dringen an der medialen Seite in die Hinterhornsäule ein.

17.1.1.4 *Cornu laterale:* Das Cornu laterale weist einen aus kleineren sympathischen Nervenzellen zusammengesetzten *Nucl. intermediolateralis* auf, der besonders deutlich im Thorakalmark in Erscheinung tritt. Die Neuriten der sympathischen Nervenzellen verlassen zusammen mit den Axonen der motorischen Vorderhornzellen das Rückenmark und dringen in die Radix anterior (aus somato-motorischen und sympathischen Nervenfasern bestehend) ein.

In der zwischen Vorder- und Hinterhornsäule gelegenen *Pars intermedia* breiten sich *Binnenzellen und parasympathische Nervenzellen* (Wurzelzellen) aus, die sich im Cervical- und Sacralmark zum *Nucl. intermedio-medialis* gruppieren und ihre Neuriten ebenfalls in die vordere Wurzel senden. Im Gebiet des Seitenhornes zeigt sich eine intensive netzartige Durchmischung grauer und weißer Substanz (als *Formatio reticularis* bezeichnet), die sich von hier aus durch das Stammhirn bis in das Diencephalon (Zwischenhirn) in erheblicher Ausdehnung ausbreitet.

17.1.2 *Substantia alba:* Die weiße Substanz oder der Markmantel des Rückenmarkes setzt sich aus longitudinal verlaufenden, zu auf- und absteigenden Bahnen angeordneten, *zahlreichen markhaltigen, wenigen markarmen und marklosen Nervenfasern* zusammen. Die lipidhaltigen Markscheiden bedingen die weiße Farbe der Substantia alba am ungefärbten Rückenmark. Zwischen den Nervenfasern breiten sich Oligodendrogliazellen aus, welche die entsprechenden Markscheiden liefern, während die Astrocyten, besonders aus den Randgebieten des Markmantels, mit verbreiterten Abschnitten ihrer Fortsätze an einer das Rückenmark umgebenden Lamina basalis enden und mit ihr die Membrana limitans gliae superficialis entwickeln. Der *Gliagrenzmembran* lagert sich das kollagene Bindegewebe der Pia mater spinalis (weiche Rückenmarkshaut) an.

Von der Membrana limitans gliae superficialis ausgehende, radiär in die weiße Substanz ziehende Bindegewebssepten führen Blutgefäße in die Substantia alba. Die durch die Bindegewebssepten verursachte Felderung stimmt nicht mit der Einteilung der weißen Substanz in Bahnen (Tractus) überein. Lediglich die Hinterstrangbahnen (Fasciculus cuneatus und gracilis) werden durch ein Septum intermedium unvollständig getrennt.

Die Neuriten von Strang- und Assoziationszellen verkörpern die Fasern der weißen Substanz. Während die langen Fortsätze der Assoziationszellen Grundbündel bilden, werden andere Nervenfasern der weißen Substanz von Neuriten der Strangzellen (aufsteigendes System), von Neuriten der pseudounipolaren Nervenzellen des Spinalganglion (Hinterstrangbahn) und von Neuriten der Nervenzellen im Gehirn (absteigendes Leitungssystem) dargestellt.

Die von der Neuroanatomie und Neurophysiologie her bekannten Tractus lassen sich an einem Querschnitt eines gesunden Rückenmarkes nicht voneinander abgrenzen, sondern können nur tierexperimentell mit Hilfe von Durchschneidungs- und Läsionsversuchen, die eine Degeneration von Axonen und Markscheiden nach sich ziehen, und durch degenerative Erkrankungen von Strangsystemen ermittelt werden. (Die einzelnen Tractus von afferenten aufsteigenden und absteigenden efferenten Systemen sind den Lehrbüchern der Neuroanatomie zu entnehmen.)

Die arterielle Versorgung des Rückenmarkes erfolgt durch die paarigen, in der Pia mater verlaufenden Aa. spinales posteriores und durch die in der Fissura mediana anterior ziehende A. spinalis anterior, die sich im Bereich der Commissura alba in einen rechten und linken Ast aufteilt. Die Zweige der A. spinalis anterior entwickeln in der grauen Substanz ein dichtes Capillarnetz, versorgen die Vorderhörner, die basalen Anteile der Hinterhörner und die der grauen Substanz anliegenden Anteile der Substantia alba. Aus der Pia mater eindringende Gefäße versorgen den Hauptanteil der weißen Substanz und der Hinterhörner.

Das Rückenmark zeigt in seiner ganzen Länge eine unterschiedliche Form und Entwicklung seiner grauen und weißen Substanz (Abb. 17.3). Das Querschnittsbild erscheint im Halsmark queroval, im Thorakal-, Lumbal- und Sacralmark rundlich. Der

348 Zentrales Nervensystem

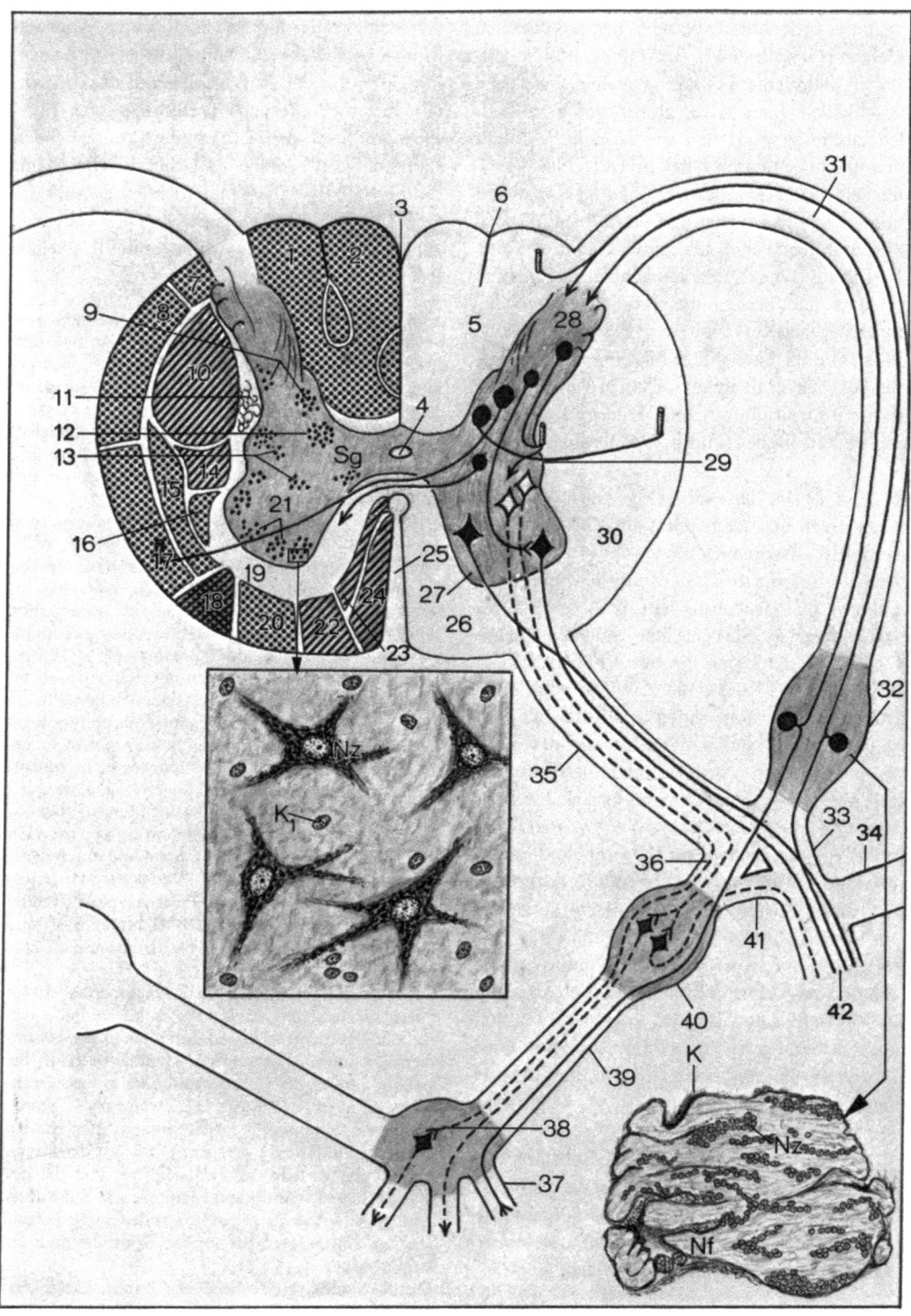

Abb. 17.2

Durchmesser ist im Halsmark am größten und nimmt zum Sacralmark hin ständig an Größe ab, da die weiße Substanz an Masse von caudal und cranial kontinuierlich zunimmt. Im Bereich der Abgangsstellen der Extremitätennerven (Intumescentia cervicalis und lumbalis) ist die Substantia grisea am kräftigsten entwickelt, deren Querschnittsbild sich ebenfalls im Verlauf des Rückenmarkes ändert. Im Cervicalmark sind die Vorderhörner gut entwickelt, das Thoracalmark enthält schwach ausgebildete Vorder- und Hinterhörner, aber ein gut sichtbares Cornu laterale, das Lumbal- und Sacralmark zeigen plumpe Vorder- und Hinterhörner. Auch das Querschnittsbild des Zentralkanals kann sich ändern (queroval, längsoval oder rundlich).

Rückenmarkswurzeln (Abb. 17.2): Die Neuriten der Wurzelzellen durchziehen, von der Substantia grisea kommend, als Fila radicularis die weiße Substanz. Die im Bereich des Sulcus lateralis anterior aus dem Rückenmark abgehende vordere Wurzel (Radix anterior) besteht in der Hauptsache aus den Neuriten der motorischen Vorderhornzellen und aus sympathischen und parasympathischen efferenten Fasern des Nucl. intermedio-lateralis (sympathisch) und Nucl. intermedio-medialis (parasympathisch). Die hintere Wurzel (Radix posterior) wird durch die Neuriten der Spinalganglienzellen verkörpert, die an der medialen Seite des Hinterhornes in die weiße Substanz einstrahlen (hintere Einstrahlungszone, Fila radicularia posteriores), im Hinterstrang verlau-

◀ **Abb. 17.2** Rückenmark, Spinalganglion und Verbindungen des Spinalnerven mit dem vegetativen Nervensystem (Sympathicus und Parasympathicus). (Nach einer Abb. aus LEONHARDT, neu bearbeitet). Substantia grisea (*Sg*) und periphere Ganglien sind grau getönt. *Gliederung des Rückenmarks:* 3 = Sulcus medianus posterior, 6 = Sulcus intermedius posterior und Sulcus lateralis posterior. 25 = Fissura mediana (anterior), 4 = Canalis centralis, umgeben von der Substantia intermedia centralis, an die sich seitlich die Substantia intermedia lateralis, vorne die Commissura alba anschließen. *Weiße Substanz:* 5 = Funiculus posterior, 30 = Funiculus lateralis, 26 = Funiculus anterior, 11 = Formatio reticularis. *Graue Substanz:* 28 = Cornu posterius, 29 = Cornu laterale, 27 = Cornu anterius. Kerngebiete der grauen Substanz. *Linke Bildhälfte:* 9 = Nuclei proprii posteriori (Hinterhornkerne, Binnenzellen), 12 = Nucleus thoracicus (Nucleus dorsalis, Stilling-Clarkesche Säule, Binnenzellen), 13 = Nucleus intermediolateralis (Sympathicus-) und Nucleus intermediomedialis (Parasympathicus-)Wurzelzellen, 21 = Nuclei cornu anterioris (Vorderhorn-Wurzelzellen, lateral für Extremität, medial für Extremitätengürtel und für Rumpfwand; Aα- und Aγ-Motoneurone). *Rechte Bildhälfte:* Wurzelzellen viereckig; *schwarz* = Somatomotorik, *weiß* = Viszeromotorik (hier Sympathicus). Binnenzellen rund; *groß* = Strangzellen (zwei Beispiele), *klein* = Eigenapparat (je ein Beispiel für Schalt-, Kommissuren- und Assoziationszellen). *Bahnen der weißen Substanz:* 2 = Fasciculus gracilis (GOLL, epikritische Sensibilität und Tiefensensibilität aus der unteren Körperhälfte), 1 = Fasciculus cuneatus (BURDACH, epikritische Sensibilität und Tiefensensibilität aus der oberen Rumpfhälfte und der oberen Extremität), 7 = Tractus dorsolateralis (LISSAUER, Schmerz, Temperatur), 8 = Tractus spinocerebellaris posterior (FLECHSIG, Afferenzen aus dem Bewegungsapparat zum Kleinhirn), 10 = Tractus rubrospinalis (MONAKOW, Extrapyramidalmotorik), 15 = Tractus spinothalamicus lateralis (Schmerz, Temperatur), 16 = Tractus spinotectalis und tectospinalis lateralis et reticulospinalis (Reflexbahn des Hirnstammes), 17 = Tractus spinocerebellaris anterior (Go-WERS, Afferenzen aus dem Bewegungsapparat zum Kleinhirn), 18 = Tractus spinoolvaris, 19 = Fasciculi proprii (Eigenapparat des Rückenmarks, in der Abb. helle Zone um die graue Substanz), 20 = Tractus spinothalamicus anterior (Druck und Berührung), 22 = Tractus vestibulospinalis (Reflexbahn des Gleichgewichtsorganes), 23 = Tractus pyramidalis (corticospinalis) anterior (Willkürmotorik, ungekreuzter Anteil), 24 = Tractus tectospinalis medialis (Reflexbahn des Hirnstammes). Bezeichnungen z. T. nach WOLFF-HEIDEGGER. *Gliederung des peripheren Nervensystems: Spinalnerv:* 31 = Radix dorsalis (sensible Wurzel), 32 = Ganglion spinale (sensibles Ganglion), 35 = Radix ventralis (motorische Wurzel), 33 = Nervus spinalis, 34 = Ramus dorsalis („gemischter" hinterer Ast), 42 = Ramus ventralis „gemischter" vorderer Ast des Spinalnerven. *Sympathicus:* 36 = Ramus communicans albus (präganglionäre Fasern); 40 = Ganglion trunci sympathici (Perikaryen postganglionärer Neurone), 41 = Ramus communicans (griseus; postganglionäre Fasern zu Rumpfwand, Kopf und Extremitäten), 39 = Nervus splanchnicus (prä- und postganglionäre Fasern und afferente Fasern für Eingeweide). 38 = Ganglion plexus autonomici (prävertebrales vegetatives Ganglion, Perikaryen postganglionärer Neurone), 37 = Plexus autonomicus (vegetativer Plexus, postganglionäre Sympathicusfasern, prä- und postganglionäre Parasympathicusfasern und afferente Fasern). *Parasympathicus:* Die aus dem Nucleus intermediomedialis entspringenden visceromotorischen Fasern verlassen (nach Auffassung der meisten Autoren) mit der vorderen Wurzel das Rückenmark. Die 2. Neurone liegen in den vegetativen Plexus nahe an oder in den Eingeweiden; sie verhalten sich prinzipiell so wie die im Schema eingezeichneten Sympathicusfasern, die zu 2. Neuronen im prävertebralen vegetativen Ganglion ziehen. Die Parasympathicusfasern sind im Schema nicht eingezeichnet. Ausschnitt aus der Substantia grisea mit motorischen Vorderhornzellen. K_1 = Kern einer Gliazelle. Übersichtsvergrößerung Spinalganglion. Nz = Nervenzellen, Nf = Nervenfasern, K = Kapsel

350 Zentrales Nervensystem

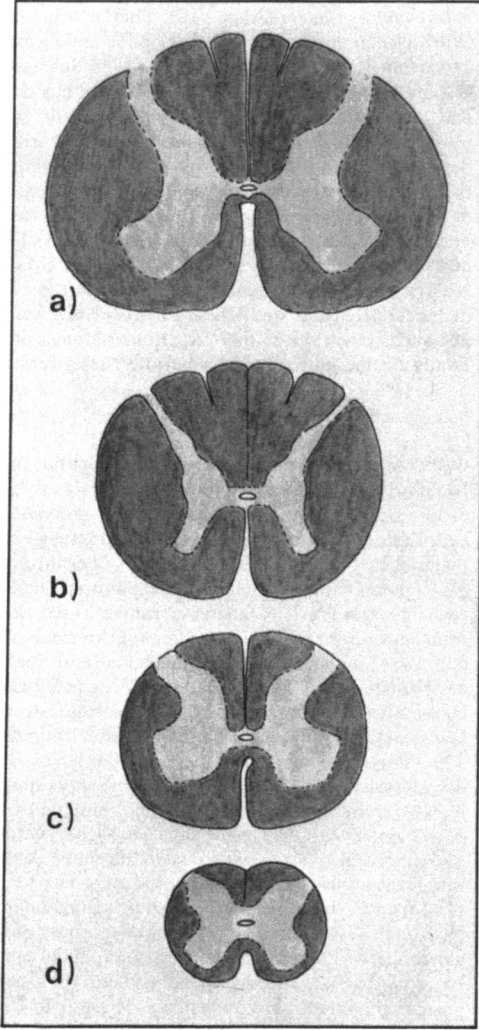

Abb. 17.3 Rückenmarksquerschnitte durch verschiedene Höhen des Rückenmarks. **a** 5. Halssegment, **b** 6. Brustsegment, **c** 4. Lendensegment, **d** 2. Sakralsegment

fen oder in das Cornu posterius eindringen. Auch parasympathische, den Zellen des Nucleus intermedio-medialis entstammende efferente Neuriten gelangen in die hintere Wurzel und verlassen das Rückenmark.

17.1.3 Spinalganglion (Ganglion spinale) [19.3.3.]

Unter einem Ganglion versteht man eine umschriebene, meist peripher gelagerte Ansammlung von Nervenzellen. Die in der Hinterwurzel befindlichen Spinalganglien werden von einer kollagenen Kapsel umgeben, von der sich ein gefäßführendes Bindegewebe in das Ganglion erstreckt. Die großen (∅ etwa 100 µm), *hell anfärbbaren* (lipidarmen) und *kleinen, dunkel anfärbbaren* (lipidreichen) kugeligen oder bohnenförmigen Nervenzellen liegen in unregelmäßigen Gruppen verteilt. Zwischen ihnen erstrecken sich markhaltige und marklose Nervenfasern. Vorwiegend erscheinen *pseudounipolare*, selten multipolare *Ganglienzellen*.

Der das Perikaryon verlassende Stammfortsatz umwickelt häufig locker den Zelleib, teilt sich T- oder Y-förmig in einen dünnkalibrigen, über die Radix posterior dem Hinterhorn des Rückenmarks zustrebenden Neuriten und in einen dicken, in der Peripherie (z.B. in der Haut) verankerten, mit receptorischen Endigungen versehenen Dendriten auf. Das Perikaryon zeigt im Kurspräparat (Abb. 17.4) fein verteilte Nissl' Substanzen, die den Ursprungsconus (hell gefärbt) des Stammfortsatzes frei lassen. Das Perikaryon weist im Alter mit zunehmender Zahl Lipofuscinpigmente auf. Im Silberpräparat (Abb. 17.4) zeigen sich im Zelleib feine Neurofibrillen, die in den Neuriten und Dendriten übergehen. Dem Perikaryon liegen dicht Hüll- oder Mantelzellen an, die außen von einer Lamina basalis bedeckt sind und sich als Schwannsche Zellen auf den Neuriten und Dendriten fortsetzen.

17.1.4 Sympathisches Ganglion [19.3.3.]

Die untereinander und durch Rami communicantes (Abb. 17.2) mit dem Spinalnerven verknüpften sympathischen Grenzstrangganglien sind ebenfalls von einer Kapsel umgeben und bestehen aus *multipolaren Ganglienzellen*. Ihre Fortsätze sind im einfachen Kurspräparat nicht, im Silberschnitt gut sichtbar (Abb. 17.3). Feinkörnige Nissl' Substanzen und Neurofibrillen, die sich auch in die Fortsätze erstrecken, treten im Zelleib auf. Außer einem granulären endoplasmatischen Reticulum sind Golgi-Felder und membranbegrenzte osmiophile Granula sichtbar. Besonders mit zunehmendem Alter und bei bestimmten Erkrankungen treten Lipofuscingranula auf. Auch die sympathischen Nervenzellen sind, wie jede periphere Nervenzelle, von Hüllzellen umgeben, denen eine Lamina basalis anliegt. Zwischen den Nervenzellen erstrecken sich mit Schwannschen Zellen versehene marklose und markhaltige Nervenfasern. Gelegentlich treten Nervenzellen mit zwei oder mehreren, durch Amitose entstandenen Kernen auf. Licht- und elektronenmikroskopisch lassen sich

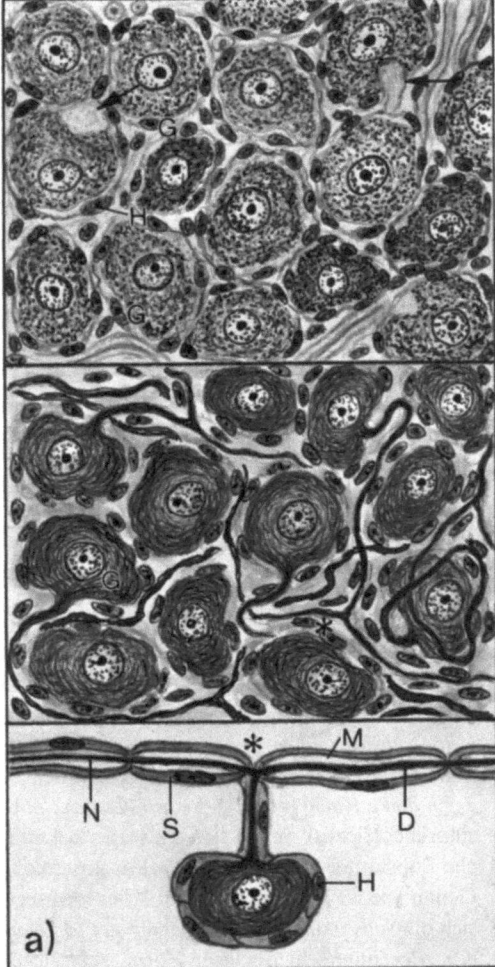
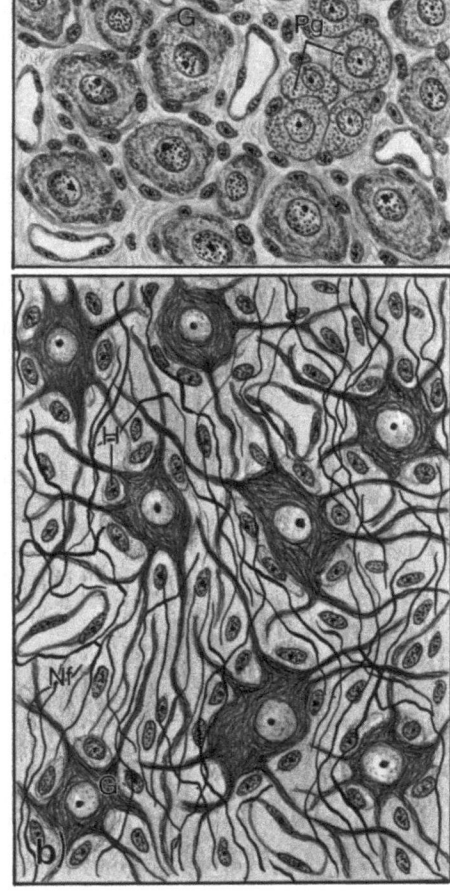

Abb. 17.4 Periphere Ganglien. **a** Spinalganglion, **b** sympathisches Ganglion. *Oben:* Routinepräparat. *Unten:* Silberimprägnation mit Darstellung der Zellfortsätze.
a Spinalganglion. Große lipidarme Nervenzellen (hell) und kleinere lipidreiche Nervenzellen (dunkel). G = Ganglienzelle (pseudounipolar), H = Hüllzellen. Die *Pfeile* weisen auf den Nissl' Substanz freien Ursprungsconus des Stammfortsatzes hin. ∗: markiert die Aufteilung des Stammfortsatzes in den Dendriten (D, dickkalibrig) und in den Neuriten (N, dünnkalibrig). M = Markscheide, S = Schwannsche Zelle (Vergr. etwa 500fach). **b** Sympathisches Ganglion. G_1 = Ganglienzelle mit Neurofibrillen und Fortsätzen, H = Hüllzellen, Nf = Nervenfasern, G = sympathische Ganglienzelle, Pg = paraganglionäre Zellen (SIF-Zellen). (Vergr. etwa 500fach)

am Perikaryon, zahlreicher an den Dendriten, typische klassische Synapsen erkennen.

In sympathischen Ganglien, regelmäßig im Ggl. cervicale superius, treten etwas kleinere, stärker als die Ganglienzellen hell gelb fluorescierende sog. SIF-Zellen (stark fluoreszierende Zellen) oder paraganglionäre Zellen auf, die biogene Amine enthalten und möglicherweise für die intraganglionäre Regulation der Durchblutung oder Steuerung der Nervenzelltätigkeit von Bedeutung sind.

Bei verschiedenen Erkrankungen, z.B. bei Asthma bronchiale, bei Gefäßerkrankungen, bei Alkohol- und Nicotinmißbrauch, zeigen die Nervenzellen starke morphologische Veränderungen wie Fortsatzhypertrophie, Faserkorbbildung, vacuoläre Entartung und verstärkte Pigmenteinlagerung.

Die parasympathischen Ganglien, wie z.B. das Ggl. ciliare, setzen sich ebenfalls aus multipolaren Ganglienzellen zusammen, die sich nach morphologischen Kriterien nicht von den sympathischen Zellen unterscheiden. In manchen vegetativen Ganglien müssen sowohl sympathische wie parasympathische Nervenzellen vorhanden sein. Nervenzellen sympathischer Natur lassen sich an ihrer schwachen Grün-Gelbfluorescenz erkennen.

17.1.5 Formatio reticularis, Medulla oblongata, Mittelhirn, Zwischenhirn, Basalganglien

Im Bereich der Medulla oblongata zeigt sich eine Auflockerung der grauen Substanz, wobei es zu einer Durchmischung von Substantia grisea und den zur Substantia alba gehörenden, längs und schräg verlaufenden markhaltigen und marklosen Nervenfasern kommt. Das Zell- und Faserbild erinnert an ein netzartiges Gefüge von Nervenzellen und Nervenfasern. Die auf diese Weise entstehende Formatio reticularis beginnt seitlich der Columna lateralis des Rückenmarkes (Halsabschnitt) in enger Lagebeziehung zu den vegetativen Kernen (Nucl. intermediolateralis, Nucl. intermedio-medialis) und reicht unter Massenzunahme über die Medulla oblongata und das Mittelhirn bis in das Zwischenhirn. Diese aus einem netzartigen Gefüge von Nervenzellen und Nervenfasern bestehende Formatio enthält in der Medulla oblongata die Hirnnervenkerne und kann sich selbst zu Kerngebieten wie Nucl. ret. lat., Nucl. ret. paramedianus und Nucl. gigantocellularis anordnen. Außer den Ursprungskernen des N. oculomotorius und trochlearis sind im Mittelhirn (Mesencephalon) der Nucl. ruber und Nucl. niger der Formatio reticularis benachbart. Der im Querschnitt durch ein frisches Mittelhirn rötlich aussehende Nucl. ruber besteht vorwiegend aus kleinen multipolaren Nervenzellen, die kolloidales Eisen enthalten; in seinem Randgebiet erscheinen kleine Nervenzellen mit Melaningranula und in seinem caudalen Bereich größere multipolare Zellen. Der Nucl. niger setzt sich aus einer ventral rötlich und aus einer dorsal schwarz erscheinenden Nervenzellzone zusammen. Die Zellen der dunklen Zone sind dicht mit Melaningranula angefüllt. In den Zellen der roten Zone lassen sich Lipofuscingranula und eisenhaltige Körnchen nachweisen. Die obere Zweihügelregion zeigt eine Gliederung in abwechselnde Schichten von Nervenzellen und Fasern.

Der zum Zwischenhirn gehörende Thalamus gliedert sich in zahlreiche Kerne auf, zwischen denen sich markhaltige Nervenfasern erstrecken (Laminae medullares thalami). Das dem extrapyramidalen System angehörende, dem Zwischenhirn zuzurechnende Pallidum erweist sich aus spindelförmigen Nervenzellen mit Lipofuscin- und Eisengranula und markhaltigen Nervenfasern zusammengesetzt.

Am *Hypothalamus* kann man einen markreichen Anteil (Corpus mamillare) und einen, der Hypophyse und dem III. Ventrikel benachbarten markarmen Hypothalamus unterscheiden. Im markarmen Hypothalamus imponieren außer zahlreichen kleinzelligen Kernen die durch die Gomori-Färbung deutlich darstellbaren neurosekretorisch tätigen Nucl. paraventricularis und Nucl. supraopticii. Die im Perikaryon entstandenen Sekretgranula enthalten Hypothalamushormone (s. S. 330), die intraaxonal in die Neurohypophyse transportiert und dort an die Blutbahn abgegeben werden. In kleinen Nervenzellen von Hypothalamuskernen sollen die "releasing" bzw. "release inhibiting hormones" produziert werden, die ebenfalls durch die Axone zur Eminentia mediana infundibuli abtransportiert werden und in den Hypophysen-Pfortaderkreislauf gelangen.

Die als Stamm- oder Basalganglien zu bezeichnenden Kerne des Endhirnes wie Corpus striatum (aus Nucl. caudatus und Putamen bestehend), das Claustrum und Nucl. amygdalae sind aus unterschiedlich großen Nervenzellen zusammengesetzt. Das Striatum ist aus großen multipolaren und sehr kleinen Nervenzellen von unregelmäßiger Form aufgebaut. Die Neuriten der kleinen Nervenzellen endigen an den Neuriten der großen multipolaren Ganglienzellen, deren Axone zum Pallidum ziehen.

17.2 Gehirn

17.2.1 Großhirnrinde (Cortex) [19.8.3.]

Im Gegensatz zum Rückenmark liegt im Gehirn die *graue Substanz außen* (Substantia grisea), die *weiße Substanz innen*. Die oberflächlich gelegene Substantia grisea bildet die durchschnittlich 2–3 mm dicke Rinde (von 1,5–5 mm) (Cortex, Substantia corticalis), an die sich die innen befindliche Substantia alba oder das Mark anschließt. Genau wie im Rückenmark und Kleinhirn setzt sich die *Substantia grisea (Rindengrau)* aus *Nervenzellen* unterschiedlichster Form, *zahlreichen marklosen und wenigen markhaltigen Nervenfasern* und *Neurogliagewebe* zusammen, während die *Marksubstanz* (Substantia medullaris) *keine Nervenzellen*, sondern *markhaltige und wenige marklose Nervenfasern* und *Glia* enthält. Im Bereich des motorischen Gyrus praecentralis (mot. Rindenareal) kann der Cortex eine Dicke von 5 mm erreichen. Gegen die Pia mater (weiche Hirnhaut) wird der Cortex durch eine *Lamina basalis* abgegrenzt, deren hirnwärts gerichteter Fläche fußartig verbreiterte Fortsatzenden von Astrocyten angelagert sind. Dieses dichte gliöse Filzwerk heißt *Lamina limitans gliae superficialis*.

Die mit Hilfe der Nissl- und Golgi-Methode durchführbare Cytoarchitektonik befaßt sich mit der Größe, Zahl, Form und Schichtung der Nervenzellen, die Myeloarchitektonik mit dem Markscheidengehalt der Nervenfasern und ihrer unterschiedlichen Verteilung infolge der mit der Weigertschen Markscheidenfärbung blauschwarz dargestellten Markscheiden. Der unterschiedliche Gehalt der Nervenzellen an Pigmenten wird durch die Pigmentarchitektonik zusammengefaßt. Die Glioarchitektonik befaßt sich mit der Verteilung der verschiedenen Gliazelltypen. Die Hirnrinde zeigt grundsätzlich die gleiche Bauweise, die aber infolge unterschiedlicher funktioneller Bedeutung der jeweiligen Zellschichten mehr oder weniger abweicht. Die regionalen Verschiedenheiten des Feinbaues der Großhirnrinde betreffen Größe, Form, Struktur und Schichtung der Nervenzellen (Cytoarchitektonik). Auf Grund einer einheitlichen Cyto-, Myelo- und Gliaarchitektonik hat man die entsprechenden Gebiete als Areae zusammengefaßt, die eine morphologische und funktionelle Einheit verkörpern. Mit der Chemoarchitektonik hat man biochemische Unterschiede (verschiedener Enzymgehalt) in der Rinde erarbeiten können.

Die Nervenzellen der Großhirnrinde sind in horizontal orientierten, ineinander übergehenden Lagen (Laminae) angeordnet. Der im Cortex zu findende Grundtypus eines Sechs-Schichtenbaues ist im Isocortex der Säuger vorhanden. Alle Rindenregionen, die vom genannten Grundtypus, z. B. durch Schichtenarmut, abweichen, werden unter der Bezeichnung Allocortex (Hippocampusformation, Riechhirn) zusammengefaßt. Die charakteristische Nervenzelle der aus 9-14 Milliarden Ganglienzellen bestehenden Großhirnrinde ist die multipolare Pyramidenzelle mit einem langen Spitzendendriten

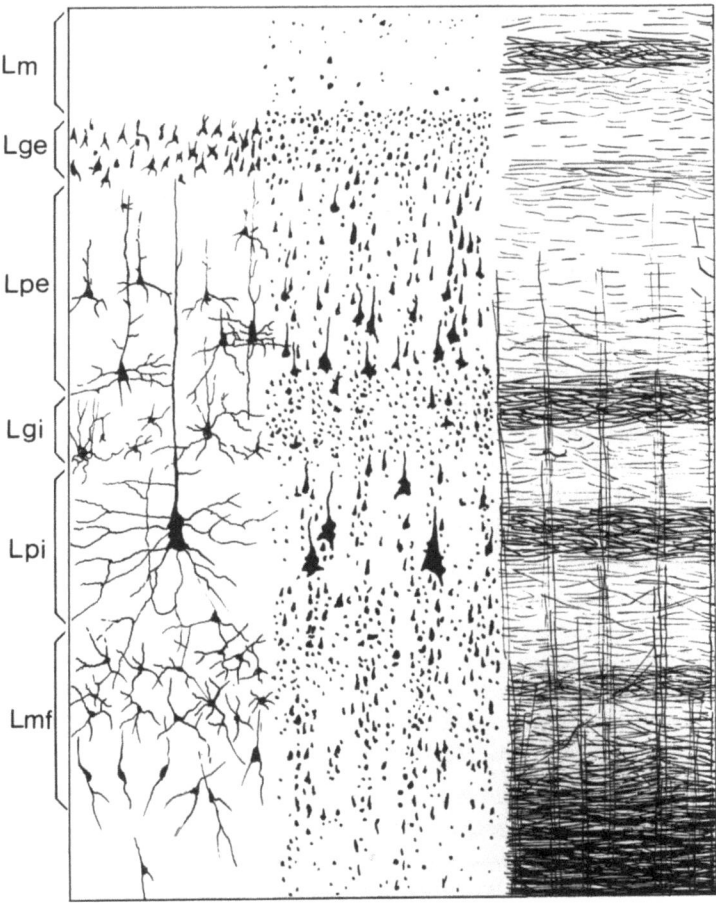

Abb. 17.5 Ausschnitt aus der Großhirnrinde (Isocortex). Links: Darstellung der Nervenzellen, rechts: Darstellung der Nervenfasern. (Schema nach BRODMANN, aus RAUBER-KOPSCH). *Lm* = Lamina molecularis, *Lge* = Lamina granularis externa, *Lpe* = Lamina pyramidalis externa, *Lgi* = Lamina granularis interna, *Lpi* = Lamina pyramidalis interna, *Lmf* = Lamina multiformis.

(Hauptdendrit) und mit dem aus den basalen Pyramidenkanten abgehenden sog. Nebendendriten. Der Neurit geht an der Pyramidenbasis ab, die markwärts gerichtet ist. Die Pyramidenzellen enthalten zahlreiche Nissl' Substanzen und Neurofibrillen (Abb. 17.5 u. 17.6).

Der Grundtypus des Isocortex zeigt im Zellbild folgende Schichtengliederung von außen nach innen (Abb. 17.5 u. 17.6):

I. Die *Lamina molecularis* (Molekularschicht) zeigt zwischen *zahlreichen Gliazellen* (Astrocyten) nur *wenige, sehr kleine, multipolare, oft spindelförmige*, parallel zur Hirnoberfläche gelagerte *Nervenzellen*, die mit ihren Fortsätzen ein tangential gerichtetes Flechtwerk entwickeln (Tangentialfaserschicht).

II. Die *Lamina granularis externa* (äußere Körnerschicht) enthält *zahlreiche kleine*, eng gelagerte *multipolare Nervenzellen* mit relativ großen, runden Kernen und kleine Pyramidenzellen, deren Spitzendendriten in die Molekularschicht gelangen, während die Neuriten entweder in die Molekularschicht einbiegen und in der Tangentialfaserschicht enthalten sind oder in die Marksubstanz eindringen.

III. Die *breite Lamina pyramidalis externa* (äußere Pyramidenschicht) wird durch *kleine, bis 40 µm große Pyramidenzellen* verkörpert, die durch ihren Spitzendendriten bis in die Lamina molecularis gelangen, während die anderen kürzeren Dendriten sich in der Lamina pyramidalis tangential erstrecken. Die an der Pyramidenbasis hervorgehenden Neuriten begeben sich in die weiße Substanz.

IV. Die *Lamina granularis interna* (innere Körnerschicht) setzt sich aus *zahlreichen kleinen, ungleichmäßig geformten Nervenzellen* (Körnerzellen) zusammen. Die Dendriten bleiben in derselben Schicht oder erreichen die Lamina molecularis, die Neuriten die Marksubstanz.

V. Die *Lamina pyramidalis interna* (innere Pyramidenschicht) oder *ganglionaris* ist durch das Auftreten *großer Pyramidenzellen* charakterisiert. Im Bereich des motorischen Rindenfeldes (Gyrus praecentralis) erscheinen die typischen, mit zahlreichen Nissl' Schollen versehenen *Betzschen Riesenpyramidenzellen*, die bis zu 120 µm lang und 80 µm breit werden können. Die meist

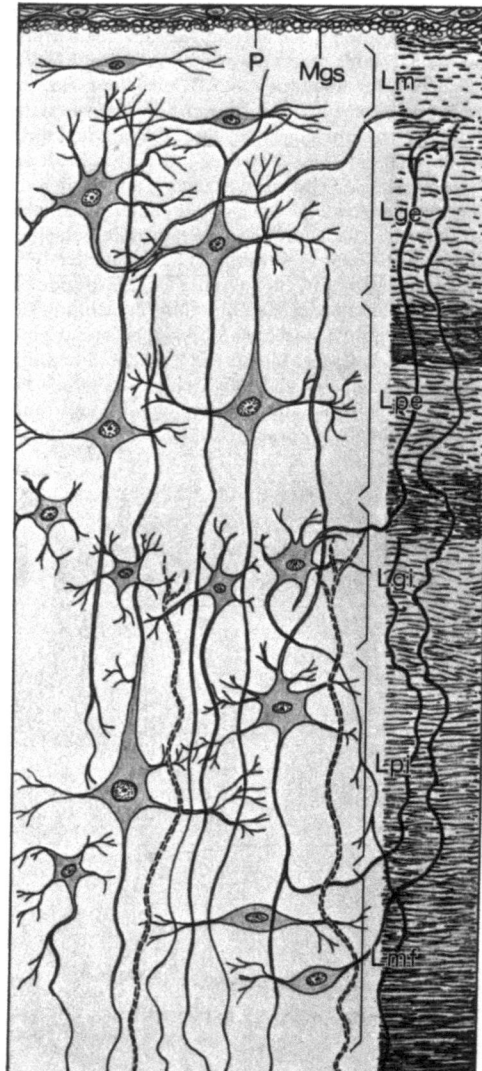

Abb. 17.6 Ausschnitt aus der Großhirnrinde (schematisch); *links*: Zellbild; *rechts*: Faserbild. P = Bindegewebe der Pia mater, Mgs = Membrana gliae superficialis, Lm = Lamina molecularis, Lge = Lamina granularis externa, Lpe = Lamina pyramidalis externa, Lgi = Lamina granularis interna, Lpi = Lamina pyramidalis interna, Lmf = Lamina multiformis, gestrichelt = thalamo-corticale Fasern

basal in dieser Zone gelagerten Riesenpyramidenzellen werden auch unter der Bezeichnung Lamina gigantopyramidalis (Area 4) zusammengefaßt. Von der Lamina pyramidalis interna nehmen die Pyramidenbahnen ihren Ausgang.

VI. Die ziemlich *breite Lamina multiformis* zeigt *kleine Nervenzellen unterschiedlicher Gestalt*, oft von Spindelform. Durch die markwärts abnehmende Zell- und zunehmende Fortsatzzahl tritt eine unscharfe Grenze zwischen Rinden- und Marksubstanz auf (Zona infima = Grundschicht).

Der *homotypische Isocortex* zeigt den genannten Sechs-Schichtenbau, während der *heterotypische Cortex* vom dargestellten Schichtenbild abweicht und eine Gliederung in einen granulären und agranulären heterotypischen Isocortex zuläßt. Der *granuläre Isocortex* ist durch mangelhafte Ausbildung oder durch Fehlen der Pyramidenzellen gekennzeichnet, die durch Körnerzellen ersetzt werden (Calcarinarinde). Da die sensorischen Systeme im granulären Isocortex enden, können die Körnerzellen als Receptorzellen und die granuläre Rinde als sensorischer Cortex aufgefaßt werden. In den motorischen Hirnregionen, besonders im somatomotorisch gegliederten Gyrus praecentralis (Area 4 und 6) ist die mangelhafte Ausbildung der Körnerschichten typisch, an deren Stellen sich Zonen von Pyramidenzellen ausbreiten. Da die großen Projektionssysteme im *agranulären Cortex* entspringen, können die Pyramidenzellen als effektorische Elemente und die agranuläre Rinde als motorische Elemente bezeichnet werden. Die phylogenetisch älteren Regionen (z.B. Hippocampus) zeigen eine vom Grundtyp stark abweichende Bauweise und werden Allocortex genannt.

Das *Gliagewebe* des Gehirns setzt sich aus *Astrocyten Hortega-Zellen* und *Oligodendrogliazellen* zusammen. Oligodendrocyten finden sich im Mark in größerer Zahl als im Rindengrau, während die Hortega-Zellen zahlreicher in der Rinde auftreten. Die *Astrocyten* sind für die Ausbildung einer an der Hirnoberfläche befindlichen *äußeren Gliagrenzmembran*, der Membrana limitans gliae superficialis (s. S. 148), und einer perivasculären Gliagrenzmembran (s. S. 147), der *Membrana limitans gliae perivascularis*, verantwortlich.

17.2.2 *Blut-Liquor-System:* Das Gehirn wird an seiner Oberfläche von drei Hirnhäuten überzogen (s. S. 356): Von außen nach innen:
1. *Dura mater* oder harte Hirnhaut,
2. *Arachnoidea* (Spinngewebshaut), Subarachnoidalraum mit Liquor,
3. *Pia mater* oder weiche Hirnhaut (gefäßführend).

Die Äste der im Subarachnoidalraum liegenden, mit dem Bindegewebe der Pia mater verknüpften Arterien dringen in die Hirnsubstanz vor und stülpen dabei einen *Arachnoidea-Pia-Trichter* ein, der mit *Hirnliquor* angefüllt ist (Abb. 17.10). Dieser *Virchow-Robinsche Raum* ist hirnwärts teilweise durch piales Bindegewebe, vollständig durch die aus einer Lamina basalis und Astrocytenfortsätzen bestehende *Membrana limitans gliae perivascularis* (s. S. 147) abgeschirmt. Zwischen Gefäßwand und Gehirngewebe dehnt sich daher ein Flüssigkeitsmantel aus. In diesen Bereich können Stoffe (z.B. auch Medikamente) aus dem Blut in den Liquor (Blut-Liquor-Schranke) übertreten, deren Passage jedoch selektiv erfolgt.

Manche Autoren bezeichnen auch das Gewebe zwischen Blutgefäßwand der Plexus chorioidei und dem Hirnliquor als Blut-Liquor-Schranke und das den Liquor cerebrospinalis vom Hirngewebe abgrenzende Ependym als Liquor-Hirn-Schranke.

Im Bereich der Arteriolen nimmt die Weite des Virchow-Robinschen Raumes kontinuierlich ab, so daß die Capillaren einen solchen Raum nicht besitzen. Der Stoffaustausch zwischen Gefäß und Nervensystem läuft im Capillarbereich somit durch Endothel und Gliagrenzmembran (Lamina basalis, Fortsatzenden der Astrocyten und Pericyten), der sog. *Blut-Hirn-Schranke* ab. Der lichtmikroskopisch zu erkennende pericapilläre Spalt ist auf Schrumpfungsvorgänge zurückzuführen. Ein sog. „potentieller" Virchow-Robinscher Raum zeigt sich unter pathologischen Bedingungen. Im Bereich der abführenden Venen tritt ein Virchow-Robinscher Raum wieder in Erscheinung.

Durch die Ausbildung eines dichten Capillarnetzes ist die Rinde stärker durchblutet als die Marksubstanz. Die Capillaren lagern sich den Perikarya der Nervenzellen gewöhnlich in geringem Abstand an. Eine Anlagerung von Capillaren an Nervenzellen und ihr Durchtritt durch den Nervenzelleib ist z.B. im Nucl. supraopticus des Hypothalamus beobachtet worden. Die Hirncapillaren sind wie die anderer Organe gebaut, zeigen an ihrer Oberfläche eine Lamina basalis, Pericyten und Gliazellfortsätze und weisen "tight junctions" zwischen Endothelzellen auf. Die Verteilung der Blutgefäße (Angioarchitektonik) unterliegt regionären Unterschieden.

Im Alter treten Schrumpfungserscheinungen an Nervenzellen und zunehmende Einlagerung von Lipofuscinpigmenten auf. Die Schrumpfung des Zelleibes führt zu einer stärkeren Anfärbbarkeit des Plasmas und des Kernes, der meist pyknotisch aussieht. Die Folgen des Unterganges von Nerven- und Gliazellen sind eine Gewichtsabnahme des Gehirns, eine Verschmälerung der Hirnrinde und eine Erweiterung der Hirnventrikel. Auch die im Alter vermehrt auftretenden homogenen, teilweise geschichteten Corpora amylacea, die sich mit Hämatoxylin intensiv blau anfärben, sind als Degenerationsprodukte anzusehen.

17.2.3 *Ventrikel*

In den zentralen Abschnitten des Gehirns und zwischen Medulla oblongata und Kleinhirn findet sich ein System unterschiedlich geformter, mit Hirnliquor angefüllter Räume, die man als Hirnkammern oder Ventrikel bezeichnet. Die Wandauskleidung der *Hirnventrikel* und des Zentralkanals des Rückenmarkes wird von einer Schicht *iso- bis hochprismatischer Epithelzellen (Ependym)* verkörpert, die meistens Kinocilien entwickelt haben und gelegentlich Mikrovilli aufweisen können. Im Ependym erscheinende Tanycyten (s. S. 148) sind durch Zonulae occludentes miteinander verknüpft. Das subependymale Gewebe besteht je nach Region aus einem dichten oder lockeren Gliafilz.

Marklose Nervenfasern dringen aus dem Hirngewebe in das Ependym ein, können mit den Spitzenabschnitten der Zellen Synapsen eingehen und als Perceptionsorgane für die Liquorbeschaffenheit in den Ventrikel ragen.

17.2.4 *Plexus chorioideus* (Abb. 17.10 und s. S. 149) [19.9.4.]

Unter einem Plexus chorioideus versteht man in die Hirnventrikel hineinragende, aus *pialem Bindegewebe mit zahlreichen Blutgefäßen* bestehende, von einem *Ependymgewebe* überzogene Gebilde (zottenförmige Vorwölbungen). Die Plexus chorioidei geben durch eigene sekretorische Leistung des ependymalen Epithels und durch Ultrafiltration des Blutes den Liquor cerebrospinalis ab. Die epithelialen Ependymzellen mit Mikrovilli oder Kinocilien sind mitochondrienreich, enthalten granuläres endoplasmatisches Reticulum, gelegentlich Lipidtröpfchen, Glykogen, Lipofuscine, Sekretgranula und liegen auf einer Basallamina. Sie enthalten außerdem saure Phosphatase, Succinatdehydrogenase und Esterase. Das basale Plasmalemm zeigt tiefe Membraninvaginationen. Die zahlreichen Capillaren eines Plexus besitzen als Wandauskleidung ein Porenendothel. Zwischen den Blutgefäßen erstreckt sich ein dichtes Nervengeflecht, das auch eingekapselte und nicht eingekapselte Endorgane entwickelt. Bei älteren Menschen werden im Bindegewebe der Plexus konzentrisch geschichtete, rundliche Kalkkonkremente gefunden.

Circumventriculäre Organe: Unter circumventriculären Organen versteht man das um den III. Ventrikel gruppierte Organum vasculosum laminae terminalis, das Subfornicalorgan, das Subcommissuralorgan und die am Boden des IV. Ventrikels liegende Area postrema. Ein bei Tieren nachgewiesenes Paraventricularorgan konnte bisher bei Menschen noch nicht ermittelt werden. Das Organum vasculosum laminae terminalis besteht aus Gliazellen, zahlreichen Blutgefäßen mit Capillaren, an denen Axone sekretorischer Nervenzellen endigen, ist von Ependym überzogen und ragt bei seiner Lagerung an der Innenwand der Lamina terminalis zwischen Chiasma opticum und Commissura anterior in den III. Ventrikel.

Das unter dem Fornix befindliche Subfornicalorgan setzt sich aus Gliagewebe mit zahlreichen Gefäßen, spezifischen Zellen und Nervenzellen zusammen, wird vom Ependymkanal durchsetzt und von Ependymzellen überzogen. Es werden neurosekretorische und chemoreceptive Tätigkeiten des Organs vermutet. Das Subcommissuralorgan ist beim Menschen nur während der embryonalen Entwicklung vorhanden und wird rudimentär.

Die funktionelle Bedeutung der am Boden des IV. Ventrikels gelegenen, aus mit Synapsen versehenen Gliazellen (Parenchymzellen) bestehenden und von Ependym überzogenen Area postrema ist nicht bekannt.

17.2.5 *Meningen* (Hirnhäute)

Gehirn und Rückenmark werden in der Reihenfolge von außen nach innen durch die harte Hirnhaut (Dura mater oder Pachymeninx), von der Arachnoidea (Spinngewebshaut) und Pia mater (weiche Hirnhaut) überzogen. Arachnoidea und Pia mater werden zur Leptomeninx zusammengefaßt.

Die *Dura mater* encephali setzt sich als Periost der Schädelhöhle aus einem *Geflecht straffen kollagenen Bindegewebes* mit *elastischen Fasernetzen* zusammen und besitzt an der arachnoidealwärts gerichteten Fläche ein einschichtiges, *flaches Epithel*. Die Kollagengeflechte sind in Form von Zuglinien (Trajectorien) angeordnet. Die dünnwandigen Arterien speisen ein subepitheliales Capillarnetz und ein in den äußeren Lagen befindliches, den Schädelknochen versorgendes Capillargebiet. Das *Endothelrohr der starren venösen Blutleiter* (Sinus durae matris) wird an Stelle von glatten Muskelzellen *von kollagen-elastischen Fasernetzen* umgeben. Sensible markhaltige Nervenfasern des N. trigeminus entwickeln Geflechte und gut ausgebildete sensible Endknäuel.

Die *Arachnoidea* (Abb. 17.10) setzt sich aus einem *Bälkchenwerk kollagener Bündel* und *elastischer Fasern* zusammen, das von *Plattenepithel* überzogen wird. Die Bindegewebstrabekel werden von einem einschichtigen Epithel überzogen. Duralwärts liegt eine einschichtige Epithellage vor, während die Bindegewebsbalken hirnwärts mit der Pia mater verknüpft sind.

Konzentrisch und dicht gelagerte Zellhaufen sind als Vorstufen der Granulationes arachnoideales anzusehen. Unter zunehmendem Auftreten von Kollagen- und Gitterfasern entwickeln sich gefäßlose Bindegewebsvorwölbungen, die von einem epithelartigen Verband überkleidet sind und Pacchionische Granulationen (Granulationes arachnoideales) genannt werden.

Die *Pacchionischen Granulationen* breiten sich vornehmlich im Bereich des Sinus sagittalis aus und durchbrechen seine Durawand. Die Foveolae granulares des Schädelknochens werden ebenfalls durch die Arachnoidealgranulationen hervorgerufen. Im Gebiet der Granulationen soll eine Abgabe von Liquor aus dem Cavum subarachnoideale an die Venen erfolgen. Somit sind die Granulationen für die Regulation des intracraniellen Druckes verantwortlich.

Die *bindegewebige Pia mater* liegt den Gyri an der Oberfläche und in den Sulci dicht an. Zwischen Pia und Gehirnoberfläche erstreckt sich eine elektronenmikroskopisch nachweisbare *Lamina basalis*. Die gefäßreiche Pia mater enthält Fibro- und Histiocyten, Plasma- und Pigmentzellen. Die das Gehirn versorgenden Arterien sowie der an der Hirnbasis gelegene Circulus arteriosus breiten sich an der Oberfläche der Pia mater, allseitig von Liqour cerebrospinalis umspült, aus. Außer Gefäßnerven erstrecken sich dichte sensible Geflechte mit Endorganen frei im Bindegewebe oder in Lagebeziehung zum Gefäßsystem. Das Nervengewebe der Pia mater wird für die Regulation der cerebralen Durchblutung eine Rolle spielen.

Basiswissen Rückenmark

Im Innern gelegene graue Substanz (Schmetterlingsfigur) mit Nervenzellen, marklosen, wenigen markhaltigen Nervenfasern und Neurogliagewebe. Wurzelzellen, Strangzellen, Binnenzellen. Vorderhorn (motorisch), Hinterhorn (sensibel), Seitenhorn (vegetativ). Typische große motorische, multipolare Vorderhornzellen (α- und γ-Motoneurone) als somatomotorische und kleinere vegetative Nervenzellen als viscero-motorische Wurzelzellen. Die Neuriten der Wurzelzellen verkörpern die vordere motorische Wurzel. Strangzellen bilden Tractus in der weißen Substanz, Binnenzellen verbinden andere Nervenzellen des Rückenmarkes untereinander. Canalis centralis mit Ependym in der grauen Substanz. Weiße Substanz umgibt als Markmantel die Substantia grisea und besteht aus zahlreichen markhaltigen, wenigen markarmen und marklosen Nervenfasern (auf- und absteigende Systeme) und Gliagewebe. Substantia alba enthält keine Nervenzellen. Äußere Gliagrenzmembran durch Fortsätze der Astrocyten gebildet.

Basiswissen Spinalganglion

Rundliche, großkernige, mit feinen Nissl' Substanzen versehene, pseudounipolare Nervenzellen. Im Routinepräparat hell anfärbbarer Ursprungsconus. Perikaryon von Mantel- oder Hüllzellen umgeben. Kollagene Kapsel an der Oberfläche des Ganglion. Markhaltige und marklose Nervenfasern.

Basiswissen sympathisches Ganglion

Umschriebene Ansammlung von multipolaren Nervenzellen mit Dendriten und einem Neuriten, feinkörnige Nissl' Substanzen und Neurofibrillen. Das Perikaryon ist von Hüllzellen umgeben. Zwischen den Ganglienzellen Züge von marklosen und markhaltigen Nervenfasern und Blutgefäßen sowie bindegewebige Anteile, die sich an der Oberfläche des Ganglion zu einer Kapsel verstärken. Zahlreiche klassische Synapsen am Perikaryon und an Fortsätzen. Regelmäßiges Auftreten von Gruppen von paraganglionären Zellen.

> **Basiswissen Großhirnrinde**
>
> Grundtypus des Isocortex zeigt 6-Schichtengliederung von außen nach innen:
> 1. *Lamina molecularis:* Wenige, kleine, multipolare, oft spindelförmige Nervenzellen, zahlreiche Astrocyten.
> 2. *Lamina granularis ext.* (äußere Körnerschicht): Zahlreiche, kleine, eng gelagerte multipolare Nervenzellen und wenige kleine Pyramidenzellen.
> 3. *Lamina pyramidalis externa* (äußere Pyramidenschicht): Aus kleinen Pyramidenzellen mit langen Spitzendendriten.
> 4. *Lamina granularis interna* (innere Körnerschicht): Zahlreiche, kleine multipolare Nervenzellen.
> 5. *Lamina pyramidalis interna* (innere Pyramidenschicht): Schicht der Riesenpyramidenzellen (120 µm lang und 80 µm breit). Sitz der Betzschen Riesenzellen. Ausgangsort der Pyramidenbahn.
> 6. *Lamina multiformis:* Breit, verschiedenartig gestaltete Nervenzellen.
>
> Unter einem Neuropil versteht man eine filzartige Verknüpfung von Nervenfasern (Neuriten und Dendriten) und Fortsätzen von Gliazellen zwischen den Perikarya der Nervenfasern.

17.2.6 *Kleinhirn* (Cerebellum, Abb. 17.7, 17.8, 17.9) [19.6.]

Das Kleinhirn weist ähnlich wie das Großhirn eine Oberflächenvergrößerung durch Ausbildung von Windungen (Gyri) und Furchen (Sulci) auf, die vergleichsweise feiner ist. So zeigt das Kleinhirn eine primäre und sekundäre Gyrificierung, durch die im histologischen Präparat zusammen mit der Marksubstanz das Bild eines Lebensbaumes – Arbor vitae – entsteht. Mehrere Primärgyri werden mit ihren an der Oberfläche befindlichen Sekundärwindungen zu Lobuli zusammengefaßt. Das Schnittbild läßt eine Gliederung in die äußere, Nervenzellen enthaltende, *1 mm dicke graue Rinde* (Substantia corticalis, Cortex, Substantia grisea) und in ein aus markhaltigen Nervenfasern bestehendes *Mark* (Substantia medullaris, Substantia alba) zu, das sich in dünne Markblätter (Laminae medullares) aufzweigt. Außer Nervenzellen im Cortex und markhaltigen Nervenfasern im Mark finden sich verschiedene Typen von Gliazellen und Blutgefäßen in allen Kleinhirnregionen.

Im Innern der Marksubstanz tauchen gut abgrenzbare Ansammlungen von Nervenzellen (Kerngebiete, Kerne oder Nuclei), die Nuclei dentati, Nn. emboliformes, globiformes und fastigii auf, deren Nervenzellen kolloidales Eisen aufweisen. Der Nucleus dentatus (Zahnkern) enthält in seinen ventralen Anteilen kleine Ganglienzellen, in seinem dorsalen Bereich große multipolare Nervenzellen. Am äußeren Rand des Kernes strahlen die Neuriten von Purkinjeschen Nervenzellen der Kleinhirnrinde und des mesencephalen Nucleus ruber ein.

In der Kleinhirnrinde [19.6.2.] unterscheidet man
1. eine äußere, ziemlich breite, *nervenzellarme Molekularschicht* (Stratum moleculare),
2. das *Stratum gangliosum*, das sich aus nebeneinander liegenden, für das Kleinhirn charakteristischen, großen Purkinjeschen Nervenzellen zusammensetzt und daher auch Schicht der Purkinjeschen Nervenzellen genannt wird, und
3. die wieder breitere, aus zahlreichen, dicht gelagerten kleinen Nervenzellen bestehende Körnerschicht (*Stratum granulosum*).

17.2.6.1 *Stratum moleculare* (Abb. 17.7 u. 17.8): Die Nervenzellen des Stratum moleculare (Stratum cinereum) lassen sich in *große (Korbzellen)* und *kleine Rindenzellen (Sternzellen)* unterteilen. In der Molekularschicht breiten sich außerdem die dichten, mit Spezialmethoden (Golgi-Imprägnation) sichtbar zu machenden *Dendritenbäume der Purkinjeschen Nervenzellen aus* (Abb. 17.7 und 17.8). Infolge der geringen Größe der Rindenzellen stellen sich im einfachen Routinepräparat (Nissl' Färbung) nur ihre Kerne dar, während die Golgi-Methode auch ihre Perikaryen und Fortsätze imprägniert (Abb. 17.7). Unter den vorwiegend in den äußeren Regionen des Stratum moleculare befindlichen Sternzellen lassen sich kleine und große Formen erkennen.

Die kleinen Sternzellen weisen kurze und dünne Dendriten und einen meist horizontal verlaufenden Neuriten auf, der mit Verzweigungen an den Dendriten der Purkinjeschen Zellen des Stratum gangliosum Synapsen entwickelt. Die größeren, mit stark

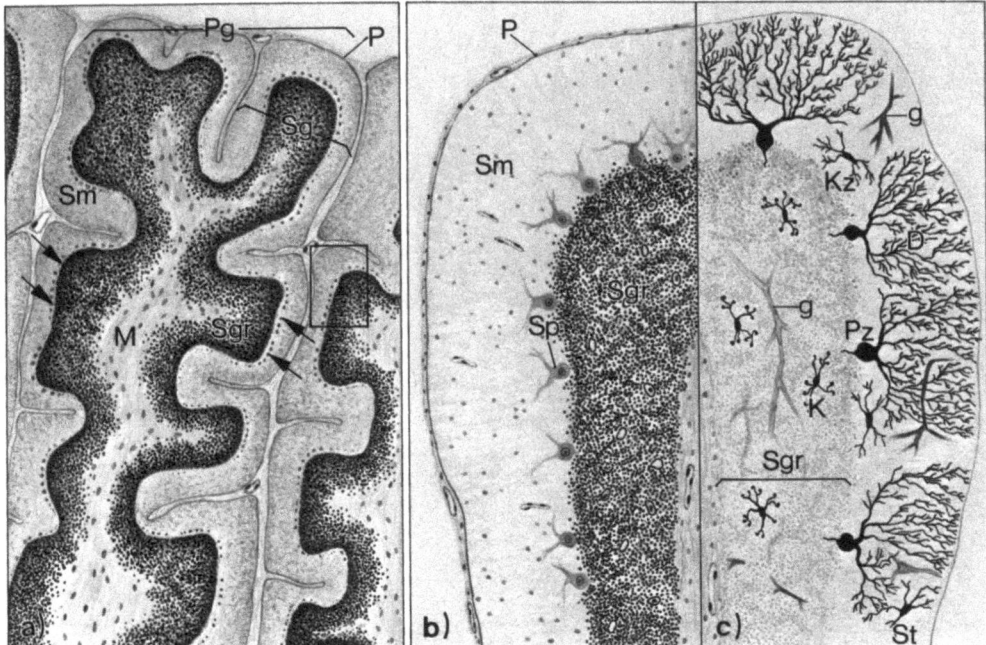

Abb. 17.7 Kleinhirn. **a** Kleinhirnwindung mit sekundärer Gyrifizierung. *Pg* = Primärgyrus. *Sg* = Sekundärgyrus. *P* = Pia mater mit Gefäßen. *Sm* = Stratum moleculare. *Sgr* = Str. granulosum. *M* = Marksubstanz (Substantia alba). Die *Pfeile* weisen auf die Schicht der Purkinjeschen Zellen hin. (Übersichtsvergrößerung). **b** Vergr. des Ausschnitts aus **a**. Schichtung der Kleinhirnrinde (Nissl-Bild). *P* = Pia mater. *Sm* = Stratum moleculare. *Sp* = Schicht der Purkinjeschen Zellen (Vergr. etwa 120fach). **c** Schichtung der Kleinhirnrinde (Golgi-Imprägnation). Beachte die Dendritenbäume (*D*) der Purkinjeschen Zellen (*Pz*) im Stratum moleculare. *K* = Körnerzelle. *g* = Gefäße. *St* = Sternzelle. *Kz* = Korbzelle. *Sgr* = Stratum granulosum. (Vergr. etwa 120fach)

verzweigten Dendriten versehenen Sternzellen schicken ihre Neuriten mit Endaufzweigungen zum Spitzenbereich der Purkinjeschen Dendriten. Die ebenfalls multipolaren Korbzellen stehen mit ihrem Dendritengerüst senkrecht zum Windungsverlauf und können durch Kollateraläste ihrer marklosen Neuriten mehrere Perikarya der Purkinjeschen Zellen korbartig umfassen.

Die sogenannte, durch Silberimprägnation darstellbare Tangentialfaserschicht wird vorwiegend durch die Neuriten der Korbzellen verkörpert. Die Neuriten der Korb- und Sternzellen enden mit inhibitorischen Synapsen vorwiegend am Dendritengerüst, weniger an den Perikarya der Purkinjeschen Zellen.

17.2.6.2 *Stratum gangliosum:* Die großen birnenförmigen *Purkinjeschen Zellen* stellen eine Zellage zwischen Stratum moleculare und Stratum granulosum dar. Ihr Perikaryon enthält unterschiedlich große Nissl' Schollen, die sich in den Anfangsabschnitt der meist 2–3 abgehenden, dicken Dendriten erstrecken. Charakteristisch ist der von den Dendriten durch zahlreiche Verzweigungen entwickelte *Dendritenbaum*, der spalierbaumartig nur in einer senkrecht zur Längsachse der Windungen gelegenen Ebene steht, das Stratum moleculare durchsetzt und bis zur Rindenoberfläche reicht. Die mit der Golgi-Imprägnation darstellbaren Dendriten lassen an ihrer Oberfläche (Abb. 17.8 und 17.9) dicht gelagerte, zahlreiche kleine *dornenartige Vorwölbungen* entstehen, die so zu einer erheblichen Oberflächenvergrößerung der Dendriten führen und eine *riesige Synapsenfläche* verkörpern. Der efferent leitende Neurit verläßt den birnenförmigen Zellkörper an der Basis, erhält in der Körnerschicht durch Oligodendrogliazellen eine Markscheide und gibt auch rückläufig Collateraläste ab, die an anderen Purkinjeschen Zellen oder an Zellen des Stratum moleculare und granulosum inhibitorische Synapsen entwickeln. Die Neuriten der Purkinjeschen Zellen

360 Zentrales Nervensystem

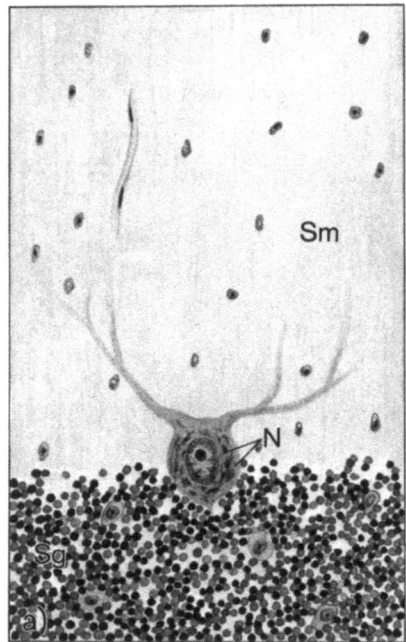
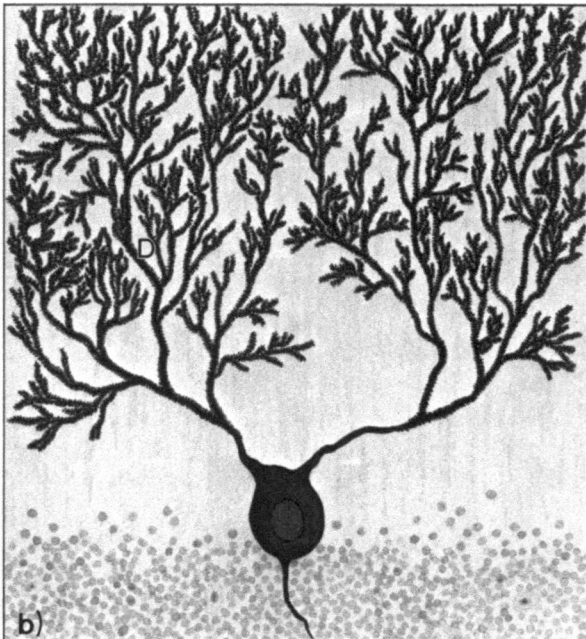

Abb. 17.8 Perikaryon und Dendritenbaum der Purkinjeschen Nervenzellen: **a** Nissl-Bild, **b** Silberimprägnation. (Vergr. etwa 550fach). **a** *Sm* = Stratum moleculare, *N* = Nissl' Schollen in einer Purkinjeschen Nervenzelle, *Sg* = Stratum granulosum mit großen und kleinen Körnerzellen. **b** *D* = Dendritenbaum mit Anschnitten dornenartiger Synapsen

enden meist in den Kleinhirnkernen, vornehmlich im Nucl. dentatus.

Die gegen Sauerstoffmangel und Alkohol sehr empfindlichen Nervenzellen besitzen kein Lipofuscin und nehmen im Alter an Zahl ab.

17.2.6.3 *Stratum granulosum:* Durch die *dichte Lagerung sehr kleiner* und *zahlreicher plasmaarmer, rundkerniger Nervenzellen* erhält man bei Anwendung schwacher lichtmikroskopischer Vergrößerung den Eindruck, eine körnige Struktur vor sich zu haben; daher rührt die Bezeichnung granulierte Schicht. Im Stratum granulosum werden zahlreiche kleine und weniger große Körner- und Horizontalzellen deutlich. Die kleinen Körnerzellen besitzen einige wenig verzweigte, kurze, mit der Golgi-Technik darstellbare Dendriten, die an ihren Enden durch Aufzweigungen krallenartige Endverdickungen entwickeln. Die Dendritenenden breiten sich in den *Parenchyminseln* (Eosinkörper, Glomeruli cerebelli, s. S. 362) aus und nehmen dort mit afferenten Fasern, den Moosfasern (Abb. 17.8 u. 17.9), synaptischen Kontakt auf.

Der marklose Neurit einer kleinen Körnerzelle verläuft senkrecht in das Stratum moleculare hinein, teilt sich T-förmig auf, stellt somit einen Anteil von Parallelfasern dar und zeigt eine senkrecht zum Dendritenbaum der Purkinjeschen Zellen gerichtete Ver-

Abb. 17.9 Synaptische Verknüpfung von Kleinhirnnervenzellen. **a** LM. **b** ELM (nach einer Abb. aus BUSHE-GLEES, 1968, neu bearbeitet). **a** *P* = Pia mater, *S* = Sternzellen, *Pn* = Purkinjesche Nervenzelle, *Kz* = Korbzelle, *Kk* = kleine Körnerzelle. Der gestrichelte Kreis begrenzt ein Glomerulus cerebellus (synaptische Verknüpfung zwischen Körnerzellen und afferenten Moosfasern = *M*). *B* = Golgi-Epithelzelle, *F* = Fañanassche Gliazelle, *Kl* = Kletterfaser, *Kg* = große Körnerzelle (Golgi-Zelle). **b** Purkinjesche Nervenzelle = *Pn*, *K* = Körnerzelle, *Gz* = Golgi-Zellen, *Kz* = Korbzelle, *M* = synaptische Endigung einer Moosfaser, *Kl* = synaptische Endigung einer Kletterfaser. Kletterfasern bilden Synapsen mit Dendriten der Purkinjeschen Zellen. Moosfasern bilden Synapsen mit Dendriten der Körnerzellen (ELM-Äquivalent für Glomerulus cerebellus). Neuriten der Körnerzellen bilden Dornensynapsen mit Dendriten der Purkinjeschen Zellen. Korbzellen bilden Synapsen mit dem Perikaryon der Purkinjeschen Zellen

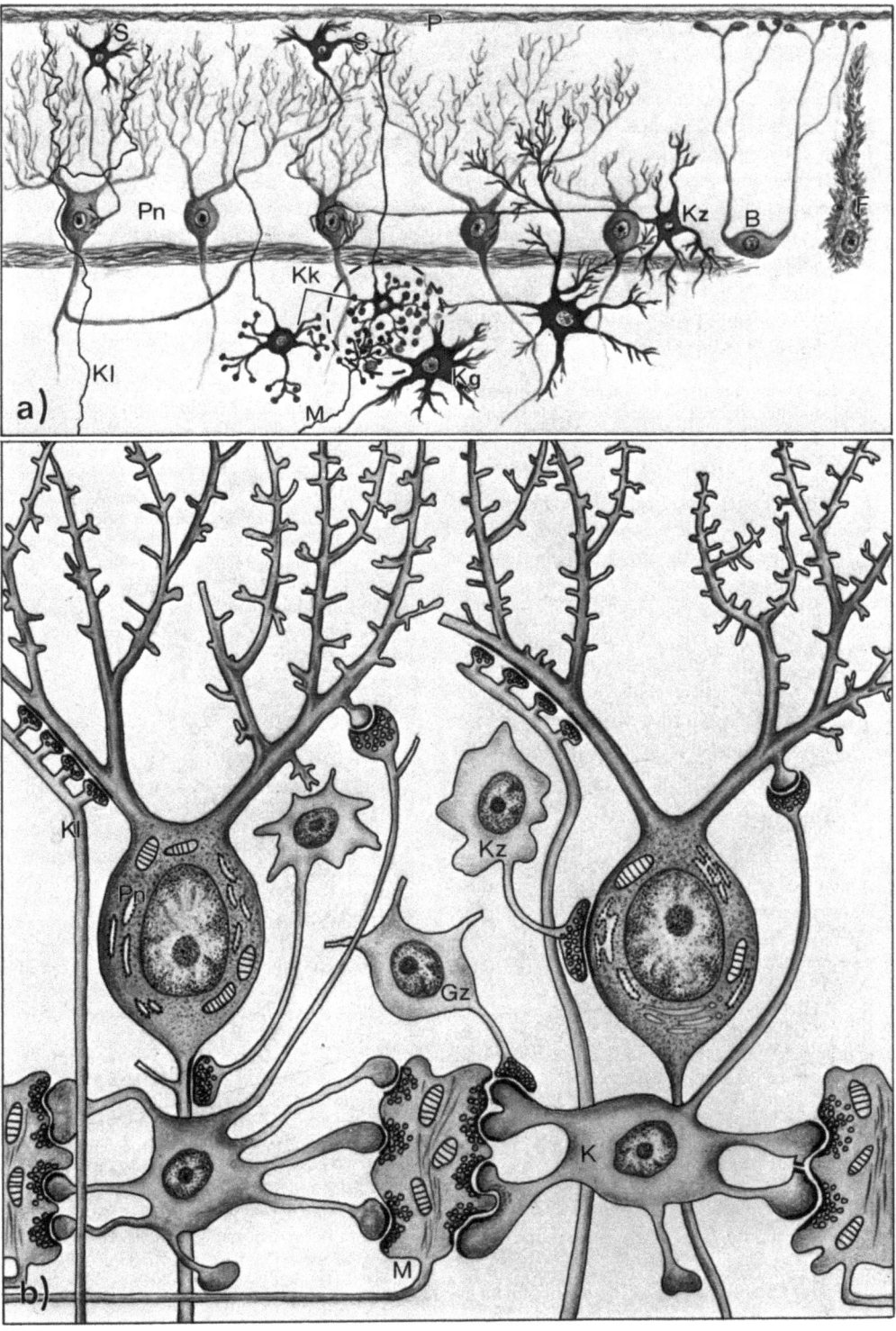

Abb. 17.9

laufsrichtung. Der Neurit der Körnerzellen kann mit Dendriten mehrerer Purkinjeschen Zellen excitatorische Synapsen eingehen.

Die vergleichsweise selteneren, großen, multipolaren Körnerzellen, auch *Golgi-Zellen* genannt, lassen entweder einen kurzen Neuriten (Golgi-Typ I) oder ein langes Axon (Golgi-Typ II) erkennen, das im Bereich der Parenchyminseln (s. unten) synaptischen Kontakt mit den Dendriten der kleinen Körnerzellen aufnimmt. Die Horizontalzellen breiten sich vornehmlich an der Grenze des Stratum granulosum zur Schicht der Purkinjeschen Zellen aus.

An den Enden des spindelförmigen Zellkörpers gehen Dendriten ab, welche die Horizontalfaserschicht verkörpern, während der Neurit die Marksubstanz erreicht.

Unter der Bezeichnung Eosinkörper, Parenchyminseln oder *Glomeruli cerebelli* (Abb. 17.9) hat man körnige, inselartig umschriebene Regionen im Stratum granulosum zu verstehen, die bei Anwendung des Farbstoffes Eosin deutlich hervortreten. In den Parenchyminseln treffen sich die Neuriten der Golgi-Zellen mit den Dendriten der kleinen Körnerzellen und die Neuriten aufsteigender Fasern, die Moosfasern, mit den Dendriten kleiner Körnerzellen zum synaptischen Kontakt, so daß die Glomeruli cerebelli als große *mitochondrienreiche Synapsenfelder* zu betrachten sind.

Ein weiteres afferentes Fasersystem endigt mit seinen sich verzweigenden Kletterfasern am Perikaryon, vor allem aber an den Dendriten der Purkinjeschen Zellen, wo beide sich mit den Dornen der Dendriten synaptisch verknüpfen.

Da Kletterfasern auch an Dendriten von kleinen Körnerzellen endigen, sind die Körnerzellen, Korb- und Sternzellen als Interneurone zu bezeichnen, die zwischen die afferenten Systeme der Moos- und Kletterfasern und die Efferenzen der Purkinjeschen Zellen eingefügt sind.

17.2.6.4 Das *Markgewebe* (Substantia medullaris) setzt sich aus den *efferenten markhaltigen Neuriten* der Purkinjeschen Zellen und markhaltigen Axonen aus anderen Abschnitten des ZNS stammender, in das Kleinhirn eindringender *afferenter Fasersysteme und Gliagewebe* zusammen.

Gliagewebe: Das Gliagewebe des Kleinhirns umfaßt die vorwiegend in der Rinde vorhandenen kurzstrahligen, protoplasmatischen *Astrocyten*, während sich die langstrahligen Astrocyten hauptsächlich im Markgewebe ausdehnen. Sie entwickeln mit ihren füßchenförmigen Verbreiterungen ihrer Fortsätze die Membrana limitans gliae perivascularis. Die *Oligodendrogliazellen* finden sich in größerer Zahl im Stratum granulosum, ihre Fortsätze wickeln sich um die Neuriten der Purkinjeschen Zellen und geben ihnen somit eine Markscheide. In der Marksubstanz erhalten auch die Axone afferenter Systeme eine Markscheide. *Hortega-Zellen* werden vornehmlich im Stratum moleculare beobachtet.

Außer den bekannten Gliazellen treten für das Kleinhirn charakteristische Gliazellen auf, die zur Makroglia zu rechnen sind. Die *Golgi-Epithelialzellen* breiten sich zwischen den Purkinjeschen Zellen aus und senden ihre Fortsätze senkrecht durch das Stratum moleculare, die sich mit Verbreiterungen zusammen mit Astrocytenfortsätzen an der Ausbildung der äußeren Gliagrenzmembran (Membrana limitans gliae superficialis) beteiligen (Abb. 17.9). Die *Fañanasschen Zellen* sind nur mit Spezialtechniken nachweisbar, besitzen eine gefiederte Oberfläche und zeigen eine unregelmäßige Verteilung (Abb. 17.9). Ihre funktionelle Bedeutung ist unbekannt, ebenfalls die der mit zahlreichen, unterschiedlich langen Fortsätzen versehenen *Bergmannschen Gliazellen* (Abb. 8.12).

Abb. 17.10 Plexus chorioideus, Auskleidung der Ventrikel und Gliastruktur. **a** Plexus chorioideus mit Zotten (Z), die in die Ventrikelhöhle (V) hineinragen. g = Gefäß. Der *Pfeil* weist auf das Zottenepithel hin. **b** Vergrößerung des Ausschnitts in **a**. E = epitheliale Ependymzellen mit Kinocilien (K) oder Mikrovilli (M), g = Gefäß, B = piales Bindegewebe. **c** Ependymgewebe der Ventrikelwandung. E = Ependymzellen mit Kinocilien, Gf = Gliafilz. (Routinepräparat). **d** Ependymzellen (E_1) mit Fortsätzen und Kinocilien sowie Tanycyten (T). **e** Abgrenzung des ZNS gegen Oberflächen. Liquorräume und Blutgefäße (schematisch, nach Forssmann u. Heym). A = Arachnoidea. At = Arachnoidaltrabekel. P = Pia mater. Lb = Lamina basalis. Sa = Subarachnoidal-Raum. Sd = Subdural-Raum. V = Ventrikel. Pl = Plexus chorioideus mit begrenzendem Epithel und zentralen Blutgefäßen im pialen Bindegewebe; E = verzweigte Ependymzellen als Ventrikelwandauskleidung, die durch ihre Fortsätze mit den Astrocyten (As) in Kontakt stehen. Fortsätze der Astrocyten bilden die Membrana limitans gliae superficialis (Mgs) und als Abgrenzung gegen die Blutgefäße die Membrana gliae perivascularis (Mgp). Vr = Virchow-Robinscher Raum, begrenzt durch Gefäßwand und Membrana gliae perivascularis. g = Gefäß

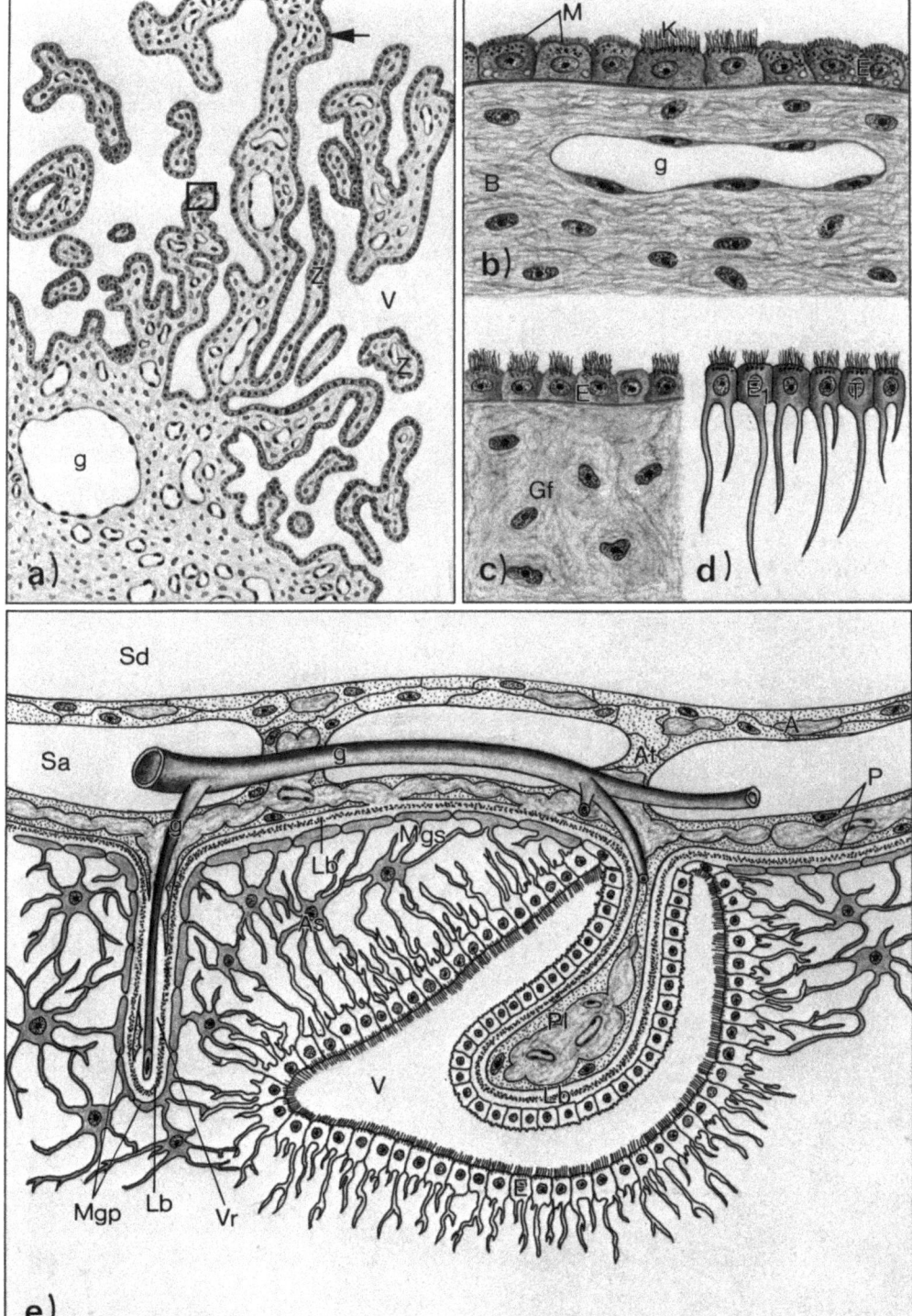

Abb. 17.10

Basiswissen Kleinhirn

Auffällig feine Gyrificierung (Gyri und Sulci). Arbor vitae, aus Marklamellen und umgebenden Gyri (Cortex). Kleinhirnrinde von außen nach innen:
1. Stratum moleculare als zellarme breite Schicht mit Stern- und Korbzellen.
2. Stratum gangliosum (Schicht der Purkinjeschen Zellen) mit einfacher Lage charakteristischer Purkinjescher Zellen, die ihren stark verästelten, senkrecht zur Längsrichtung der Windung gestellten Dendritenbaum (Spalierobstbaum) in das Stratum moleculare schicken.
3. Das zellreiche, aus kleineren Nervenzellen bestehende Stratum granulosum mit kleinen und großen (Golgi-Zellen) Körnerzellen. Marksubstanz aus markhaltigen Neuriten der efferenten Purkinjeschen Zellen und markhaltige Nervenfasern afferenter Systeme (Kletter- und Moosfasern).

Astrocyten, Oligodendrogliazellen, Hortega-Zellen, Golgi-Epithelialzelle, Bergmannsche Gliazelle und gefiederte Zelle von Fañanas. Eosinkörper (Parenchyminseln oder Glomeruli cerebelli) im Stratum granulosum als mitochondrienreiche Synapsenfelder.

18 Sinnesorgane

18.1 Sehorgan, Auge [20.1.–20.3.3.]

Zum optischen System gehört der in der knöchernen Orbita gelegene *Augapfel*, der Bulbus oculi; er enthält die lichtaufnehmenden Elemente und steht durch den *Sehnerven*, N. opticus (II. Hirnnerv) mit dem Gehirn in Verbindung. Während der Bulbus oculi mit dem Sehnerv den eigentlichen receptorischen Apparat darstellt, sind als akzessorische Einrichtungen noch die für die Bewegung des Auges notwendigen sechs *Augenmuskeln* und als Schutzorgane des Augapfels die *Augenlider* (Palpebrae), die *Bindehaut* (Conjunctiva) und die *Tränendrüse* dem Sehorgan zuzurechnen.

Augapfel, Bulbus oculi (Abb. 18.1 u. 18.2)

Der Augapfel liegt, vom Fett umgeben, in der Orbita und stellt eine Kugel dar. Die Wand des Augapfels besteht zum größten Teil aus drei concentrischen, zwiebelschalenartig angeordneten Häuten (daher der Name Bulbus).

1. *Tunica externa* (Tunica fibrosa), *äußere Augenhaut*: Sie bildet die äußere Haut des Bulbus, ist in den hinteren Abschnitten (5/6 des Bulbus) derb, undurchsichtig, von weißer Farbe und wird als *Sklera, Lederhaut*, bezeichnet.

Im vorderen Abschnitt ist die T. externa dagegen durchsichtig. Dieser Teil (1/6 des Bulbus) wird als *Cornea, Hornhaut*, bezeichnet, ist als Schutzorgan und als lichtdurchlässiges sowie lichtbrechendes Medium aufzufassen.

2. *Tunica media* (T. vasculosa), mittlere Augenhaut: Die Tunica media liegt im hinteren Bulbusabschnitt überall der Sklera eng an, enthält zahlreiche Blutgefäße und wird als *Chorioidea* oder *Uvea* (Aderhaut) bezeichnet. Nach vorn zu erfährt sie eine beträchtliche Verdickung durch Einlagerung von glatter Muskulatur und bildet das *Corpus ciliare*, den Strahlenkörper, von dem sich eine scheibenförmige Blende, die *Iris* (Regenbogenhaut), als begrenzende Schicht zwischen den vorderen und hinteren Bulbusabschnitt schiebt und eine zentrale Öffnung, die *Pupille*, frei läßt. Vom Corpus ciliare ragen in das Innere des Bulbus zentrale Falten, die *Processus ciliares*, hinein.

3. *Tunica interna, Retina* (Netzhaut, innere Augenhaut): Die Retina ist die innere Bulbusschicht und lagert sich überall dicht der Chorioidea an. In den hinteren Bulbusabschnitten ist sie am stärksten entwickelt, geht an der Ora serrata (Abb. 18.1) in die lichtunempfindliche Pars caeca retinae über und ist als dünne Epithelschicht bis auf die Hinterfläche der Iris zu verfolgen, wo sie am Pupillenrand endet.

Den Inhalt des Augapfels bildet im hinteren Abschnitt der *Glaskörper*, das Corpus vitreum, im vorderen Abschnitt das *Kammerwasser*. Am Corpus ciliare ist die *Linse* oder Lens cristallina aufgehängt.

Als *vordere Augenkammer* bezeichnet man den Hohlraum des vorderen Bulbusabschnittes, der von der Hinterfläche der Cornea, der Vorderfläche der Iris und den zentralen Partien der Linse begrenzt wird. Der Raum, den die Hinterwand der Iris, die peripheren Partien der vorderen Linsenfläche und der Ciliarkörper mit den Processus ciliares begrenzen, verkörpert die *hintere Augenkammer*. Das Kammerwasser füllt die beiden Augenkammern aus.

18.1.1 Tunica externa (Tunica fibrosa)

Die äußere oder faserige Augenhaut besteht im wesentlichen aus *straffem*, vorwiegend *kollagenen Bindegewebe* und ist die dickste (bis 1,5 mm) und festeste der Augenhäute. Durch ihr Gefüge besitzt sie einen hohen Grad an Derbheit, so daß sie als das bindegewebige Skelet des Bulbus aufzufassen ist.

Auf sie wirken von innen der intraoculäre Druck (14–20 mm Hg) und von außen der Zug der quergestreiften Augenmuskulatur.

Die Tunica externa setzt sich aus der undurchsichtigen *Sklera* zusammen, die vorne am Skle-

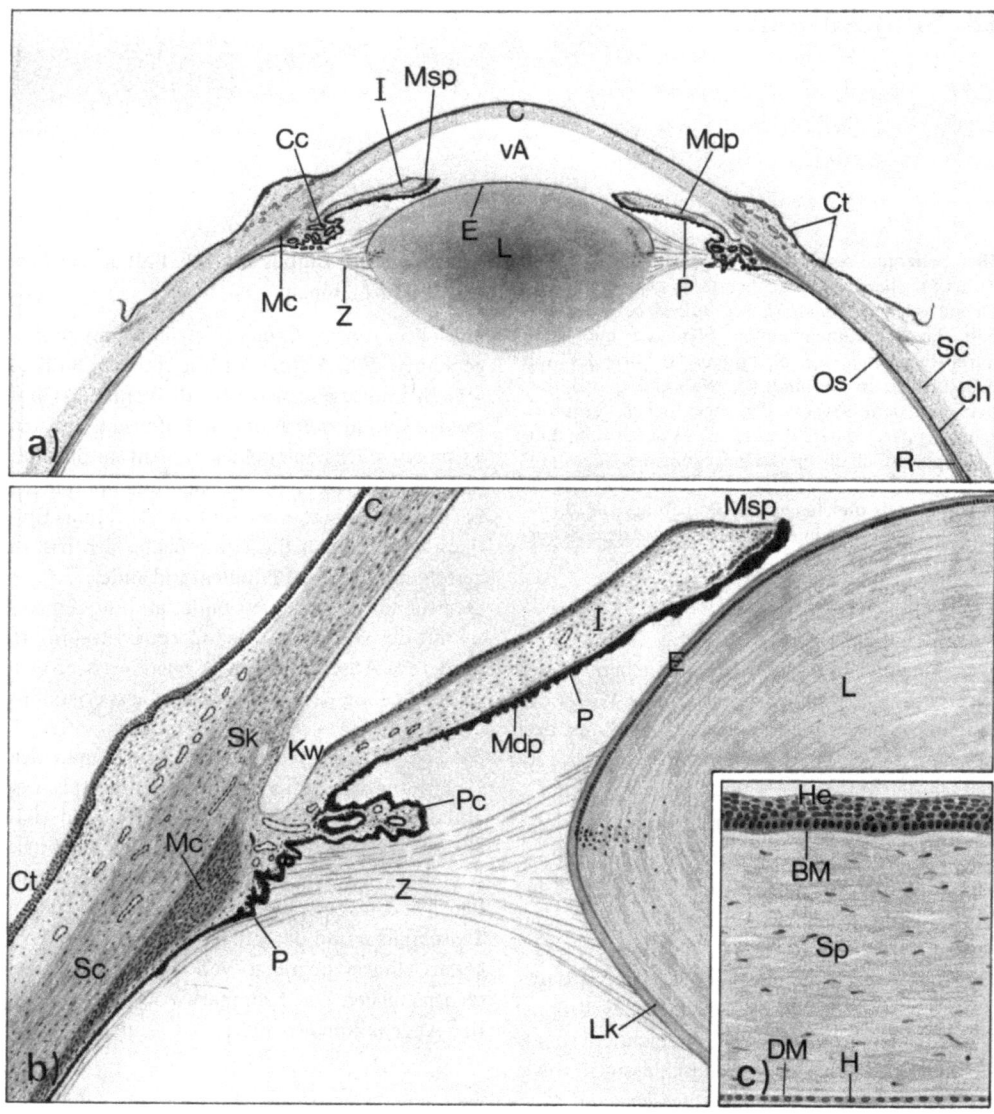

Abb. 18.1 Auge; vordere Bulbushälfte. **a** Übersichtsvergrößerung. C = Cornea, Ct = Conjunctiva, vA = vordere Augenkammer, L = Linse mit vorderem Linsenepithel (E). Z = Zonulafasern, Cc = Corpus ciliare; I = Iris mit Musculus sphincter pupillae (Msp), Musculus dilatator pupillae (Mdp) und Pars iridica retinae (Pigmentepithel, P); Os = Ora serrata, R = Retina, Sc = Sclera, Ch = Chorioidea, Mc = Musculus ciliaris. **b** Stärkere Vergrößerung (etwa 20fach) von **a**. Kw = Kammerwinkel (Angulus iridocornealis), Sk = Schlemmscher Kanal (Sinus venosus sclerae), Mc = Musculus ciliaris, I = Iris mit Musculus sphincter pupillae (Msp), Musculus dilatator pupillae (Mdp) und Pars iridica retinae (Pigmentepithel, P); Pc = Processus ciliaris, Ct = Conjunctiva, C = Cornea, Z = Zonulafasern (Aufhängeband der Linse), E = vorderes Linsenepithel, L = Linse, Lk = Linsenkapsel, Sc = Sclera. **c** Schichten der Cornea (Vergr. etwa 55fach). He = vorderes mehrschichtiges Hornhautepithel, BM = Bowmansche Membran (Membrana limitans anterior), Sp = Substantia propria, DM = Descemetsche Membran (Membrana limitans posterior), H = hinteres einschichtiges Hornhautepithel

ralfalz (s. u.) in den zweiten, durchsichtigen vorderen Teil, die *Cornea*, übergeht.

Beide zeigen zwar grundlegend Übereinstimmung in der Bauweise, werden aber wegen der charakteristischen Strukturunterschiede im Folgenden getrennt besprochen.

18.1.1.1 Sklera (Lederhaut, weiße Augenhaut): Die Hauptmasse der Sklera bilden *starke Bindegewebsbündel*, die in vielen Schichten übereinander liegen und sich vielfach kreuzen. Die platten Bündel kollagener Fasern von etwa 100–150 µm Länge verlaufen wellig und werden von elastischen Fasern geflechtartig durchsetzt. Die die Sklera zusammensetzenden Bindegewebsbündel lassen zwischen sich ein weit verzweigtes Netz miteinander kommunizierender Spalten offen, in denen Bindegewebszellen mit protoplasmareichen Fortsätzen gelegen sind, die in geringem Maße Pigmente einlagern können und als *Chromatophoren* bezeichnet werden.

Sowohl nach außen als auch nach innen ist die Sklera durch eine einschichtige Lage platter epithelialer Zellen abgeschlossen.

Im Bereich der Eintrittsstelle des N. opticus (s. Abb. 18.2) ist die Sklera am dicksten (1–1,4 mm), das Bindegewebsgefüge der Sklera ist gitterartig aufgelockert (Lamina cribrosa) und gestattet so den Durchtritt der Nervenfasern des Sehnerven.

Die gitterartige Struktur des Bindegewebes im Bereich der Lamina cribrosa wird durch das Auseinanderdrängen der kollagenen Bündel durch die Nervenfasern erreicht, so daß die kollagenen Faserbündel hier in Form eines radiären, siebartigen Balkenwerkes vorliegen, die die Nervenfasern umspinnen.

An der Eintrittsstelle des Sehnerven setzt sich die Durascheide des N. opticus, die einen Liquorspalt umfaßt, direkt auf die Sklera fort.

Am Übergang der Sklera auf die Cornea bildet die Sklera die Wand eines die Cornea ringförmig umkreisenden Kanals oder Kanalsystems, des *Sinus venosus sclerae* (Schlemmscher Kanal), der das Kammerwasser der vorderen Augenkammer ableitet.

18.1.1.2 Cornea, *Hornhaut* (Abb. 18.1 c): Die Cornea bildet den vorderen Teil der Tunica externa. Die Dicke der Hornhaut beträgt im Scheitel 0,8 mm, im Skleralfalz dagegen 1,1 mm. Der Skleralfalz stellt den Übergang der Cornea zur Sklera dar und wird auch als Rima cornealis bezeichnet.

Von vorn nach hinten sind fünf Schichten der Cornea zu unterscheiden:

1. Das *vordere Hornhautepithel:* Das vordere Hornhautepithel ist ein *mehrschichtiges unverhorntes Plattenepithel*, das beim Menschen aus etwa fünf Zellschichten besteht und in der Regel eine Dicke von 50–100 µm aufweist.

Das Epithel geht zwar peripherwärts in das geschichtete Plattenepithel der Bindehaut (Conjunctiva sclerae) über, ist aber im Aufbau charakteristisch von diesem zu unterscheiden.

Die Epithelzellen enthalten außerordentlich viel *Tonofilamente* und sind über *Desmosomen* untereinander verankert und sitzen breitbasig der Lamina limitans externa auf.

2. Die *Lamina limitans externa* (vordere Basalmembran) oder *Bowmansche Membran* ist eine von der Substantia propria abgeleitete homogene Schicht von 10–20 µm Breite und besteht aus einem feinen *Filzwerk* von *Kollagenfibrillen*, die in eine Grundsubstanz aus Glykoproteinen eingebettet sind.

3. Die *Substantia propria* bildet die weitaus größte Masse der Hornhaut und macht ungefähr 9/10 des Gesamtquerschnittes durch die Cornea aus. Sie besteht aus *kollagenen Faserbündeln*, die zu *Lamellen* oder *Platten* angeordnet sind. Im Gegensatz zu den kollagenen Faserbündeln der Sklera, die wellig verlaufen, sind die Faserbündel der Substantia propria annähernd parallel zur Oberfläche angeordnet, jedoch so, daß innerhalb jeder einzelnen Platte die Fasern alle möglichen verschiedenen Richtungen einhalten.

Zwischen den Fasern finden sich (entsprechend der Bauweise der Sklera) große, weitverzweigte Zellen, deren Ausläufer miteinander anastomosieren, die sog. *Hornhautzellen* (fixe Hornhautzellen oder Fibrocyten).

Der größte Anteil der Substantia propria wird durch Wasser und Glykoproteine (80%) zwischen den kollagenen Platten gebildet. Das Wasser dient als Transportmedium für die Ernährung der gefäßfreien Cornea und erhält die Kollagenfibrillen im Quellungszustand, so daß sie transparent sind und damit das Licht hindurchlassen.

368 Sinnesorgane

4. Nach innen folgt auf die Lamina propria die *Lamina limitans interna* oder *Descemetsche Membran* (Membrana limitans post.), die, wie die Bowmansche Membran, lichtmikroskopisch homogen aussieht und auf Grund elektronenmikroskopischer Befunde aus *feinen filzartigen Schichten* mit sehr regelmäßiger *Netzstruktur* besteht. Die Descemetsche Membran ist deutlich dünner als die Bowmansche Membran und steht mit der Ciliarmuskulatur in Verbindung.

5. Der Descemetschen Membran sitzt als Grenzschicht zur vorderen Augenkammer das *hintere Hornhautepithel* auf, das aus einer Schicht niedriger, fast platter Zellen besteht und ebenso wie das vordere Hornhautepithel für die Konstanterhaltung des Wassergehaltes und die Ernährung der gefäßfreien Cornea verantwortlich ist.

Die Cornea des menschlichen Auges ist (im Gegensatz zur gefäßhaltigen Sklera) frei von Blutgefäßen. Die Ernährung erfolgt vom Hornhautrand per diffusionem (bradytrophes Gewebe). Durch die Substantia propria ziehen Nervenfasern des N. trigeminus (Nn. ciliares), die von der Sklera kommen und bis in die oberen Zellschichten des vorderen Hornhautepithels verlaufen.

18.1.2 Tunica media (mittlere Augenhaut, Uvea, Gefäßhaut)

Die mittlere Augenhaut ist eine *dünne, bindegewebige Haut*, die wie die Sklera mesodermalen Ursprungs ist und ihren Namen (Uvea = Gefäßhaut) auf Grund des außerordentlichen *Reichtums* an *Blutgefäßen* erhalten hat. Die Blutgefäße dienen der Ernährung der Netzhaut (Sinneszellschicht) und beteiligen sich an der Produktion des Kammerwassers.

Die zarte Haut liegt vom Austritt des Sehnerven bis zum Skleralfalz (Skleralwulst) als sog. *Chorioidea* der Sklera dicht an, wendet sich dann im stumpfen Winkel nach innen als freie, fast kreisrunde Platte (Iris), die in ihrer Mitte eine ebenfalls kreisrunde Aussparung, das Sehloch (Pupille), aufweist, sich mit ihrem freien Rand der Vorderfläche der Linse (Lens cristallina) anlagert und dadurch zur hinteren Begrenzung der vorderen Augenkammer beiträgt.

So läßt sich die Gefäßhaut in zwei Abschnitte unterteilen:
Die *Iris* (Regenbogenhaut), die in das Innere des Bulbus vorspringt und von außen durch die Cornea sichtbar ist.

Das *Corpus ciliare* mit den Processus ciliares (s. u.).
Iris und Corpus ciliare mit den Processus ciliares bilden den vorderen Teil der Tunica media.
Der hintere Teil der Tunica media wird als *Chorioidea* bezeichnet und liegt als Gefäßhaut der Sklera im gesamten Bulbus dicht auf.

18.1.2.1 Die Chorioidea (Aderhaut) besteht aus lockerem Bindegewebe mit Pigmentzellen, zahlreichen Blutgefäßen und einem dichten Nervenfasergeflecht und läßt sich in drei Schichten von außen nach innen wie folgt unterteilen:

Chorioidea propria, Lamina vasculosa (Abb. 18.2 b)

Die Chorioidea enthält die muskelarmen Arterienäste der Aa. chorioideae, die sich hier derart verzweigen, daß die Stämme außen, Äste und Zweige weiter nach innen liegen. So werden die Gefäße in der Chorioidea nach innen zu immer kleiner. Das Gleiche gilt auch für die reichlich in der Chorioidea vorhandenen Venen (die sich in vier Vv. vorticosae sammeln). Die Gefäße liegen innerhalb eines kollagenen Bindegewebes mit einem Netz elastischer Fasern, das durch seinen hohen Gehalt an verästelten Pigmentzellen charakterisiert ist. Vereinzelt finden sich Bündel glatter Muskelzellen.

Im Grenzbereich zur Sklera ist der Gehalt an Pigmentzellen so groß, daß bei Routinefärbungen häufig der Eindruck einer homogenen dunklen Schicht entsteht.

Das Bindegewebe ist in dieser Grenzschicht aufgelockert, enthält viele elastische Fasern (Verschiebeschicht gegen die Sklera) und ist von Spalten durchsetzt, die mit dem Subarachnoidalraum der N. opticus-Umhüllung kommunizieren und eine dem Liquor cerebrospinalis vergleichbare Flüssigkeit enthalten. Diese Grenzzone wird vielfach als Lamina chorioidea oder Lamina fusca bezeichnet.

Lamina choriocapillaris

Die Choriocapillarschicht enthält die zu den größeren Gefäßen der Chorioidea gehörenden Capillaren, die im Bereich der Pars optica der Netzhaut bis zur Ora serrata in Form eines dichten Capillarnetzes (für die Versorgung des Sinnesepithels der Netzhaut) angeordnet sind.

Bruchsche Membran, Lamina vitrea (Basalmembran, Glashaut)
Die Bruchsche Membran ist eine nur etwa 2 µm dicke Grenzschicht zwischen der Lamina choriocapillaris und dem Pigmentepithel der inneren Augenhaut. Sie besteht aus einer inneren, lichtmikroskopisch als homogen zu bezeichnenden Schicht und einer äußeren Zone, die aus kollagenen Fasern zusammengesetzt ist. Der Anteil elastischer Faserelemente ist im Bereich der Bruchschen Membran außerordentlich groß, so daß sie auch als elastische Aponeurose angesehen werden kann.

18.1.2.2 Das **Corpus ciliare** *(der Strahlenkörper)* erstreckt sich in Form eines Ringes von der Ora serrata (s. S. 365) bis zur Wurzel der Iris und ist im Schnitt etwa dreieckig. Der Strahlenkörper erweist sich als eine Verdickung und direkte Fortsetzung der Chorioidea. Im Gegensatz zur Chorioidea ist der Strahlenkörper an seiner Oberfläche nicht glatt, sondern gefaltet und verdickt (Abb. 18.1 b).
Man unterscheidet an dem Strahlenkörper zwei Zonen:
Eine *vordere breite Zone*. Sie zeigt an der Innenfläche etwa 70 meridional gerichtete, stark gefäßreiche Leisten, die *Processus ciliares*, zwischen denen kleinere Buchten, die *Plicae ciliares*, vorhanden sind; ihre Gesamtheit bildet einen den Linsenrand rings umziehenden Kranz, die *Corona ciliaris*. Die Processus ciliares beginnen niedrig an der Ora serrata (s. u., Abb. 18.1) und erheben sich allmählich bis zu einer Höhe von 2 mm. Jeder Ciliarfortsatz besteht aus lokkerem, feinfaserigen Bindegewebe mit elastischen Fasern und enthält zahlreiche Blutcapillaren. Die von einem dünnen Epithelbelag überzogenen Processus ciliares entspringen der sog. Grundplatte, die aus lockerem Bindegewebe mit zahlreichen protoplasmareichen, verästelten Pigmentzellen besteht. Den übrigen skleralwärts liegenden Teil dieser dreieckigen Zone bildet der M. ciliaris, der aus glatten Muskelfasern besteht.

Die äußersten Muskelbündel (Brückesche Muskel) entspringen zwischen den Gefäßen der Chorioidea und ziehen parallel zur Bulbusoberfläche und inserieren vorne an der Cornea-Skleral-Grenze.
Diesem mehr längs orientierten äußeren Muskel stehen mehr innen gelegene Muskelbündel mit circulärem Verlauf (Fibrae circularis; Müllersche Muskel) gegenüber, die rings um den Ciliarrand der Iris ziehen und vorne an der Descemetschen Membran der peripheren Corneapartien ansetzen. Die Wirkung des M. ciliaris besteht darin, daß es bei seiner Contraction zu einer Erschlaffung des Aufhängeapparates der formveränderlichen Linse (Zonula-Fasern, s. u.) und damit zur stärkeren Abrundung der Linse kommt; während in Ruhestellung des Muskels ein stetiger Zug auf die Linse ausgeübt und dadurch eine Abplattung der Linse verursacht wird (Akkomodation).

Eine *hintere, schmale Zone* wird *Orbiculus ciliaris* genannt und stellt einen Übergangsteil zur Chorioidea dar. Der Orbiculus ciliaris ist weniger gefaltet als die vordere Zone und bildet den größten Teil des Überzuges für den M. ciliaris. Das Corpus ciliare und die innere Fläche der Processus ciliares sind von einem *zweischichtigen Epithel* überzogen, der *Pars ciliaris retinae*, die aus zwei Zellagen besteht. Die äußere Zellschicht ist die Fortsetzung des Pigmentepithels der Netzhaut (s. u.) und enthält wie diese *Pigmentgranula* (Melaninpigmente) im Cytoplasma. Die innere Epithelzellschicht stellt die Fortsetzung der Müllerschen Stützzellen der Retina (s. u.) dar und besteht aus hohen pigmentfreien Zellen, die im Alter zunehmend Lipofuscinpigmente einlagern können.

Diese hohen, isoprismatischen Epithelzellen weisen an ihrer Oberfläche zahlreiche elektronenoptisch feststellbare Einfaltungen des Plasmalemm auf und sind vermutlich mit den Pigmentepithelzellen als Produzenten des Kammerwassers anzusehen und für den Wassertransport sowie Resorption verantwortlich.

Das Fasersystem des Aufhängeapparates der Linse, die *gliösen Zonulafasern* (Fibrae zonulares), ist innig mit den Epithelzellen der inneren Schicht verbunden. Die Zonulafasern, die von dem Corpus ciliare ausgehen, sammeln sich zu kleinen Bündeln und inserieren nahe dem Linsenäquator (s. u.).

18.1.2.3 Die Iris, *Regenbogenhaut* (Abb. 18.1 b) ist eine kreisförmige, das runde Sehloch (Pupilla) enthaltende Platte, die den vordersten Teil der mittleren Augenhaut darstellt und als eine direkte Fortsetzung der Grundplatte des Ciliarkörpers anzusehen ist.

Die Iris ist (von vorne nach hinten) in folgende Schichten einzuteilen:
1. das vordere Epithel,
2. das Irisstroma (Gefäßschicht),
3. das hintere Epithel, Pars iridica retinae.

1. Das *vordere Epithel* ist ein nur unvollständiger Abschluß der Iris gegen die vordere Augenkammer und setzt sich aus *endothelartig ausgebreiteten Bindegewebszellen* zusammen. Es wird von einer vorderen Grenzschicht aus dicht gelagerten, verzweigten Zellen, die (nur bei dunkler Iris) Pigment enthalten können, gegen das Irisstroma abgegrenzt.

2. Das *Irisstroma* enthält als Grundlage ein *lockker angeordnetes Geflecht kollagener Fasern*, die weite Maschenräume frei lassen, in denen zahlreiche Blutgefäße anzutreffen sind. Außerdem finden sich im Stroma noch Fibrocyten und Pigmentzellen mit unterschiedlichem Pigmentgehalt.

Je mehr Pigment sie enthalten, um so dunkler erscheint das Auge.

Innerhalb des Irisstroma finden sich im Bereich der Pupillenzone in Annäherung an die Hinterfläche der Iris circulär verlaufende glatte Muskelzellen, die in ihrer Gesamtheit einen die Pupille umkreisenden *Muskelring* darstellen und als *M. sphincter pupillae* bezeichnet werden. Ein zweiter Muskel, der *M. dilatator pupillae* ist nicht so stark ausgebildet und stellt eine weniger zusammenhängende Schicht von radiären, vom Ciliar- zum Pupillenrande ziehenden Fasern dar, die in unterschiedlicher Menge Pigmentgranula speichern.

3. Die Hinterfläche der Iris ist mit der *Pars iridica retinae* überzogen und besteht aus einer Lage unregelmäßig gestalteter Zellen von annähernd prismatischer Form, deren Pigmentgehalt so hoch ist, daß die einzelnen Zellen nur schwer voneinander abgrenzbar sind.

Die Iris tritt im sog. *Iriswinkel* oder *Angulus iridocornealis* mit der Sklera (etwa Cornea-Skleral-Grenze) und mit den vorderen Abschnitten des Ciliarkörpers in Verbindung. In diesem Iriswinkel (oder auch Kammerwinkel) liegt ein bindegewebiges Trabekelwerk, das *Lig. pectinatum anguli iridocornealis;* zwischen und in der Umgebung dieser Fasern befinden sich *Spalträume* (Fontanasche Räume), durch die das vom Ciliarepithel produzierte Kammerwasser aus der vorderen Augenkammer in den mit Endothel ausgekleideten *Sinus venosus sclerae* (Schlemmscher Kanal) abfließen kann.

18.1.3 *Tunica interna, die innere Augenhaut,* Retina, *Netzhaut*

Die Netzhaut beginnt in der Peripherie der Papilla n. optici (Sehnervenaustrittsstelle, s. u.) mit abgeschrägtem Rand und kleidet nach vorne zu die gesamte Bulbusinnenfläche aus. Dabei verdünnt sie sich allmählich, von ungefähr 0,5 mm in der Augenachse auf 0,15 mm zu Beginn der Ora serrata, hier verliert sie die percipierenden und nervösen Elemente und wird dann zu einem ca. 50 μm dicken zweischichtigen Epithel, welches Ciliarkörper, Processus ciliare und die Hinterfläche der Iris überzieht.

So ist die Netzhaut in eine *Pars optica* und eine *Pars caeca* (blinder Teil) zu unterteilen.

Die *Pars optica* ist eine durchsichtige Schicht und enthält einen *epithelialen Verband bipolarer Sinneszellen* (Photoreceptoren = Stäbchen und Zapfen) sowie *Nervenzellen*, die die Neuronenkette bilden, und modifizierte Gliazellen, die *Müllerschen Stützzellen*. Als Schutz- und Ernährungsschicht wird die Netzhaut an ihrer Außenfläche von einem *Pigmentepithel* begrenzt. Die Pars optica der Netzhaut ist in 10 lichtmikroskopisch unterscheidbare Schichten einzuteilen (von außen nach innen) (Abb. 18.2 u. 18.3):

1. Das Pigmentepithel setzt sich aus einer Schicht isoprismatischer Zellen zusammen, die auf der Lamina vitrea (Bruchschen Membran) gelegen sind. Von der inneren Oberfläche der Pigmentepithelzellen gehen feine Ausläufer aus, die sich zwischen die Elemente der Stäbchen- und Zapfenschicht einsenken. Die etwa 12–18 μm großen, polygonalen Zellen sind teils mit stäbchenförmigen, teils mit runden (ELM) Melaninpigmentgranula ausgefüllt.

Das Pigment ist hauptsächlich in den inneren (zum Neuroepithel hin) Abschnitten der Pigmentepithelzellen und den Zellausläufern gelagert und läßt den äußeren, etwas kuppelförmig gegen die Lamina vitrea vorspringenden Teil frei.

Bei Lichteinfall auf die Retina können die Pigmentepithelzellen ihre mit Pigment beladenen Zellfortsätze zur Abschirmung zwischen die Stäbchen und Zapfen schieben. In der Dämmerung (Lichtentzug) weichen die Fortsätze wieder zurück. Dieser Vorgang der retinomotorischen Erscheinung ist bei niederen Wirbeltieren stark, beim Menschen nur schwach ausge-

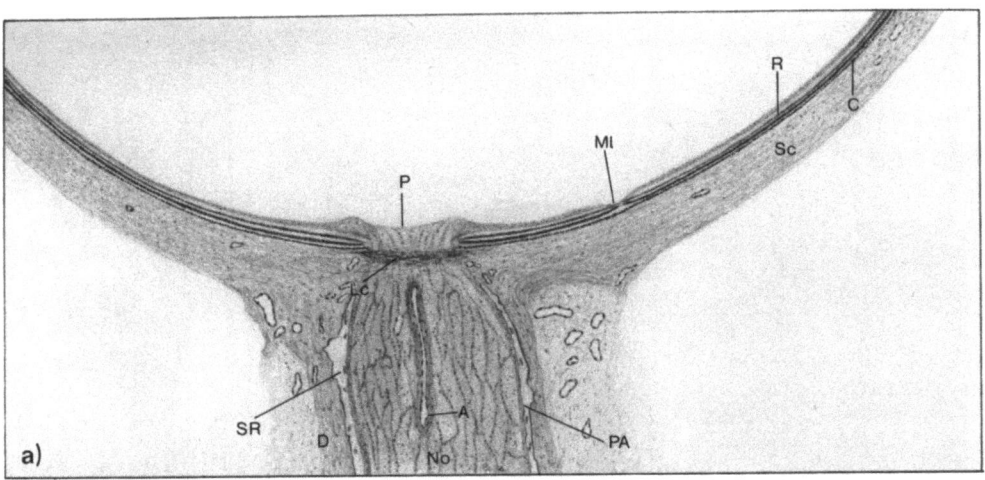

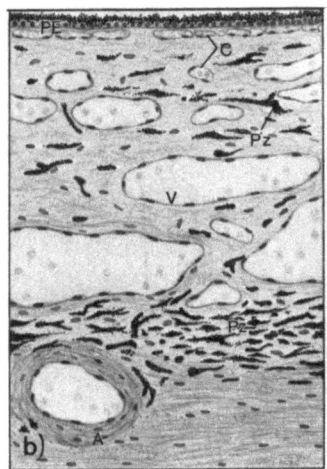
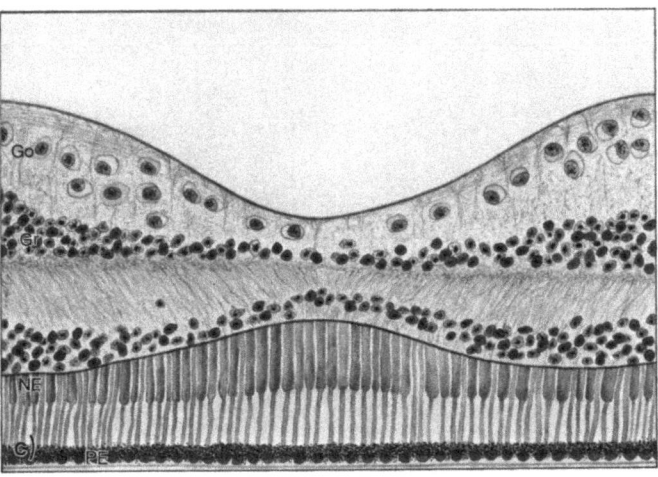

Abb. 18.2 a Auge; hintere Bulbushälfte (Übersichtsvergrößerung). Ml = Macula lutea, P = Sehnervenaustrittsstelle (Papilla nervi optici), Sc = Sclera, C = Chorioidea, R = Retina (Netzhaut), No = Nervus opticus, A = Arteria centralis retinae, SR = Subarachnoidal-Raum, D = Durascheide, PA = Pia-Arachnoidea-Scheide, Lc = Lamina cribrosa. **b** Chorioidea mit Arterien (A), Venen (V), Capillaren (C), Pz = Pigmentzellen, PE = Pigmentepithel. **c** Fovea centralis. PE = Pigmentepithel, NE = Neuroepithel, Gr = Ganglion retinae (innere Körnerschicht), Go = Opticus-Ganglien-Zellschicht. **a** und **c** nach WALLRAFF

prägt. Bei Albinos fehlt das Melaninpigment in den Zellen. Außer Lichtschutzfunktionen auf die Retina erfüllt das Pigmentepithel die Aufgabe der Ernährung für das Stratum neuroepitheliale.

2. *Schicht der Stäbchen und Zapfen* (Abb. 18.3) *Neuroepithel: Erstes Neuron der Sehbahn.* Die Stäbchen- und Zapfenschicht ist Bestandteil des Neuroepithels. In ihr liegen die schlanken, stäbchenförmigen und die etwas dickeren, zapfenförmigen Fortsätze der sog. Stäbchen- und Zapfenzellen (primäre Sinneszellen als Photoreceptoren). Der kernhaltige Abschnitt der Sinneszellen liegt in der äußeren Körnerschicht (4. Netzhautschicht). In der menschlichen Netzhaut finden sich ca. 110–125 Millionen Stäbchen und ca. 6–7 Millionen Zapfen.

In den verschiedenen Teilen der Retina weisen die Stäbchen und Zapfen ein verschiedenes reziprokes Zahlenverhältnis auf. So treten in der Peripherie der Pars optica retinae zwischen je zwei Zapfen 4–5 Stäbchen auf. In Annäherung an die Fovea centralis (s. u.) wird die relative Zahl der Zapfen immer größer, so daß in der Fovea selbst ausschließlich Zapfen anzutreffen sind.

372 Sinnesorgane

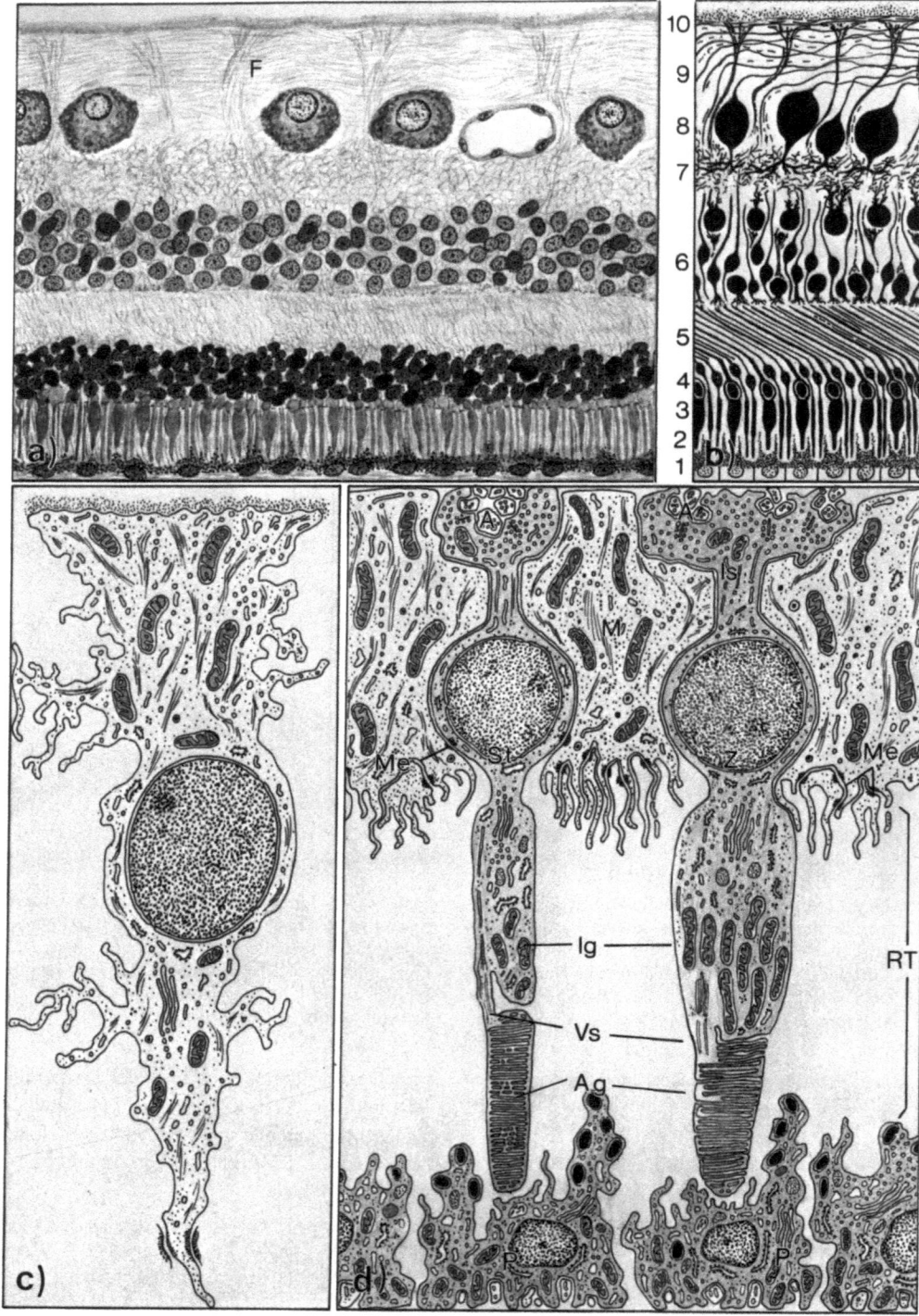

Abb. 18.3

Nach der Duplizitätstheorie liegt die funktionelle Bedeutung der Stäbchen im Dämmerungssehen und dem Schwarzweiß-Kontrast. Die Zapfen sind für das Tagessehen und damit für die Farbunterscheidung verantwortlich.

Als *Stäbchen* und *Zapfen* werden somit die außerhalb der Membrana limitans externa (3. Netzhautschicht, s. Abb. 18.3) gelegenen Abschnitte der zwei Arten von Neuroepithelzellen bezeichnet. Diese Abschnitte sind die lichtempfindlichen Fortsätze (Receptorteil) der Sinneszellen (bipolare Nervenzellen), die durch Poren der Membrana limitans externa nach außen treten und dem Pigmentepithel aufliegen. Diese Fortsätze, die Stäbchen und Zapfen, sind als spezifisch strukturierte Dendriten (Receptorteil) der bipolaren Nervenzellen (Stäbchen- und Zapfenzellen) anzusehen.

Diese Fortsätze von Stäbchen- und Zapfenzellen sind wiederum in ein Außen- und ein Innenglied differenziert und lassen folgende Gemeinsamkeiten erkennen: Die bei beiden Sinneszellen dünnen Außenglieder enthalten den Sehpurpur (Stäbchen: Rhodopsin; Zapfen: Jodopsin) und Lipide. Sie sind etwa 20 µm lang und bestehen (nach elektronenmikroskopischen Befunden; s. Abb.18.3) aus Protein-Lipid-Doppellamellen, die in Form von Querscheiben aufgebaut, dichtgedrängt das ganze Außenglied ausfüllen. Die Außenglieder sind durch ein Cilienrudiment, mit dem für die Cilie typischen tubulären Elementen (9 × 2 + 0-Anordnung) mit den Innengliedern verbunden.

Die Innenglieder sind durch den Reichtum an Mitochondrien, Anteile des ER und einen Golgi-Apparat

◄ **Abb. 18.3** Netzhaut, Retina; **a** und **b** Schichten der Retina. **a** Routinefärbung, **b** Schema der Schichtungen nach Versilberung. **a** *1* = Pigmentepithel, *2* = Schicht der Stäbchen und Zapfen, *3* = Membrana limitans externa, *4* = äußere Körnerschicht (1. Neuron, Perikarya der Sinneszellen), *5* = äußere plexiforme (retikuläre) Schicht, *6* = innere Körnerschicht (2. Neuron, Ganglion retinae), *7* = innere plexiforme Schicht, *8* = Opticus-Ganglien-Zellschicht, *9* = Opticus-Faser-Schicht, *10* = Membrana limitans interna. *F* = Fortsätze der Müllerschen Stützzellen. **b** Schichtung siehe **a** (mod. nach SCHIEBLER). **c** Müllersche Stützzelle (*ELM*, aus LENTZ). **d** Stäbchen und Zapfenzellen. *St* = Perikaryon der Stäbchenzelle, *Z* = Perikaryon der Zapfenzelle, *Ag* = Außenglieder, *Vs* = Verbindungsstücke, *Ig* = Innenglieder, *RT* = Receptorteil, *Is* = inneres Segment (synaptisch) mit Dendriten (*A*) des Ganglion retinae verknüpft, *M* = Müllersche Stützzelle, *P* = Pigmentzelle, *Me* = Desmosomen der Müllerschen Stützzellen untereinander und mit den Sinneszellen (in der Gesamtheit = Membrana limitans externa)

charakterisiert und stellen das Stoffwechselzentrum der Sinneszellen dar. Der äußere Anteil (zur Chorioidea hin) des Innengliedes ist verdickt und wird auch als Ellipsoid bezeichnet; der innere Anteil enthält Anteile des Golgiapparates, Vesikel und tubuläre (contractile?) Elemente, ist dünner als das Ellipsoid und wird als Myoid bezeichnet, da es Myosin enthält.

Der Unterschied der Fortsätze von Stäbchen und Zapfen ergibt sich also nicht durch die feinere Bauweise, sondern durch die äußere Form. Die Fortsätze der Stäbchenzellen erscheinen schon im lichtmikroskopischen Präparat als dünne, fadenförmige Gebilde, die deutlich schlanker sind als die plumperen, flaschenförmigen Fortsätze der Zapfenzellen (Abb. 18.3d). Diese kernlosen Fortsätze der Photoreceptoren reichen durch die 3. Netzhautschicht, die Membrana limitans externa und stellen Fortsätze der Perikarya der Sinneszellen dar, die in ihrer Gesamtheit die 4. Schicht, die äußere Körnerschicht, bilden.

3. *Membrana limitans externa:* Die Membrana limitans externa ist eine gliöse, siebartige Faserschicht, die von *Fortsätzen der Müllerschen Stützzellen* (s. u., Abb. 18.3c) gebildet wird, die kernhaltigen Anteile (äußere Körnerschicht) von den Fortsätzen der Sinneszellen abschließt und somit als Gerüstwerk für das Neuroepithel des Stäbchen- und Zapfenapparates aufzufassen ist.

4. Die *äußere Körnerschicht* (Lamina granularis externa), die sich nach innen direkt an die Membrana limitans externa anschließt, setzt sich somit aus den mittleren, kernhaltigen Abschnitten sämtlicher Stäbchen- und Zapfenzellen zusammen, deren Zellkerne dichtgedrängt liegen.

5. In der *äußeren plexiformen* (reticulären) *Schicht* bilden die centripetalen Fortsätze (Neuriten der Sehzellen) mit den Dendriten der nachgeschalteten Ganglienzellen der nächsten Netzhautschicht (innere Körnerschicht) zahlreiche Synapsen. Die Ganglienzellen sind dabei zum Teil polysynaptisch mit mehreren Sinneszellen oder monosynaptisch mit nur je einer Zapfenzelle verbunden. Die Perikarya dieser Ganglienzellen liegen in

6. der *inneren Körnerschicht* (Lamina granularis interna), die ihren Namen den dichtgedrängt lie-

genden, mit Routinefärbungen im lichtmikroskopischen Präparat dunkel erscheinenden Kernen der Ganglienzellen verdankt. Außer den Perikarya der bipolaren Ganglienzellen der Sehbahn (zweites Neuron oder Schaltneurone) liegen hier auch die Perikarya von Nervenzellen *(Horizontalzellen)*, die mit horizontal verlaufenden Neuriten, die bis zu 100 µm lang sein können, Querverbindungen in der äußeren plexiformen Schicht herstellen. Ein weiterer Zelltyp der inneren Körnerschicht stellt die reich verzweigte *amakrine Zelle* dar, die in der inneren Körnerschicht, aber auch in der inneren plexiformen Schicht gelegen sein kann und kurze Querverbindungen mit den Opticusganglienzellen bildet. Horizontalzellen und amakrine Zellen stellen somit Kontakte zwischen benachbarten und weiter entfernten Sinneszellen und Ganglienzellen her und sind als Associationszellen aufzufassen.

Außer Nervenzellen finden sich in der inneren Körnerschicht die Perikarya der *Müllerschen Stützzellen* (Abb. 18.3 c), die als das Gliagewebe (Stützgewebe) der Retina anzusehen sind, mit ihrem Zelleib bzw. Fortsätzen durch alle Schichten der Retina ziehen und mit ihren Fortsätzen die Neurone in Form einer Hüllschicht isolieren. Außer der Stütz- und Isolierfunktion kommt der Müllerschen Stützzelle die Aufgabe der Ernährung der Retinaneurone mit Glucose zu. Ferner bilden sie mit ihren Fortsätzen die Umhüllung der retinalen Blutgefäße.

7. Die *innere plexiforme Schicht, Lamina plexiforme (reticularis) interna*, enthält die Ausbreitung der Fortsätze der amakrinen Zellen und auch eines Teils der kernhaltigen Abschnitte dieser Associationszellen. Zum anderen bilden die Neuriten der bipolaren Ganglienzellen (aus der inneren Körnerschicht, 2. Neuron) Synapsen mit den Dendriten der multipolaren Ganglienzellen des 3. Neuron (Opticusganglienzellen), die in der nach innen folgenden Schicht gelegen sind.

8. *Opticusganglienzellschicht, Lamina ganglionaris*. Die Opticus-Ganglienzellschicht (drittes Neuron) setzt sich aus großen (10–30 µm ∅) *multipolaren Ganglienzellen* zusammen, die in einfacher Schicht mit unterschiedlich großen Zwischenräumen nebeneinander gelegen sind.

Eine Ausnahme bildet der Rand der Fovea centralis. Hier können die Ganglien zu mehreren Schichten übereinander angeordnet sein. Das licht- und elektronenmikroskopische Erscheinungsbild entspricht dem der Nervenzellen des ZNS und wird an anderer Stelle besprochen (s. S. 127). Außer Ganglienzellen, Fortsätzen der Müllerschen Stützzellen und Nervenfasern finden sich in dieser Schicht regelmäßig unterschiedlich große Blutgefäße.

9. *Opticusfaserschicht*: Von den Opticus-Ganglienzellen geht je ein Neurit ab und tritt in die parallel zur Bulbusoberfläche verlaufende Nervenfaserschicht (Tangential-Fasern) ein, die aus Bündeln markloser Nervenfasern besteht. Alle diese Neuriten ziehen zur Papilla n. optici (Sehnerveintrittsstelle, s. u.) und verlassen durch sie als N. opticus das Auge. So ist zu verstehen, daß die Nervenfaserschicht von der Peripherie der Pars optica der Retina bis zur Papille stetig an Dicke zunimmt.

10. *Membrana limitans interna*: Die Membrana limitans interna stellt die Grenzschicht zwischen optischer Retina und Glaskörper dar und wird von den Fortsätzen der Müllerschen Stützzellen gebildet.

Die Einteilung der Netzhaut in 10 Schichten erfolgt nach histologischen Kriterien. Funktionell läßt sich die Retina wie folgt gliedern:
Als Abgrenzung gegen die Chorioidea, zur Abschirmung gegen Lichteinfall und zur Ernährung der Retina ist als

1. äußere Schicht des Stratum pigmenti eingerichtet. Daran schließt sich die

2. Schicht, das Stratum neuroepitheliale, das aus Stäbchen- und Zapfenstellen besteht (Epithel der Sinneszellen bzw. Photoreceptoren) und als 1. Neuron der Sehbahn aufzufassen ist. Nach innen folgt dann als

3. Schicht des Stratum ganglionare retinae, das als 2. Neuron der Sehbahn die Reize der Sinneszellen über Zellfortsätze aufnimmt und den Ganglienzellen der

4. Schicht, dem Stratum ganglionare n. optici, dem 3. Neuron der Sehbahn, weiterleitet. Diese multipolaren Nervenzellen leiten die Impulse über Neuritenbündel über den Sehnerv zum ZNS.

Zwischen den Schichten 2 und 3 sowie 3 und 4 sind Zonen des Faserkontaktes (Synapsenfelder, innere und äußere plexiforme Schicht) der Nervenzellen und der Sinneszellen, sowie Parallelverbindungen über die Associationszellen.

Macula lutea, Fovea centralis: Die Macula lutea stellt die nahe dem hinteren Augapfelpol gelegene Stelle des schärfsten Sehens dar und ist schon makroskopisch (beim Augenspiegeln) als etwa 2 mm großes querovales Feld zu erkennen (gelber Fleck). Das Sinnesepithel besteht hier nur aus Zapfen mit monosynaptischen Verbindungen (Kontakt nur mit zugehörigen Ganglienzellen des II. Neuron). Da die inneren Retinaschichten zur Seite gedrängt sind, entsteht hier eine Vertiefung der Netzhaut mit stark verdünntem Boden, die Fovea centralis, die wallartig von einem verdickten Rand umgeben ist.

In den peripheren Teilen der Macula lutea fällt zunächst die dicke, mehrschichtige (bis zu 8 Lagen) Ganglienzellschicht auf. Die Nervenfaserschicht ist schwach entwickelt. In den centralen Partien der Macula, der Fovea centralis, sind die Opticusganglienzellen (des 3. Neuron) reduziert oder fehlen vollständig. Die äußere und innere Körnerschicht fließen zusammen, so daß auf dem Grund der Fovea nur noch Zapfenzellen anzutreffen sind. Die Zapfen der Fovea zeichnen sich durch eine größere Länge aus und nähern sich mehr der Form der Stäbchenzellen.

Durch das Fehlen der inneren Netzhautschicht kann das Licht unbehindert den Zapfenapparat erreichen. Dies und die ausschließlich monosynaptischen Verknüpfungen der Zapfen bildet die Voraussetzung des schärfsten Sehens in diesem Bereich.

18.1.4 Nervus opticus *und* Papilla n. optici
(Sehnervaustrittstelle, blinder Fleck, Abb. 18.2a u. b)

Der Nervus opticus ist innerhalb der Orbita von *drei bindegewebigen Scheiden* umgeben, die der Dura mater, Arachnoidea und der Pia mater (Hirnhäute s. S. 356) entsprechen. Zwischen der Dura- und Arachnoideascheide und zwischen der Arachnoidea- und Piascheide befindet sich je ein mit dem Subduralraum bzw. dem Subarachnoidalraum der Gehirnhüllen kommunizierender *liquorgefüllter Spaltraum*.

Die *Piascheide* dringt in Form von Septen in den Nervenfaserstamm ein und teilt ihn in ungefähr 800–1200 kleine Nervenbündel. Jedes Bündel besteht aus markhaltigen Nervenfasern von 0,2–10 μm Durchmesser. Zwischen den Fasern sind zahlreiche Gliazellen gelegen. Am Bulbus gehen Dura- und Piascheide in die Sklera über. Die Arachnoidealscheide bleibt hier zurück.

Etwa 10 mm vor Eintritt des N. opticus in den Bulbus treten die für die Versorgung der inneren Netzhautschichten bestimmten A. und V. centralis retinae in den Sehnerven ein und verlaufen in dessen zentraler Partie bis in die Bulbuswand. Hier verzweigen sich die Blutgefäße und bilden ein Capillarnetz, das sich im Bereich der inneren Retinaschichten erstreckt.

Am Bulbus durchbricht der Sehnerv die Augenhäute (Bulbuswand) und tritt in der Papilla n. optici aus dem Auge heraus. Die marklosen Nervenfasern als Neuriten der Opticusganglien erhalten in diesem Bereich eine Markscheide, so daß der Durchmesser des Sehnerven hinter der Area cribrosa beträchtlich zunimmt. Die schon im Routinepräparat deutlich zu erkennenden, längsverlaufenden Septen, die die einzelnen Nervenfaserbündel voneinander abtrennen, bleiben im Bereich der Austrittsstelle zurück, und an ihre Stelle tritt hier ein System von querverlaufenden Septen (von der Sklera), die in ihrer Gesamtheit eine siebartig durchlöcherte Bindegewebsplatte darstellen, die als *Lamina cribrosa* bezeichnet wird.

Makroskopisch erscheint die Stelle des Sehnervenaustritts an der hinteren Bulbuswand (beim Augenspiegeln) als vorgewölbter, runder weißer Fleck, von dem sich die Blutgefäße auf die innere Augenschicht verteilen. Da an dieser Stelle infolge des Nervenfaserdurchtritts kein Sinnesepithel vorhanden ist, wird die Stelle des Sehnervaustritts auch als blinder Fleck bezeichnet.

18.1.5 Linse, *Lens cristallina*

Die Linse ist ein durchsichtiger, biconvexer Körper, der durch die Zonulafasern (s. S. 369) am Corpus ciliare aufgehängt und formveränderlich ist und somit als lichtbrechender Körper im Zusammenhang mit dem M. ciliaris im Corpus ciliare und den Zonulafasern dem Akkomodationsapparat des Auges zuzurechnen ist.

Durch Contraction des M. ciliaris werden die Zonulafasern entspannt und infolge der elastischen Rückstellkräfte der Linse (s. u.) rundet sich diese ab (Einstellung auf Nahsehen). Eine Erschlaffung des M. ciliaris bewirkt über die Zonulafasern einen Zug auf die Linse, so daß sich diese abflacht (Einstellung auf Weitsehen).

Die Linse (Abb. 18.1b) setzt sich aus der *Linsenkapsel*, dem *Linsenepithel* und der aus den Lin-

senfasern aufgebauten *Linsensubstanz* zusammen.

1. *Die Linsenkapsel* (Capsula lentis) bildet eine die Linse allseitig umhüllende, homogene Membran, die an der vorderen Linsenfläche etwa 10–20 μm und an der hinteren Linsenfläche 5 μm dick ist. Sie besteht aus lamellär geschichteten, bindegewebigen Faserzonen, die sehr elastisch sind, obwohl in ihr keine elastischen Fasern deutlich nachweisbar sind. In die äußere Schicht der Linsenkapsel strahlen die Zonulafasern ein.

2. Das *Linsenepithel* liegt unter der Linsenkapsel und bedeckt als einschichtiges isoprismatisches Epithel die Vorderfläche der Linse. Die Epithelzellen werden im Bereich des Linsenäquators immer höher und bilden hier durch bipolares Wachstum der einzelnen Zellen und allmähliche Streckung lange Zylinder (hexagonale Prismen), die sog. *Linsenfasern*.

Diese Umwandlung des Linsenepithels zu Linsenfasern geht ständig im Bereich des Linsenäquators vor sich, wobei die hier prismatischen Zellen in ihrer Längsausdehnung immer mehr geneigt werden, bis sie schließlich, zu Linsenfasern geworden, parallel zur Oberfläche der Linse verlaufen. Die Epithelzellen, die zu Linsenfasern umgebildet sind, werden durch appositionelles Wachstum von Linsenepithel überlagert, das wiederum neue Linsenfasern bildet.

3. Die so in die Tiefe verlagerten Linsenfasern gehören zur *Linsensubstanz*, die den größten Teil der Lens cristallina ausmacht. Die Linsenfasern, Fibrae lentis, stellen lange, im Querschnitt sechsseitige Prismen dar, die in der Linsenperipherie als kernhaltige Zellen und im Linsenzentrum als kernlose Zellformen anzutreffen sind.

Die Linsensubstanz besteht etwa ab dem 30. Lebensjahr aus einer weichen, zähen, wasserreichen Rinde und aus dem festeren, wasserärmeren Kern. Im Alter wird die Linse durch Wasserverlust weniger elastisch, so daß die Fähigkeit, sich spontan abzurunden, abnimmt. Durch diesen Elastizitätsverlust ist der altersbedingte Mangel des Akkomodationsvermögens, die Alterssichtigkeit (Presbyopie) zu erklären.

Der *Glaskörper*, Corpus vitreum, füllt den ganzen Bulbusabschnitt zwischen Linse und Netzhaut aus und stellt eine gallertartige, fast zellfreie Masse dar, die etwa zu 99% aus Wasser, sauren Mucopolysacchariden (polymerisierte Hyaluronsäure) und Proteinen besteht. Diese als *Humor vitreus* bezeichnete Substanz wird von einem Geflechtwerk feinster (ELM nachweisbarer) Fibrillen durchzogen.

In der Substanz des Glaskörpers finden sich, wenn auch in geringem Maße zellige Elemente und gelegentlich auch Anteile des Canalis hyaloideus, einem Rudiment der embryonal zunächst ausgebildeten Vasa hyaloidea.

18.1.6 Tränendrüse (Glandula lacrimalis)

Die Tränendrüse ist eine zusammengesetzte *tubulo-alveoläre Drüse*, die oberhalb des lateralen Augenwinkels in der Fossa glandulae lacrimalis des Os frontale in der Orbita gelegen ist.

Die Tränendrüse ist auf Grund der entsprechenden Bauweise mit der Ohrspeicheldrüse zu vergleichen. Wie die Glandula parotis läßt die Tränendrüse eine *Läppchengliederung* durch *Septen* erkennen. Die Drüsenendstücke sind wie bei der Parotis als *serös* zu bezeichnen, aber im Gegensatz zur Parotis enthält das Ausführungsgangsystem der serösen Tränendrüse keine Sekretrohre und Schaltstücke. Die Ausführungsgänge, die in variabler Zahl in der Fornix conjunctivae (s. u.) einmünden, sind mit zweireihigem hochprismatischen Epithel ausgekleidet.

Innervation der Tränendrüse durch parasympathische Nervenfasern des N. facialis (VII. Hirnnerv).

18.1.7 Augenlid, *Palpebra* (s. Abb. 18.8a)

Die Augenlider stellen Hautfalten der Gesichtshaut dar, die von oben und unten über die Orbita ziehen und Schutzfunktionen (Schutz vor Lichteinfall, Austrocknung und Fremdkörpern) für das Auge erfüllen und aktiv beweglich sind.

Das Stützgerüst der Augenlider ist der sog. *Tarsus*, der ungefähr 2/3 der Höhe eines jeden Augenlides einnimmt und aus *fibrillärem, derben Bindegewebe* besteht.

Die Bindegewebsfasern des Tarsus umschließen die Drüsenkörper der Tarsaldrüsen oder *Glandulae tarsales* bzw. *Meibomschen Drüsen*. Die Meibomschen Drüsen sind *Talgdrüsen* (s. auch S. 398) von alveolärer Bauweise und fetten mit ihrem Sekret den Lidrand ein. Der mit mehrschichtigem Plattenepithel ausgekleidete Ausführungsgang erreicht die Oberfläche an der inneren Lidkante.

Am oberen Ende des Tarsus liegen verästelte tubulöse Drüsen, die akzessorischen *Tränendrüsen*.

Inmitten des Augenlides vor dem Tarsus liegen Bündel quergestreifter Muskulatur, die parallel zum Lidrand ausgerichtet sind und in ihrer Gesamtheit den *M. orbicularis* bilden. Am Tarsus inserieren zwei Muskeln, der *M. tarsalis*, aus glatten Muskelzellen bestehend, und die Sehne des quergestreiften *M. levator palpebrae*.

Der Tarsus mit den Meibomschen Drüsen sowie der Muskelapparat des Augenlides wird von *mehrschichtigem Epithel* überzogen, das sich in bezug auf die Bauweise in einen hinteren (orbitalen) Abschnitt, die Conjunctiva, und einen vorderen Lidüberzug, die Epidermis, unterteilen läßt.

Die *Conjunctiva* (Augenbindehaut) verbindet den Augapfel mit den Augenlidern und bildet den *Conjunctivalsack* (Bindehautsack). Sie stellt eine aus Epithel und Lamina propria bestehende *Schleimhaut* dar, die bei geschlossenem Augenlid dem Bulbus dicht aufliegt und somit die orbitale Fläche des Augenlides bedeckt. Mit dem derben kollagenen Bindegewebe der Lamina propria sitzt die Conjunctiva dem Tarsus fest und unverschieblich auf. In ihr finden sich zahlreiche Plasmazellen und Lymphocytenansammlungen.

Das Epithel der Conjunctiva besteht aus einem *mehrschichtigen unverhornten Plattenepithel*, das glatt und ohne Wellen das Augenlid nach hinten bedeckt.

Eine Ausnahme bildet der Bereich des Fornix conjunctivae, einer Umschlagfalte oder Reservefalte für die Augenbewegung, zwischen der Bindehaut des Augenlides (Conjunctiva palpebrae) und deren Umschlag auf den Augapfel (Conjunctiva bulbi). In diesem Bindehautabschnitt wirft die Conjunctiva Falten gegen die Augenhöhle und das Gefüge der Lamina propria ist aufgelockert (Neigung zu Ödembildung).

Innerhalb der Lamina propria liegen (besonders in der lateralen Hälfte des Fornix conjunctivae) unterschiedlich viele seröse Drüsen, die als akzessorische *Tränendrüse* (Krausesche Drüse) bezeichnet werden.

An der hinteren Lidkante geht das mehrschichtige unverhornte Plattenepithel in das mehrschichtige verhornte Epithel der Epidermis über, die die vordere Lidfläche überzieht.

So erkennt man bei einem Schnitt durch das Augenlid die Hinterfläche an der glatt verlaufenden Schleimhaut (Conjunctiva) und die Vorderfläche des Augenlides an der Falten aufwerfenden Epidermis. In der Epidermis des Lidrandes sind starke, lange Wimpernhaare, die Cilien, eingelassen und in 2–3 Reihen angeordnet. Die Haarbälge (s. S. 395 und Abb. 18.8b) der Cilien sind mit kleinen Talgdrüsen ausgestattet und stehen in Kontakt mit den Ausführungsgängen der Glandulae suderiferae ciliares, den sog. Mollschen Drüsen (apokrine Extrusion). Es handelt sich um weitlumige Endkammern, die von Myoepithelzellen umgeben werden.

18.2 Das statoakustische Organ, Organum vestibulo-cochlearis, das Gleichgewichts- und Gehörorgan (Abb. 18.4a) [21.1.–21.3.3.]

Das „Ohr" stellt zwei Sinnesorgane dar, das *Gleichgewichtsorgan* und das *Gehörorgan*. Gehör- und Gleichgewichtsorgan liegen als Sinnesorgane (Sinnesepithel, Neuroepithel) im *Innenohr* in der Felsenbeinpyramide und werden gemeinsam vom VIII. Hirnnerv, dem N. vestibulocochlearis versorgt.

Dem Innenohr mit dem Sinnesepithel sind das schallübertragende *Mittelohr* und das schallaufnehmende *äußere Ohr* (Ohrmuschel und Gehörgang) als Hilfsvorrichtungen für das Gehörorgan vorgelagert.

18.2.1 *Innenohr*

Das in der Pars petrosa des Schläfenbeins gelegene Innenohr stellt ein System von Kanälen und Höhlen dar, das *knöcherne Labyrinth*, in dem eine membranöse Auskleidung, das *häutige Labyrinth* gelegen ist. Das häutige Labyrinth ist ein mit Flüssigkeit *(Endolymphe)* gefülltes Schlauchsystem, das aus einer bindegewebigen Wand besteht und nach innen mit Epithel ausgekleidet ist, das an distinkten Bezirken zu einem *Sinnesepithel* differenziert ist.

Das häutige Labyrinth füllt den Raum des knöchernen Labyrinthes nicht vollständig aus, so daß ein ebenfalls flüssigkeitsgefüllter Raum zwischen häutigem und knöchernem Labyrinth frei bleibt, der *perilymphatische Raum*. In den Perilymphräumen ist das häutige Labyrinth durch Membranen, lockeres Bindegewebe und feine kollagene Faserstränge an dem Endost des knöchernen Labyrinthes aufgehängt.

Die Perilymphräume hängen alle unter sich zusammen, stehen durch ein im Canaliculus cochleae (s. u.)

378 Sinnesorgane

verlaufendes Lymphsystem mit dem Subarachnoidalraum in Verbindung und enthalten die Perilymphe, die dem Liquor cerebrospinalis entspricht. Die Endolymphe (im häutigen Labyrinth) wird vom Epithel des häutigen Labyrinthes sezerniert.

Das häutige Labyrinth besteht aus dem Vorhof oder *Vestibulum*, der von zwei miteinander verbundenen Säckchen, dem *Sacculus* und dem *Utriculus* gebildet wird sowie dem *Schneckengang*, dem *Ductus cochlearis* (mit dem Sacculus verbunden) und den drei *Bogengängen, Ductus semicirculares* (mit dem Utriculus verbunden). An allen Teilen des Innenohres gibt es indifferente und spezifische Abschnitte des auskleidenden Epithels. Die spezifischen Abschnitte bilden das *Sinnesepithel* und stehen synaptisch mit dem N. vestibulo-cochlearis (N. statoacusticus, N. VIII) in Verbindung. Der *Schneckengang* bildet mit seinem *Sinnesepithel* das *akustische Organ*. Der *Vorhof* (Utriculus, Sacculus) und die *Bogengänge* stellen das *Gleichgewichtsorgan* dar.

18.2.1.1 Das *Gleichgewichtsorgan* (Abb. 18.4)

Das Gleichgewichtsorgan besteht aus
1. den *drei häutigen Bogengängen* und
2. dem *Vorhof* mit dem *Utriculus* und dem *Sacculus*. Alle Anteile weisen einen grundsätzlich gleichen Wandaufbau auf.

Ihre Wand ist an den meisten Stellen sehr dünn und besteht aus einer *bindegewebigen Lamina propria*, die sich entweder mit dem Periost des Knochens direkt verbindet oder die perilymphatischen Räume in Form von kollagenen Fasersträngen durchsetzt. In dieser Bindegewebslage finden sich elastische Fasern und Pigmentzellen. Das indifferente Epithel, welches Sacculus, Utriculus und Bogengänge auskleidet, ist ein einschichtiges, plattes bis isoprismatisches Epithel, das die Lamina propria gegen den endolymphatischen Raum abgrenzt. Das Epithel wird von der Lamina propria durch eine Basalmembran (Glashaut) getrennt. Sacculus und Utriculus weisen je eine charakteristische, ovale, etwa 2 mm lange Wandverdickung, die Macula statica auf. An diesen Stellen ist das Bindegewebe vermehrt und ist flächig direkt mit dem Endost verwachsen.

Die *Maculae staticae* (Macula utriculi, Macula sacculi, Abb. 18.4b) enthalten als neuroepitheliale Sinnesflächen das *Sinnesepithel* und weisen den gleichen Bau auf. Das Epithel ist zweireihig und enthält die *Haarzellen* (Sinneszellen, Mechanoreceptoren) und die basal gelagerten *Stützzellen* oder *Basalzellen* und ist gegenüber dem unspezifischen Epithel sehr hoch. Über dem spezifischen Epithel liegt die *Statolithenmembran*, eine Art Cuticula, die eine gallertige Konsistenz aufweist und kleine Kristalle (Statolithen, Statokonien) aus Calciumcarbonat und Proteinen enthält.

Die *Stützzellen* (Fadenzellen) durchsetzen mit einem breitbasigen, kernhaltigen und einem zur Epitheloberfläche hin schlanken Zelleib die ganze Höhe des Epithels von der Basalmembran bis zur freien Oberfläche. Der Kern der Stützzellen ist länglich und klein (Kern der Sinneszellen rund und vergleichsweise größer). Die Stützzellen umgeben mit ihrem Zelleib die Sinneszellen, enthalten in ihrer Oberfläche die zu den Sinneszellen führenden Dendriten der bipolaren Nervenzellen des Ggl. vestibuli und lassen nur die an der Epitheloberfläche gelegene mit Sinneshärchen versehene Fläche der Sinneszellen frei. Sie enthalten in ihrem Cytoplasma zahlreiche Mikrotubuli und Sekretgranula und weisen außerdem an ihrer freien Oberfläche Mikrovilli

Abb. 18.4 Das stato-akustische Organ. **a** Schnitt durch das Innenohr (Übersichtsvergrößerung). Akustisches Organ (Schneckengang): Sv = Scala vestibuli, St = Scala tympani, D = Ductus cochlearis, Co = Cortisches Organ (Sv, St, D, Co: Bestandteile des Schneckenganges); Gs = Ganglion spirale, Nc = Nervus cochlearis, Ks = knöcherne Schnecke des Felsenbeins. *Statisches Organ* (Bogengänge): Kb = knöcherner Bogengang, A = Ampulle, Ca = Crista ampullaris. **b** Macula statica. Nf = Nervenfasern, SE = Sinnesepithel mit Sinneszellen (Sz) und Stützzellen (St), Sh = Sinneshärchen der Sinneszellen, S = Statolitenmembran (Vergr. etwa 250fach; modifiziert nach SOBOTTA). **c** Crista ampullaris. Nf = markhaltige Nervenfasern, SE = Sinnesepithel mit Sinneszellen (Sz), Stützzellen (St), Sh = Sinneshärchen der Sinnesepithelzellen in gallertiger Cupula (Vergr. etwa 300fach). **d** Zellen des Sinnesepithels der Bogengänge (ELM-Schema, Vergr. etwa 5000fach). I = kolbenförmige Typ I-Sinneszelle mit Cilium (C) an Statoliten (S) und synaptischen Kontakt mit afferenter Nervenfaser (Nf) an der Zelloberfläche. Ms = Myelinscheide. II = längliche Sinnesepithelzelle mit basalem synaptischen Kontakt zu afferenten Nervenfasern (Nf), mit oberflächlichem Cilium (C) und Mikrovilli (Mv). Stützzellen (St) mit apikaler Membrana reticularis (Mr). (In Anlehnung an FERNER und STAUBESAND, 1975)

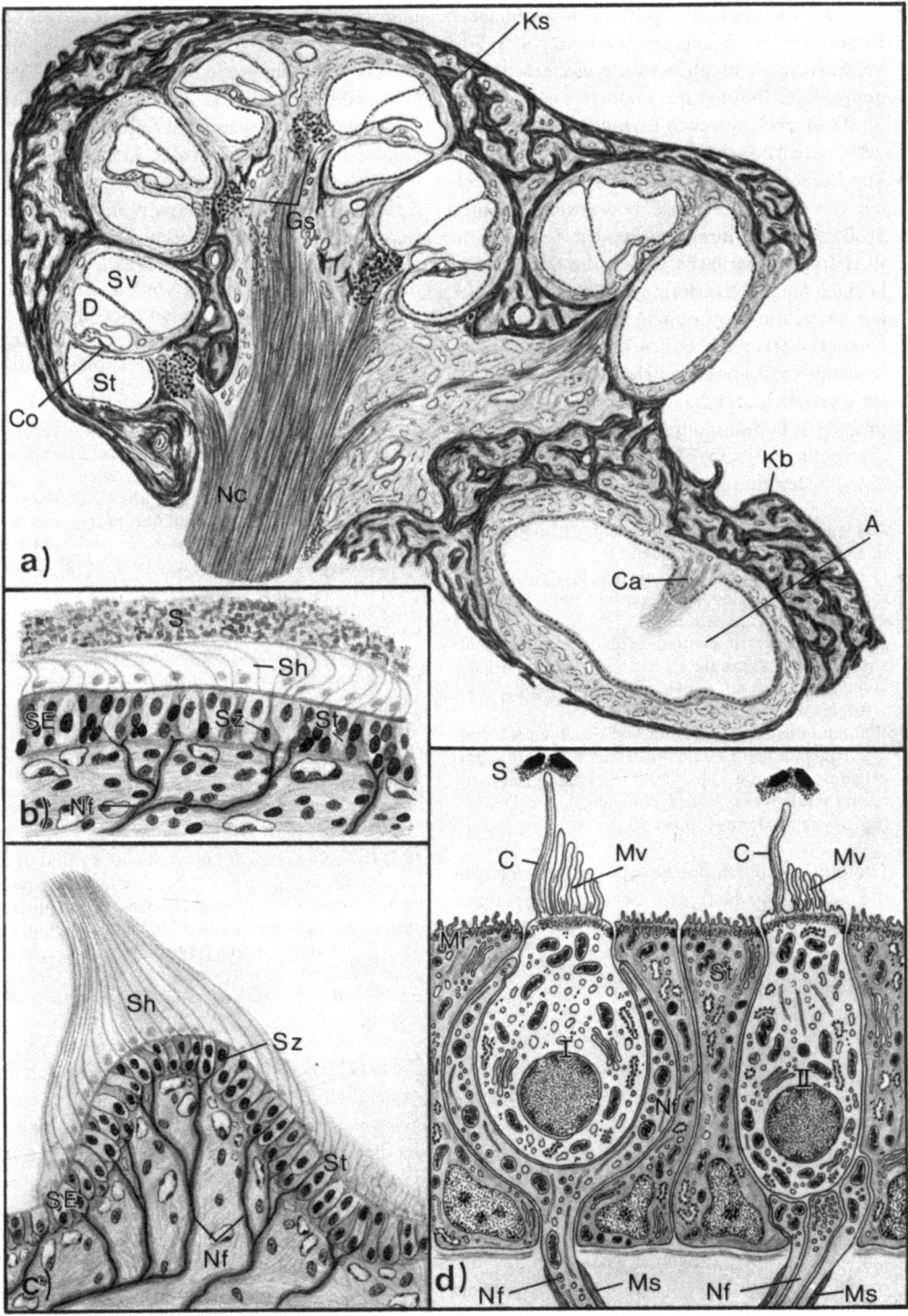

Abb. 18.4

auf. Die Funktion der Stützzellen ist in einer Ernährung, Isolierung und Fixierung der Sinneszellen sowie möglicherweise in einer Beteiligung an der Bildung der Endolymphe und dem Stoffaustausch zwischen Endolymphe und Blutgefäßsystem zu sehen.

Die *Receptorzellen* (Haarzellen) sind Sinneszellen von 25–40 µm Länge und enthalten einen großen, chromatinreichen, runden Zellkern. An ihrer freien Oberfläche weisen die Sinneszellen je einen langen, haarförmigen Fortsatz auf, der aus (im lichtmikroskopischen Bild) feinsten miteinander verklebten Fäden besteht. Nach elektronenmikroskopischen Befunden setzt sich dieser Fortsatz (Sinneshaar) aus je einer Kinocilie (mit 9 × 2 Tubulusanordnung) und zahlreichen Stereocilien als Oberflächendifferenzierung der Sinneszellen zusammen.

Die Sinneszellen sind auf Grund von ELM-Befunden in zwei Typen zu unterscheiden:
Die Typ 1-Zelle weist eine bauchige, breitbasige Zellform auf mit basaler Kernlagerung) und vielen Mikrotubuli im Cytoplasma.
Die Typ 2-Zelle ist deutlich schlanker und enthält Cisternen des agranulären endoplasmatischen Reticulum und einen gut entwickelten Golgi-Apparat im Cytoplasma.
Während die Typ 1-Zelle nur von einem kelchförmigen dendritischen Ende des afferenten Neurons umgeben ist, steht die Typ 2-Zelle regelmäßig mit mehreren (basal an der Sinneszelle endigenden) Dendriten in synaptischem Kontakt (Ggl. vestibuli).

Die Sinneshärchen der Receptorzellen ragen in die gallertige Masse der Statolithenmembran hinein.

Bogengänge, Ductus semicirculares
Die *häutigen Bogengänge* liegen exzentrisch im perilymphatischen Raum und weisen einen Wandaufbau (wie Sacculus und Utriculus) aus einer *Lamina propria* (= kollagenes Bindegewebe mit verästelten Zellen), der *Basalmembran* und dem *Epithel* auf.
Das spezifische *Sinnesepithel* der Bogengänge läßt den gleichen Aufbau wie das der Maculae staticae erkennen. Im Bereich der Anfangsabschnitte sind die häutigen Bogengänge zur sog. *Ampulle* erweitert. In der Ampulle befindet sich eine von hohem Sinnesepithel überzogene, bindegewebige Leiste, die *Crista ampullaris*, die in die Lichtung des Endolymphraumes vorspringt und senkrecht zur Ebene des Bogenganges ausgerichtet ist.

Im lockeren kollagenen Bindegewebe der Crista sind zahlreiche Blutgefäße und markhaltige Nervenfasern (entsprechend Sacculus und Utriculus), die unter Verlust der Markscheiden in das Sinnesepithel eindringen, gelegen. Das hohe Epithel der Crista ampullaris besteht aus *Stützzellen* und *Sinneszellen* (Typ 1- und Typ 2-Zelle), die ihre langen Fortsätze in eine gallertige Masse, die *Cupula ampullaris* entsenden. Die Cupula stellt einen Gallertkörper dar, der haubenartig dem Epithel der Crista ampullaris aufsitzt und sich aus Glykoproteinen und Proteoglycanen zusammensetzt.

Die Sinneszellen des Innenohres (Gleichgewicht und Gehör) sind sog. sekundäre Sinneszellen, d. h. diese Zellen sind nur Reizempfänger, aber keine Nervenzellen und bauen als Mechanoreceptoren den Reiz über die Auslenkung der Sinneshaare auf. Rotationsbewegungen des Kopfes (adäquater Reiz für das Sinnesepithel in den Bogengängen) bzw. Bewegung in Richtung der Schwerkraft (Reiz für Sinnesepithel von Utriculus und Sacculus) erzeugen eine Endolymphströmung in den Bogengängen bzw. ein relatives Zurückbleiben der Statolithenmembran oder Verharren in der alten Position und somit eine Scherbewegung der Sinneshärchen gegen die Sinneszellen. Die in den Härchenzellen entstehenden Impulse werden über den N. vestibulocochlearis zum ZNS geleitet.

18.2.1.2 *Das Gehörorgan* (Abb. 18.4a und 18.5)
Der Schallempfänger des Gehörorgans liegt zusammen mit dem Gleichgewichtsorgan im Innenohrlabyrinth der Pars petrosa des Schläfenbeins. Ein Teil des knöchernen Innenohrlabyrinths stellt ein gewundenes Gangsystem dar, das sich wie das Gehäuse einer Schnecke (Cochlea) um eine zentrale Achse wickelt.

Die *knöcherne Schnecke* (Cochlea) dreht sich mit zweieinhalb Windungen um einen knöchernen Achsenkegel, den *Modiolus* (Schneckenspindel), der die mediale Wand der knöchernen Schnecke darstellt. Das Grundgerüst des Modiolus bildet ein *spongiöses, z. T. weitporiges Knochenwerk* mit zahlreichen Blutgefäßen und lockerem kollagenem Bindegewebe und enthält die Nervenfasern des N. cochlearis mit den zugehörigen Nervenzellansammlungen des Ganglion spirale. Vom Modiolus entspringt eine Knochenleiste, die *Lamina spiralis ossea*, die frei in den Hohl-

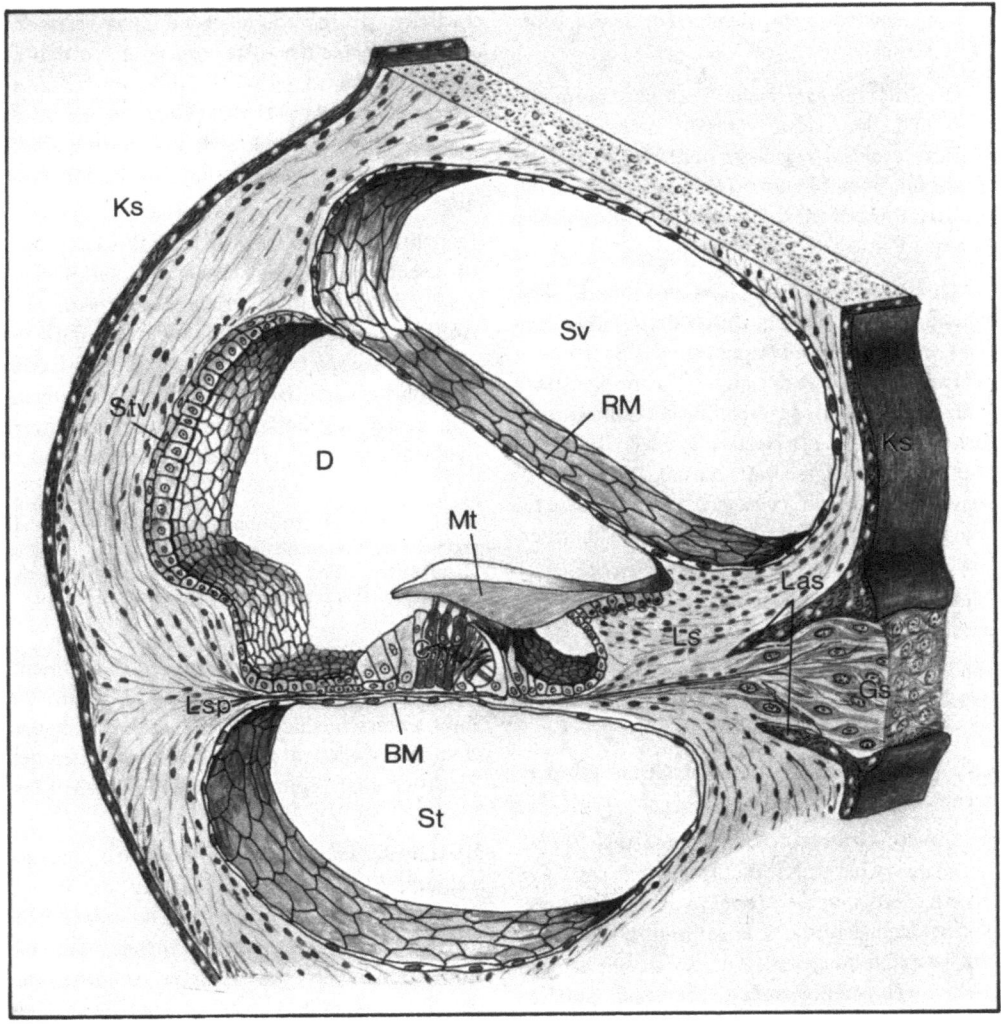

Abb. 18.5 Schnitt durch den Schneckengang (räumliches Schema, Übersichtsvergr., nach BLOOM und FAWCETT, 1975). *Ks* = knöcherner Schneckengang. *Sv* = Scala vestibuli, *St* = Scala tympani, *D* = Ductus cochlearis, *RM* = Reissnersche Membran, *BM* = Basalmembran, *C* = Cortisches Organ (Sinnesepithel), *Mt* = Membrana tectoria, *Ls* = Limbus spiralis, *Lsp* = Ligamentum spirale, *Las* = Lamina spiralis ossea, *Gs* = Ganglion spirale, *Stv* = Stria vascularis

raum des knöchernen Schneckenganges hineinragt.

Da sie die Schnecke durchzieht, ist ihr Verlauf in der Gesamtheit als Schraubenwelle oder Wendeltreppen-Form zu beschreiben.

An dem freien Rand der Lamina spiralis ossea setzen zwei Membranen spitzwinklig an, die *Basilarmembran* (s. u.) und die *Reissnersche Membran*, so daß ein im Querschnitt dreieckiges mit Endolymphe angefülltes Hohlraumsystem, der *Ductus cochlearis* oder häutige Schnecke (unter Ergänzung der gegenüberliegenden Auskleidung des Schneckenganges) entsteht und den knöchernen Schneckengang in zwei Perilymphräume, die *Scala vestibuli* und die *Scala tympani* unterteilt (Abb. 18.5).

1. Die *Scala vestibuli* steht mit dem perilymphatischen Raum des Vestibulum in Verbindung, verläuft oberhalb der Lamina spiralis ossea und des Ductus cochlearis und geht an der Spitze der

Schneckenwindungen, dem *Helicotrema*, über in

2. die *Scala tympani*, einem Perilymphraum, der unterhalb der Lamina spiralis ossea und des *Ductus cochlearis* gelegen und dessen basales Ende am runden Fenster (*For. rotundum*) in der Labyrinthwand der Paukenhöhle durch eine sehnige Platte abgeschlossen ist.

3. Der *Ductus cochlearis*, häutige Schnecke. Der Ductus cochlearis steht durch den *Ductus reuniens* mit dem Endolymphraum des Sacculus in Verbindung und endet an der Schneckenspitze blind. Er enthält das eigentliche Sinnesorgan, das sog. *Cortische Organ* (s. u.).

Auf einem Längsschnitt durch die Schnecke zeigt der *Ductus cochlearis* eine dreieckige Form, so daß drei begrenzende Wände zu unterscheiden sind:

eine obere, die den häutigen Schneckengang gegen die Scala vestibuli abgrenzt,

eine äußere, die den Ductus cochlearis mit dem Periost der äußeren Wand des knöchernen Schneckenganges verbindet und

eine untere, die ihn von der Scala tympani trennt.

Die obere oder vestibuläre Wand des *Ductus cochlearis* wird durch die *Membrana vestibularis* oder *Reissnersche Membran* gebildet. Sie entspringt von dem die *Lamina spiralis ossea* bedeckenden bindegewebigen *Limbus spiralis* und zieht nach schräg außen oben zur äußeren Wand des knöchernen Schneckenganges. Sie verläuft meist gerade und stellt ein dünnes Bindegewebshäutchen dar, das auf der Seite der Scala vestibuli einen platten Mesothelbelag und auf der Seite des *Ductus cochlearis* einen Überzug von einschichtigem Plattenepithel aufweist.

Die äußere Wand des *Ductus cochlearis* stellt eine Verdickung des Periosts der äußeren Schneckenwand, das *Ligamentum spirale*, dar. Das Epithel, das diese äußere Wand bedeckt und gegen den Endolymphraum des Ductus cochlearis abgrenzt, wird als *Stria vascularis* bezeichnet und besteht aus einem teils ein-, teils mehrschichtigen Epithel aus prismatischen und isoprismatischen Epithelzellen. Vielfach weisen die Epithelzellen Fortsätze auf, die in das Bindegewebe des Ligamentum spirale eindringen.

Zwischen den Epithelzellen der Stria vascularis sind Blutgefäße (Capillaren) gelegen, so daß an dieser Stelle intraepithelial Capillaren verlaufen. (Einziges vascularisiertes Epithel des menschlichen Körpers.) Von der Stria vascularis wird die den Ductus cochlearis ausfüllende Endolymphe abgesondert.

Die dritte, untere oder *tympanale Wand* des Ductus cochlearis spannt sich zwischen der knöchernen Lamina spiralis ossea und der knöchernen Außenwand des Schneckenkanals aus und wird als *Basilarmembran* (Membrana basilaris oder Lamina basilaris) bezeichnet. Die Basilarmembran besteht aus kollagenen Bindegewebsfasern, die insgesamt eine verbiegbare Platte darstellen.

Die Lamina oder Membrana basilaris enthält radiär verlaufende kollagene Bindegewebsfasern, die sog. Gehörsaiten. Die Saitenlänge nimmt von der Schneckenbasis zum Helicotrema fortwährend zu.

Gegen die Scala tympani wird die Basilarmembran durch die sog. *tympanale Belegschicht*, einer unterschiedlich dicken Lage von mesenchymalen Zellen, abgegrenzt, die mitunter den Eindruck eines Epithelverbandes entstehen lassen.

Die *Lamina spiralis ossea* bildet einen bindegewebigen Wulst, den *Limbus spiralis*, der in den Schneckengang vorspringt und an seiner dem Cortischen Organ (s. u.) zugekehrten Seite eine Rinne, den *Sulcus spiralis*, bildet. Am Oberrand des Sulcus spiralis entspringt eine Leiste, das *Labium vestibularis*, das frei in den Ductus cochlearis ragt. Die zweite Leiste, die am Unterrand des Sulcus spiralis ausgebildet ist, setzt sich in die Basilarmembran fort. Die beiden Leisten und der Sulcus werden an ihrer Oberfläche ge-

Abb. 18.6 a Cortisches Organ (Vergr. etwa 350fach). ▶
RM = Reissnersche Membran, *S* = Sulcus spiralis, *IT* = innerer Tunnel, *AT* = äußerer Tunnel, *NR* = Nuelscher Raum, *Mt* = Membrana tectoria, *Ls* = Limbus laminae spiralis, *IS* = indifferente Stützzellen, *HZ* = Hensensche Zellen, *Ip* = innere Phalangenzellen, *Ap* = äußere Phalangenzellen, *IPf* = innere Pfeilerzellen, *APf* = äußere Pfeilerzellen, *IH* = innere Haarzellen, *AH* = äußere Haarzellen, *Lb* = Lamina basalis, *tB* = tympanale Belegschicht. (In Anlehnung an HAM)

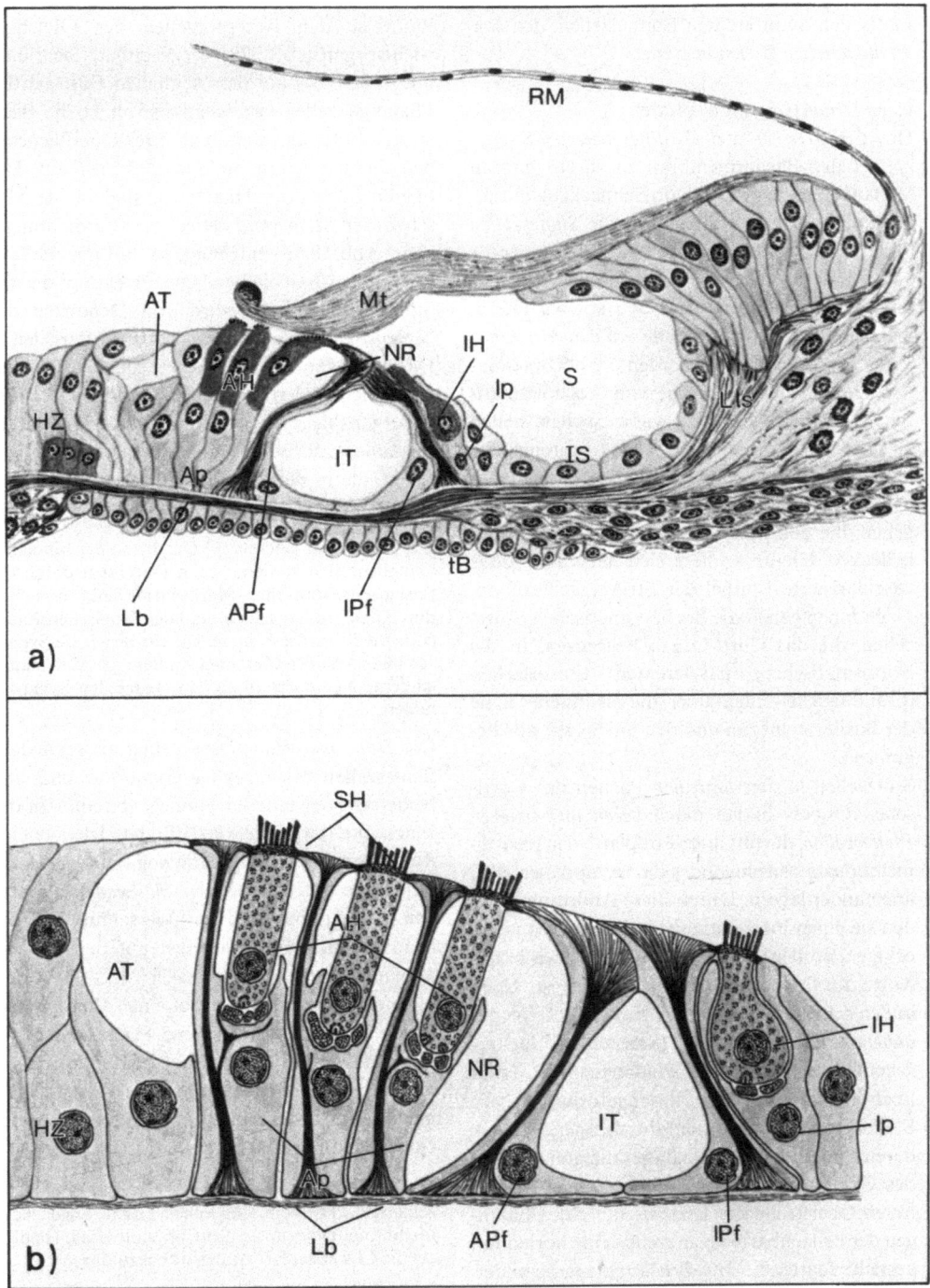

Abb. 18. 6 b Schema des Sinnesepithels vom Cortischen Organ (*ELM*: nach HAM, ergänzt). *Ip* = innere Phalangenzelle, *IPf* = innere Pfeilerzelle, *APf* = äußere Pfeilerzelle, *Ap* = äußere Phalangenzelle, *HZ* = Hensensche Stützzelle, *IH* = innere Haarzellen, *AH* = äußere Haarzellen, *SH* = Sinneshärchen, *IT* = innerer Tunnel, *AT* = äußerer Tunnel, *NR* = Nuelscher Raum, *Lb* = Lamina basalis

gen den Endolymphraum von iso- bis hochprismatischen, indifferenten Epithelzellen, den sog. *Claudiusschen Zellen* begrenzt.

Corti-Organ (Organon spirale)
Das *Corti-Organ* sitzt als *differenziertes Sinnesepithel* der Basilarmembran in ihrem ganzen Verlauf über die zweieinhalb Schneckenwindungen auf und besteht aus einem die *Sinneszellen* (Haarzellen) und *Stützzellen* tragenden nervös versorgten *Epithelwulst*, dessen Zellen im Zentrum hochprismatisch sind und sowohl lateral wie medialwärts (in Richtung auf den *Modiolus*) abflachen. Nach lateral werden die hochprismatischen *Sinnesepithelzellen* von hochprismatischen Epithelzellen, den wasserreichen hellen *Stützzellen (Hensenschen Zellen)* begrenzt, die abflachen und nach außen in *prismatische, indifferente Epithelzellen (Claudiussche Zellen)* übergehen, die den freien Teil der Basilarmembran bedecken. Hieran schließt sich nach außen das vascularisierte Epithel der Stria vascularis an. Nach innen gehen die hochprismatischen Stützzellen, die das Corti-Organ begrenzen, in die isoprismatischen, indifferenten Epithelzellen (Claudiussche Zellen) über, die die innere Partie der Basilarmembran und den Sulcus spiralis begrenzen.
Stützzellen in den zentralen Partien des Cortischen Organs bilden die *äußeren und inneren Pfeilerzellen*, die mit ihrer Fußplatte der Basilarmembran aufsitzen und sich im apikalen Teil aneinander lagern. Durch diese Anordnung bilden sie einen intraepithelialen Raum, den (dreieckigen, großen) *inneren Tunnel*, der etwa in der Mitte des Cortischen Organs gelegen ist. Nach außen schließt sich an den Tunnel die Reihe der *äußeren Phalangenzellen* (Stützzellen, Deiterschen Zellen) an. Die Phalangenzellen sind hochprismatische bis flaschenförmige, von Stützfasern (Tonofibrillen) durchzogene Zellen, deren Spitzenfortsatz (Phalanx) die ganze Höhe des Cortischen Organs durchzieht und an der freien Oberfläche des Epithels mit den Phalangen der benachbarten Stützzellen eine horizontal gestellte Platte, die *Membrana reticularis*, bildet. Im oberen Drittel der Stützzellen ist ein weiterer seitlicher Fortsatz ausgebildet, der becherförmig die Sinneszellen (Haarzellen, Receptorzellen) aufnimmt (Abb. 18.6).

Die *Sinneszellen* oder auch *Hörzellen* sind in der Bauweise den Receptorzellen des Gleichgewichtsorgan (s. S. 378) vergleichbar. Sie ruhen mit ihrer Basis auf dem seitlichen Fortsatz der Phalangenzellen (erreichen also nicht die Basilarmembran) und weisen an ihrer Oberfläche einen dichten Saum an *Sinneshärchen* auf. Die oberen Enden der Haarzellen sind in die Maschen der *Membrana reticularis* (Verdichtungszone, Abb. 18.4d) eingefügt, so daß nur die Sinneshärchen frei bleiben. Die Erregung, die die Sinneszelle aufbaut, wird von Dendriten des *N. acusticus* aufgenommen und weitergeleitet. Das zum N. acusticus (= pars cochlearis n. statoacustici, N. VIII) gehörige Ganglion des Gehörorgans liegt längs der häutigen Schnecke im Modiolus und besteht aus bipolaren Ganglienzellen, die in der Gesamtheit das *Ganglion spirale cochleae* verkörpern.

Die peripheren (afferenten) Dendriten der bipolaren Ganglienzellen verlieren beim Durchtritt durch die Basilarmembran ihre Markscheide und erreichen durch den großen Tunnel und den Nuelschen Raum (s.u.) die Basis der Haarzellen, mit denen sie Synapsen bilden. Außer afferenten Endigungen sollen auch efferente Nervenfasern an den Haarzellen Synapsen bilden.

Die *Hör- oder Haarzellen* stellen als sekundäre Sinneszellen das *receptive Organ* dar und sind beiderseits des inneren Tunnels verteilt. Auf der Innenseite (modioluswärts) findet sich nur eine Reihe von Sinneszellen, die sog. *inneren Haarzellen*, die auf den *inneren Phalangenzellen* ruhen. Nach außen sind im Querschnitt 3–5 Reihen von *äußeren Haarzellen* auf den *äußeren Phalangenzellen* anzutreffen.
Über den Hörzellen schwebt eine gallertige, von feinen Fibrillen durchzogene Platte, die *Membrana tectoria*. Sie entspringt dem Winkel zwischen Reissnerscher Membran und der Basilarmembran und bedeckt in ihrer freien Fläche das Cortische Organ.

Eine in vielen Routinepräparaten vorhandene hochgeklappte, d.h. vom Cortischen Organ abgehebelte Membrana tectoria, ist nicht physiologisch, sondern auf die Gewebeaufarbeitung zurückzuführen.

Im Epithelverband des Cortischen Organs sind drei Kanäle zu unterscheiden, die durch die Membrana reticularis und die Verknüpfung der Sinnesepithelzellen untereinander mittels "tight junction" vom Endolymphraum des Ductus cochlearis abgetrennt sind. Dieses Kanälchensystem ist von der Cortischen Lymphe ausgefüllt, die vermutlich durch die Basilarmembran mit der Perilymphe der Scala tympani in Verbindung steht. Diese Hohlräume im Epithelverband sind im einzelnen (Abb. 18.6b)

1. der *innere Tunnel* (s. o.)
2. der *Nuelsche Raum*, der sich zwischen der äußeren Pfeilerzelle und den äußeren Phalangenzellen erstreckt und
3. der *äußere* (kleine) *Tunnel* zwischen Deiterschen und Hensenschen Zellen.

18.2.2 Mittelohr, Paukenhöhle

Eine *Schleimhaut*, die *Tunica mucosa*, überzieht alle Wände der Paukenhöhle und alle innerhalb dieser liegenden Bestandteile (Hörknöchelchen, Muskeln, Nerven) und bildet die *Innenauskleidung* der *Tuba auditiva* (Eustachische Röhre). Über diese steht die Paukenhöhle mit dem Pharynx in Verbindung. Das Epithel der Schleimhaut ist aus einer *einschichtigen Lage* von *isoprismatischen*, zum Teil *Flimmerhaare* tragenden *Zellen* aufgebaut. Auf der Oberfläche der Gehörknöchelchen und in den Cellulae mastoideae sind die Epithelzellen abgeflacht.

Die *Tuba auditiva* oder *Ohrtrompete* ist eine 35 mm lange Röhre, die die Paukenhöhle mit dem Pharynx verbindet. Sie besteht aus der *lateralen Pars ossea* und der *medialen Pars cartilaginea*. An der Grenze zwischen diesen Abschnitten liegt die engste Stelle (1 mm), der *Isthmus tubae*. Die Wand der Tube wird von *einschichtigem, hochprismatischen Flimmerepithel* ausgekleidet, dessen Flimmerschlag in Richtung Pharynx ausgerichtet ist. Zahlreiche Glandulae mucosae (Schleimdrüsen) sind überwiegend im knorpeligen Teil anzutreffen. In wechselnder Ausbildung findet sich hauptsächlich am Boden des Ostium pharyngeum lymphatisches Gewebe, das in der Gesamtheit als *Tubentonsille* bezeichnet wird. Das *knorpelige Stützskelett* besteht am Knochenansatz aus *hyalinem Knorpel*, der in Richtung auf den Pharynx *elastische Fasern* einlagert.

18.2.3 Äußeres Ohr

Die Grenzwand zwischen Paukenhöhle und äußerem Gehörgang bildet das *Trommelfell*, *Membrana tympani*. Das Trommelfell ist eine ungleichmäßig ovale, 0,1 mm starke Scheibe mit grauer, glatter und in geringem Maße glänzender Oberfläche und besteht aus einer an elastischen Fasern reichen *Bindegewebsplatte*, der gefäß- und nervenreichen *Lamina propria*. Diese weist eine *äußere Faserzone*, das *Stratum radiatum* mit *radiär verlaufenden Fasern* und eine *innere Lage ringförmig verlaufender Fasern*, das *Stratum circulare* auf. Die Fasern der Lamina propria sind mit dem Periost des Felsenbeins verankert. Das Trommelfell wird nach innen von der Paukenhöhlenschleimhaut und nach außen von dem papillenlosen *Stratum cutaneum*, das sich aus der äußeren Haut fortsetzt, überzogen.

Der äußere Gehörgang wird von der äußeren Haut ausgekleidet. Besonders im knorpeligen Abschnitt finden sich Knäueldrüsen, die *Glandulae ceruminosae*, die einen mit mehreren Lagen von Epithelzellen ausgekleideten Ausführungsgang aufweisen und deren Drüsenendstücke aus isoprismatischen Epithelzellen bestehen. Um die Drüsenendstücke sind Myoepithelzellen gelagert. Die Drüsenzellen enthalten in ihrem Cytoplasma Pigmentgranula und Fetttröpfchen, sind als apokrine Knäueldrüsen anzusehen und münden zusammen mit den Ausführungsgängen von Talgdrüsen in die Haarwurzelscheiden. Die Glandulae ceruminosae bilden den *Ohrschmalz* (Cerumen = abgeschilferte Epithelzellen und Talg). An der Bildung des Ohrenschmalzes sind zusätzlich die Haarbalgdrüsen des äußeren Gehörganges beteiligt. Der stützende Knorpel des Gehörganges besteht aus elastischem Knorpel und geht ohne Unterbrechung in den Ohrmuschelknorpel über. Die Ohrmuschel (Auricula) ist eine fettgewebsfreie Hautfalte, die die Grundlage der Ohrmuschel, eine elastische Knorpelplatte, überzieht. Knorpelfrei ist nur das Ohrläppchen, das in seiner Haut Fettgewebe enthält.

18.3 Geruchsorgan, Regio olfactoria (Abb. 18.7d u. e) [13.5.1.]

Die Nasenschleimhaut ist in zwei nach Funktion und Struktur verschiedene Gebiete, ein oberes, die *Regio olfactoria*, und ein unteres, die *Regio respiratoria* (s. S. 211), einzuteilen.

386 Sinnesorgane

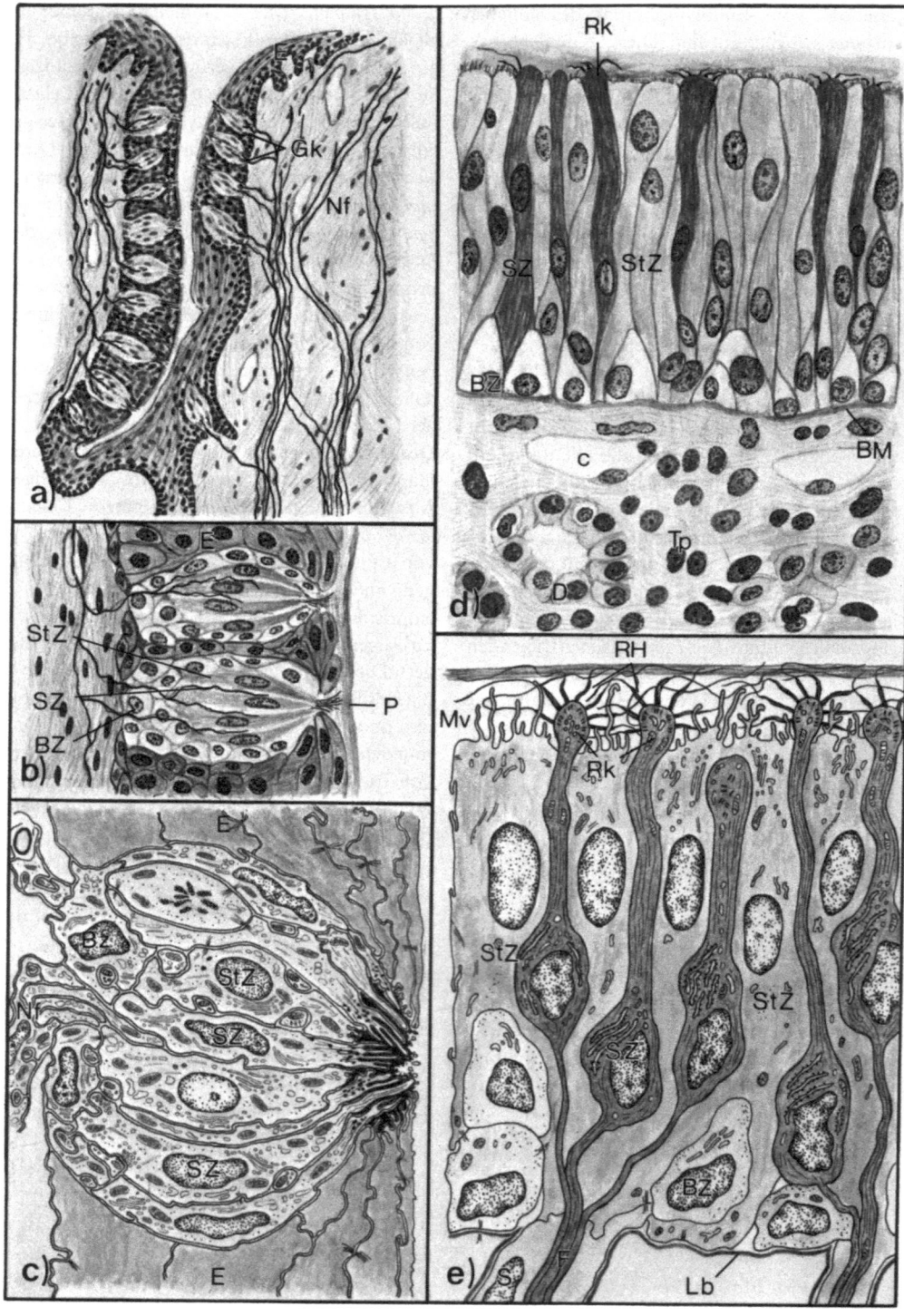

Abb. 18.7

Die an Umfang wesentlich kleinere *Regio olfactoria* reicht abwärts etwa bis zum unteren Rand der mittleren Muschel und bis zur entsprechenden Höhle an der Nasenscheidewand. Das Sinnesepithel ist ein *mehrreihiges Epithel ohne Flimmerhaarbesatz* und wird an seiner Oberfläche in der Regel von einem dünnen, viskösen Sekretbelag bedeckt. Das Epithel besteht aus drei Zellarten, den *Riechzellen*, den *Stützzellen* und den *Basalzellen*.

Die *Riechzellen* weisen im Schnitt durch das Epithel einen spindelförmigen verdickten kernhaltigen Mittelteil auf, von dem zwei Fortsätze ausgehen. Der apikale Fortsatz überragt die Schleimhautoberfläche mit einer kolbigen Verdickung, dem *Riechkolben*, von dem die *Sinneshärchen* ausgehen. Ein Riechkolben trägt etwa 10–20 ungefähr 200 µm lange *Sinneshärchen* (Kinocilien, Sinnesgeißeln), die in den Schleim der Schleimhautoberfläche ziehen.

Die basalen Fortsätze der Sinneszellen durchbrechen die Lamina basalis und werden in der Lamina propria von Schwannschen Zellen umgeben. Sie schließen sich zu den marklosen *Fila olfactoria* zusammen, die durch die Lamina cribrosa in die vordere Schädelgrube gelangen. Die *Stützzellen* des mehrreihigen Riechschleimhautepithels sind durch ein Schlußleistennetz

◄ Abb. 18.7 a–c Geschmacksorgan, d–e Geruchsorgan. **a** Geschmacksknospen im mehrschichtigen unverhornten Epithel der Zunge (Papilla foliata). *Gk* = Geschmacksknospen, *E* = mehrschichtiges unverhorntes Epithel (= Schleimhaut der Zunge), *Nf* = Nervenfasern (Übersichtsvergr.). **b** Geschmacksknospen (*LM*, Vergr. etwa 450 fach). *E* = mehrschichtiges Schleimhautepithel, *SZ* = Sinneszelle, *StZ* = Stützzelle, *BZ* = Basalzelle, *P* = Geschmacksporus. **c** Geschmacksknospe (*ELM*, halbschematisch; aus ANDRES, 1975). *Bz* = Basalzelle, *SZ* = Sinneszelle, *StZ* = Stützzelle, *Nf* = Nervenfasern, *E* = mehrschichtiges, unverhorntes Epithel. **d** und **e** Sinnesepithel des Geruchsorgans (*LM*; Regio olfactoria). **d** Regio olfactoria (*LM*, Vergr. etwa 750 fach) mit Sinneszellen (*SZ*) mit Riechkolben (*Rk*), Stützzellen (*StZ*), Basalzellen (*BZ*, Ersatzzellen); *BM* = Basalmembran, *Tp* = Tunica propria mit Capillaren (*c*) und muköseDrüsenendstücken(*D*). **e** Schema des Riechepithels (*ELM*; modifiziert nach ANDRES). *SZ* = Sinneszelle mit apikalen Riechkolben (*Rk*) und Riechhärchen (*RH*), *StZ* = Stützzelle mit apikalen Mikrovilli (*Mv*), *BZ* = Basalzelle, *F* = afferenter Zellfortsatz, *S* = Schwannsche Zelle, *Lb* = Lamina basalis

miteinander verbunden und reichen wie die Riechzellen von der Basis bis zur Oberfläche des Epithels. Der Zelleib verschmälert sich in der Regel zur Basis hin und läßt häufig Pigmenteinlagerungen erkennen. Die Kerne der Stützzellen sind bei Routinefärbungen dunkler als die der Sinneszellen und liegen etwa in der mittleren Epithelhöhe.

Die *Basalzellen* stellen den dritten Zelltyp der Riechschleimhaut dar. Sie sind im Schnitt durch das Epithel von dreieckiger Form und liegen breitbasig der Lamina basalis auf. Sie erstrecken sich auf den unteren (Lamina basalis-nahen) Abschnitt der Schleimhaut und dienen wahrscheinlich der Regeneration der Stützzellen.

Im Bindegewebe der Lamina propria liegen *tubulösverzweigte Drüsen* mit *serösen Endkammern*. Ihre Ausführungsgänge sind mit einschichtigem Plattenepithel ausgekleidet. Diese serösen Drüsen (*Bowmansche Drüsen*) bilden einen Schleim, der die Sinneshärchen überzieht und wahrscheinlich dazu dient, die Geruchsstoffe wegzuspülen (s. auch Kap. 12.1).

18.4 Das Geschmacksorgan, Geschmacksknospen [13.4.6.]

Die *Geschmacksknospen* sind *Chemoreceptoren* für die Geschmacksqualitäten *süß*, *salzig*, *sauer* und *bitter*.

Chemoreceptorisch tätige Geschmacksknospen sind in der *Schleimhaut der Geschmackspapillen der Zunge* (s. S. 226) anzutreffen. Sie finden sich am *Zungengrund* in der Wand eines runden Grabens der *Papillae vallatae*, am seitlichen Zungenrand an den blattförmigen Papillen, den *Papillae foliatae* sowie, wenn auch seltener, an den *Papillae fungiformes* (s. auch Kap. 13).

Weitere Geschmacksknospen finden sich an beiden Seiten der *Epiglottis*, an der Spitze des *Aryknorpels* (Kehlkopfknorpel) und selten auch im oberen *Oesophagus*. Die so verteilten, insgesamt etwa 2000 40–70 µm großen Geschmacksknospen bilden insgesamt das *Geschmacksorgan*.

Die Geschmacksknospen sind zwiebelförmige Gebilde, die bei Routinefärbungen deutlich heller als das umgebende Schleimhautepithel erscheinen und die ganze Höhe des Epithels einnehmen. Sie bestehen in der Regel aus etwa 20 spindelförmigen, senkrecht zur Schleimhaut-

388   Sinnesorgane

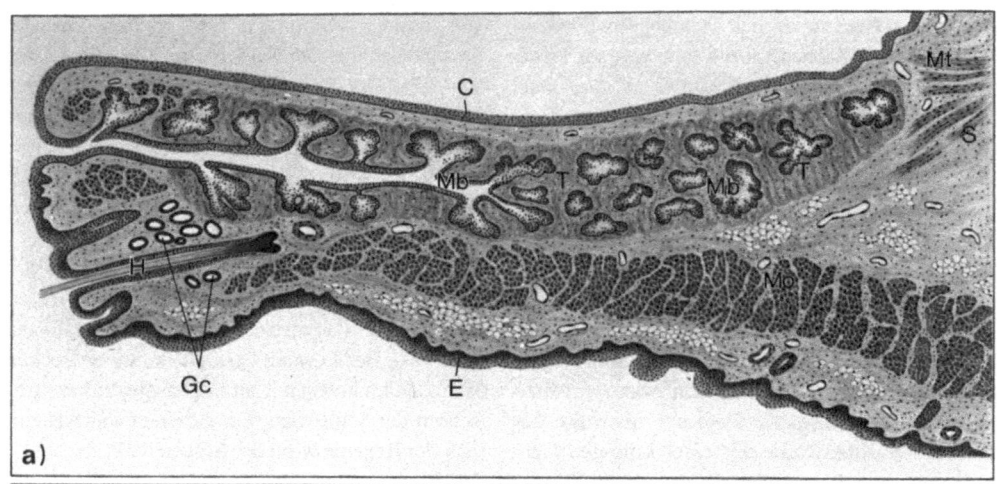

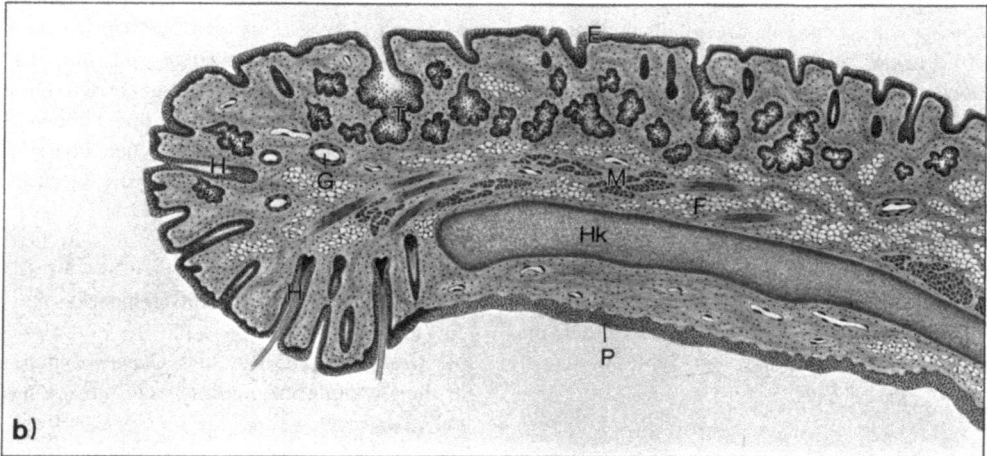

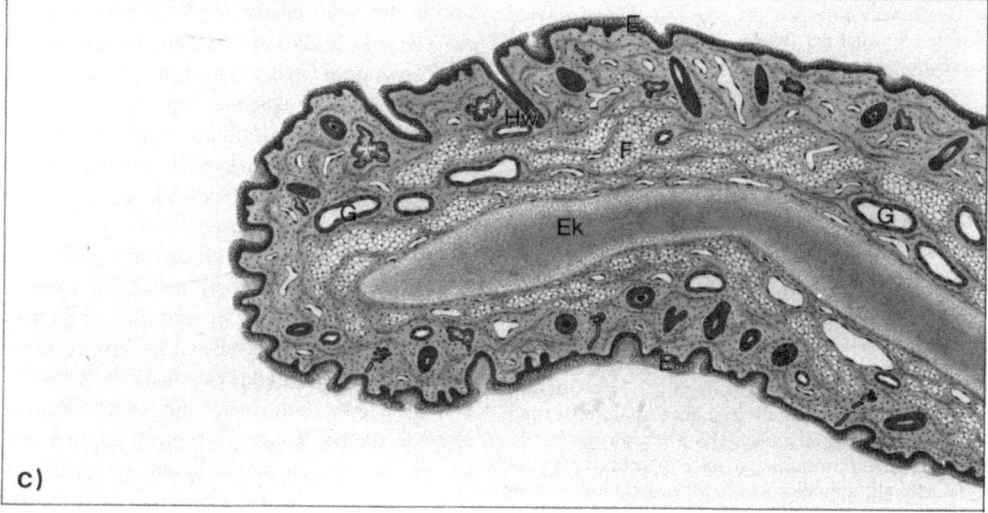

Abb. 18.8

oberfläche angeordneten Zellen, die sich in drei Zellarten einteilen lassen:

Die *Sinneszellen* enthalten einen runden Kern und weisen nach lichtmikroskopischen Befunden apikal einen schlanken Cytoplasmafortsatz, das „Geschmacksstiftchen" auf, der in den Geschmacksporus (s. Abb. 18.7 b) hineinragt. Nach ELM-Befunden besteht ein Geschmacksstiftchen aus langen Mikrovilli-Büscheln, die in eine Grundsubstanz eingelagert sind. Das helle, wabig strukturierte Cytoplasma ist reich an Phosphatasen und Esterasen. Die Geschmackszellen bilden zahlreiche synaptische Kontakte mit den in ihrer Oberfläche invaginierten dendritischen Enden der Geschmacksnerven (Fasern des N. VII, N. facialis und des N. IX, N. glossopharyngeus).

Außer den receptorisch tätigen Sinneszellen wird die einzelne Geschmacksknospe noch aus den *Stützzellen* und den basaler gelegenen *Ersatzzellen* aufgebaut.

◄ **Abb. 18.8** Schnitt durch Augenlid, Nasenmuschel und Ohrmuschel (Differentialdiagnose). **a** Augenlid. *T* = Tarsus, *Mb* = Meibomsche Drüse, *Mt* = Musculus tarsalis, *Mo* = Musculus orbicularis oculi, *S* = Sehne des Musculus levator palpebrae, *Gc* = Glandulae ciliares (Mollsche Drüse). *C* = Conjunctivaepithel, *E* = Epidermis, *H* = Haar. **b** Nasenmuschel, *E* = Epidermis, *H* = Haare, *T* = Talgdrüse, *Hk* = Hyaliner Knorpel, *P* = verhorntes mehrschichtiges Plattenepithel, *F* = Fett, *G* = Gefäße, *M* = quergestreifte Muskelfaser. **c** Ohrmuschel, *E* = mehrschichtiges verhorntes Plattenepithel, *Hw* = Haarwurzelscheide, *Ek* = elastischer Knorpel, *F* = Fett, *G* = Gefäße

Basiswissen Sinnesorgane

Auge: Bulbus oculi besteht aus den im Innern gelegenen lichtbrechenden Medien wie Linse (Lens cristallina) und dem Glaskörper (Corpus vitreus) und den diese von außen umhüllenden Augenhäuten:

1. Äußere Augenhaut (Tunica externa)
a) Sklera: Hintere 5/6 des Bulbus aus straffem, koll. Bindegewebe an der Sehnervenaustrittsstelle (Lamina cribrosa) ca. 1–1,5 mm dick.
b) Cornea: Vorderes 1/6 des Bulbus durchsichtig aus (von außen nach innen): Vorderes Hornhautepithel (mehrschichtig), Lamina limitans ext. (Bowmansche Membran), Substantia propria (BW), Lamina limitans int. (Descemetsche Membran). Hinteres Hornhautepithel (einschichtig); keine Gefäßversorgung.

2. Mittlere Augenhaut (Tunica media, Uvea)
a) Chorioidea (Aderhaut): Besteht aus pigmenthaltigem Bindegewebe, zahlreichen Blutgefäßen und vegetativen Nervenfasern.
b) Corpus ciliare (Strahlenkörper) = Musculus ciliaris aus glatten Muskelfasern und 70–80 meridional gestellten leistenartigen Erhebungen, den Processus ciliares. Proc. ciliares bestehen aus feinfaserigem Bindegewebe und zahlreichen Capillaren und sezernieren das Kammerwasser. Corpus ciliare von Pigmentepithel der Retina überzogen.
c) Iris (Regenbogenhaut) = lockeres, reich pigmentiertes BW = Irisstroma, mit zwei Muskelfasersystemen der M. dilatator pupillae (radiärer Verlauf und d. M. sphincter pupillae (circulärer Verlauf). Iris an Rückseite vom Pigmentepithel d. Retina überzogen.

3. Innere Augenhaut, Retina, Netzhaut: Besteht aus zwei unterschiedlich gebauten Bereichen, der nicht lichtempfindlichen Pars caeca und der Pars iridica und der lichtempfindlichen Pars optica:

1. Pigmentepithel (Stratum pigmenti)
2. Schicht der Stäbchen und Zapfen (Stratum neuroepitheliale)
3. Membrana limitans ext.
4. Äußere Körnerschicht (Lam. granularis ext.) } 1. Neuron
5. Äußere Reticulärschicht (Lam. retic. ext.)
6. Innere Körnerschicht (Lamina granularis int.) } 2. Neuron Ggl. retinae
7. Innere Reticulärschicht (Lamina reticularis int.)
8. Ganglienzellschicht (Stratum ganglionare) } 3. Neuron Ggl. opticus
9. Opticusfaserschicht
10. Membrana limitans int.

Neuroepithel aus ca. 110–125 Mill. Stäbchen für Nacht- und Schwarz-Weißsehen, ca. 6,3–6,8 Mill. Zapfen für Tages- und Farbsehen. In der Sehgrube (Fovea centralis) ausschließlich Zapfen (Stelle des schärfsten Sehens). Sehnervenaustrittsstelle = Papilla n. optici = blinder Fleck. Pars caeca (blinder Teil).

Linse (Lens cristallina)
Bikonvex aus:
a) Kapsel: vorn 10–20 µm, hinten 5 µm aus lamellär geschichteten B-W-Fasern.
b) Subcapsulärem Epithel (einschichtig) fehlt auf der Hinterseite, bildet die Linsenfasern durch appositionelles Wachstum.
c) Linsensubstanz besteht aus Linsenfasern.

Glaskörper (Corpus vitreum)
Gallertartig, fast zellfrei, zu ca. 98% Wasser.

Ohr
Innenohr in Felsenbeinpyramide bildet in dem knöchernen Hohlraumsystem des Schläfenbeins das häutige Labyrinth mit den Anteilen
1. die drei Bogengänge
2. Sacculus und Utriculus } = Gleichgewichtsorgan
3. Ductus cochlearis = Hörorgan

Knöchernes Hohlraumsystem = knöchernes Labyrinth enthält die Perilymphe und steht durch den Ductus perilymphaticus mit dem Subarachnoidalraum in Verbindung.
Das häutige Labyrinth enthält die Endolymphe. Der Ductus endolymphaticus endet extradural.

1. Das Gleichgewichtsorgan
besteht aus den drei häutigen Bogengängen, dem Utriculus und dem Sacculus
Wandaufbau: bindegewebige Lamina propria und einschichtiges, isoprismatisches Epithel.
Epitheldifferenzierung zu Sinnesepithel an ampullenförmiger Erweiterung des Bogengangbeginns (Crista ampullaris = Leiste mit Sinnesepithel) und neuroepitheliale Sinnesfläche (Macula statica) in Utriculus und Sacculus.
Sinnesepithel besteht aus Stützzellen und sinneshärchentragenden Sinneszellen, deren Härchen in eine a) gallertige Masse, die Cupula in der Ampulle, b) Statolithenmembran bei Macula statica hineinragen.
Durch Scherbewegungen der Sinneshaare gegen die Sinneszellen wird die Erregung aufgebaut und über den N. staticus, N. VIII zentralwärts geleitet.

2. Das Gehörorgan
Knöcherne Schnecke dreht sich mit $2\frac{1}{2}$ Windungen im Achsenkegel des Modiolus.
In ihr befindet sich die häutige Schnecke, die bis zur Wand der knöchernen Schnecke reicht. Dadurch entstehen in der Schnecke drei Räume:

a) Scala vestibuli (Perilymphraum) oberhalb der häutigen Schnecke.
b) Scala tympani (Perilymphraum) unterhalb der häutigen Schnecke.
c) Ductus cochlearis = häutige Schnecke (Endolymphraum).

Begrenzung: Gegen Scala vestibuli durch Reißnersche Membran aus einschichtigem Plattenepithel und Mesothelbelag,
gegen Scala tympani durch die Lamina spiralis ossea (Knochenleiste des knöchernen Labyrinths) und die von ihr entspringende Lamina basilaris.
Die lat. Wand d. Duct. cochlearis ist ein vaskularisiertes Epithel, die Stria vascularis, die die Endolymphe bildet.

Das Cortische Organ sitzt als differenziertes Sinnesepithel der Lamina basilaris auf und besteht aus:

Sekundären Sinneszellen, an denen die peripheren Fortsätze der bipolaren Ganglienzellen d. Ganglion cochleae (N. stato-acusticus, N. VIII) enden. Die Sinneszellen enthalten an ihrer Oberfläche Sinneshärchen und erreichen mit ihrer Basis die Lamina basilaris nicht, da sie den Stützzellen aufsitzen.

Stützzellen: a) Phalangenzellen oder Deitersche Zellen = Sinneszellen tragende Stützzellen.
b) Hensensche Zellen = hochprismatische Epithelzellen, die das Sinnesepithel seitwärts begrenzen. c) Pfeilerzellen, die den großen Tunnel des Cortischen Organs begrenzen.

Hohlräume: a) Großer Tunnel. b) *Nuelscher Raum:* Zwischen äußeren Pfeiler- und Deiterschen Phalangenzellen. c) Kleiner (äußerer) Tunnel zwischen Deiterschen und Hensenschen Zellen. d) *Canalis spiralis:* Zwischen inneren Stützzellen und Membrana tectoria.

Membrana tectoria = gallertige, feinfaserige Platte, die das Cortische Organ bedeckt und oft mit den Haarzellen verklebt ist. Sie entspringt dem Winkel zwischen Reißnerscher Membran und Lamina basilaris.

19 Haut (Cutis) [10.8.1.]

Die Haut überzieht als *Integumentum* (äußere Decke) die äußere Oberfläche des Körpers und setzt sich aus der *epithelialen Oberhaut* (ectodermaler Herkunft) oder *Epidermis* und der darunter befindlichen *bindegewebigen Lederhaut* oder *Corium* (mesodermaler Herkunft) zusammen. Epidermis und Corium werden auch unter der Bezeichnung Cutis zusammengefaßt. Außerdem muß die unter dem Corium gelegene, aus *Binde- und Fettgewebe bestehende* und die Haut mit den Organen der Tiefe verbindende *Subcutis (Unterhautfettgewebe)* nach funktionellen Gesichtspunkten als dritte Schicht zur Haut gerechnet werden (Abb. 19.1). Zur Haut gehören auch ihre Anhangsorgane wie Drüsen, Haare und Nägel.

Die Haut schützt den Organismus gegen mechanische, thermische und chemische Einflüsse, gegen Eindringen von Bakterien und gegen Austrocknung. Sie beteiligt sich mit ihrem Gefäßsystem, Fettgewebe und durch Schweißsekretion an der Regulation der Temperatur, der Atmung und des Wasser- und Salzhaushaltes des Organismus. Infolge ihres Gehaltes an receptorischen Nervenorganen (s. S. 149 und Abb. 8.13 u. 8.14) ist sie als wichtiges Sinnesorgan für Tast-, Temperatur- und Schmerzempfinden anzusehen, das so den Kontakt mit der Umwelt aufnimmt.

19.1 Epidermis

Die Epidermis läßt sich, besonders die der unbehaarten Haut, von außen nach innen in ein Stratum corneum, lucidum, granulosum, spinosum und basale gliedern. Im Stratum corneum, lucidum und granulosum läuft der Verhornungsprozeß bis zur verhornten Zelle ab, während das Stratum spinosum und basale als Regenerationszone zusammen Keimschicht oder Stratum germinativum heißen. In ihnen findet durch Mitosen der Ersatz abgestoßener verhornter Epithelzellen statt.
Im einzelnen ergibt sich folgende Gliederung der Epidermis von außen nach innen:

Stratum corneum ⎫
  im engeren Sinne ⎪
Stratum lucidum ⎬ Verhornungsschicht
Stratum granulosum ⎭
Stratum spinosum ⎫ Stratum germinativum,
Stratum basale ⎬ Regenerationsschicht

Da in der Epidermis eine Zellverschiebung und auch der Verhornungsprozeß von basal zur Oberfläche hin verlaufen, sei die Zusammensetzung der Epidermis in dieser Richtung besprochen.

Das *Stratum basale* als Grenzschicht zur bindegewebigen Unterlage wird durch eine *Reihe hochprismatischer Zellen* mit lichtmikroskopisch sichtbaren Wurzelfüßchen, durch die sie scheinbar mit dem Bindegewebe verknüpft sind, verkörpert. Elektronenmikroskopisch erkennt man in diesem Bereich Halbdesmosomen (s. S. 11).
Das ribosomenreiche Plasma der Basalzellen enthält Mitochondrien, granuläres und agranuläres endoplasmatisches Reticulum sowie Bündel von *Tonofilamenten*, die lichtmikroskopisch besonders gut im Eisenhämatoxylinpräparat als Tonofibrillen erscheinen, an Desmosomen oder Halbdesmosomen enden und die Zelle nicht verlassen.

Unter dem Stratum basale erstreckt sich eine aus der Basallamina und Gitterfasern bestehende *Basalmembran*, der sich elastische Fasern anlagern.

Über dem aus einer Zellreihe bestehenden Stratum basale breitet sich das *vielschichtige Stratum spinosum* aus, das sich aus polygonalen Zellen mit rundlichen Kernen zusammensetzt. Die *Intercellularräume* sind ziemlich weit, lichtmikroskopisch faßbar und werden von sogenannten *Intercellularbrücken* durchzogen (Abb. 1.7). Bei den lichtmikroskopisch sichtbaren Intercellularbrücken handelt es sich um kleine, elektronenmikroskopisch gut erkennbare, sich gegenüberstehende Fortsätze der Epithelzellen mit Tonofi-

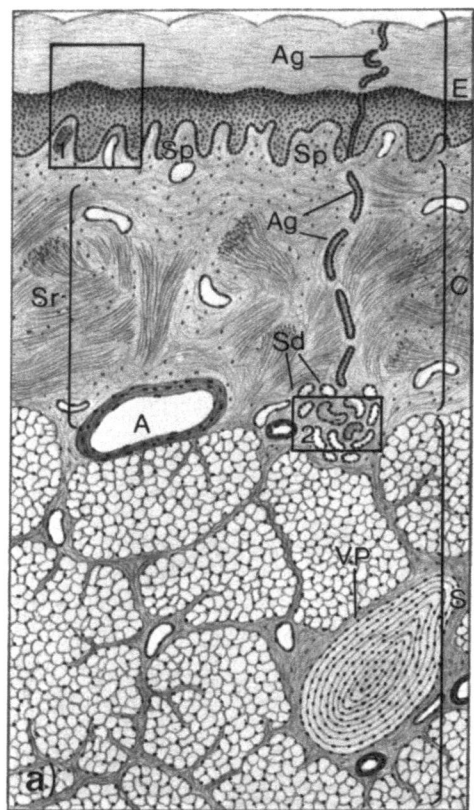
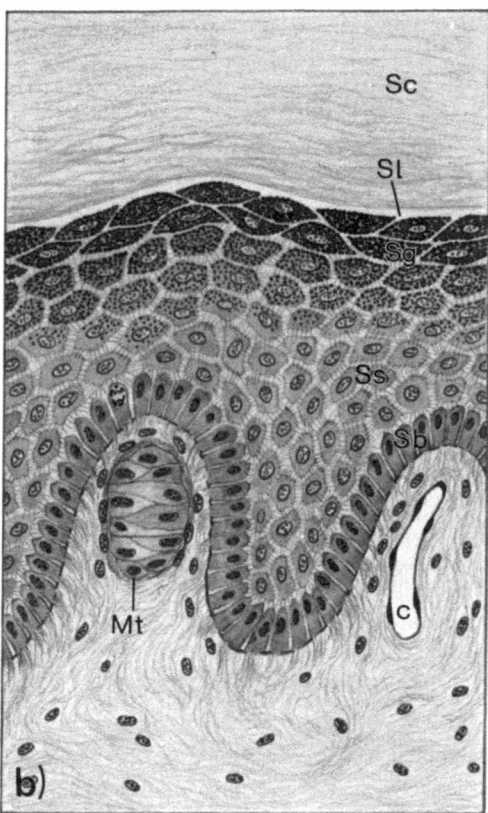
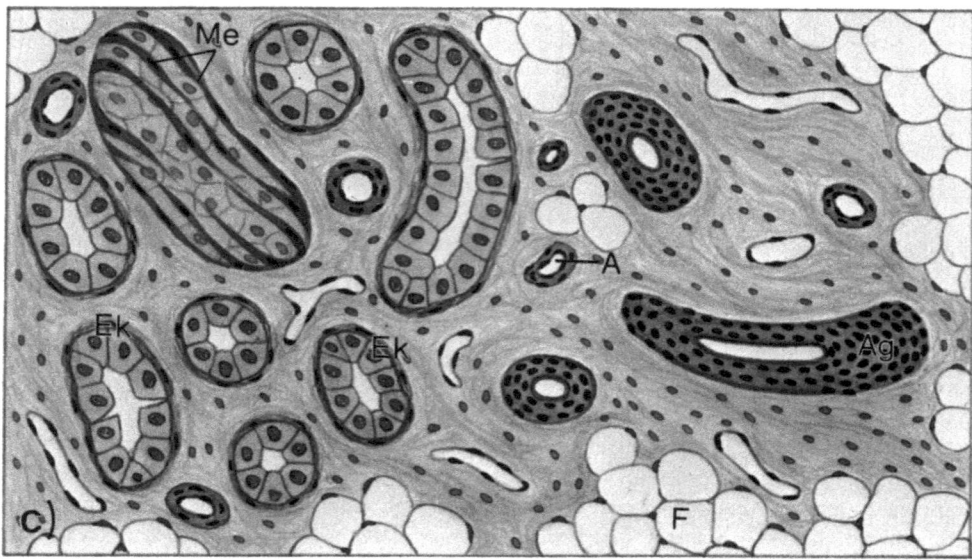

Abb. 19.1

lamenten (Abb. 1.7). Zwischen den Cytoplasmafortsätzen befindet sich ein Spalt, der durch eine Kittsubstanz überbrückt wird. Isolierte Epithelzellen heißen wegen ihres stacheligen Aussehens, das durch ihre Cytoplasmafortsätze hervorgerufen wird, auch Stachelzellen. Bei der Wanderung der Epithelzellen (lagenweise) durch den Epithelverband bis zur Oberfläche findet eine vorübergehende Lösung und dann wieder eine Ausbildung der Desmosomen statt. Die Zellen verschieben sich lagenweise.

Das in lichtmikroskopischen Präparaten scheinbare Übergehen der Tonofibrillen von einer Zelle in die andere wird lediglich vorgetäuscht.

Die Zellen des *Stratum germinativum*, besonders seine *basalen Zellen*, sorgen durch Zellteilung vor allem nachts für den *Ersatz* der an der Epitheloberfläche abgeschilferten verhornten Epithelzellen.
Zwischen den Zellen des Stratum basale und teilweise auch im Stratum spinosum vorwiegend der behaarten Haut breiten sich verästelte melaninbildende Zellen, die aus der Neuralleiste stammenden *Melanocyten*, aus. Sehr selten zeigen sie sich im subepithelialen Bindegewebe. Sie sind im Routinepräparat nicht abgrenzbar, da ihre schwarzbraunen Melaningranula nur mit speziellen Methoden (z. B. Dopareaktion zum Nachweis der zur Melaninbildung erforderlichen Tyrosinase) darstellbar sind.

◄ **Abb. 19.1** Unbehaarte Haut, Schnitt durch die Fingerbeere. **a** Übersichtsbild. Schichtungen der Haut: E = Epidermis (= Epithelschicht), C = Corium (Lederhaut), S = Subcutis (Unterhautfettgewebe). Sp = Stratum papillare des Corium, Sr = Stratum reticulare des Corium, A = Arterie, Sd = Schweißdrüsen, Ag = Ausführungsgang der Schweißdrüse. VP = Vater-Pacinische Lamellenkörperchen. **b** Vergrößerung (etwa 400 fach) des Ausschnitts 1 in **a**. Schichten der Epidermis. Sc = Stratum corneum, Sl = Stratum lucidum, Sg = Stratum granulosum, Ss = Stratum spinosum, Sb = Stratum basale. Stratum spinosum und Stratum basale = Stratum germinativum (Keimschicht). Mt = Meißnersches Tastkörperchen und Capillare (c) in den Bindegewebspapillen des Stratum papillare des Corium. **c** Vergr. (etwa 300 fach) des Ausschnitts 2 in **a**. Anschnitt ekkriner Drüsen (kleine Schweißdrüsen) mit Ausführungsgang. Ek = Endkammer, Ag = Ausführungsgang, Me = Myoepithelzellen am Endstück (Tangentialschnitt), A = Arterie, F = Fettzellen

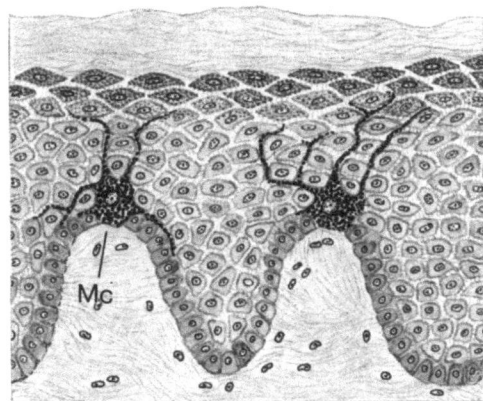

Abb. 19.2 Melanocyten (Mc) mit unterschiedlich langen Fortsätzen in der Epidermis

Die verzweigten Melanocyten entwickeln im granulären endoplasmatischen Reticulum das Enzym Tyrosinase, an das sich in Golgi-Vesikeln Phospholipide anlagern. Unter Heranwachsen und Umgestaltung zu ovoiden Gebilden werden Bläschen zu Praemelanosomen von fibrillärer Struktur, die sich in der weiteren Entwicklung als lamelläre Körperchen zeigen und unter Homogenisierung zum ausgereiften Melaningranulum werden.

Die *Melanocyten* (Abb. 19.2) geben über ihre langen, im Intercellularraum befindlichen Fortsätze Melanin an die Epithelzellen ab. Gewöhnlich sind nur die Basalzellen unterschiedlich stark pigmentiert.

Die zahlenmäßige Verteilung der Melanocyten zeigt regionäre, individuelle und rassische Unterschiede. Eine erhöhte Melaninproduktion kann durch Einwirkung des ultravioletten Lichtes als Schutzmaßnahme erzielt werden.
Eine deutliche Pigmentierung ist an der Achselhöhle, Scrotalhaut, am Penis, Labia majora, und in der Umgebung des Afters sichtbar, die aber auch durch mesenchymale, im Bindegewebe gelegene Pigmentzellen (Chromatophoren) hervorgerufen werden kann. Die Muttermale (Naevi) sind starke Anhäufungen von Melaninpigmenten und können bösartige Tumoren (Melanome) entwickeln. Dunkelhäutige Menschen haben in allen Schichten der Epidermis Pigmente.
Die Bedeutung von ebenfalls verzweigten, hell erscheinenden, mit Silbernitrat schwärzbaren Langhansschen Zellen, die verschieden gestaltete Kerne und vermutlich Sekretgranula enthalten, ist nicht bekannt.

An das Stratum germinativum schließt sich nach außen das *Stratum granulosum* an, dessen schon flachere Zellen deutliche, bei van Gieson oder H. E.-Färbung dunkelbraun bis schwarz erscheinende *Keratohyalingranula* und in den oberflächlichen Zellen *stellenweise pyknotische Kerne* aufweisen. Vereinzelte Keratohyalinkörnchen können auch in den oberen Zellen des Stratum spinosum auftreten. Die *Keratohyalingranula* sind als *morphologischer Ausdruck* eines beginnenden *Verhornungsprozesses* anzusehen.

Nach autoradiographischen Untersuchungen wird als erstes Zeichen einer Verhornung ein histidinreiches Protein synthetisiert, das sich allmählich zu Keratohyalingranula zusammenlagert. Während der Verhornung treten auch Lipide auf. Die Keratohyalingranula stehen in engem Kontakt zu den nur noch elektronenmikroskopisch nachweisbaren Tonofilamenten, denen sie sich teilweise anlagern, und zeigen an ihrer Oberfläche Anhäufung von Ribosomen, mit denen sie manchmal verschmelzen. Die Tonofilamente erhöhen beim Keratinisierungsprozeß ihren Durchmesser von 5 auf 8 nm (50–80 Å), rücken näher zusammen und schließen die Keratohyalingranula in ihre Maschen ein. Es entsteht das Keratin. Die in den Zellen des Stratum spinosum auftretenden Keratosomen (lamellenartige, mitochondrienähnliche Gebilde) nehmen im Stratum granulosum an Zahl zu und werden im Stratum corneum an die Intercellularspalten abgegeben.

In den oberflächlichen Zellen des Stratum granulosum tritt parallel zum Erscheinen zahlreicher großer Keratohyalingranula eine Karyolyse auf, so daß die Zellen in dem sich nach außen anschließenden hell erscheinenden Streifen, *Stratum lucidum*, kern- und strukturlos sind. Im Stratum lucidum soll eine *Verflüssigung der Keratohyalingranula* zum ölartigen *Eleidin* stattfinden. Eine Zellschicht, die dem Stratum lucidum des lichtmikroskopischen Bildes adaequat ist, wird im elektronenmikroskopischen Bild nicht charakterisierbar. Im breiten, aus mehreren Zellagen bestehenden *Stratum corneum flachen* sich die kernlosen Zellen noch stärker ab und besitzen keine Zellorganellen mehr. Die Zellmembran zeigt zunehmende Elektronendichte, in der Zelle bleibt nur eine fibrilläre Masse als Keratin übrig, die Intercellularspalten sind verbreitert und mit einer homogenen Substanz, die den Keratosomen entstammt, ausgefüllt (Verhornungsprozeß s. auch S. 61). An der Oberfläche der Epidermis kommt es zu dauernder Abschilferung verhornter Epithelzellen.

Auch nach dem neuesten Stand der Forschung ist ein genaues, abgerundetes Bild des Verhornungsprozesses noch nicht wiederzugeben.
Abgestoßene, verhornte Epithelzellen bzw. Zellfragmente an der Oberfläche des Stratum corneum bilden zusammen mit Talgsubstanzen die *Epidermisschuppen*, die vorwiegend auf der behaarten Haut auftreten.

Diese geschilderte, klar zu treffende Schichtengliederung ist in der Epidermis der unbehaarten Haut (Fußsohle und Handfläche) gut zu treffen, während ihre exakten Abgrenzungen in der dünneren Epidermis der behaarten Haut nur schwer durchführbar ist.

Es läßt sich eine *behaarte Felderhaut* von einer *unbehaarten Leistenhaut* (z. B. Fingerspitzen, Handinnenfläche und Fußsohle) unterscheiden. Durch Furchen werden etwa rhombische Felder an der Hautoberfläche begrenzt. In die rhombischen Felder begrenzenden Furchen der Felderhaut stehen die Haare, während auf den etwa 0,5 mm breiten, durch Parallellinien getrennten Leisten der Leistenhaut die Ausführungsgänge von Schweißdrüsen münden. Die Leisten bilden ein genetisch festgelegtes Muster, sind in der Kriminalistik von Bedeutung (Fingerabdrücke) und regenerieren auch nach Verletzung meist in der gleichen Anordnung. Die Unterfläche der Epidermis ist durch die Ausbildung von unregelmäßigen Vorwölbungen des Epithels in das darunter gelegene Bindegewebe gekennzeichnet, die man als Epithelpapillen oder Epithelzapfen bezeichnet. Sie stellen eine erhebliche Oberflächenvergrößerung des Epithelgewebes zur besseren Ernährung der gefäßlosen Epidermis durch die Capillaren, die im angrenzenden Bindegewebe verlaufen, dar. Die Verknüpfung von Epidermis mit dem darunter befindlichen Bindegewebe ist durch die Epithelpapillen und zwischen ihnen gelegene Bindegewebspapillen gewährleistet.

19.2 Corium (Lederhaut)

Das unter der Epidermis gelegene Corium gliedert sich in das zwischen den Epithelzapfen gelegene, aus Bindegewebspapillen bestehende *Stratum papillare* (Abb. 19.1), das fließend in das breite *Stratum reticulare* übergeht. Das Corium verkörpert ein kollagen-elastisches System als Verknüpfungszone von Epidermis mit der Subcutis. Die durch die Ausbildung von Epithelzapfen der Epidermis und Bindegewebspapillen (Stratum papillare) des Corium hervorgerufene gegenseitige *Oberflächenvergrößerung* dient der *Verknüpfung beider Gewebsarten untereinander* und erlaubt eine bessere *Versorgung der Epidermis* durch Capillarschlingen im Stratum papillare, die sich der Epidermis dicht anlagern.

Die aus lockerem kollagenen Bindegewebe bestehenden, an Fibro- und Histiocyten sowie Mastzellen reichen, mit elastischen Fasern versehenen Papillen weisen außer haarnadelförmig verlaufenden *Capillaren* in der unbehaarten Haut auch im gewöhnlichen Routinepräparat erkennbare *Meissnersche Tastkörper* auf, die sich als ovoide, scheibenförmige, aus übereinander geschichteten abgeflachten Zellen bestehende Körper darstellen (Abb. 19.1). Im Stratum papillare können gelegentlich Pigmentzellen mesodermaler Herkunft vorhanden sein.

Die regelmäßige Ausbildung der Papillen an der unbehaarten Haut (Hand- und Fußfläche) verursacht leistenförmige Erhebungen (Leistenhaut). ihre schwächere und unregelmäßige. spärliche Entwicklung in der behaarten Haut ruft die Felderhaut hervor (Abb. 19.3).

Das breite *Stratum reticulare* setzt sich aus Geflechten von dichten, parallel zur Hautoberfläche verlaufenden *Kollagenfasern* (Fasertextur) zusammen, die von *elastischen Fasern* durchsetzt sind. Es ist reich an Mucopolysacchariden und Proteoglykanen und ermöglicht durch die elastischen Fasern die Elastizität der Haut. *Glatte Muskelzellen* liegen im Corium als *Mm. arrectores pilorum an den Haaren* (Abb. 19.4), als *Myoepithelzellen an den großen (Duftdrüsen)* (Abb. 19.5) *und kleinen Schweißdrüsen* (Abb. 19.1), als *Tunica dartos in der Scrotalhaut* sowie in der *Lederhaut von Brustwarze und Warzenhof* vor. Das capillararme Corium führt im Grenzbereich zur Subcutis Arterien und Venen und zeigt hier Ansammlungen von Schweißdrüsen und an den *Haaren Talgdrüsen* (Abb. 19.4).

19.3 Subcutis (Stratum subcutaneum, Unterhautfettgewebe)

Die Subcutis zeigt gegenüber der Lederhaut keine scharfe Grenze und ist je nach Grad und Art der mechanischen Beanspruchung und des Ernährungszustandes des Organismus von unterschiedlicher Ausbildung. Nervale und hormonelle Einflüsse sind für die Entwicklung des auch als Panniculus adiposus bezeichneten *Unterhautfettgewebes* von Bedeutung. Das stark capillarisierte Fettgewebe wird durch Bündel kollagener Fasern in Läppchen unterteilt und enthält im Grenzbereich von Corium und Subcutis in der unbehaarten Haut von Fuß und Hand schon im Routinepräparat sichtbare große *Vater-Pacinische Lamellenkörperchen* (Abb. 19.1 und s. S. 149). Die Subcutis stellt die Verbindung der Haut mit der Unterlage her und ist stark verschieblich.

Sie eignet sich zur Aufnahme von Medikamenten, z. B. bei subcutaner Injektion und nimmt bei Ödemen große Flüssigkeitsmengen auf.

19.4 Haare (Pili) [10.8.2.]

Die meist schräg in die Haut eingelassenen Haare sind verhornte Abkömmlinge der Epidermis und weisen an der geneigten Seite die Hauptmasse der Talgdrüsen und den glatten Musculus arrector pili, der das Haar mit dem subepidermalen Bindegewebe verbindet, auf. Man unterscheidet den aus der Haut herausragenden *Haarschaft* (Scapus pili), die in der Haut befindliche *Haarwurzel* (Radix), die sich basalwärts zur *Haarzwiebel* (Bulbus) verdickt und eine eingesenkte *Bindegewebspapille* (Haarpapille) umfaßt. Als *Haarbalg* (Haarfollikel) bezeichnet man die der Haut abstammende Umhüllung des Haares, bei der man eine *epitheliale Haarwurzelscheide* (Anteil der Epidermis) und den *bindegewebigen Haarbalg* (bindegewebige

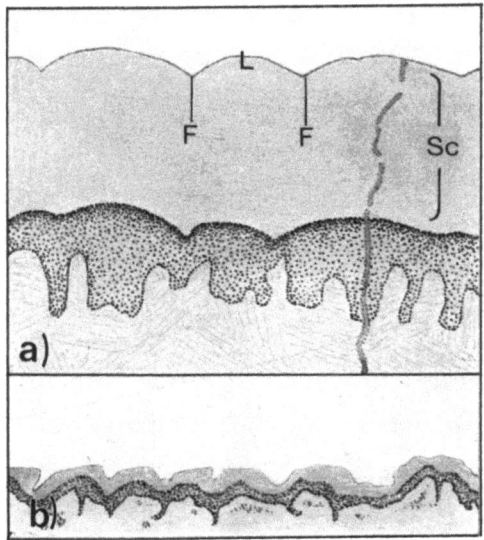

Abb. 19.3 Epidermis der Leisten- und Felderhaut. **a** Schnitt durch die Leistenhaut mit dickem Stratum corneum (*Sc*). Furchen (*F*) begrenzen eine Leiste (*L*). **b** Die dünnere Felderhaut wirft in der Aufsicht rhombische Felder auf

396   Haut (Cutis)

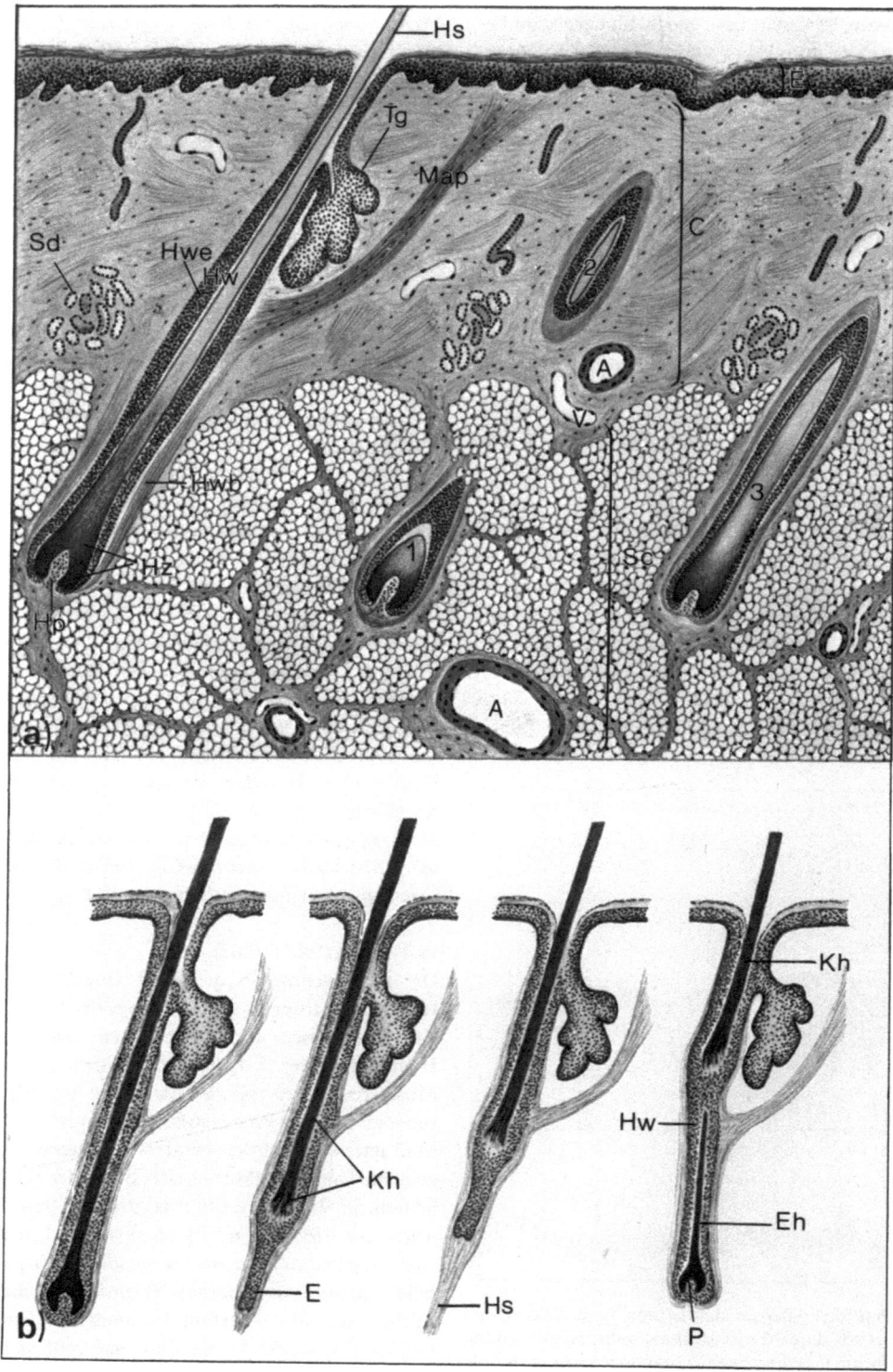

Abb. 19.4

Wurzelscheide als Anteil des Corium) unterscheidet (Abb. 19.6). *Am Haar* kann man eine innen gelegene *Marksubstanz* von einer das Mark umgebenden *Rindenschicht* abgrenzen, an die sich eine *Haarcuticula* anschließt.

Das *Mark* setzt sich aus flachen, säulenartig übereinander gelagerten, leicht pigmentierten, teilweise verhornten Epithelzellen zusammen, die acidophile Granula (Trichohyalin) enthalten. Das Mark ist unterschiedlich kräftig entwickelt und kann auch fehlen. Die sich nach außen anschließende dicke *Rinde* besteht aus verhornten Zellen (Keratin), die zahlreiche Tonofibrillen und Melaninpigmente besitzen. Die Melaningranula und die bei Rothaarigen auftretenden rötlichen, sogenannten Phäomelanosomen als membranbegrenzte Granula stammen von verzweigten, im Haarbulbus befindlichen Melanocyten ab. Je mehr Melaninpigmente vorhanden sind, um so dunkler ist die Haarfarbe. Graue Haare besitzen wenige, weiße Haare gar keine Pigmente. Das im Bulbus entstandene Pigment wird mit dem wachsenden Haar innerhalb der Rinde bis in den Haarschaft geschoben. Die Haarcuticula umgibt die Rinde und besteht aus einer Lage verhornter, dachziegelartig angeordneter platter Epithelzellen, die im unteren Drittel der Haarwurzel noch kernhaltig sind, weiter oben zu kernlosen abgeflachten Schüppchen umgewandelt werden.

Das die Haare umschließende, von der Epidermis abstammende Epithelrohr läßt von innen nach außen folgende Gliederung erkennen:

1. *Die Scheidencuticula* grenzt an die Haarcuticula an und besteht aus wiederum dachziegelförmig gelagerten Epithelzellschuppen, deren freier Rand im Gegensatz zur Haarcuticula gegen die Haarpapille gerichtet ist. Hierdurch wird eine Verzahnung zwischen Haar- und Scheidencuticula hervorgerufen. Manche Autoren zählen die Scheidencuticula zur inneren Wurzelscheide.

2. *Die innere Wurzelscheide* erstreckt sich vom Bulbus bis zur Einmündung des Talgdrüsenausführungsganges und differenziert sich im unteren Drittel in eine innere isoprismatische Epithellage mit Trichohyalingranula (Huxleysche Schicht) und in eine äußere verhornte Epithelschicht (Henlesche Schicht). Von der Oberfläche bis zur Einmündung der Talgdrüse kleidet die Epidermis die Epitheleinsenkung aus. Die einschichtige Henlesche Schicht zeigt Kernuntergänge und zahlreiche Trichohyalingranula.

3. *Die äußere Wurzelscheide* entstammt dem Stratum germinativum der Epidermis und setzt sich aus dem unverhornten, innen gelegenen Stratum spinosum und dem äußeren Stratum basale zusammen.

Der vom Corium abstammende, bindegewebige *Haarbalg* zeigt eine innere kollagene Ringfaserschicht, eine äußere Zone haarparallel verlaufender Kollagenfasern und enthält Capillaren und sensible Nervenfasern. Die zwischen äußerer Wurzelscheide und bindegewebigem Haarbalg befindliche, homogen aussehende, im lichtmikroskopischen Präparat hell erscheinende Glashaut setzt sich aus einer inneren, der Basalmembran des Epithels abstammenden Lamelle und einer äußeren, von Bindegewebe gebildeten Lamelle zusammen.

Die *Haarpapille* ist aus Bindegewebe gestaltet, enthält eine Capillarschlinge und Melanocyten und ist für den Stoffwechsel und das Wachstum des Haares von Bedeutung.

Man unterscheidet unter den der Tastempfindung dienenden Haaren die einzeln stehenden, bis in die Cutis reichenden Lanugohaare (Wollhaare) und in Gruppen formierte, bis in die Subcutis ragende Terminalhaare. Lanugohaare sind während der fetalen Zeit ausgebildet und werden während der Pubertät an Rumpf, Gliedmaßen und Gesicht etwas länger und an anderen Körperstellen durch kräftige Terminalhaare (Barthaare, die Vibrissae des Naseneinganges, die Tragi des äußeren Gehörganges, Achsel- und Schamhaare) ersetzt. Kopfhaare, Augenbrauen und Wimpern erscheinen vom 9. Monat an als dickere und längere Haare.

Besonders gebaute Sinneshaare werden von Blutkammern umgeben und treten als Sinneshaare im tierischen Organismus (z. B. bei Katzen oder Affen) auf.

Die *Haarentwicklung* (Abb. 19.4) beginnt am Ende des 3. Embryonalmonats und deutet sich in Gestalt von Epidermisverdickungen oder Haarkeimen an, die in das Bindegewebe vorragen. Der schräg in das Corium durch Zellproliferation einwachsende Haarkeim verlängert sich erheblich und wird jetzt als Haarzapfen bezeichnet, an dessen basalem Abschnitt sich im angelagerten Bindegewebe eine Zellvermehrung, die erste Anlage der bindegewebigen Haarpapille, zeigt. Während sich das papilläre Bindegewebe tiefer in die Basis des Haarzapfens einsenkt, erscheint in seiner Achse eine kegelförmige Zellansammlung

◀ **Abb. 19.4** Behaarte Haut und Haarwechsel. **a** Behaarte Haut (Kopfhaut). *E* = Epidermis mit verhornten Epithelzellen (Epidermisschuppen), *C* = Corium, *Sc* = subcutanes Fettgewebe. *Hwe* = epitheliale Haarwurzelscheide, *Hwb* = bindegewebige Haarwurzelscheide, *Hs* = Haarschaft, *Hw* = Haarwurzel, *Hz* = Haarzwiebel, *Hp* = Haarpapille. *1, 2* und *3* zeigen verschiedene Schrägschnitte von Haaren. *Tg* = Talgdrüse mit Ausführungsgang in die Haarwurzelscheide. *Map* = Musculus arrector pili, *Sd* = Schweißdrüse, *A* = Arterie, *V* = Vene. **b** Schema des Haarwechsels. *Kh* = Kolbenhaar, *E* = Epithelstrang, *Hs* = Haarstengel, *Eh* = Ersatzhaar und neugebildete Papille (*P*). *Hw* = Haarwulst. (In Anlehnung an BUCHER)

als sogenannter Haarkegel. Die Zellen der Kegelbasis werden zur Matrixplatte zusammengefaßt, von der die Haarbildung ausgeht. Die den Haarkegel umhüllenden Zellen gestalten die äußere Wurzelscheide, während sich der Haarkegel selbst zum Haar und zur inneren Wurzelscheide entwickelt. Durch Sprossung des den Haarkegel umgebenden Zellmantels (spätere äußere Haarwurzelscheide) entsteht die Talgdrüsenanlage, die von einer epithelialen Ausbuchtung, dem Haarbeet (Haarwulst), der Ursprungsstelle des M. arrector pili, unterlagert wird. Die über der Spitze des Haarkegels befindlichen Zellen gehen zugrunde und lassen dadurch einen Haarkanal entstehen. Der Haarkegel wächst in den schräg gelagerten Haarkanal ein, die verbliebenen restlichen Zellen über dem Haarkanal werden aufgelöst, so daß das Haar die freie Oberfläche erreicht und sich durch die Contraction des M. arrector pili aufrichten kann.

Haarwachstum:
Das von der Matrixplatte ausgehende Haarwachstum betrifft auch die Scheidencuticula und die innere Wurzelscheide, die bei Erreichen des Haartrichters zugrundegehen, jedoch von der Matrix aus dauernd neu gebildet werden. Nur das Haar wächst über die Epidermisoberfläche hinaus.
Haarwechsel: Ein Haarwechsel wird durch die Einstellung der Tätigkeit der Matrixplatte verursacht. Die epitheliale Haarzwiebel hebt sich von der bindegewebigen Papille ab, die Glockenform geht verloren und zieht sich zusammen mit dem verdickten ausgefransten unteren Ende des alten abgestorbenen Haares (Kolbenhaar) oberflächenwärts bis zum Haarwulst (Haarbeet) zurück. Ein dünner Epithelstrang verbindet das untere Ende des Kolbenhaares mit der atrophischen Papille. Indem auch die Haarpapille oberflächenwärts rückt, wird der untere Teil des bindegewebigen Haarbalgs leer und wird als Haarstengel bezeichnet. Die Haarumbildung geht vom Haarbeet (Haarwulst unterhalb der Talgdrüseneinmündung) aus, indem ein Haarzapfen durch den vom Epithelstrang und bindegewebigem Haarstengel vorgebneten Weg in die Tiefe wächst und wieder eine Haarzwiebel entwickelt. Die weitere Haarbildung läuft wie bei der embryonalen Haarentwicklung (s. S. 397) ab. Das Ersatzhaar wächst dann oberflächenwärts, was zum Ausfallen des alten Haares führt.

19.5 Nägel [10.8.3.]: Die Nägel liegen als Hornplatten (dicht gelagerte, verhornte, kernlose Zellen als Produkt der Epidermis) dem Nagelbett (Abb. 19.7) auf und werden seitlich und proximal vom Nagelwall der Epidermis begrenzt. Zwischen Nagelwall und Nagelbett erstreckt sich eine Rinne, der Nagelfalz. Die Epidermis biegt am Nagelwall in die Tiefe um und bildet für die Nagelwurzel eine 5 mm tiefe Nageltasche. Die der dorsalen Fläche der Nagelwurzel anliegende Epidermis wird als Eponychium, die unter dem Nagel befindliche, nur noch aus dem Stratum germinativum bestehende Epidermis wird als Hyponychium bezeichnet und verkörpert das Muttergewebe des Nagels, die Matrix. Ihr vorderer, weiß durch die Nagelplatte schimmernder Bezirk heißt Lunula. Das Hyponychium ist durch regelmäßige Ausbildung von zahlreichen Epithelleisten mit dazwischen gelagerten capillarreichen Bindegewebspapillen gekennzeichnet. Im Corium des Nagelbettes treten zahlreiche indirekte arterio-venöse Anastomosen auf.

19.6 Drüsen der Haut [10.8.4.]
Die Drüsen der Haut sind die *Talgdrüsen* mit holokriner Extrusion, die *kleinen Schweißdrüsen* mit ekkriner Extrusion, die *großen Schweiß- oder Duftdrüsen* mit apokriner Extrusion und die *Milchdrüsen* mit apokriner Extrusion.

19.6.1 *Talgdrüsen* (Abb. 19.4 u. 4.4): Die Talgdrüsen oder Haarbalgdrüsen sind als Drüsen mit *holokriner Extrusion* (s. S. 70) vorwiegend durch ihren aus mehrschichtigem Plattenepithel zusammengesetzten Ausführungsgang *mit der epithelialen Wurzelscheide* der Haare *verbunden* (Abb. 19.4). Freie Talgdrüsen sind solche, die mit ihrem Ausführungsgang unabhängig von Haaren an die freie Oberfläche des Deckepithels ausmünden. Die mehrschichtige, von einer Lamina basalis umgebene Talgdrüse zeigt in ihrem peripheren Abschnitt dunkler anfärbbare Zellen, die in ihrer Gesamtheit die Regenerationsschicht für die mit Talgtröpfchen beladenen, mit pyknotischen oder karyolytischen Kernen versehenen absterbenden Drüsenzellen darstellen. Die noch intakten Drüsenzellen entwickeln zunehmend Talgtröpfchen. Unter Verschiebung der Drüsenzellen in Richtung auf den Ausführungsgang kommt es nach Kernuntergang zum Absterben von Zellen mit Auflösung der Zellmembran, die dann in ihrer Gesamtheit den Talg darstellen (s. auch S. 70).

In einer anderen Auffassung wird ein Abtransport verflüssigten Fettes (Talg) durch das mehrschichtige Drüsenepithel zum Ausführungsgang hin angenommen.

Infolge Herauslösung der Fetttröpfchen bei der Herstellung üblicher Routinepräparate zeigt sich eine wabige Struktur der Zellen, die sich hell anfärben. Das Sekret der Talgdrüsen überzieht die Haut mit einem wasserabstoßenden und bactericid wirkenden Fettmantel.

Freie Talgdrüsen kommen am Lippensaum, im Praeputium, in der Glans penis, in der Labia minora, im

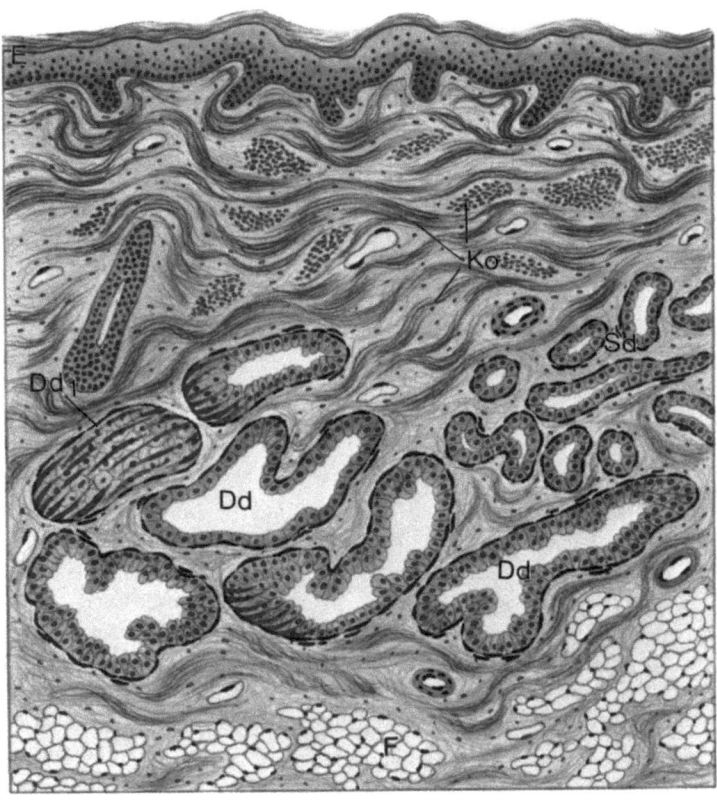

Abb. 19.5 Achselhaut. E = Epidermis mit verhornten Epithelzellen, Ko = kollagene Fasern im Corium, Dd = Duftdrüsen (große Schweißdrüsen, apokrine Sekretion?), Dd_1 = Flachschnitt einer Duftdrüse mit Myoepithelzellen, Sd = kleine Schweißdrüsen, F = Fettzellen (Vergr. etwa 50fach)

Vestibulum nasi, in der Brustwarze und als Meibomsche Drüse im Augenlid vor.

19.6.2 *Schweißdrüsen mit ekkriner Extrusion* (s. auch S. 70 und Abb. 19.1): Die Schweißdrüsen breiten sich in den tiefen Schichten des Corium an seiner Grenze zur Subcutis über die gesamte Körperhaut in einer Zahl von etwa zwei Millionen aus. Es handelt sich bei diesen *tubulösen Drüsen* um unverzweigte Röhren, die sich in ein stark geknäueltes, *heller anfärbbares Endstück* (Knäueldrüse) und in einen wellenförmig verlaufenden, *dunkler tingierbaren Ausführungsgang* gliedern. Infolge der Knäuelung können in einer Schweißdrüsenansammlung die Endstücke und Ausführungsgänge mehrfach angeschnitten sein. Das Endstück setzt sich aus einem einschichtigen, isoprismatischen bis prismatischen Epithel mit Schlußleistennetz zusammen, dessen Zellen Mitochondrien, glattes endoplasmatisches Reticulum, Glykogen und Pigmentgranula enthalten. Im Epithel treten manchmal intercelluläre Sekretcapillaren auf. Zwischen den Endstückzellen der Lamina basalis dehnt sich eine nicht ganz geschlossene Lage von Myoepithelzellen (s. S. 72) ectodermaler Herkunft aus, die durch ihre Contraction für die Auspressung des Schweißes in den Ausführungsgang von Bedeutung sind. Sie sind gut an Tangentialschnitten von Endstücken zu erkennen. Der schon im Bereich des Endstückknäuels beginnende, etwas dünnere Ausführungsgang läßt ein zweischichtiges isoprismatisches Epithel erkennen.

Die im Spitzenabschnitt der inneren Zellage lichtmikroskopisch sichtbare Cuticula zeigt im Elektronenmikroskop zahlreiche Filamente. Die durch Desmosomen verknüpften Epithelzellen sollen Na^+-Ionen rückresorbieren können.

400 Haut (Cutis)

19.6.3 *Große Schweißdrüsen oder Duftdrüsen* (*apokrine Extrusion*, s. auch S. 70 und Abb. 19.5 u. 4.4): Die ein alkalisches, fettiges, Duftstoffe enthaltendes Sekret absondernden Duftdrüsen breiten sich an den Hautpartien der Achselhöhle, im Nasenvorhof, in den Augenlidern (Mollsche Drüsen), im äußeren Gehörgang (Glandulae ceruminosae), in Brustwarze und Warzenhof, in der Aftergegend, Scrotalhaut, Mons veneris, in den großen Schamlippen und in der Leistenbeuge aus.

Die geknäuelten, sehr weitlumigen Drüsen stehen im Gegensatz zu den kleinen Schweißdrüsen durch einen Ausführungsgang meistens mit den Haarbälgen in Verbindung. Das fett- und cholesterinhaltige Sekret sammelt sich unter Anwachsen der Zellen im Spitzenabschnitt an, der abgestoßen werden soll. Nach Sekretabgabe wird die Zelle erheblich kleiner. Je nach Funktionszustand findet man in der Drüsenwand hohe prismatische, isoprismatische oder platte Epithelzellen. Die Endstücke der Duftdrüsen werden von einer dichten, an Tangentialschnitten gut erkennbaren Lage von Myoepithelzellen (s. S. 72 und Abb. 19.5 u. 4.4) epithelialer Herkunft umschlossen, an die sich eine Lamina basalis anschließt. Die Sekretion der Duftdrüsen beginnt mit Eintritt der Pubertät und wird am Ende der Keimdrüsentätigkeit sehr stark eingeschränkt.

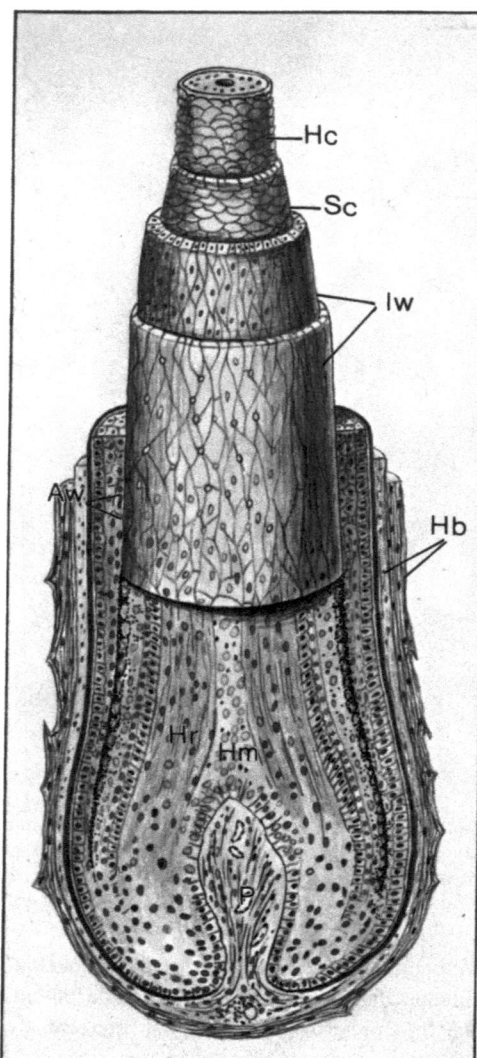

Abb. 19.6 Dreidimensionale Darstellung der Schichten des Haares und der Haarwurzelscheiden (nach BENNINGHOFF). *P* = Papille, *Hm* = Haarmark, *Hr* = Haarrinde, *Hb* = Haarbalg, *Aw* = äußere Wurzelscheide, *Iw* = Blätter der inneren Wurzelscheide, *Sc* = Scheidencuticula, *Hc* = Haarcuticula.

Der in Schraubenwindungen durch das Corium ziehende Ausführungsgang dringt an einer Epithelpapille in die Epidermis ein, die jetzt die Begrenzung seines Lumens übernimmt, und findet in einer mit der Lupe gut erkennbaren Schweißpore an der Oberfläche der Haut sein Ende.

Die in die Subcutis eindringenden Blutgefäße verzweigen sich an der Corium-Subcutisgrenze und entwickeln dichte Capillarnetze im subpapillaren Bindegewebe, von denen die Capillarschlingen der Papillen ausgehen, an den Drüsen, Haaren und in den Fettläppchen. Die Hautarterien sind Endarterien. In Finger- und Zehenbeere und im Nagelbett treten indirekte arterio-venöse Anastomosen als Hoyer-Grossersche Organe (s. S. 192 u. Abb. 10.5) auf. Das vegetative Nervensystem liegt in der Haut als Geflecht vegetativer Nerven vor, die sich an den Gefäßen, Drüsen und im Fettgewebe ausbreiten. Der M. arrector pili wird durch adrenerge sympathische Nervenfasern versorgt. In der unbehaarten Haut finden sich zahlreiche, markhaltigen Nervenfasern entstammende, eingekapselte, organisierte Endorgane receptiver Natur wie Meissnersche Tastkörperchen im Stratum papillare, Krausesche Endkolben im Corium, Vater-Pacinische Lamellenkörperchen im Corium-Subcutis-Grenzbereich und freie receptorische Endigungen am und im Epithel. In der behaarten Haut wird die Haarwurzelscheide von dichten Geflechten receptiver Nervenfasern in spiralförmigem

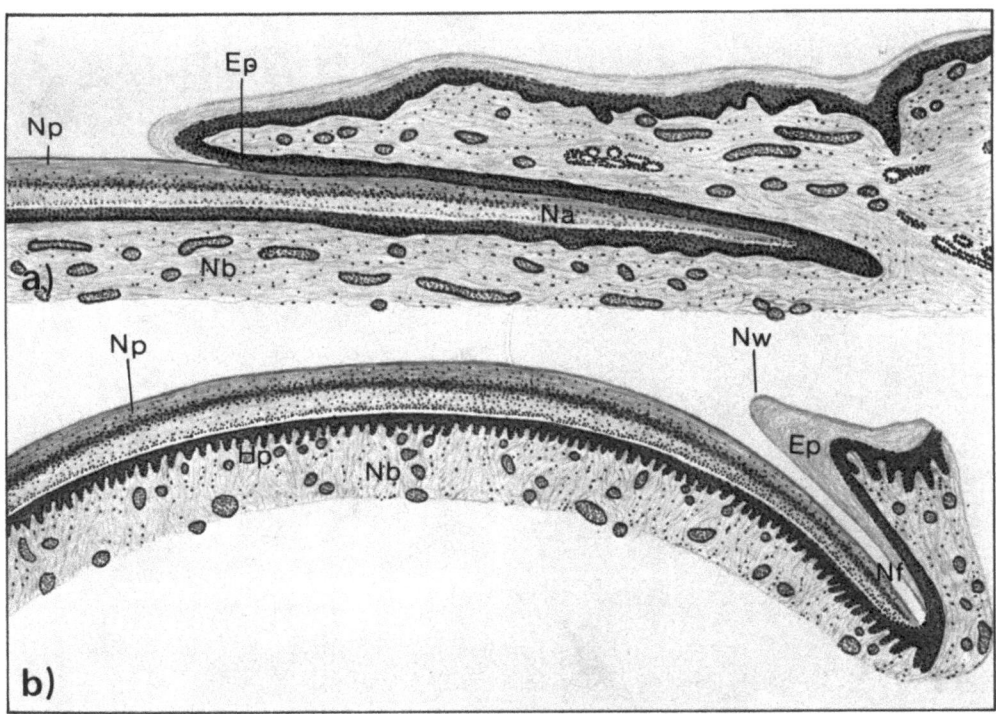

Abb. 19.7 Nagel. a Teil eines Nagels mit Nagelbett (längs geschnitten). b Querschnitt durch den Teil eines Nagels mit Nagelplatte. *Np* = Nagelplatte, *Nb* = Nagelbett, *Nw* = Nagelwall, *Nf* = Nagelfalz, *Ep* = Epinychium, *Hp* = Hyponychium, *Na* = Nagelwurzel

Verlauf umhüllt. Freie Nervenendigungen finden sich subepithelial und intraepithelial (s. hierzu Kapitel 8).

19.7 Milchdrüse (Glandula mammaria, Corpus mammae) [15.3.8.]

Die *weibliche Brustdrüse* ist eine *apo- und ekkrine Drüse* und setzt sich aus *12–20 tubulo-alveolären Einzeldrüsen* zusammen, von denen jede einen eigenen Ausführungsgang besitzt, der an der Brustwarze mündet. In den Drüsen lassen sich

1. die gewundenen und *verzweigten Milchgänge* (Ductus lactiferi), aus denen sich die *Alveolen* (Drüsenbläschen) während der Schwangerschaft *entwickeln*,
2. die sich an die Milchgänge anschließenden weitlumigen, von prismatischem Epithel ausgekleideten *Sinus lactiferi* und
3. die von zweischichtigem isoprismatischen Epithel, kurz vor Einmündung an der Brustwarze von mehrschichtigem Plattenepithel begrenzten *Ausführungsgänge* unterscheiden.

Kräftiges Binde- und Fettgewebe schließen die einzelnen Drüsen zu einem gemeinsamen Drüsenkörper von *Lappenbauweise* zusammen. Die Drüsenlappen lassen ihrerseits eine durch Bindegewebe hervorgerufene *Läppchengliederung* erkennen. Im interlobulären Bindegewebe erstreckt sich ein dichtes Netz von Lymphgefäßen. Im histologischen Schnitt einer *nicht lactierenden (ruhenden) Brustdrüse* herrscht das kollagene Bindegewebe vor, während nur wenig, von einschichtigem Epithel begrenzte Anschnitte von *Milchgängen* zu finden sind. Sie sind zu *kleinen Gruppen* gelagert und werden von einem *zellreichen Bindegewebe umgeben*. Die inselartig verteilten Einzeldrüsen werden durch kollagenes Bindegewebe mit Fettzellen zusammengefaßt.

Während der Schwangerschaft sprossen die aus einem ein- bis zweischichtigen prismatischen

402 Haut (Cutis)

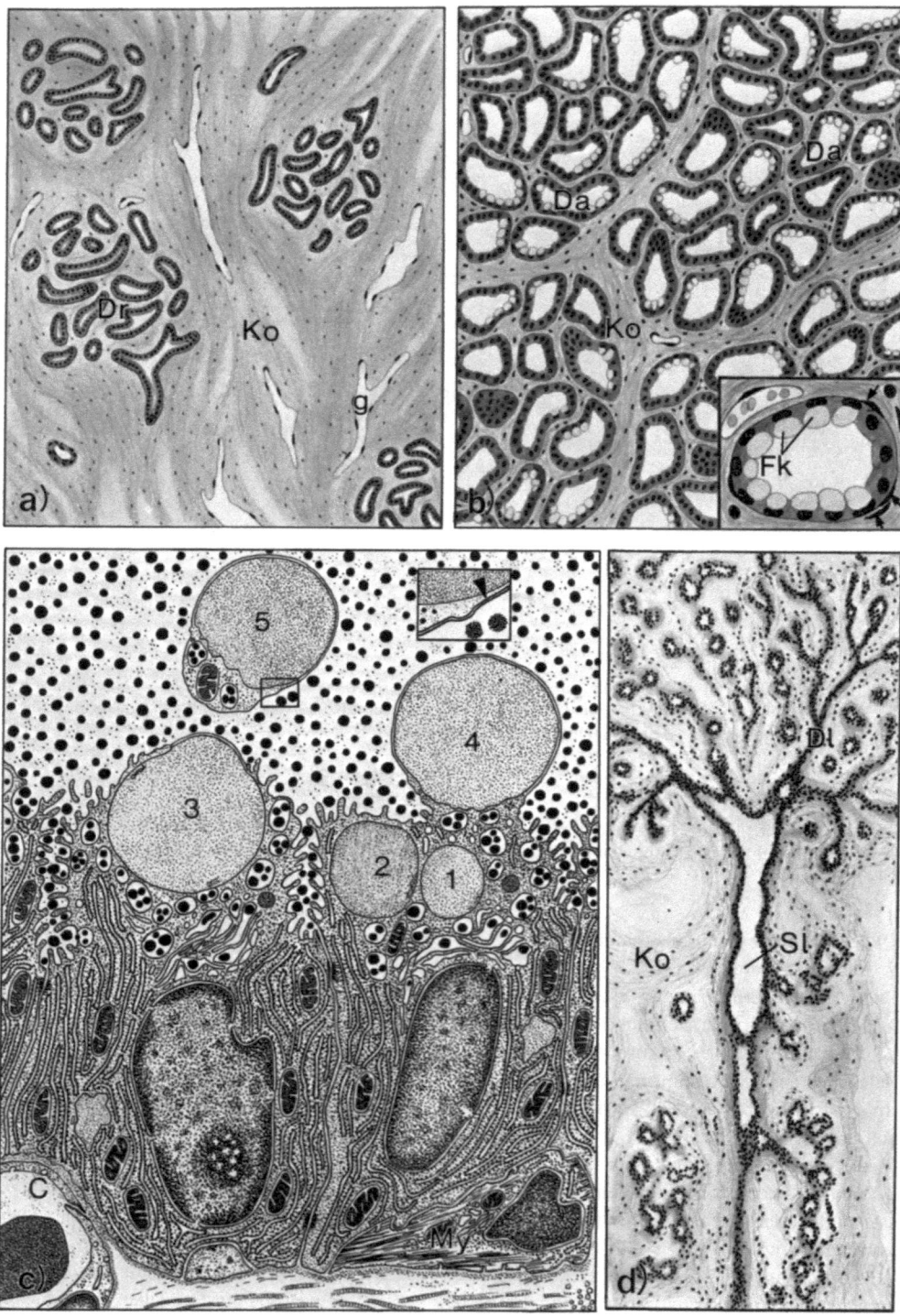

Abb. 19.8

Epithel bestehenden Milchgänge aus und lassen die von einem einschichtigen isoprismatischen Epithel ausgekleideten Drüsenalveolen entstehen, die von zwischen Epithel und Lamina basalis gelegenen Myoepithelzellen umfaßt werden. Im weiteren Verlauf der Schwangerschaft kommt es unter Verdrängung des Bindegewebes zu einer engen Lagerung der alveolären Drüsenendstücke und zur Bildung von Fetttropfen, der Vormilch oder Colostrum, während der Lactationsperiode zur Abgabe der Milch, die sich von der Vormilch durch höheren Fett- und geringeren Proteingehalt unterscheidet.

Das lichtmikroskopische Bild einer lactierenden Brustdrüse (Abb. 19.8) ist durch eine enge Lagerung von zahlreichen *Drüsenalveolen und durch wenig Bindegewebe* gekennzeichnet. Außerdem treten zahlreiche *Fettkügelchen* im Spitzenabschnitt der je nach Funktionszustand unterschiedlich hohen Drüsenzellen der Alveolen auf. Bei der Aufarbeitung eines gewöhnlichen Routinepräparates werden die Fetttröpfchen herausgelöst, so daß an ihrer Stelle unterschiedlich große helle Vacuolen auftreten.

Der basale Zellabschnitt ist im elektronenmikroskopischen Bild (Abb. 19.8) von einem dicht gefügten granulären endoplasmatischen Reticulum und Mitochondrien ausgefüllt, während im Spitzenabschnitt Lipidtropfen erscheinen, die von einer Membran umgeben sind. Die *Fetttropfen* werden zusammen mit der Membran, die gelegentlich auch noch Zellorganellen wie z. B. Mitochondrien umfassen kann, durch *apokrine Extrusion* ausgeschleust. Gleichzeitig synthetisiert die Drüsenzelle elektronendichte, unterschiedlich große *Caseingranula*, wobei die gehäuft zusammenliegenden Caseingranula eine Membran von den Golgi-Feldern erhalten, die Caseingranula gelangen durch *ekkrine Extrusion* in die Lichtung.

Den Contractionen der Myoepithelzellen wird die Aufgabe eines Abtransportes der Milch, die außer Fett und Proteinen noch Kohlenhydrate und Carotinoide enthält, in die Ausführungsgänge zugeschrieben. Ein lockerer Besatz von Mikrovilli an der Drüsenzellspitze und in daran anschließenden erweiterten Intercellularräumen deutet auf resorptive Vorgänge hin. Nach Sekretabgabe flachen sich die Drüsenzellen ab, die jedoch bei erneuter Sekretion wieder zur ursprünglichen Größe anwachsen. Abgenutzte Drüsenzellen werden an die Lichtung abgegeben. Die Brustdrüse ist gut vascularisiert. Die Milchbildung wird durch Hormone der Adenohypophyse und Nebennierenrinde gesteuert (s. Kapitel endokrine Drüsen).

Das beim Mann rudimentär angelegte Drüsenorgan besteht nur aus wenig verzweigten Epithelröhren.

Beim Einstellen der Lactation tritt eine Rückbildung des Drüsengewebes durch Zellzerfall und Phagocytose ein, während sich eine starke Vermehrung des Fett- und Bindegewebes zeigt.

Die Haut der Brustwarze, deren Epidermis zahlreiche Melanineinlagerungen aufweist, enthält große und kleine Schweißdrüsen und Talgdrüsen sowie ein elastisch-muskulöses System, das für die Erektion der Brustwarze sorgt. Unter dem Epithel und zwischen glatten Muskelzellen der Mamille sind sensible Endkörperchen nachweisbar.

◄ **Abb. 19.8** Milchdrüse (Glandula mammaria). **a** Nicht lactierende, ruhende Brustdrüse. *Dr* = Drüsenkörper mit Milchgängen in kollagenem Bindegewebe (*Ko*), *g* = Blutgefäße. **b** Ausschnitt aus lactierender Milchdrüse mit Drüsenalveolen (*Da*). Der Ausschnitt zeigt eine Drüsenalveole bei stärkerer LM-Vergrößerung. *Fk* = Fettkügelchen, *Ko* = kollagenes Bindegewebe. Die Pfeile weisen auf Kerne von Myoepithelzellen hin. **c** Aktive Milchdrüsenzelle (ELM, Zustandsbild der apokrinen Extrusion). 1 bis 5: Die Ziffern geben die Reihenfolge der unterschiedlichen Stadien des Ausschleusungsvorgangs der Fettröpfchen aus der Milchdrüsenzelle an. Bei der Ausschleusung wird das Fetttröpfchen von der Zellmembran mit Zellbestandteilen (z. B. Mitochondrien) umgeben. Die schwarzen, unterschiedlich großen Punkte stellen Caseingranula dar, die nach dem Prinzip der ekkrinen Extrusion ausgeschleust werden. *My* = Myoepithelzellen mit contractilen Proteinfasern. *C* = Capillare (aus Krstic). **d** Ausführungsgangsystem der Milchdrüse. *Ko* = Kollagen, *Sl* = Sinus lactiferus, *Dl* = Ductus lactiferus

Basiswissen

A. Unbehaarte Haut (Leistenhaut)
Gliederung von außen nach innen

1. Epidermis (Oberhaut) mit Stratum corneum (kernlos, Hornschicht), Stratum lucidum (Kernpyknose oder kernlos), Stratum granulosum mit Keratohyalingranula, Stratum spinosum und Stratum basale. Ersatz (Regeneration) abgeschilferter Epithelzellen durch Mitosen im Stratum germinativum (aus Stratum basale und spinosum bestehend, Regenerationsschicht).
2. Corium (Lederhaut) mit subepithelialem, capillarhaltigen bindegewebigen Stratum papillare und capillararmem Stratum reticulare (Geflechte kollagener und elastischer Fasern).
3. Subcutis als capillarreiches Unterhautfettgewebe.

Alle Zellen der Epidermis haben Tonofibrillen.

Geknäuelte ekkrine Schweißdrüsen im Corium-Subcutis-Grenzbereich; aus hell anfärbbarem, einschichtigen isoprismatischen Epithel bestehenden Endstücken mit Myoepithelzellen. Dunkler anfärbbare, aus zweischichtigem Epithel zusammengesetzte Ausführungsgänge münden auf einer Epidermisleiste. Vater-Pacinische Lamellenkörperchen im Corium-Subcutis-Bereich, Meissnersche Tastkörper und Capillaren im Stratum papillare.

B. Behaarte Haut (Felderhaut)

1. Dünnere Epidermis mit schlechter Abgrenzungsmöglichkeit der Epidermiszonen.
2. Corium mit selteneren Bindegewebspapillen des Stratum papillare und mit Stratum reticulare.
3. Stratum subcutaneum. Ekkrine Schweißdrüsen münden durch Ausführungsgang im Oberflächenepithel, holokrine Talgdrüsen münden im Haarbalg. Glatter Musculus arrector pili verbindet Haarbalg mit subepidermalem Bindegewebe.

Achselhaut: Bekannte Schichtung der Haut. Außer kleinen ekkrinen Schweißdrüsen treten größere apokrine Duftdrüsen auf. Verzweigte Melanocyten ectodermaler Herkunft erstrecken sich in der gesamten Haut in unterschiedlicher Zahl im Stratum granulosum und im bindegewebigen Stratum papillare.

Basiswissen Haare

Ein Haar (Rinde und Mark) wird an seiner in der Haut befindlichen Wurzel von einer epithelialen Haarwurzelscheide und einem bindegewebigen Haarbalg umfaßt. Das untere Ende des Haares ist als Haarzwiebel (Bulbus) verdickt, die eine Bindegewebspapille umfaßt. Scapus pili ist der aus der Haut herausragende Haarschaft. Der glatte Musculus arrector pili erstreckt sich zwischen dem bindegewebigen Haarbalg und dem subepidermalen Bindegewebe auf der Seite des Haares, an der die Talgdrüse in die epitheliale Haarwurzelscheide einmündet.

Basiswissen lactierende Brustdrüse

Stark erweiterte, dicht gelagerte Drüsenalveolen von 12–20 tubulo-alveolären Einzeldrüsen und Ausführungsgänge. Das Drüsenepithel ist von Myoepithelzellen unterlagert und besteht aus einer einschichtigen Lage isoprismatischer Zellen, die durch apokrine Sekretion unterschiedlich große, im Kurspräparat als helle Vacuolen sichtbare Lipidtröpfchen abgeben. Elektronenmikroskopisch nachweisbare ekkrine Extrusion von elektronendichten Caseingranula.

Nicht lactierende Brustdrüse: Kräftige Entwicklung des kollagenen Bindegewebes, wenige in Gruppen gelagerte Milchgänge (einschichtiges Epithel) liegen in einem zellreichen Bindegewebe.

20 Grundlagen der Mikroskopie und der histologischen Techniken [8.8.4. und 8.8.5.]

20.1 Die *Mikroskopie* erlaubt mit einer apparativen (optischen) Vergrößerung die Sichtbarmachung kleiner Objekte, die unter dem Auflösungsvermögen des menschlichen Auges liegen. Unter Auflösungsvermögen versteht man die Fähigkeit des Auges oder eines optischen Instrumentes, zwei Punkte in einer bestimmten Entfernung als getrennt liegende Punkte wahrzunehmen. Die Vergrößerung wird durch Linsensysteme (Objektive, Okulare) erreicht; man unterscheidet Mikroskope nach der Art der bei ihnen angewandten Strahlungsquelle wie z.B. das Licht-, Fluorescenz- und Elektronenmikroskop – die in der Histologie gebräuchlichen Arten – oder seltener angewandt, das Infrarot- und Ultraviolettmikroskop. Die Strahlenart beim *Lichtmikroskop* ist Licht des sichtbaren Wellenlängenbereiches, beim *Fluorescenzmikroskop* wird sichtbares blauviolettes Licht und nicht sichtbares ultraviolettes (UV) Licht benutzt, während als Strahlenquelle für das Elektronenmikroskop eine Glühkathode dient, die energiereiche, nicht sichtbare Elektronenstrahlen aussendet.

Mit dem Lichtmikroskop bekommen wir ein direktes, farbiges Bild des Gewebes mit einem Auflösungsvermögen von 0,3–0,5 µm (mit Zusatzeinrichtungen 0,1 µm). Das Elektronenmikroskop liefert kein farbiges, direktes Bild des Gewebes, sondern nur ein indirektes Abbild, dessen unterschiedliche Helligkeitsstufen lediglich unterschiedlich starke Ablenkungen der Elektronenstrahlen darstellen, aus denen Aussagen über die Gewebestruktur abgeleitet werden können. Die Elektronenmikroskopie ermöglicht eine etwa tausendfache Erhöhung des Auflösungsvermögens gegenüber der Lichtmikroskopie; es liegt zur Zeit bei etwa 0,3 nm (3 Å) und damit im Bereich molekularer Größen.

Alle mikroskopischen Geräte arbeiten praktisch nach dem gleichen Prinzip, das sich in ein Beleuchtungs- und ein Abbildungssystem aufteilen läßt.

Das Beleuchtungssystem eines Mikroskopes hat die Aufgabe, die Strahlen der Beleuchtungsquelle über Linsensysteme zu bündeln und in der Objektebene zu zentrieren, so daß die betrachtete Objektfläche maximal bestrahlt ist. Das Abbildungssystem dient der Vergrößerung des Sehwinkels mit Hilfe von Linsensystemen.

Als Linsensysteme werden bei Mikroskopen, die mit sichtbaren Lichtstrahlen arbeiten oder mit Strahlen, die dem sichtbaren Spektrum benachbart sind (Ultraviolett-, Infrarotmikroskope), Glaslinsenkombinationen angewandt, während für Elektronenstrahlen elektromagnetische oder elektrostatische Felder („Elektrolinsen") benötigt werden.

Lichtstrahlen des sichtbaren Bereiches können direkt, ultraviolette und infrarote Strahlen mit Hilfe spezieller Filme wahrgenommen werden. Elektronenstrahlen werden auf einen Leuchtschirm geleitet, wo sie dann durch Luminescenz (Abgabe von Leuchtelektronen nach Auftreffen auf dem Schirm) sichtbar werden (Abb. 20.1).

Folgende Linsenarten lassen sich unterscheiden und werden in allen Mikroskopieverfahren einheitlich bezeichnet:

1. Beleuchtungssystem: Kondensorlinsen,
2. Abbildungssystem: Objektivlinse, Okular bzw. Projektionslinse

Zwischen die Linsensysteme geschaltete Blenden dienen der besseren Strahlungsverteilung und somit der Verbesserung der Abbildung. Die Abbildungsschärfe eines Objektes ist abhängig von der Fokussierung des Abbildungssystems auf das Objekt.

Funktionell läßt sich der Aufbau eines Lichtmikroskopes folgendermaßen beschreiben (s. Abb. 20.1): Tageslicht oder künstliches Licht dient als Lichtquelle (Lq) für die Beleuchtung des Objektes (Ob), wird vom Beleuchtungsspiegel (Bs) reflektiert, nach Durchtritt durch eine Aperturblende (Ab) gebündelt und dann durch ein unterhalb des Objekttisches (Ot) befindliches Kondensorlinsensystem (Ko) so auf das Präparat gelenkt, daß eine optimale Objektausleuchtung gewährleistet ist. Das Licht tritt dann in die am unteren Ende des Tubus (Tu) befindliche, zum Abbildungssystem gehörende Objektivlinse (Oj), die ein vergrößertes, reelles, umgekehrtes Bild des Objektes (Br) entwirft. Die dem Beobachter zugewandte Augenlinse des Okulars (Ok) dient als Lupe zur Betrachtung des virtuellen, noch stärker vergrößerten, umgekehrten Schlußbildes (Bv). Es lassen sich durch unterschiedliche Objektive (an einem Drehrevolver) verschieden starke Vergrößerungen hervorrufen.

Unter förderlicher Vergrößerung versteht man die Vergrößerung, die dem 500- bis maximal 1000 fachen der numerischen Apertur eines Objektives entspricht. Eine weitere Erhöhung dieser sich aus der Vergrößerung von Objektiv und Okular zusammensetzenden Gesamtvergrößerung verbessert nicht mehr die Detailerkennung und das Auflösungsvermögen des Mikroskopes (Vergrößerung = Objektivvergrößerung × Okularvergrößerung). Die numerische Apertur ist eine Größe, die einmal vom Öffnungswinkel des Objektivs und zum anderen vom

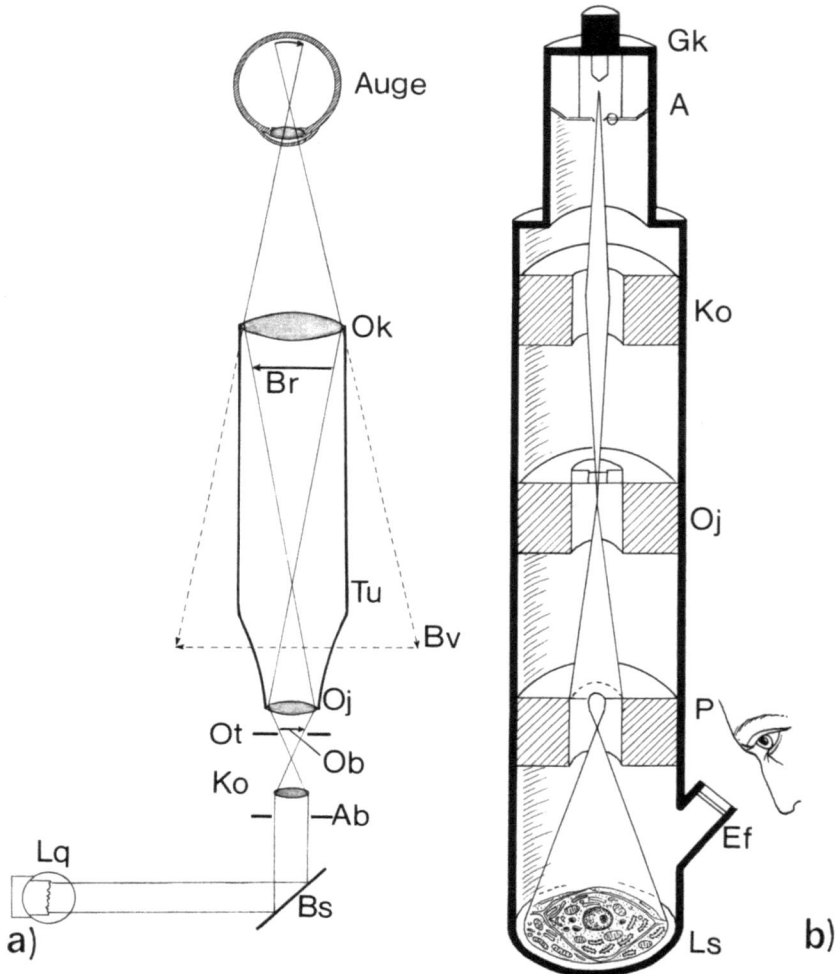

Abb. 20.1 a Strahlengang und schematischer Aufbau des Lichtmikroskops (Erklärungen im Text). **b** Strahlengang und schematischer Aufbau des Elektronenmikroskops. Gk = Glühkathode, A = Anode, Ko = Kondensor, Oj = Objektiv, P = Projektiv (entspricht dem LM Okular), Ls = Leuchtschirm, Ef = Einblickfernrohr. (In Anlehnung an JUNQUEIRA, CARNEIRO, CONTOPOULOS)

Brechungsindex des zwischen Objektiv und Objekt befindlichen optischen Mediums abhängt.

Je nach der Richtung der Bestrahlung des Objektes zum Abbildungssystem unterscheidet man auflichtmikroskopische (Strahlenquelle oberhalb des Objektes bzw. auf der gleichen Seite wie das Abbildungssystem) und durchlichtmikroskopische Verfahren (Strahlenquelle unterhalb des Objektes bzw. auf der dem Abbildungssystem gegenüberliegenden Seite).

Durch spezielle Linsensysteme sind zusätzlich besondere lichtmikroskopische Verfahren entwickelt worden.

1. *Interferenzmikroskopie:* Interferenzerscheinungen, die durch Wechselwirkung zweier polarisierter Strahlenbündel nach Wiedervereinigung im Objektiv entstehen (ein Strahlenbündel geht durch das Objekt und wird dabei beeinflußt, das zweite geht daran vorbei), führen zu besser sichtbaren Helligkeitsunterschieden (größere Helligkeit, stärkere Kontraste).

2. *Polarisationsmikroskopie:* Nur noch in einer Ebene schwingendes (= polarisiertes) Licht wird durch das Präparat geschickt und geht mit geordneten und ungeordneten Strukturen sehr unterschiedliche Wechselwirkungen ein, so daß solche Strukturunterschiede deutlich herausgestellt werden können.

3. *Hellfeld-/Dunkelfeldmikroskopie:* Das normale Lichtmikroskop arbeitet im Hellfeld, d. h. das Präparat wird vollständig ausgeleuchtet. Bei der Dunkelfeldmikroskopie werden jedoch alle Strahlen des Be-

leuchtungsfeldes ausgeschaltet (Dunkelfeldkondensor) bis auf schräg einfallende Randstrahlen. Mit Hilfe einer Immersionsflüssigkeit (zwischen Objekt und Objektiv) können korpuskuläre Präparatbestandteile (bis zur Größenordnung von 5–30 nm) durch Reflektion dieser schräg auffallenden Strahlen sichtbar gemacht werden, wobei der Untergrund dunkel bleibt.

4. *Phasenkontrastmikroskopie*: Durch Veränderung im Kondensor lassen sich Veränderungen von Lichtstrahlen (Phasenverschiebungen) beim Durchtritt durch verschieden dichte Zonen des Präparates als Helligkeitsunterschiede wahrnehmen, wodurch der Kontrast erhöht wird. Da dieses Verfahren die Untersuchung an lebenden Zellen besonders gut ermöglicht, ist es ein häufig angewandtes Zusatzverfahren der Lichtmikroskopie.

Obwohl das *Elektronenmikroskop* mit einer völlig anderen Strahlenart arbeitet, die nur ein indirektes Abbild des Gewebes gestattet, und nur die Untersuchung von fixiertem Material erlaubt, unterscheidet es sich im Strahlengang im Prinzip nicht vom Lichtmikroskop. Der Elektronenstrahl wird an einer Glühkathode erzeugt, auf dem Weg zur gleichzeitig als Blende (entspr. Aperturblende) dienenden Anode beschleunigt und durch einen elektromagnetischen Kondensor optimal auf das Präparat ausgerichtet. Es schließt sich wieder das Abbildungssystem aus dem Objektiv (Elektrolinse) und dem dem lichtmikroskopischen Okular entsprechenden Projektiv an. Das vergrößerte Bild wird auf dem Leuchtschirm sichtbar und läßt sich durch ein seitlich angebrachtes Einblickfernrohr (evtl. optisch nachvergrößert) betrachten.

Die Elektronenmikroskopie findet im Hochvakuum statt, die Präparate werden fixiert, und durch Einlagerung von Metallsalzen werden Gewebeunterschiede deutlicher dargestellt (Kontrastierung). Je nach Elektronendichte wird das Material heller oder dunkler zur Darstellung gebracht.

In der Elektronenmikroskopie hat man sich außer der üblichen Durchstrahlungselektronenmikroskopie zunutze gemacht, daß Elektronen, die mit hoher Geschwindigkeit in oder auf das Objekt oder einen Abdruck dessen eindringen bzw. zurückprallen, eine räumliche Vergrößerung von Objekten unter Anwendung komplizierter elektronischer Schaltungen zulassen (*Rasterelektronenmikroskopie*). Diese Elektronen treffen auf eine mit Edelmetallen bedampfte Oberfläche von Präparaten, so daß ein dreidimensionaler Eindruck auf einem Monitorbildschirm entsteht.

20.2 Histologische und histochemische Technik [8.8. und 8.8.1. und 8.8.2.]

Für die histologische Untersuchung ist die Herstellung dünner Schnitte wegen der geringen Tiefenschärfe des Lichtmikroskopes und des hohen Auflösungsvermögens des Elektronenmikroskopes erforderlich. Voraussetzung zum Erhalt eines histologischen Dauerpräparates mit optimaler Erhaltung der Struktur ist die Durchführung einer geeigneten Fixierung unmittelbar post mortem, besser intravital bei Versuchstieren in Narkose. Die Inkubation mit einem Fixierungsmittel stoppt die Selbstzersetzung (Autolyse) des Gewebes durch frei werdende Enzyme und bewirkt eine Eiweißstabilisierung und -fällung. Die Fixierung hat das Ziel, Zellen und ihre Strukturen in einem lebensnahen Zustand (Äquivalentbild des natürlichen Zustands) zu erhalten. Sie führt auch zur Härtung und damit zur besseren Schneidbarkeit des Präparates, da die Zelle von einem Sol- in einen Gelzustand übergeführt wird. Die Fixierung (Haltbarmachung des Gewebes) mit geeigneten Fixierungsmitteln (z.B. Formol, Äthanolgemische, Osmiumsäure oder Glutaraldehyd) kann durch Entnahme des Materials aus dem Organismus und Einlegen in die entsprechende Fixierungsflüssigkeit (Immersionsfixierung), besser mittels einer Durchspülung des zu fixierenden Organes oder Gewebes mit der Fixierungsflüssigkeit (Perfusionsfixierung) nach Freispülung der Blutbahn durch eine Plasmaersatzlösung (z.B. Rheomacrodex) erfolgen. Danach schließt sich die Entnahme des Materials und seine Nachfixierung im gleichen Fixierungsmittel an. Auch eine Fixierung durch Gefriertrocknung kommt häufig zur Anwendung.

Die Behandlung eines Gewebes mit einer Fixierungsflüssigkeit bedeutet einen starken chemischen und physiko-chemischen Eingriff in das Zellgefüge, wobei sogenannte Artefakte oder Kunstprodukte entstehen können. So lösen z.B. manche Fixierungsmittel wie Alkohol intracelluläre Lipide, während diese bei Formalin oder Osmiumfixierung erhalten bleiben.

Die für die Diagnosestellung, z.B. von bösartigen Tumoren, erforderliche Entnahme von Gewebsstückchen von Patienten nennt man *Biopsie*.

Für die lichtmikroskopische Untersuchung eignen sich 10–25 µm dicke Schnitte, die auf dem Gefriermikrotom oder im Kryostaten hergestellt werden, und 5–15 µm dünne Paraffinschnitte (nach Durchtränkung und Einbettung des Materials in Paraffin, Erhalt von Serienschnitten), die auf einem Paraffinmikrotom angefertigt werden. Bei empfindlichem Material empfiehlt sich eine Durchtränkung und Einbettung in Celloidin. Mikrotome sind Apparate zur Herstellung von dünnen Gewebsschnitten, deren Arbeitsweise mit der eines Feinhobels zu vergleichen ist. Die erhaltenen Schnitte werden auf Glasobjektträger aufgezogen.

Für die lichtmikroskopische Untersuchung schließt sich nach Erhalt von Dünnschnitten und der erforderlichen Entfernung des Einbettungsmittels eine Färbung des Gewebes mit sauren, basischen Farbstoffen oder Farbstoffgemischen an. Für das gestellte Ziel einer bestimmten Anfärbung von Zellen oder Zellbestandteilen ist schon die vorherige Fixierung von Bedeutung (z.B. können Lipide gut nach vorheriger Formalinfixierung mit Scharlachrot angefärbt werden; eine Alkoholfixierung würde die Lipide herauslösen).

Es soll eine Bindung der Farbstoffe an die Gewebsstrukturen erfolgen, die je nach Aufnahme eines sauren, basischen Farbstoffes oder neutraler Farbstoffgemische als *acidophile*, *basophile* oder *neutrophile* Strukturen bezeichnet werden. Manche Zellbestandteile stellen sich in einem von dem Farbton der Farblösung abweichenden Ton dar, eine Erscheinung, die man als Metachromasie bezeichnet. So färbt z. B. das Methylenblau die Granula von Mastzellen nicht blau, sondern rot, mit Toluidinblau wird eine rötlich-violette Färbung dieser Granula erreicht.

Die gebräuchlichsten Farbstoffe in der Lichtmikroskopie sind:
a) saure Farbstoffe: Eosin, Anilinblau, Säurefuchsin, Pikrinsäure u. a.
b) basische Farbstoffe: Methylenblau, Toluidinblau, Hämatoxylin, Azocarmin. Im allgemeinen haben die sauren Farbstoffe als Plasmafarbstoffe, die basischen als Kernfarbstoffe zu gelten.

Für fluorescenzmikroskopische Untersuchungen können die Fluorochromfarbstoffe [z. B. Acridinorange, Fluoresceinisothiocyanat (FITC) u. a.] zur Anwendung kommen.

Zu den gängigen Darstellungsmethoden der Lichtmikroskopie gehören die Hämatoxylin-Eosin-Färbung (H. E.), die van Gieson- und Azanfärbung. Im H. E.-Präparat sind die Kerne und manche Plasmastrukturen infolge ihrer Basophilie blau, das Plasma und manche Intercellularstrukturen (z. B. kollagene Fasern) rötlich angefärbt. Bei der Azanfärbung erfolgt vor dem eigentlichen Färbevorgang eine Beizung des Gewebes mit Anilinalkohol (Kernbeizung) und Phosphorwolframsäure (Beizung des kollagenen und retikulären Bindegewebes), damit die entsprechenden Strukturen die Farbstoffe schneller und intensiver annehmen können. Die Kerne werden mit Azocarmin rot, das kollagene und reticuläre Bindegewebe mit Anilinblau blau und das Plasma mit Goldorange gelb-rot angefärbt. Andere Methoden können als spezielle histologische Techniken betrachtet werden, die nur bestimmte Gewebsstrukturen darstellen. So werden z. B. die elastischen Bindegewebsfasern mit Resorcinfuchsin blau-violett oder mit Orcein braun-rot, also spezifisch gefärbt.

An die Färbung schließt sich eine Entwässerung des Schnittes in einer aufsteigenden Alkoholreihe an. Nach Übertragung in Xylol werden die Präparate unter Verwendung von Harzen (z. B. Kanadabalsam, Eukitt) mit einem dünnen Deckglas luftdicht eingeschlossen und für längere Zeit haltbar gemacht.

Für elektronenmikroskopische Untersuchungen lassen sich nur extrem dünne Schnitte (Ultradünnschnitte, 20–60 nm dick) verwenden. Kleine fixierte (z. B. mit Glutaraldehyd oder Osmiumsäure) Gewebsstücke werden nach Entwässerung mit zunächst flüssigen Epoxidharzen (z. B. Araldit, Epon) durchtränkt, die anschließend durch Temperaturerhöhung zu festen Blöckchen polymerisieren. Durch diese Härtung wird das Material im Ultradünnbereich mit Glas oder Diamantmessern schneidbar.

Eine Anfärbung elektronenmikroskopischer Schnitte wie bei lichtmikroskopischen Präparaten zur Darstellung der Gewebsstrukturen ist nicht möglich. Es müssen Schwermetalle oder Elemente an celluläre und intercelluläre Strukturen angelagert werden, um eine Absorption oder Ablenkung der Elektronen zu bewirken, so daß ein elektronendichter Kontrast entsteht. Diese Methoden werden deshalb auch als Kontrastierungen bezeichnet. Auch durch Nachkontrastierungen der Schnitte (z. B. mit Bleicitrat) entsteht in der Elektronenmikroskopie ein Schwarzweiß-Bild.

20.3 Grundmechanismen histochemischer Methoden [8.8.3.]

20.3.1 *Perjodat-Leukofuchsinreaktion (PAS) und Feulgen-Reaktion:* Die Perjodat-Leukofuchsinreaktion ("periodic acid-Schiff", PAS) ist ein wichtiger histochemischer Nachweis für Kohlenhydrate. Es reagieren speziell alle Zucker mit benachbarten Hydroxylgruppen (-CHOH-CHOH-). Durch das starke Oxidationsmittel Perjodsäure wird jede dieser OH-Gruppe zur Aldehydgruppe oxidiert, wobei eine Spaltung der C-C-Bindung an dieser Stelle auftritt. Die Kettenstruktur der Polysaccharide bleibt jedoch erhalten. Die Aldehydgruppen der so entstandenen unlöslichen Polyaldehyde reagieren mit dem nicht gefärbten Schiffschen Reagenz Leukofuchsin, das aus Fuchsin durch Behandlung mit einem Überschuß an schwefliger Säure entsteht. Das Reaktionsprodukt aus den Aldehydgruppen der Kohlenhydrate und dem Schiffschen Reagenz läßt sich durch seine rote bis rot-violette Farbe nachweisen. PAS-positiv sind die zu den Glykoproteinen gehörenden neutralen Mucopolysaccharide, wie z. B. Mukoide von mukösen Drüsen, des Knochen- und Knorpelgewebes oder Mukoide, die in den Basalmembranen und im lockeren Bindegewebe vorkommen. PAS-negativ sind wegen des Fehlens benachbarter Hydroxylgruppen die zu den Proteoglycanen zählenden sauren Mucopolysaccharide, wie z. B. Chondroitinsulfat, Hyaluronsäure, Heparin u. a. Nucleinsäuren färben sich bei dieser Methode ebenfalls nicht an, da ihre Zuckerkomponente infolge der Verknüpfung der einzelnen Nucleotide keine freien, benachbarten Hydroxylgruppen enthält.

Wenn man Desoxyribonucleinsäure anstelle von Perjodsäure jedoch mit Salzsäure behandelt, kann die Desoxyribose in die Aldehydform übergehen und mit der Schiffschen Base Leukofuchsin als Reaktion eingehen. Das Reaktionsprodukt wird wie bei der PAS-Reaktion rot gefärbt. Diese Färbung der DNA ist als Feulgensche Kernfärbung bekannt.

20.3.2 *Nachweis von Enzymaktivität:* Da Enzyme normalerweise nur in katalytischen, also sehr geringen Mengen im Gewebe vorhanden sind, werden sie indirekt durch den Nachweis ihrer Aktivität erfaßt. Man versucht in der Enzymhistochemie das Produkt der Enzymaktivität durch Präzipitation am Reaktionsort zu lokalisieren und nachzuweisen. Man benutzt oft unphysiologische Substrate, deren anorganischer Bestandteil ein schwerlösliches, möglichst gefärbtes oder anfärbbares Salz bildet. Diese Metallsalzmethoden sind z. B. bei vielen Hydrolasen anwendbar. So werden Phosphatasen nachgewiesen, indem das bei der Hydrolyse entstehende Phosphat als Calciumphosphat ausgefällt wird. Anschließend wird Calcium gegen Kobalt ausgetauscht und durch Behandlung mit Ammoniumsulfid entsteht das schwarze, schwerlösliche Kobaltsulfid, das in der Lichtmikroskopie die Anwesenheit der Phosphatase anzeigt.

Die Metallsalzmethoden sind auch für die Elektronenmikroskopie anwendbar; beim Nachweis der Phosphatase wird das freigesetzte Phosphat als Bleiphosphat ausgefällt, das infolge seiner hohen Massendichte elektronenoptisch zum Nachweis der Phosphatase dient.

Weit verbreitet sind auch Farbstoffmethoden, bei denen ein Bestandteil des Substrats aus einer Verbindung besteht, die nach der Hydrolyse durch das Enzym leichter löslich und gefärbt ist oder in einen schwerlöslichen Farbstoff umgewandelt werden kann. So können Esterasen nachgewiesen werden, indem man z. B. lösliche Naphtholester als Substrate anbietet. Nach der enzymatischen Hydrolyse kann das unlösliche, dabei entstandene Naphthol durch Azokopplung in einen gefärbten Azo-Farbstoff umgewandelt werden, der die Aktivität der Esterase anzeigt.

Voraussetzung für den Nachweis von Enzymen ist, daß bei der Fixierung die Enzymaktivität nicht oder nur geringfügig beeinträchtigt wird.

20.3.3 *Nachweis von Stoffeinbau durch Histoautoradiographie:* Unter Autoradiographie versteht man den makroskopischen oder mikroskopischen Nachweis von radioaktiv markierten Substanzen, indem man auf den mit diesen Substanzen inkubierten Gewebeschnitt eine strahlenempfindliche Photoschicht aufbringt. Durch die photographische Wirkung der strahlenden Partikel läßt sich der Stoffeinbau der radioaktiv markierten Substanzen als körnige oder flächenhafte Schwärzung des Films oder der Photoplatte nachweisen und lokalisieren (z. B. Einbau von ^{3}H-Thymidin in die DNA bei Zellteilung zum Nachweis der DNA-Replikation). Die zugeführte Substanz unterliegt jedoch vom Zeitpunkt der Zugabe zum lebenden Gewebe bis zur Fixierung dem Stoffwechsel und kann dadurch verändert werden.

20.3.4 *Nachweis spezifischer Proteine (Eiweißkörper) durch Immunhistochemie:* Obwohl zahlreiche Proteine im Gewebe nur in geringen Konzentrationen vorkommen, gibt es durch die Immunhistochemie ein spezifisches Verfahren zum Nachweis einzelner Proteine. Proteine wirken in einem Fremdorganismus als Antigene und rufen die Bildung von Antikörpern hervor, die nur mit dem entsprechenden Antigen reagieren. Die stabilen Antigen-Antikörper-Komplexe sind schwerlöslich und lassen sich mit Hilfe eines Fluorescenzmikroskopes nachweisen, wenn man an den Antikörper vor der Reaktion mit dem Antigen chemisch einen Fluorescenzfarbstoff ankoppelt und hinterher die nicht präzipitierten Antikörper aus dem Gewebeschnitt auswäscht. Als Fluorescenzfarbstoffe dienen z. B. Fluoresceinisocyanat oder Dansylchlorid, die außer dem Chromophor (farbgebende Komponente) noch reaktionsfähige Gruppen tragen, die mit dem Antikörper chemische Bindungen eingehen können. Die Kopplung mit einem solchen Fluorescenzfarbstoff erlaubt den Nachweis selbst sehr kleiner Proteinmengen.

Das Verfahren läßt sich auch in der Elektronenmikroskopie anwenden. In diesem Falle müssen die Antikörper mit einer metallhaltigen Verbindung, wie z. B. Ferritin, gekoppelt werden.

20.3.5 *Histochemische Reaktion als Mittel zur Darstellung chemischer Bausteine:* Um die chemischen Bausteine des Gewebes zu analysieren und darzustellen, bedient man sich einer Reihe von systematischen histochemischen Reaktionen, mit deren Hilfe man die verschiedenen Substanzklassen nachweisen kann. So gibt es spezifische Reaktionen für Proteine (z. B. die Dinitrofluorbenzol-Methode mit anschließender Kopplung mit einem Azofarbstoff), für Nucleinsäuren und andere saure Verbindungen (z. B. Färbung mit Toluidinblau oder Acridinorange, Feulgensche Kernfärbung), Kohlenhydrate (Perjodsäure-Leukofuchsinreaktion) und Lipide (z. B. Färbung mit Sudan-Schwarz) als den häufigsten Substanzklassen. Die einzelnen Gruppen lassen sich durch spezifischere histochemische Methoden noch weiter differenzieren (z. B. kann man zwischen basischen, neutralen, sauren Proteinen, Glyko-, Nukleo- und Lipoproteinen unterscheiden).

Auch für die Reihe von Nebengruppensubstanzen wurden mehr oder weniger spezifische Nachweisreaktionen entwickelt, die eine qualitative Analyse der wichtigsten Gewebebestandteile ermöglichen. Schwermetalle lassen sich z. B. als schwarz oder braun gefärbte Sulfide nachweisen, Eisen auch durch die Bildung von Berliner Blau. Primär fluorescierende Stoffe (z. B. Carotinoide) lassen sich durch UV-Bestrahlung nachweisen, sekundär fluorescierende Stoffe erst nach der Färbung mit fluorescierenden Substanzen oder Umsetzung mit Stoffen, die fluorescierende Produkte bilden (z. B. Nachweis der Catecholamine durch Kondensation mit Formaldehyd). Außerdem gibt es Nachweisreaktionen für reduzierende Stoffe (z. B. Nachweis von Ascorbinsäure durch Umsetzung mit angesäuerter Silbernitratlösung) und noch einige weniger häufige Substanzklassen, wohingegen Gewebepigmente direkt sichtbar sind. Produkte, die dem Intermediärstoffwechsel unterliegen, können durch Autoradiographie nachgewiesen werden.

Meßwerte und Größeneinheiten

SI-Einheiten	Alte Einheiten (mit Umrechnungsfaktoren)	
Länge		
$1 \text{ m} = 10^3 \text{ mm}$	$1 \text{ cm} (= 10 \text{ mm} = 10^{-2} \text{ m})$	
$1 \text{ m} = 10^6 \text{ μm}$	$1 \text{ μ} (= 1 \text{ μm} = 10^{-6} \text{ m})$	
$1 \text{ m} = 10^9 \text{ nm}$	$1 \text{ mμ} (1 \text{ nm} = 10^{-9} \text{ m})$	
	$1 \text{ Å} (= 10^{-1} \text{ nm} = 0{,}1 \text{ nm} = 10^{-10} \text{ m})$	
	$(10 \text{ Å} = 1 \text{ nm})$	
Fläche		
$1 \text{ m}^2 = 10^6 \text{ mm}^2$	$1 \text{ cm}^2 (= 100 \text{ mm}^2 = 10^{-4} \text{ m}^2)$	
$1 \text{ m}^2 = 10^{12} \text{ μm}^2$	$1 \text{ μ}^2 (= 1 \text{ μm}^2 = 10^{-12} \text{ m}^2)$	
Anzahlkonzentration (Hämatologie)		
Erythrocyten		
$4{,}5 \pm 0{,}5 \times 10^{12}/\text{l}$	$4{,}5 \pm 0{,}5$ Mill./μl oder mm^3	(Umrechnungsfaktor:
$5{,}5 \pm 0{,}5 \times 10^{12}/\text{l}$	$5{,}5 \pm 0{,}5$ Mill./μl oder mm^3	mit 10^6 erweitern)
Leukocyten		
$4{,}0 - 10{,}0 \times 10^9/\text{l}$	$4000 - 10000$/μl oder mm^3	
Thrombocyten		
$1{,}5 - 4{,}5 \times 10^{11}/\text{l}$	$150000 - 450000$/μl oder mm^3	
Volumenverhältnis (Hämatologie)		
Hämatokrit		
$0{,}44 - 0{,}46$	$44 - 46$ Vol.-% (in Dezimalbruch umrechnen)	

Zusammenstellung verschiedener Färbungen und Resultate

Pischinger (Methylenblau) – Nissl' Schollen blau

Toluidinblau – Nissl' Schollen rötlich-blau

Markscheidenfärbung n. Weigert – Markscheiden schwarz

Osmierung – Markscheiden schwarz, Golgi-Apparat schwarz

de Crinis (Versilberung) – Ganglienzellen der Großhirnrinde schwarz

Golgi (Versilberung) – Ganglien- und Gliazellen schwarz

Gomori – Neurosekretorische Neurone blau B-Zellen der Langerhansschen Inseln blau A-Zellen der Langerhansschen Inseln schwach rot

Kongorot – Belegzellen des Magenfundus rostrot

Glykogen n. Best – Glykogen rot

Eisenhämatoxylin (E.H.) – Mitochondrien, Schlußleistennetz, Querstreifung v. Skelet- und Herzmuskelzellen blau-schwarz

PAS-Mucin (—CHOH—CHOH— Bindungen einiger Polysaccharide) rot

Mucicarmin – Mucin rot

Feulgen und Lichtgrün – DNS rötlich, RNS hellgrün

May-Grünwald-Erythrocyten rötlich, Kerne der Leukocyten blau-violett, Thrombocyten graublau

Mastzellgranula – rötlich (Metachromasie) mit Toluidinblau

Orcein – Bänderungsmuster der Chromosomen braun

Zusammenstellung verschiedener Färbungen und Resultate

	Kerne	Cytoplasma	Fett	Koll. Bdgw.	Elast. Bdgw.	Arg. Gitterf.	Muskelzellen	Korpelgrundsubstanz	Knochengewebe	Erythrocyten
Hämatoxylin, Eosin (H.E.)	blau	rot		rötlich			rot	rotblau	rot	rot
Van Gieson: Hämatoxylin, Pikrinsäure-Säurefuchsin	grau-blau	gelb		rot			gelb	gelb	gelb	gelb
Azan: (Azocarmin, Anilinblau-Goldorange)	rot	orange		blau			orange			rot
Resorcinfuchsin, Kernechtrot	rot			rötlich	blau-violett		rötlich			
Orcein, Haem.	blau			hellbraun	braun					
Versilberung von Reticulinfasern (arg. Gitterf.)		hellbraun				braun-schwarz				
Sudan III, Scharlachrot, Häm.	blau		rot							

411

Literaturangaben und Quellenverzeichnis

BARGMANN, W.: Histologie und Mikroskopische Anatomie des Menschen. Stuttgart: Thieme 1977
BENNINGHOFF, GOERTTLER: Lehrbuch der Anatomie des Menschen. München, Berlin, Wien: Urban und Schwarzenberg 1975
BLOOM, W., FAWCETT, D.W.: A textbook of histology. Philadelphia, London, Toronto: Saunders 1975
BOURNE, G.H.: The structure and function of nervous tissue. New York: Academic Press 1968
BUCHER, O.: Cytologie, Histologie und mikroskopische Anatomie des Menschen. Bern, Stuttgart, Wien: Huber 1977
CLARA, M., HERSCHEL, K., FERNER, H.: Atlas der normalen mikroskopischen Anatomie. München: Urban und Schwarzenberg 1974
CZIHAK, G., LANGER, H., ZIEGLIER, H.: Biologie. Berlin, Heidelberg, New York: Springer 1976
FAWCETT, D.W.: Atlas zur Elektronenmikroskopie der Zelle. München: Urban und Schwarzenberg 1973
FREEMAN, W.H., BRACEGIRDLE, B.: An atlas of histology. London: Heinemann 1974
FORSSMANN, W.G., HEYM, CHR.: Grundriß der Neuroanatomie. Berlin, Heidelberg, New York: Springer 1975
GRAUMANN, W., NEUMANN, K.-H.: Handbuch der Histochemie. Stuttgart: Fischer 1958
HAM, A.W.: Histology. Philadelphia, Toronto: Lippincott 1974
HERRATH, E., VON, KÜHNEL, W.: Taschenatlas der Zytologie und mikroskopischen Anatomie. Stuttgart: Thieme 1977
HIRSCH, G., RUSKA, H., SITTE, P. (Hrsg.): Grundlagen der Cytologie. Jena: VEB Gustav Fischer Verlag 1973
JUNQUEIRA, I.C., CARNEIRO, J., CONTOPOULOS, A.N.: Basis histology. Los Altos: Lange 1975
JOST, J.O., KNOCHE, H.: Leitfaden der Hämatologie und Blutgruppenserologie. Stuttgart: Fischer 1977
KNOCHE, H., ADDICKS, K.: Morphologische Grundlagen des peripheren vegetativen Nervensystems, Bd. 1. Vegetatives Nervengewebe und Gefäßsystem, Bd. 2. Aus: Klinische Pathologie des vegetativen Nervensystems von A. STURM und W. BIRKMAYER. Stuttgart: Fischer 1977
KNÖRR, K., BELLER, F.K., LAURITZEN, CH.: Lehrbuch der Gynäkologie. Berlin, Heidelberg, New York: Springer 1972
LANGMANN, J.: Medizinische Embryologie. Stuttgart: Thieme 1976
LEESON, C.R., LEESON, TH.S.: Histology. Philadelphia, London: Saunders 1966
LENTZ, TH.L.: Cell fine structure. Philadelphia, London: Saunders 1971
LEONHARDT, H.: Histologie, Zytologie und Mikroanatomie des Menschen. Stuttgart: Thieme 1977
MAYERSBACH, H. VON: Grundriß der Histologie des Menschen. Stuttgart: Fischer 1973
PAPPAS, G.D., PURPURA, D.P.: Structure and function of synapses. New York: Raven Press 1972
PORTER, K.R., BONNEVILLE, M.A.: Einführung in die Feinstruktur von Zellen und Geweben. Berlin, Heidelberg, New York: Springer 1965
ROMEIS, B.: Mikroskopische Technik. München: Oldenbourg 1968
SCHADE, J.P.: Die Funktion des Nervensystems. Stuttgart: Fischer 1971
SCHUMACHER, G.-G.: Embryonale Entwicklung des Menschen. Stuttgart: Fischer 1974
SOBOTTA, J.: Histologie und mikroskopische Anatomie. München: Urban und Schwarzenberg 1929
STARCK, D.: Embryologie. Stuttgart: Thieme 1975
STÖHR, PH. Jr.: Lehrbuch der Histologie. Berlin, Göttingen, Heidelberg: Springer 1951

Sachverzeichnis

Stehen mehrere Seitenzahlen hinter einem Sachwort, so ist die Seitenzahl halbfett gedruckt, auf der die ausführliche Beschreibung zu finden ist.

a. arcuata 270
a. bronchialis 217
a. centralis retinae 371
a. coronaria 182, 197
a. corticalis radiata 270
a. interlobaris renis 270
a. interlobularis hepatis 257
a. interlobularis renis 270
a. lienalis 202
a. spinalis anterior 347
a. spinalis posterior 347
a. umbilicalis 319
Aa. chorioideae 368
Aa. helicinae 295
Abwehrsystem 93
　spezifisches 93
　unspezifisches 93
　RES 93
　RHS 93
Acervuli 332
Acrosom 283, 285
Actinfilamente 24, 72, **113**, **115**
Adamantoblasten **234**, 236
Äquatorialebene 44, 47
Äquatorialplatte 44
Äquivalentbild 407
Alveole 219
Alveolarepithelzelle Typ I 219
Alveolarepithelzelle Typ II 221
Alveolarphagocyt 221
Amitose **45**, **46**
Amnionepithel 315, 319
Amöboide Eigenbewegung **33**, 167
Ampulle 380
　Crista ampullaris 380
　Cupula ampullaris 380
Androspermien **283**, 286
Angulus iridocornealis 370
Antrum folliculi 301
Antennulae microvillares 26
Aponeurose 90
Appendix 253
Arachnoidea 357
Arbor vitae 358
Area cribrosa 268
A-Streifen (anisotrope Zone) 115
Astrocyten 147, 158
　cytoplasmatische (Kurzstrahler) 147
　faserige (Langstrahler) 147
Atrioventricularbündel (His Bündel) 182
Atrioventricularknoten (Aschhoff-Tawara) 182

Atrophie 55
Auerbach Plexus **238**, 240, 242-244, 250, 254
Auflösungsvermögen 405
Auge 365
　Augapfel 365
　Augenkammer 365
　　vordere 365
　　hintere 365
　Augenlid 376
Ausführungsgang *73*, 230
Autophagie 21
Autosomen 31, **47**
Azoospermie 286

Bänderungsmuster 44, **47**, **49**
Banden 49
Barr Körperchen 32
Basalmembran **12**, **60**, 183
Basilarmembran 381
Bergmann Zellen 148
Bertini Säulen 268
Betz Riesenpyramidenzellen 354
Binde- und Stützgewebe 76
Bindegewebszellen 76
　fixe 76
　　Mesenchymzellen 76
　　Reticulumzellen 76, **77**
　　Fettzellen 76, **77**
　　Fibrocyten (Fibroblasten) 76, **77**
　freie 79
　　Histiocyten 79
　　Monocyten 79
　　Granulocyten 79
　　Lymphocyten 80
　　Plasmazellen 79, **81**
　　Mastzellen 79, **81**
Bindegewebsfasern 83
　kollagene 83
　elastische 84
　Reticulinfasern 83, **84**, 203, 206
Bindegewebe 85
　Mesenchym 85
　gallertiges Bdgw 85, **86**
　reticuläres Bdgw 85, **86**
　lockeres und straffes Bdgw 85, **86**
　Sehnengewebe 85, **89**
　spino-celluläres Bdgw 85, **90**
　uni-plurivacuoläres Fettgewebe 85, **91**
Bivalente 52
Bläschendrüse, Samenblase (Glandula vesiculosa) 290

Blutgefäße 183
  Arterien 183, **186**, 187
  Arteriolen 183, **186**
  Capillaren 183
  Postcapillare Venen (Venolen) 183, **186**
  Venen 190
  Arterio-venöse Anastomosen 183, **190**, 195
  Vasa privata 195
  Vasa publica 195
  Arterielle Anastomosen 195
  Venöse Anastomosen 195
  Kollateralgefäße 195
  Endarterien 195
  Sperrarterien 195
  Drosselvenen 195
  Polstervenen 195
  Arterielles und venöses Wundernetz 195
Blut und Blutbildung 162
  Erythrocyten 162
  Leukocyten 165
    Granulocyten 165
    Lymphocyten 168
    Monocyten 168
  Erythropoese 171
  Granulocytopoese 172
  Lymphocytopoese 172
  Monocytopoese 173
  Thrombocytopoese 174
Blutbildung 169
  megaloblastische Phase 169
  hepato-lienale Phase 169
  medulläre Phase 169
Blut-Hirn-Schranke 355
Blut-Hoden-Schranke 297
Blut-Liquor-System 355
Blut-Luftbarriere 221, 222
Bogengänge 378
Bowman Drüse 387
Bowman Kapsel 270, **274**
Bronchiolus 217
Bronchiolus respiratorius 217
Bronchus principalis 215
Bronchus lobaris 217
Bronchus segmentalis 217
Bronchus intrapulmonalis 217
Brown Molekularbewegung 33
Bruch Membran **368**, 369
Brücke Muskel 369
Brustdrüse 401
  nicht lactierend 401
  lactierend 403
Bürstensaum 26
Bulbus oculi 365
Bursaäquivalent 80

Callus 103
Canalis centralis 344
Canalis radicis 232
Canaliculus cochleae 377
Capsula fibrosa 268
Capsula adiposa 268

Caseingranula 403
Caveolae intracellulares **114**, 183
Cavum folliculi 301
Centriolen 12, **23**, **44**
  Tochtercentriol 44
  Muttercentriol 44
Centroacinäre Zellen 267
Centromer 31, **44**, 47
Centroplasma 23
Centrosphäre 23
Cerebellum 358
Cerumen 385
Chemoarchitektonik 353
Chemoreceptoren 151
Chemoreceptorareal 195
Chemotaxis 33, 165, 168
Chiasma, terminalisiertes 51
Chondriom 15
Chordagewebe 99
Chordae tendineae 181
Chorionplatte 315
Chorionzotten 315
Chorioidea 365, **368**
Chromatin 1, 32, **51**
Chromatiden 31, **44**
  Tochterchromatiden 44
  Chromatidenbruch **44**, 51
Chromatolyse 36
Chromatophoren 393
Chromomere 31, **52**
Chromonemen 31
Chromosomen 29, **31**, **43**, 283
  früh replizierende 43
  spätreplizierende 43
  Chromosomenpaar 47
  Chromosomenhomologe 47
    metacentrische 47
    submetacentrische 47
    akrocentrische 47
    telocentrische 47
  Geschlechtschromosomen (Gonosomen) 49
  X-iso-Chromosom 49
  Paarung 51
  Fehlverteilung 53
  Chromosomenfasern 44
  Chromosomenbruch 44
  Chromosomenstückverluste 44
  Chromosomensatz 41
    haploider **47**, 51
    diploider **47**, 51
    triploid 47
    tetraploid 47
Chylusgefäß 250
Cilienbewegung 28
Circadianperiodik 37
Circumventriculaere Organe 356
  Organum vasculosum laminae terminalis 356
  Subfornicalorgan 356
  Subcommissuralorgan 356
  Area postrema 356
  Paraventricularorgan 356

Claustrum 352
Clitoris 299, 313
Clones 296
Cochlea 380
Cohnheim Felderung 115
Colon 252
Colliculus seminalis 292
Columna anterior 344
Columna posterior 344
Columna lateralis 344
Columnae renales 268
Conjunctiva 377
   Conjunctivalsack 377
Corium 391, **394**
Cornea 365, **367**
   vorderes Hornhautepithel 367
   Lamina limitans externa (Bowman Membran) 367
   Substantia propria 367
   Membrana limitans posterior (Descemet Membran) 368
   hinteres Hornhautepithel 368
Cornu anterius 344, **346**
Cornu laterale 344, **347**
Cornu posterius 344, **346**
Corpus albicans 304
Corpus cavernosum penis 292
Corpus cavernosum recti 255
Corpus cavernosum urethrae 292, **295**
Corpus ciliare 365, **369**
Corpus luteum 304
Corpus luteum graviditatis 305
Corpus luteum menstruationis 304
Corpus pineale 330
Corpus rubrum 304
Corpus striatum 352
Corpuscula renis 268
Corona ciliaris 369
Corona radiata 301
Cortex 352
   Allocortex 353
   Isocortex 353
     homotypischer 355
     heterotypischer 355
     granulärer 355
     agranulärer 355
Cortisches Organ 382
Cotyledo 315
Cowper Drüsen (Glandula bulbo-urethralis) 292
Crossing-over 52
Crusta 64
Cuticularsaum **26**, 246
Cutis 391
Cytoarchitektonik **352**
Cytokinese 41, **43, 45**
Cytopempsis **8, 9**
Cytoplasma 1
Cytoskelet 24
Cytotrophoblast **315**, 316

De- und Regeneration peripherer Nerven 158
   retrograde Degeneration 158, 160
   sekundäre Degeneration 158

Markballen 160
Marchi-Stadium 160
Hanken-Büngner Bänder 160
primäre Reizung 160
Tigrolyse 160
Fischaugenmuster 160
Peroncito Spirale 160
Hyperneurotisation 161
   anterotransneurale Degeneration 161
   transneurale Degeneration 161
Degeneration **55**, 158
Decidua basalis 315, **318**
Deletionen 44
Dentes-Zähne 230
   Hartsubstanzen 230
   Weichsubstanzen 232
   Corona-Krone 230
   Dentin-Zahnbein 230
   Dentinbildung 243
   Dentinkanälchen 232
   Radix-Zahnwurzel 230
   Zement 230
   Schmelz 230
   Zahnhals 230
Denver-Nomenclatursystem 50
Descensus testis 285
Desmosomen **56, 391**
Desmosomen, Halb **56, 391**
Desmosomen, Hemi **56, 391**
Desquamationsphase 308, **311**
Diakinese 52
Diaphragma 30
Diapedese 165, **167**
Diaster 45
Differentialblutbild 174
Diktyosomen **18, 19**
Diplosomen **23, 46**
Diplotän 51, **52**
Disci intercalares **12**, 122, 181
Disse Raum 257
DNA 34
DNA, repititive 34
Doppelhelix 43
Drosselvenen 190
Drüsengewebe 65
   exokrine Drüsen 65
   endokrine Drüsen (innersekretorische) 65
   endoepitheliale 67, 69
   exoepitheliale 67, 69
   extramurale 67, 69
   tubulöse 69
   tubulo-alveoläre 69
   tubulo-verzweigte 69
   tubulo-acinöse 69
   Talgdrüsen 69, 70, 398
   Schweißdrüsen 69, 399
   Duftdrüsen 70, 400
   Cardiadrüsen 242
   Fundusdrüsen 244
   Corpusdrüsen 244
   Pylorusdrüsen 246

Drüsengewebe 65
　Drüsenendkammer (Acinus) 230
　　seröse 71, 228
　　muköse 72, 230
　　sero-muköse 72
　　seröse Halbmonde 230
Drum-stick **32, 165**
Dublette 28
Ductus alveolaris 217
Ductus biliferus 257
Ductus cochlearis 378, **382**, 381
Ductus deferens (Samenleiter) 289
Ductus epididymidis 281, **287**
Ductus lactiferi 401
Ductus papillares 268, **276**
Ductus reuniens 382
Ductus semicirculares **378, 380**
Ductuli efferentes 281, **287**
Dünndarm 246
Duftdrüsen 395, **400**
Duodenum 250
Dura mater 356

Ejakulat 285
Eleidin 394
Elementarfibrillen 115
Elementarmembran 7
Eosinkörper 360, **362**
Endocyt 259
Endocytose 8
Endokrine Drüsen 320
Endolymphe 377
Endomitose 30, **45**
Endoplasmatisches Reticulum 17
Endoplasmatisches Reticulum, granuläres 17
Endoplasmatisches Reticulum, agranuläres (glattwandiges) 18
Endothel 183, 186, 187
Endometrium 306
Enterochromaffines System 341
Enterocyten 248
Enzymaktivität 408
Ependymzellen 147, **148**, 158
Epicyten 274
Epidermis 391
Epididymis (Nebenhoden) 287
Epiglottis-Kehldeckel 214
Epiorchium 281
Epimysium 120
Epiphyse 107, **109**
　Säulenknorpel 109
　Blasenknorpel 109
　Eröffnungszone 109
　Knochenanbauzone 109
　Epiphysenfuge 109
　Epiphysenlinie 109
Epiphysis cerebri 330
Epithelgewebe 56
　einschichtiges Plattenepithel 60
　einschichtiges isoprismatisches Epithel 60
　einschichtiges hochprismatisches 60, 61

mehrschichtiges prismatisches Epithel 60, 62
mehrreihiges Epithel 60, 62
zweireihiges Epithel 60, 63
Übergangsepithel 63, 277
Oberflächendifferenzierungen 58
　Mikrovilli 58, 248
　Kinocilien 58
　Stereocilien 58
Epithelkörperchen 335
Eponychium 398
Erythroblast 171
Erythrocyten (Normocyten) 162
Erythropoese 171
Euchromatin 31
Eucyten 1
Eukaryonten **1**, 31
Erregungsbildungs- und Erregungsleitungsfasern **122, 182**
Exocytose 8, **9**
Extracellularraum 56
Extraglomeruläres Mesangium 275
Extrusion 70
　ekkrine 10, 70
　apokrine 10, 70
　holokrine 70

Färbungen **408, 411**
　Azanfärbung 408, 411
　Hämatoxylin-Eosin Färbung 408, 411
　Orceinfärbung 408, 411
　Resorcin-Fuchsin Färbung 408, 411
　van Gieson Färbung 408, 411
Fañanas Zellen 362
Farbstoffe 408
　saure Farbstoffe 408
　basische Farbstoffe 408
　Fluorochrom-Farbstoffe 408
Fascie 90
Feulgenreaktion 31, **408**
Fila olfactoria 387
Fettgewebe 91
　univacuoläres 91
　plurivaculoläres 91
　weißes Fett 92
　Reservefett 92
　Baufett 92
Fettzellen 77
Fibrinoid 318
　Langhans Fibrinoid 318
　Rohr Fibrinoid 318
　Nitabuch Fibrinoid 318
Fibroblasten (Fibrocyten) 77
Filamente 23
Filamentgleithypothese 115
Fila olfactoria 212
Fila radicularia 349
Fixierung 407
Flemmingkörper 45
Flimmerhärchen 28
Folliculi lymphatici aggregati **248, 252**
Follikelatresie **299**, 303

Follikelepithel 301
Formatio reticularis **352.** 347
Fossulae tonsillares 208
Fovea centralis 375
Foveolae gastricae 242
Funiculus spermaticus (Samenstrang) 290
Funiculus umbilicalis 319
Funktionelle Anpassung 55
Fragment 44
   centrisches 44
   acentrisches 44
Frankenhäuser Plexus 307
Fremdkörperriesenzelle **45.** 46

Gallencapillaren **259.** 262
Gallertiges Bindegewebe 86
Ganglion spirale cochleae 384
Ganglion vestibuli 378
Gap junction **12.** 114
Gaumen-palatum 225
Gefäßpol 272
Geflechtartiges Bindegewebe 87
Gehörorgan 380
Gelenkkapsel 90
Genmutation 52
Genlocus 34
Genaktivität 34
Genwirkung 34
Genetischer Code 34
GEP-System 246. **341**
Gerl-Komplex 19
Geschlechtschromatin 31
Geschmacksknospen **226.** 387
Geschmacksorgan 387
Geschmacksstiftchen 389
Geschmacksporus 389
Gewebe 54
Gingiva 234
   befestigte 234
   attached 234
Glandula bulbo-urethralis (Cowper Drüsen) 292
Glandula lacrimalis 376
Glandula mammaria 401
Glandula parotis 228
Glandula sublingualis 228. **230**
Glandula submandibularis 228. **230**
Glandula suprarenalis 336
Glandula thyreoidea 332
Glandula vesiculosa (Bläschendrüsen, Samenblase) 290
Glandulae ceruminosae 385
Glandulae gastricae 242
Glandulae nasales 211
Glandulae olfactoriae 211
Glandulae parathyreoideae 335
Glandulae tarsales 376
Glandulae uterinae 306
Glandulae vestibulares maiores (Bartholini) 299. **313**
Glans penis 295
Glanzstreifen **12.** 122
Glashaut **301.** 304

Glaskörper **365, 376**
Gleichgewichts- und Gehörorgan 377
Gliafilamente 24
Gliagewebe 145
   zentrale . 145. **147**
   periphere 145. **149**
Glioarchitektonik 353
Glisson Kapsel 256
Glisson Dreieck 257
Glisson Trias 257
Glomeruli cerebelli 360. **362**
Glomera aortica 341
Glomera carotica **195, 341**
Glomera coronaria 341
Glomusorgan 192
Glykogen 2. **24**
Glykokalix **7.** 26, 163
Golgiapparat 18
Golgifelder 18
Golgicisternen 18
Golgivesikel 18
Golgientstehung 19
Golgivermehrung 19
Gonosomen 47
G_0-Phase 41
G_1-Phase 41, **43**
G_2-Phase 41. **43**
Graaf Follikel 299. **301**
Granulocyten **79.** 165
   basophile **80.** 168
   eosinophile **80.** 167
   neutrophile **79.** 165
   stabförmige 172
Granulocytopoese 172
Großhirnrinde (Cortex) 352
Grundlagen der Mikroskopie und der histologischen Techniken 405
Grundplasma 1
Grundsubstanz 82
Gynäkospermien **283.** 286
Gyrus praecentralis 354

Haare (pili) 395
   Haarschaft (scapus pili) 395
   Haarwurzel 395
   Haarzwiebel 395
   Haarpapille 395
   Haarbalg 395
   Haarwechsel 398
   Haarcuticula 395
   Lanugohaare 397
   Terminalhaare 397
   Haarentwicklung 397
   Haarkeime 397
   Haarzapfen 397
   Haarbeet 398
   Haarwachstum 398
   Haarwurzelscheide 397
      innere 397
      äußere 397
Hämocytoblast **169, 171.** 172

Hämosiderin 25
Haftplatten 56
Haftzotten 315
Halbmonde, v. Ebner 72
Halbmonde, Gianuzzi 72
Harnblase 277
Harnpol 272
Hassal Körperchen 208
Hauptstück 275
    Pars contorta I 275
    Pars recta 275
Haut 391
    Felder 394
    Leisten 394
Hepar-Leber 256
Hepatocyten **257, 262**
Herring-Körper 329
Herz 181
    Endocard 181
    Myocard 181
    Epicard 181, 182
    Pericard 181, 182
    Klappen 181
        Segel 181
        Taschen 181
Heterophagie 21
Heterochromatin **30**, 31
Heterosomen 31
Helicotrema 382
Hippocampusformation 353
Histiocyten 79
Histoautoradiographie 409
Histochemische Reaktionen 409
Histologische und histochemische Techniken 407
Hoden 281
Hortega Zellen (Mikroglia, Mesoglia) 147, **148**, 158
Hoyer-Grosser Organ **192, 400**
Hülsencapillaren 202
Hyalin 25
Hypertrophie 55
Hypodiploidie 47
Hyperdiploidie 47
Hyponychium 398
Hypoplasie 55
Hypophyse 321
    Adenohypophyse 321
    Neurohypophyse 327
    Pars intermedia 326
Hypophysenhinterlappen 327
Hypophysenhöhle 322
Hypophysencysten 327
Hypothalamus 352
H-Zone (helle oder Hensen Zone) 115

Immunhistochemie 409
Immunocyten 80
Innere Plasmabewegung 33
Innervation in Bausch und Bogen 142
Inselorgan 267
    Inselapparat 267
Integumentum 391

Intercellularbrücken 10, 391
Intercellularraum 56
Intercellularsubstanz **54, 76, 82**
Interkinese 52
Intermitosecyclus (Interphase) 41
Intermitose 41
Interstitialzellen 332
Intestinum tenue 246
Intima (Tunica interna) 187
Intrinsicfactor 246
Involution **55, 332**
Iris **368, 369**
    Pars iridica retinae 369, **370**
Irisstroma 380
Ischämie-Phase 311
Isthmus tubae 385
I-Streifen (isotrope Zone) 115

Jejunum 252
Juxtaglomerulärer Apparat 272, **274**

Kammerwasser 365, **369**
Karyogramm 44
Karyokinese 41
Karyotypanalysen 44
Karyolymphe 4, **32**
Karyolyse 37
Karyoplasma 4
Karyorrhexis 37
Karyotyp 50
Keimfleck 299
Keimbläschen 299
Keratinisierungsprozeß 394
Keratohyalingranula 394
Keratosomen 394
Kerckring Falten **246**, 250, 252
Kern 41
    Interphasekern 29
    Arbeitskern 29
    Ruhekern 29
Kernkörperchen 29, **31**
Kernpyknose 36, **37**
Kernteilung 41
    indirekte 41
    direkte 46
Killer cells 168
Kinetik des Keimepithels 296
Kinetosom 28
Kinocilien **26, 28**
Kinocilienbewegung 28
Kleinhirn 358
Kollagene Fasern 83
Kollagenese (Fibrillogenese) 83
Kollagentyp I, II und III 83
Kopfkappe 283
Korbzellen 72
Knochengewebe 100
    Lacunen 100
    Osteocyten (Knochenzellen) 100
    Primitivkanälchen (Canaliculi) 100
    Lamelläres Knochengewebe (s. auch Lamellenknochen) 100

Geflechtartiges Knochengewebe 100
Knochenmark 176
  rotes
  gelbes
Knochenmarksriesenzelle 30, **45**
Knochenumbau 109
Knorpelgewebe 96
  Chondrocyten 96
  Lacunen 96
  Knorpelkapsel 96
  Knorpelhöhle 96
  Knorpelhof 96
  Territorien 96
  Knorpelgrundsubstanz 96
  Perichondrium 96
  Subperichondriale (oxiphile) Zone 96
  Basophile Zone 96
  Hyaliner Knorpel 96
  Elastischer Knorpel 96
  Faserknorpel 98
  Asbestfasern 98
  Knorpelwachstum 99
  Chondroid 99
Krause Drüse 377
Krinocytose 20, 65, **67**
Krypten 246, 252
  Lieberkühn 255
Kulturen 47
  Langzeit 47
  Kurzzeit 47
v. Kupffer Sternzellen 259

Labia majora 299, **313**
Labia minora 313
Labyrinth 377
  knöchernes 377
  häutiges 377
Lacuna Morgagni 295
Lamellenknochen **101**
  äußere Grundlamelle 102
  innere Grundlamelle 102
  Havers Lamelle 102
  Zwischenlamelle 102
  Osteon 102
  Havers Kanälchen 102
  Volkmann Kanälchen 102
  Primitivkanälchen 100, 102
  Kittlinien 102
  Knochenkapsel 102
  Knochenzellen (Osteocyten) 102
  Trajektorien 103
  Periost 103
  Sharpey Fasern 103
Lamina basalis **12, 60, 357**
Lamina choriocapillaris 368
Lamina fibrosa 31
Lamina gigantopyramidalis 354
Lamina granularis externa 354
Lamina granularis interna 354
Lamina limitans gliae superficialis 352

Lamina molecularis 354
Lamina multiformis 355
Lamina pyramidalis externa 354
Lamina pyramidalis interna 354
Lamina spiralis ossea **382, 384**
Lamina synovialis 90
Lamina vitrea 368
Langerhans Inseln **167, 265**, 320, **335**
Larynx-Kehlkopf 214
  Ventriculus laryngis (Morgagni Tasche) 214
  Plica ventricularis 214
  Plica vocalis 214
  Ligamentum vocale 214
  Conus elasticus 214
Leber 256
  Leberacinus 262
  Leberepithelzelle 262
Lens cristallina 365, 375
Leptotän 51
Leukoplakie 62
Leydig Zwischenzellen 287
Lig. pectinatum 370
Lig. spirale 382
Limbus spiralis **382, 384**
Linksverschiebung **174, 176**
Linse 365, **375**
  Linsenkapsel 375, 376
  Linsenepithel 375, 376
  Linsenfasern 375, 376
  Linsensubstanz 376
Lipide 2, **24**
Lipochrome 25
Lipofuscingranula 22, **25**
Lippe-Labium 225
  Lippensaum 225
Liquor folliculi 301
Littré Drüsen 295
Lobulus hepatis 257
Lockeres Bindegewebe 86
Luteinzellen 304
  Thecaluteinzellen 304
  Granulosaluteinzellen 304
Lymphocyten 80
  T-Lymphocyten **80**, 81, **93**, 168, 173
  B-Lymphocyten **80**, 81, **93**, 168, 173
  T-Lymphocytenregionen **80**, 203, 205
  B-Lymphocytenregionen **80**, 202, 205
  Lymphocytenrezirkulation 173
Lymphocytopoese 172
Lymphatische Organe 200
  lymphoreticuläre 200
  lymphoepitheliale 200
Lymphfollikel 173, 248, 254
  Folliculus-Nodulus lymphaticus 173
  Primärfollikel 173
  Sekundärfollikel mit Reaktionszentrum 173
Lymphgefäße 192
  Lymphcapillaren 192
  Ductus thoracicus 194
  Truncus lymphaceus 194
Lymphknoten (Nodulus lymphaticus) 203

Lymphonoduli
 solitarii 248
 aggregati 248
Lymphoepithelialer Rachenring 209
Lysosomen 20
Lysosomen primär 21
Lysosomen secundär 21
Lysosomen telo 21
Lysosomen post 21

Macula adhaerens **10, 12, 56**
Macula densa 274
Macula germinativa 299
Macula lutea 375
Macula sacculi 378
Macula statica 378
Macula utriculi 378
Makroblast 171
Makrophagen 77, 79, **93**
Magen-ventriculus 242
 Magengrübchen 242
 Cardia 244
 Corpus 244
 Fundus 244
 Pylorus 246
Malpighisches Körperchen 268, 270, **272**, 275
Mandelpfropf (Detritus) 209
Markräume 109
 primäre **108, 109**
 secundäre **108, 109**
Mastzellen 81
Matrixplatte 398
Medulla spinalis 344
Medulla oblongata 352
Megakaryocyt 30, 169, **174**, 176
 Megakaryoblast 174
 Promegakaryocyt 174
Meibom Drüse 376
Meiose 31, 41, **49**
 regelwidrige 51
 Fehler 53
Meissner Plexus **238**, 240, 242–244, 250, 254
Meissner Tastkörperchen **395, 400**
Melanin 24, 127
Melanocyten 24, 77, **393**
Membrana basilaris 384
Membrana chorii 315
Membrana elastica **187, 189**
Membrana interna 187, 189
Membrana externa 189
Membrana fibrosa und synovialis 90
Membrana granulosa 301
Membrana limitans gliae perivascularis **147, 355**
Membrana limitans gliae superficialis 148
Membrana pellucida 299
Membrana reticularis 384
Membrana tectoria 384
Membrana tympani 385
Membrana tympani, Stratum circulare 385
 Stratum radiatum 385

Membrana vestibularis 382
Memory cells **81, 173**
Meningen 356
Mesangiocyten 274
Mesenchym 85
Mesenchymzelle 76
Mesotendineum 90
Mesothel 79
Meßwerte und Größeneinheiten 410
Metachromasie **81, 408**
Metaplasma 1, 2
Metaplasie **58**
Migration **33**, 165, 168
Mikrobodies 22
Mikrofilamente **23**, 26
Mikroskope 405
 Licht- 405
 Fluorescenz- 405
 Elektronen- 405, 407
 Interferenz- 406
 Polarisations- 406
 Hellfeld-/Dunkelfeld- 406
 Phasenkontrast- 407
Mikrotome 407
Mikrotubuli **23**, 28, 44
Mikrotubuli, labile 23
 stabile 23, 43
Mikrophagen 93
Mikrovilli 26
Milchdrüse 401
 Milchgänge 401
Milz-Lien 200
 Milztrabekel 200
 Milzstroma 200
 Milzparenchym 200
 Milzknötchen 200
 Milzfollikel 200
 weiße und rote Milzpulpa 200
 Sinussystem 200, **203**
Mitochondrien 12
Mitochondrien Cristaetyp 13
 Tubulustyp 15
 Sacculustyp 15
 Prismentyp 17
Mitose 31, **41**
 Prophase 43, 44
 Metaphase 43, 44
 Anaphase 43, 45
 Telophase 43, 45
Mitosegradient **45**
Mittelhirn 352
Mittelstück 276
 Pars recta II 276
 Pars contorta II 276
Moll Drüsen 377
Modiolus 380
Monocyten **79, 168**
Monocytopoese **173**
 Monoblast 174
 Promonocyt 174
 Monocyt 174

Morphokinese 338
Motorische Endplatte 140
Motoneuron 346
   α-Motoneuron 346
   γ-Motoneuron 346
M-Streifen (Mittelstreifen, Mesophragma) 115
Müller Muskel 369
Müller Stützzellen 370, **374**
Multivesiculär bodies 22
Muskelgewebe 113
   glattes 113
   quergestreiftes 113, 115
   Herzmuskelgewebe 113, 122
   Muskelzellen (Myocyten) 113
   Mysosinfilamente 113, 115
   Actinfilamente 113, 115
   Sarkolemm 115
   Myolemm 115
   A-Streifen 115
   I-Streifen 115
   Z-Streifen 115
   H-Zone 115
   M-Streifen 115
   Myofibrillen 113, 115
   Sarkomer 115
   Tropomyosinfilamente 115
   Sarkoplasmatisches Reticulum
      longitudinales (L) System 118
      transversales (T) System 118, 122
      terminale Zisternen 118
M. ciliaris 369
M. cremaster 290
M. dilatator pupillae 370
M. levator palpebrae 377
M. genioglossus
M. hyoglossus 228
M. longitudinalis linguae 228
M. transversus linguae 228
M. verticalis linguae 228
Muscularis mucosae 238, **240**, 243
M. orbicularis oculi 377
M. orbicularis oris 225
M. sphincter ani internus 255
M. sphincter pupillae 370
M. sphincter pylori 246
M. tarsalis 377
Mm. arrectores pilorum **395**, 398
Mutagene Schadstoffe 44
Myeloarchitektonik 352
Myeloblasten **171**, 172
Myelocyt 172
   neutrophiler 172
   eosinophiler 172
   basophiler 172
Myoepithelzellen **72**, 395, 399, 400, 403
Myofibrillen 24
Myofilamente 24
Myoglobin 118
Myolemm 115
Myometrium 306
Myosinfilamente 24, 72, **115**, 113

Nabelschnur 319
Nagel 398
   Nagelbett 398
   Nagelfalz 398
   Nagelwall 398
   Nagelwurzel 398
   Nageltasche 398
Narbenkörper 305
Nebenhoden (Epididymis) 287
Nebenniere 336
   Nebennierenrinde 336
   Nebennierenmark 339
Nebenschilddrüse 320, **335**
Nekrose 37
Nephron 270
Nerv 145
   Epineurium 145
   Perineurium 145
   Perineuralepithel 145
   Endoneurium 145
   Endoneuralscheide 145
Nervenzellen 125
   multipolar 125
   bipolar 127
   pseudounipolar 127
   Perikaryon (Soma) 127
   Dendriten 125, 130
   Neurit (Axon) 125, 130
   Neuron 125, 127
   Nissl Schollen (Tigroid) 127, 129
   Neurofibrillen 127
   Neurotubuli 129
   Neurofilamente 129
   Kollaterale 130
   Initialsegment 130
   Axolemm 130
Nervenfasern 125
   Somatomotorische 125
   visceromotorische 125
   somatosensible 125
   viscerosensible 125
   markhaltige 132
   marklose 135
   nackte 135
   Markscheide 132, 133
   Markscheidenbildung (Myelogenese) 133
   Mesaxon 133, 135
      inneres 133, 135
      äußeres 133, 135
   Schmidt-Lanterman Einkerbungen 132, 137
   Myelin 132
   Ranvier Schnürring 132
   Internodium (interanuläres Segment) 132
   Axoplasmastrom 129
N. cochlearis 380
N. facialis 389
N. glossopharyngicus *389*
N. opticus 375
N. vestibulo-cochlearis (stato-acusticus) 378, 380

Neuron 143
  motorisches 143
  sensibles 143
  sensorisches 143
  vegetatives 143
  cholinerges 143
  aminerges 143
  gaba-erges 143
  glycinerges 143
  purinerges 143
  peptiderges 143
Neurohistogenese 158
  Ektoderm 158
  Neuralplatte 158
  Neuralrinne 158
  Neuralrohr 158
  Neuroblasten 125, 158
  Neural = Ganglienleiste 158
  Sympathicoblasten 158
  Melanoblasten 158
  Mesektoderm 158
Neuropil 358
Nexus 12
Nidation 306
Niere (Ren) 268
  Nephron 270
    Malpighi Körperchen 272
    Glomerulus 274
      Podocyten 274
    Hauptstück 275
    Überleitungsstück 275
    Mittelstück 276
    Verbindungsstück 276
    Sammelrohr 276
    Ductus papillaris 276
  Nierenbecken 277
Noduli lymphatici 252, 254
Noduli aggregati 252, 248
Noduli solitarii 252, 248
Nucl. amygdalae 352
Nucl. caudatus 352
Nucl. centralis columnae post. 346
Nucl. intermedio-lateralis **347**, 349
Nucl. intermedio-medialis 347
Nucl. paraventricularis 329
Nucl. supraopticus 329
Nucl. thoracicus 346
Nucleolus 29, **31**
Nucleolus Organisator **32, 49, 52**
Nucleolus pars fibrosa 32
Nucleolus pars granulosa 32
Nucleoporen 30
Nuel Raum 385

Odontoblasten (Dentinoblasten) **132**, 234
Oesophagus (Speiseröhre) 241
Ohr 377
  Innenohr 377
  Mittelohr 377, **385**
  äußeres Ohr 377, **385**
  Ohrmuschel 385

Oligodendrogliazellen 147, **148**, 158
Oligozoospermie 286
Oncocyten 74
Ora serrata 365, **370**
Ossification 103
  desmale 103, **106**
  chondrale 103, **106**
  perichondrale **106, 107**
  enchondrale **106, 107**
Ossificationspunkt (Kern) **109**
Osteoblasten 45, **104**
Osteoclasten 104
Osteogenese 103
Ovarium (Eierstock) 299
Ovogonie 299
Ovocyte I 299
Ovocyte II 301
Ovolemm 299
Ovulation 303, **304**
Ovula Nabothi 308

Pacchionische Granulationen 357
Pachytän 51, **52**
Pallidum 352
Palpebra 376
Pankreas (Bauchspeicheldrüse) 265
Paneth Körnerzellen 248
Panniculus adiposus 395
Papilla n. optici 370, **375**
Papillae filiformes 226
Papillae foliatae **226**, 387
Papillae fungiformes **226**, 387
Papillae vallatae **226**, 387
Paradentinum 233
Paraganglien 195
  chromaffine 195, **339**
  nicht chromaffine 195, **341**
Paraganglion aorticum 195
Paraganglion caroticum 195
Parallelfaseriges Bindegewebe 87
Paraplasma 1, **2**
Parenchyminseln 360, **362**
Paradontium 233
Pars infundibularis **326**
Pars tuberalis 326
Pars intermedia 326
Pars caeca retinae 370
Pars iridica retinae 370
Pars optica retinae 370
Paukenhöhle 385
Pelvis renalis 277
Penis 292
Pericyten (Rouget Zellen) 185
Perilymphatischer Raum 377
Perimetrium 306
Perimysium 120
  externum 120
  internum 120
Perinucleärer Raum 30
Periodontium 232

Periportales Feld 257
Perisinusoidalraum 257
Peritendineum externum 89
Peritendineum internum 89
Perjodat-Leukofuchsin-Reaktion (PAS) 408
Permeation 10
Peroxisomen 22
Peyer Plaques 248
Phagocytose 8, 9, 168
Pharynx (Schlund) 237
Phragmoplast 45
Pia mater 357
Pigmente 2
  endogene 24
  exogene 25
Pigmentepithel 370
Pigmentzellen 77
Pinealzellen 330
Pinealocyten 332
Pinocytose 8, 9, 65
Pinselarteriolen 202
Pituicyten 327
Placenta 315
  fetalis 315
  materna 315, 318
Placentarschranke 318
Plasmalemm 1, 6
Plasmazellen 81
Plasmodium 20, 45, 54
Pleura 222
  visceralis 222
  parietalis 222
Plexus chorioideus 149, 356
Plexus myentericus 238, 240, 242–244, 250, 254
Plexus pampiniformis 290
Plexus submucosus 238, 240, 242–244, 250, 254
Plicae adiposae 90
Plicae ciliares 369
Plicae circulares 246, 250
Plicae palmatae 308
Podocyten 274
Polfasern 44
Polyploidie 30, 45
Polysomen 22
Pools 296
Prädentin 234
  Bildung 234
Präputium 295
Pressoreceptoren 151
Pressoreceptorareal 195, 197
Primärfollikel 299
Primordialfollikel 299
Processus ciliares 365, 369
Processus vermiformis 253
Proerythroblast 171
Prokaryonten 1, 31
Proliferation 55
Proliferationsphase 308
Proliferationsknospe 316
Proliferationsinsel 316
Promyelocyt 172

Prostata (Vorsteherdrüse) 292
Prostatasteine 292
Proteinsynthese 34
Proteoglykane 12
Protoplasma 1
Proximaler Tubulus 275
Pseudopodien 33, 167
Pulpaarterie 202
Pulmo (Lunge) 215
Pupille 365
Purkinje Nervenzellen 358, 369
Putamen 352

Querstreifung 83, 115

Radspeichenkern 81
Receptorische Nervenendorgane 149
  intraepitheliale Nervenendigungen 149, 151
  Nervenendigungen an Haaren 149, 151
  Merkel Tastscheiben 149, 151
  freie Nervenendigungen an der Gefäßbahn 149, 151
  Meissner Tastkörperchen 149, 153
  Krause Endkolben 149, 153
  Ruffini Endkörperchen 149, 153
  Vater-Pacini Lamellenkörperchen 151, 153
  Muskelspindel 151, 154
  Sehnenspindel 151, 154
Rectum 255
Reduplikation 41
  identische 41
Regeneration 55
Regio olfactoria 211, 385, 387
Regio respiratoria 211, 385
Reifeteilung 49
  Reduktionsteilung 49
Reissner Membran 381, 382
Releasing factors 321, 330
Releasing inhibiting hormones 352
Ren (Niere) 268
Renshawzellen 346
Repulsion 52
Residual body 22
Resorptionssaum 26
Rete testis 281
Reticulinfasern 60
Reticulumzellen 77
Reticuläres Bindegewebe (lympho-retikuläres Bindegewebe) 86, 208
Reticuloendotheliales System (RES) 93, 148, 164, 176, 200
Reticulumzellen 77, 86
  fibroblastische 86
  histiocytäre 86
  dendritische 86
  interdigitierende 86
Reticulocyt 171
Retina 370
  Pigmentepithel 370
  Schicht der Stäbchen und Zapfen 371
  Membrana limitans externa 373

Retina
    Lamina granularis externa 373
    äußere plexiforme Schicht 373
    Lamina granularis interna 373
    innere plexiforme Schicht 374
    Opticusganglienzellschicht 374
    Opticusfaserschicht 374
    Membrana limitans interna **374**
Retrosternaler Fettkörper 208
RHS (Reticulo-histiocytäres System) **93**, 148
Ribosomen 17, 22
    Polysomen 28
Riechkolben 387
RNA **34**
    Messenger 34
    Transfer 34
Rückenmark **344, 347**
    Halsmark 347
    Thorakalmark 347
    Lumbalmark 347
    Sacralmark 347
Rückenmarkswurzeln 349

Sacculus **378, 380**
Samenleiter (Ductus deferens) 289
Samenstrang (Funiculus spermaticus) 290
Sammelrohr 276
Sarkolemm 115
Sarkomer 115
Satellit 49
Satelliten 23
Scala tympani 381
Scala vestibuli 381
Schaltstück **73**, 228
Schilddrüse 320, **332**
Schildfollikel **333, 334**
Schlemm Kanal 370
Schmelzepithel 234
Schmelzknospe 234
Schmelzglocke 234
Schmelzorgan 234
Schlußleistennetz 11
Schweißdrüsen 395, **399**
Scrotalhaut 296
Scrotum 285
Sehnengewebe 89
    Primärbündel 89
    Secundärbündel 89
    Sehnenzelle (Flügelzelle) 89
Sehnenscheide 90
Sekretion 65
Sekretionsphase 308, **310**
Sekretrohr (Streifenstück) **73**, 228, 229
Secundärfollikel 299, **301**
Septula testis 281
Septum pectiniforme 295
Sertoli-Stützzellen **281**
Sex-Vesicle 52
Sexchromatin 32, 47, 167
Sharpey Fasern **103**, 233
Sinus 195

Sinus caroticus **190**, 199
Sinus durae matris 356
Sinus lactiferi 401
Sinus (Lymphknoten) 205
Sinus Marginal 205
Sinus Intermediär 205
Sinus Mark 205
Sinus venosus sclerae 370
Sinusknoten (Keith-Flack Knoten) 182
Sinusoide **185**, 195, 257
Subcutis 391, **395**
Substantia adamantina (Schmelz) 232
Substantia alba 344, **347**
Substantia corticalis cerebelli 358
Substantia gelatinosa 347
Substantia grisea 352, **344**
Substantia medullaris 352
Substantia medullaris cerebelli 358
Substantia ossea (Zement) 232
Substantia reticulo-filamentosa 171
Sklera 365, **367**
Skeralfalz 367
Sperma 285
Spermatocyten I und II (primäre und sekundäre
    Spermatocyte) **283, 296**
Spermatogenese (Spermiogenese) 281, **283**
Spermatogonien **283, 296**
    A-Spermatogonien 296
        Typ A-"pale" 296
        Typ A-"dark" 296
    B-Spermatogonien 296
Spermatozoon 285
Spermiohistogenese 283
Spermium 285
Spinalganglion 350
Spindelapparat 44
Spindelfasern **23, 44**
Spinocelluläres Bindegewebe 90
Stachelsaumvesikel 67
Stäbchensaum 26
Stäbchen und Zapfen **371, 373**
Statoakustisches Organ 377
Statoconien 378
Statolithen 378
Statolithenmembran 378
Stechapfelform 165
Stereocilien 26, **29**, 63, **288**
Stiftchenzellen 305
Stilling-Clark Säule 346
Straffes Bindegewebe 86
Stratum basale (cylindricum) **61**, 391
Stratum corneum **391**, 394
Stratum gangliosum 358, **359**
Stratum germinativum 393
Stratum granulosum 358, **360**, 391, 393
Stratum lucidum **391**, 384
Stratum moleculare cerebelli 358
Stratum papillare 62, **394**
Stratum reticulare 394, **395**
Stratum spinosum **61**, 391
Stratum submucosum 307

Stratum superficiale 61
Stria vascularis 394
Stroma ovarii 299
Stützgewebe 96
    Knorpelgewebe 96
    Knochengewebe 96
Surfactant **221, 222**
Sympathisches Ganglion 350
Synapse **51, 52**
Synapse en passage 142
Synapsen 135
    interneuronale **137, 140**
    axo-dendritische 137
    axo-somatische 137
    axo-axonale 137
    myo-neurale 137, **140**
    neuro-glanduläre 137, **140**
    neuro-epitheliale 137, **142**
    Axonendauftreibung (Buton) 137
        Vesikel 137
        Transmitterorganellen 137
        präsynaptische Membran 137
        subsynaptische Membran 139
        postsynaptische Membran 139
        synaptischer Spalt 139
    Gray-Typ I und II 139
    Dornensynapsen 139
    subneuraler Faltenapparat 140
Syncytien 30, **54**
Syncytiotrophoblast 30, **315**, 316
Synthese-Phase (S-Phase) 41, **43**
Synovialendothel 90

Taenien 253
Talgdrüsen 395, **398**
Tanycyten 356
Telomeren 51
Terminalisation 52
Tertiärfollikel 299, **301**
Testis 281
Tetraploidie 45
Thalamus 352
Theca folliculi 301, **302**
    externa 302
    interna 302
Thymus 206
    Involution
Thrombocyten 169
    Hyalomer 169
    Granulomer 169
Thrombocytopoese 174
Tight-junction 10
Tomes Fasern 232, **234**
Tomes Fortsätze **236**
Tonofibrillen 10, 24, **56**
Tonofilamente 10
Tonsilla lingualis 209
Tonsilla palatina 208
Tonsilla pharyngica 209
Tonsilla tubaria 209
Trabekel 257

Trabekelarterie 202
Trachea-Luftröhre 214
    Bifurcatio 215
    Carina 215
    Paries membranaceus 214
    Musculus trachealis 214
    Ligamenta interanularia 214
Tractus hypothalamo-hypophyseos **329**
Tractus spino-thalamicus 346
Tractus tubero-infundibularis 330
Tränendrüse 376
Transkription **34, 43**
Transmembrantransport 8
Transmittersegment 142
    intercalär 142
    terminal 142
Transportvesikel 67
Trichterlappen 326
Triplett 28
Trisomie 53
Trisomie-21 **53**
Trisomie-18 **53**
Trisomie-13 **53**
Trommelfell 385
Tropomyosinfilamente (Z-Filamente) 115
Tuba auditiva 385
Tuba uterina **299, 305**
Tubuli contorti renis 268
Tubuli seminiferi (contorti) 281
Tubuli recti 281
Tunica adventitia **238**
Tunica albuginea testis 281, **299**
Tunica dartos 295, 296, **395**
Tunica externa oculi 365
Tunica interna (Retina) 365, **370**
Tunica media (vasculosa oculi) 365, 368
Tunica mucosa **238**, 241
Tunica muscularis 238, **240**, 243
Tunica propria 238, **240**, 243
Tunica serosa 238, **240**
Tunica submucosa 238, **240**, 243
Tunica vaginalis testis **287**
Tunnel 385
    innerer 385
    äußerer 385

Überleitungsstück 275
Unit membrane 7
Ureter 277
Urethra 295
Uterus-Gebärmutter 299, **306**
Utriculus 378, **380**
Uvea 368

Vacuole, autophagisch 21
Vagina-Scheide 299, **311**
Vaginae synoviales 90
Vasa afferentes 270
Vasa efferentes 205
Vasa efferentes renis 270
Vasa publica 257

Vasa privata 257
Vater Pacini Lamellenkörperchen **395, 400**
Vena arcuata 270
Vena centralis 257
Vena corticalis radiata 270
Vena interlobaris 270
Vena interlobularis hepatis 257
Vena interlobularis renis 270
Vena renalis 270
Ventrikel 356
Verbindungsstück 276
Vergrößerung 405
Vesica fellea-Gallenblase 263
Vesica urinaria 277
Vesicula germinativa 299
Vestibulum 378
Villi intestinales 246
Villi synoviales 90
Virchow-Robin Raum 355
Vv. vorticosae 368

Wangen-Buccae 225
Wharton Sulze 86
Wimpernwurzel 28
Wurzelzellen 346
    somato-motorische 346
    viscero-motorische 346

Zäpfchen-Uvula 225
Zahnentwicklung 234
    Zahnkolben 234
    Zahnleiste 234
    Zahnpapille 234
    Zahnpulpa 232, 234
    Zahnsäckchen 234
Zementoblasten 236
Zellen
    α-Zellen 323, **326**
    A-Zellen 246, 267, 335
    acidophile Zellen 323, 325
    argentaffine Zellen 323, **325**
    β-Zellen 323, **326**
    B-Zellen 267, 336
    Basalzellen 62, **312**
    Basophile Zellen 323, **325, 326**
    Becherzellen 62, 248, 252
    Belegzellen 242, **244**
    Binnenzellen 346
    Bürstenzellen 62
    C-Zellen 256, 334
    Centroacinäre Zellen 267
    Claudius Zellen 382
    Chromaffine Zellen 323
    Chromophile Zellen 323
    Chromophobe Zellen 323
    Corticotrope Zellen 326
    δ-Zellen 323, **325**
    D-Zellen **246**, 267, 336, **341**
    Deckzellen 64
    Deiter Zellen 382

Dogiel Typ I 240
Dogiel Typ II 240
ε-Zellen 323, **325**
EC Zellen (enterochromaffine Zellen) 246, 248, **341**
ECL Zellen (EC like Zellen) 246, **341**
Epitheloide Zellen 303
Follikelepithelzellen 334
γ-Zellen 323
G-Zellen **341**, 246
Goormaghtigh Zellen 275
Gonadotrope Zellen 325
Haarzellen 378, **384**
Hauptzellen 242, **244**, 335
Hensen Zellen 382
Hochprismatische Zellen 62
Hüllzellen 149
Indifferente Stammzelle 325
Intermediärzellen 312
Knitterzellen 312
Leydig Zwischenzellen 287
Mammotrope Zellen 325
Mantelzellen 149
Mesangiumzellen 279
Mesothelzellen 240
Nebenzellen 242
Oxiphile Zellen 335
Paneth Körnerzellen 248
Parabasalzellen 312
Parafolliculäre Zellen 334
Paraportale Zellen 275
Paravasculäre Zellen 275
Phalangen-Zellen 382, **384**
Pitzellen 259
PG-Zellen 341
Pfeilerzellen 382
Polkissenzellen 274
Receptorzellen 380
Resorptionszellen 248
Riechepithelzellen 387
Samenzellen 248
Satellitenzellen 149
Schwann Zellen 149
Sinneszellen 378
SIF Zellen 341, 351
Somatotropinproduzierende Zellen 325
Stiftchenzellen 305
Stützzellen 378
Strangzellen 346
Superficialzellen 312
Typ I-Zellen 197
Typ II-Zellen 197
Uferzellen **203, 205**
Bewegungserscheinungen 33
Oberflächendifferenzierung 26
Wachstum 54
Zellbegriff 1
Zellcyclus 41, 297
Zelldifferenzierung 54
    Omnipotente (totipotente) 55
    Unipotente 55

Zelleinschlüsse 24
Zellentdifferenzierung 36
Zellgröße und Form 4
Zellkern 29
   Teilungskern 29
   Interphasenkern (Arbeitskern) 29
     Größe 30
     Form 30
     Kernmembran 30
Zellkontakte 10, 56
Zelleiste 1
Zellmembran 6
   Membranflußmechanismen 8
   Membranlipide 7
   Membranproteine 7
   Membranreceptoren 10
   Membran Stofftransport 8
Zellorganellen 1, **12**
Zelltod 36
Zentralarterie 202
Zirbeldrüse 330
Zona basalis 306
Zona compacta 310

Zona fasciculata 337
Zona functionalis 306
Zona glomerulosa 336
Zona infima 355
Zona pellucida 299
Zona reticularis 338
Zona spongiosa 347
Zona terminalis (Lissauer Randzone) 347
Zonula adhaerens 10, **12, 56**
Zonula occludens 10, **12, 56**, 122
Zonulafasern 369
Zotten **246**, 250, 252
Zottenstroma 250
Z-Streifen(Zwischenscheibe,Telophragma) 115
Zunge-lingua 226
   Corpus linguae 226
   Fascia linguae 226
   Glandulae linguales 228
   Folliculi linguales 228
   Tonsillae linguales 228
Zwischenhirn 352
Zwischenlappen 326
Zygotän 51

K. Bachmann
Biologie für Mediziner
1976. DM 38,–; US $ 20.90
ISBN 3-540-07759-6

R. Bertolini, G. Leutert
Atlas der Anatomie des Menschen
nach systematischen und topographischen Gesichtspunkten
Band 1
Arm und Bein
1978. Gebunden DM 78,–; US $ 42.90
ISBN 3-540-08752-4
Vertriebsrechte für die sozialistischen Länder:
VEB Georg Thieme-Verlag, Leipzig

Biologie
Herausgeber: G. Czihak, H. Langer, H. Ziegler
2., verbesserte und erweiterte Auflage. 1978
Gebunden DM 69,–; US $ 38.00
ISBN 3-540-08273-5

W. Buselmaier
Biologie für Mediziner
3., neu bearbeitete und erweiterte Auflage. 1976
(Heidelberger Taschenbücher, Band 154)
DM 18,80; US $ 10.30
ISBN 3-540-07898-3

R. C. Curran
Farbatlas der Histopathologie
3., verbesserte Auflage. 1975
Gebunden DM 64,–; US $ 35.20
ISBN 3-540-07191-1

R. C. Curran, E. L. Jones
Farbatlas der makroskopischen Pathologie
1976
Gebunden DM 78,–; US $ 42.90
ISBN 3-540-07643-3

Die Fachwörter der Anatomie, Histologie und Embryologie
Ableitung und Aussprache
29. Auflage, bearbeitet von A. Faller
1978
DM 38,–; US $ 20.90
J. F. Bergmann Verlag, München
ISBN 3-8070-0300-2

W. G. Forssmann, C. Heym
Grundriß der Neuroanatomie
2., korrigierte Auflage. 1975
(Heidelberger Taschenbücher, Band 139)
DM 18,80; US $ 10.30
ISBN 3-540-07279-9

Grosser/Ortmann
Grundriß der Entwicklungsgeschichte des Menschen
7. Auflage. 1970
Gebunden DM 38,–; US $ 20.90
ISBN 3-540-04828-6

Humanbiologie
Ergebnisse und Aufgaben
Herausgeber: H. Autrum, U. Wolf
1973
(Heidelberger Taschenbücher, Band 121)
DM 19,80; US $ 10.90
ISBN 3-540-06150-9

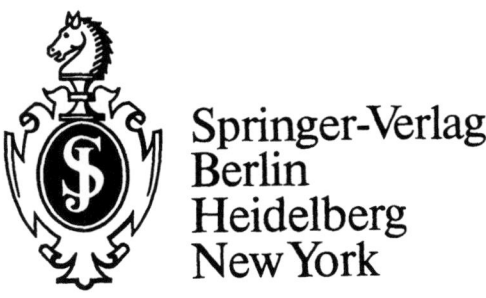

Springer-Verlag
Berlin
Heidelberg
New York

R. V. Krstić
Die Gewebe des Menschen und der Säugetiere
Ein Atlas zum Studium für Mediziner und Biologen
1978
DM 58,–; US $ 31.90
ISBN 3-540-08906-3

R. V. Krstić
Ultrastruktur der Säugetierzelle
Ein Atlas zum Studium für Mediziner und Biologen
Mit einem Geleitwort von W. Bargmann
1976
Gebunden DM 53,–; US $ 29.20
ISBN 3-540-07506-2

Lehrbuch der gesamten Anatomie des Menschen
Herausgeber: T. H. Schiebler
1977
DM 58,–; US $ 31.90
ISBN 3-540-08166-6

M. Michler, J. Benedum
Einführung in die medizinische Fachsprache
Medizinische Terminologie für Mediziner und Zahnmediziner auf der Grundlage des Lateinischen und Griechischen
1972
DM 32,–; US $ 17.60
ISBN 3-540-05898-2

R. Nieuwenhuys, J. Voogd, C. van Huijzen
The Human Central Nervous System
A Synopsis and Atlas
1978
DM 48,–; US $ 26.40
ISBN 3-540-08903-9

K. R. Porter, M. A. Bonneville
Einführung in die Feinstruktur von Zellen und Geweben
1965
Gebunden DM 48,–; US $ 26.40
ISBN 3-540-03383-1

P. v. Sengbusch
Einführung in die allgemeine Biologie
2., neubearbeitete und erweiterte Auflage.
1977
DM 48,–; US $ 26.40
ISBN 3-540-08163-1

E. M. W. Weber
Gehirnschnitt-Modell Brain Section Modell
8. Auflage. 1977
DM 12,80; US $ 7.00
ISBN 3-540-79798-X

E. M. W. Weber
Schemata der Leitungsbahnen des Menschen
12. Auflage. 1978
DM 12,80; US $ 7.00
ISBN 3-540-09000-2

J. H. Wolf
Kompendium der medizinischen Terminologie
1974
DM 23,80; US $ 13.10
ISBN 3-540-79801-3

Preisänderungen vorbehalten

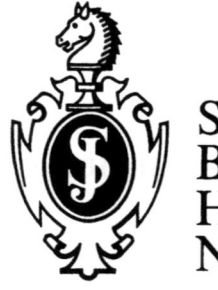

Springer-Verlag
Berlin
Heidelberg
New York

MIX
Papier aus verantwortungsvollen Quellen
Paper from responsible sources
FSC® C105338

If you have any concerns about our products,
you can contact us on
ProductSafety@springernature.com

In case Publisher is established outside the EU,
the EU authorized representative is:
**Springer Nature Customer Service Center GmbH
Europaplatz 3, 69115 Heidelberg, Germany**

Printed by Libri Plureos GmbH
in Hamburg, Germany